"十四五"职业教育国家规划教材

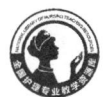国家职业教育护理专业教学资源库配套教材

外科护理

(第3版)

主编 郭书芹 方志美 史蓓蓓

中国教育出版传媒集团

高等教育出版社·北京

内容简介

本书是"十四五"职业教育国家规划教材，也是国家职业教育护理专业教学资源库配套教材。

本书以护理程序为框架进行内容编排，对接临床护理岗位需求，与护士执业资格考试紧密结合。全书共分 36 章，前 10 章为总论部分，后 26 章为分论部分，系统介绍外科常见疾病病人的护理知识和技能。本书还附有外科护理实训指导，包括 24 项实训操作，通过具体的实训操作培养学生的实际操作能力。

本书配套建设有二维码数字资源和数字课程。学习者可以扫描书中二维码，获取与课程内容相关的微课、动画、在线测试题等数字资源；还可以登录"智慧职教"网站（www.icve.com.cn）浏览课程资源，详见"智慧职教"服务指南。教师可以发送邮件至编辑邮箱 gaojiaoshegaozhi@163.com 获取教学课件。

本书可作为高等职业教育及中等职业教育护理专业和助产专业学生的教学用书，也可作为临床护理人员的业务参考书。

图书在版编目（CIP）数据

外科护理 / 郭书芹，方志美，史蓓蓓主编. --3 版. --北京：高等教育出版社，2024.9（2025.5重印）

ISBN 978-7-04-062248-5

Ⅰ．①外… Ⅱ．①郭… ②方… ③史… Ⅲ．①外科学--护理学 Ⅳ．①R473.6

中国国家版本馆 CIP 数据核字（2024）第 106691 号

WAIKE HULI

策划编辑	陈鹏凯	责任编辑	陈鹏凯	封面设计	王　鹏	版式设计	童　丹
责任绘图	邓　超	责任校对	刘丽娴	责任印制	耿　轩		

出版发行	高等教育出版社	网　　址	http://www.hep.edu.cn
社　　址	北京市西城区德外大街 4 号		http://www.hep.com.cn
邮政编码	100120	网上订购	http://www.hepmall.com.cn
印　　刷	捷鹰印刷（天津）有限公司		http://www.hepmall.com
开　　本	889mm×1194mm 1/16		http://www.hepmall.cn
印　　张	42	版　　次	2013 年 8 月第 1 版
字　　数	1000 千字		2024 年 9 月第 3 版
购书热线	010-58581118	印　　次	2025 年 5 月第 2 次印刷
咨询电话	400-810-0598	定　　价	99.00 元

本书如有缺页、倒页、脱页等质量问题，请到所购图书销售部门联系调换
版权所有　侵权必究
物　料　号　62248-00

"智慧职教"服务指南

"智慧职教"(www.icve.com.cn)是由高等教育出版社建设和运营的职业教育数字教学资源共建共享平台和在线课程教学服务平台,与教材配套课程相关的部分包括资源库平台、职教云平台和App等。用户通过平台注册,登录即可使用该平台。

- 资源库平台:为学习者提供本教材配套课程及资源的浏览服务。

登录"智慧职教"平台,在首页搜索框中搜索"外科护理",找到对应作者主持的课程,加入课程参加学习,即可浏览课程资源。

- 职教云平台:帮助任课教师对本教材配套课程进行引用、修改,再发布为个性化课程(SPOC)。

1. 登录职教云平台,在首页单击"新增课程"按钮,根据提示设置要构建的个性化课程的基本信息。

2. 进入课程编辑页面设置教学班级后,在"教学管理"的"教学设计"中"导入"教材配套课程,可根据教学需要进行修改,再发布为个性化课程。

- App:帮助任课教师和学生基于新构建的个性化课程开展线上线下混合式、智能化教与学。

1. 在应用市场搜索"智慧职教 icve"App,下载安装。

2. 登录App,任课教师指导学生加入个性化课程,并利用App提供的各类功能,开展课前、课中、课后的教学互动,构建智慧课堂。

"智慧职教"使用帮助及常见问题解答请访问 help.icve.com.cn。

《外科护理》第 3 版编写人员

主　　编　郭书芹　方志美　史蓓蓓
副主编　武江涛　尚娟娟　王海英
编　　者　（以姓氏笔画为序）

　　　　　马红蕊　（济南护理职业学院）
　　　　　王　冰　（聊城职业技术学院）
　　　　　王海英　（滨州职业学院）
　　　　　乌云毕力格　（锡林郭勒职业学院）
　　　　　方志美　（金华职业技术学院）
　　　　　史蓓蓓　（昌吉职业技术学院）
　　　　　刘　萍　（天津医学高等专科学校）
　　　　　严　迪　（贵州工商职业学院）
　　　　　李延栋　（潍坊护理职业学院）
　　　　　李尚华　（沧州市人民医院）
　　　　　李佳敏　（襄阳职业技术学院）
　　　　　武江涛　（黔南民族医学高等专科学校）
　　　　　尚娟娟　（沧州医学高等专科学校）
　　　　　周淑萍　（宁波卫生职业技术学院）
　　　　　胡宝玉　（商丘医学高等专科学校）
　　　　　姜　学　（黑龙江护理高等专科学校）
　　　　　袁　玮　（延安职业技术学院）
　　　　　高　薇　（江苏医药职业学院）
　　　　　高东霞　（河南护理职业学院）
　　　　　郭　丹　（安阳职业技术学院）
　　　　　郭书芹　（沧州医学高等专科学校）
　　　　　赫庆珍　（沧县医院）

前　言

党的二十大报告指出，必须坚持科技是第一生产力、人才是第一资源、创新是第一动力，深入实施科教兴国战略、人才强国战略、创新驱动发展战略，开辟发展新领域新赛道，不断塑造发展新动能新优势。为贯彻党的教育方针，培养造就德才兼备的高素质技术技能型护理人才，落实立德树人根本任务，同时针对信息时代教育技术的发展及高职学生的特点，高等教育出版社组织来自全国 19 所高等职业院校的教师及 2 所医院的临床护理专家，院校协同，多元互补，对《外科护理》第 2 版进行了全新修订。本次再版充分体现了现代职业教育的特点，融入了行业发展新技术、新标准、新规范，更加突显了新形态一体化教材的亮点。

外科护理是护理专业课程体系的重要组成部分，也是护理及助产专业学生必修的核心课程。本教材编写遵循"三基"（基本知识、基本理论、基本技能）、"四新"（新知识、新技能、新进展、新形态）、"五性"（思想性、科学性、先进性、启发性、适用性）的原则。基本知识和基本理论以"必需、够用"为度，更注重创新思维和基本技能的培养，融传授知识、培养能力、提高技能、提升素质为一体。本教材编写力求与护理工作岗位需求相对接，与护士执业资格考试紧密结合，并依托信息技术和智慧职教平台，助力培养具有"双证书"的能为人民群众提供全方位、全周期优质护理服务的复合型护理技能人才。

本教材结合我国护理教育和临床护理工作的现状，以人民健康为中心，以岗位需求为导向，以护理程序为框架进行编写。为避免内容重复，有关章节做了部分环节的删减。全书共分 36 章，前 10 章为外科护理概论，主要介绍外科护理的普遍性问题和常规性操作技术；后 26 章为分论部分，具体介绍外科各系统常见病、多发病病人的护理。在每章内有学习目标、案例导入与思考题、数字资源链接（学习重点、思政案例、案例分析、动画、微课、知识拓展、思维导图、在线测试题）等内容，以激发学生的创新思维能力，培养社会责任感和使命感，增强学习兴趣，拓展知识面。在编写过程中，我们将历年外科护理的高频考点内容用"加粗"方式加以凸显，辅以近几年的护士执业资格考试真题链接，以帮助学生掌握其知识点，提升应试能力及护考通过率。本教材还附有外科护理实训指导，包括 24 项实训操作，通过具体的实训操作培养学生实际操作能力。

本教材在编写过程中得到了高等教育出版社和各编者所在单位领导的大力支持与帮助，许多前辈和同行的研究成果对本次再版提供很有价值的参考，在此一并表示衷心的感谢！

编写团队虽然经过反复斟酌，但由于水平和时间有限，不足之处在所难免，恳请广大师生和临床护理工作者批评指正，以便进一步修订完善。

郭书芹　方志美　史蓓蓓

2024 年 3 月

目 录

第一章 绪论 ... 1

第一节 外科护理学的概念与发展 ... 2
第二节 学习外科护理学的方法和要求 ... 3
第三节 外科护士应具备的素质 ... 4

第二章 水、电解质紊乱及酸碱平衡失调病人的护理 ... 6

第一节 体液平衡 ... 7
第二节 水、钠代谢紊乱病人的护理 ... 9
第三节 钾代谢异常病人的护理 ... 18
第四节 酸碱平衡失调病人的护理 ... 24

第三章 外科病人的营养支持与护理 ... 35

第一节 概述 ... 36
第二节 肠内营养病人的护理 ... 40
第三节 肠外营养病人的护理 ... 45

第四章 外科休克病人的护理 ... 51

第一节 概述 ... 52

| 第二节 | 低血容量性休克病人的护理 | 62 |
| 第三节 | 感染性休克病人的护理 | 64 |

第五章　麻醉病人的护理　67

第一节	麻醉前护理	68
第二节	局部麻醉病人的护理	71
第三节	椎管内麻醉病人的护理	74
第四节	全身麻醉病人的护理	78
第五节	术后镇痛护理	83

第六章　手术室护理工作　86

第一节	手术室环境和管理	87
第二节	物品的准备和无菌处理	91
第三节	手术人员的准备	99
第四节	病人的准备	104
第五节	手术室无菌操作技术	111
第六节	手术室护士职责及手术配合	113

第七章　手术前后病人的护理　116

第一节	概述	117
第二节	手术前病人的护理	117
第三节	手术后病人的护理	126

第八章　外科感染病人的护理　135

第一节	概述	136
第二节	浅部软组织化脓性感染病人的护理	140
第三节	手部急性化脓性感染病人的护理	150
第四节	全身性化脓性感染病人的护理	154
第五节	特异性感染病人的护理	158

第九章　损伤病人的护理 ·· 168

- 第一节　创伤病人的护理 ·· 169
- 第二节　清创术与更换敷料 ··· 176
- 第三节　烧伤病人的护理 ·· 181
- 第四节　咬伤病人的护理 ·· 191

第十章　肿瘤病人的护理 ·· 197

第十一章　颅脑疾病病人的护理 ··· 209

- 第一节　颅内压增高病人的护理 ·· 210
- 第二节　颅脑损伤病人的护理 ··· 218
- 第三节　颅内和椎管内肿瘤病人的护理 ·· 230

第十二章　颈部疾病病人的护理 ··· 239

- 第一节　单纯性甲状腺肿病人的护理 ·· 240
- 第二节　甲状腺功能亢进症外科治疗病人的护理 ·· 242
- 第三节　甲状腺肿瘤病人的护理 ·· 248

第十三章　胸部疾病病人的护理 ··· 253

- 第一节　胸部损伤病人的护理 ··· 254
- 第二节　肺癌病人的护理 ·· 269
- 第三节　食管癌病人的护理 ··· 275
- 第四节　心脏疾病病人的护理 ··· 280

第十四章　乳房疾病病人的护理 ··· 288

- 第一节　急性乳腺炎病人的护理 ·· 289
- 第二节　乳腺囊性增生病病人的护理 ·· 294
- 第三节　乳房良性肿瘤病人的护理 ··· 295

| 第四节 | 乳腺癌病人的护理 | 297 |

第十五章　急性腹膜炎病人的护理　310

| 第一节 | 急性化脓性腹膜炎病人的护理 | 311 |
| 第二节 | 腹腔脓肿病人的护理 | 317 |

第十六章　腹部损伤病人的护理　322

第十七章　腹外疝病人的护理　330

第一节	概述	331
第二节	腹股沟疝病人的护理	332
第三节	其他腹外疝病人的护理	337

第十八章　胃、十二指肠疾病病人的护理　340

| 第一节 | 胃、十二指肠溃疡外科治疗病人的护理 | 341 |
| 第二节 | 胃癌病人的护理 | 350 |

第十九章　急性阑尾炎病人的护理　357

第二十章　肠梗阻病人的护理　365

第二十一章　大肠癌病人的护理　374

第二十二章　直肠肛管疾病病人的护理　384

第一节	痔病人的护理	385
第二节	肛裂病人的护理	389
第三节	直肠肛管周围脓肿病人的护理	392
第四节	肛瘘病人的护理	395

第二十三章　门静脉高压症外科治疗病人的护理　400

第二十四章　原发性肝癌病人的护理 …………………………………………………… 410

第二十五章　胆道疾病病人的护理 …………………………………………………… 418

- 第一节　胆石症病人的护理 ……………………………………………………………… 419
- 第二节　胆道感染病人的护理 …………………………………………………………… 430
- 第三节　胆道蛔虫病病人的护理 ………………………………………………………… 436

第二十六章　胰腺疾病病人的护理 …………………………………………………… 439

- 第一节　急性胰腺炎外科治疗病人的护理 ……………………………………………… 440
- 第二节　胰腺癌病人的护理 ……………………………………………………………… 445

第二十七章　周围血管疾病病人的护理 ……………………………………………… 450

- 第一节　下肢静脉曲张病人的护理 ……………………………………………………… 451
- 第二节　血栓闭塞性脉管炎病人的护理 ………………………………………………… 456

第二十八章　泌尿及男性生殖系疾病病人的护理 …………………………………… 463

- 第一节　泌尿及男性生殖系疾病的常用检查及护理 …………………………………… 464
- 第二节　泌尿系统损伤病人的护理 ……………………………………………………… 467
- 第三节　泌尿系统结石病人的护理 ……………………………………………………… 476
- 第四节　良性前列腺增生病人的护理 …………………………………………………… 481
- 第五节　泌尿系统肿瘤病人的护理 ……………………………………………………… 487
- 第六节　泌尿及男性生殖系统结核病人的护理 ………………………………………… 497

第二十九章　肾移植病人的护理 ……………………………………………………… 503

第三十章　骨折病人的护理 …………………………………………………………… 510

- 第一节　骨折病人的一般护理 …………………………………………………………… 511
- 第二节　常见四肢骨折病人的护理 ……………………………………………………… 520

第三节　脊柱骨折及脊髓损伤病人的护理 ·· 528

第三十一章　关节脱位病人的护理 ·· 537

第一节　概述 ··· 538
第二节　常见关节脱位病人的护理 ·· 541

第三十二章　骨与关节感染病人的护理 ······································ 546

第一节　化脓性骨髓炎病人的护理 ·· 547
第二节　化脓性关节炎病人的护理 ·· 553
第三节　骨与关节结核病人的护理 ·· 555

第三十三章　颈肩痛与腰腿痛病人的护理 ···································· 560

第一节　颈椎病病人的护理 ·· 561
第二节　腰腿痛病人的护理 ·· 566

第三十四章　常见骨肿瘤病人的护理 ·· 577

第三十五章　断肢（指）再植病人的护理 ···································· 585

第三十六章　皮肤病病人的护理 ··· 592

外科护理实训指导 ·· 602

实训一　常用手术器械辨认 ·· 603
实训二　外科手消毒 ··· 605
实训三　穿全遮背式无菌手术衣、无接触式戴无菌手套 ······················· 607
实训四　常用手术体位的安置 ·· 608
实训五　手术区域皮肤消毒与铺巾 ·· 610
实训六　手术器械台的管理 ·· 612
实训七　手术区皮肤准备（备皮） ·· 613
实训八　更换敷料（换药） ·· 614

实训九	清创缝合术	616
实训十	止血带的使用	618
实训十一	绷带包扎	622
实训十二	三角巾包扎	624
实训十三	胸腹带包扎	629
实训十四	脑室外引流的护理	630
实训十五	胸腔闭式引流的护理	632
实训十六	胃肠减压的护理	634
实训十七	腹腔引流的护理	636
实训十八	肠造口的护理	638
实训十九	T形管引流的护理	640
实训二十	持续膀胱冲洗的护理	642
实训二十一	骨科病人的搬运	643
实训二十二	小夹板固定的护理	645
实训二十三	石膏固定的护理	647
实训二十四	牵引固定的护理	649

参考文献 **652**

第一章 绪论

第一章 绪论 PPT

第一章 学习重点

第一章 思政案例

学习目标

知识目标：

1. 掌握外科护理学的概念。
2. 熟悉外科护士应具备的素质。
3. 了解外科学、外科护理学的发展。

能力目标：

1. 学会学习外科护理学的方法。
2. 具有"以人的健康为中心"的理念和为外科病人提供整体护理的意识与能力。

素养目标：

具有团队协作意识、爱岗敬业精神及良好的人文修养。

> **案例导入**
>
> 大学生，小李，21岁。12小时前出现上腹部、脐周疼痛，6小时前疼痛转移至右下腹，且疼痛加剧，伴有恶心、呕吐，被同学送来医院就诊。
>
> 请思考：
> 1. 应给小李安排到哪个科室就诊？
> 2. 如何成为一名合格的外科护士？

第一节 外科护理学的概念与发展

一、外科护理学的概念与范畴

外科护理学是阐述和研究对外科病人进行整体护理的一门临床护理学科，包含了医学基础理论、外科学基础理论、专科护理学基础理论和技术，以及护理心理学、护理伦理学和社会学等人文科学知识。

外科护理学是护理学的重要分支，以损伤、感染、肿瘤、畸形、内分泌功能失调（如甲状腺功能亢进和甲状旁腺功能亢进等）、**寄生虫病**（如肝棘球蚴病和胆道蛔虫症等）和**其他**（器官梗阻如肠梗阻、尿路梗阻等，血液循环障碍如下肢静脉曲张、门静脉高压症等，结石形成如胆结石、尿路结石，以及不同原因引起的大出血等）**外科疾病病人为研究对象**，在现代医学模式和护理观的指导下，以人的健康为中心，根据病人的身心健康需求和社会家庭文化需求提供整体护理，以达到去除疾病、预防残障、促进康复的目的。

二、外科护理学的发展

古代外科学的起源并不十分清楚，早在旧石器时代就开始用人工制造的器具——砭石治疗伤病。公元前14世纪商代的甲骨文就有"疥""疮"等记载，在商周时代，外科已成为独立学科，外科医师被称为"疡医"。秦汉时期医学名著《黄帝内经》已有"痈疽篇"的外科专章。东汉末年，杰出的医学家华佗（141—203年）擅长外科技术，开始应用麻沸散开展死骨剔除术、剖腹术等手术。自张仲景描述肠痈（阑尾炎），至清末高文晋的《外科图说》，均显示了我国外科学发展的悠久历史和丰富的实践经验。但古代外科学仅以诊治伤病为主，多限于浅表疮、疡和外伤的诊治，几乎未提到"护理"。

现代外科学诞生于19世纪40年代，加之麻醉镇痛、消毒灭菌、止血、输血技术的先后问世，基本解决了手术疼痛、伤口感染和止血、输血等阻碍外科学发展的难题，使外科学进入了新的发展历程。同期，克里米亚战争爆发，现代护理学创始人弗洛伦斯·南丁格尔在前线医院看护伤病员的过程中,成功应用清洁、消毒、换药、包扎伤口、改善休养环境等护理手段,加之对伤病员的心理调节、营养支持,使伤病员的病死率从42%降至2.2%,充分显示了护理工作在治疗外科疾病过程中的独立地位和意义,由此创建了护理学,并延伸出外科护理学。

我国外科护理学的发展与外科学的发展相辅相成、密不可分。1958年首例大面积烧伤病人的抢救成功,20世纪60年代初开展的器官移植,1963年世界首例断肢再植在上海获得成功等,既代表了我国外科学的发展,也与外科护理学的进步密不可分。

现代科学技术迅猛发展,新的生命科学技术不断引入,计算机广泛应用,医学分子生物学及基因研究不断深入,各种新材料(如组织工程材料、纳米生物材料、人工关节、人工心脏瓣膜等)、新技术(腹腔镜外科技术、内镜外科技术及放射介入和B型超声介入等微创外科技术)、新理论、新方法不断涌现,均为外科学的更新迭代提供了条件,使手术操作带来的创伤程度越来越小。目前,手术机器人和机器人护士的使用,为医护人员提供了一定的帮助,提高了手术的精确性、稳定性和可操控性,节省了人力资源,降低了术后感染的风险。随着外科学的进展,外科护理学也取得了巨大的进步,护理理念更加先进,护理模式更加完善,当下正在朝更专业、更深层次、更细致的方向发展,以满足临床病人越来越高的需求。

知识链接:智能机器人护士

第二节 学习外科护理学的方法和要求

一、明确学习目的,树立崇高的职业理想

学习外科护理学的目的是掌握病人围手术期护理的基本知识、基本理论和基本技能,以便更好地为人类健康服务。要想学习好外科护理学,首先要树立良好的职业思想,在实践中运用知识、奉献爱心。只有学习目的明确、有学习欲望和乐于为护理事业无私奉献者,才能学好外科护理学。

二、应用现代护理观指导学习

现代护理学理论包括人、环境、健康、护理四个基本要素。人是生理、心理和社会、精神、文化等多方面因素构成的统一体。世界卫生组织(WHO)将健康定义为:"健康不仅是没有身体上的疾病和缺陷,还要有完整的心理状态和良好的社会适应能力。"

1977年美国的精神科学和内科学教授恩格尔(Engel)提出了生物—心理—社会医学模式,丰富了护理的内涵,拓展了护士的职能,护士不仅要帮助和护理病人,还需要为病人提供健康教育和指导服务。因此,护士的角色是护理的提供者、决策者、管理者、支持者、沟通者、教育者和研究者。

在新的医学模式和护理模式下,护士因其特殊的地位和职能,不仅要为病人提供舒适的医疗护理环境,更要为病人提供温馨的心理环境,以建立良好的信任关系,从而调动病人的信心与积极性,使其主动参与治疗及护理过程。作为外科护士要以人的健康为中心,为病人提供整体护理,以增强病人的应对和适应能力。如手术前外科护士要通过观察和沟通交流等方式,了解病人术前的主要需求,有针对性地讲解有关疾病、手术、护理配合等的相关知识,消除病人的思想顾虑,减轻其焦虑程度,增强其战胜疾病的信心,使病人以最佳的身心状态配合手术和治疗。术中手术室护士应积极配合医师为病人实施手术。手术后外科护士则主要通过病情观察、疼痛护理、伤口护理、营养支持、心理护理、并发症防治及护理等,促进病人康复。

总之,外科护士在护理实践中应坚持以现代护理观为指导,以护理程序为框架,收集、分析资料,明确病人现有的和潜在的护理问题,采用有效的护理措施,达到帮助病人解决健康问题的目的。

三、坚持理论联系实践

外科护理学是一门实践性很强的应用性学科。因此,外科护理学的学习必须遵循理论与实践相结合的原则,既要掌握外科护理学的理论知识,也要掌握外科护理学的操作技能。在学习过程中,要做到多学习、多实践、多观察、多思考、多总结,将理论知识与临床护理实践灵活结合,实现"三贴近",即贴近病人、贴近临床、贴近社会,为病人提供细致入微、关怀备至的护理服务,真正缩短与临床的实际距离。在理论学习和实践过程中,结合临床病例的护理实践,进一步强化理论知识。作为外科护士应该胆大心细,能针对不同的外科疾病病人进行仔细观察,通过观察能够发现细微的病情变化,看到疾病的本质。在实践工作中应结合病人的年龄、性别、社会文化背景、性格心理特点、工作性质等,综合运用所学知识,发现和分析病人存在的护理问题,有针对性地制订护理计划并实施护理措施。

总之,作为外科护士应具备整体观念,始终以人为本,在护理实践中做到严密观察,审时度势,具体情况具体分析,根据病人病情的变化及时采取相应的护理措施,以提高护理质量。

第三节 外科护士应具备的素质

外科疾病复杂多变,麻醉与手术均存在潜在并发症的危险。针对外科疾病的突发性及病情演变的急、危、重等特点,对外科护士的综合素质提出了更高的要求。

一、高尚的职业道德素质

护士的职责是治病救人,维护生命,促进健康。作为外科护士不仅要有高度的责任心和无私的奉献精神,还要有高尚的护理职业风范、爱岗敬业精神,要有爱心、耐心、同情心,尊重生命,全心全意地为人的健康服务。

二、扎实的专业素质

外科护士必须具备扎实的专业知识与技能,这是外科护士做好护理工作的基础。外科护士应学会护理工作所需的基本理论、基本知识和基本技能,掌握外科常见病多发病的防治知识、护理知识和技能,以及外科急、危、重症的救护知识等。外科护士具有敏锐的观察能力和判断能力,掌握外科病人的护理评估方法,能及时发现病人现有或潜在的生理、病理、心理问题,并能正确运用外科护理学的基本知识和技能为外科病人提供整体护理。

三、健康的身心素质

外科护理工作有急诊多、节奏快、工作负荷大,病人病情急且变化快、突发事件多等特点。因此,外科护士应具备强健的体魄、良好的心理素质、开朗的性格、饱满的精神状态及应急能力,能够做到沉着冷静、处变不惊,以保证有效、及时参与抢救工作,最大限度地满足病人的需求。另外,外科护士要善于自我调节,善于通过自己积极向上、乐观自信的内心情感鼓舞病人,以增进护患之间的情感交流,使病人积极主动地配合治疗和护理。

四、良好的人文素质

外科护理工作要求护士尊重病人、关心病人、体贴病人、理解病人,用爱心、耐心、细心、诚心、责任心和同情心为病人服务,要达到这样的要求,就必须以厚实的人文修养为基础。因此,外科护士应自觉加强社会学、心理学、伦理学等人文学科知识的学习,自觉增强自身的人文修养,为日后从事外科护理工作奠定坚实的基础。

五、其他

作为外科护士,除具备以上素质外,还要**具有一定的法律意识和自我防护能力**。随着我国医疗制度的不断改革和完善,以及病人及其家属法律意识的不断增强,对外科护士的法律意识要求越来越高。因此,外科护士要自觉学习相关的法律知识,通过对典型案例分析和学习讨论,总结经验,接受教训,增强自我防护意识和能力,以维护病人和自身的合法权利。

另外,医学科学在不断地进步和发展,外科及外科护理知识也在发生着日新月异的变化。我们要树立终身学习的理念,学会自主学习及探究性学习,掌握信息化学习手段,通过网络、慕课平台、进修等自觉接受继续教育,不断拓展自己的知识面,提高理论水平和业务能力,从而为病人提供优质、高效的护理服务。

(郭书芹)

第二章 水、电解质紊乱及酸碱平衡失调病人的护理

第二章 水、电解质紊乱及酸碱平衡失调病人的护理 PPT

第二章 学习重点

第二章 思政案例

学习目标

知识目标：

1. 掌握三种类型缺水、低钾血症、高钾血症、代谢性酸中毒、代谢性碱中毒的病因、身体状况及护理措施。
2. 熟悉正常体液平衡、电解质平衡、酸碱平衡。
3. 了解三种类型缺水、低钾血症、高钾血症、代谢性酸中毒、代谢性碱中毒的病理生理、辅助检查及治疗原则。

能力目标：

1. 具有敏锐的观察能力和准确的评估能力。
2. 能独立完成静脉补液和补钾。

素养目标：

具有认真负责的态度、人文关怀意识、循证思维及严谨的科学精神。

案例导入

赵先生，36岁，体重60 kg。因阵发性腹痛伴频繁呕吐2日入院。病人于入院前2日出现腹痛，为阵发性，伴频繁呕吐，呕吐物为胃内容物，继而为黄色混浊液体，带臭味。曾在当地医院对症治疗未见明显好转，今为进一步明确诊治而来我院，门诊以"急性肠梗阻"收住院。自发病以来病人精神欠佳，未进食，无排气排便，入院前排尿1次，深黄色，量约200 ml。

体格检查：体温（T）37℃，脉搏（P）109次/分，呼吸（R）28次/分，血压（BP）92/68 mmHg。眼窝凹陷，口唇干燥，皮肤弹性明显减退。心肺检查未发现异常。腹部膨隆，可见肠型及蠕动波，肠鸣音阵发性高亢。

辅助检查：尿比重1.030；血清钠137 mmol/L，血清钾2.9 mmol/L；pH 7.30，[HCO_3^-] 18 mmol/L。

心电图：T波低平，ST段下降，有U波。腹部X线平片发现梯形液面，小肠充气。

请思考：
1. 如何评估该病人水、电解质紊乱及酸碱平衡失调的情况？
2. 如何护理？

第一节 体液平衡

体液由水和溶解于其中的电解质、低分子有机化合物及蛋白质等组成，具有一定的容量、一定的分布和一定的浓度，其稳定状态是机体正常新陈代谢和各器官功能正常进行的基本保证。因生命过程中每时每刻都有水、电解质的摄入及排出，故体液总是处于变化之中。由于神经-内分泌的正常调节，体液保持着一定的动态平衡。

一、体液组成及分布

体液可分为细胞内液和细胞外液两部分，其量与性别、年龄及体重有关。一般成年男性体液总量约占体重的60%（女性55%），其中细胞内液占体重的40%（女性35%），而细胞外液均为体重的20%。细胞外液又可分为组织间液和血浆，组织间液约占体重的15%，血浆约占体重的5%。以上体液分布的比例相对恒定，但它们之间又不断地进行交换，保持着动态平衡。

二、体液平衡及调节

（一）水平衡

体液的主要成分是水和电解质。每日水的出入量可因生活习惯、季节因素、活动情况及体型特点而有所不同，但在正常情况下每日水的总体出入量是动态平衡的，即摄入量等于排出量（表2-1）。

表 2-1　正常成人每日水分摄入量和排出量

每日水分摄入量/ml		每日水分排出量/ml		
饮水	1 000～1 500	尿液		1 000～1 500
食物水	700	粪便		200
内生水	300	无形失水	皮肤蒸发	500
			呼吸排出	300
总入量	2 000～2 500	总出量		2 000～2 500

（二）电解质平衡

电解质在体液中解离为离子，分布于细胞内外。**细胞外液中主要的阳离子是 Na^+，主要的阴离子是 Cl^-、HCO_3^-，正常血清 Na^+ 浓度为 135～145mmol/L。细胞内液中的主要阳离子是 K^+ 和 Mg^{2+}，主要阴离子是 HPO_4^{2-}**。这些离子参与细胞代谢、酸碱平衡的调节、维持体液渗透压，并影响神经-肌肉和心肌的兴奋性，具有重要的生理功能。在正常情况下，每日需要摄入氯化钠 4～6 g，氯化钾 2～3 g，可以大致维持 Na^+、K^+、Cl^- 的平衡。

（三）体液平衡的调节

体液中溶质"粒子"数的多少，决定着渗透压的大小，细胞外液和细胞内液的渗透压基本相等，正常血浆渗透压为 280～320 mOsm/L。渗透压的相对稳定对维持细胞内、外液平衡具有非常重要的意义，在有半透膜存在的前提下，水总是向高渗透压的一侧流动。

水、电解质及渗透压的平衡是由神经-内分泌系统调节的：① 体液正常渗透压主要通过下丘脑-神经垂体-抗利尿激素（antidiuretic hormone，ADH）系统来恢复和维持，当体内丧失水分，细胞外液渗透压增高时，可刺激神经垂体释放 ADH 增多，促进肾远曲小管和集合管对水的重吸收，使尿量减少；反之尿量则增多。② 正常血容量主要通过肾素-血管紧张素-醛固酮系统（rein-angio-tensin-aldosterone system，RAAS）来恢复和维持，当血容量下降及细胞外液缺钠时，醛固酮分泌增多，肾保钠、保水、排钾作用增强；反之排尿、排钠增加。与渗透压相比，血容量对机体更为重要，当血容量锐减又兼有血浆渗透压降低时，血容量对 ADH 的促进分泌作用远远强于低渗透压对 ADH 分泌的抑制作用，要优先保持和恢复血容量，使重要器官的灌注得到保证，以维护生命安全。

三、酸碱平衡及调节

酸碱度（pH）适宜的体液环境是机体进行正常生理活动和代谢过程的保证。通常人的体液内维持一定的 H^+ 浓度，使动脉血浆 pH 保持在 7.35～7.45，pH 在 6.8 以下或 7.8 以上机体均不能生存。酸碱平衡的维持有赖于机体一系列的调节机制，**主要通过体液中的缓冲系统、肺的呼吸和肾脏的排泄来进行调节**。

缓冲系统是调节酸碱平衡最迅速的途径，血液中的缓冲系统最为重要的是缓冲对 HCO_3^-/H_2CO_3，两者比值稳定维持于 20∶1，血浆的 pH 就能保持在 7.40。肺对酸碱平衡的调节是通过

呼吸排出 CO_2，使血中 $PaCO_2$ 下降，从而降低血中 H_2CO_3。肾在调节酸碱平衡中起最重要的作用，肾通过改变排出固定酸的量和保留碱性物质的量，以此维持正常的血浆 HCO_3^- 浓度，保持血浆 pH 不变。

创伤、手术及许多外科疾病均可能导致机体内水、电解质紊乱和酸碱平衡失调，若代谢失调的程度超出机体的代偿能力，则可影响疾病的转归，严重时将危及生命。因此，护理人员在临床护理工作中必须了解水、电解质和酸碱平衡的基本理论，正确评估体液、酸碱平衡失调的原因及临床表现，从而为病人提供有效的、有预见性的护理措施，维持体液平衡，预防体液失调的发生和发展。

第二节　水、钠代谢紊乱病人的护理

视频：三种类型缺水的病因、病理生理

在细胞外液中，水、钠在体液平衡中总是密切关联的，故一旦发生代谢紊乱，缺水和缺钠常常同时存在，但不同病因导致的缺水和缺钠的比例会有所不同。临床上将**水、钠代谢紊乱分为等渗性缺水、低渗性缺水、高渗性缺水和水中毒四种类型**。

一、等渗性缺水病人的护理

等渗性缺水又称为急性缺水或混合性缺水，是**外科临床最常见的缺水类型**。

【病因】

1. 消化液的急性丧失，如大量呕吐、肠外瘘等。
2. 体液丧失于第三腔隙，如急性肠梗阻、腹腔内或腹膜后感染、大面积烧伤早期等。

【病理生理】

等渗性缺水因缺水和缺钠的比例大致相当，血清钠浓度在正常范围内，细胞外液的渗透压可保持正常。等渗性缺水会造成细胞外液量急剧减少，刺激肾入球小动脉壁的压力感受器及远曲小管致密斑的感受器，引起 RAAS 兴奋，醛固酮分泌增加，促使肾远曲小管对钠的重吸收，随钠一同被重吸收的水量也增加，代偿性地使细胞外液量恢复。由于丧失的是等渗性液体，细胞内外的渗透压无明显变化，故早期主要丢失细胞外液，持续时间较久后，细胞内液也将逐渐外移，随同细胞外液一起丧失，以致引起细胞内缺水。

视频：等渗性缺水的临床表现

【护理评估】

（一）健康史

了解病人年龄、体重、生活习惯、既往史等。如体重有无在短期内明显减轻，日常生活中饮食、饮水、运动等情况。评估病人是否存在导致等渗性缺水的病因。

（二）身体状况

因水与钠成比例丢失，故既有缺水表现，又有缺钠表现。

1. 症状　病人乏力、厌食、恶心、少尿等，但口渴不明显。
2. 体征　包括唇舌干燥，皮肤弹性减退，眼窝凹陷，颈静脉塌陷，脉搏细速，肢端湿冷，血压不稳定或下降等血容量不足的表现。当体液继续丧失达体重的6%~7%时，会有更严重的休克表现。

链接护考（2013年护考真题）

王女士，38岁，大面积烧伤后5小时入院。心率120次/分、血压70/50 mmHg，尿少。发生上述状况最可能的原因是（　　）

A. 大量红细胞丧失造成肺换气障碍

B. 大量水分蒸发造成脱水

C. 疼痛导致的生理反应

D. 大量体液从血管内渗出引起低血容量性休克

E. 创面细菌感染造成感染性休克

答案：B

解析：大面积烧伤早期，出现脉搏细速（120次/分）、血压下降（70/50 mmHg）、尿少，符合等渗性缺水的身体状况，原因是体液大量蒸发丧失，造成脱水。

（三）心理-社会状况

体液紊乱大多起病急骤，容易引起病人及家属的焦虑、恐惧。应了解病人心理反应、心理承受能力、对治疗及护理的配合程度。同时，还应了解经济情况及其家属对病人的支持情况，以便采取针对性措施。

（四）辅助检查

血常规检查可见血液浓缩，红细胞计数、血红蛋白量和血细胞比容均升高；尿常规检查尿比重增高；血清钠浓度在正常范围内。

（五）治疗原则

1. 积极消除致病原因。
2. 静脉输注平衡盐溶液或等渗盐水，尽快恢复血容量。等渗盐水中氯含量高于血清氯含量，平衡盐溶液的电解质含量和血浆内含量相似，用来治疗等渗性缺水更为理想。常用平衡盐溶液有乳酸钠与复方氯化钠（1.86%乳酸钠溶液和复方氯化钠溶液之比为1：2）的混合液，以及碳酸氢钠与等渗盐水（1.25%碳酸氢钠和等渗盐水之比为1：2）的混合液两种。

链接护考(2014年护考真题)

李先生,60岁。由于严重恶心、呕吐导致急性消化液大量丢失。医生开具以下医嘱,应首先为该患者输入的是(　　)

A. 5% NaHCO₃溶液　　　B. 平衡盐溶液　　　C. 3%氯化钠溶液

D. 5%葡萄糖溶液　　　E. 10%葡萄糖溶液

答案:B

解析:严重呕吐、急性消化液大量丢失,病人出现等渗性缺水,输注液体应首选平衡盐溶液。

【常见护理诊断/合作性问题】

1. 体液不足　与呕吐、肠外瘘、肠梗阻、大面积烧伤等导致体液大量丢失有关。
2. 焦虑　与担心体液失调的预后有关。
3. 有受伤的危险　与低血压和意识障碍有关。
4. 潜在并发症:休克、低钾血症、酸碱平衡失调等。

【护理目标】

1. 病人体液量尽快恢复平衡,无脱水症状和体征。
2. 病人情绪稳定,焦虑减轻或消失。
3. 病人未发生意外损伤。
4. 病人未发生并发症,或并发症能被及时发现和处理。

【护理措施】

(一)非手术治疗病人的护理

1. 控制病因　按医嘱配合治疗,积极处理原发疾病,是防治体液失衡的根本措施。
2. 液体疗法护理　液体疗法是通过补液来防治体液失衡的方法。一般应注意补多少(补液总量)、补什么(补液种类)、怎么补(输液方法)、补得如何(疗效观察)四个方面。

(1)补液总量:原则上按"缺多少,补多少"补给,一般包括下列三部分液体量。① **生理需要量**:即在静息状态下,正常成年人的每日生理需要量。一般成年人每日需要水分为 2 000~2 500 ml。② **已经丧失量**:又称为累积失衡量,即病人从起病到制订补液计划前已丢失的体液总量。根据缺水程度估计,按每丧失体重的1%补液400~500 ml计算。已经丧失量的估计只是临床上粗略的估计,为避免一次输入过多,**一般在第1日只补给估算量的1/2**,其余量在第2日再酌情补给。③ 继续损失量:又称为额外丧失量,即在治疗过程中又继续丧失的体液量,如在液体疗法方案执行以后,病人又发生高热、出汗、呕吐、胃肠减压等体液丢失情况。这部分损失量的补充原则是"丢多少,补多少"。如**发热病人,体温每升高1℃,每日每千克体重皮肤蒸发水分增加3~5 ml**;如明显出汗,失水更多,**大汗湿透一身衬衣裤时约丢失低渗液体 1 000 ml**;气管切开病人呼吸中失水是正常人的2~3倍,故**成年人气管切开者每日水分丢失增加700~1 000 ml**。在临床上,当日的继续损失量一般安排在次日补给。

每日补液量可按以下简易公式计算：

第1日补液量＝生理需要量＋1/2已经丧失量

第2日补液量＝生理需要量＋1/2已经丧失量（酌情调整）＋前1日继续损失量

第3日补液量＝生理需要量＋前1日继续损失量

在临床上制订补液计划时应根据病情变化边补液、边观察、边调整。

（2）补液种类：原则上按"缺什么，补什么"补给，但要"宁少勿多"，充分发挥机体的代偿调节作用而达到正常平衡，避免矫枉过正所导致的更复杂的体液平衡失调。① 生理需要量：成年人每日需要氯化钠4～6 g，氯化钾3～4 g，葡萄糖100～150 g以上，故每日可补给生理盐水500 ml，10%氯化钾溶液30～40 ml，5%～10%葡萄糖溶液1 500～2 000 ml。② 已经丧失量：等渗性缺水应以平衡盐溶液为主，同时要补给适量胶体溶液。③ 继续损失量：按实际丢失成分补给。如发热、气管切开病人主要补充5%葡萄糖溶液。消化液丢失一般可用林格溶液或平衡盐溶液补给。

（3）补液方法：**液体补充以口服最安全**。静脉输液时，应遵循**先盐后糖，先晶后胶，先快后慢，液种交替，尿畅补钾**的补液原则。"先快后慢"，即机体重要脏器功能良好，应**第一个8小时补充总量的1/2，剩余1/2在后16个小时内均匀输入**。

（4）疗效观察：补液过程中，必须严密观察治疗效果，注意有无不良反应的发生，随时调整护理方案，积极处理各种异常情况。

1）保持输液通畅：注意输液管内液体滴注是否顺利，按要求控制滴注速度。观察穿刺部位有无液体渗出与肿胀。

2）记录液体出入量：严格记录24小时液体出入量，以供调整输液方案时参考。

3）观察治疗反应：主要观察指标如下。① 精神状态，如昏迷者转为苏醒，躁动者趋向安静入睡，但对刺激有反应，是病情好转的征象。② 缺水征象，如口渴、皮肤弹性减退、眼窝凹陷等程度有所减轻，说明缺水已有改善。③ 生命体征，如血压稳定、脉搏减慢、呼吸平稳说明血容量趋于稳定。注意有无呼吸急促、咳粉红色泡沫痰等急性肺水肿表现。④ 辅助检查，复查血常规、尿常规、电解质等，了解血容量是否接近或恢复正常。若尿量少，尿比重高，提示仍存在缺水；若尿量>30 ml/h，尿比重正常，说明肾灌注良好。

3. 心理护理　由于病人对疾病及手术治疗的恐惧，易产生紧张、焦虑、烦躁不安等心理变化，护理人员应加强对病人和家属的心理支持和疏导，最大限度地减少病人的不适感，以加强其对治疗和护理的信心。

4. 其他　加强安全防护，避免病人受伤。

（二）健康教育

向病人宣传易导致体液失调的因素和原发疾病，如呕吐、腹泻、大量出汗等，发生时应及早诊治或补充水分。

【护理评价】

通过治疗和护理，病人是否达到了护理目标：① 体液恢复平衡，无脱水症状和体征；② 情绪稳

视频：补液计划的制定

定,焦虑减轻或消失;③ 未发生意外损伤;④ 未发生并发症或发生并发症能及时被发现及处理。

二、低渗性缺水病人的护理

低渗性缺水亦称慢性缺水或继发性缺水。水和钠虽同时缺失,但缺钠比例多于缺水,故血清钠低于正常,细胞外液呈低渗状态。

【病因】

1. 胃肠道消化液持续性丢失,以致大量钠随消化液而排出。例如反复呕吐、长期胃肠减压引流或慢性肠梗阻等。
2. 大面积创面的慢性渗液。
3. 长期使用排钠利尿药如氯噻酮、依他尼酸(利尿酸)等,未注意补给适量的钠盐,造成体内缺钠多于缺水。
4. 任何原因失液后,只补给水分而未补充盐(主要指钠盐),或虽补水补盐而补盐总量不足。

【病理生理】

虽水和钠同时丢失,但缺钠更多,故细胞外液呈低渗状态,水分由细胞外向细胞内转移,引起细胞水肿,而使细胞外液缺水更严重。由于细胞外液呈低渗状态,机体的代偿机制表现为抗利尿激素分泌减少,肾小管对水的重吸收减少,尿量增加,从而提高细胞外液的渗透压。造成细胞外液量进一步减少,当影响血容量时,RAAS系统兴奋,醛固酮分泌增加,促使肾远曲小管对水和钠重吸收,尿量减少。当代偿功能无法维持血容量时,将出现休克。

【护理评估】

(一)健康史

了解病人有无导致低渗性缺水的病因,如反复呕吐,长期胃肠减压引流,慢性肠梗阻,大面积创面的慢性渗液等,有无引起低渗性缺水的治疗,如长期使用排钠利尿药或输液不当导致补水过多等。

(二)身体状况

低渗性缺水的临床表现随缺钠程度而不同。一般均无口渴感。
1. 轻度缺钠 病人感觉疲乏、头晕、尿量增多。血清钠浓度<135 mmol/L。
2. 中度缺钠 除上述症状外,病人还出现表情淡漠、恶心、呕吐、脉搏细速、血压不稳或下降、脉压小、直立低血压性晕厥等表现,尿量减少。血清钠浓度<130 mmol/L。
3. 重度缺钠 上述表现加重,中枢神经系统严重抑制,腓肠肌抽痛,常发生休克。血清钠浓度<120 mmol/L。

(三)心理-社会状况

评估病人及家属对疾病的了解程度,心理承受能力,经济情况,对治疗及护理的配合态度,判

视频:低渗性缺水的临床表现

断病人的心理反应。

（四）辅助检查

血常规检查可见血液浓缩,红细胞计数、血红蛋白量和血细胞比容均升高;尿常规检查尿比重常在 1.010 以下;血清 Na^+ 浓度 <135 mmol/L。

（五）治疗原则

1. 积极消除致病原因。
2. 静脉输注含盐溶液或高渗盐水,纠正细胞外液的低渗状态和补充血容量。

【常见护理诊断/合作性问题】

1. 体液不足　与呕吐、胃肠减压、肠梗阻、大面积创面等导致体液大量丢失有关。
2. 有受伤的危险　与低血压和意识障碍有关。
3. 潜在并发症:休克。

【护理措施】

遵医嘱实施液体疗法,轻、中度缺钠病人一般补充 5% 葡萄糖盐溶液或等渗盐水,重度缺钠者可静脉输注 3%～5% 氯化钠溶液,以纠正细胞外液的低渗状态和补充血容量。补钠量可按下列公式计算:

$$需补充的钠量(mmol) = [血清钠正常值(mmol/L) - 血清钠测得值(mmol/L)] \times 体重(kg) \times 0.6(女性 0.5)$$

17 mmol Na^+ 相当于 1 g 钠盐。此公式仅作为补钠安全剂量的估算,一般当日先补充缺钠量的½,其余的½钠量可在第 2 日补给。输液速度遵循先快后慢,当输入高渗盐水时需严格控制滴速,每小时不应超过 100～150 ml,以后根据病情及血清钠浓度调整补液方案。

其他护理措施见"等渗性缺水病人的护理"。

三、高渗性缺水病人的护理

高渗性缺水又称为原发性缺水,水和钠同时缺失,但缺水比例多于缺钠,故血清钠高于正常范围,细胞外液呈高渗状态。

【病因】

1. 水分摄入不足　如食管癌致吞咽困难,危重病人给水不足,经鼻饲管给予高浓度肠内营养液等。
2. 水分丧失过多　如高热大量出汗(汗水中含氯化钠 0.25%),大量应用渗透性利尿药,大面积烧伤暴露疗法,糖尿病血糖未控制致大量尿液排出等。

【病理生理】

虽水和钠同时缺失,但缺水更多,故细胞外液呈高渗状态,严重时,细胞内水分向细胞外转移,细胞内、外液量都有减少,以细胞内液减少为主。最终因脑细胞缺水导致脑功能障碍。机体的代偿机制表现为高渗状态刺激视丘下部的口渴中枢,病人感到口渴而主动饮水,降低细胞外液的渗透压。此外,细胞外液的高渗状态引起抗利尿激素分泌增多,肾小管对水的重吸收增加,尿量减少,使细胞外液渗透压降低并恢复血容量。缺水严重使血容量显著下降,致使醛固酮分泌增加,加强对水和钠的重吸收,尿量减少,血容量得以恢复。

【护理评估】

(一)健康史

了解病人有无水分摄入不足、丧失过多等导致高渗性缺水的病因,如食管癌,大量应用渗透性利尿药,大面积烧伤暴露疗法等。

(二)身体状况

高渗性缺水根据缺水程度分为三度。

1. 轻度缺水　最早最突出的症状是口渴。此外,无其他表现。缺水量占体重的2%~4%。
2. 中度缺水　病人极度口渴,唇舌干燥,眼窝凹陷,皮肤弹性减退,乏力,烦躁不安,尿少且尿比重高。缺水量占体重的4%~6%。
3. 重度缺水　病人除上述表现外,出现中枢神经功能障碍,如高热、狂躁、谵妄、抽搐、意识不清,甚至昏迷;或出现循环功能障碍,如脉搏细速、血压下降,甚至休克。缺水量占体重的6%以上。

(三)心理-社会状况

评估病人及其家属对疾病的了解程度、心理承受能力、经济情况、对治疗及护理的配合态度,判断病人的心理反应。

(四)辅助检查

血常规检查可见血液浓缩,红细胞计数、血红蛋白量和血细胞比容均升高;尿常规检查尿比重升高;血清Na^+浓度>150 mmol/L。

(五)治疗原则

1. 积极消除致病原因。
2. 鼓励病人饮水,无法口服者静脉输注5%葡萄糖溶液或0.45%氯化钠溶液,补充已丧失的液体。

【常见护理诊断/合作性问题】

1. 体液不足　与水分摄入不足或丧失过多有关。

视频:高渗性缺水的临床表现

2. 有受伤的危险　与意识障碍有关。

【护理措施】

配合医师祛除引起缺水的病因,鼓励病人多饮水,对于无法饮水者,遵医嘱静脉输注5%葡萄糖溶液或0.45%氯化钠溶液。补液量可根据临床表现,估计丧失水量占体重的百分比,然后按每丧失体重的1%补液400～500 ml计算,计算所得的补液量一般分2日内补给,以免补液过多导致血容量扩张和水中毒。同时,应监测全身情况和血清Na^+浓度,必要时酌情调整次日的补液量。此外,补液量中还应包括每日的正常需要量2 000 ml。

其他护理措施见"等渗性缺水病人的护理"。

四、水中毒病人的护理

水中毒又称为稀释性低钠血症,是指机体摄入水的总量超过排出水量,以致水分潴留体内,引起血浆渗透压下降和循环血量增多。水中毒较少发生。

【病因】

1. 各种原因引起的抗利尿激素分泌过多,如急性感染、严重创伤、大手术后等应激状态。
2. 肾功能不全,排尿能力下降。
3. 机体摄入水分过多,如出汗后饮用大量不含电解质的液体、灌肠时采用大量低渗液体及静脉补充水分过多。

【病理生理】

因水分摄入过多或排出过少,细胞外液量骤增,血清Na^+浓度因被稀释而降低,使细胞外液明显低渗;细胞内液的渗透压高于细胞外液,水向细胞内渗入而引起全身细胞(尤其是脑细胞水肿)。同时,细胞外液量的增加抑制醛固酮分泌,使肾远曲小管对水和Na^+的重吸收减少,尿量增加,尿中排Na^+增多,血清钠和细胞外液渗透压将更趋降低。

【护理评估】

(一) 健康史

了解病人有无摄入水分过多或排出水分过少的因素,如急性感染、严重创伤、大手术后等应激状态。有无肾功能不全和导致抗利尿激素分泌过多的因素,使尿量减少。

(二) 身体状况

根据起病的急缓程度,分为急性水中毒和慢性水中毒。

1. 急性水中毒　起病急,过多的水导致脑细胞水肿可造成颅内压增高,引起一系列神经精神症状,如头痛、呕吐、嗜睡、躁动、精神错乱、定向力失常、谵妄,甚至昏迷。严重者可发生脑疝而出现相应的神经定位体征。

2. **慢性水中毒**　慢性水中毒的症状往往被原发疾病的症状所掩盖,可表现为软弱无力,恶心、呕吐、嗜睡,泪液和唾液增多等,体重明显增加,皮肤苍白且湿润。

(三) 心理-社会状况

体内水分的增加,特别是脑水肿所引起的头痛、嗜睡、谵妄等神经精神症状,肺水肿所造成的呼吸困难,均可使病人产生烦躁、焦虑、恐惧等心理反应。皮肤苍白且湿润、体重增加可使病人感觉自我形象受损。另外,还要了解病人及其家属对疾病的认知程度和家属对病人的支持程度,以便针对性采取护理措施。

(四) 辅助检查

血常规检查可见红细胞计数、血红蛋白量、血细胞比容和血浆蛋白量均降低的血液稀释现象。血清 Na^+ 浓度低于正常。

(五) 治疗原则

1. **立即停止水分摄入**　程度轻的病人只需排出体内多余的水分,水中毒即可解除。
2. **脱水治疗**　程度严重的病人除禁水外,还需酌情使用渗透性利尿药,如20%甘露醇200 ml快速滴注(20分钟滴完),或静脉注射呋塞米等袢利尿药。静脉输注高渗盐水缓解细胞外液的低渗状态和减轻细胞肿胀。肾衰竭病人应用透析治疗。

【常见护理诊断/合作性问题】

1. **体液过多**　与水分摄入过多、排出减少造成体内水潴留有关。
2. **知识缺乏**　缺乏药物治疗及疾病预防方面的知识。
3. **潜在并发症**:脑水肿、肺水肿等。

【护理目标】

1. 病人体液量恢复正常。
2. 病人了解与疾病相关的知识,能理解水中毒的症状和体征,积极配合治疗和护理。
3. 病人未发生并发症,或出现并发症能被及时发现和处理。

【护理措施】

(一) 非手术治疗病人的护理

1. **严密观察病情变化**　监测生命体征,每日测量体重,严格记录24小时液体出入量,监测血钠值和尿比重,了解缺钠和水肿程度,判断水平衡情况。同时,注意脑水肿、脑疝、肺水肿的症状及体征的发生、发展情况。
2. **维持适当的体液平衡**　严格控制水的摄入量,每日摄入水量1 000 ml 以下,并停止可能继续增加体液量的治疗,如应用大剂量低渗性液体或清水洗胃、灌肠等。
3. **对水中毒严重者的治疗和护理**　应遵医嘱静脉缓慢输入3%~5%氯化钠溶液(一般用量

每千克体重 5 ml),以纠正细胞外液低渗,缓解细胞内水肿。同时,使用呋塞米(速尿)等利尿药,以促进体内过多水分的排出。使用利尿药者应注意电解质变化,防止低钾血症等并发症的发生。

4. 对急性肾衰竭病人的治疗和护理　必要时采取透析疗法超滤出体内多余的水分,并做好透析疗法的护理。

5. 一般护理　加强皮肤护理,防止皮肤破损和压疮的发生。做好意识障碍病人的安全防护,去除环境中的危险因素,避免病人受伤害。

6. 心理护理　对焦虑病人,解释水肿发生的原因和需采取的护理措施,鼓励其使用放松方法缓解焦虑。

(二)健康教育

1. 向病人及其家属讲解水对维持健康的重要性,告知正常成年人每日的饮水量和尿量,一旦出现异常应及时就诊。

2. 告知病人及其家属水中毒发生的原因、症状和体征,解释治疗方案,鼓励病人配合治疗;告知病人及其家属,当大量出汗、口渴需饮水时,不能只喝白开水,应适当补充淡盐水,以免发生水中毒。水中毒时,严格限制水的摄入量,准确记录出入液体量。

3. 保证足够的营养,注意饮食,应进食富含高热量、高蛋白的食物,减少纯水分的摄入,以免水分过度潴留,加重病情。

【护理评价】

通过治疗和护理,病人是否达到了护理目标:① 体液量恢复正常;② 了解与疾病相关的知识,理解水中毒的症状和体征,积极配合治疗和护理;③ 未发生潜在并发症,或发生并发症及时被发现并得到救治。

第三节　钾代谢异常病人的护理

正常血清钾浓度为 3.5~5.5 mmol/L。钾的代谢异常包括低钾血症和高钾血症两类。因肾脏对于钾的调节能力较弱,在禁食或血钾很低时,每日仍有一定量的钾盐从尿中排出,故临床上低钾血症常见。

一、低钾血症病人的护理

血清钾浓度低于 3.5 mmol/L 时即为低钾血症(hypokalemia)。

【病因】

1. 钾摄入不足　多因疾病或手术而禁食或不能进食,以及补液病人长期接受不含钾盐的液体,或钾盐补充不足。

2. 钾丢失过多　①肾性排钾增多：长期应用排钾利尿药（如呋塞米）、糖皮质激素等药物可加快钾的丢失。②肾外途径丢失：如呕吐、腹泻、胃肠减压、消化道瘘等可导致消化液中的钾离子大量丢失。

3. 钾体内转移　大量输注葡萄糖或多种氨基酸时，部分钾转移到细胞内，参与糖原或蛋白质合成。碱中毒时可促使钾向细胞内转移。

视频：低钾血症的概念及病因、病理

链接护考（2016年护考真题）

某患者因腹泻、呕吐入院，心电图：ST 段水平压低，T 波倒置，U 波增高。最可能的原因是（　　）
A. 高钾血症　　　　B. 低钾血症　　　　C. 高钙血症
D. 洋地黄效应　　　E. 洋地黄中毒
答案：B
解析：腹泻、呕吐丢失胃肠道的钾，出现低钾血症的心电图变化：ST 段水平压低，T 波倒置，U 波增高。

【病理生理】

低钾血症时细胞膜超极化抑制，引起神经-肌肉应激性降低，而心肌应激性增强。一方面，血清钾过低时，K^+ 从细胞内移至细胞外，而 H^+ 则进入细胞内（每移出 3 个 K^+，就有 2 个 Na^+ 和 1 个 H^+ 移入细胞内），使细胞外液的 H^+ 浓度下降，发生碱中毒。另一方面，肾为了保存 K^+，肾远曲小管 Na^+-K^+ 交换减少，Na^+-H^+ 交换增加，使排 H^+ 增多，尿液呈酸性（反常性酸性尿）。

【护理评估】

（一）健康史

了解病人的一般情况，包括性别、年龄、体重等。了解有无导致低钾血症的原因，如禁食、呕吐、腹泻、胃肠减压、消化道瘘、手术史、创伤史等。有无长期使用排钾利尿药（如呋塞米）、糖皮质激素等药物。

（二）身体状况

1. 骨骼肌抑制表现　肌无力是最早的临床表现，先是累及四肢肌，表现为四肢软弱无力，以后延及躯干和呼吸肌，可出现抬头及翻身困难或吞咽困难（呛咳），体格检查可见腱反射减弱或消失。一旦呼吸肌受累，可致呼吸困难，甚至窒息。

2. 平滑肌抑制表现　因胃肠道平滑肌兴奋性降低，可出现厌食、恶心、呕吐和腹胀等表现，听诊肠鸣音减弱或消失。

3. 心功能异常　因心肌兴奋性增高，可有心动过速、心律失常、血压下降，严重时可发生心室颤动或**心脏停搏于收缩期**。

4. 中枢神经抑制表现　因脑细胞代谢功能障碍，可有烦躁、淡漠、嗜睡，严重时意识不清。

5. 继发性碱中毒　具体表现参见代谢性碱中毒病人的护理。

（三）心理-社会状况

由于低钾血症时肌无力、恶心、呕吐、腹胀和心律失常使病人产生焦虑、烦躁、恐惧等心理反应。应了解病人及其家属对疾病的认知程度，帮助病人恢复信心。观察病人与其家属的沟通情况、家庭关系和社会关系等，以便采取针对性的护理措施，协助病人康复。

（四）辅助检查

1. 血清钾<3.5 mmol/L。
2. **心电图表现为 T 波低平或倒置，ST 段压低，Q-T 间期延长，出现 U 波**。

（五）治疗原则

1. 控制病因　积极治疗造成低钾血症的原发病。
2. 及时补钾　能口服者首选口服补钾，不能口服者静脉补钾。

【常见护理诊断/合作性问题】

1. 有受伤的危险　与骨骼肌软弱无力、眩晕及意识改变有关。
2. 活动无耐力　与低钾血症和骨骼肌无力有关。
3. 知识缺乏　缺乏低钾血症相关的知识。

【护理目标】

1. 病人对受伤危险的认知程度提高，并能采取有效措施予以预防，未发生意外损伤。
2. 病人血清钾恢复正常，活动耐力增强。
3. 病人及其家属能理解有关低钾血症预防、治疗等相关知识，积极配合治疗和护理。

【护理措施】

（一）非手术治疗病人的护理

1. 病情观察　严密观察病人的精神状态，监测生命体征、尿量、原发病情况，及血清钾的浓度，复查心电图了解有无心律失常发生，必要时给予持续心电监护。
2. 控制病因　积极治疗造成低钾血症的原发病，病情允许时尽快恢复正常饮食，同时防止钾继续丢失。
3. 恢复血清钾浓度　**口服是最安全的补钾措施**，尽量口服补钾，遵医嘱给予10%氯化钾或枸橼酸钾溶液口服。

不能口服者可经静脉补钾。为防止高钾血症的发生，**静脉补钾应遵循以下原则**。① **浓度不高**：静脉滴注的液体中，氯化钾**浓度不可超过0.3%**，禁忌静脉注射10%氯化钾溶液。② **滴速不快**：成年人静脉滴注速度一般**不宜超过60滴/分**。③ **总量不多**：一般禁饮食病人而无其他额外失钾者，每日可补生理需要量氯化钾2~3 g；对一般性缺钾病人（临床症状较轻，血钾常为3.0~3.5 mmol/L），每日补氯化钾总量4~5 g；严重缺钾者（血钾多在3 mmol/L以下），每日补氯化钾总量**不宜超过6~8 g**。

④ 见尿补钾：尿量超过 40 ml/h 时说明肾功能基本正常，方可补钾。

链接护考（2014 年护考真题）

在静脉补钾时，200 ml 液体，最多可加入 10% 氯化钾的量是（　　）
A. 12 ml　　　　B. 10 ml　　　　C. 8 ml
D. 6 ml　　　　E. 3 ml
答案：D
解析：静脉滴注含钾的液体中，氯化钾浓度不能超过 0.3%，(200 ml×0.3%)÷10% = 6 ml。

视频：低钾血症的预防

4. **一般护理**　根据病情，需卧床休息者采取合适的体位，一般状况稳定者采取半坐卧位；协助乏力、软瘫病人更换体位，增进舒适度、预防压疮形成；病情允许时，提倡病人循序渐进离床活动。加强陪护，防止意外损伤发生。

5. **心理护理**　向病人及家属讲解相关知识，缓解病人的心理压力，减轻其焦虑、恐惧心理，增强病人的治疗信心。

（二）健康教育

1. 向病人及其家属介绍钾的作用及钾摄入方面的相关知识，鼓励病人在病情允许的情况下，尽早恢复正常饮食，多进食含钾丰富的食物。

2. 向病人及其家属讲解造成低钾血症的常见原因和原发疾病的有关知识，讲解低钾血症对人体的危害性。出现肌无力症状时，应注意卧床休息，防止发生意外损伤。

3. 治疗期间定期监测病人血清钾的浓度，及时观察疗效。

【护理评价】

通过治疗和护理，病人是否达到了护理目标：① 对受伤危险的认知程度提高，采取有效措施予以预防，未发生意外损伤；② 血钾恢复正常，活动耐力增强；③ 理解有关低钾血症预防、治疗等相关知识，积极配合治疗和护理。

二、高钾血症病人的护理

血清钾浓度高于 5.5 mmol/L 时即为高钾血症（hyperkalemia）。

【病因】

1. **钾摄入过多**　如静脉补钾过浓、过多、过量；大量输入保存较久的库存血等。
2. **钾排出障碍**　如急慢性肾衰竭的少尿期或无尿期；应用保钾利尿剂如螺内酯、氨苯蝶啶；盐皮质激素不足等。
3. **钾体内转移**　酸中毒、严重挤压伤、大面积烧伤等均可使钾自细胞内逸至细胞外。

视频：高钾血症的病因

【病理生理】

高钾血症时细胞膜去极化抑制,引起心肌、神经-肌肉应激性均降低。血清钾浓度过高时,K^+从细胞外移至细胞内,而 H^+ 则进入细胞外,使细胞外液的 H^+ 浓度升高,发生酸中毒。

【护理评估】

(一)健康史

了解有无导致高钾的原因,如大量快速输入含钾溶液、库存血、严重损伤等。评估病人有无肾功能障碍、应用保钾利尿药等。

(二)身体状况

1. 骨骼肌抑制表现 常表现为手足麻木、四肢疲乏、软弱无力、腱反射消失,严重者可出现软瘫、吞咽困难、呼吸困难,甚至窒息。
2. 微循环障碍表现 表现为微循环血管收缩,出现皮肤苍白、湿冷,血压先升高后下降等。
3. 心肌抑制表现 常表现为心搏过缓和心律失常,**最危险的是引起舒张期心搏骤停**。
4. 中枢神经抑制表现 表现为烦躁不安、意识淡漠或恍惚、昏迷。
5. 继发性酸中毒 导致酸碱平衡失调。

(三)心理-社会状况

评估病人是否出现烦躁、焦虑、恐惧等心理反应,了解病人及其家属对疾病的认知程度;家属对病人的关心和支持程度,以便采取针对性的护理措施,促进病人早日康复。

(四)辅助检查

1. 血清钾>5.5 mmol/L。
2. 心电图表现为 T 波高尖,Q-T 间期延长,QRS 波群增宽和 PR 间期延长。

(五)治疗原则

1. 积极治疗导致高钾血症的原发病,改善肾功能。
2. 高钾血症有导致心搏骤停的危险,因此一经诊断,立即停止一切含钾食物、药物和溶液,积极采取措施降低血清钾的浓度,拮抗钾对心肌的作用。

【常见护理诊断/合作性问题】

1. 活动无耐力 与高血钾和骨骼肌无力有关。
2. 有受伤的危险 与四肢软弱无力、意识恍惚有关。
3. 知识缺乏 缺乏高钾血症相关的知识。
4. 潜在并发症:心律失常、心搏骤停等。

【护理目标】

1. 病人对受伤危险的认知程度提高,并能采取有效措施予以预防,未发生意外损伤。
2. 病人能采取有效措施预防受伤的发生。
3. 病人了解高钾血症相关的知识。
4. 病人未发生并发症或发生并发症能被及时发现和处理。

【护理措施】

(一)非手术治疗病人的护理

1. 病情观察 严密观察病人的精神状态,监测生命体征、尿量、原发病病情变化,监测血清钾浓度,复查心电图了解有无心律失常发生,必要时给予持续心电监护。

2. 恢复血清钾的浓度

(1) 禁钾:禁用一切含钾药物,禁食含钾食物,禁输库存血。

(2) 抗钾:**心律失常者,遵医嘱应用 10% 葡萄糖酸钙稀释后缓慢静脉注射**,以拮抗钾对心肌的抑制作用,必要时可重复应用。

(3) 转钾:促使钾转入细胞内,常用方法如下。① 静脉滴注葡萄糖溶液,常用 25% 葡萄糖溶液 100～200 ml,每 5 g 糖加入胰岛素 1 U。② 碱化细胞外液,常用 5% 碳酸氢钠缓慢静脉滴注。

(4) 排钾:① 口服阳离子交换树脂,可从消化道带走较多的钾离子。② 上述治疗无效时,采用透析疗法,是最为有效地降低血钾浓度的方法,常用腹膜透析和血液透析疗法。

链接护考(2015 年护考真题)

高钾血症引起心律失常时,静脉注射应首选的药物是(　　)

A. 10% 硫酸镁溶液

B. 5% 碳酸氢钠溶液

C. 5% 氯化钙溶液+等量 5% 葡萄糖溶液

D. 利尿剂

E. 5% 葡萄糖溶液+胰岛素

答案:C

解析:心律失常者,遵医嘱应将钙剂稀释后进行缓慢静脉注射,让钙拮抗钾对心肌的抑制作用。

3. 一般护理 病情稳定者采取半坐卧位;协助乏力、软瘫病人更换体位,增进舒适度,预防压疮形成;病情允许时,鼓励病人循序渐进地离床活动。加强陪护,防止意外损伤发生。

4. 心理护理 加强与病人及其家属的沟通,了解病人及其家属对疾病的认知程度,以便采取针对性的护理措施,促进病人早日康复。

(二)健康指导

1. 向病人及其家属讲解有关高钾血症的相关知识。

2. 讲解有关导致高钾血症的因素和原发疾病；对于高钾血症病人，停止含钾食物和药物的摄入。

3. 定期复查，监测血钾浓度，以防高钾血症的发生。

【护理评价】

通过治疗和护理，病人是否达到了护理目标：① 对受伤危险的认知程度提高，采取有效措施予以预防，未发生意外损伤。② 措施有效，预防了受伤的发生。③ 了解高钾血症相关的知识。④ 未发生并发症或发生并发症能被及时发现和处理。

第四节 酸碱平衡失调病人的护理

在某些疾病因素影响下，机体调节功能障碍或酸碱异常超出机体的调节能力时则可发生酸碱代谢失调。血 pH 低于 7.35 为酸中毒，高于 7.45 为碱中毒；血 pH 在 6.80 以下或 7.80 以上时，机体均无法生存。机体酸碱平衡失调基本类型为代谢性酸中毒、代谢性碱中毒、呼吸性酸中毒和呼吸性碱中毒四种，可分别单独存在，也可同时两种或两种以上并存，后者则称为混合型酸碱平衡失调。

一、代谢性酸中毒病人的护理

代谢性酸中毒(metabolic acidosis)是指由各种原因引起的体内酸性物质积聚或产生过多，或 HCO_3^- 丢失过多而致血中 $[HCO_3^-]$ 原发性降低，是外科临床最常见的酸碱平衡失调类型。

视频：代谢性酸中毒的病因

【病因】

1. 酸性物质生成过多 ① 高热、脱水、休克等导致机体微循环障碍，组织细胞缺血缺氧，产生乳酸等大量酸性代谢产物，发生乳酸性酸中毒。② 糖尿病或长期不能进食，体内脂肪分解过多，形成大量酮体，引起酮症酸中毒。③ 心搏骤停、抽搐等引起的组织缺氧也同样能导致体内有机酸形成过多。

2. 碱性物质丢失过多 ① 严重腹泻、肠梗阻、肠瘘、胆瘘或胰瘘等可致碱性消化液大量丢失。② 应用碳酸酐酶抑制剂(如乙酰唑胺)，可使肾小管排 H^+ 及回吸收 HCO_3^- 减少，引起酸中毒。

3. 酸性物质排出障碍或碱性物质回吸收障碍 肾功能不全时，由于肾小管功能障碍，内生性 H^+ 不能排出体外，或 HCO_3^- 吸收减少，导致酸中毒。

【病理生理】

代谢性酸中毒直接或间接使体内 HCO_3^- 减少，H_2CO_3 相对增加，人体通过肺和肾的调节，使之重新达到平衡。H^+ 浓度升高刺激呼吸中枢，使呼吸加深加快，加速 CO_2 排出，降低动脉血 CO_2CP，HCO_3^-/H_2CO_3 的比值重新接近 20∶1，从而维持血液 pH 在正常范围。同时，肾小管上皮细胞中的碳酸酐酶和谷氨酰胺酶活性增加,促进 H^+ 和 NH_3 的生成,二者形成 NH_4^+ 后排出,使 H^+ 排出增多。此外,$NaHCO_3$ 重吸收增加,但此代偿能力有限。

【护理评估】

（一）健康史

了解病人有无高热、脱水、休克、心搏骤停、抽搐等酸性物质生成过多的情况。了解病人有无严重腹泻、肠梗阻、肠瘘、胆瘘或胰瘘等因素致使碱性消化液大量丢失。评估病人的肾功能。

（二）身体状况

1. 呼吸功能代偿　酸中毒时肺代偿调节加强,以加速排出 CO_2,降低 H_2CO_3 浓度。**早期最突出的表现是呼吸加深加快**（Kussmaul 呼吸）,有时呼出气可带有酮味（烂苹果味）。

2. 中枢神经系统抑制　酸中毒时脑内抑制性神经递质生成增多,脑细胞代谢活动受抑制,病人可有疲乏、眩晕、嗜睡、感觉迟钝或烦躁;严重者意识不清,甚至昏迷。

3. 心肌抑制、血管扩张　酸中毒时 H^+ 浓度增高,且常伴高钾血症,二者都可抑制心肌收缩力,出现心律失常、心音低弱、血压偏低。H^+ 浓度增高可刺激毛细血管扩张,病人可有**面色潮红,口唇樱桃红色**,但休克所致酸中毒者常因缺氧而发绀。

（三）心理-社会状况

由于疾病影响心肺功能,出现心律失常、呼吸频率加快,使病人产生恐惧和焦虑的心理。另外,乏力和眩晕也可增加病人的不适感觉。了解病人及其家属对疾病的认知程度,以便采取针对性的护理措施,促进病人早日康复。

（四）辅助检查

1. 血气分析　血液 pH<7.35、标准碳酸氢根离子（SB）浓度降低、二氧化碳结合力（CO_2CP）降低、碱剩余（BE）降低。

2. 电解质　血清 $[K^+]$ 可升高。

3. 尿常规　尿液呈强酸性。

（五）治疗原则

1. 积极处理原发病,机体具有代偿平衡能力,只要消除病因和辅以补充液体,纠正缺水,则轻度代谢性酸中毒（血浆 HCO_3^- 16~18 mmol/L）病人可自行纠正。

2. 重度代谢性酸中毒（血浆 HCO_3^- <10 mmol/L）病人,应立即输液和应用碱剂治疗,常用碱性药物是 5%碳酸氢钠溶液。但机体耐酸性环境能力强,纠正酸碱平衡失调时应遵循"宁酸勿碱"的原则,不能操之过急。

【常见护理诊断/合作性问题】

1. 低效性呼吸型态　与代谢性酸中毒所致呼吸深快等有关。

2. 有受伤的危险　与意识障碍有关。

3. 知识缺乏　缺乏药物治疗和疾病预防方面的知识。

4. 潜在并发症：高钾血症、心律失常等。

【护理目标】

1. 病人能维持有效呼吸型态。
2. 病人未出现受伤情况。
3. 病人及其家属了解和掌握本病的有关知识。
4. 病人未发生严重并发症或发生并发症能被及时发现并处理。

【护理措施】

（一）非手术治疗病人的护理

1. 病情观察　注意观察病情的动态变化，密切观察病人的意识、生命体征及原发疾病的变化，监测血清电解质、血气分析等化验结果。

2. 消除或控制病因　纠正高热、缺水、休克等引发代谢性酸中毒的原发病因；保证充足热量供给，减少因分解代谢生成过多酮体而加重酸中毒。

3. 纠正代谢性酸中毒

（1）静脉输液，纠正缺水。

（2）遵医嘱补充适量碱性溶液：根据酸中毒的严重程度，首次补给5%碳酸氢钠溶液100～250 ml，2～4小时复查动脉血气分析和电解质水平，根据检验结果决定是否继续补碱及补充量。应用过程中需注意以下几点：① 5%碳酸氢钠溶液（等渗液的$NaHCO_3$浓度为1.25%）不必稀释，可直接供静脉滴注，但滴速应缓慢。② **碱性溶液宜单独滴入**，其中不加入其他任何药物。③ 酸中毒时血离子化钙（Ca^{2+}）增多，血K^+亦趋增多，故常掩盖低钙血症或低钾血症。在补充碳酸氢钠后应注意观察缺钙或缺钾症状的发生，并及时给予纠正。

4. 一般护理

（1）协助病人取舒适卧位：病人常出现疲乏、精神萎靡，卧床期间应协助其变换体位，改善舒适度，防止压疮；病情允许可下床活动者，应加强看护，防止发生意外损伤。

（2）加强饮食指导：应注意酸性食物与碱性食物的搭配，以避免造成酸性物质蓄积。

5. 心理护理　应加强对病人和家属的心理支持和疏导，最大限度地减轻其思想顾虑，减少病人的不适感，以增强病人对治疗和护理的信心。

（二）健康教育

1. 向病人及其家属宣传有关原发病和本疾病的知识，高度重视易导致代谢性酸中毒的因素和原发疾病的治疗。

2. 定期监测病人治疗期间的血电解质浓度和血气分析结果。

3. 向病人及其家属讲解安全及相关陪护知识，讲解出院后健康恢复的有关知识。

【护理评价】

通过治疗和护理,病人是否:① 酸碱平衡情况改善,能维持有效呼吸型态。② 受伤情况得以预防。③ 了解和掌握本病的有关知识。④ 未发生严重并发症或发生并发症被及时发现并处理。

二、代谢性碱中毒病人的护理

代谢性碱中毒(metabolic alkalosis)是由各种原因引起机体内的 H^+ 减少或 HCO_3^- 增多而致**血中[HCO_3^-]原发性增高**。

【病因】

1. **酸性物质丢失过多** 如长期胃肠减压、瘢痕性幽门梗阻、严重呕吐等,导致酸性胃液大量丢失,体内 HCO_3^- 增多,造成代谢性碱中毒;同时,因 Cl^- 大量丢失,根据电中和原理可造成低氯性碱中毒;随胃液大量丢失 K^+ 则可造成低钾性碱中毒。

2. **碱性物质摄入过多** 常因补碱过量,如长期服用碱性药物或静脉补碱过量所致;大量输注库存血,抗凝剂入血后可转化成 HCO_3^- 也可导致碱中毒。

3. **转移性因素** 低钾血症时大量的钾离子由细胞内向细胞外转移,每 3 个 K^+ 从细胞内释出,就有 1 个 H^+ 和 2 个 Na^+ 进入细胞内,以致碱中毒。

4. **利尿药的作用** 呋塞米和依他尼酸等药物可抑制肾脏近曲小管对 Na^+、Cl^- 的重吸收,导致低氯性碱中毒的发生。

链接护考(2015 年护考真题)

低钾性碱中毒最可能出现于(　　)

A. 尿毒症　　B. 胃手术后　　C. 大量输血

D. 术后少尿　　E. 严重创伤

答案:B

解析:病人胃手术后 3 日不能进食,若补钾不及时,会导致体内低钾血症。血清钾过低时,K^+ 从细胞内移至细胞外,而 H^+ 则进入细胞内(每移出 3 个 K^+,就有 2 个 Na^+ 和 1 个 H^+ 移入细胞内),使细胞外液的 H^+ 浓度下降,发生碱中毒。

【病理生理】

代谢性碱中毒时血浆中 H^+ 浓度下降,呼吸中枢呈抑制状态,呼吸变浅变慢,CO_2 排出减少,$PaCO_2$ 升高,使 HCO_3^-/H_2CO_3 的比值接近 20∶1 而保持血液 pH 在正常范围。同时,肾小管上皮细胞中的碳酸酐酶和谷氨酰胺酶活性降低,使 H^+ 排泌和 NH_3 的生成减少,HCO_3^- 的重吸收减少,经尿液排出增多,从而使血中 HCO_3^- 减少。

【护理评估】

(一) 健康史

了解病人有无长期胃肠减压、瘢痕性幽门梗阻、严重呕吐等导致酸性胃液大量丢失的情况;有无长期服用碱性药物或利尿药等。

(二) 身体状况

1. 呼吸系统代偿表现　呼吸浅慢以减少 CO_2 的排出,从而引起 H_2CO_3 浓度继发性升高。

2. 中枢神经系统功能障碍表现　**碱中毒时血红蛋白氧解离曲线左移**,氧与血红蛋白的结合不易分离,可致组织缺氧,脑细胞因缺氧代谢障碍可出现头昏、嗜睡、精神错乱,严重时可致昏迷。

3. 电解质紊乱表现　碱中毒可继发低钾血症,病人可有低钾血症的表现;碱中毒时血清中离子钙(Ca^{2+})减少,可致低钙血症,病人可表现为手足麻木、抽搐、腱反射亢进等。

(三) 心理-社会状况

由于病人情绪波动比较大,容易激动、烦躁不安,可发生沟通障碍,也可由于病情的变化,使病人产生紧张、焦虑。了解病人及其亲属的心理状况,对疾病治疗方式和效果有无充分了解,有何种心理反应。了解病人及其家属的经济承受能力。

(四) 辅助检查

1. 血气分析　血液 pH>7.35、SB 升高、CO_2CP 升高、BE 升高。
2. 电解质　血[K^+]可下降。
3. 尿常规　尿液呈碱性,但低钾性碱中毒时尿液呈酸性。

(五) 治疗原则

1. 积极治疗原发疾病。
2. 轻症病人输注生理盐水或葡萄糖盐液,既可恢复细胞外液,又补充 Cl^-。还需补给氯化钾,因碱中毒时几乎都同时存在低钾血症,但应在病人尿量超过 40 ml/h 时方可补钾。
3. 严重者可应用稀释的盐酸溶液,尽快中和细胞外液里过多的 HCO_3^-。

【常见护理诊断/合作性问题】

1. 低效性呼吸型态　与呼吸浅慢等有关。
2. 有受伤的危险　与中枢神经系统功能障碍有关。
3. 潜在并发症:低钾血症。

【护理目标】

1. 病人能维持有效的呼吸型态。

2. 病人未出现受伤的情况。

3. 病人未发生严重并发症或并发症能被及时发现并处理。

【护理措施】

(一) 非手术治疗病人的护理

1. **病情观察** 注意观察病情的动态变化,密切观察病人的意识、生命体征及原发疾病的变化,监测血清电解质、血气分析等化验结果。应用稀盐酸溶液时必须经中心静脉导管缓慢滴入,切忌将该溶液经周围静脉输入,因药液一旦外渗将会导致局部软组织坏死的严重后果。

2. **积极治疗原发病** 控制呕吐,减少胃肠液的丧失,减少碱性物质的摄取,纠正细胞外液不足等诱发代谢性碱中毒的原因,呕吐时及时清理呕吐物,避免误吸引起窒息。

3. **纠正代谢性碱中毒**

(1) 对于丧失胃液所致的轻度代谢性碱中毒病人,可给予输注等渗盐水和氯化钾溶液,既恢复了细胞外液量,又补充了 Cl^- 和 K^+,从而有利于纠正低氯低钾性碱中毒。

(2) 对于重度代谢性碱中毒病人,为迅速中和细胞外液中过多的 HCO_3^-,可应用稀释的盐酸溶液或氯化铵溶液,但应注意纠正碱中毒不宜过于迅速,一般也不要求完全纠正。关键是及时积极解除病因(如完全性幽门梗阻),碱中毒就很容易纠正。

4. **心理护理** 应加强对病人和家属的心理支持和疏导,最大限度地减轻其思想顾虑,减少病人的不适感,以加强病人对治疗和护理的信心。

(二) 健康教育

1. 向病人及其家属讲解代谢性碱中毒和有关原发病的知识。
2. 介绍代谢性碱中毒对人体的危害及预防知识。
3. 定期监测病人治疗期间的血电解质浓度和血气分析结果。
4. 向病人及其家属交代安全及相关陪护知识,讲解出院后健康恢复的有关知识。

【护理评价】

通过治疗和护理,病人是否达到了护理目标:① 维持有效的呼吸型态;② 受伤情况得以预防;③ 未发生并发症或发生并发症能被及时发现并处理。

三、呼吸性酸中毒病人的护理

呼吸性酸中毒(respiratory acidosis)又称为**高碳酸血症**,是指由于肺泡通气及换气功能减弱,不能充分排出体内生成的 CO_2,使体内 CO_2 蓄积,导致血中 $PaCO_2$ 增高而引起的高碳酸血症。

【病因】

1. **呼吸中枢抑制** 如颅脑外伤、麻醉深度过深、镇静剂过量等。
2. **呼吸道梗阻** 如上呼吸道分泌物或异物阻塞、窒息、支气管痉挛、喉痉挛等。

3. **胸部疾患** 如肺水肿、血气胸、肺不张、肺炎、重度肺气肿等。

4. **呼吸肌麻痹** 如高位截瘫致呼吸功能障碍。

【病理生理】

呼吸性酸中毒时,血液中的 H_2CO_3 与 $NaHPO_4$ 结合,形成 $NaHCO_3$ 和 NaH_2PO_4,后者从尿中排出,使 H_2CO_3 减少,HCO_3^- 增多,但此代偿能力较弱。同时,肾小管上皮细胞中的碳酸酐酶和谷氨酰胺酶活性增加,使 H^+ 和 NH_3 的生成增加,H^+ 与 Na^+ 交换,H^+ 和 NH_3 形成 NH_4^+,H^+ 排出增多,$NaHCO_3$ 重吸收增加,这种代偿过程缓慢。

【护理评估】

(一)健康史

了解病人有无呼吸中枢抑制、呼吸道梗阻、胸部疾患等引起肺通气不足和呼吸功能障碍的致病因素。

(二)身体状况

病人出现胸闷、气短、呼吸困难、烦躁不安等症状,因换气不足致缺氧,可有头痛及发绀。随酸中毒的加重致使血压下降、谵妄,甚至昏迷等。脑缺氧可致脑水肿、脑疝,甚至呼吸骤停而危及病人生命。

(三)心理-社会状况

由于疾病影响所造成的呼吸困难、胸闷、头痛等,易引起病人的焦虑与不安。护士应及时评估病人及其家属对疾病的认知程度、心理反应、承受力及家庭经济状况等,以便采取针对性的护理措施。

(四)辅助检查

血气分析:$pH<7.35$,$PaCO_2$ 升高,HCO_3^- 可正常或代偿性增高。

(五)治疗原则

积极治疗原发病,为纠正机体缺氧情况,必要时气管插管或气管切开并使用呼吸机辅助呼吸,改善病人的通气和换气功能。

【常见护理诊断/合作性问题】

1. **气体交换受损** 与呼吸道梗阻、大量 CO_2 潴留体内等因素有关。

2. **有受伤的危险** 与酸中毒导致意识障碍有关。

3. **疼痛** 与颅内血管扩张导致头痛有关。

4. **潜在并发症**:心律失常、低血压。

【护理目标】

1. 病人呼吸道恢复通畅,恢复正常的气体交换型态。
2. 病人未出现受伤的情况。
3. 病人的疼痛减轻或消失。
4. 病人未发生严重并发症或并发症能被及时发现并处理。

【护理措施】

(一) 非手术治疗病人的护理

1. 病情观察　密切观察病人病情变化,尤其注意加强呼吸功能监测,监测病人的呼吸频率、节律、深度及呼吸困难的程度,注意复查血气分析,以便及早发现病情变化并及时处理。

2. 治疗护理

（1）积极配合治疗,消除病因。

（2）改善病人通气功能:① 鼓励病人深呼吸、有效咳嗽排痰,改善换气。② 遵医嘱应用抗生素,防治感染。③ 病人痰液黏稠不易咳出者,给予超声雾化吸入,以稀释痰液利于痰液排出,必要时给予吸痰。④ 上述方法不能改善病人呼吸功能时,可给予气管插管或气管切开术并使用呼吸机进行机械通气支持治疗,注意护理配合,做好使用呼吸机治疗的病人的呼吸道管理,预防呼吸机相关性肺炎的发生。

（3）酸中毒较重者,遵医嘱给予补液、补碱。

3. 一般护理　病人病情允许,可取半坐卧位,以增加膈肌活动幅度,有利于呼吸。对意识障碍者,注意观察意识的改变,采取有效的保护措施,避免发生意外损伤。

4. 心理护理　主动与病人沟通,耐心倾听病人的诉说,以增强其对疾病恢复的信心。

(二) 健康教育

1. 向病人及其家属宣传与呼吸性酸中毒有关的因素和原发疾病的知识。
2. 定期监测病人治疗期间的血电解质浓度和血气分析结果。
3. 与病人及其家属交流出院后健康恢复的有关知识。

【护理评价】

通过治疗与护理,病人是否达到了护理目标:① 呼吸道恢复通畅,恢复正常的气体交换型态。② 受伤情况得以预防。③ 疼痛减轻或消失。④ 未发生严重并发症或并发症被及时发现并处理。

四、呼吸性碱中毒病人的护理

呼吸性碱中毒(respiratory alkalosis)又称为**低碳酸血症**,是由于肺泡通气过度、体内 CO_2 排出过多,致使血 $PaCO_2$ 降低而引起的低碳酸血症。

【病因】

引起肺通气过度原因很多,如癔症、脑外伤、发热、疼痛、中枢神经系统疾病、低氧血症、肝功能衰竭,以及呼吸机辅助通气过大等。

【病理生理】

呼吸性碱中毒时,血液中 $PaCO_2$ 降低,机体的代偿初期可抑制呼吸中枢,使呼吸变浅变慢, CO_2 排出减少,血中 H_2CO_3 增多,但这种代偿不能长久维持,因可导致机体缺氧。肾的代偿作用表现为肾小管上皮细胞分泌 H^+ 减少, HCO_3^- 的再吸收减少,排出量增多,使血中 $NaHCO_3$ 降低, HCO_3^-/H_2CO_3 比值接近正常,尽量维持 pH 在正常范围之内。

【护理评估】

（一）健康史

了解病人有无通气过度的致病因素,如癔症、焦虑、疼痛、发热、创伤、中枢神经系统疾病、麻醉或呼吸机辅助通气过度等。

（二）身体状况

1. 神经-肌肉兴奋性增加的表现　病人可有手足和口周麻木或针刺感,肌肉震颤及手足抽搐。
2. 中枢神经系统表现　病人可有眩晕、表情淡漠及意识障碍等表现。
3. 呼吸系统表现　病人初期呼吸深快,随后转为浅慢或呼吸不规则。

（三）心理-社会状况

病人常有不同程度的紧张、焦虑和恐惧。加强与病人沟通,使病人产生安全感、信任感,同时主动与家属交流,评估病人和家属对疾病治疗方式和效果有无充分了解,心理支持是否有力,以取得其理解、支持和配合。

（四）辅助检查

血气分析: $pH>7.35$, $PaCO_2$ 降低。

（五）治疗原则

1. 积极治疗原发疾病,降低病人通气过度状况。
2. **用纸袋罩住口鼻**,增加呼吸道无效腔,以减少 CO_2 的呼出,提高血 $PaCO_2$ 。

【常见护理诊断/合作性问题】

1. 焦虑　与感觉异常、肌肉震颤有关。
2. 低效性呼吸型态　与呼吸深快、过度换气有关。

3. 有受伤的危险　与中枢神经系统受抑制及神经-肌肉应激性增强有关。

【护理目标】

1. 病人的心理压力得以缓解,情绪稳定。
2. 病人能维持有效的呼吸型态。
3. 病人未发生意外损伤。

【护理措施】

(一) 非手术治疗病人的护理

1. 病情观察　密切观察病人的病情变化,尤其注意加强呼吸功能监测,监测病人的呼吸频率、节律、深度及呼吸困难的程度,注意复查血气分析,以便及早发现病情变化并及时处理。

2. 对症护理　对手足抽搐者可给予10%葡萄糖酸钙缓慢静脉注射;同时,注意密切观察病人意识状态的改变并加以保护,防止意外损伤的发生。

3. 治疗护理

(1) 遵医嘱积极配合治疗,消除病因。

(2) 纠正呼吸性碱中毒:指导病人练习屏气,必要时用纸袋罩住口鼻以增加呼吸道无效腔,减少 CO_2 的呼出,从而提高血 $PaCO_2$。

(3) 如为呼吸机使用不当造成的通气过度,应调整呼吸机参数,通过减少呼吸频率和降低潮气量来予以纠正。

4. 心理护理　主动与病人沟通,耐心倾听病人的诉说,疏导缓解其不良情绪。

(二) 健康教育

1. 高度警惕易导致呼吸性碱中毒的因素,治疗原发疾病。
2. 向病人和家属宣传有关呼吸性碱中毒的防治及护理方面的知识。
3. 与病人及其家属交流出院后健康恢复的有关知识。

【护理评价】

通过治疗和护理,病人是否达到了护理目标:① 心理压力得到缓解,情绪稳定。② 维持有效的呼吸型态。③ 受伤情况得以预防。

小结

正常人水、电解质和酸碱度是在神经-体液的调节下保持动态平衡状态,此平衡被打破就会出现水、电解质紊乱。临床将水、电解质紊乱分为四种,等渗性缺水最常见,水钠丢失几乎相等,表现为血容量减少征,休克明显,处理既补水又补钠。护理措施:除因、定量、定性、定时实施液体疗法,记出入液量,进行疗效观察,防止皮肤黏膜受损,加强安全防护,减少受伤的危险。低渗性缺水以失钠为主,表现为疲乏、头晕、恶心、呕吐、站立性晕倒、血钠低,治疗以补钠为主。高渗性

第二章
思维导图

第二章
在线测试题

缺水以失水为主,表现为口渴、尿少、皮肤弹性差、血钠高。治疗以补水为主。水中毒以脑细胞水肿为主,表现为头痛、呕吐、嗜睡、躁动、精神错乱,严重者可发生脑疝。应立即停止水分摄入,严重者使用渗透性利尿药。钾代谢异常临床上常见的为低钾血症,表现为肌无力,胃肠功能受抑制、心动过速、心律失常,严重时出现心室颤动、心脏停搏。口服补钾是最安全的措施,静脉补钾应遵循的原则:浓度不高、滴速不快、总量不多、见尿补钾,严禁静脉注射。高钾血症表现为肌肉软弱无力(与低钾血症的共同表现),严重时心脏在舒张期骤停,应通过禁钾、抗钾、转钾、排钾等措施恢复血清钾的浓度。机体酸碱平衡失调的类型包括代谢性酸中毒、代谢性碱中毒、呼吸性酸中毒和呼吸性碱中毒四种。临床常见的是代谢性酸中毒,最早最突出的表现是呼吸加深加快,病人出现中枢神经系统抑制,心肌抑制、血管扩张等表现。轻者经补液可纠正,严重者输入5%碳酸氢钠溶液。代谢性碱中毒出现呼吸浅慢的代偿表现,可继发低钾血症、低钙血症,以及头昏、嗜睡等中枢神经系统功能障碍表现。呼吸性酸中毒又称为高碳酸血症,呼吸性碱中毒又称为低碳酸血症。

(马红蕊)

第三章　外科病人的营养支持与护理

第三章　外科病人的营养支持与护理 PPT

第三章　学习重点

第三章　思政案例

学习目标

知识目标：

1. 掌握肠内、肠外营养支持的护理措施。

2. 熟悉营养状态的评定及肠内、肠外营养支持的护理评估。

3. 了解外科病人机体代谢的特点，营养不良的分类，营养支持的评价指标和意义，肠内外营养支持的适应证、禁忌证、营养制剂分类、输注途径和方式。

能力目标：

具有敏锐的观察能力和准确的评估能力，能运用护理程序对肠内外营养支持病人实施整体护理。

素养目标：

具有人文关怀意识、慎独修养和珍视生命、严谨求实的工作态度。

案例分析

案例导入

张先生，60岁。因进行性吞咽困难2个月，加重1周入院。病人2个月前感觉吞咽不适，有哽噎感，偶有胸骨后刺痛，时轻时重，未予重视。近1周症状加重，出现进行性吞咽困难，伴消瘦明显、乏力，时感头晕，无发热、黄疸，近期体重减轻5 kg。既往身体健康，无药物过敏史。平时生活尚规律，喜食热汤、热粥。体格检查：T 36.1℃，P 80次/分，R 20次/分，BP 86/60 mmHg，身高162 cm，体重45 kg。意识清楚，面色苍白，消瘦，发育正常。左锁骨上触及淋巴结1枚，约0.5 cm×0.5 cm，质硬、固定，心肺腹部检查无异常。纤维食管镜检查提示距离中切牙25~30 cm处食管中段癌。病理活检示鳞癌，拟行食管癌切除手术治疗。

请思考：
1. 护士应如何评估该病人的营养状态？
2. 术后经鼻肠管给予肠内营养支持，应如何观察与护理？

第一节　概述

营养支持（nutritional support，NS）是指在饮食摄入不足或不能摄入的情况下，通过肠内或肠外途径补充或提供维持人体必需的营养素。外科病人常因疾病、创伤或大手术，机体处于严重分解代谢状态，导致营养不良，而营养障碍又进一步加重了原发疾病，降低了机体抵抗力，以至于影响病人康复，使病死率升高。不少外科危重病人最终的死因不是疾病本身，而是营养衰竭。因此，应根据外科病人存在的不同营养状况，进行必要的营养补充。为了合理实施营养治疗，必须充分了解外科病人在饥饿、创伤等特殊情况下的代谢变化，使营养支持治疗措施能适应病人的代谢状态，以改善病人术前营养状况，增强病人手术耐受力，减少术后并发症，提高外科危重病人救治成功率，从而达到维持与改善机体器官、组织及细胞的代谢与功能，促进病人康复的目的。

一、外科病人的代谢改变

手术、创伤、感染后，机体通过神经-内分泌系统发生一系列应激反应，可表现为交感神经系统兴奋，胰岛素分泌减少，肾上腺素、去甲肾上腺素、胰高糖素、促肾上腺皮质激素、肾上腺皮质激素及抗利尿激素分泌均增加，使体内营养素处于分解代谢增强、合成代谢降低的状态。

1. **糖代谢**　成年人每日生理需要量至少自外源补给葡萄糖100~150 g，在饥饿或其他病理情况下，糖的供能占供能量的大部分。脑组织主要依靠糖氧化提供能量，血液中葡萄糖的浓度必须维持恒定，**空腹时正常血糖的浓度为3.9~6.2 mmol/L**。这种恒定是在神经系统和激素的调节下完成。交感神经兴奋可使肝糖原分解，血糖升高。

2. **蛋白质代谢**　成年人蛋白质需要量占总热量的10%~15%。在应激状态下，体内储备糖原耗尽后，肌蛋白分解加速，糖原异生增强，供给能量，大量氮从尿中排出，出现负氮平衡。

3. **脂肪代谢** 正常成年人每日摄入50 g即满足人体需要。正常人在饥饿、疾病等应激状态下时脂肪分解明显增加。禁食1~3日后由脂肪供给的能量可达身体所需能量的85%左右。

4. **维生素** 维生素每日需要量甚少,但其在调整物质代谢、促进生长发育和维持生理功能方面均发挥着重要作用。

5. **无机盐及微量元素** 创伤后随着尿素氮的丢失,铁、钾、镁、锌、硫及磷的排出均增加,排出的多少及持续时间长短,因创伤严重程度而异,术后及康复期皆应注意适当补充。

知识拓展：
营养筛查

二、营养状态的评定

(一) 临床检查

通过病史采集和体格检查发现病人是否存在营养不良,通过病史、精神史、用药史、生理功能及膳食调查,了解病人有无慢性消耗性疾病;有无厌食、进食量改变;有无手术创伤、感染等应激状态,注意了解体重变化,评估有无呕吐、腹泻等消化道症状;通过体格检查及时发现肌肉萎缩、毛发脱落、皮肤损害、水肿、腹水等情况,了解有无必需脂肪酸、维生素等营养素缺乏及其程度。

(二) 人体测量指标

1. **体重** 体重是机体脂肪组织、瘦组织群、水和矿物质的总和,反映蛋白质或能量的摄入、利用和储备情况,可直接反映机体的营养状况。应根据患病前3~6个月的体重变化加以判断。一般**3个月内体重下降超过5%,或6个月内体重下降超过10%,即存在营养不良**。

2. **体重指数**(body mass index, BMI) 是衡量人体胖瘦程度可靠指标。**BMI＝体重(kg)/身高^2(m^2)**。正常参考值为19~25 kg/m^2(19~34岁);21~27 kg/m^2(≥35岁)。17.0~18.5 kg/m^{2}为轻度营养不良;16~<17 kg/m^{2}为中度营养不良;**<16 kg/m^{2}为重度营养不良**。**>27.5 kg/m^{2}为肥胖**;27.5~30 kg/m^{2}为轻度肥胖;30~40 kg/m^{2}为中度肥胖;>40 kg/m^{2}为重度肥胖。

链接护考(2016护考真题)

王先生,55岁。高血压病,身高176 cm,体重86 kg。该病人属于( )

A. 体重低下　　　　　B. 体重正常　　　　　C. 偏胖

D. 重度肥胖　　　　　E. 中度肥胖

答案：C

解析：BMI＝体重(kg)/身高^2(m^2),是国际上常用的衡量人体胖瘦程度及是否健康的标准。该病人体重指数＝86÷1.76^2＝27.77,在27.5~30 kg/m^{2}之间,所以属于轻度肥胖,也就是偏胖。

3. **三头肌皮褶厚度(TSF)** 是间接测定脂肪储备的指标。正常值：男性11.3~13.7 mm,女性14.9~18.1 mm。

4. **上臂肌围(AMC)** 用于判断骨骼肌或体内瘦体组织群的量。

上臂肌围＝上臂中点周长(cm)－3.14×三头肌皮褶厚度(cm)

正常值：男性22.8~27.8 cm,女性20.9~25.5 cm。因测量误差较大,临床应用价值不高。

5. 握力测定　是反映肌肉功能的有效指标,与机体营养状况及手术后恢复程度相关,可在整个病程中重复测定其变化。正常男性握力≥35 kg,女性握力≥23 kg。

(三) 复合型营养评定工具

对营养筛查发现有营养风险、营养不良风险的病人,对特殊患病人群如全部肿瘤病人、全部危重症及全部老年病人(≥65岁)应该常规进行营养评定,通过营养评定可以知晓有无营养不良及其严重程度。目前国际上较为常用的有主观全面评定(SGA)、病人参与的主观评定(PG-SGA)、微型营养评定(MNA)等。

1. 主观全面评定(SGA)　是通用的营养状况评定工具,适用于门诊、住院、不同疾病及不同年龄的病人。通过近期体重变化、饮食改变、胃肠道症状、活动能力改变、应激反应、肌肉消耗、三头肌皮褶厚度和踝部水肿来评定营养不良的严重程度。

2. 病人参与的主观评定(PG-SGA)　是在主观全面评定(SGA)基础上发展而来,由患者自我评定及医务人员评定两部分,具体内容包括体重、摄食情况、症状、活动和身体功能、疾病与营养需求的关系、代谢方面的需要、体格检查等7个方面。总体评估结果包括定性评估及定量评估两种。是现在国内和国际上公认的肿瘤病人营养不良最为理想的专业评定工具。

3. 微型营养评定(MNA)　适用于65岁以上老人,主要用于社区居民、住院病人及家庭照护者。

(四) 实验室检测指标

1. 血浆蛋白测定　反映机体蛋白质营养状况,是预测疾病严重程度和手术风险的重要指标。血浆蛋白包括血清清蛋白(白蛋白)、转铁蛋白及前清蛋白等。

(1) 清蛋白:是临床判断营养状态的常用指标。浓度低于35 g/L提示营养不良。由于半衰期较长(18日),所以对营养状态的短期变化不敏感。

(2) 转铁蛋白:是营养不良早期诊断和营养支持效果评价的敏感指标。转铁蛋白半衰期为8日,反映营养不良比清蛋白敏感。正常值为2.0~2.5 g/L。1.8~2.0 g/L为轻度营养不良;1.6~1.8 g/L为中度营养不良;<1.6 g/L为重度营养不良。

(3) 前清蛋白:半衰期最短(2日),故其数值能及时反映营养不良或恢复程度。正常值为0.18~0.45 g/L。0.14~0.16 g/L为轻度营养不良;0.10~0.14 g/L为中度营养不良;<0.10 g/L为重度营养不良。

2. 氮平衡试验　动态反映体内蛋白质的平衡情况。

氮平衡 = 24小时摄入氮量(g/d) - 24小时排出氮量(g/d) = 摄入氮[静脉输入氨基酸量或口服蛋白质(g)/6.25] - 排出氮(尿中尿素氮+4 g)

若氮的摄入量大于排出量,为正氮平衡,体内蛋白质合成量大于分解量;反之为负氮平衡,常见于慢性消耗性疾病、创伤或手术。

3. 免疫指标　营养不良时常伴有免疫功能降低。

(1) 迟发型皮肤超敏试验(DH):是常用的细胞免疫功能测定。接种五种抗原,观察皮肤迟发型超敏反应,以了解免疫功能,但其影响因素较多,特异性较差。人体细胞免疫能力与阳性反应程度呈正比。一般正常人至少对两种抗原有反应,轻、中度营养不良只对一种抗原有反应,重度营养不良对抗原无反应。

(2) 周围血淋巴细胞计数:低于 1.5×10^9/L 提示营养不良。

临床可根据各项检测结果综合判断病人的营养状态(表 3-1)。

表 3-1 营养状态的综合评定

评价指标	正常范围	轻度营养不良	中度营养不良	重度营养不良
体重下降	<10%	10%~20%	20%~40%	>40%
血清白蛋白/g·L^{-1}	>35	30~35	21~30	<21
血清转铁蛋白/g·L^{-1}	2.0~2.5	1.8~2.0	1.6~0.8	<1.6
血清前清蛋白/g·L^{-1}	0.18~0.45	0.14~0.16	0.10~0.14	<0.10
氮平衡/(氮的克数/24 h)	0±1	-5~-10$^\Delta$	-10~-15$^\Delta$	<-15$^\Delta$
总淋巴细胞计数/×10^9·L^{-1}	>1.5	1.2~1.5	0.8~1.2	<0.8
皮肤超敏试验阳性反应/D>5 mm	至少对两种抗原有反应	只对一种抗原有反应	只对一种抗原有反应	对抗原无反应

注:Δ 表示轻度、中度、重度负氮平衡。

三、营养不良的类型

营养不良(malnutrition)是因能量、蛋白质及其他营养素缺乏或过度,导致营养不足或肥胖,影响机体功能乃至临床结局。目前,营养不良通常指能量或蛋白质摄入不足或吸收障碍造成的特异性营养缺乏症状,即蛋白质-能量营养不良(protein-energy malnutrition,PEM),有三种类型。

1. **消瘦型营养不良(marasmus)** 为能量缺乏型,由于蛋白质和能量摄入不足,肌肉组织和皮下脂肪被消耗。表现为体重下降,人体测量值较低,但血浆蛋白指标基本正常。

2. **低蛋白型营养不良(kwashiorkor)** 为蛋白质缺乏型,因疾病应激状态下分解代谢增加、营养摄入不足所致。主要表现为血清清蛋白、转铁蛋白测定值降低和(或)组织水肿,体重下降不明显。

3. **混合型营养不良(marasmic kwashiorkor)** 又称为蛋白质-能量缺乏型营养不良,是长期慢性营养不良发展的结果,兼有上述两种类型的临床表现,可致器官功能损害、感染等并发症。

四、营养物质需要量

实施营养支持时,首先要明确人体的正常营养需要量。可选用以下方法估算病人能量需要量。① 基础能量消耗(basal energy expenditure,BEE):健康成年人按 Harris-Benedict(H-B)公式计算(表 3-2),病人能量代谢不同于健康人,因此用 H-B 公式时应做相应校正。② 静息能量消耗(resting energy expenditure,REE):用代谢仪测得。③ 实际能量消耗(actual energy expenditure,AEE):AEE=BEE×AF×IF×TF,其中 AF 是活动因素(完全卧床 1.1,卧床加活动 1.2,正常活动 1.3),IF 是手术、损伤因素(中等手术 1.1,脓毒血症 1.3,腹膜炎 1.4),TF 是发热因素(正常体温

1.0,每升高1℃,系数增加0.1)。④ 简易估算:根据病人的性别、体重、应激情况估算每日基本能量需要(表3-3)。应用中需要根据病情和个体特点给予适当调整,以确保治疗效果及安全性。

表3-2 Harris-Benedict 公式

性别	H-B 公式
男性	$BEE(kcal) = 66.5 + 13.7 \times W + 5.0 \times H - 6.8 \times A$
女性	$BEE(kcal) = 655.1 + 9.56 \times W + 1.85 \times H - 4.68 \times A$

注:W 体重(kg);H 身高(cm);A 年龄(岁)。

表3-3 按病人体重及应激情况估计每日基本能量需要

机体状态	非应激状态	应激状态
男性	25~30 kcal/kg(1 kcal=4.182 kJ)	30~35 kcal/kg
女性	20~25 kcal/kg	25~30 kcal/kg

营养素中的能源物质包括蛋白质、脂肪与糖类(碳水化合物)。在正常状态下,碳水化合物(60%)与脂肪(25%)提供主要热量,蛋白质(15%)作为人体合成代谢原料,仅提供少量热量,热氮比为(125~150 kcal) : 1 g。应激状态下,供能有所改变:蛋白质(25%),脂肪(30%),碳水化合物(45%)。

链接护考(2015年护考真题)

人体的热能营养素是( )
A. 糖类、维生素、矿物质　　B. 糖类、脂肪、蛋白质　　C. 脂肪、糖类、维生素
D. 蛋白质、脂肪、维生素　　E. 蛋白质、糖类、微量元素
答案:B
解析:正常状态下,糖类(60%)与脂肪(25%)提供主要热量,蛋白质(15%)作为人体合成代谢原料。但在应激状态下,蛋白质提供热量可达25%。

视频:认识肠内营养

第二节 肠内营养病人的护理

肠内营养(enteral nutrition,EN)是指经消化道提供全面营养素的营养支持方式,是营养支持的首选途径。肠内营养的优点:① 营养物质经肠道和肝门静脉吸收,能很好地被机体利用,符合生理过程。② 维持肠黏膜细胞的正常结构,保护肠道屏障功能。③ 严重代谢并发症少,安全、经济。凡不能或不愿经口进食,而胃肠功能良好者,可将喂饲管自鼻腔入胃内、肠内或经胃造口、高位空肠造口,进行管饲,给予肠内营养支持。

【适应证】

1. 胃肠功能正常但营养物质摄入不足或不能摄入者,如昏迷、大面积烧伤、严重感染、大手术后、无进食能力者及胃肠道功能正常的危重病人等。

2. 胃肠功能基本正常，但伴有其他脏器功能不良者，如糖尿病或肝肾功能衰竭。

3. 慢性消耗性疾病。

【禁忌证】

对伴有严重肠道感染、腹泻、消化道活动性出血、肠梗阻及休克病人应禁用肠内营养。

【营养制剂分类】

根据其组成，肠内营养制剂分为非要素型、要素型、组件型及疾病专用型四类。应用时要根据病人的年龄、疾病种类、消化吸收功能、喂养途径及耐受力等选择，必要时调整配方。

1. 非要素型制剂　适用于胃肠道功能正常或基本正常者。以整蛋白为主，溶液的渗透压接近等渗（约 320 mmol/L），口感较好，某些配方还含有谷氨酰胺、膳食纤维等，以维持肠道黏膜正常结构和功能。

2. 要素型制剂　适用于胃肠道消化、吸收功能部分受损者。以蛋白水解产物（或氨基酸）为主，溶液的渗透压较高（470~850 mmol/L），不含乳糖和膳食纤维，不需要消化即可直接或接近直接吸收。

3. 组件型制剂　以某种或某类营养素为主，对完全型肠内营养制剂进行补充或强化，如蛋白质组件、脂肪组件、糖类组件等，以适应病人的特殊需要。

4. 疾病专用型制剂　是为满足个性化营养支持的需要，根据不同疾病特征设计的特殊治疗用制剂，如糖尿病、肝病、肾病、肿瘤、创伤等病人的专用制剂。

【输入途径】

根据病人病情采用经口腔、鼻胃管、胃及空肠造口等多种途径。肠内营养物质多为营养液，故输入方式主要靠管饲。置管的方法较多，最简单的是鼻胃管，也可采用鼻十二指肠置管和鼻空肠置管，营养液可直接进入肠道。胃、空肠造口也是常用的输入途径，用于长期营养支持的病人。

【输注方式】

1. 按时分次给予　适用于喂养管尖端位于胃内和胃肠功能良好者。将配好的肠内营养液用注射器分次缓慢注入，**每次 100~300 ml**，在 10~20 分钟内完成，**每次间隔 2~3 小时，每日 6~8 次**。此方式病人有较多时间自由活动，但易引起胃肠道反应，如腹胀、腹泻、恶心等。

2. 间歇性重力滴注　将营养液置于吊瓶内，经输注管与喂养管相连，借助重力缓慢滴注。每次 250~500 ml，在 2~3 小时内完成，2 次间隔 2~3 小时，每日 4~6 次。多数病人可耐受。

3. 持续连续输注　装置与间歇性重力滴注相同，在 12~24 小时内持续滴注。临床上推荐采用肠内营养输注泵连续输注，可保持恒定速度，便于监控管理，尤其适用于病情危重，胃肠道功能和耐受性较差，经十二指肠或空肠造口管管饲的病人。

【护理评估】

1. 健康史　了解病人的年龄、意识、近期饮食情况，如饮食习惯和食欲有无改变，有无厌食，饮食种类和进食量；是否因检查或治疗而需禁食，禁食时间。有无额外体液丢失；是否存在消化道梗阻、出血、严重腹泻或因腹部手术等而不能经胃肠道摄食的疾病或因素。了解近期或既往有无消化系统手术史、较大的创伤、灼伤、严重感染或慢性消耗性疾病，如结核病、癌症等。

2. 身体状况

（1）症状与体征：① 评估病人生命体征是否平稳、有无呛咳、呼吸急促，有无休克、脱水或水肿征象。② 评估局部有无腹部胀痛、恶心、呕吐、腹泻，有无压痛、反跳痛、肌紧张等腹膜炎体征，了解肠鸣音、胃肠蠕动及功能情况。

（2）辅助检查：了解人体测量指标和实验室指标，如体重、血浆清蛋白、细胞免疫功能等检查结果，以评估病人的营养状况及对营养支持的耐受性。

3. 心理-社会状况　了解病人及其家属对营养支持重要性和必要性的认识程度，对营养支持的接受程度及费用的承受能力。

【常见护理诊断/合作性问题】

1. 有误吸的危险　与病人的意识、体位、喂养管尖端位置及胃排空障碍等有关。
2. 有皮肤完整性受损的危险　与长期留置喂养管有关。
3. 有胃肠动力失调的危险　与不能经口摄食、管饲、病人不耐受等有关。
4. 潜在并发症：感染。

【护理目标】

1. 病人未发生误吸或发生误吸的危险性降低。
2. 病人皮肤完整，未发生黏膜、皮肤损伤。
3. 病人接受肠内营养期间能维持正常的排便型态，未出现腹胀或腹泻。
4. 病人未发生与肠内营养支持相关的感染，或及时发现并得到妥善处理。

【护理措施】

视频：肠内营养的护理诊断

（一）一般护理

1. 取合适体位　伴有意识障碍、胃排空迟缓、经鼻胃管或胃造口管输注营养液的病人取半卧位，喂养1小时内尽量不搬动病人，夜间或睡眠时可停止管饲，以避免因鼻胃管移位或胃内容物反流而造成的误吸。经鼻肠管或空肠造口管滴注者可取自由体位。

2. 饮食配制　要素饮食在无菌环境下配制，最好现用现配，**暂时不用的营养液放于冰箱低温（<4℃以下）的环境中保存，并于24小时内用完**。配制浓度：用管饲连续滴注时，开始病人常不易适应，**应从低浓度开始**，最初为12%，逐日增加，3~4日后达到24%。

3. 滴注速度　肠内营养液应用初期每小时以40~50 ml的速度滴注，以后逐渐加快。一般每小时的进入量不超过100 ml。1日总液体量约2 000 ml。避免一次大量滴注营养液，以免发生腹胀、腹泻。如发生恶心、呕吐，可减慢滴注速度或停止12~24小时。

4. 营养液的温度　滴注的**营养液温度宜接近体温**，若温度低于30℃会引起腹痛和腹泻，过烫则可损伤胃肠道黏膜。

5. **做好口腔护理** 定时帮助病人用水或漱口液漱口,昏迷病人进行口腔护理,每日2～3次。

6. **加强心理护理** 倾听病人主诉,向病人及其家属说明留置肠内营养管的重要性、必要性及注意事项,减轻病人的焦虑、恐惧。

(二) 病情观察

严密观察病人的生命体征、皮肤黏膜情况、尿量变化,有无口渴、腹痛、腹泻、腹胀、呛咳、呼吸困难等情况,并记录24小时出入液量。监测电解质、血糖变化及肝肾功能,防止发生水、电解质及糖代谢紊乱。

(三) 导管护理

1. **选择管径适宜的喂养管** 管径越粗,对食管下端括约肌的扩张作用越大,发生胃内容物反流的机会也越大。

2. **妥善固定喂养管** 经鼻置管者妥善固定于鼻翼及面颊部;置造瘘管者采用缝线固定于腹壁;防止滑脱、移动、折叠、扭曲、受压。

3. **输注前确定喂养管尖端位置是否恰当** 首次置管后借助X线检查确定管端位置;输注前观察管道在体外的标记有无变化,判断管道是否移位。

4. **保持喂养管通畅** 管饲喂养期间,应定期冲洗管道,预防管道堵塞。通常每次至少用25～50 ml生理盐水冲洗管道。间断输注时,冲洗时间可选在每次开始前和结束后。持续输注时,应每2～4小时冲洗导管1次。如需经导管给药,必须先将药物研成粉末,给药时,先停止管饲,将药物加水冲入,然后再用水冲洗,重新开始管饲。导管堵塞时,应先查明原因,排除导管本身因素后,用注射器试行向外负压抽取内容物。

视频:如何避免肠内营养支持时误吸

(四) 并发症的预防及护理

肠内营养很少发生严重并发症,运用得当比较安全。

1. **误吸及吸入性肺炎** 是肠内营养最严重的并发症,多见于经鼻胃管行肠内营养发生误吸者。防止胃内容物潴留及反流是预防吸入性肺炎的重要措施。经胃进行肠内营养时,每次输注营养液前及连续输注过程中(每隔4小时)评估胃内残留量,若超过100～150 ml,应减慢或暂停输注,适当调整喂养量,必要时遵医嘱使用胃动力药物,以防胃潴留引起反流和误吸。应用鼻胃管管饲者,灌注营养液时及灌注后1小时内抬高床头30°～40°,喂食前回抽胃液,确定导管在胃内方可注入食物。加强观察,若病人突然出现呛咳、呼吸急促或咳出类似营养液的痰液,则疑有误吸可能。鼓励和刺激病人咳嗽,排出吸入物和分泌物,必要时经鼻导管或气管镜清除误吸物。

2. **皮肤黏膜损伤** 长期留置鼻胃管或鼻肠管的病人,因鼻咽部黏膜长时间受压可能会发生溃疡,需及时清除鼻咽部分泌物,保持鼻窦开口通畅,每日涂拭油膏起润滑作用;对胃、空肠造口者,应保持造口周围皮肤清洁、干燥,按时换药,避免造口周围皮肤感染。

3. **腹泻** 肠内营养液的渗透压高是多数病人发生腹泻的原因。高渗的营养液进入小肠后,会影响水分的吸收而引起腹泻。可将营养液稀释至等渗,并以低速注入,逐渐增加营养液的浓度和灌注速度。营养液温度过低也可以引起腹泻。营养液应加温至37℃左右后输入。细菌污染也

视频:肠内营养支持时感染性并发症的防治

是引起腹泻的原因,护理人员在配液和喂养前应注意无菌操作。

4. 急性腹膜炎　多见于空肠造口置管进行肠内营养者,与导管移位有关。若病人突然出现腹痛、造口管周围渗出或腹腔引流管引流出类似营养液的液体,应怀疑喂养管移位、营养液进入腹腔。一旦发生,立即停止输注并报告医师,并协助清除或引流出渗漏的营养液。遵医嘱合理应用抗生素,避免继发性感染或腹腔脓肿。

5. 便秘　常见原因为脱水、长期卧床、肠蠕动减慢。脱水常因液体入量不足所致。故在营养支持时应使入量略大于出量。如伴有呕吐、腹胀、肠鸣音亢进,应考虑肠梗阻,停止喂养,告知医师。

链接护考(2014年护考真题)

李先生,45岁。脑外伤昏迷2周,为其插鼻饲管协助进食,以满足营养需要。

1. 在为病人行鼻饲插管时,为提高插管成功率,应重点采取的措施是(　　)

A. 病人取平卧位,利于胃管插入

B. 先稍向上而后平行再向后下缓慢轻轻地插入

C. 插管时动作要准确,让胃管快速通过咽部

D. 插入15 cm时,托起病人头部使下颌靠近胸骨柄

E. 边插边用注射器抽吸有无胃液,检验胃管是否在胃内

2. 通过鼻饲注入流质饮食后,再注少量温开水的目的是(　　)

A. 使病人温暖舒适　　　　　　　　B. 准确记录出入量

C. 防止病人呕吐　　　　　　　　　D. 冲净胃管,避免鼻饲液积存

E. 保证足够的水分摄入

答案:1. D;2. D

解析:

1. D　鼻饲插管时是沿鼻孔缓慢插入,在14~16 cm处,托起病人头部使下颌靠近胸骨柄,嘱病人做吞咽动作,顺势将胃管推进至预定长度;然后用注射器抽吸有无胃液,检验胃管是否在胃内。

2. D　鼻饲注入流食后,再注少量温开水的目的主要是冲洗胃管,避免鼻饲液积存,以免引起管腔堵塞。

(五) 健康教育

1. 提高依从性　告知病人肠内营养的重要性和必要性。

2. 饮食指导　告知病人术后恢复经口饮食的重要性及循序渐进的过程,指导病人及其家属饮食护理的内容,保持均衡饮食,保证足够的能量、蛋白质和维生素等摄入。避免饮食摄入不足和营养不良对机体造成的危害。

3. 家庭护理　指导携带喂养管出院的病人及其家属掌握居家喂养和自我护理的方法,包括营养液的输注技术、营养液的保管、营养状况的自我监测、导管的护理等。

4. 定期随访　监测出院后家庭肠内营养支持的效果。

【护理评价】

通过治疗与护理,病人是否达到了护理目标:① 未发生误吸,或发生误吸的危险性降低。② 皮肤完整,未发生黏膜、皮肤损伤。③ 维持了正常的排便型态,未出现腹胀或腹泻。④ 未发生与肠内营养支持相关的感染,或被及时发现并处理。

第三节 肠外营养病人的护理

视频:认识肠外营养支持

肠外营养(parenteral nutrition,PN)是指经静脉途径提供营养素的营养支持方式。所有营养素完全经肠外获得的营养支持方式称为全胃肠外营养(total parenteral nutrition,TPN)。

【适应证】

凡是需要营养支持而又不能或不宜接受肠内营养支持的病人,包括预计1周以上不能进食,或因胃肠功能障碍、不能耐受肠内营养支持者或通过肠内营养支持无法达到机体需要的目标量者均是肠外营养的适应证。

1. 不能经口摄食超过5日者。
2. 各种严重疾病,如肠瘘、急性胰腺炎、短肠综合征、大面积烧伤等。
3. 各种复杂手术后(尤其是腹部手术)。
4. 肠道炎性疾病(如溃疡性结肠炎,克罗恩病)严重者有消化道出血、穿孔和腹内感染。
5. 急性肾衰竭。
6. 营养不良或可能发生营养不良的高危病人,如反复发作性的粘连性肠梗阻等慢性消耗性疾病,恶性肿瘤化疗、放疗期间病人不能正常饮食者。

【禁忌证】

严重水、电解质紊乱及酸碱平衡失调,脂肪代谢障碍,肝肾功能严重障碍,失血性休克。

【肠外营养制剂的成分】

肠外营养制剂的基本成分包括糖类、脂肪、氨基酸、维生素、无机盐和微量元素等。

1. 葡萄糖 是肠外营养的主要能源物质。每千克体重供给葡萄糖3.0~3.5 g,供能约占总热量的50%。临床使用注意事项:① 高浓度葡萄糖因渗透压高,对静脉壁刺激大,不宜从周围静脉输入。② 人体利用葡萄糖的能力有限,应激状态下其利用率降低,过量或过快输入可导致糖代谢紊乱,甚至引起脂肪沉积,造成肝脂肪浸润。③ 葡萄糖代谢依赖胰岛素,对糖尿病和手术创伤所致应激性高血糖病人须补充外源性胰岛素,并按血糖监测结果调整使用剂量。

2. 脂肪乳剂 是肠外营养的另一种重要能源,还可提供必需脂肪酸维持细胞膜结构,每千克体重供给甘油三酯0.7~1.3 g,供给机体总热量的30%~40%。输注速度不宜过快。应先从1 ml/min开始(<0.2 g/min)。临床常用的脂肪乳剂有两类:① 由长链甘油三酯(LCT)构成。② 由等量物

理混合的长链及中链甘油三酯(MCT)构成。临床上危重病人、肝功能异常者常选用中/长链脂肪乳剂。

3. 复方氨基酸　是肠外营养的唯一氮源,供给机体合成蛋白质及其他生物活性物质的氨源。氨基酸摄入量为 1.2~1.5 g/kg,严重应激、创伤时可增至 1.5~2.0 g/kg。输注时应同时提供足量非蛋白热量,以保证氨基酸能被机体有效利用。复方氨基酸溶液有两类:① 平衡氨基酸溶液:含有 8 种必需氨基酸及 8~12 种非必需氨基酸,组成比例符合正常机体代谢需要,适用于大多数病人。② 特殊氨基酸溶液:针对某一疾病的代谢特点设计配方,兼有营养和治疗双重作用。如谷氨酰胺双肽制剂用于肠外营养,适用于严重分解代谢状况(如严重感染、手术、创伤等应激状态)。

4. 电解质　为维持水、电解质和酸碱平衡,保持人体内环境稳定,维护各种酶的活性和神经-肌肉的应激性,可适当补充钾、钠、氯、钙、镁及磷。

5. 维生素　① 水溶性维生素:在体内无储备时,应每日经肠外给予。② 脂溶性维生素:在体内有一定储备时,禁食时间超过 2~3 周才需补充。

6. 微量元素　全肠外营养超过 2 周时需补充。复方微量元素静脉用制剂含人体所需锌、铜、锰、铁、铬、钼、硒、氟、碘 9 种微量元素。短期禁食者可不予补充。

【输入途径】

1. 经周围静脉肠外营养支持(peripheral parenteral nutrition,PPN)　操作较简单,并发症较少,但不宜长期输注,适用于肠外营养时间小于 2 周、部分补充营养素的病人。

2. 经中心静脉肠外营养支持(central parenteral nutition,CPN)　包括经锁骨下静脉或颈内静脉穿刺置管入上腔静脉途径,以及经外周置入中心静脉导管(peripheraly inserted central catheter,PICC)途径。可 24 小时连续滴注,并可较长期使用,但需要有一定的技术与物质条件。适用于需肠外营养超过 10 日、营养素需要量较多及营养液渗透压较高(>900 mOsm/L)的病人。

【输注方式】

1. 全营养混合液(total nutrien admixture,TNA)输注　**全营养混合液又称全合一营养液(all-in-one,ANO)**,是将各营养素配制于 3 L 塑料袋中。其优点:① 可经周围静脉输注,多种营养成分搭配更合理,降低代谢并发症的发生率。② 单位时间内脂肪乳剂输入量少于单瓶输注,可避免因脂肪乳剂输注过快引起的不良反应。③ 使用过程中简化了输注步骤,无须排气及更换输液瓶。④ 全封闭的输注系统降低了污染和空气栓塞的机会。

2. 单瓶输注　由于各营养素非同步输入,不利于所供营养素的有效利用。不具备全营养混合液输注条件时,可采用单瓶输注。

【护理评估】

1. 健康史　了解病人的年龄、近期饮食习惯,近期有无较大的手术创伤史、严重感染和消耗性疾病。确定病人入院因检查或治疗所需禁食的天数;病人胃肠道功能情况;是否存在不能经胃肠道摄食的病症或因素。

2. 身体状况　病人周围静脉显露是否良好,颈部和锁骨上区皮肤有无破损。病人的生命体征是否平稳,有无脱水或休克等征象。辅助检查结果和营养评定指标,了解病人的营养状况、各脏器功能及对营养支持的耐受程度,以便制订护理计划。

3. 心理-社会支持状况　了解病人及其家属对营养支持重要性和必要性的认知程度。同时,了解病人的家庭经济状况,有无能力承担营养支持的费用。

【常见护理诊断/合作性问题】

1. 有感染的危险　与中心静脉置管、病人营养不良、抵抗力下降及长期禁食致肠黏膜屏障受损有关。

2. 不舒适　与无法经口进食、静脉导管、输入高渗液体及长时间输入营养液致活动受限有关。

3. 体温过高　与感染有关。

4. 潜在并发症　体液失衡、气胸、血管或胸导管损伤、空气栓塞、导管移位、高血糖、高渗性非酮症性昏迷、代谢紊乱、血栓性浅静脉炎、导管性脓毒症。

【护理目标】

1. 病人未发生感染。
2. 病人不舒适得到改善。
3. 病人体温恢复正常。
4. 病人未发生并发症或发生并发症得到了及时治疗。

【护理措施】

(一) 防治感染

置管过程严格无菌操作;营养液按无菌操作技术配制;**配制的营养液保存于 4℃冰箱内,在 24 小时内输完**。TNA 液输注系统和输注过程应保持连续性,期间不宜中断,以防污染。

(二) 保持导管通畅,做好导管护理

导管衔接固定良好,防止输液中断、空气进入或连接管脱落,否则可能引起气体栓塞。完全胃肠外营养(TPN)导管必须专用,每日消毒静脉穿刺部位、更换敷料;若用 3M 透明胶布贴封者,胶布表面应标明更换日期。观察局部有无红、肿、热、痛等感染征象,一旦发生,应及时拔除导管并常规做细菌培养。输液结束时,可用肝素稀释液封管,以防导管内血栓形成。翻身时避免导管受压、扭曲或滑脱。

(三) 加强巡视

按医嘱调整滴注速度。营养液浓度由低至高、输入速度由慢到快,使病人在 2~3 日内逐渐适应。

(四) 肠外营养监测

PN 最初 3 日每日监测血清电解质、血糖水平,3 日后视稳定情况每周测 1~2 次。每隔 1~2

周监测营养不良的各项指标,以评价营养支持效果。

(五) 并发症的观察与护理

1. 置管相关并发症　与中心静脉插管或留置有关,病人表现为气胸、血管损伤、胸导管损伤、空气栓塞、导管移位或堵塞等。

(1) 气胸、血胸、液胸:气胸多由于在置管时病人体位不恰当、穿刺方向不对,以致刺破组织而发生。如果导管穿破静脉及胸膜,血液可流入胸腔,或营养液输入胸腔引起血胸或液胸。病人表现为胸闷、胸痛、呼吸困难、局部出血或血肿、休克等。因此,术者应熟悉深静脉及其周围组织的解剖,掌握准确的穿刺技术,正确安置病人的体位,注意观察病人的呼吸和循环等,避免发生并发症。

(2) 空气栓塞:在病人胸腔呈明显负压情况下(中直立体位、深吸气时),穿刺置管、更换输液系统或连接管脱离时,空气可逸入静脉。一旦发生后果非常严重,如经14号针头进入腔内的空气量1秒内可达100 ml,能直接致死。因此,置管时须注意病人体位,并嘱病人平静呼吸。**导管护理时要防止接头脱开**。

(3) 导管移位或堵塞:在护理中应妥善固定导管,每日测量体外导管长度,确保输液装置、接头衔接紧密,避免导管受压、扭曲或滑脱。如果输液不畅或病人感觉颈、胸部酸胀不适,甚至出现呼吸困难,考虑病人是否出现导管移位,X线透视可明确导管位置。一旦发生导管移位,立即停止输液并拔管。

2. 感染　主要是导管性脓毒症,其次是肠源性感染。

(1) 导管性脓毒症:与输入液污染、插管处皮肤感染或其他感染部位的病原菌经血行种植于导管有关。护理措施:① 严格无菌操作,每日更换与静脉导管相连的输液装置;静脉穿刺部位每日消毒、更换敷料一次,观察穿刺部位有无红肿、渗液等感染征象。如病人出现不明原因的发热、寒战,怀疑导管性感染,应通知医师拔除导管,将导管末端剪下一段送细菌培养。② 规范配制和使用TNA:配制过程由专人负责,在层流环境、按无菌操作技术要求进行;按医嘱将各种营养液均匀混合,注意配伍禁忌,保证混合液中营养素的理化性质保持在正常状态;营养液应现用现配,储存于4℃冰箱内备用,存放不得超过24小时。为避免输入液体过冷,须在输注前30分钟取出,置室温下复温后再输。③ 保持输液通畅,输液结束时,可用肝素稀释液封管,以防导管内血液凝固。④ 避免经导管输入其他液体、药物及血液,也不得经此导管采血、测中心静脉压等。

(2) 肠源性感染:由于长期输注TNA,肠道缺少食物刺激而影响肠激素分泌、体内谷氨酰胺缺乏等引起肠黏膜萎缩、肠屏障功能减退、肠内细菌和内毒素移位,容易导致肠源性感染。因此,当病人胃肠功能恢复后应尽早开始肠内营养。

3. 代谢性并发症

(1) **高血糖症**:较常见。见于在短时间内输入过量高渗糖或胰岛素相对不足的情况。表现为血糖升高、渗透性利尿、脱水、意识改变,**严重时甚至导致非酮症高渗高糖性昏迷**。此时护士应立即报告医师并协助处理,应停止输注葡萄糖溶液或含有大量葡萄糖的营养液;输入低渗或等渗氯化钠溶液,内加胰岛素,使血糖水平逐渐下降,但避免血浆渗透压下降过快导致急性脑水肿。

为预防其发生,应控制滴注速度和浓度,葡萄糖的输入速度应小于 5 mg/(kg·min)。

(2) 低血糖症:较少见。发生于突然中断高渗葡萄糖液的输入或营养液中胰岛素含量过多时,病人可出现低血糖。表现为心率加快、面色苍白、四肢湿冷和低血糖性休克。一旦发生,应协助医师处理,静脉注射或静脉滴注葡萄糖溶液。为预防其发生,在营养液输注过程应保持连续性,不宜中断。停用时,应在 2~3 日内逐渐减量,切勿突然停止。

(3) 肝功能异常:主要是由葡萄糖的超负荷引起肝脂肪变性所导致,其他相关因素包括必需脂肪酸缺乏、长期全肠外营养时肠道缺少食物刺激、体内谷氨酰胺大量消耗,以及肠黏膜屏障功能降低、内毒素移位等。表现为转氨酶升高、碱性磷酸酶升高、高胆红素血症等。一旦出现肝功能异常和胆汁淤积,应设法改用肠内营养。

(4) 高脂血症或脂肪超载综合征:由于脂肪乳剂输入速度过快或总量过多并超出人体代谢能力引起,表现为发热、急性消耗性溃疡、血小板减少、溶血、肝脾大、骨骼肌疼痛等。一旦发生,立即停止输注脂肪乳剂。对长期应用脂肪乳剂的病人,定期做脂肪廓清试验,以了解病人对脂肪的代谢及利用能力。输注脂肪乳剂时要控制滴速,不宜过快。

视频:肠外营养支持的护理

4. 血栓性静脉炎　见于经周围静脉肠外营养支持的病人。主要是由于周围静脉管径细小,血流缓慢,输入的高渗营养液不能得到有效稀释,导致血管内皮受损,从而引起化学性损伤;或因静脉穿刺针及留置导管对血管壁的摩擦刺激引起机械性损伤所致。表现为局部红肿、疼痛,可触及痛性索状硬条或串珠样结节等。一旦出现,可局部湿热敷、更换输液部位或外涂经皮吸收的抗凝消炎软膏。

【健康教育】

1. 长期摄入不足或因慢性消耗性疾病导致营养不良的病人应及时到医院做检查和治疗,以防严重营养不良和免疫防御能力下降。

2. 向病人及其家属说明合理输注营养液及控制输注速度的重要性,不能自行调节速度;教会其保护静脉导管的方法,避免翻身、活动、更衣时将导管脱出。

3. 鼓励病人尽早经口摄食或行肠内营养,以降低和防治肠外营养相关并发症。

4. 病人出院时,制订饮食计划,指导均衡营养,定期到医院复诊。

【护理评价】

通过治疗和护理,病人是否:① 未发生感染。② 不舒适得到改善。③ 体温恢复正常。④ 未发生并发症或发生并发症得到了及时治疗。

小结

营养支持是指在饮食摄入不足或不能摄入的情况下,通过肠内或肠外途径补充或提供维持人体必需的营养素。营养支持包括肠内营养支持和肠外营养支持。肠内营养支持的护理措施包括:取合适体位;饮食配制(现用现配,暂不用时放于冰箱低温保存,24 小时内用完);管饲连续滴注温度在 38~40℃为宜,从低浓度开始;做好口腔护理;加强心理护理、病情观察、导管护理、并

症(误吸及吸入性肺炎、皮肤黏膜损伤、腹泻、急性腹膜炎、便秘)的预防及护理。肠外营养支持的护理措施包括:防治感染,保持导管通畅,加强巡视,肠外营养监测,做好各种并发症的观察与护理。

(郭书芹 袁 玮)

第四章　外科休克病人的护理

第四章　外科休克病人的护理 PPT　　第四章　学习重点　　第四章　思政案例

学习目标

知识目标：
1. 掌握休克的概念、护理评估、护理诊断/合作性问题和护理措施。
2. 熟悉低血容量性休克和感染性休克的临床表现、治疗原则。
3. 了解休克的病因、分类、病理生理和辅助检查。

能力目标：
1. 具有对病人进行正确护理评估的能力。
2. 能运用护理程序对休克病人实施整体护理。

素养目标：
1. 具有爱伤观念和沉着冷静、井然有序的工作作风。
2. 具有时间就是生命的救治意识。

案例分析

案例导入

王先生，43岁。因车祸伤致腹痛3小时入院。病人3小时前被汽车撞伤右胸腹部，右上腹部持续性疼痛，并向右肩背部放射。此后感觉疼痛范围逐渐扩大，波及全腹，以右侧为重。1小时前渐觉口渴、头晕、心悸。体格检查：T 37.5℃，P 120次/分，R 24次/分，BP 85/60 mmHg；痛苦表情，轻度烦躁；右下胸压痛，未及骨擦感；腹稍膨隆，全腹压痛、反跳痛、肌紧张，以右上腹明显，腹部叩诊呈鼓音，移动性浊音（+），肠鸣音减弱；双下肢未见明显水肿。辅助检查：血常规示 Hb 90 g/L、WBC 12×10^9/L；B型超声检查提示肝右叶膈面有液性暗区，肠间隙增宽，胆、脾、胰、肾未见异常；立位腹部X线平片提示膈下未见游离气体影。入院诊断为肝破裂。

请思考：
1. 王先生目前主要发生了什么情况？其发生的病理生理基础是什么？
2. 目前病人存在的护理诊断/合作性问题有哪些？
3. 针对目前病人的情况，应给予哪些急救措施？

视频：休克的概念和分类

第一节 概述

休克（shock）是机体有效循环血容量减少、组织灌注量不足、细胞代谢紊乱和功能受损的病理生理过程，它是由多种病因引起的综合征。休克的本质是氧供给不足和氧需求增加，特征是炎症介质的产生，因此恢复对组织细胞的氧供、促进其有效利用，重新建立氧的供需平衡和保持正常的细胞功能是治疗休克的关键环节。由于休克起病急，进展快，并发症严重，护理人员要时刻关注病人的病情变化，积极配合医师进行抢救。

【病因分类】

1. **失血与失液** 外伤出血、肝脾破裂、上消化道出血等直接引起循环血容量锐减，组织灌注不足；剧烈呕吐、严重腹泻、肠梗阻、大量出汗等液体显著丧失，机体严重脱水致使有效循环血容量减少。

2. **烧伤与创伤** 大面积烧伤可引起烧伤性休克，早期与剧烈疼痛和大量血浆丢失有关，晚期往往是因为继发感染。严重创伤，由于疼痛和失血常可导致休克，战伤时尤为多见。

3. **感染** 严重感染特别是革兰阴性菌感染，由于细菌及其毒素的作用，可引起感染性休克，如急性化脓性腹膜炎、绞窄性肠梗阻、重症胆道感染等。

4. **过敏** 某些药物（如青霉素、链霉素）或生物制品（如破伤风抗毒素）引起的Ⅰ型超敏反应，由于组胺和缓激肽类物质大量释放，造成血管床容积扩张、毛细血管通透性增加，引起急性循环功能障碍。

5. **急性心力衰竭** 大面积急性心肌梗死、急性心肌炎、严重心律失常及心脏压塞等，因心排血量明显减少，有效循环血量和组织灌流量急剧下降引发休克。

6. 强烈神经刺激 剧烈疼痛、脑脊髓损伤及麻醉意外可引起血管紧张度突然丧失，反射性周围血管扩张，使有效血容量相对减少、血压下降而致休克。

休克的分类方法很多。临床上常根据病因将休克分为五类，即低血容量性休克、感染性休克、心源性休克、过敏性休克和神经源性休克。**外科休克中以低血容量性休克和感染性休克最为常见，创伤和失血引起的休克均属低血容量性休克。**

【病理生理】

各类休克共同的病理生理基础是有效循环血容量锐减，组织灌注不足以及炎症介质的产生。

（一）微循环的变化

1. **微循环收缩期** 休克早期，由于有效循环血容量锐减，引起循环血容量降低，动脉血压下降。此时机体通过一系列代偿机制调节和纠正所发生的病理变化：刺激主动脉弓和颈动脉窦压力感受器引起血管舒缩中枢加压反射，交感-肾上腺轴兴奋，导致大量儿茶酚胺释放及肾素-血管紧张素分泌增加等，引起心搏加快、心排血量增加，以维持循环相对稳定；选择性地收缩外周（皮肤、骨骼肌）和内脏（如肝、脾、胃肠）的小血管使循环血容量重新分布，保证心、脑等重要器官的有效灌注。由于内脏小动、静脉血管平滑肌及毛细血管前括约肌受儿茶酚胺等激素的影响发生强烈收缩，动静脉间短路开放，外周血管阻力和回心血量均有所增加；毛细血管前括约肌收缩和后括约肌相对开放有助于组织液回吸收和血容量得到部分补偿。因此，此期为休克代偿期。但因前括约肌收缩而致微循环内"只出不进"，血量减少，组织仍处于低灌注、缺氧状态。若在此时去除病因，积极处理，休克常较易得到纠正。

动画：休克代偿期病理改变

2. **微循环扩张期** 若休克进一步进展，微循环将因动静脉短路和直捷通路的大量开放，加重原有的组织灌注不足，使细胞因严重缺氧处于无氧代谢状态，并出现能量不足、乳酸类产物蓄积和舒血管物质如组胺、缓激肽等释放。这些物质可直接引起毛细血管前括约肌舒张，而后括约肌因对其敏感性低仍处于收缩状态，导致大量血液滞留在毛细血管内。结果微循环内"只进不出"，毛细血管网内静水压升高、通透性增强，致血浆外渗、血液浓缩和血液黏稠度增加，又进一步降低回心血量，导致心排血量继续下降，心、脑等重要器官灌注不足，休克加重而进入抑制期。此时微循环的特点是广泛扩张，临床上病人表现为血压进行性下降、意识模糊、发绀及酸中毒。

动画：休克抑制期微循环改变

3. **微循环衰竭期** 此时病情继续发展，休克进入不可逆期。由于微循环内血液浓缩、血液黏度增加，血液在酸性环境中处于高凝状态，红细胞和血小板容易发生凝集并在血管内形成微血栓，甚至引起弥散性血管内凝血（disseminated intravascular coagulation，DIC）。此时，由于组织缺少血液灌注，细胞处于严重缺氧和缺乏能量的状态，细胞内的溶酶体膜破裂，多种酸性水解酶溢出，引起细胞自溶并损害周围其他的细胞，最终引起大片组织、整个器官乃至多个器官功能受损。

动画：休克失代偿期病理改变

（二）代谢改变

1. **无氧代谢引起代谢性酸中毒** 当氧释放不能满足细胞对氧的需求时，细胞发生无氧糖酵解。在缺氧状态下，丙酮会在胞质内转变成乳酸，随着细胞供氧的减少，乳酸生成增多。当发展至重度酸中毒（pH<7.2）时，心血管对儿茶酚胺的反应性降低，表现为心率缓慢、血管扩张和心排血量下降，还可使氧合血红蛋白解离曲线右移。

2. 能量代谢障碍　创伤和感染使机体处于应激状态，交感神经-肾上腺髓质系统和下丘脑-垂体-肾上腺皮质轴兴奋，使机体儿茶酚胺和肾上腺皮质激素明显升高，抑制蛋白的合成并促进其分解，以便为机体提供能量和合成急性期蛋白的原料。此外，上述激素水平的变化还可促进糖异生，抑制糖降解，引起血糖水平升高。在应激状态下，蛋白质作为底物被消耗，当具有特殊功能的酶类蛋白质被消耗后，则无法完成复杂的生理过程，进而导致多器官功能障碍综合征（multiple organ dysfunction syndrome，MODS）。应激时脂肪分解代谢明显增强，成为危重病人机体获取能量的主要来源。

动画：休克无氧代谢细胞及离子改变

（三）炎症介质释放和细胞损伤

严重创伤、感染、休克可刺激机体释放过量炎症介质，形成"瀑布样"连锁放大反应。炎症介质包括白细胞介素、肿瘤坏死因子、集落刺激因子、干扰素、血管扩张剂一氧化氮（NO）等。活性氧代谢产物可引起脂质过氧化和细胞膜破裂。

代谢性酸中毒和能量不足还会影响细胞各种膜的屏障功能。细胞膜受损后，除通透性增加外，还出现细胞膜上离子泵（如 Na^+-K^+ 泵、钙泵）的功能障碍。表现为细胞内外离子及体液分布异常，导致血钠降低、血钾升高，细胞外液随钠离子进入细胞内，引起细胞外液减少和细胞肿胀、死亡，而大量钙离子进入细胞内从多方面破坏线粒体。溶酶体膜破裂后除释放出许多引起细胞自溶和组织损伤的水解酶外，还可产生心肌抑制因子（myocardial depressant factor，MDF）、缓激肽等毒性因子。线粒体膜发生损伤后，引起膜脂降解产生血栓素、白三烯等毒性产物，呈现线粒体肿胀、线粒体嵴消失，细胞氧化磷酸化障碍而影响能量生成。

动画：休克时肺损害

动画：休克时心损害

动画：休克时脑损害

（四）内脏器官的继发性损害

1. 肺　休克时低灌注和缺氧可损伤肺毛细血管内皮细胞和肺泡上皮细胞，一方面引起血管壁通透性增加和肺间质水肿，另一方面致使肺泡表面活性物质生成减少，肺泡萎缩致肺不张。此外，休克时通气/血流比例失调，这些都可导致严重的低氧血症，甚至出现**急性呼吸窘迫综合征**（acute respiratory distress syndrome，ARDS），**也称为休克肺**。ARDS 多发生于休克期内或病情稳定后 48~72 小时内。

2. 肾　休克时，由于儿茶酚胺、血管升压素、醛固酮分泌增加，使肾血管收缩，肾血流量减少，肾小球滤过率下降，尿量减少。此时，肾内血流重新分布，主要转向髓质，不但导致滤过尿量减少，还可导致皮质区的肾小管缺血坏死，可发生急性肾衰竭（acute renal failure，ARF）。

3. 心　冠状动脉血流减少，导致缺血和酸中毒，引起心肌损伤。若心肌微循环内血栓形成，可引起心肌的局灶性坏死。由于心肌含有丰富的黄嘌呤氧化酶，易遭受缺血/再灌注损伤，而电解质异常将影响心肌的收缩功能。

4. 脑　休克早期，儿茶酚胺释放增加对脑血管的作用甚小，故对脑血流的影响不大。但随着动脉血压持续进行性下降，脑灌注压和血流量下降将导致脑缺氧。缺血、二氧化碳潴留和酸中毒会引起脑细胞肿胀、血管通透性增高而导致脑水肿和颅内压增高。

5. 胃肠道　因肠系膜血管的血管紧张素Ⅱ受体的密度比其他部位高,故对血管升压激素和递质的敏感性高,休克时肠系膜上动脉血流量可减少70%。肠黏膜因灌注不足而遭受缺氧性损伤。另外,肠黏膜细胞也富含黄嘌呤氧化酶系统,易产生缺血/再灌注损伤,可引起胃应激性溃疡和肠源性感染。因正常黏膜上皮细胞屏障功能受损,导致肠道内的细菌或其毒素经淋巴或肝门静脉途径侵害机体,称为细菌移位和内毒素移位,形成肠源性感染,这是导致休克继续发展和形成 MODS 的重要原因。

动画:休克时胃肠道改变

6. 肝　休克时肝缺血、缺氧及血流淤滞而导致肝的合成与代谢功能受损。另外,胃肠道的有害物质可激活肝库普弗(Kupffer)细胞,从而释放炎症介质。组织学方面可见肝小叶中央出血、肝细胞坏死等。生化检测有转氨酶、血氨升高等代谢异常。此时,受损肝的解毒和代谢能力均下降,可引起内毒素血症,并加重已有的代谢紊乱和酸中毒。

动画:休克时肝损害

【护理评估】

(一) 健康史

了解病人是否存在引起休克的各种原因,如有无大量失血失液、严重烧伤、损伤、感染、过敏、急性心力衰竭等。

(二) 身体状况

根据休克的发病过程,临床上常将休克分为代偿期和抑制期,或分别称为休克早期与休克期。

1. 休克代偿期　此期由于机体的代偿,病人的中枢神经系统兴奋性增加,交感-肾上腺轴兴奋。病人表现为**意识清楚、精神紧张、兴奋或烦躁不安、面色苍白、四肢湿冷、心率加快、呼吸急促、脉压减小、尿量减少**等。此时,如处理及时得当,休克可很快得到纠正。否则,病情将继续发展而进入抑制期。

视频:休克代偿期的临床表现

2. 休克抑制期　病人表现为**意识淡漠、反应迟钝**,甚至出现**意识模糊或昏迷;出冷汗,口唇及肢端发绀;脉搏细速,血压进行性下降**。严重时,病人**全身皮肤、黏膜明显发绀,四肢厥冷,脉搏摸不清,血压测不到,少尿,甚至无尿**。若皮肤、黏膜出现瘀斑或消化道出血,则提示病情已发展至 DIC 阶段。若出现进行性呼吸困难、脉速、烦躁、发绀,采用一般吸氧不能改善呼吸状态,应考虑并发 ARDS。

休克的临床表现和程度见表 4-1。

(三) 心理-社会状况

由于休克起病急,病情进展快,在抢救中使用的监测治疗仪器较多,易使病人及其家属有病情危重及面临死亡的感受,出现不同程度的紧张、焦虑或恐惧。护理过程中,注意评估病人及家属对疾病的情绪反应、心理承受能力及对治疗和预后的了解程度,并了解引起其情绪反应的原因。

视频:休克抑制期的临床表现

表 4-1 休克的临床表现和程度

分期	程度	意识	口渴	皮肤黏膜 色泽	皮肤黏膜 温度	脉搏	血压	体表血管	尿量	*估计失血量
休克代偿期	轻度	意识清楚,伴有痛苦表情,精神紧张	口渴	开始苍白	正常或发凉	100次/分以下,有力	收缩压正常或稍升高,舒张压升高,脉压缩小	正常	正常	20%以下(800 ml以下)
	中度	意识尚清楚,表情淡漠	很口渴	苍白	发冷	100～120次/分	收缩压为90～70 mmHg脉压小	表浅静脉塌陷,毛细血管充盈迟缓	尿少	20%～40%(800～1 600 ml)
休克抑制期	重度	意识模糊,甚至昏迷	非常口渴,但可能无主诉	显著苍白,肢端青紫	厥冷(肢端更明显)	速而细弱,或摸不清	收缩压在70 mmHg以下或测不到	表浅静脉塌陷,毛细血管充盈非常迟缓	尿少或无尿	40%以上(1 600 ml以上)

注:*指成人的低血容量性休克,估计失血量占全身血容量的百分比。

(四) 辅助检查

1. 实验室检查

(1) 血常规检查：红细胞计数、血红蛋白值降低可提示失血情况。血细胞比容增高反映血液浓缩。白细胞计数和中性粒细胞比例升高常提示感染存在。

(2) 动脉血气分析：有助于了解有无酸碱平衡失调。休克时，因肺过度换气，可致 $PaCO_2$ 低于正常；若换气不足，$PaCO_2$ 明显升高。$PaCO_2$ 高于 60 mmHg，吸入纯氧后仍无改善，应考虑 ARDS 的发生。

(3) 动脉血乳酸盐测定：反映细胞缺氧程度，正常值为 1.0～1.5 mmol/L。休克时间越长，血流灌注障碍越严重，动脉血乳酸盐浓度也越高，提示病情严重，预后不良。

(4) 血浆电解质测定：测定血钠、钾、氯等电解质变化可了解体液代谢或酸碱平衡失调的情况。

(5) DIC 的监测：疑有 DIC 时，应测血小板计数、出凝血时间、纤维蛋白原含量、凝血酶原时间及其他凝血因子。当血小板 $<80\times10^9$/L、纤维蛋白原 <1.5 g/L、凝血酶原时间较正常延长 3 秒以上时，应考虑有 DIC。

2. 血流动力学监测

(1) 中心静脉压(central venous pressure, CVP)：代表右心房或胸腔段腔静脉内的压力，其变化可反映血容量和右心功能。**CVP 正常值为 5～12 cmH_2O。低于 5 cmH_2O 表示血容量不足；高于 15 cmH_2O 表示心功能不全；高于 20 cmH_2O 则提示充血性心力衰竭。**

(2) 肺毛细血管楔压(pulmonary capillary wedge pressure, PCWP)：反映肺静脉、左心房和左心室的功能状态。应用 Swan-Ganz 漂浮导管测量。PCWP 正常值为 8～12 mmHg。当 PCWP>18 mmHg 时常提示肺淤血；PCWP≥30 mmHg 时提示急性左心功能不全；PCWP 降低提示血容量不足、心脏前负荷降低。

(3) 心排血量(cardiac output, CO)和心指数(cardiac index, CI)：CO 是心率和每搏排血量的乘积，可通过 Swan-Ganz 漂浮导管应用热稀释法测得，成年人 CO 的正常值为 4～6 L/min。休克时，CO 多见降低，但在感染性休克时可增高。单位体表面积的心排血量称为 CI，正常值为 2.5～3.5 L/(min·m^2)。

(五) 治疗原则

无论哪种休克，都有循环血容量不足、微循环障碍和不同程度的体液代谢紊乱，因此休克的治疗原则是尽早去除病因，尽快恢复有效循环血容量，纠正微循环障碍，改善细胞缺氧，恢复人体正常代谢，维护重要器官功能。

1. 急救处理

(1) **迅速止血**：对于创伤所致大出血的病人，应立即采取有效措施控制出血，如对伤口进行加压包扎、扎止血带等，必要时可使用抗休克裤(图 4-1)。

(2) **保持呼吸道通畅**：为病人松解领扣，解除气道压迫；清理呼吸道异物和分泌物，保持气道通畅。早期用鼻导管或面罩间歇给氧，增加动脉血氧含量，减轻组织缺氧状态。

（3）体位：采取平卧位或中凹位（头和躯干抬高20°～30°，下肢抬高15°～20°），以增加回心血量。

（4）其他：注意保暖，避免过多搬动病人。对于骨折病人应做临时固定。及早建立静脉通道，并用药物维持血压。

2. 补充血容量（扩容） **扩容是抗休克最基本的措施**，是纠正组织低灌注和缺氧的关键。应迅速建立静脉通道，根据监测指标估算补液量，予以快速输液并判断补液效果。一般首先采用晶体液和人工胶体液复苏，必要时成分输血。近年来，临床上有用高张盐溶液（3%～7.5%氯化钠）或高张高渗液（7.5%氯化钠、12%右旋糖酐）进行休克复苏治疗，取得较好的效果，但高渗液体用量不宜过多（不超过400 ml），避免血液高渗及电解质紊乱。

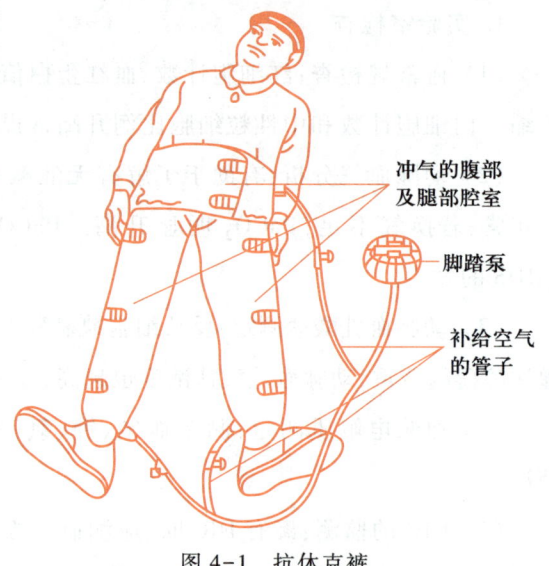

图4-1 抗休克裤

3. 积极处理原发疾病 外科疾病引起的休克多需要手术处理原发病变，如内脏大出血的控制、创伤的清创缝合、坏死肠袢的切除、消化道穿孔的修补及梗阻性化脓性胆管炎的切开引流等。一般应在尽快恢复有效循环血容量后，及时实施手术以有效控制休克。紧急时需在积极抗休克的同时进行手术，以免延误抢救时机。

链接护考（2018年护考真题）

李先生，34岁。因车祸而致右下肢开放性骨折，大量出血，被送来急诊。在医生未到之前，接诊护士应立即（　　）

A. 详细询问车祸发生的原因

B. 向医院有关部门报告

C. 给患者注射镇静剂

D. 给患者使用止血药

E. 给患者止血、测量血压，建立静脉通道

答案：E

解析：右下肢开放性骨折，大量出血，病人会发生低血容量性休克，急救措施：迅速止血，测量生命体征，密切观察病情，立即建立静脉通道输液进行扩容疗法抗休克。

4. 纠正酸碱平衡失调 休克时机体代谢紊乱，可出现酸碱平衡失调，常见的是代谢性酸中毒。此外，休克早期由于过度通气还可发生呼吸性碱中毒。一般经积极扩容治疗，组织灌注改善后，酸中毒多可消失。目前，对休克病人酸碱平衡失调的处理，多主张"宁酸勿碱"，早期不宜立即应用缓冲剂。重度休克血pH<7.20时，应静脉滴注碳酸氢钠0.5～1.0 mmol/kg，并根据血气分析结果调整药量。

5. **血管活性药物的应用** 在充分容量复苏的前提下配合应用血管活性药物,可迅速改善循环和升高血压,尤其是感染性休克的病人,提高血压是应用血管活性药物的首要目标。理想的血管活性药物应能迅速提高血压,改善心脏和脑血流灌注,同时改善肾和肠道等内脏器官的血流灌注。应根据具体病情灵活选用血管收缩剂、血管扩张剂及强心药。

6. **治疗DIC、改善微循环** 当休克发展至DIC阶段,需用肝素抗凝治疗,一般1.0 mg/kg,每6小时1次。DIC晚期,纤维蛋白溶解系统亢进,可用抗纤溶药物如氨甲苯酸、氨基己酸等,以及抗血小板黏附和聚集的阿司匹林、双嘧达莫及小分子右旋糖酐等。

7. **皮质类固醇和其他药物的应用** 皮质类固醇可用于感染性休克及其他较严重的休克病人,一般主张短期、大剂量应用,采取静脉滴注方式,一次滴完。其主要作用如下:① 阻断α-受体兴奋作用,使血管扩张,降低外周血管阻力,改善微循环。② 保护细胞内溶酶体,防止溶酶体破裂。③ 增强心肌收缩力,增加心排血量。④ 增进线粒体功能和防止白细胞凝集。⑤ 促进糖异生,使乳酸转化为葡萄糖,减轻酸中毒。应用于抗休克的其他类药物,还包括钙通道阻断剂(如维拉帕米、硝苯地平),吗啡类拮抗剂(如纳洛酮),氧自由基清除剂(如超氧化物歧化酶)等。

【常见护理诊断/合作性问题】

1. **体液不足** 与大量失血、失液有关。
2. **组织灌注量改变** 与大量失血、失液引起循环血容量不足所致的心、肺、脑、肾及外周组织血流减少有关。
3. **气体交换受损** 与心输出量减少、组织缺氧、呼吸型态改变有关。
4. **有感染的危险** 与免疫力降低有关。
5. **有受伤的危险** 与烦躁不安、意识不清、疲乏无力等有关。

视频:休克的治疗

【护理目标】

1. 病人体液能维持平衡,生命体征平稳。
2. 病人的组织灌注量得到改善。
3. 病人呼吸道通畅,气体交换正常。
4. 病人免疫力增强,感染得以预防或无感染表现。
5. 病人未发生意外损伤。

视频:休克病人的护理诊断/问题

【护理措施】

(一)非手术治疗病人的护理及术前护理

1. **一般护理**

(1) 体位:将病人头和躯干抬高20°~30°,下肢抬高15°~20°,可增加回心血量及改善脑血流。严重休克时宜取平卧位,以利脑部血液供应。

(2) 保持呼吸道通畅:观察病人的呼吸型态,了解缺氧程度。及时清除气道分泌物,病情许可时,鼓励病人做深呼吸及有效咳嗽。协助病人做双上肢运动,促进肺的扩张,改善缺氧状况。昏迷病人,头应偏向一侧或置入通气管,以免舌后坠或呕吐而引起误吸。

（3）增进舒适和休息：调节适宜的环境温度，以 18～20℃ 较好，不应过高或过低。保持环境安静，减少不必要的活动，让病人充分休息。

（4）改善营养状况：能进食者可给予高热量、高维生素的流质饮食，不能进食者给予鼻饲或静脉营养支持。

链接护考（2018 年护考真题）

刘先生，注射青霉素后感到胸闷、气急。护士发现病人面色苍白、冷汗、发绀，血压 60/40 mmHg。此时，护士应立即为病人安置（　　）

A. 半坐卧位　　　　　B. 中凹卧位　　　　　C. 头低足高位

D. 头高足低位　　　　E. 截石位

答案：B

解析：判断刘先生发生过敏性休克，护士安置休克体位，将病人头和躯干抬高 20°～30°，下肢抬高 15°～20°，即中凹卧位，可增加回心血量及改善脑血流。

2. **补充血容量，恢复有效循环血容量**

（1）**建立静脉通道**：迅速建立 1～2 条静脉输液通道。如周围血管萎陷或肥胖病人静脉穿刺困难，则应立即行中心静脉插管，可同时监测 CVP。

（2）合理补液：一般先快速输入晶体液，如生理盐水、平衡盐溶液、葡萄糖溶液，以增加回心血量和心排血量；再输胶体液，如全血、血浆、白蛋白等，以减少晶体液渗入血管外第三间隙。根据血流动力学监测情况调整输液速度（表 4-2）。

表 4-2　中心静脉压与补液的关系

中心静脉压	血压	原因	处理原则
低	低	血容量严重不足	加快补液速度
低	正常	血容量不足	适当补液
高	低	心功能不全或血容量相对过多	给强心药，纠酸，舒张血管
高	正常	容量血管过度收缩	舒张血管
正常	低	心功能不全或血容量不足	补液试验*

注：*补液试验：取等渗盐水 250 ml，于 5～10 分钟内经静脉滴入，若血压升高而 CVP 不变，提示血容量不足；若血压不变而 CVP 升高 3～5 cmH₂O，则提示心功能不全。

（3）记录液体出入量：输液时，尤其在抢救过程中，要有专人准确记录输入液体的种类、数量、时间、速度等，并详细记录 24 小时液体的出入量作为后续治疗的依据。

3. **病情观察**　每 15～30 分钟测体温、脉搏、呼吸、血压 1 次。观察病人的意识状态、皮肤色泽、肢端温度、瞳孔及尿量等变化。若病人从烦躁转为平静，淡漠迟钝转为对答自如，唇色红润，肢体转暖，尿量>30 ml/h，提示休克好转。

4. **用药护理**

（1）血管活性药物的应用：**在充分容量复苏的前提下需应用血管活性药物**，以维持脏器灌注压。应用过程中，严密监测血压的变化，及时调整输液速度，预防血压骤降引起不良后果。使用时从低浓度、慢速度开始，每 5～10 分钟测 1 次血压，待血压平稳后每 15～30 分钟测 1 次，并按药物浓度严格控制滴速。血压平稳后,逐渐降低药物浓度,减慢速度后逐渐撤除,以防突然停药引起不良反应。用药过程中需注意保护血管,加强巡视,严防药液外渗。

(2) 强心药的使用:对于有心功能不全的病人,应遵医嘱给予增强心肌功能的药物。用药过程中,注意观察心率变化及药物的不良反应。

5. 对症护理

(1) 保持正常体温:密切观察体温变化,如有异常,及时处理。适当保暖,休克时体温降低,应予以保暖,可通过盖棉被、毛毯等措施,或提高室温来保暖。**切忌应用热水袋、电热毯等进行体表加温**,以防烫伤及皮肤血管扩张,使心、肺、脑、肾等重要脏器的血流灌注进一步减少。此外,加热可增加局部组织耗氧量,加重缺氧,不利于休克的纠正。

视频:休克病人扩容的护理

(2) 改善缺氧状况:遵医嘱给予吸氧。必要时配合医师进行气管插管或气管切开,以及使用呼吸机辅助呼吸,加强相应护理。

(3) 预防感染:休克时机体免疫力下降,容易继发感染,应注意预防。

(4) 预防意外损伤:对于烦躁或意识不清的病人,应加床栏以防坠床;必要时可将四肢用约束带固定于床旁。

链接护考(2013年护考真题)

李先生,50岁。重症肺炎并发感染性休克入院。护士配合抢救时实施静脉输液的过程中**错误**的是( )

A. 尽快建立两条静脉通道

B. 妥善安排输液顺序

C. 输液量宜先少后多

D. 输入血管活性药物时应根据血压随时调整滴速

E. 保持输液通畅,防止药液外渗

答案:C

解析:休克病人,静脉输液遵循的原则是先快后慢,因此输液量应先多后少。

6. 心理护理 护理过程中,护理人员应保持镇静的态度和适度的关心,意识清醒的病人需注意其心理反应,并应给予家属必要的心理支持,使其情绪稳定,积极配合各项抢救措施,及时做好解释,尊重病人及其家属的知情同意权。

(二) 术后护理

1. 体位与休息 根据麻醉方式确定体位。全身麻醉未清醒病人一般采取去枕平卧头偏向一侧。适当卧床休息,视病情下床活动。

2. 病情观察 密切观察病情变化,有问题及时与医师沟通。

3. 加强营养支持,维持体液平衡 补充血容量,维持水、电解质及酸碱平衡。根据具体情况进行饮食指导。

4. 用药护理 遵医嘱用药(抗感染、止血药等),注意用药后效果与反应。

5. **对症处理** 呕吐、高热者给予相应处理。

6. **专科护理** 做好伤口及各种引流的护理。有效预防并发症。

（三）健康教育

1. 加强自我保护，避免受伤或意外事故。
2. 掌握常见意外伤害的自救知识。
3. 如出现大量失血、频繁呕吐、剧烈腹泻及严重感染等易致休克病因，应及时到医院就诊。

【护理评价】

通过治疗和护理，病人是否达到了护理目标：① 生命体征平稳，血容量充足，尿量正常。② 组织灌注量改善，器官功能得到改善或恢复正常。③ 维持正常的气体交换功能，酸碱平衡失调得到纠正，血气分析在正常范围。④ 无感染发生。⑤ 无意外发生损伤。

第二节 低血容量性休克病人的护理

低血容量性休克主要是由大量出血、体液丢失或体液积聚在第三间隙，导致有效循环血量减少引起。由大血管破裂或脏器出血引起的休克，称为失血性休克；各种损伤或大手术后同时失血失液引起的休克，称为创伤性休克。

【护理评估】

（一）健康史

了解有无导致病人循环血容量锐减的因素，如肝脾破裂出血、上消化道出血、异位妊娠破裂出血、动脉瘤破裂出血等。有无短期内大量的体液丢失，剧烈呕吐、严重腹泻、肠梗阻、大出汗等。评估病人有无严重外伤，如大面积撕脱伤、严重烧伤、全身多发性骨折，挤压伤或大手术等。

（二）身体状况

评估病人的意识状态、皮肤黏膜色泽与温度、生命体征、周围循环状况及尿量，密切监测休克病情的严重程度及发展变化。

1. **意识和表情** 意识状态可反映脑组织灌流和全身循环情况。**休克早期病人可出现轻度兴奋，烦躁不安或焦虑、紧张；**加重时出现表情淡漠、意识模糊、反应迟钝，甚至昏迷。

2. **皮肤黏膜色泽及温度** 皮肤黏膜色泽、温度常反映体表灌流情况。应特别注意病人面颊、口唇、甲床和耳垂等部位的色泽、温度和湿度。若皮肤黏膜从苍白转为青紫、湿冷，提示病情加重；从青紫发展至皮下瘀点、瘀斑，常表明已有DIC可能。反之，如发绀减轻、色泽红润，肢体皮肤干燥、温暖，说明休克好转。

3. **生命体征**

（1）脉搏：**休克时脉搏加快常出现在血压下降之前，故常作为早期判断休克的重要体征之**

一。随着病情的发展,脉搏细速或出现心律失常,甚至摸不到。

(2) 血压与脉压:血压监测是休克病情监测最重要、最基本的内容,观察时尚需注意脉压的变化。**休克早期**,由于循环系统的代偿反应,血压常正常或接近正常,但可有**脉压的缩小**。通常认为收缩压低于 90 mmHg、脉压小于 20 mmHg 是休克存在的证据。应定期测量血压并进行比较,必要时还可进行有创血压监测。临床观察中,还经常用到**休克指数**,即脉率与收缩压(mmHg)的**比值**,可粗略反映有无休克及其程度。当该指数为 **0.5 时,说明无休克**;若超过 **1.0~1.5,提示存在休克**;在 **2.0 以上常为严重休克**。

(3) 呼吸:注意呼吸频率、节律及幅度。休克早期,呼吸常较快,并可有代偿性过度通气情况。休克加重时呼吸急促、表浅、不规则。若呼吸增至 30 次/分以上或 8 次/分以下,呼吸费力,进行性呼吸困难,严重发绀等,均为病情危重的信号。

(4) 体温:休克病人大多体温偏低,但若体温突升至 40℃以上或骤降至 36℃以下,预示病情危重。

4. 尿量及尿比重 尿量不仅可反映肾脏的血液灌注情况,同时也是反映组织灌注最佳的有定量意义的指标,而尿比重对于鉴别少尿是由于血容量过低还是肾器质性病变所致很有价值。尿量每小时<25 ml,尿比重高,说明血容量不足;血压正常,但尿量仍少(<17 ml/h),尿比重降低(<1.016),提示可能发生急性肾衰竭;尿量稳定在每小时 30 ml 以上时,说明休克已纠正。

(三) 心理-社会状况

了解病人及其家属的情绪反应,评估他们对疾病、治疗和预后的认知情况及心理承受能力。

(四) 治疗原则

1. 补充血容量 根据血压和脉搏的变化估计失血量。首先,经静脉快速滴注平衡盐溶液和人工胶体溶液,其中,输入胶体溶液更容易恢复血管内容量和维持血流动力学的稳定,同时能维持胶体渗透压,持续时间也较长。随着血容量补充和静脉血流的恢复,组织内积蓄的乳酸进入循环,应给予碳酸氢钠纠正酸中毒。还可输注高渗盐水,以扩张小血管,改善微循环、增强心肌收缩力。

2. 止血 若在补充血容量的同时仍有出血,应积极控制出血。临时止血措施有包扎止血,止血带止血,三腔二囊管压迫止血等。对于肝脾破裂、急性上消化道出血病人,应积极做好术前准备,尽早实施手术止血。

【护理措施】

1. 积极处理危及生命的情况 迅速控制出血,保持呼吸道通畅,妥善固定伤肢,采取休克体位,维持病人生命体征稳定。

2. 维持体液平衡 迅速建立静脉通道,合理安排补液种类、量及速度。

3. 严密观察病情变化 对需手术者,协助医师尽快做好术前准备。

4. 其他护理措施参见本章第一节概述的相关内容。

视频:失血性休克的治疗原则

第三节 感染性休克病人的护理

感染性休克(septic shock)是指由于病原体(如细菌、真菌或病毒等)侵入人体,向血液内释放毒素,导致循环障碍、组织灌注不良而引起的休克。

【病因分类】

常继发于以释放内毒素的革兰阴性菌为主的感染,如急性腹膜炎、绞窄性肠梗阻、胆道感染及泌尿系感染等,又称为内毒素性休克。感染性休克按血流动力学改变分为低动力型休克和高动力型休克。

【病理生理】

内毒素与体内的补体、抗体或其他成分结合后,可刺激交感神经引起血管痉挛并损伤血管内皮细胞,且内毒素促使组胺、激肽、前列腺素及溶酶体酶等炎症介质释放,引起**全身炎症反应**(**SIRS**):① 体温>38℃或<36℃。② 心率>90次/分。③ 呼吸急促>20次/分,或过度通气。④ 白细胞计数>$12×10^9$/L,或未成熟白细胞比例>10%。

1. **低动力型休克** 又称为低排高阻型休克。临床常见,可由革兰阴性菌引起,或见于革兰阳性菌感染的休克晚期。其病理生理变化为外周血管收缩,阻力增高,微循环淤滞,毛细血管通透性增高,渗出增加,造成血容量和心排血量减少,故称为**冷休克**。

2. **高动力型休克** 又称为高排低阻型休克。临床少见,由革兰阳性菌感染引起的休克早期。其病理生理变化为外周血管扩张,阻力降低,动-静脉短路开放增多,心排血量正常或增加,因此皮肤温暖干燥,故称为**暖休克**。

链接护考(2013年护考真题)

王先生,42岁,因"急性梗阻性化脓性胆管炎"急诊入院。寒战,体温骤升至41℃,脉搏112次/分,血压85/65 mmHg,其休克类型为(　　)

A. 感染性休克　　　B. 低血容量性休克　　　C. 心源性休克
D. 神经源性休克　　E. 过敏性休克

答案:A

解析:病人患急性梗阻性化脓性胆管炎,脉搏增快,血压降低,高热,是感染性休克的暖休克。

【护理评估】

(一)健康史

了解病人有无腹腔内感染的因素,如急性腹膜炎、绞窄性肠梗阻、胆道感染及泌尿系感染等。

(二) 身体状况

低动力型休克与高动力型休克的症状与体征不同(表4-3)。

表4-3 低动力型休克和高动力型休克的区别

临床表现	低动力型(冷)休克	高动力型(暖)休克
意识	烦躁不安或淡漠、嗜睡	清醒
皮肤颜色	苍白或发绀	淡红或潮红
皮肤温度	湿冷	温暖、干燥
毛细血管充盈时间	延长	1～2秒
脉搏	细速	慢而有力
脉压/mmHg	<30	>30
尿量/ml·h^{-1}	<25	>30

(三) 心理-社会状况

评估病人及其家属对感染性休克的认知程度,有无因病情严重导致的焦虑、恐惧和悲观情绪,了解家属是否提供足够的经济和心理支持。

(四) 治疗原则

1. 补充血容量 首选平衡盐溶液,配合适当的胶体,如血浆或全血,恢复循环血量。

2. 控制感染 对病原菌尚未明确的病人,应根据临床判断应用抗生素,或选用广谱抗生素,以后依据药敏试验结果进行调整。处理原发病灶是治疗休克的根本措施,应尽早清除感染病灶及坏死组织,或及时引流脓液,抗生素治疗不能替代手术治疗。

3. 纠正酸碱平衡失调 感染性休克常伴有严重的酸中毒,补充血容量的同时,经另一静脉通道输注5%碳酸氢钠溶液200 ml,并依据动脉血气分析值做调整。

4. 应用血管活性药物 经补充血容量、纠正酸中毒后休克仍未好转者,应使用血管活性药物,如山莨菪碱、多巴胺等。心功能受损的病人,给予强心药改善心功能。

5. 应用糖皮质激素 感染性休克早期可大量应用糖皮质激素,用量可达正常量的10～20倍,连续使用时间不宜超过48小时,否则会发生急性胃黏膜损害或免疫抑制等严重并发症。

6. 其他治疗 包括营养支持,处理并发的DIC及重要器官功能障碍等。

【护理措施】

1. 密切观察病情变化 外科感染病人若体温升高40℃以上或突然降低,预示病情加重。当意识、面色、脉搏、血压、尿量相继发生改变时,需警惕发生感染性休克。

2. 遵医嘱应用抗生素 必要时采集标本做细菌培养。脓毒血症病人在寒战、高热发作时采集血标本检出率更高。

3. 对症处理 感染性休克高热时应予物理降温,可将冰帽或冰袋置于头部、腋下、腹股沟等处降温;必要时采用药物降温。

其他护理措施参见本章第一节概述。

小结

外科休克常见的有失血性休克及感染性休克。各类休克共同的病理生理基础是有效循环血容量锐减。休克可引起微循环的变化、代谢的改变及内脏器官的继发性损害。休克病人的典型表现是烦躁不安、面色苍白、四肢湿冷、脉搏细速、呼吸急促、血压下降、尿量减少。休克早期血压可不下降,但脉压减小。休克病人需立即采取治疗措施:扩容是抗休克最基本的措施,迅速建立1~2条静脉输液通道,给病人采取平卧位或中凹位,迅速止血,保持呼吸道通畅,纠正代谢性酸中毒,保持正常体温,禁止局部加温等。补充血容量的依据是中心静脉压及血压等变化,尿液是监测血容量的简单、有效指标,必须在补足血容量的基础上应用扩血管药物。感染性休克病人应短期大剂量应用糖皮质激素。

(马红蕊)

第五章　麻醉病人的护理

第五章　麻醉病人的护理 PPT

第五章　学习重点

第五章　思政案例

学习目标

知识目标：

1. 掌握局部麻醉、椎管内麻醉和全身麻醉病人的护理措施，以及局部麻醉、椎管内麻醉和全身麻醉病人并发症的预防和护理。
2. 熟悉局部麻醉、椎管内麻醉和全身麻醉的适应证和禁忌证。
3. 了解局部麻醉、椎管内麻醉和全身麻醉常用药物及麻醉方法。

能力目标：

1. 能对麻醉前病人进行正确的护理评估。
2. 学会运用所学的护理知识，对局部麻醉、椎管内麻醉和全身麻醉病人进行整体护理。

素养目标：

1. 具有人文关怀意识，慎独修养和珍视生命、严谨求实的工作态度。
2. 培养护理工作中认真负责、勤于观察的工作作风。

第一节 麻醉前护理

案例分析（一）

案例导入

> 张先生，31岁。因车祸致腹部损伤1小时入院。入院前1小时饱食后被摩托车撞伤右上腹部，被他人急送至急诊科，当时测血压75/55 mmHg，给予积极对症处理后病情略有好转。行床旁B超检查提示：肝破裂。遂收住肝胆外科，拟急症行腹腔镜下腹部探查术、肝修补术。
> 请思考：
> 1. 为该病人选择何种麻醉方法比较合适？
> 2. 该病人饱食状态下紧急接受手术，可能会发生什么情况？麻醉前应做好哪些准备工作才能尽可能地保障病人麻醉手术过程中的安全？
> 3. 在麻醉手术期间和麻醉后易发生哪些并发症？如何预防和护理？

麻醉（anesthesia）是应用药物或其他方法，使病人在手术时痛觉暂时消失，为手术创造良好条件的技术。根据麻醉作用部位和所用药物的不同，临床常将麻醉分为三大类，即局部麻醉、椎管内麻醉、全身麻醉。**理想的麻醉要求达到安全、无痛、精神安定和适当肌肉松弛**的目的。麻醉对手术必不可少，但麻醉对机体的生理功能有不同程度的干扰，如不加强术中管理可能会危及病人生命。因此，护理人员应熟悉临床麻醉的基础知识，做好麻醉前准备、麻醉中配合和麻醉后护理，从而更好地保障病人安全。

【护理评估】

（一）健康史

询问病人年龄、性别、饮食习惯、有无烟酒嗜好；有无麻醉手术史；有无药物过敏史；有无高血压、心脏病、糖尿病及肝肾疾病等病史；近期有无糖皮质激素、抗凝药等用药史。

（二）身体状况

1. 评估病人生命体征、意识、精神状态及营养发育状况。
2. 评估病人心、肺、肝、肾等重要器官功能状况。
3. 评估病人水、电解质和酸碱平衡状况。
4. 评估病人有无牙齿缺损、松动或义齿。
5. 评估病人脊柱有无畸形、穿刺部位有无皮肤感染。

（三）心理-社会状况

麻醉和手术常引起病人不同程度的焦虑、恐惧心理，评估病人对麻醉和手术的情绪反应程度。

（四）辅助检查

1. 实验室检查：血、尿、粪常规，出凝血时间，肝肾功能，电解质，乙肝六项、甲肝抗体、丙肝抗体等。

2. 心电图和胸部 X 线检查。

3. 针对疾病的专项检查。

目前临床常用美国麻醉医师协会（American Society of Anesthesiologists，ASA）的病情分级方法判断病人对手术和麻醉的耐受力。将手术前的病人情况分为 6 级，对病情的判断有重要的参考价值（表 5-1）。

表 5-1　ASA 病情分级和围术期死亡率

病情分级	标准	死亡率
Ⅰ	体格健康，发育营养良好，各器官功能正常	0.06%～0.08%
Ⅱ	除外科疾病外，有轻度并存疾病，功能代偿健全	0.27%～0.40%
Ⅲ	并存疾病较严重，体力活动受限，但尚能应付日常活动	1.82%～4.30%
Ⅳ	并存疾病严重，丧失日常活动能力，经常面临生命威胁	7.80%～23.0%
Ⅴ	无论手术与否，生命难以维持 24 小时的濒死病人	9.40%～50.7%
Ⅵ	确认为脑死亡，其器官拟用于器官移植手术供体	

注：急症病例在相应 ASA 分级后加注"急"或"E"，表示风险较择期手术增加。

一般认为，Ⅰ～Ⅱ级病人对麻醉和手术的耐受性良好，风险较小。Ⅲ级病人的器官功能虽在代偿范围内，但对麻醉和手术的耐受能力减弱，风险较大，如术前准备充分，尚能耐受麻醉。Ⅳ级病人因器官功能代偿不全，麻醉和手术的风险很大，即使术前准备充分，围术期的死亡率仍很高。Ⅴ级者为濒死病人，麻醉和手术都异常危险，不宜行择期手术。围术期的死亡率与 ASA 分级的关系密切。

视频：如何进行麻醉前的病情评估

【护理措施】

（一）一般护理

1. 提高病人对麻醉的耐受力　指导病人注意休息，保证睡眠；能进食者，麻醉前禁食，应指导病人加强营养，必要时遵医嘱补液、输血，以纠正营养不良、体液失调及贫血，从而提高病人对麻醉的耐受力。

2. 保障重要脏器功能　合并呼吸系统疾病者，术前进行肺功能检查，吸烟者戒烟至少 2 周，并进行呼吸功能锻炼，痰液黏稠不易咳出者给予雾化吸入稀释痰液，必要时遵医嘱应用抗生素控制肺部感染；合并心脏病者，应改善心功能；合并高血压者，应将血压控制在 160/100 mmHg 以下。总之，应做好术前准备，使重要器官功能处于较好的生理状态，从而为麻醉创造良好的条件。

3. 胃肠道准备　为预防麻醉后的呕吐和误吸，成年人择期手术，**麻醉前常规禁食 8～12 小时、禁饮 4 小时**。婴幼儿于麻醉前禁食（奶）4～8 小时，禁饮 2～3 小时。胃肠道手术者术前晚应灌肠或给缓泻剂。急症手术如时间允许亦应适当准备，术前未进食病人如需在全身麻醉（全麻）下施行手术时，可先做清醒气管插管，以主动控制呼吸道，避免误吸。

4. **麻醉物品准备** 麻醉前应常规准备好麻醉器械、药品,以保证麻醉顺利进行。器械准备包括吸引器、面罩、喉镜、气管导管、供氧设备、麻醉机、监测仪器等;药品包括各种麻醉药及各种急救药等。所有的麻醉器械和急救设备必须处于完好备用状态,即使是小手术或简单的麻醉操作,也应慎重对待。

(二)病情观察

1. **生命体征及重要脏器功能** 观察病人呼吸是否平稳,脉率、血压有无异常,心律是否规则,有无发热,重要器官功能是否处于较好的状态,病情是否平稳,能否按计划进行手术等。

2. **其他** 手术日晨了解女病人是否月经来潮;有无牙齿松动,义齿是否取出。

(三)麻醉前用药

麻醉前用药的目的是稳定病人情绪,减轻病人的焦虑和恐惧;抑制呼吸道腺体分泌,保持呼吸道通畅;减少麻醉药的副作用,消除因麻醉或手术引起的不良神经反射;提高病人痛阈,缓解术前疼痛,减少麻醉药的剂量,增强麻醉镇痛效果。常用药物有以下四类。

1. **催眠药** 常用巴比妥类药,具有镇静、催眠和抗惊厥作用,能预防局部麻醉药的毒性反应。常用苯巴比妥钠 0.1 g,麻醉前 30 分钟肌内注射。

2. **抗胆碱药** 具有抑制腺体分泌,减少呼吸道黏液和口腔唾液的分泌,解除平滑肌痉挛;抑制迷走神经兴奋,避免术中心动过缓或心搏骤停等作用,是全麻和椎管内麻醉前不可缺少的药物。常用阿托品,成年人用量为 0.5 mg,麻醉前 30 分钟肌内注射。因阿托品能加快心率、提高基础代谢率、抑制汗腺分泌影响机体散热,故**心动过速、甲状腺功能亢进症、发热**等病人不宜应用,必要时可改用东莨菪碱,0.3 mg 肌内注射。

3. **镇痛药** 具有镇痛作用,提高痛阈,可减少麻醉药的用量。术前不做常规用药,于局部麻醉前用药,可强化麻醉效果;椎管内麻醉前应用可减轻腹部手术中的内脏牵拉反应。成年人常用哌替啶 50~100 mg 肌内注射,或吗啡 5~10 mg 皮下注射。此类药物**易引起呼吸抑制**,故小儿、**老年人应慎用,孕妇、新生儿及呼吸功能不全者禁用**。

4. **安定镇静药** 具有镇静、催眠、抗焦虑、抗惊厥及中枢性肌肉松弛作用,并且可以预防局麻药中毒。成年人常用地西泮 5~10 mg,麻醉前 30 分钟肌内注射。

(四)心理护理

根据病人和家属的心理状况,采取适当的措施向病人和家属介绍麻醉的方法、实施过程及如何配合麻醉,告知在麻醉实施前需与麻醉师签署麻醉同意书。通过指导,使病人和家属对麻醉有正确的认识,减轻焦虑和恐惧,增强信心,以最佳心态接受并配合麻醉。

(五)健康教育

教会病人配合好麻醉前的各项护理工作,如麻醉前按时禁食禁饮,以减少麻醉中、麻醉后呕吐的可能性;卧位时如果发生恶心、呕吐,病人头部应偏向一侧防止误吸,同时放松情绪、深呼吸,配合护士清理口腔内呕吐物。

第二节 局部麻醉病人的护理

案例导入

案例分析（二）

> 王女士，56 岁。因左下肢体表肿块 3 个月入院。病人于入院前 3 个月无意中发现左下肢包块，当时未予诊治，近期自觉包块体积增大，为求进一步诊治而住院。初步诊断为：左下肢脂肪瘤。择期手术治疗，给予普鲁卡因行局部麻醉后，出现精神紧张、出冷汗、呼吸急促、心率增快，随后烦躁不安、肌肉震颤、血压升高。
>
> 请思考：
> 1. 病人出现这种情况最可能的原因是什么？
> 2. 如何对该病人进行急救和护理？

局部麻醉（local anesthesia）简称局麻，指麻醉药作用于周围神经系统，使相应区域的痛觉暂时消失。根据麻醉药物阻滞的部位不同分为**表面麻醉、局部浸润麻醉、区域阻滞麻醉、神经阻滞麻醉**。

【常用局部麻醉药】

局部麻醉药常用的有利多卡因、布比卡因、普鲁卡因和丁卡因，前两者属于酰胺类，后两者属于酯类。酯类可发生过敏反应，而酰胺类则极少引起过敏反应。应用中要注意药物的毒性、强度、使用浓度及最大剂量（表 5-2）。

表 5-2 常用局部麻醉药比较

药名	普鲁卡因	利多卡因	布比卡因	丁卡因
麻醉强度*	1	4	16	12
毒性*	1	4	10	12
表面麻醉	无作用	2%～4%	无作用	0.5%～1%
局部浸润	0.5%	0.25%～0.5%	少用	不用
神经阻滞	1%～2%	1%～2%	0.25%～0.5%	0.1%～0.3%
持续时间/min	45～60	60～120	180～360	120～180
最大剂量/mg	1 000	100（表面麻醉） 400（局部浸润、神经阻滞）	150	40（表面麻醉） 80（神经阻滞）

注：*麻醉强度和毒性以普鲁卡因为基准 1。

【常用局部麻醉方法】

1. **表面麻醉** 是将穿透力强的局麻药作用于黏膜表面，使其透过黏膜阻滞黏膜下的神经末梢而使黏膜麻醉的方法。常用2%～4%利多卡因,用于眼、鼻、咽喉等部位的手术,也可用于尿道、食管的内镜检查。

表面麻醉应使用浓度较高的局麻药,以保证快速而持久的麻醉作用,而眼内滴入或尿道灌注给药,则应选择浓度较低的局麻药,以防因局麻药物吸收过快而引起毒性反应。

2. 局部浸润麻醉　是将局麻药注射于手术区域的组织内,阻滞其中的神经末梢的麻醉方法。常用0.5%普鲁卡因、0.5%氯普鲁卡因或0.25%～0.5%利多卡因。

局部浸润麻醉操作要点:① 分层注射,注射前先在皮内推注少许麻醉药液形成皮丘,再经皮丘刺入,分层注射麻醉药。② 注药前回吸,经抽吸证实无回血后,方可继续注射给药。③ 为延缓局麻药物的吸收、延长作用时间、预防毒性反应、减少创面渗血,可在局麻药液内加入肾上腺素2.5 μg/ml;但老年人、高血压病人和四肢末梢手术者不用,以防引起意外或组织坏死。

3. 区域阻滞麻醉　是将局麻药注射在手术区域四周和基底部,阻滞通过手术区的神经纤维而使手术区域麻醉的方法。该法较适用于体表包块(如乳房良性肿瘤)切除术、头皮手术、腹股沟疝修补术等。其具有避免穿刺肿瘤组织、不影响局部解剖层次辨认等优点。常用药物和注药方法同局部浸润麻醉。

4. 神经阻滞麻醉　是将局麻药注入神经干、神经丛、神经节的周围,阻滞神经冲动的传导,使其支配的区域产生麻醉作用的方法。常使用穿透力强的麻醉药,如2%利多卡因或1%罗哌卡因,临床常用于颈丛、臂丛神经阻滞等。

【护理评估】

1. 健康史　评估病人有无局麻手术史,是否发生过局麻药的毒性反应和过敏反应等情况。
2. 身体状况　评估心、肺、肝、肾等器官功能,估计病人对局麻药物的耐受力,是否可以应用肾上腺素。
3. 评估有无局麻药的毒性反应发生　局麻药吸收进入血液循环,导致单位时间内血中局麻药浓度超过机体的耐受极限,就可发生毒性反应。

(1) 引起局麻药毒性反应的常见原因:① 一次用量超过机体的耐受量。② 误注入血管内。③ 作用部位血运丰富,局部吸收过快。④ 药物浓度过高。⑤ 病人因体质衰弱、特殊体质等原因而耐受力降低。⑥ 药物间相互影响使毒性增加。

(2) 毒性反应的临床表现:可分为兴奋型和抑制型。① 兴奋型:较多见,病人中枢神经和交感神经兴奋,表现为精神紧张,出冷汗、呼吸急促、心率增快。严重者表现为谵妄、狂躁、肌肉震颤、血压升高,甚至意识丧失、惊厥、发绀、心律失常、窒息和心脏停搏。② 抑制型:较少见,表现为嗜睡,呼吸浅慢,脉搏徐缓,血压下降。严重者可昏迷,心律失常,发绀,甚至休克和呼吸、心搏停止。

4. 评估有无局麻药的过敏反应发生　产生过敏反应的局麻药以酯类较多见,酰胺类极罕见。局麻药的过敏反应表现为荨麻疹、喉头水肿、支气管痉挛、低血压及血管神经性水肿等,严重者可发生过敏性休克而死亡。

【常见护理诊断/合作性问题】

1. 焦虑、恐惧　与面临麻醉及手术风险和对手术室的陌生环境有关。

视频:局部浸润麻醉

视频:神经阻滞麻醉

视频:局麻药毒性反应原因处理

2. 潜在并发症　局麻药毒性反应、局麻药过敏反应等。

【护理目标】

1. 病人焦虑或恐惧程度减轻。
2. 病人未发生并发症或并发症能被及时发现并处理。

【护理措施】

(一) 心理护理

观察病人对手术室陌生环境所产生的心理变化,以和蔼的态度接待病人,耐心询问和说明有关问题,让病人感到亲切可信,减轻其紧张、焦虑或恐惧。

(二) 饮食护理

麻醉前常规禁食禁饮,可以预防术中呕吐而引起的误吸。

(三) 局麻药毒性反应的护理

1. 局麻药毒性反应的预防　① 麻醉前应用镇静催眠药可预防或减轻局麻药的毒性反应。② 严格掌握一次限量,普鲁卡因一次用量不超过 1 g,利多卡因不超过 0.4 g,布比卡因不超过 0.15 g。③ 注药前回吸,防止注入血管。④ 血液循环丰富的部位,可在局麻药中加入肾上腺素 1∶(20万～40万),以减慢局麻药吸收,延长作用时间,但**高血压、心动过速、甲状腺功能亢进症者及末梢动脉供血部位不宜使用肾上腺素**。⑤ 根据病人具体情况或用药部位**酌情减量**。⑥ 注意配伍禁忌,避免药物间的相互作用。

2. 局麻药毒性反应的处理　发生毒性反应后,应立即停止用药;确保呼吸道通畅并吸入氧气;一般兴奋型病人,可用地西泮 0.1 mg/kg 肌内或静脉注射;抽搐和惊厥者静脉注射硫喷妥钠 1～2 mg/kg,气管内插管,机械通气;抑制型病人给予面罩吸氧,机械通气,静脉输液加适当血管收缩剂(如麻黄碱、间羟胺)以维持循环功能;如发生呼吸心搏骤停,立即给予心肺复苏术。

(四) 局麻药过敏反应的护理

1. 局麻药过敏反应的预防　预防过敏反应的关键是麻醉前询问药物过敏史和进行药物过敏试验。

2. 过敏反应的处理　一旦发生过敏反应立即抗过敏处理,对严重病人应立即遵医嘱静脉注射肾上腺素 0.2～0.5 mg,然后静脉给予糖皮质激素和抗组胺药。

(五) 麻醉后护理

局麻手术对机体影响较小,除术中可能出现毒性反应或过敏反应外,一般不需特殊护理。必要时适当静脉输液。门诊手术病人如术中用药较多,应嘱病人在手术室外休息,无异常反应 30 分钟后方可离去。

【护理评价】

通过治疗和护理,病人是否达到了护理目标:① 焦虑或恐惧程度减轻。② 未发生并发症或并发症被及时发现并处理。

第三节 椎管内麻醉病人的护理

案例分析(三)

案例导入

> 赵先生,25 岁。因转移性右下腹痛 3 小时入院。入院诊断:急性阑尾炎。给予积极术前准备,完善术前检查后,拟在硬膜外麻醉下行阑尾切除术,麻醉中拔出针芯时见有少许血液流出,未做回吸,注入试验剂量麻醉药,观察数分钟无特殊反应,再给予追加麻醉药剂量,10 分钟后发现病人呼之不应、呼吸停止、心搏骤停。
>
> 请思考:
> 1. 病人出现这种情况最可能的原因是什么?
> 2. 该如何进行急救和护理?

椎管内麻醉(intraspinal anesthesia)是将麻醉药注入椎管内的蛛网膜下隙或硬膜外隙,阻断部分脊神经的冲动传导,使一定区域的感觉、运动及反射消失(图 5-1)。分为蛛网膜下隙阻滞和硬膜外隙阻滞。椎管内麻醉时,病人意识清楚、镇痛效果确切,有一定的肌肉松弛作用,但可以引起血压下降、恶心、呕吐、呼吸抑制等不良反应。

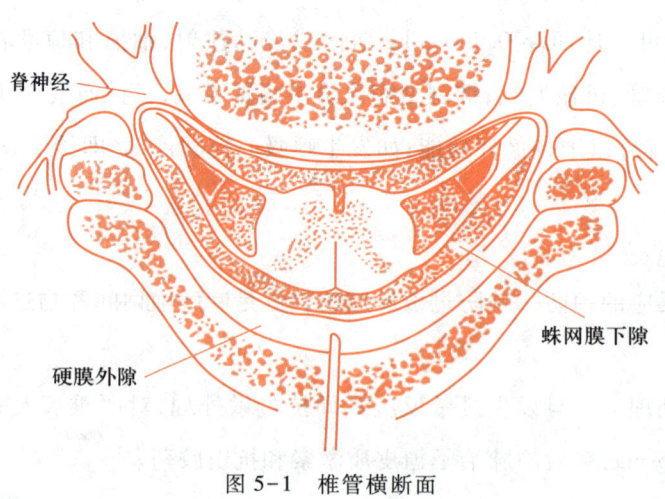

图 5-1 椎管横断面

一、蛛网膜下隙阻滞麻醉

蛛网膜下隙阻滞麻醉(简称腰麻)是将麻醉药注入蛛网膜下隙,阻滞部分脊神经的传导功能,使其所支配区域产生麻醉作用的方法。

1. **适应证** 适用于下腹部、盆腔、肛门、会阴部及下肢手术。此麻醉方法为一次性注药,维持时间较短,只适用于2~3小时的手术。

2. **禁忌证** ①中枢神经系统疾病,如脑脊膜炎、颅内压增高等。②血容量明显不足。③穿刺部位皮肤感染。④脓毒血症。⑤脊柱外伤或结核。⑥急性心力衰竭或冠心病发作。⑦精神病或小儿等不合作者。对老年人、心脏病、高血压等病人应严格控制用药量和麻醉平面。

3. **常用药物** 普鲁卡因、丁卡因或布比卡因,使用时常用5%葡萄糖溶液或脑脊液溶解,其比重较脑脊液高,称为重比重液;用注射用水溶解时,比重低于脑脊液,称为轻比重液。临床常用重比重液,有利于控制麻醉平面的高度。

4. **麻醉方法** 病人取**侧卧位、低头、弓腰、抱膝姿势**,使棘突间隙张开以利于穿刺(图5-2),常选择第3~4腰椎($L_3~L_4$)或第4~5腰椎($L_4~L_5$)间隙为穿刺点穿刺,见脑脊液流出后注入药物,调节病人体位以达到调节和控制手术所需麻醉平面。影响麻醉平面的因素很多,以药物剂量最为重要。此外,与药物的比重和容积有密切关系。

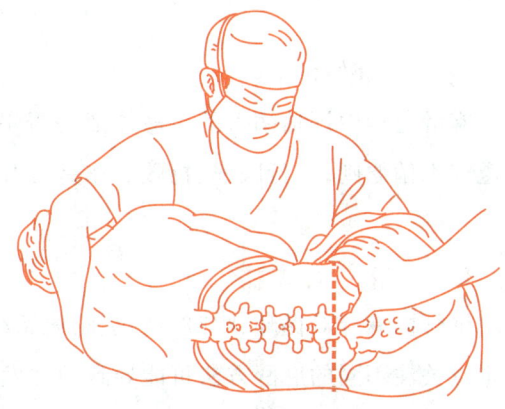

图5-2 蛛网膜下隙阻滞体位与穿刺点

二、硬脊膜外隙阻滞麻醉

硬脊膜外隙阻滞麻醉(又称为硬膜外麻醉)是将麻醉药注入硬膜外隙,阻滞部分脊神经,使其支配区域内产生麻醉作用的方法。有单次法和连续法两种,临床常用连续法。

1. **适应证** 适用于横膈以下的各种腹部、腰部和下肢手术,尤其适用于上腹部手术,也可用于颈、胸壁和上肢手术。

2. **禁忌证** 与腰麻相似。对中枢神经系统疾病、休克、穿刺部位皮肤感染、脊柱严重畸形或结核、凝血机制障碍等均列为禁忌证。对老年、妊娠、贫血、高血压、心脏病、血容量不足等病人,应谨慎应用,但是相对蛛网膜下隙阻滞影响较小。

3. **麻醉方法** 硬脊膜外隙阻滞麻醉常用的麻醉药为2%利多卡因、1%罗哌卡因、0.5%布比卡因。为延长麻醉时间,可在麻醉药液内加入肾上腺素。根据手术的部位选择穿刺点,一般硬脊膜外隙阻滞麻醉的范围可达到5个脊神经的支配范围。取侧卧、低头、弓腰、抱膝姿势,使棘突间隙张开以利穿刺。进入硬膜外隙后留置导管,退出穿刺针,麻醉中在导管内可随时注药,所以麻醉时间不受限制(图5-3)。

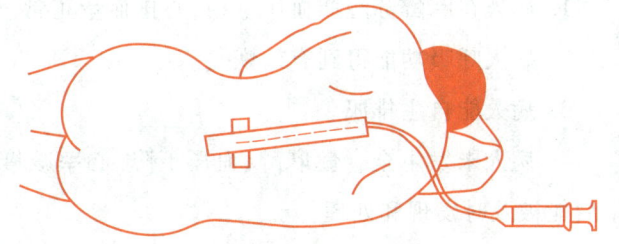

图5-3 硬脊膜外隙阻滞麻醉导管胶布固定

视频:硬膜外隙阻滞、蛛网膜下腔阻滞的操作方法

【护理评估】

(一)麻醉前评估

1. 心理状态　评估病人精神紧张、焦虑和恐惧的程度。
2. 麻醉前准备情况　评估病人是否按照要求禁食禁饮,是否接受了麻醉前用药,麻醉部位皮肤有无感染,脊柱有无畸形。
3. 生命体征　评估病人的体温、脉搏、呼吸、血压是否平稳等。
4. 麻醉或手术史　了解病人有无麻醉或手术史,注意局麻药过敏史。

(二)麻醉中评估

麻醉过程中评估病人的生命体征是否平稳;液体是否顺畅;有无麻醉意外发生;操作是否严格遵守无菌原则;执行医嘱、抢救工作是否及时、正确等。

(三)麻醉后评估

椎管内麻醉对循环、呼吸、消化、泌尿系统的生理功能都会产生不同程度的影响,因此麻醉后应重点关注不同的麻醉方法可能导致的并发症。如有无血压下降、呼吸抑制、全脊髓麻醉、恶心、呕吐等。

【常见护理诊断/合作性问题】

1. 心排血量减少　与麻醉后部分交感神经阻滞有关。
2. 低效性呼吸型态　与麻醉平面过高或硬膜外隙阻滞麻醉时麻醉药误入蛛网膜下隙所致的全脊髓麻醉有关。
3. 排尿异常:尿潴留　与骶神经被阻滞后恢复较晚、腹部和会阴手术后切口疼痛、病人不习惯卧床排尿等有关。
4. 潜在并发症　全脊髓麻醉、血压下降、心率减慢、呼吸抑制、恶心、呕吐(术中并发症)、腰麻后头痛(术后并发症)。

【护理目标】

1. 病人在麻醉苏醒期血压平稳,心排血量正常。
2. 病人呼吸功能得到有效恢复。
3. 病人能自主排尿。
4. 病人未发生全脊髓麻醉、血压下降、心率减慢、呼吸抑制、恶心、呕吐、头痛等并发症,或发生后能被及时发现和处理。

【护理措施】

(一)术中观察和护理

1. 严密观察病情　密切观察病人的呼吸、血压,一旦发生麻醉意外,立即配合麻醉师进行抢救,如给氧,辅助呼吸,应用血管收缩药,心肺复苏等。

2. 蛛网膜下隙阻滞麻醉(腰麻)术中并发症的护理

(1) 呼吸抑制:常出现于高平面腰麻的病人,麻醉平面越高,呼吸抑制越严重。因胸段脊神经阻滞,肋间肌麻痹,病人常表现为胸闷、气短、吸气无力、说话费力,胸式呼吸减弱,严重者可出现发绀。当全部脊神经被阻滞,即发生全脊髓麻醉,病人呼吸停止,血压下降,甚至心脏停搏。呼吸功能不全时应给予面罩吸氧或辅助呼吸。**一旦呼吸停止,应立即做气管内插管和辅助呼吸进行急救。**

(2) 血压下降、心率减慢:腰麻时血压下降可因脊神经被阻滞后麻醉区域的血管扩张,回心血量减少,心排血量降低所致。血压下降的严重程度与麻醉平面密切相关。若麻醉平面超过 T_4,心脏兴奋神经纤维被阻滞,迷走神经相对亢进,易引起心动过缓。血压明显下降者可快速静脉输液以扩充血容量,必要时可静注麻黄碱。心率过缓者可静脉注射阿托品。

(3) 恶心、呕吐:常见于① 麻醉平面过高,发生低血压和呼吸抑制,造成脑缺血缺氧而兴奋呕吐中枢。② 迷走神经亢进,胃肠蠕动增强。③ 牵拉腹腔内脏。④ 病人对术中辅助用药较敏感。应针对具体原因采取治疗措施,如提升血压,吸氧,麻醉前应用阿托品,暂停手术牵拉等。此外,氟哌利多、昂丹司琼等药物对恶心、呕吐也有一定的预防和治疗作用。

视频:腰麻后并发症的防治

3. 硬脊膜外隙阻滞麻醉(硬膜外麻醉)术中并发症的护理

(1) **全脊髓麻醉:是硬膜外阻滞麻醉(硬膜外麻醉)中最危险的并发症**,是由于硬膜外麻醉所用麻醉药的大部分或全部误注入蛛网膜下隙,引起全部脊神经被阻滞的现象。病人可在注药后几分钟内发生呼吸困难、血压下降、意识模糊或消失,继而呼吸和心搏停止。一旦发生全脊髓麻醉,应立即面罩加压给氧并紧急行气管内插管,施行辅助呼吸,加速输液,并以血管加压药维持循环稳定。心搏、呼吸停止时需立即给予心肺复苏术。为防止全脊髓麻醉的发生,施行硬膜外麻醉时,必须严格遵守操作规程,穿刺时仔细谨慎,导管置入硬膜外隙后应回吸无脑脊液,用药时必须给试验剂量,确定未误入蛛网膜下隙后方可继续给药。

(2) 血压下降、呼吸抑制、恶心、呕吐等并发症的防治与护理与腰麻相同。

(二) 术后观察和护理

1. **体位** 腰麻术后必须去枕平卧 **6~8 小时**,硬膜外麻醉术后平卧 **4~6 小时**,无需去枕。

2. **观察生命体征** 尤其是呼吸和循环功能,出血情况,恶心、呕吐等情况。

3. **腰麻术后并发症的护理**

(1) **头痛**:多发生于腰麻后 1~2 日,第 3 日最剧烈,可持续 10~14 日。特点是病人在抬头或坐起站立时头痛加重,平卧后减轻或消失。头痛部位不定,但以枕部最多,顶部和额部次之。常见原因是反复多次穿刺或穿刺针太粗,脑脊液从穿刺孔漏入硬膜外隙或体外,导致颅内压下降和颅内血管扩张而引起血管性头痛。蛛网膜下隙出血,某些麻醉药品或消毒时的碘酊随针带入脑脊液等,也可刺激脑膜而引起头痛。穿刺前皮肤上所涂碘酊用乙醇彻底脱碘,麻醉时选择细针穿刺,避免穿刺时出血,应用高纯度麻醉药,术中输入足量液体,**术后常规去枕平卧 6~8 小时等措施可预防头痛的发生**。发生头痛后,嘱病人平卧休息;必要时使用镇静、镇痛药或针刺太阳、合谷、印堂等穴位;顽固性头痛可向硬膜外隙注入生理盐水或右旋糖酐 15~30 ml。

(2) **尿潴留**：是腰麻后较常见的并发症。主要是支配膀胱的骶神经被阻滞后恢复较迟引起。下腹部或肛门会阴部手术后切口疼痛及病人不习惯床上排尿，也是发生尿潴留的重要因素。可采用热敷、针刺足三里、三阴交、关元等穴位，或肌内注射副交感神经兴奋药卡巴胆碱治疗，必要时留置尿管导尿。

4. 硬膜外麻醉术后并发症的护理

(1) **硬膜外血肿和截瘫**：若硬膜外穿刺和置管时损伤血管，可引起出血，血肿压迫脊髓可并发截瘫。应密切观察病人情况，一旦发生，应争取在血肿形成后8小时内进行椎板切开减压术，清除血肿。

(2) **硬膜外脓肿**：常因无菌操作不严格或穿刺针经过感染组织引起硬膜外隙感染并逐渐形成脓肿。表现为脊髓和神经根受刺激和压迫的症状，如放射性疼痛、肌无力及截瘫，并伴有感染征兆，应给予大剂量抗生素治疗，并尽早行椎板切开引流术。

【护理评价】

通过治疗和护理，病人是否达到了护理目标：① 麻醉苏醒期血压平稳，心排血量正常。② 呼吸功能恢复。③ 能自主排尿。④ 未发生并发症或被及时发现和处理。

第四节　全身麻醉病人的护理

案例导入

> 许先生，62岁。因剑突下疼痛不适半年，伴食欲减退。病人2个月前开始出现上腹不适、疼痛，食欲减退，有反酸、嗳气，服抗酸药无明显好转，2个月来体重下降3 kg。病人长期食用腌制食品，有吸烟史20年。经检查确诊为"胃癌"，拟在全身麻醉下行"胃癌根治术"。
>
> 请思考：
> 1. 病人在全身麻醉下可能出现哪些并发症？
> 2. 病人在麻醉复苏过程中出现低血压时，该采取哪些护理措施？

全身麻醉(general anesthesia)是麻醉药物经呼吸道吸入或静脉、肌内注射等途径进入人体内，产生中枢神经系统暂时抑制的麻醉方法，表现为意识消失、全身痛觉消失、反射活动减弱和一定程度的肌肉松弛。全身麻醉药对中枢神经的抑制作用是可控制、可逆转的，无时间限制，病人清醒后不留后遗症，与局部麻醉和神经阻滞比较，具有舒适、安全的优点，故适用于全身各个部位的手术。

【全身麻醉的方法】

按全麻药进入体内的途径不同分为吸入麻醉、静脉麻醉和复合麻醉。

1. **吸入麻醉**　是将气体或挥发性液体麻醉药经呼吸道吸入而引起全身麻醉作用的方法。挥发性麻醉药的麻醉性能强,吸入后病人意识、痛觉消失,能单独维持麻醉,但肌松作用并不满意,因此必要时可加用肌松药。全身麻醉常规进行气管内插管,并施行辅助或控制呼吸。

2. 静脉麻醉 是一种将静脉麻醉药注入病人静脉内,通过血液循环作用于中枢神经系统而产生全身麻醉的方法。目前所用的静脉麻醉药中,除氯胺酮外,多数都属于催眠药,缺乏良好的镇痛作用。因此,单一的静脉全身麻醉药仅适用于全身麻醉诱导和短小手术,而对复杂或时间较长的手术,多选择复合麻醉。

3. 复合麻醉 采用两种或两种以上全身麻醉药和(或)麻醉方法施行麻醉,称为复合麻醉,是当前临床研究和使用最广的一种麻醉方法。

(1) 全静脉复合麻醉:静脉麻醉诱导后,采用静脉镇静药、麻醉性镇痛药和肌松药复合应用。这既可发挥各种药物的优点,又可克服其不良作用,具有诱导快、操作简便、可避免吸入麻醉药引起的环境污染等优点。

(2) 静吸复合麻醉:全静脉麻醉的深度缺乏明显的标志,给药时机较难掌握。因此,一般在静脉麻醉的基础上,于麻醉渐浅时,间断吸入挥发性麻醉药。这既可维持相对麻醉稳定,又可减少吸入麻醉药的用量,且有利于麻醉后迅速苏醒。

【常用全身麻醉药】

1. 吸入全身麻醉药 常用吸入麻醉药有氧化亚氮、恩氟烷、异氟烷、七氟烷等(表5-3)。

表5-3 常用吸入麻醉药的理化性质和作用特点

药物名称	理化性质	作用特点
氧化亚氮	为不燃烧、不爆炸的气体	麻醉作用较弱,经常和其他麻醉药复合使用。毒性小,对循环系统抑制作用小,不刺激呼吸,对肝肾无影响
恩氟烷	为新的含卤素不燃烧的吸入麻醉药,化学性能稳定	麻醉效能较强,麻醉诱导和苏醒迅速。对中枢神经系统和心肌收缩力有抑制作用,对外周血管有轻度舒张作用,可引起血压下降和心率增快。对呼吸的抑制作用较强
异氟烷	为恩氟烷的异构体,物理性质稳定	麻醉效能强,诱导和苏醒快。对肝肾毒性低,对心血管功能影响小,有肌松作用。能抑制呼吸,可引起高热,价格高
七氟烷	无色透明液体,无刺激性,可溶于乙醇和乙醚,不溶于水,在空气中无可燃性	适用于小儿的麻醉诱导,麻醉苏醒迅速,对循环功能影响小,但对呼吸有抑制作用

视频:全身麻醉的方法

2. 静脉用全身麻醉药

(1) 氯胺酮:镇痛作用显著,静脉注射后30~60秒病人意识消失,作用时间为15~20分钟。可用于全身麻醉诱导、小儿基础麻醉。**主要不良反应有幻觉、噩梦及精神症状**,眼压和颅内压升高。

(2) 丙泊酚(异丙酚,普鲁泊福):具有镇静、催眠作用,有轻微镇痛作用,起效快,停药后苏醒快而完全。用于全身麻醉静脉诱导、复合麻醉维持、门诊手术的麻醉。不良反应为对静脉有刺激作用,对呼吸抑制作用也较明显,必要时应行人工辅助呼吸。

(3) 依托咪酯:为短效催眠药,无镇痛作用,作用方式与巴比妥类近似,起效快。主要用于全身麻醉诱导,适用于年老体弱和危重病人的麻醉,一般剂量为 0.15~0.30 mg/kg。注射后常可发生肌阵挛,对静脉有刺激性,术后易发生恶心、呕吐。

(4)羟丁酸钠:具有镇静和催眠作用,镇痛作用很弱。用于全身麻醉诱导和维持,也是一种很好的小儿基础麻醉药。适用于小儿、老年及体弱者。毒性低,不良反应也较少,但可引起锥体外系症状,用量过大时可抑制呼吸。

3. 全麻辅助用药　辅助药物可加强麻醉效能,其本身并无麻醉作用,但可减少麻醉药物的用量,从而使麻醉更平稳,安全性更大,常用药物有地西泮(安定)、咪达唑仑(咪唑安定)、氟哌利多(氟哌啶)、吗啡、芬太尼等。

4. 肌肉松弛药　又称为肌松药,是全身麻醉用药的重要组成部分,使用肌松药便于手术操作,减少深麻醉对病人的生理影响。肌松药无镇静、镇痛作用,不能单独应用,应在全身麻醉状态下辅助应用;使用肌松药后呼吸抑制,应进行气管内插管,并施行辅助或控制呼吸。常用肌松药有琥珀胆碱(司可林)、筒箭毒碱(管箭毒碱)、泮库溴铵(潘可罗宁)、维库溴铵(万可罗宁)、阿曲库铵(卡肌宁)等。

【全身麻醉深度的判断】

由于复合麻醉技术在临床的应用,给全身麻醉深度的判断带来困难。目前,通常将麻醉深度分为浅麻醉期、手术麻醉期和深麻醉期(表5-4),以作为全身麻醉深度判断的参考。

表5-4　通用临床麻醉深度判断标准

麻醉分期	呼吸	循环	眼征	其他
浅麻醉期	不规则 呛咳 气道阻力↑ 喉痉挛	血压↑ 心率↑	睫毛反射(-) 眼球运动(+) 眼睑反射(+) 流泪	吞咽反射(+) 出汗 分泌物↑ 刺激时体动反应
手术麻醉期	规律 气道阻力↓	血压、心率稳定, 刺激时无改变	眼睑反射(-) 眼球固定中央 无泪	刺激时无体动反应, 黏膜分泌物消失
深麻醉期	膈肌呼吸↑ 呼吸减弱 频率增加	血压↓	对光反射(-) 瞳孔散大	

【护理评估】

全身麻醉过程中,麻醉药物对呼吸系统甚至全身的影响比较大,病人可能出现中枢、循环、呼吸等方面意外。因此,全身麻醉病人护理的主要任务是保持静脉通路通畅,与麻醉师密切配合监测病人生命体征、尿量等变化,及时发现和协助处理异常情况,保证病人安全。

(一)呼吸系统并发症

1. 呼吸道梗阻

(1)呕吐与误吸:易发生于麻醉前未禁食禁饮、肠梗阻、胃扩张等病人。另外,某些麻醉药物刺激胃肠道或呕吐中枢也可引起呕吐。**呕吐物误吸入气道,可引起吸入性肺炎,甚至窒息。**

(2)舌后坠:麻醉后病人下颌、舌部肌肉松弛致舌体向后移动,堵塞咽部,可引起上呼吸道不全梗阻而出现鼾声。

(3) **呼吸道分泌物增多**：主要因手术前未应用抗胆碱药或用量过小、麻醉药物的刺激等均可导致呼吸道分泌物增多。病人可出现呼吸困难、发绀，听诊可闻及干、湿性啰音。

(4) **喉痉挛**：麻醉药物刺激或麻醉变浅可诱发喉痉挛。病人表现为吸气困难、发绀，喉部高调鸡鸣音。

2. 呼吸抑制　麻醉过浅或过深都会导致呼吸节律和深度的改变，出现肺通气量不足，尤其麻醉过深，可致呼吸减弱，甚至呼吸停止。

3. 肺不张和肺炎　在麻醉过程中，由于麻醉药和气管插管的刺激，使呼吸道分泌物增多，痰液阻塞支气管，是引起肺不张的主要原因；若麻醉前有呼吸道感染、吸烟史等，均可引起肺炎。

视频：全身麻醉的并发症

（二）循环系统并发症

1. 血压下降　常见原因是麻醉过深、血容量不足、术中大量失血失液、手术牵拉内脏反应或直接刺激迷走神经引起反射性的低血压及心率减慢。

2. 心律失常　是麻醉和手术中最严重的意外情况。手术刺激、低血容量、缺氧及高碳酸血症，可引起心动过速；内脏牵拉反应、体温过低可引起心动过缓；原有器质性心脏疾病术前未纠正、麻醉过浅或过深、高钾或低钾血症等病人，在术中或术后更容易发生心律失常，甚至心脏停搏。

（三）神经系统并发症

1. 高热与惊厥　常见于小儿，主要是因为婴幼儿的体温调节中枢尚未发育健全、全身麻醉药的不良反应，引起中枢性体温失调而出现高热，甚至发生惊厥。严重者可导致呼吸和循环功能衰竭而死亡。

2. 苏醒延迟或不醒　全麻后苏醒时间的长短与麻醉药种类、麻醉深浅程度、有无呼吸和循环系统并发症等因素有密切关系。**有眼球活动，睫毛反射恢复，瞳孔稍大，呼吸加快，甚至有呻吟、躁动，是病人即将苏醒的表现**，此时易发生意外损伤。若病人术后长时间昏睡不醒、瞳孔散大，是麻醉过深或继发性脑损伤的表现。

【常见护理诊断/合作性问题】

1. 有窒息的危险　与麻醉前未禁食、禁饮及分泌物增多等有关。
2. 心排血量减少　与麻醉前病人的血容量不足、体液平衡失调及麻醉过深等有关。
3. 体温过高或过低　与手术、麻醉和输液反应等有关。
4. 有受伤的危险　与病人的意识障碍、躁动有关。

【护理目标】

1. 病人能保持呼吸道通畅，无窒息发生。
2. 病人心排血量恢复正常，体液平衡。
3. 病人体温正常。
4. 病人无意外损伤发生。

【护理措施】

1. **密切观察病人病情** 全身麻醉苏醒前,由专人守护病人,每15~30分钟测血压、脉搏、呼吸1次,直至病人完全清醒,循环和呼吸稳定。

2. **维持呼吸功能**

(1) **呕吐与误吸**:通常发生在麻醉诱导期和苏醒期。术前严格禁食、禁饮,使胃充分排空;肠梗阻或饱食病人,应插胃管吸除胃内容物;饱胃者采用清醒气管插管。一旦发生误吸,应立即将病人置于头低位,头偏向一侧,以防呕吐物进入呼吸道,并及时清除口咽部的呕吐物,必要时立即气管插管,反复吸除气管内的异物。

(2) **舌后坠**:当出现鼾声时,用手**托起下颌**以解除呼吸道梗阻,**必要时插入口咽或鼻咽通气管**。

(3) **喉头水肿**:多发生于婴幼儿及气管插管困难者,也可因手术牵拉或刺激喉头引起。轻者遵医嘱静脉注入地塞米松或雾化吸入肾上腺素;严重者应紧急行气管切开。

(4) **喉痉挛**:应去除诱因,经面罩加压给氧,严重者可经**环甲膜穿刺给氧**,在手术中可以加深麻醉深度或给予肌松药,再行气管插管,以麻醉药控制呼吸。

(5) **肺不张**:术前戒烟,给予抗胆碱药减少呼吸道分泌物,术后镇痛、鼓励病人咳嗽和深呼吸,痰多而黏稠者应稀释痰液,以利痰液排出。

(6) **呼吸抑制**:一旦发生呼吸抑制应立即加压给氧,必要时采取气管插管机械通气。

3. **维持循环功能**

(1) **低血压和高血压**:应调整麻醉深度,同时补充血容量,必要时通过尿量、中心静脉压监测来指导输血、输液。术中减少内脏牵拉,应用利多卡因阻滞内脏神经。高血压除与病人原有疾病有关外,还可与麻醉过浅,镇痛药用量不足,未能控制手术刺激而引起强烈反应有关。

(2) **心律失常**:手术牵拉内脏,因迷走神经反射导致心动过缓,严重时导致心搏骤停,应立即停止手术操作,使用抗心律失常药物治疗。

(3) **心搏骤停**:一旦发生,即刻行心脏按压和人工呼吸,在手术中可以开胸进行心脏按摩。

4. **维持体温正常** 婴幼儿由于体温调节中枢尚未发育完善,体温极易受环境温度影响。如高热不及时处理,可引起抽搐,甚至惊厥。因此,小儿麻醉应注意体温监测,一旦体温升高,应积极物理降温,头部加冰帽,以防止脑水肿。如发生抽搐,应立即吸氧,保持呼吸道通畅,并可静脉注射小剂量镇静药。如体温过低,应注意保暖,如无休克可用热水袋保暖。

5. **防止意外损伤** 全身麻醉苏醒前应专人守护病人。对小儿及躁动病人需加床栏,必要时适当加以约束。

6. **麻醉恢复室的护理**

(1) **恢复室的准备要求**:应邻近手术室,有氧气、负压吸引管道、心电监护仪等,床头备消毒吸引盘、氧气面罩、氧气管等。室内备通气道、气管插管、气管切开包、呼吸机等辅助呼吸器材,除颤器、起搏器、药品齐全的急救车、换药车等。

(2) **评定病人苏醒进展**,达到以下标准可转回病房:① 意识清醒,有定向力,回答问题正确。② 呼吸平稳,能深呼吸及咳嗽,$SpO_2>95\%$。③ 血压及脉搏稳定30分钟以上,心电图无严重心律失常和 ST-T 改变。

【护理评价】

通过治疗和护理,病人是否达到了护理目标:① 呼吸道通畅,未发生窒息。② 体液平衡。③ 体温维持正常。④ 未发生意外损伤。

第五节 术后镇痛护理

案例导入

> 廖先生,56岁。因腹痛、寒战、高热、黄疸入院。入院诊断为胆总管结石伴感染,并在全身麻醉下行胆总管切开取石、T形管引流术。现为术后第2日,病情恢复中,诉伤口疼痛,无法忍受。T 38.5℃,P 90次/分,R 22次/分,BP 90/60 mmHg;皮肤巩膜轻度黄染,腹平软,无压痛、反跳痛和肌紧张。血白细胞计数 7.8×10^9/L,中性粒细胞比例70%;血 Na^+ 140 mmol/L,K^+ 3.6 mmol/L。
>
> 请思考:
> 1. 病人目前主要的护理诊断/合作性问题有哪些?
> 2. 应给予哪些护理措施?

案例分析(五)

【术后疼痛的原因】

1. **身体部位的伤口** 伤口是引起疼痛的直接原因。术后疼痛的程度与病情、病程、手术类型、手术时间、麻醉方法有关。

2. **体位影响** 术后病人由于麻醉后去枕平卧,加上常规静脉输液,留置尿管,不活动、不翻身,呈固定仰卧位,使疼痛加重。

3. **精神因素影响** 病人过度担心手术会影响以后的身体健康;肿瘤患者,则怀疑自己是否患有恶性肿瘤;有的病人担心日后的工作、生活和家庭关系等,紧张、多虑的情绪导致复杂的心理变化,因此加重了疼痛。

4. **其他因素影响** 如受术者的性别、年龄、文化程度、家庭经济条件、家庭态度等,均会影响疼痛的程度、范围及持续时间。

【术后镇痛方法】

1. **药物镇痛** 目前,全球公认的疼痛治疗三阶梯方法:① 轻度疼痛:可选用非阿片类药物。② 中度疼痛:可选用弱阿片类药物或低剂量的强阿片类药物,并可联合应用非甾体抗炎药(non-steroidal anti-inflammatory drug,NSAID)以及辅助镇痛药物(镇静剂、抗惊厥类药物和抗抑郁药等)。③ 重度疼痛:首选强阿片类药,并可合用 NSAID 以及辅助镇痛药物(同上)。

2. **镇痛泵镇痛** 若病人达到重度疼痛时,药物止痛不能达到良好的效果时,目前推荐使用鞘内镇痛泵植入术。方法如下:① 持续镇痛:以镇痛泵持续输入小剂量镇痛药。② 病人自控镇痛

知识拓展:术后镇痛的意义

（patient controlled analgesia，PCA）：病人感觉疼痛时，通过按压计算机控制的微量泵按钮，向体内注射事先设定的药物剂量进行镇痛，给药途径以静脉、硬膜外最为常见，常用药物有吗啡、芬太尼、曲马多或合用 NSAID 等。

3. 其他　物理疗法、神经电刺激以及心理治疗等。

【并发症及护理】

1. 恶心、呕吐　主要原因为术前用药、麻醉操作、术中、术后镇痛用药、术后短期因素（噪声和运动）、手术种类和部位、空腹与否等。减少恶心、呕吐的方法：避免长时间禁食、缺氧，使用止吐药，补足血容量。

2. 呼吸抑制　阿片类药物能降低正常人的呼吸频率和幅度。防治方法是加强生命体征的监测，尤其是 SpO_2 的监测。当病人呼吸频率变慢时，应引起注意。若病人嗜睡，应密切注意呼吸的特点。当有轻度呼吸道梗阻且病人易被唤醒时，可以鼓励病人选择一个最适合的体位，保持气道通畅；同时增加氧供，甚至控制通气。一旦疑有呼吸抑制，立即检查病人的意识状态和皮肤颜色、气道是否通畅、肌力如何、是否有共济失调。紧急时行人工呼吸，以纳洛酮 0.2～0.4 mg 静脉注射。

3. 嗜睡　出现在病人无痛时，是病人由痛到无痛的重要标准，要严密观察病人的意识变化，轻度嗜睡对病人休息有益。但一定要防止中度以上嗜睡，病人持续嗜睡可唤醒或不易唤醒，这反映病人体内镇痛药血药浓度已超过疼痛治疗需要，需立即通知医师，适量减少泵注药量，以防嗜睡而掩盖其他病情。

4. 皮肤瘙痒　遵医嘱停药（镇痛药）或用药（苯海拉明等抗组胺药及抗过敏药），严重者可以用纳洛酮。

5. 内脏运动减弱　发生尿潴留时予以留置导尿。若消化道排气延迟，甲氧氯普胺（灭吐灵）能促进胃肠运动，在减轻恶心、呕吐症状的同时减轻胃潴留。可通过术后早期起床活动预防内脏运动减弱。

【护理措施】

1. 观察病人疼痛的时间、部位、性质和规律。
2. 正确评估病人疼痛的级别。
3. 鼓励病人表达疼痛的感受，简单解释切口疼痛的规律。
4. 尽可能地满足病人对舒适的需要，如协助变换体位，减少压迫等。
5. 指导病人正确运用非药物镇痛方法，减轻机体对疼痛的敏感性，如分散注意力等。
6. 大手术后 1～2 日内，可持续使用 PCA 进行镇痛。
7. 遵医嘱给予镇静、镇痛药，如地西泮、布桂嗪、哌替啶等。
8. 在指导病人开展功能活动前，一方面告知其早期活动的重要性，取得配合，另一方面还要根据病人的身体状况，循序渐进地指导其开展功能活动。若病人因疼痛无法完成某项功能活动，应及时终止该活动并采取镇痛措施。
9. 紧急处理：遇呼吸抑制、心搏骤停的紧急情况，立即进行心肺复苏，同时请麻醉科会诊，参与抢救。

视频：疼痛的评估方法

小结

麻醉是指用药物或其他方法使病人的全身或局部暂时失去感觉,以达到无痛的目的,为手术治疗或其他医疗检查及治疗提供条件。麻醉药物对机体的生理功能会产生不同程度的干扰,甚至危及生命。麻醉前应全面评估病人,明确其对麻醉及手术的耐受情况,认真做好麻醉前准备(心理护理,增强病人对麻醉和手术耐受力,饮食护理和麻醉前用药等);麻醉过程中应严密监测呼吸、循环、神经等重要系统脏器的功能,维持和调控病人的生理功能,及时发现并处理麻醉意外等并发症,麻醉后应关注病人的复苏状况,做好麻醉苏醒期的护理(病情观察,维持呼吸和循环功能,并发症处理等),确保病人安全度过到麻醉恢复期。

(周淑萍)

第五章
思维导图

第五章
在线测试题

第六章　手术室护理工作

第六章　手术室护理工作PPT　　　第六章　学习重点　　　第六章　思政案例

学习目标

知识目标：

1. 掌握手术人员的术前准备，常用手术器械的传递，无菌桌的准备，手术中的无菌操作原则。

2. 熟悉手术体位的摆放，手术区铺单法，器械护士和巡回护士的工作职责，连台手术更换手术衣及手套法。

3. 了解手术室的设置和管理。

能力目标：

1. 具有无菌观念和敏锐的观察能力。

2. 能完成手术室的各项操作技术，如外科手消毒、穿无菌手术衣及戴无菌手套、脱无菌手套、正确传递手术器械等。

3. 能为不同手术病人安置手术体位，做好手术室及物品的消毒灭菌处理。

素养目标：

1. 具有人文关怀意识，慎独修养和珍视生命、严谨求实的工作态度。

2. 具有良好的心理素质和团队合作意识及爱岗敬业精神。

第一节 手术室环境和管理

案例导入

王先生,48岁。主因转移性右下腹痛3小时入院。病人于入院前3小时无明显诱因出现腹痛,开始为脐周痛,后疼痛转移至右下腹,伴恶心、呕吐、发热。体格检查:T 37.9℃,右下腹固定性压痛。门诊以"急性阑尾炎"收住院。入院后经积极术前准备,行急诊阑尾切除术。术后第3日病人诉切口疼痛,检查发现切口有红、肿、压痛、波动感。

请思考:
1. 病人术后感染的原因是否和手术室的环境有关?
2. 手术室的各项管理制度对预防术后病人感染有何意义?

一、手术室环境

(一)手术室的设置和布局

1. **位置** 手术室应安排在医院内空气洁净、安静的地段,靠近手术科室,以方便接送病人;与监护室、血库等相关科室相邻,最好有直接的通道和通信联系设备;周围道路设立安静标志;手术室应配备两套供电设备,以保证不因意外停电而影响手术。

2. **布局** 手术室内设有手术间及附属工作间、办公室等。手术间、洗手间及无菌附属间等都布置在内走廊的两侧,**手术室内走廊宽度不少于2.5 m**,便于手术人员、病人、手术用品(器械、敷料等)的进出。洁净级别要求高的手术间应设在手术室尽端或干扰最小的区域。

3. **建筑要求** 手术间应按不同用途设计大小。普通手术间仅放置一个手术床,每间30~40 m²为宜。做大型手术的手术间因辅助仪器设备较多,需60 m²左右。门窗结构都应考虑其密闭性能,一般为封闭式无窗手术间,外走廊一般也不开窗。手术间的门应宽大,最好采用感应自动开启门;地面用易清洗、耐消毒液的材料铺设,有微小倾斜度,并有下水地漏(不用时可封闭);墙壁和天花板应光滑无孔隙,最好使用防火、耐湿和易清洁材料;墙角呈弧形,不易蓄积灰尘。室内应设有隔音、空调和净化装置,防止各手术间相互干扰和保持空气洁净。

4. **数量** 手术间数量应与手术科室的实际床位数成比例,一般为1:(20~25)。至少应有两间,分成无菌手术间和污染手术间。

(二)工作间设施

1. **手术间的设置** 手术间内只允许放置必需的器具和物品,各种物品应有固定的放置地点。手术间基本配备包括多功能手术床、大器械桌、小器械桌、升降台、麻醉机、无影灯、药品柜、敷料柜、读片灯、吸引器、输液轨、垫脚凳、各种扶托架及固定病人的物品。现代手术室有中心供氧、中心负压吸引和中心压缩空气等装备设施,配备各种监护仪、X线摄影和显微外科装置等,有电视录像装置或参观台供教学、参观之用。墙上或吊塔上设有足够的电源插座,并有双电源、防火花和防水装置。手术间内光线均匀柔和,手术灯光应为无影、低温、聚光和可调。**手术室内温度控制在22~25℃,相对湿度40%~60%为宜。**

知识拓展:洁净手术室的等级标准及用途

链接护考(2013年护考真题)

手术室的室内温度应控制在( )

A. 16~18℃   B. 18~22℃   C. 22~25℃

D. 24~26℃   E. 26~28℃

答案:C

解析:手术室内温度控制在22~25℃,相对湿度40%~60%为宜。

视频:洁净区

2. 其他工作间的设置 物品准备用房包括器械清洗间、器械准备间、敷料间和灭菌间等,应有单独的快速灭菌装置,以便进行紧急物品灭菌。同时,设有无菌物品贮藏室以存放无菌敷料和器械等。库房用于存放必要的药品、器材和仪器。刷手间设备包括感应或脚踏式水龙头、无菌刷子、洗手液、无菌擦手巾、泡手桶等。其他附属工作间,如更衣室、接待病人处、护士站、值班室、厕所、沐浴间和污物间等亦应设置齐全、布局合理,以将细菌减少至最低限度和防止交叉污染为目标。

视频:准洁净区

(三)洁净手术室

洁净手术室是指采用空气净化技术,使手术室内细菌浓度控制在一定范围,空气洁净度达到一定级别的手术室。

1. 空气净化技术 是指采用初、中、高三级过滤网,通过不同的气流方式和换气次数过滤进入手术室的空气以控制尘埃含量,使空气达到一定级别的净化。净化空气按气流方式分为两种形式。① 乱流式气流:气流不平行、流速不均匀、方向不单一,时有交叉回旋的气流通过房间工作区截面。此方式除尘率较低,适用于万级以下的手术室。② 层流式气流:送风气流流线平行、流速均匀、方向单一,通过房间工作区整个截面,将微粒、尘埃通过回风口带出手术室,不产生涡流,故没有浮动的尘埃,净化程度强,适用于100级的手术室。层流式气流分为垂直层流和水平层流两种类型。垂直层流是将高效过滤器装在手术室的顶棚内,垂直向下送风,两侧墙下回风;水平层流是将高效过滤器安装在病人脚端一侧的墙面上,水平吹送气流,回风口设在对侧近墙面的房顶上。

视频:非洁净区

2. 洁净手术室净化标准及用途 空气洁净程度以含尘浓度衡量,含尘浓度越低,洁净度越高。根据空气的洁净度和细菌浓度将手术间分为四个级别(表6-1)。

表 6-1 洁净手术室分级

等级	手术室名称	手术切口类别	用途
Ⅰ	特别洁净手术室（100级）	Ⅰ	关节置换手术、器官移植手术及脑外科、心脏外科和眼科等的严格无菌手术
Ⅱ	标准洁净手术室（1 000级）	Ⅰ	胸外科、整形外科、泌尿外科、肝胆外科、骨外科和普通外科中的Ⅰ类切口无菌手术
Ⅲ	一般洁净手术室（10 000级）	Ⅱ	普通外科（除Ⅰ类切口手术外）、妇产科等手术
Ⅳ	准洁净手术室（300 000级）	Ⅲ	肛肠外科及污染类等手术

（四）手术室分区

一般将手术室分为三个区域：**洁净区**、**准洁净区**和**非洁净区**。分区的目的是控制无菌手术的区域及卫生程度，减少各区之间的相互干扰，防止医院内感染。

1. 洁净区 包括手术间、刷手间、手术间内走廊、无菌物品间等，洁净要求最为严格，应设在内侧。非手术人员或非在岗人员禁止入内，此区内的一切人员及其活动都必须严格遵守无菌原则。

2. 准洁净区 包括器械室、敷料室、洗涤室、消毒室、手术间外走廊等，设在中间。该区实际是由非限制区进入限制区的过渡性区域，进入者不可大声谈笑和高声喧哗，凡已手臂消毒或已穿无菌手术衣者，不可再进入此区，以免污染。

3. 非洁净区 包括办公室、标本室、污物室、资料室、值班室、更衣室、医护人员休息室和手术病人家属等候区，一般设在最外侧。交接病人处应保持安静，核对病人及病历无误后，病人换乘手术室平车进入手术间，以防止外来车轮带入细菌。

（五）出入路线

出入路线的布局设计需符合功能流程及洁污分区要求，应设 3 条出入路线，即**病人出入路线**、**工作人员出入路线**、**器械敷料等循环供应路线**，尽量做到相互隔离，避免交叉污染。

二、手术室管理

建立健全各项规章管理制度，明确各类人员职责是提高工作效率和护理质量、防止差错事故的重要保证。

（一）手术室一般管理制度

1. 除参加手术及相关人员外，其他人员一律不准随便进入手术室。患有急性上呼吸道感染、急慢性皮肤感染性疾病者，不可进入手术室，更不能参加手术。

2. 凡进入手术室的人员，必须按规定更换手术室的清洁衣裤、口罩、帽子、鞋等，外出时换外出衣和鞋。

3. 手术室内保持肃静,严禁吸烟,不可随意走动。

4. 所有工作人员应严格执行手术无菌操作规则,并相互监督。

5. 手术室工作人员应坚守岗位,随时准备接收急诊手术病人。

6. 无菌手术与有菌手术严格分开,若在同一手术间内接台,则先安排无菌手术,后做污染或感染手术。

7. 手术室内备齐急救物品,择期手术提前一日准备好手术器械和用品。

(二)手术室参观制度

1. 凡来参观者必须经有关部门同意,由手术室护士长安排,在指定手术间和限定时间内参观。有条件者最好在教学参观室观看闭路电视。

2. 根据手术间面积等因素严格限定入室参观人数,**一般手术间不超过 4 人**。

3. 参观者应遵守手术室管理规则,接受医护人员指导,参观时不能距离手术人员和无菌区域过近,**参观者距手术无菌区应在 30 cm 以上**,避免污染。

(三)病人接送制度

1. 手术前使用手术专用平车将病人接入手术间。接病人时严格查对姓名、床号、住院号等,确认无误。

2. 病人进入手术室后需戴清洁帽、换鞋等。巡回护士需核查姓名、住院号、手术部位、术前准备是否完善,检查病历、特殊用药、X 线和(或)CT 片等是否备齐。不要带贵重物品进入手术室,若已带来,需当面点清,术后交接。

3. 手术结束后,待生命体征平稳、病情许可时护送病人回病房。

(四)手术室清洁消毒制度

1. 每台手术完毕后,撤去污染布类,清除污物,清洗器械。手术间进行通风,用消毒液擦拭各处的污迹和地面,更换清洁手术床单及枕套,紫外线消毒 60 分钟或臭氧消毒 30 分钟。

2. 每日早晨或晚上,用紫外线消毒 60 分钟或臭氧消毒 30 分钟。

3. 每周末彻底大扫除一次,冲洗地面、墙壁、擦净门窗、家具、无影灯等,然后关闭门窗进行熏蒸消毒。

4. 特殊感染手术后,立即做室内空气熏蒸消毒,必要时可重复。布类打包后注明特殊感染,再送供应室。器械用消毒液浸泡或煮沸消毒后再彻底冲洗,然后灭菌备用。污染的敷料集中焚毁。

5. 每日检查一次灭菌包,超过 1 周需重新灭菌。每周集中更换一次泡盘及器械浸泡消毒液。每月定期做细菌培养,包括手术室内空气、灭菌物品、手术人员刷洗后的手等。

第二节 物品的准备和无菌处理

案例导入

王先生,52岁。主因进食哽噎、胸骨后异物感和烧灼样痛3个月入院。病人乏力、口渴、尿少色深。体格检查:生命体征平稳,唇干舌燥,皮肤弹性差。经纤维食管镜检查,诊断为食管癌,入院手术治疗。

请思考:
1. 该病人手术所需的器械、布单、敷料有哪些?
2. 手术所需的器械、布单、敷料如何进行消毒、灭菌?

一、物品的准备

(一)布类物品的准备

手术室的布类用品包括手术衣和各种手术单。一般应选择质地细柔且厚实的棉布,颜色以白色、深绿色或深蓝色为宜。现在临床上也使用无纺布制成并经灭菌处理的一次性手术衣和手术单,免去了清洗、折叠、消毒所需的人力、物力和时间,但不能完全替代布类物品。常用布类的规格、用途及折叠法见表6-2。

案例分析(二)

表6-2 手术室常用布单规格、用途及折叠法

名称	规格	用途	折叠法
普通手术衣	型号有大小,袖口有松紧,左右各有一长70 cm腰带,胸腹部及衣袖为双层布,胸前有护手袋	遮盖参加手术人员的身体,起无菌隔离作用	衣身反面向外折叠,腰带打活结,衣袖顺身长方向摆平整。将衣身之后身两侧部分向正面内折叠两折,再对折使其重叠。然后,将身长两端按1/3内折,领口在外
手术巾	单层 80 cm×50 cm	覆盖手术切口周围皮肤等	两边以宽幅的1/4做扇形折叠,两端做两次对折
中单	单层 200 cm×80 cm	遮盖手术切口之上下端及器械台和手术台等	两边做两个对折,两端也做两个对折
剖腹单	300 cm×160 cm	用于腹部(胸、颈部)手术,覆盖于手术巾及中单之上。开孔处对准手术切口	以孔裂为中心,四周做扇形折叠。即先扇式折脚端于孔裂部之上,再扇式折头端相继于其上。然后,扇形折叠左右两侧,并使两侧合缝于孔裂处,再以孔裂为折缘,将两侧对折
洞巾	80 cm×50 cm,正中开直径为7~9 cm的圆孔,孔周20 cm为双层	用于小手术、椎管麻醉及各种穿刺等	两边以宽幅的1/3扇形折叠,两端做两次对折

(二)敷料类物品的准备

敷料类包括吸水性强的脱脂纱布类和脱脂棉花类,用于术中止血、拭血及压迫、包扎等,有不同规格及制作方法。

1. 纱布类　纱布类敷料包括不同大小的纱布垫、纱布块、纱布球及纱布条。
2. 棉花类　常用的有棉垫、带线棉片、棉球及棉签。

各种敷料制作后包成小包,或存放于敷料罐内,经高压蒸汽灭菌后供手术用。用于消毒止血的聚维酮碘(碘附)纱条,因碘附加热后升华而失效,严禁高压蒸汽灭菌,应按无菌操作技术制成后保存于消毒、密闭的容器内。对于感染性手术,尤其是特异性感染手术用过的敷料不可乱丢,应用黄色医用大塑料袋集中包好,并在袋外注明"特异性感染,送室外指定处焚烧"。

(三)线类物品的准备

线类分为可吸收缝线及不吸收缝线两大类。粗的缝线以号码表示,**号码越大缝线越粗**;细的缝线以零表示,**零数越多缝线越细**。

1. 可吸收缝线类　主要为羊肠线和合成纤维线。

(1)肠线:由羊的小肠黏膜下层制成。有普通与铬制两种,普通肠线吸收时间较短(4～5日),多用于结扎及皮肤缝合。铬制肠线吸收时间长(14～21日),用于缝合深部组织。肠线属异体蛋白质,在吸收过程中,组织反应较重。因此,使用过多、过粗的肠线时,创口炎性反应明显。其优点是可被吸收,不存异物。

目前,肠线主要用于内脏如胃、肠、膀胱、输尿管、胆道等黏膜层的缝合,一般用1-0至3-0的铬制肠线。此外,较粗的(0～2号)铬制肠线则常用于缝合深部组织或炎症的腹膜。在感染的创口中使用肠线,可减少由于其他不能吸收缝线所造成的难以愈合的窦道。使用肠线时应注意以下问题:① 肠线质地较硬,使用前应用盐水浸泡,待变软后再用,但不可用热水浸泡或浸泡时间过长,以免肠线肿胀、易折,从而影响质量。② 不能用持针钳或血管钳夹肠线,也不可将肠线扭曲,以致扯裂、易断。③ 肠线一般较硬、较粗、光滑,结扎时需要三叠结。剪断线时应留较长的线头,否则线结易松脱。肠线一般多用于连续缝合,以免线结太多或术后异物反应。④ 胰腺手术时,不用肠线结扎或缝合,因肠线可被胰液消化吸收,进而继发出血或吻合口破裂。⑤ 尽量选用细肠线。⑥ 肠线价格较丝线稍高。

(2)合成纤维线:品种较多,如聚羟基乙酸缝合线、聚甘醇碳酸缝合线等。优点如下:① 组织反应较轻。② 吸收时间延长。③ 有抗菌作用。

2. 不吸收缝线类　有丝线、棉线、不锈钢丝、尼龙线、钽丝、银丝、麻线等。最常用的是**丝线**,其优点是柔韧性高,操作方便,对组织反应较小,能耐高温消毒,价格低,来源容易。缺点是在组织内为永久性异物,伤口感染后易形成窦道,长时间后线头排出,愈合延迟。一般1号**丝线**用于缝合皮肤、皮下组织和结扎血管等,4号**丝线**用于缝合筋膜及结扎较大的血管,7号丝线用于缝合腹膜和张力较大的伤口组织。**金属合金线习惯称"不锈钢丝",用于缝合骨、肌腱、筋膜,减张缝合或口腔内牙齿固定**。尼龙线,组织反应少,且可以制成很细的线,多用于小血管缝合及整形手术。用于小血管缝合时,常制成无损伤缝合线。尼龙线的缺点是线结易于松脱,且结扎过紧时易在线

视频:你知道缝合针及缝合线吗?

结处折断,因此不适于有张力的深部组织的缝合。

目前,人们已研制出许多种代替缝针、缝线的切口黏合材料,使用时方便、速度快,切口愈合后瘢痕小。主要有三大类:① 外科拉链,主要用于皮肤的关闭,最大的优点是切口内无异物。② 医用黏合剂,可分为化学性黏合剂和生物性黏合剂,主要用于皮肤切口、植皮和消化道瘘口的黏合,使用时将胶直接涂擦在切口创缘,加压拉拢切口即可。③ 金属钉直接钉合。

(四)引流物品的准备

外科引流是指将人体组织间或体腔中的积液通过引流物导流出体外的技术。常用的引流物如下:

1. 乳胶片引流条　一般用于浅部切口和小量渗液的引流。

2. 纱布引流条　包括凡士林纱条、浸有抗生素的纱条等,用于浅表部位或感染创口的引流。

3. 烟卷式引流条　将乳胶片卷曲黏合成圆筒状,其中充填网格纱布卷,高压灭菌后备用,常用于腹腔内较短时间的引流。

4. 引流管　包括普通引流管、双腔(或三腔)引流套管、T形引流管及蕈状引流管等。普通的单腔引流管可用于创腔引流;双腔(或三腔)引流套管多用于腹腔脓肿和胃、肠、胆或胰瘘等的引流;T形引流管用于胆道减压和胆总管引流;蕈状引流管用于膀胱及胆囊的引流。

(五)手术器械的准备

手术器械是外科手术操作必备物品,其更新与发展对手术质量和速度的提高起了很大作用,但最常用的仍为刀、剪、钳、镊、拉钩、缝合针、吸引器等。

1. 手术刀　用于切开和剥离组织。手术刀分刀片和刀柄两部分,用时将刀片安装在刀柄上,常用型号为20~24号大刀片,适用于大创口切割,9~17号属于小刀片,适用于眼科及耳鼻喉科。根据刀刃的形状,可将手术刀分为圆刀、弯刀、球头刀及三角刀。刀柄根据长短及大小分型,其末端刻有号码,一把刀柄可以安装几种不同型号的刀片。刀片宜用持针钳夹持安装,避免割伤手指。**传递手术刀时,应持手术刀柄中部,刀锋朝上,将刀柄后部递给术者**(图6-1)。

目前,已有同时具备止血功能的手术刀,如各种电刀、激光刀、微波刀、等离子手术刀及高压水刀等,用于肝、脾等实质性脏器或手术创面较大需反复止血的手术。这些刀具多需一套完整的设备并由专业人员操作。另外,还有一次性使用的手术刀、柄,操作方便,并可防止院内感染。

正确执刀方式有以下四种(图6-2)。

(1) **执弓式**:**最常用的执刀法**,动作涉及上肢力,最主要的是腕力,用于较长的皮肤切口及腹直肌前鞘的切开等。

(2) 执笔式:动作主要用力在指部,为短距离精细操作,用于解剖血管、神经,腹部切开和短小切口等。

(3) 抓持式:握持刀比较稳定,切割范围较广,用于使力较大的切开,如截肢、肌腱切开、较长的皮肤切口等。

(4) 反挑式:全靠在指端用力挑开,多用于脓肿切开,以防损伤深部组织。

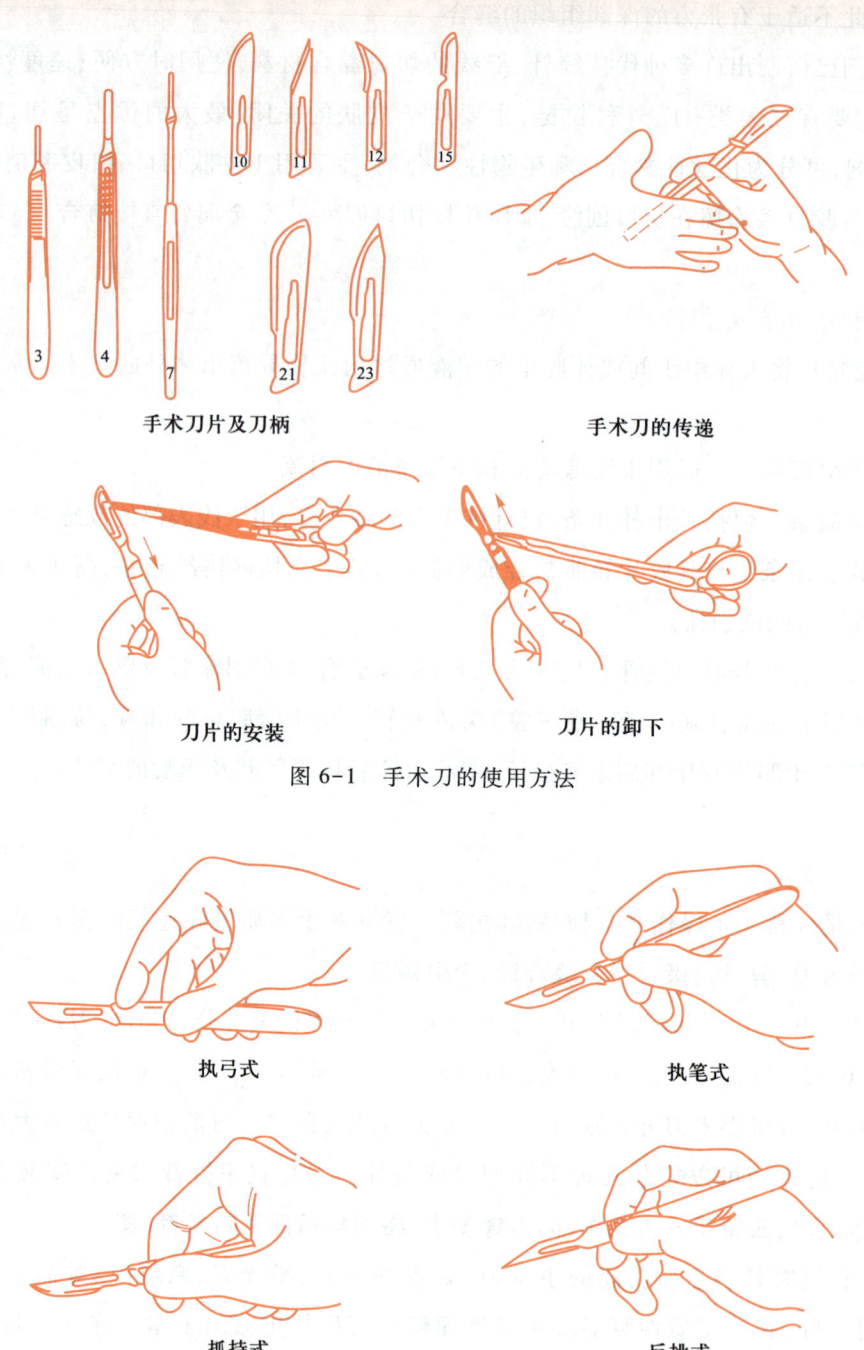

图 6-1 手术刀的使用方法

图 6-2 正确执刀方式

无论哪一种持刀法,都应以刀刃突出面与组织面垂直方向逐层切开组织,不要以刀尖部用力操作。执刀过高则控制不稳,过低又妨碍视线,应持刀中部较适宜。

2. 手术剪 根据其结构特点有尖、钝,直、弯,长、短各型。据其用途分为组织剪、线剪及拆线剪(图 6-3)。组织剪多为弯剪,锐利而精细,用来解剖、剪断或分离剪开组织。通常浅部手术操作用直剪,深部手术操作用弯剪。线剪多为直剪,用来剪断缝线、敷料、引流物等。线剪与组织剪的区别在于组织剪的刃锐薄,线剪的刃较钝厚。拆线剪是一页钝凹,一页直尖的直剪,用于拆除缝线。正确的持剪刀法为拇指和环指分别插入剪刀柄的两环,中指放在指环的剪刀柄上,示指压在轴节处起稳定和向导作用,有利操作。**注意专剪专用**。

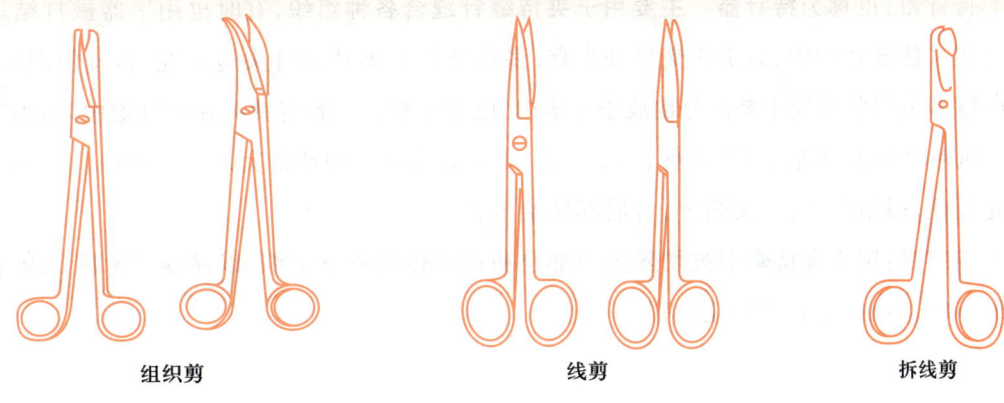

图 6-3 手术剪

3. 钳类

（1）血管钳：主要用于钳夹血管或出血点，又称为止血钳。止血时钳尖端应与组织垂直，夹住出血的血管断端，尽量少夹附近组织。**血管钳也可用于分离组织，牵引缝线，拔出缝针等**。止血钳有不同外形和长度，以适合不同性质和部位手术的需要，一般分为直、弯两型(图6-4)。① 直血管钳：用于浅层组织分离及止血，协助拔针等。前端有钩齿的直止血钳称为有齿血管钳，又称为柯克止血钳，用于夹持较大块组织的出血，可避免组织滑脱。② 弯血管钳：用于组织分离及止血，最小的直、弯血管钳又称为蚊式血管钳，用于小儿或精细的手术止血，也用于分离、解剖组织。

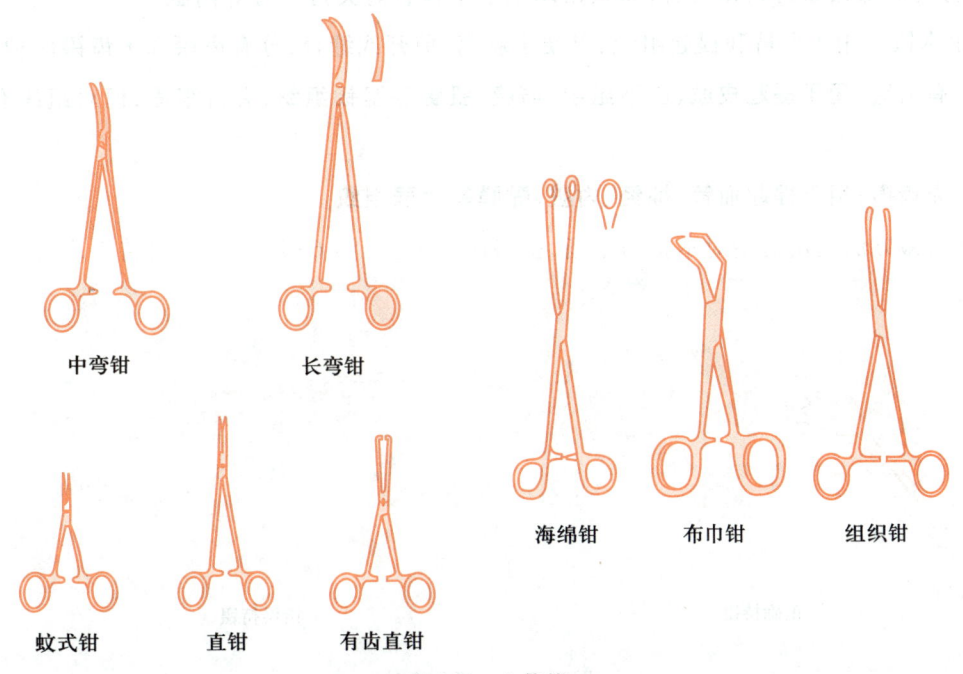

图 6-4 血管钳

血管钳使用方法基本同手术剪，但打开时拇指和示指持住血管钳一个环口，中指和环指挡住另一个环口，将拇指和环指轻轻地用力对顶一下即可松开后方的咬合齿。

注意事项：血管钳不得夹持皮肤、肠管等，以免组织坏死；止血时只扣上1~2个齿即可；要检查扣锁是否失灵，有时钳柄会自动松开，造成出血；使用前应检查前端两页横形齿槽是否吻合，如不相吻合者不能用，以防止血管钳夹持组织时滑脱；传递血管钳时，应将血管钳夹闭，持钳前端，将后部递给术者。

（2）**持针钳**：也称为**持针器**。**主要用于夹持缝针缝合各种组织**，有时也用于器械打结。用持针器的尖端夹住缝针的中、后 1/3 交界处为宜，多数情况下夹持的针尖应向左，特殊情况可向右，缝线应重叠 1/3，且将绕线重叠部分也放于针嘴内，以利于操作。若将针夹在持针器中间，则容易将针折断。执持的方法原则上同手术剪，为了方便，可不必将拇指和环指套入钳的环中（图 6-5）。传递时应先托住，握钳中部，针尖朝上，将后部递给术者。

（3）组织钳：用于夹持牵引被切除组织部位和切口边缘皮下组织，以显露手术区域利于手术施行（图 6-6）。执持的方法同止血钳。

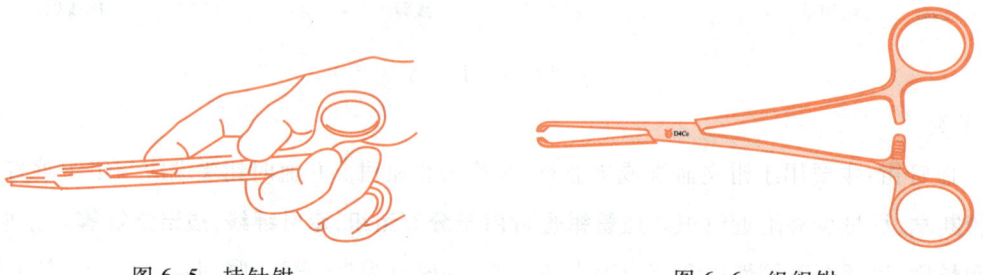

图 6-5　持针钳　　　　　　　　　图 6-6　组织钳

（4）布巾钳：用于固定铺盖手术切口周围的手术巾。

（5）卵圆钳：分有齿与无齿两种，有齿卵圆钳用于钳夹蘸有消毒液的纱布消毒手术野的皮肤，故又称为海绵钳或持物钳，无齿卵圆钳用于手术探查时夹持肠管等内脏。

4. 手术镊　用于夹持和提起组织，以便于剥离、剪开或缝合，分有齿镊和无齿镊两种。

（1）**有齿镊**：**用于提起皮肤、皮下组织、筋膜、肌腱等坚韧组织**，夹持牢固，但对组织有一定的损伤。

（2）**无齿镊**：**用于提起血管、神经、内脏、黏膜等脆弱组织**。

正确持镊方法是用拇指对示指与中指，执镊两页中部（图 6-7）。传递时持手术镊前部，将后部递给术者。

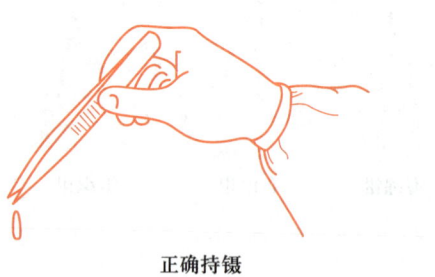

正确持镊　　　　　　　　　错误持镊

图 6-7　持镊的方法

5. 拉钩　用于牵开阻碍切口部位暴露的组织，以便于手术顺利进行，拉钩分手持、自动两种，由于使用部位及作用的差异，又有形状、大小、宽窄的不同，在牵开脏器时应垫纱布于其下方，以免牵引时间过久而使脏器组织受压损伤（图 6-8）。

6. 缝合针　缝针有三角针及圆针两种，用于对合组织或贯穿结扎（图 6-9）。

（1）**三角针**：前端有锐利的三棱刃缘，**适用于缝合坚韧的组织**，如皮肤、韧带、软骨及有较多瘢痕的组织，但因损伤太大不适用于其他组织缝合。

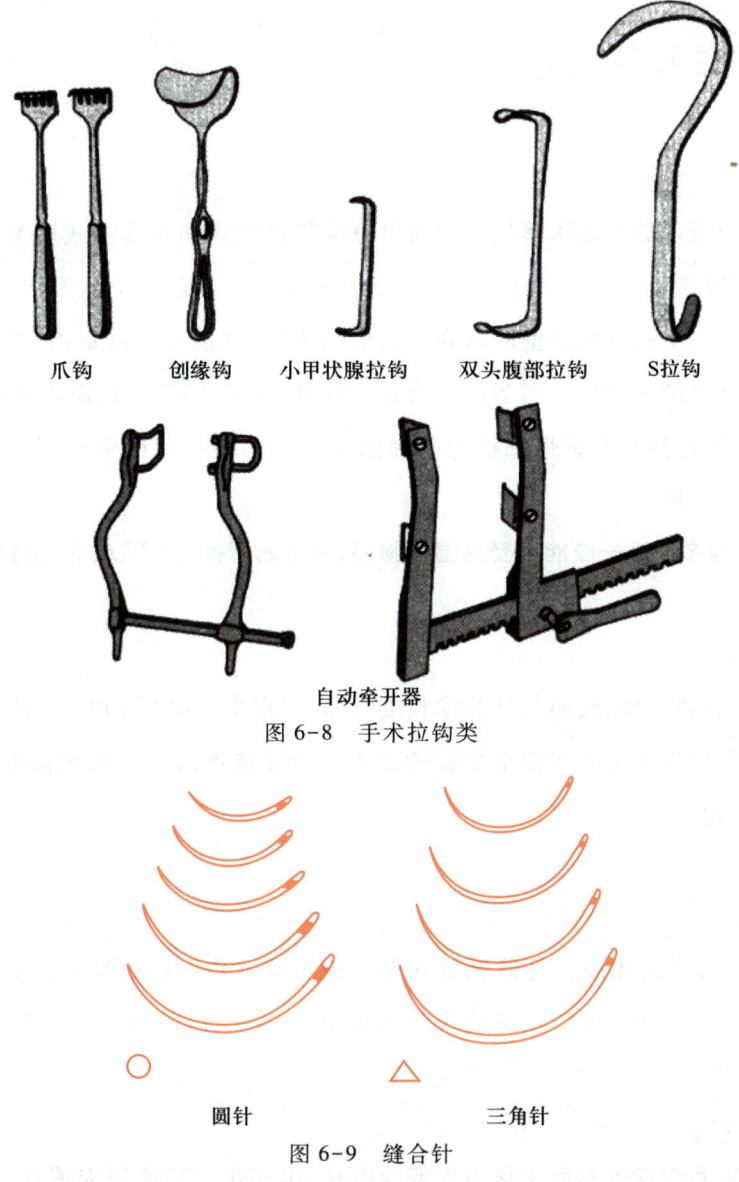

图 6-8 手术拉钩类

图 6-9 缝合针

（2）**圆针**：前端圆滑无刃缘，损伤小，**适用于缝合较软的组织**，如腹膜、血管、神经、脏器等。

7. **吸引器** 用于吸引手术野中出血、渗出物、脓液、空腔脏器中的内容物，使手术野清晰，减少污染机会。吸引器由吸引头、橡皮管、玻璃接头、吸收瓶及动力部分组成，动力部分又分为电动和脚踏吸引器两种，后者适用于无电力地区。吸引头结构及外形有多种，主要有单管及双管型。尾部以橡皮管接于吸引瓶上待用。

知识拓展

吻 合 器

吻合器用于胃肠吻合已近一个世纪，直到1978年管型吻合器才广泛用于胃肠手术。它是医学上使用的替代传统手工缝合的设备，由于现代科技的发展和制作技术的改进，目前临床上使用的吻合器质量可靠，使用方便、严密、松紧合适，尤其是其具有缝合快速，操作简便，很少发生手术并发症等优点，有时还可切除过去无法切除的肿瘤，很受国内外临床外科医师的青睐和推崇。

二、手术物品的无菌处理

(一)高压蒸汽灭菌法

应用最普遍,效果可靠。高压蒸汽灭菌器可分为下排气式和预真空式两类,目前在国内广泛应用的是下排气式灭菌器。下排气式灭菌器的式样很多,有手提式、立式和卧式等。其基本结构和作用原理相同,由一个具有两层壁的耐高压锅炉构成,蒸汽进入消毒室内,积聚而产生压力,蒸汽的压力增高,温度也随之增高。当蒸汽压力达 104.0~137.3 kPa 时,温度可达 121~126℃,维持 30 分钟,即能杀死包括具有顽强抵抗力的细菌芽孢在内的一切微生物,达到灭菌目的。物品灭菌后,一般可保留 2 周。

高压蒸汽灭菌法多用于一般能耐受高温的物品,如金属器械、搪瓷、玻璃、敷料、橡胶类物品等。

(二)煮沸法

煮沸法适用于金属器械、玻璃制品及橡胶类物品,在水中煮沸至 100℃ 并持续 15~20 分钟,一般细菌即可被杀灭,但带芽孢的细菌至少需煮沸 1 小时才能被杀灭。海拔高度每增高 300 m,灭菌时间应延长 2 分钟。

(三)火烧法

金属器械的灭菌可用此法。将器械放在搪瓷或金属盆内,倒入 95% 乙醇少许,点火直接燃烧,也可达到灭菌目的。由于此方法可使锐利器械变钝、失去光泽,因此只能在紧急情况下应用。

(四)药液浸泡法

锐利器械、内镜和腔镜等不适于热力灭菌的器械,可用化学药液浸泡消毒。常用的消毒灭菌剂见表 6-3。

表 6-3 常用消毒灭菌剂

消毒灭菌剂名称	消毒水平	使用范围	注意点
戊二醛	高效	2% 溶液用于刀片、剪刀、缝针及各种内镜消毒,浸泡时间为 30 分钟;灭菌时间为 10 小时	消毒后的物品于使用前用无菌生理盐水冲洗;每周过滤 1 次;每 2~3 周更换消毒剂 1 次
碘酊	高效	2% 溶液用于皮肤消毒,擦后 20 秒再用 75% 乙醇脱碘	对皮肤有较强的刺激作用,高浓度不能用,更不能用于黏膜消毒,如会阴、肛门、阴囊、眼、口、鼻部手术消毒
聚维酮碘(碘附)	中高效	0.5%~1% 聚维酮碘(碘附)液用于手术前皮肤消毒和手消毒	皮肤消毒后留有色素可用水清洗
乙醇	中效	70%~75% 溶液,多用于消毒皮肤	易挥发,需加盖保存并定期调整其浓度。因有刺激性,不宜用于黏膜及创面的消毒

续表

消毒灭菌剂名称	消毒水平	使用范围	注意点
苯扎溴铵 （新洁尔灭）	低效	0.01%～0.05%溶液用于黏膜消毒；0.1%～0.2%溶液用于皮肤消毒；0.1%～0.2%溶液用于消毒金属器械，浸泡15～30分钟（加入0.5%亚硝酸钠以防锈）	对肥皂、碘、高锰酸钾等阴离子表面活性剂有拮抗作用。由于其有吸附作用，会降低药效，因此溶液内不可投入纱布、棉花等
氯己定 （洗必泰）	低效	0.02%溶液用于手的消毒（浸泡3分钟）；0.05%溶液用于创面消毒；0.1%溶液用于物体表面的消毒	同"苯扎溴铵"

（五）甲醛蒸气熏蒸法

用有蒸格的容器，在蒸格下放量杯，按容器体积加入高锰酸钾及40%甲醛（福尔马林）溶液（用量以每 0.01 m³ 加高锰酸钾 10 g 及 40% 甲醛 4 ml 计算）。物品放置蒸格上部，容器盖紧，熏蒸1小时即可达消毒目的。灭菌需6～12小时。

（六）手术后器械的处理

术后用洗涤剂溶液浸泡擦洗，去除器械上的血渍、油垢，再用流水冲净。对有关节、齿槽和缝隙的器械和物品，应尽量张开或拆卸后进行彻底洗刷。洗净的器械烘干后涂上液状石蜡保护，特别是轴节部位，然后分类存放于器械柜内。锐利手术器械、不耐热手术用品或各类导管可采用化学灭菌法，如采用2%戊二醛浸泡1～2小时，用灭菌水冲净后方能使用。

特异性感染如破伤风和气性坏疽等术后的器械，应用消毒液浸泡1小时后再用清水冲净，用清洁包布包好送高压消毒，然后按普通器械处理。

第三节　手术人员的准备

案例导入

> 李女士，50岁。因车祸致腹痛2小时入院。病人2小时前被汽车撞伤腹部，感腹部疼痛，伴恶心、呕吐，呕吐物为胃内容物。体格检查：T 38.5℃，P 108次/分，R 22次/分，BP 90/70 mmHg，急性病容，心肺未见明显异常。腹稍隆，腹式呼吸减弱，全腹有压痛、反跳痛、肌紧张，肝浊音界存在，移动性浊音（+），肠鸣音减弱。初步诊断为"小肠破裂"，拟行手术治疗。
>
> 请思考：
> 作为器械护士，应该做好哪些术前准备？

案例分析（三）

一、术前一般准备

进手术室要换穿手术室准备的清洁鞋和衣裤,戴好口罩和帽子。口罩要盖住口和鼻孔,帽子要盖住全部头发。剪短指甲,并清除甲缘下积垢。手臂皮肤破损有化脓感染时,不能参加手术。

二、外科手消毒

视频:肥皂水刷手法

外科手消毒是指外科手术前医护人员用流动水和洗手液揉搓冲洗双手、前臂至上臂下 1/3,再用手消毒剂清除或者杀灭手部、前臂至上臂下 1/3 暂居菌和减少常居菌的过程,以防止细菌进入手术切口。

1. 洗手方法　采用"七步洗手法"。

（1）取适量的皂液清洗双手、前臂和上臂下 1/3,认真揉搓清洗。注意清洁指甲下的污垢和手部皮肤的皱褶处。

（2）流动水冲洗双手、前臂和上臂下 1/3。从手指到肘部,沿一个方向用流动水冲洗手和手臂,不要在水中来回移动手臂。

（3）使用干手用品擦干双手、前臂和上臂下 1/3。

2. 手消毒方法　有免刷手消毒和刷手消毒两种。常用方法为免刷手消毒方法。

（1）免刷手消毒方法:包括冲洗手消毒和免冲洗手消毒两种方法。手消毒剂的取液量、揉搓时间及使用方法应遵循产品的使用说明。

1）冲洗手消毒方法:取适量的手消毒剂揉搓至双手的每个部位、前臂和上臂下 1/3,并认真揉搓 2～6 分钟,用流动水冲净双手、前臂和上臂下 1/3,用无菌巾彻底擦干。流动水应达到 GB5749—2022 的规定。特殊情况水质达不到要求时,手术医师在戴手套前,应用醇类消毒剂再消毒双手后戴手套。

2）免冲洗手消毒方法:取适量的手消毒剂涂抹至双手的每个部位、前臂和上臂下 1/3,并认真揉搓直至消毒剂干燥。

涂抹外科手消毒剂的步骤:① 取适量的手消毒剂放置在左手掌上,将右手手指尖浸泡在手消毒剂中(≥5 秒),将手消毒剂涂抹在右手、前臂直至上臂下 1/3,确保通过环形运动环绕前臂至上臂下 1/3,将手消毒剂完全覆盖皮肤区域,持续揉搓 10～15 秒,直至消毒剂干燥。② 取适量的手消毒剂放置在右手掌上,左手重复上述过程。③ 取适量的手消毒剂放置在手掌上,揉搓双手直至手腕,揉搓方法按照"七步洗手法"（无须揉搓指尖）揉搓至手部干燥。④ 保持双手拱手姿势,自然干燥。此后双手不得下垂,不可接触未经消毒的物品。

若无菌性手术完毕,手套未破,需进行另一台手术时,先脱无菌手术衣,再脱手套,可不重新外科洗手,仅需取适量消毒剂涂抹双手和前臂,揉搓至干燥后再穿无菌手术衣、戴手套。

（2）刷手消毒方法(不建议常规使用)

1）清洁洗手:具体方法参照本节"1. 洗手方法"中的内容。

2）刷手:取无菌手刷,取适量洗手液或外科手消毒液,刷洗双手、前臂至上臂下 1/3,时间约 3

分钟(根据洗手液说明)。刷时稍用力,先刷甲缘、甲沟、指蹼,再由拇指桡侧开始,渐次到指背、尺侧、掌侧,依次刷完双手手指。然后,再分段交替刷左右手掌、手背、前臂至肘上。刷手时要注意勿漏刷指间、腕部尺侧和肘窝部。用流动水自指尖至肘部冲洗,不要在水中来回移动手臂。用无菌巾从手至肘上依次擦干,不可再向手部回擦。拿无菌巾的手不要触碰已擦过皮肤的巾面。同时,还要注意无菌巾不要擦拭未经刷过的皮肤。同法擦干另一手臂。手消毒剂的取液量、揉搓时间及使用方法应遵循产品的使用说明。皮肤干后再穿无菌手术衣、戴手套。

三、穿、脱无菌手术衣和戴、脱无菌手套

如用干手套,应先穿手术衣,后戴手套;如用湿手套,则应先戴手套,后穿手术衣。

1. 穿对开式无菌手术衣

(1) 进入手术间,自器械台上拿取折叠好的无菌手术衣,选择较宽敞处站立,手提衣领,抖开,使手术衣的另一端下垂。注意勿使手术衣触碰到其他物品或地面。

(2) 两手提住衣领两角,衣袖向前位将手术衣展开,使其内侧面朝向自己。

(3) 将手术衣向上轻轻地抛起,双手顺势插入袖中,两臂前伸,不可高举过肩,也不可向左右侧伸展,以免碰触污染。

(4) 巡回护士在穿衣者背后抓住衣领内面,协助将袖口后拉,露出双手并系住衣领后带。

(5) 穿衣者双手交叉,身体略向前倾,用手指夹起腰带递向后方,由背后的巡回护士接住并系好腰带。穿好手术衣后,**双手保持在腰以上、肩以下及两侧腋前线之间、胸前可视区范围内**,并注意双手不能触摸衣服外面或其他物品(图6-10)。

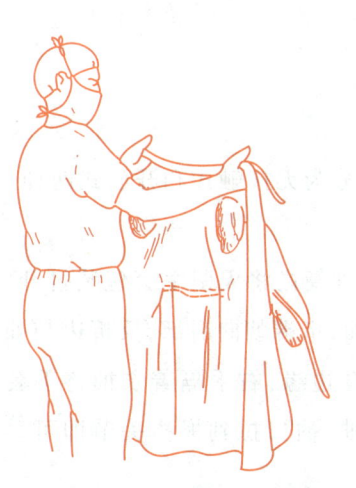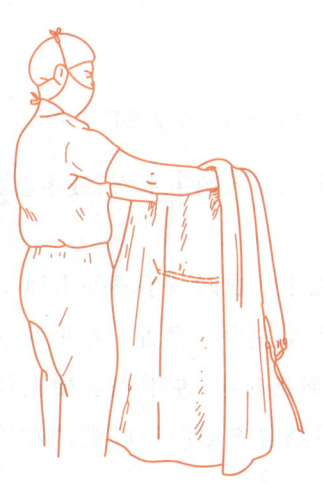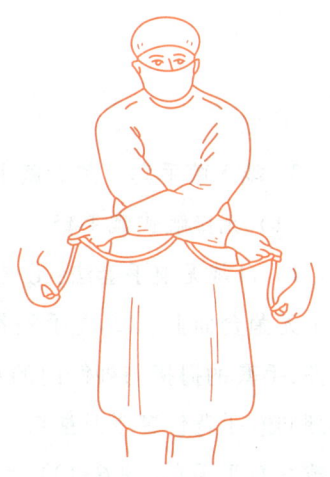

图6-10 穿对开式无菌手术衣

2. 穿全遮背式手术衣

(1) 取手术衣,选择宽敞的区域,双手持衣领打开手术衣,双手提住衣领两角,衣袖位向前。

(2) 将手术衣向上轻轻地抛起,双手顺势插入袖中,两臂前伸,双手不露出袖口,不可高举过肩,也不可向左右侧展开,以免跨越无菌区或碰触非无菌物品引起污染。

(3) 巡回护士在穿衣者背后抓住衣领内面并系住衣领后带,同时系住左叶背部与右侧腋下的一对系带。

视频:穿无菌手术衣(传统对开式手术衣穿法)

（4）穿衣者戴好无菌手套。

（5）解开腰间活结,将右侧腰带递给台上的手术人员或由巡回护士用无菌持物钳夹持腰带绕穿衣者一周后交穿衣者或穿衣者自转一周后接过腰带自行系于腰间(图6-11)。

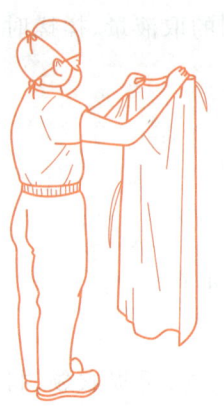
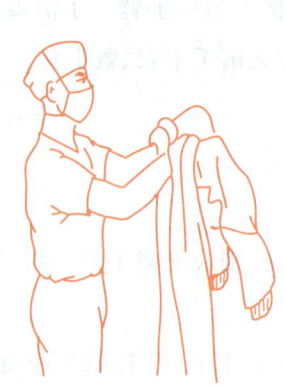
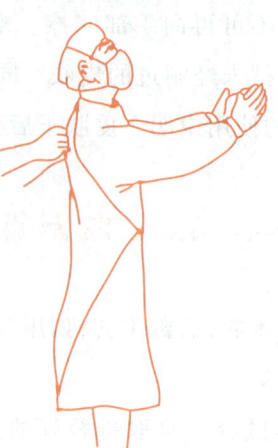
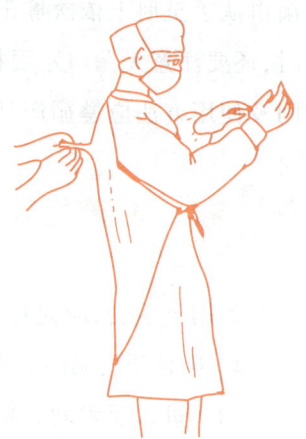
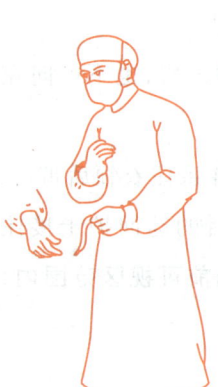
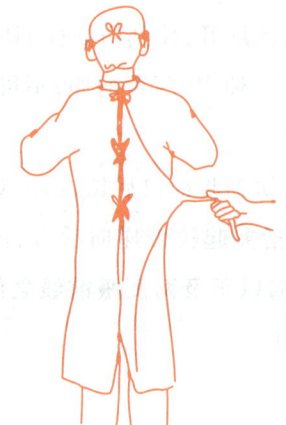
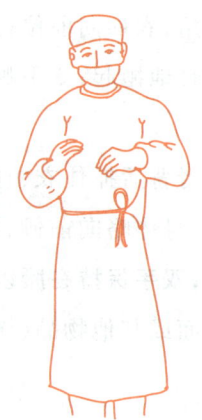
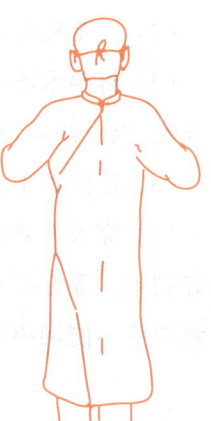

图6-11 穿全遮背式手术衣

3. 戴无菌手套　戴无菌手套前先穿无菌手术衣,戴手套方法分为无接触式和开放式两种。

（1）无接触式戴手套：

1）自戴无菌手套法：① 穿无菌手术衣时双手不伸出袖口,在袖筒内将无菌手套包装打开,平放于无菌台面上。② 左手隔着衣服取左手手套置于左手的掌侧面,指端朝向肘部,反折边与袖口平齐,手套的拇指与袖筒内的左手拇指对应,左手隔衣袖抓住手套边缘,右手隔着衣袖将手套边反翻向左手背包裹手及袖口。右手隔着衣袖向近心端拉左手衣袖,袖口拉到拇指关节即可。同法戴好右手手套(图6-12)。

2）协助戴无菌手套法：协助者用双手撑开一只手套,被戴者手直接插入手套中(图6-13)。

（2）开放式戴手套

1）从手套袋内取出滑石粉袋,轻轻擦于手背、手掌及指间,使之光滑(一次性手套因已涂滑石粉,可省略此操作)。

2）掀开手套袋,捏住手套口向外翻折部分(即手套内面),取出手套,分清左、右侧。

3）左手捏住并显露右侧手套口,将右手插入手套内,戴好手套,注意未戴手套的手不可接触手套外面(无菌面)。

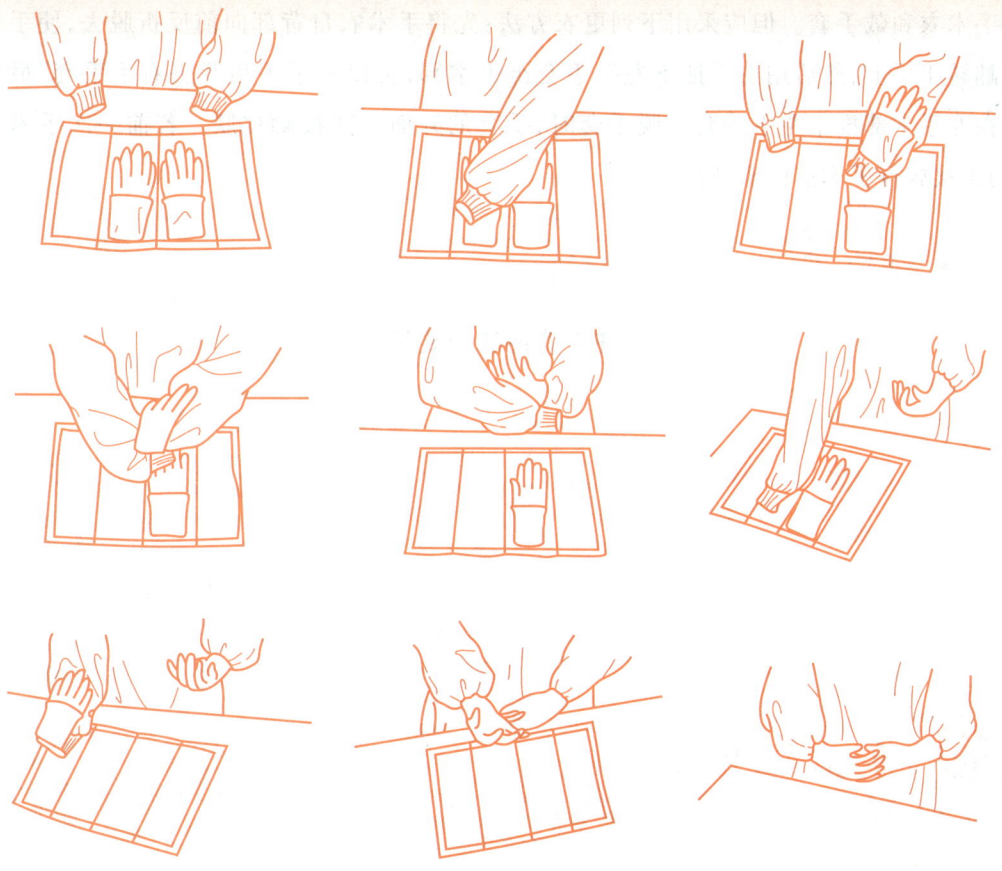

图 6-12　无接触式戴无菌手套法

4）用已戴好手套的右手指插入左手手套口翻折部的内面（即手套的外面），帮助左手插入手套并戴好。

5）分别将左、右手套的翻折部翻回，并盖住手术衣的袖口，注意已戴手套的手只能接触手套的外面（无菌面）。

6）用无菌生理盐水冲洗手套上的滑石粉（图 6-14）。

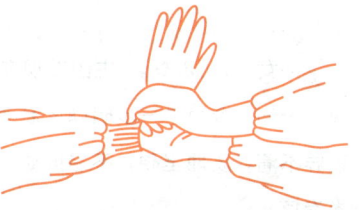

图 6-13　协助戴无菌手套法

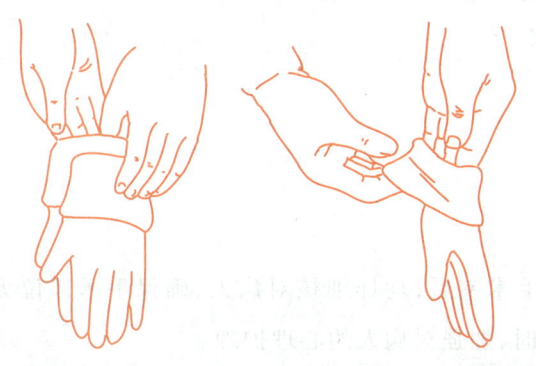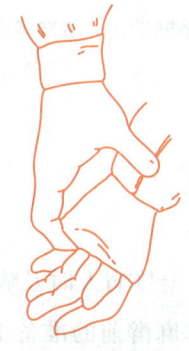

(1) 先将右手插入手套内　(2) 已戴好手套的右手指插入左手套的翻折部，帮助左手插入手套内　(3) 将手套翻折部翻回盖住手术衣袖口

图 6-14　开放式戴无菌手套

4. 连台手术更换手术衣及手套法　如果手术完毕，手套未破，连续施行另一手术时，可不用重新刷手，仅需浸泡乙醇或苯扎溴铵溶液中 5 分钟，也可用聚维酮碘或灭菌王涂擦手和前臂，再

穿无菌手术衣和戴手套。但应采用下列更衣方法：先将手术衣自背部向前反折脱去，使手套的腕部随之翻转于手上，然后用右手扯下左手手套至手掌部，再以左手手指脱去右手手套，最后用右手手指在左手掌部推下左手手套。脱手套时，手套的外面不能接触皮肤。若前一次手术为污染手术，则连接施行手术前应重新洗手。

知识拓展

洗手消毒的重要性

据国家卫生健康委员会统计，我国医院感染率平均为 4%~8%，死亡率为 70%，其中由医务人员的手传播细菌而造成的医院感染约占 30%。虽然手卫生对控制医院感染有着举足轻重的意义，但是在临床执行起来却相当不易。因此，提高医务人员对手卫生相关知识重要性的认识，提高洗手行为的依从性，改善医务人员的手卫生状态，切断这一传播途径，是控制医院感染的重要措施之一。

第四节 病人的准备

案例导入

案例分析（四）

> 孙女士，52 岁。主因发现左乳包块 1 个月入院。病人于 1 个月前洗澡时无意间发现左侧乳房包块，无痛，今为进一步明确诊治而来我院住院。体格检查：左侧乳房外上象限有一包块，2 cm×3 cm，边界不清，质地坚硬，不易推动，同侧腋窝有 3 个肿大淋巴结，无粘连。初步诊断为"乳腺癌"，拟行手术治疗。
> 请思考：
> 1. 作为巡回护士，如何根据手术的需要来安置病人体位？
> 2. 作为器械护士，应准备哪些消毒用物？

一、一般准备

手术室护士接病人时及病人进入手术室后，均详细核对病人，确保手术部位无误，认真做好"三查七对"和麻醉前的准备工作。同时，加强对病人的心理护理。

二、手术体位安置

手术体位是指术中病人的姿势，由病人卧姿、体位垫使用、手术床操纵三部分组成。根据不同的手术要求，安置相应体位，原则是既要利于手术施行，又要尽可能地让病人舒适。

(一)摆放体位的要求

1. 保证病人安全、舒适。
2. 对呼吸、循环功能影响最小。
3. 符合手术要求,暴露良好。
4. 放置体位过程中,要保护肌肉和神经不受损伤,避免压迫或过度牵拉,肢体不可悬空放置,必须保持稳妥。
5. 肢体不能悬空放置,外展不能超过90°。
6. 视病人为一整体,重视病人的情绪与尊严,不过分暴露病人的身体。

(二)常用手术体位

1. 水平仰卧位　适用于胸、腹部、下肢等手术,如图6-15(1)。

(1)物品准备:软垫1个,约束带1条。

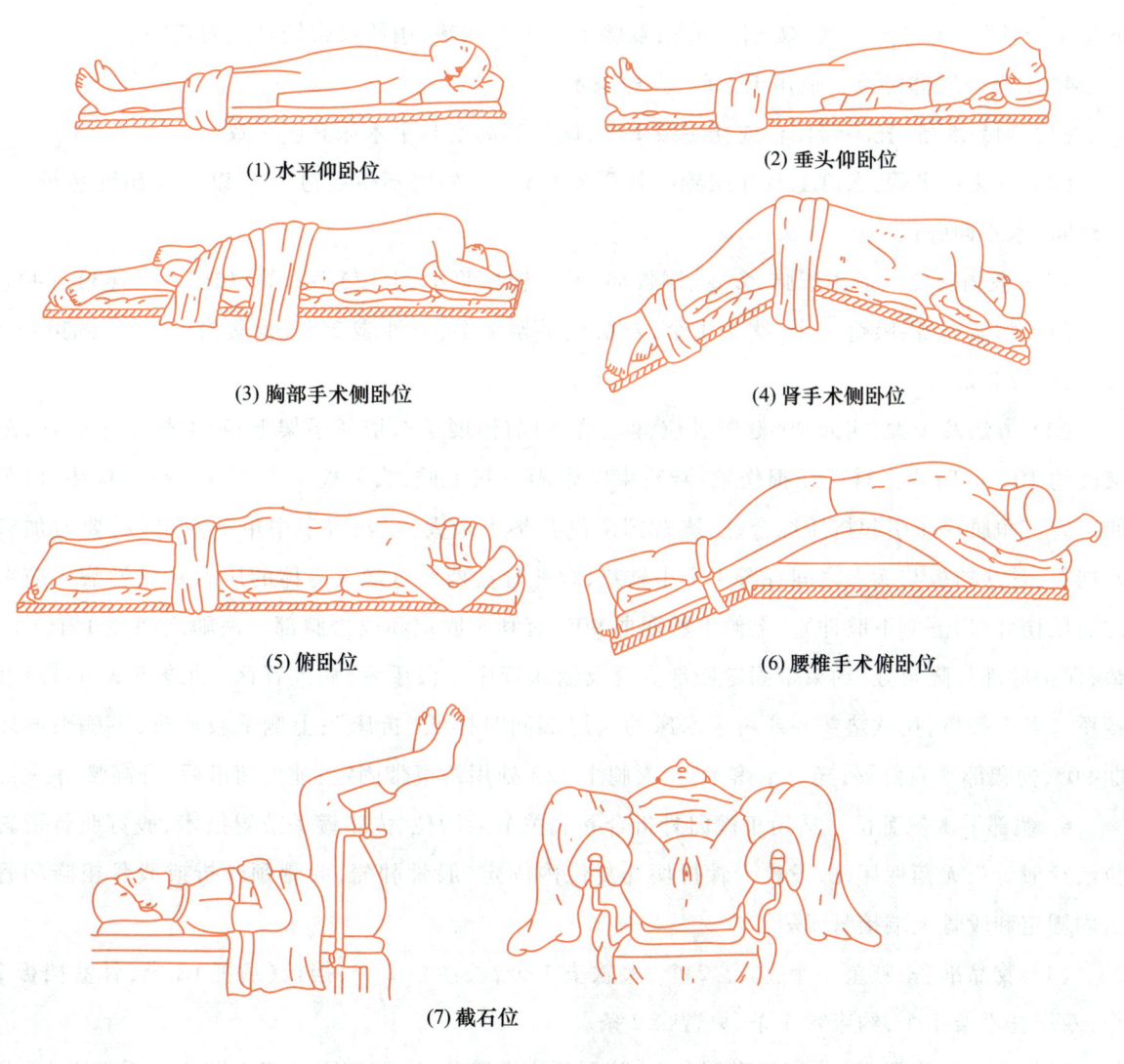

(1) 水平仰卧位　　　　　(2) 垂头仰卧位

(3) 胸部手术侧卧位　　　(4) 肾手术侧卧位

(5) 俯卧位　　　　　　　(6) 腰椎手术俯卧位

(7) 截石位

图6-15　常用手术体位

(2）方法及步骤：病人仰卧于手术床上；双上肢自然放于身体两侧，中单固定肘关节；双下肢伸直，双膝下放 1 个软垫，以免双下肢伸直时间过长引起神经损伤；约束带轻轻地固定膝部。

肝、胆、脾手术，术侧垫 1 个小软垫，摇动手术床使患侧抬高 15°，使术野显露更充分；前列腺摘除术，在骶尾部下面垫 1 个软垫，将臀部稍抬高，利于手术操作；子宫癌广泛切除术，臀下垫 1 个软垫，摇低手术床头背板 20°，腿部下垂 30°，肩部置肩托并用软垫垫好，防止滑动，充分显露术野。

2. 垂头仰卧位　适用于甲状腺、颈前路术，腭裂修补术，全麻扁桃体切除术，取气管、食管异物等手术，如图 6-15(2)。

（1）物品准备：肩垫 1 个，圆枕 1 个，小沙袋 2 个或头圈 1 个，约束带 1 条。

（2）方法及步骤：双肩下垫 1 个肩垫（平肩峰），抬高肩部 20°，头后仰；颈下垫 1 个圆枕，防止颈部悬空；头两侧置小沙袋或头圈，固定头部，避免晃动，术中保持头颈部正中过伸位，以利于手术操作；放置器械升降托盘（代替头架）。其余同"水平仰卧位"。

3. 侧头仰卧位　适用于耳部、颌面部、侧面部、头部等手术。

（1）物品准备：软垫 1 个，头圈 1 个，约束带 1 条。

（2）方法与步骤：病人仰卧于手术床上，患侧在上，健侧头下垫 1 个头圈，避免压伤耳郭；肩下垫 1 个软垫，头转向对侧；双下肢伸直，双膝下放 1 个软垫；用约束带轻轻地固定膝部。

4. 上肢外展仰卧位　适用于上肢、乳房手术。

（1）物品准备：托手器械台或托手板 1 个，调整其高度与手术床高度一致。

（2）方法及步骤：患侧上肢外展置于托手器械台上，外展不得超过 90°，以免拉伤臂丛神经。其余同"水平仰卧位"。

5. 一般侧卧位　适用于肺、食管、侧腰部（肾及输尿管中、上段）手术等，如图 6-15(3)、(4)。

（1）物品准备：腋垫 1 个，枕头 1 个，双层托手架 1 个，长沙袋 2 个，骨盆挡板 2 个，约束带 1 条，束臂带 2 条。

（2）方法及步骤：病人 90°健侧卧位；两手臂向前伸展于双层托手架上；腋下垫 1 个腋垫，距腋窝约 10 cm，防止上臂受压损伤腋神经；束臂带固定双上肢；头下枕 1 个 25 cm 高的枕垫，以免使下臂三角肌受压引起挤压综合征；胸背部两侧各垫 1 个大沙袋，置于中单下固定（必要时加骨盆挡板，骨盆挡板与病人之间各置 1 个小软垫，缓冲骨盆挡板对病人身体的压力），女性病人应考虑勿压伤乳房；下侧下肢伸直，上侧下肢屈曲 90°，有利于固定和放松腹部。两腿之间夹 1 个大软垫，保护膝部骨隆突处，约束带固定髋部。肾及输尿管中上段手术，病人肾区（肋缘下 3 cm）对准腰桥。若无腰桥，用软垫垫高或将手术床的头尾端同时摇低"折床"；上侧下肢伸直，下侧下肢屈曲 90°，使腰部平直舒展，充分暴露术野；大腿上 1/3 处用约束带固定；铺无菌巾后，升高腰桥。

6. 髋部手术侧卧位　适用于髋臼骨折合并髋关节后脱位，人工髋关节置换术，股方肌骨瓣转位治疗股骨头无菌性坏死，股骨干骨折切开复位内固定，股骨肿瘤，股骨颈骨折或股骨粗隆间骨折内固定和股骨上端接骨术等。

（1）物品准备：腋垫 1 个，方垫 2 个，大软垫 1 个，长沙袋 2 个，挡板（肩托）2 个，骨盆挡板 2 个，双层托手架 1 个，约束带 1 条，束臂带 2 条。

（2）方法及步骤：侧卧 90°，患侧向上；腋下垫 1 个腋垫；束臂带固定双上肢于托手架上；骨盆两侧上骨盆挡板或各垫 1 个长沙袋，固定牢靠，以免术中体位变动，影响复位效果；胸背部两侧各上肩托挡板1个,挡板与病人之间用方垫隔开,保持身体稳定防止受压;头下垫1个软枕;两腿之间夹1个大软垫,约束带将大软垫与下侧下肢一并固定(切口在髋部,上侧下肢不约束)。

7. 俯卧位　适用于脊柱和背部手术,如图6-15(5)、(6)。

(1) 物品准备:大软垫2个,软垫2个,约束带1条。

(2) 方法与步骤:病人俯卧,头转向一侧或支撑于头架上(后颅窝、颈椎后入路手术);胸部两侧垫1个大软垫,使胸腹部悬空,保护胸腹部呼吸不受限制;双上肢自然弯曲放于头两侧;双足、膝部各垫1个软垫,使膝部不受压,踝关节自然弯曲下垂,防止足背过伸引起足背神经拉伤。

8. 截石位　适用于直肠、肛门、会阴部的手术,如图6-15(7)。

(1) 物品准备:支腿架1副,长木板1块,细长沙袋1个。

(2) 方法与步骤:将手术床下1/3部位摇下,两侧插上支腿架,调节好高度后固定;病人仰卧,臀部齐床沿,臀下垫1块长木板,上面放1个细长沙袋,双腿放在支腿架上,约束带固定。

三、手术区皮肤消毒

手术区皮肤消毒的目的是消灭切口处及周围皮肤上的细菌,消毒的范围包括手术切口周围15~20 cm的区域。

(一) 消毒方法

1. 检查消毒区皮肤清洁情况。
2. 第一助手手臂消毒后,取无菌海绵钳,夹取2.5%~3.0%碘酊纱球涂擦手术区皮肤,待干后,再用70%乙醇纱球涂擦2遍,脱净碘酊。

近年来,专用于皮肤消毒的含活性碘或活性氯的新型消毒剂广泛用于临床。其优点对皮肤刺激性小,消毒抑菌作用持久。

(二) 消毒方式

1. 环形或螺旋形消毒　用于小手术术野的消毒。
2. 平行或叠瓦形消毒　用于大手术术野的消毒。

(三) 消毒原则

1. 离心性消毒　清洁伤口皮肤消毒应从手术野中心部开始向周围涂擦。
2. 向心性消毒　感染伤口或肛门、会阴部的消毒,应从手术区外周清洁部向感染伤口或肛门、会阴部涂擦。

(四) 不同手术部位所采用的消毒溶液

由于手术病人年龄和手术部位不同,手术野皮肤消毒所用的消毒剂种类也不同。

1. 颅脑外科、骨外科、心胸外科、普通外科手术区皮肤消毒　用3%~4%碘酊消毒,待干后,

视频:皮肤消毒的方法

用70%乙醇脱碘。

2. 婴幼儿皮肤消毒　婴幼儿皮肤柔嫩,一般用70%乙醇或0.75%碘酊消毒。会阴部、面部等处手术区,用0.3%或0.5%聚维酮碘消毒。

3. 会阴部手术消毒　会阴部皮肤黏膜用1%聚维酮碘消毒2遍。

4. 五官科手术消毒　面部皮肤用70%乙醇消毒2遍;口腔黏膜、鼻部黏膜消毒用0.5%聚维酮碘。

5. 植皮术者供皮区的皮肤消毒　用70%乙醇涂擦2~3遍。

四、手术区铺无菌手术单

手术区皮肤消毒后,即开始铺盖灭菌敷料。目前,许多医院采用在切口皮肤上加用一次性无菌手术薄膜(有的含有聚维酮碘)的方法,切开皮肤后薄膜仍黏附于伤口边缘,可防止皮肤上尚存的细菌在术中进入伤口。为了减少灭菌敷料与消毒后的皮肤接触,铺巾前先由戴好灭菌手套的器械护士,在消毒的手术区皮肤上粘贴薄膜,然后再铺盖灭菌敷料。如果仍用传统的手术巾,则应尽量妥善固定和保持干燥。

(一) 铺单目的

除显露手术切口所必需的最小皮肤区之外,应遮盖手术病人其他部位,使手术周围环境成为一个较大范围的无菌区域,以避免和尽量减少手术中的污染。

(二) 铺单原则

铺单时,既要避免手术切口暴露太小,又要尽量少使切口周围皮肤显露在外。**手术区周围一般应有4~6层无菌巾遮盖,其外周至少有两层**;小手术仅铺无菌孔巾一块即可。铺无菌单时,如未穿手术衣应先铺对侧,然后铺上下侧,最后铺近侧;穿手术衣后,先铺近侧,再铺上下侧,最后铺对侧。再在上方、下方各铺一中单,最后铺上剖腹单。

(三) 铺单范围

中单的头端应盖过麻醉架,两侧及足端应**下垂超过手术台边缘30 cm**。

视频:手术区铺单的方法

(四) 铺单方法

以腹部手术铺单为例(图6-16)。

1. 铺单者(第一助手)站在病人的右侧,确定切口后,先铺4块无菌治疗巾于切口四周(近切口侧的治疗巾反折1/4,反折部朝下)。

2. 器械护士按顺序传递治疗巾,前3块折边向着手术助手,第4块折边向着器械护士。

3. 铺单者将第一块治疗巾覆盖手术野下方,然后按顺序铺置于手术野上方、对侧和同侧。

4. 4块治疗巾交叉铺于手术野后,以4把巾钳固定。使用巾钳时避免夹住皮肤及巾钳向上翘。

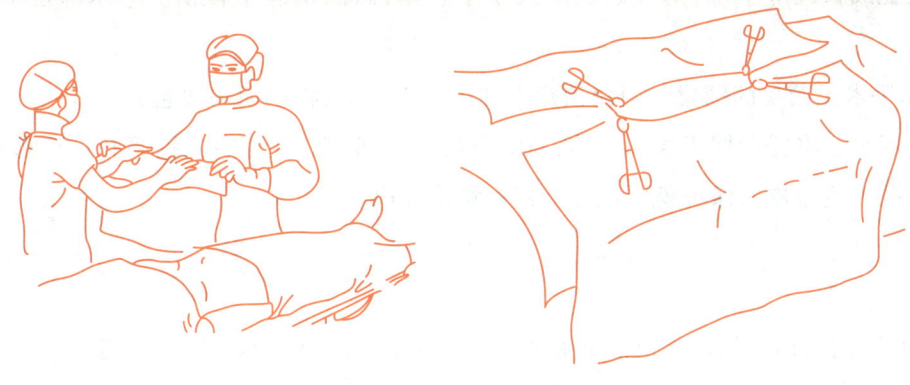

图 6-16 腹部手术铺单

5. 铺单者和器械护士两人分别站在手术床两侧,由器械护士传递中单,在切口上方、下方铺置中单,头侧超过麻醉架,足侧超过手术台。

6. 铺完中单后,铺单者应再用消毒剂泡手 3 分钟,或用络合碘制剂涂擦手臂,再穿无菌手术衣、戴无菌手套。

7. 最后铺带孔的剖腹大单,将开口对准切口部位,短端向头部、长端向下肢,并将其展开。铺盖时和其他助手一起,寻找到上、下两角,先展开铺上端,盖住病人头部和麻醉架,按住上部,再展开铺下端,盖住器械托盘和病人足端,两侧及足端应下垂过手术床缘 30 cm 以下。

8. 为避免第一助手铺置剖腹大单时因寻找单角而接触切口周围的手术单部分,第一助手在铺完小手术单后即离去,置放大手术单一般由手术者或其他助手穿戴好无菌手术衣和手套后进行。

(五) 常用手术部位铺单法

1. 颈部手术无菌单的铺置 第一块治疗巾横铺于胸前,自下颌始,横铺一块小颈单,将小颈单上部向上翻转遮盖头架,巡回护士将小颈单的固定带由耳后系于头顶上,两块治疗巾团成球形,填在颈部两侧,两块治疗巾分别铺于对侧、近侧,然后将一块治疗巾竖叠,竖铺于手术部位的上方,4 把巾钳固定,铺颈单,覆盖头架、全身及托盘,铺中单覆盖托盘。

2. 胸部手术无菌单的铺置 双折中单两块,分别垫于身体两侧。中单 1 块,铺于手术野上方,覆盖头架。4 块治疗巾交叉铺于手术野,以 4 把巾钳固定。手术野上方铺一块中单覆盖头架。手术野下方铺中单覆盖托盘及下肢。手术部位两侧各铺一块中单,以组织钳固定。托盘上铺一块中单。头架上放置器械袋,头架两侧各横拉一块中单。

3. 上肢手术无菌单的铺置 患肢下横铺一块中单。一块双折或四折治疗巾围绕手术部位上方,裹住气囊止血带,一把巾钳固定。一块双折治疗巾或中单包裹手术部位以下的前臂和手,以绷带包扎固定。手术部位上缘横铺一块中单覆盖上身及头架,与患肢下中单连接处用两把组织钳固定,铺中单覆盖身体。手术部位下面垫一块中单。

4. 下肢手术无菌单的铺置 患肢下横铺两块中单,自臀部往下并覆盖健侧下肢。双折治疗巾一块围绕手术部位上方,裹住气囊止血带,以一把巾钳固定。双折中单包裹手术野部位以下区域,绷带包扎固定。手术部位上缘铺中单覆盖上身,与患肢下所铺中单连接处用两把组织钳固定。若是大腿或膝关节手术,则应铺腹单或丁字腹单,患肢从洞中伸出。手术部位下面垫一块中单。

5. 眼部手术无菌单的铺置　两块治疗巾铺于病人头下,将上面一块包裹病人头部及健侧眼,以一把巾钳固定。将托盘摆于病人胸前,高低距病人胸部 20 cm 左右。铺眼孔巾覆盖头部、托盘及上身。眼孔处覆盖皮肤保护膜。托盘上铺一块治疗巾。

(六)注意事项

1. 铺巾前,应先确定切口部位。铺好 4 块治疗巾后,用巾钳固定,防止下滑。
2. 无菌巾铺下后,不可随意移动,如位置不准确,只能由手术区向外移,而不能向内移(以免污染手术区)。
3. 消毒的手臂不能接触靠近手术区的灭菌敷料,铺单时,双手只接触手术单的边角部。
4. 手术野四周及托盘上的**无菌单为 4~6 层**,手术野以外为两层以上。
5. 无菌单的头端应盖过麻醉架,两侧和尾部应**下垂超过手术台边缘 30 cm**。
6. 打开的无菌单与治疗巾,勿使其下缘接触手术衣腰平面以下及其他有菌物品。铺无菌单时如被污染应立即更换。
7. 铺置第一层无菌单者不穿手术衣,不戴手套。
8. 铺完第一层无菌单后,铺巾者要再次用 70% 乙醇浸泡手臂 3 分钟或用消毒液涂擦手臂,穿无菌衣、戴无菌手套后方可铺其他层无菌单。
9. 固定最外一层无菌单或固定皮管、电灼线等不得用巾钳,以防巾钳移动造成污染,可用组织钳固定。

知识拓展

舒适护理在手术体位安置中的运用

舒适护理是一种整体的、个性化的、创造性的、有效的护理模式。其目的是使病人在生理、心理、社会上达到最愉快的状态,或缩短、降低不愉快的程度。1995 年,柯卡芭(Kolcaba)提出舒适护理理论,认为舒适护理应作为整体化护理艺术的过程和追求的结果,使基础护理与护理研究更注重病人的舒适感受和满意度。我国传统的手术体位忽视了肢体生理功能和病人舒适度等问题,因此改进传统手术体位安置方法,确定新的标准手术体位,最大限度地保证病人的舒适与安全,降低因体位安置不当给病人带来的风险势在必行。标准体位的确定应由手术医师、麻醉师、手术护士共同参与和认可。麻醉师关注术前体位,考虑麻醉风险,手术医师关注术中体位,手术室护士则充分考虑病人整个手术期的舒适与安全。三方应达成一致意见,根据生理、解剖知识,选择功能良好的正确体位附件,在传统常规体位基础上进一步改进,确定标准手术体位。

第五节　手术室无菌操作技术

案例导入

> 王先生，18岁。因车祸伤致左上腹疼痛伴恶心、呕吐1小时入院。体格检查：P 125次/分，BP 70/50 mmHg，面色苍白，四肢湿冷。腹腔穿刺抽出不凝血液。须抗休克的同时紧急手术治疗。
>
> 请思考：
> 手术中应遵循的无菌原则有哪些？

案例分析（五）

术中无菌技术是预防切口感染、减少术后并发症、保证手术成功的重要因素之一。手术人员必须充分认识无菌操作的重要性，在手术过程中严格执行无菌操作原则。

一、无菌器械台的准备

（一）无菌器械台的结构要求

无菌器械台要求结构简单、轻便及易于清洁消毒，有轮可推动，台边四周有栏边，栏高4～5 cm，以防手术器械滑下。一般分为大小两种：大号器械台长110 cm，宽60 cm，高90 cm（颅脑手术桌高120 cm）；小号器械台长80 cm，宽40 cm，高90 cm。准备无菌器械台时，应根据手术的性质及范围，选择不同规格的器械台。

（二）铺器械台的步骤

1. 巡回护士将无菌器械包放入器械桌上，选择范围较为宽敞的区域开台。先检查器械包名称、有效期、化学指示胶带。检查无误后，用手打开包布（双层无菌单），只接触包布的外面，由里向外展开，保持手臂不穿过无菌区。

2. 用无菌持物钳打开第二层包布。

3. 器械护士刷手后，可用手打开第三层包布，铺在台面上的无菌巾共厚6层，**铺无菌单应下垂不低于30 cm**。

4. 器械护士穿好无菌手术衣、戴好无菌手套后，将器械按使用先后次序及类别整齐排列在器械台上。

（三）无菌器械台使用原则

1. 铺好备用的器械台**超过4小时不能再用**。

2. 凡坠落台缘平面以下物品应视为已污染，不能再使用。

3. 术中污染的器械物品不能放回原处，术中接触相对不洁区域的器械应放于弯盘等容器内，勿与其他器械接触。

4. 在铺好的无菌器械台上摆放的无菌器械不可伸出台缘外,湿纱布敷料应放在无菌盘内,桌面如被水或血浸湿,应及时加盖无菌巾以保持无菌效果。

5. 手术开始后,该器械台仅对该手术者是无菌的,而对其他手术者则是污染的。

6. 器械护士应及时清理器械台上的器械及物品,以保持器械台清洁、整齐、有序,及时供应手术人员所需。

(四)托盘的使用

托盘是器械台的补充,摆放反复使用或即将使用的物品,按手术要求和步骤应经常更换,不可大量堆积,以免影响手术。托盘为高低可调的长方形,盘面大小为 48 cm×33 cm。在手术准备时摆好位置,手术区铺单时用双层手术单盖好,上面再铺无菌巾,摆放手术中常用的刀、剪、钳、镊、拉钩、缝线等常用器械。

二、手术中的无菌技术原则

1. 明确无菌区域　手术人员一经洗手,手臂即不准接触未经消毒的物品。穿无菌手术衣及戴好无菌手套后,**无菌区为肩以下、腰以上、两侧腋前线以内的区域及双手双前臂**。背部、腰部以下和肩部以上均应视为有菌区,不能再用手触摸。手术人员应肘部内收,手臂靠近身体,既不可高举过肩,也不可下垂过腰或交叉放于腋下。手术台边缘以下视为有菌区,布单不可接触,凡坠落超过手术台边缘以下的器械、敷料等一概不可再取回使用。无菌桌仅桌缘平面以上属无菌,手术人员不得扶持无菌桌的边缘。

2. 保持无菌物品的无菌状态　无菌区内所有物品都必须是灭菌的,若无菌包破损、潮湿或可疑污染时均应视为有菌。手术中若手套破损或接触到有菌物品,应立即更换无菌手套;前臂或肘部若受污染,应立即更换手术衣或加套无菌袖套。若无菌区的布单被浸湿即失去无菌隔离作用,应加盖干的无菌巾或更换新的无菌单。对可疑被污染的物品,一律按污染物品处理。

3. 保护皮肤切口　切开皮肤前,一般先用无菌聚乙烯薄膜覆盖,再经薄膜切开皮肤。切开皮肤和皮下脂肪层后,边缘应以大纱布垫或手术巾遮盖并固定,仅显露手术野。凡与皮肤接触的刀片和器械不应再用,延长切口或缝合前再用75%乙醇消毒皮肤一次。手术中途因故暂停时,切口应用无菌巾覆盖。

4. 正确传递物品和调换位置　手术者或助手需要器械时应由器械护士从器械升降台侧正面方向传递,**不可在手术人员背后或头顶方向传递器械及手术用品**。手术过程中,手术人员须面向无菌区,并在规定区域内活动,同侧手术人员如需**调换位置时,应先退后一步,转过身背对背地转至另一位置**。

5. 污染手术的隔离技术　进行胃肠道、呼吸道或宫颈等污染手术时,切开空腔脏器前先用纱布垫保护周围组织,并随时吸除外流的内容物,被污染的器械和其他物品一般不再使用,应放在专放污染器械的盘内,避免与其他器械接触。完成全部步骤后,手术人员应用灭菌用水冲洗或更换无菌手套。

6. 减少空气污染　手术进行时门窗应关闭,尽量减少人员走动。不使用电扇,室内空调机风口也不能吹向手术台。手术过程中保持安静,不能高声说话或嬉笑,避免不必要的谈话。咳嗽、打喷嚏时须将头转离无菌区。请他人擦汗时,头应转向一侧。口罩若潮湿,应更换。

7. 连台手术无菌要求　手术人员应重新消毒手臂、穿无菌手术衣、戴无菌手套,手术间及地面用物应用消毒液擦拭,并用紫外线照射20分钟。

视频:手术人员更换位置的方法

第六节　手术室护士职责及手术配合

手术是由医护人员共同完成的,包括手术医师、手术室护士、麻醉师等。术中配合的手术室护士分为器械护士和巡回护士。

一、器械护士的职责及手术配合

器械护士(scrub nurse)又称为洗手护士,其主要职责是负责手术全过程中所需器械、物品和敷料的供给,配合手术医师完成手术。手术中其工作范围只限于无菌区内。

1. 术前访视　术前一日访视病人,了解病人的病情和需求,根据手术种类和范围准备手术器械和敷料。

2. 术前准备　术前15~30分钟洗手、穿无菌手术衣和戴无菌手套,做好无菌桌(器械桌)的整理和准备工作。协助医师做好手术区皮肤消毒和铺手术单。

3. 清点、核对用物　分别于手术前和胸、腹腔及深部手术关闭切口前与巡回护士共同准确清点各种器械、纱布、纱垫和缝针等数目,核实后登记。术中需增减器械、缝针等用物时必须反复核对清楚并记录。术毕再自行清点一次,以防异物遗留在病人体内。

4. 传递用物　手术过程中按常规及术中情况向手术医师传递器械、纱布、纱垫和缝针等手术用物,做到主动、迅速、准确无误。传递时,均以器械柄端轻击手术者伸出的手掌,注意手术刀的刀锋朝上;弯钳、弯剪之类应将弯曲部向上;弯针应以持针器夹住中后1/3交界处;缝线用无菌巾保护好。传递针线时,应事先将线头拉出1/3,防止线脱出。

5. 保持器械和用物整洁　保持手术野、器械托盘及器械桌的整洁、干燥和无菌物品的无菌状态。器械用毕后及时取回并擦净,摆放整齐,做到"快递、快收"。用于污染部位如肠道的器械要分开放置,以防污染扩散。

6. 留取标本　手术切下的组织标本应妥善保存,及时安排送检。

7. 包扎和固定　术毕协助医师处理、包扎伤口,固定好各种引流管道。

8. 整理用物　术后处理手术器械、用物。

二、巡回护士的职责及手术配合

巡回护士(circulating nurse)的主要任务是在台下负责手术全过程中物品、器械、布类和敷料的准备和供给,完成输液、输血及手术台上特殊物品、药品的供给,与相关科室联系等。

1. 术前物品准备　检查手术间内各种药物、物品是否备齐,电源、吸引装置和供氧系统等固定设备是否安全、有效,仪器工作是否正常。调节好适宜的室温及光线,准备无菌桌,创造最佳的手术环境及条件。

2. 接收病人　按手术通知单仔细核对床号、姓名、性别、年龄、住院号、手术名称、手术部位、术前用药、手术同意书和手术间。接收随病人带至手术室的病历、X线片和药品等。检查病人术前准备情况。核对病人的血型和交叉配血试验结果,做好输血准备。给病人戴好帽子,开通静脉通道并输液。

3. 安置体位　根据麻醉要求安置病人体位并注意看护,必要时用约束带,以防病人坠床。麻醉后,再按照手术要求摆放体位,正确固定,确保病人舒适、安全。

4. 协助手术准备　帮助手术人员穿手术衣,安排各类人员就位。暴露病人的手术区,协助手术者消毒。调整好照明光源,接好电刀、电凝及吸引器等。

5. 清点核对　详细清点、登记手术台上的器械、敷料等数目,于术前、胸腔、腹腔及深部手术关闭切口前,与器械护士共同清点、核对用物,以防遗留在病人体内。

6. 手术中的配合　手术过程中应注意手术进展情况,随时调整灯光,供应术中所需物品。密切观察病情变化,保证输血、输液通畅。术中用药、输血应两人核对,用有可能导致过敏的药物前应核对病历,紧急情况下执行口头医嘱时要复述一遍。用过的各种药物安瓿、储血袋应保留在指定位置,待手术后处理。

7. 保持手术间整洁、安静　根据手术需要及时补充不足的物品。监督手术人员严格执行无菌操作,若见违反,及时予以纠正。

8. 手术完毕安置病人和整理手术间　手术完毕,协助手术者包扎伤口和妥善固定各种引流管道,并注意病人的保暖。向护送人员清点病人携带的物品。整理手术间,物归原处,进行日常的清扫和空气消毒等。

知识拓展

手术机器人

外科手术的发展经历了开放式手术,小切口手术,而现在进入第三代——由机器人施行手术,外科医师做手术的手被机械臂取代。外科手术机器人系统进一步完善了微创外科手术的概念,具备传统外科手术无法比拟的优势。

1. 加入计算机技术可提高手术的操控性、精确性和稳定性。
2. 向术者提供了高清晰度三维图像,并将手术野放大了10~20倍。
3. 创新的腕部和可自由活动的镜下手术器械,可使镜下手术完全重现人手动作,从而达到手眼协调。
4. 系统设计可排除主刀医师可能的手颤抖对手术所造成的不利影响。
5. 为病人带来更理想的手术效果,减少围术期后遗症及并发症的发生。
6. 减少手术创伤及失血量,为癌症病人提供更广泛的淋巴清扫。
7. 创伤小、恢复快而使可接受手术的病人年龄范围扩大,使某些危重病人接受手术成为可能。
8. 病人恢复时间缩短,有效地提高了医院病床周转率。

小结

手术室是为病人实施手术治疗的重要场所,手术室护理工作的重点是确保病人安全,保证手术顺利进行。本章从六个方面做好手术室的护理工作,即手术室环境和管理,物品的准备和无菌处理,手术人员的准备(更衣,外科手消毒法,穿、脱无菌手术衣,以及戴、脱无菌手套),病人的准备(一般准备、手术体位安置、手术区皮肤消毒、手术区铺无菌手术单、常用手术部位铺单法),手术室无菌操作技术(无菌器械台的准备、手术中的无菌技术原则),手术室器械护士和巡回护士职责及手术配合。

(武江涛)

第六章
思维导图

第六章
在线测试题

第七章 手术前后病人的护理

第七章 手术前后病人的护理 PPT　　第七章 学习重点　　第七章 思政案例

学习目标

知识目标：

1. 掌握术前、术后病人的护理诊断/合作性问题、护理措施及健康指导。尤其是术后不适及并发症的预防、观察和护理。

2. 熟悉围术期的概念、术前、术后病人的护理评估内容。

3. 了解手术分类、切口的愈合分级。

能力目标：

1. 具备术前护理评估能力，能对病人进行常规术前准备，能识别术后常见并发症并做出处理。

2. 能正确制订术前、术后护理计划并实施。

素养目标： 具有人文关怀意识，具备慎独精神、敏锐的观察力和解决问题的能力。

第一节 概述

围术期(perioperative period)是指从病人决定手术治疗开始到手术后康复出院这段时期,包括手术前期、手术期和手术后期三个阶段,每个阶段都有各自不同的护理内容。

围术期护理工作重点在于全面评估病人术前至术后整个诊治期间的身心状况,充分做好术前准备,认真进行手术配合,并提供精心的术后护理,通过优质的护理以提高手术的安全性,减少术后并发症的发生,促进病人早日康复。

【手术分类】

1. 按手术的目的性分类

（1）诊断性手术：以明确诊断为目的,如活体组织检查、开腹探查术等。

（2）根治性手术：以彻底治愈为目的,如乳癌根治术。

（3）姑息性手术：以减轻症状为目的,适用于条件限制而不能进行根治性的手术,如晚期胃窦癌行胃空肠吻合术,只解除幽门梗阻症状,但不切除肿瘤。

2. 按照手术的时限性分类

（1）择期手术：施行手术的早晚不影响治疗效果,可在充分的术前准备后施行手术,如未嵌顿的腹外疝修补术、一般的良性肿瘤切除术。

（2）限期手术：手术的时间虽然可以选择,但不宜延迟过久,而应在尽可能短的时间内做好术前准备,尽早手术治疗,如各种恶性肿瘤根治术。

（3）急症手术：病人病情危急,应在最短时间内进行必要的术前准备后迅速实施手术,如外伤性脾破裂、肝破裂等。

3. 按手术范围分类　可分为大手术、中手术、小手术及微创手术。

第二节 手术前病人的护理

案例导入

李先生,45岁。主因饱食后腹痛30分钟入院。病人于入院前30分钟饱餐后突然感到上腹剧痛,难以忍受,迅速延及全腹,急来我院就诊。既往有"溃疡"病史6年。体格检查：T 37.5℃,P 110次/分,R 24次/分,BP 90/60 mmHg。痛苦面容,面色苍白,全身冷汗。全腹压痛及反跳痛,腹肌紧张呈板状,叩诊肝浊音界消失,听诊肠鸣音减弱。腹腔穿刺见少许浑浊液状物。门诊以"腹腔脏器穿孔、急性腹膜炎"收入我科,拟急诊手术。

请思考：
1. 作为责任护士,该如何对病人进行评估?
2. 手术前护士需要为该病人做哪些护理工作?

案例分析（一）

手术前期指从病人决定手术之日起到进入手术室为止的一段时间。手术对于病人来说是一种特殊的经历，大多数病人在术前会出现焦虑、紧张，甚至恐惧等心理反应。手术前护理(preoperative care)的任务就是帮助拟行手术的病人做好心理和身体两方面的准备，提高机体对手术的耐受力，使其在最佳状态下接受手术，以达到最佳手术效果。

【护理评估】

(一) 健康史

1. 现病史　了解病人的年龄、性别、受教育程度、职业、生活习惯、宗教信仰等一般情况；了解病人本次患病的可能原因，主要症状和体征，治疗和护理经过，入院诊断等。

2. 既往史

(1) 患病史：有无呼吸、心血管、血液、消化、泌尿、神经、生殖、运动及内分泌等系统疾病史，尤应注意有无高血压、心绞痛、新发(6个月内发生)的心肌梗死、肺气肿、糖尿病等病史。

(2) 用药及过敏史：有无降压药、抗凝药、糖皮质激素等药物应用史；有无抗生素、麻醉药等药物过敏史。

(3) 手术史：既往有无手术经历，手术情况、手术效果和机体康复情况。

3. 个人史　了解病人生活、工作的环境，有无烟酒嗜好等。

4. 月经及婚育史　女性病人要了解月经初潮的年龄、周期、经量、末次月经时间、结婚的年龄、生育情况等。

5. 家族史　了解病人家族中有无类似疾病或遗传性疾病、传染病等病史。

(二) 身体状况

1. 营养状况　病人的营养状况与其手术耐受力及术后恢复直接相关。手术前根据病人身高、体重、食欲、精神面貌、劳动能力等，结合病情和实验室检查结果，全面评判病人的营养状况。

2. 体液平衡状况　手术前常规检测病人的血电解质情况，包括血K^+、Na^+、Cl^-、Mg^{2+}、Ca^{2+}等。全面评估病人有无水、电解质紊乱和酸碱平衡失调，及时发现并纠正体液失衡状况。

3. 有无感染　评估病人有无呼吸系统、消化系统、泌尿系统等感染性疾病，尤其要观察手术区域的皮肤、穿刺部位有无损伤和感染。

4. 重要器官/系统功能

(1) 神经系统功能：术前评估病人有无头痛、眩晕、耳鸣、呕吐、步态不稳和抽搐等情况，观察瞳孔大小、形状、对光反射等情况。

(2) 心血管功能：术前评估病人的血压、脉搏、心率、皮肤颜色和温度等；术前做常规心电图检查，必要时行动态心电图监测。

(3) 呼吸功能：术前评估病人的呼吸频率、节律及深度；评估有无咳嗽、咳痰、咯血、胸痛、呼吸困难等情况。

(4) 血液系统功能：术前评估病人有无牙龈出血、鼻出血、皮下瘀斑、外伤后出血不止等情况，评估凝血功能是否正常。

(5) 肝功能：术前评估病人有无黄疸、腹水、肝掌、蜘蛛痣、呕血、黑便等。

(6) 泌尿系统功能:术前评估病人有无尿频、尿急、尿痛、排尿困难;评估尿液颜色、性状和尿量;了解病人肾功能情况。

(7) 内分泌功能:术前评估病人内分泌功能状况。

(三) 心理-社会状况

病人面对病情的诊断和即将接受的手术治疗,会产生焦虑、恐惧、担忧等一系列情绪反应。情绪的变化会影响病人的休息、治疗的配合及对手术的耐受力,从而影响手术治疗效果。不同的教育背景、经济条件、社会地位、性格及家庭与社会的支持力度等,都会在一定程度上影响病人的心理状态,因此术前要评估病人的心理状态,以利于及时采取有效的心理护理干预,提高病人的手术耐受力。

链接护考(2017年护考真题)

徐女士,36岁。以"突发腹痛3小时"急诊入院。患者自诉午饭后1小时出现症状,既往患胃溃疡10年。

1. 护士在做入院评估时,应特别询问的是(   )

   A. 近期饮食状况   B. 腹痛的部位和性质   C. 近期精神状况

   D. 近期睡眠状况   E. 既往及慢性病史

2. 在没有明确诊断前,应采取的护理措施是(   )

   A. 腹部热敷   B. 保留灌肠   C. 流质饮食

   D. 胃肠减压   E. 解痉止痛

3. 病人腹部X线平片检查提示膈下多个气液平面,拟急诊在全麻下行剖腹探查术。病人情绪紧张,不配合护士术前准备,作为护士不妥的护理措施是(   )

   A. 让家属配合约束好患者

   B. 向病人说明配合的要点

   C. 嘱病人深呼吸放松心情

   D. 动作轻柔,不加重病人疼痛

   E. 向病人讲明操作的目的

   答案:1. B   2. D   3. A

解析:① 因病人既往有胃溃疡病史,午饭后突发腹痛,可能是溃疡穿孔,所以要特别询问腹痛的部位和性质,判断是否穿孔、是否形成腹膜炎。② 在没有明确诊断前,一般采取胃肠减压,若腹部热敷、保留灌肠、流质饮食可能使炎症扩散,导致病情加重。③ 拟急诊在全麻下行剖腹探查术,病人情绪紧张,不配合,作为护士应该动作轻柔,不加重病人疼痛;向病人讲明操作的目的及配合的要点;嘱病人深呼吸、放松心情,做好人文关怀和心理护理,而不能强行约束病人。

(四) 辅助检查

1. **实验室检查**　血常规、尿常规、大便常规检查,血生化检查(包括肝功能、肾功能、血电解质、血糖等),凝血功能检查,血型鉴定及交叉配血试验,输血前"四项"(乙型肝炎、丙型肝炎、艾滋病、梅毒)检测等。

2. 影像学检查　根据病情选择X线、B型超声、CT或磁共振成像(MRI)等影像学检查,可明确病变部位、大小、范围及性质。

3. 其他　心电图检查、内镜检查等。

(五) 手术耐受力

根据病人的全身情况、营养状态及重要脏器/系统功能,综合评估病人对手术的耐受力,以预测手术的危险性。

1. 耐受良好　全身情况较好,外科疾病对全身影响较小,重要脏器无器质性病变或其功能处于代偿阶段,手术风险相对较低,术前只需一般准备便可接受手术。

2. 耐受不良　全身情况欠佳,外科疾病对全身影响明显,或重要脏器有器质性病变,功能濒临或已失代偿,手术风险大,需要做好充分的术前准备方可进行手术。

【常见护理诊断/合作性问题】

1. 焦虑/恐惧　与医院环境陌生,担心麻醉与手术效果,可能的器官损害和身体形象改变及家庭经济负担过重等因素有关。
2. 营养失调:低于机体需要量　与疾病、禁食等有关。
3. 知识缺乏　缺乏疾病、手术等方面的知识。
4. 疼痛　与外科疾病有关。
5. 体液不足　与疾病导致的呕吐、腹泻和出血等有关。
6. 睡眠型态紊乱　与疾病痛苦、担忧手术、不适应医院环境等因素有关。

【护理目标】

1. 病人情绪稳定,焦虑缓解或消除。
2. 病人营养状况改善。
3. 病人获得疾病治疗及护理方面的相关知识。
4. 病人的疼痛缓解或消失。
5. 病人体液平衡失调得以纠正。
6. 病人能得到充分休息和睡眠。

【护理措施】

(一) 手术前常规准备

1. 心理护理　护士主动、热情迎接病人入院,根据其性别、年龄、职业、文化程度等特点,做好入院宣教及术前宣教。建立良好的护患关系,缓解和消除病人及其家属的焦虑、恐惧的心理。积极配合治疗和护理。

2. 饮食与休息　根据病情指导或协助病人进食,保证病人营养需求。原则上给予高热量、高蛋白质、高维生素且易消化的饮食,必要时遵医嘱行肠内或肠外营养支持。注意保持病房安静,保证病人休息与睡眠,必要时遵医嘱给予镇静药。

3. 维持体液平衡　水、电解质紊乱及酸碱平衡失调的病人,应遵医嘱给予纠正。

4. 胃肠道准备

(1) 饮食:择期手术病人**术前8～12小时禁食,4小时禁饮**。胃肠道手术病人术前1～2日开始进流质饮食,术前常规放置胃管。非胃肠道手术一般不限制饮食种类,但都应在手术前8～12小时禁食、4～6小时禁饮,以保持胃肠道处于空虚状态,防止麻醉和手术过程中呕吐引起窒息或吸入性肺炎。

(2) 置胃管或洗胃:胃肠道手术病人术前常规放置胃管,以减轻术后腹胀。对于幽门梗阻的病人,术前3日开始每晚用温生理盐水洗胃,以减轻胃黏膜水肿,有利于吻合口愈合,减少术后并发症。

(3) 灌肠:除急诊手术病人禁忌灌肠外,一般手术病人,常于术前晚用肥皂水灌肠1次或服用导泻剂以促进肠道排空,防止麻醉后肛门括约肌松弛导致粪便不自主地排出,增加手术污染的机会,同时也可防止术后腹胀。直肠或结肠手术病人,于术前3日起口服肠道不吸收的抗生素,术前1日及术日晨酌情进行清洁灌肠或结肠灌洗,以利于手术操作及减少术后感染的机会。

链接护考(2013年护考真题)

刘女士,45岁,因胃溃疡合并幽门梗阻拟行手术,术前可帮助病人减轻胃黏膜水肿的措施是(　　)

A. 术前3日每晚用温生理盐水洗胃　　B. 纠正脱水　　C. 纠正碱中毒

D. 术前给予流质饮食　　E. 术前晚灌肠

答案:A

解析:幽门梗阻病人术前3日开始每晚用温生理盐水洗胃,以减轻胃黏膜水肿。

5. 呼吸道准备　① 对吸烟者应要求其**术前戒烟2周以上**,以减少呼吸道分泌物,保持呼吸道通畅。② 有肺部感染的病人,遵医嘱使用抗感染药控制感染。③ 痰液黏稠者应用抗生素及糜蛋白酶、地塞米松超声雾化吸入,每日2次,使痰液稀释,易于排出。④ 指导病人学会有效咳嗽、咳痰及深呼吸的方法。

有效咳嗽排痰法训练:指导并帮助病人取坐位或半坐卧位,先轻咳数次使痰液松动,再深吸气后用力咳嗽。

深呼吸运动训练:如为胸部手术,指导病人训练腹式呼吸,嘱病人先从鼻慢慢深吸气,使腹部隆起;呼气时腹肌收缩,由口慢慢呼出;如此反复数次。如为腹部手术病人,应着重训练胸式呼吸。

6. 手术区皮肤准备　简称备皮,是预防手术切口感染的重要环节,主要是充分清洁手术区皮肤和剃除或剪去毛发。若切口周围毛发比较短少,不影响手术操作,可不必剃除毛发。手术前1日协助病人沐浴、洗头、修剪指(趾)甲,更换清洁衣服。一般皮肤准备在手术前1日进行为宜,若备皮时间超过24小时,应重新备皮。

(1) 常用手术皮肤准备的范围:如表7-1、图7-1。

视频:术前如何做好呼吸道准备

表 7-1 常用手术皮肤准备的范围

手术部位	备皮范围
颅脑手术	整个头部和颈部的毛发,包括前额、两鬓及颈后皮肤,保留眉毛
颈部手术	上自唇下,下至乳头水平线,两侧至斜方肌前缘
胸部手术	上自锁骨上及肩上,下至脐水平,胸背均超过中线 5 cm 以上,包括患侧上臂和腋下
乳腺手术	上起锁骨上窝,下至脐水平,患侧至腋后线,对侧至锁骨中线或腋前线,包括同侧上臂上 1/3、肩部和腋窝部
上腹部手术	上自乳头连线,下至耻骨联合,两侧至腋后线
下腹部手术	上自剑突水平,下至大腿上 1/3 的前、内侧及会阴部,两侧至腋后线,剃除阴毛
腹股沟手术	上自脐水平,下至大腿上 1/3 的内侧,两侧至腋后线,包括会阴部,剃除阴毛
会阴及肛门部手术	上自髂前上棘,下至大腿上 1/3 的前、内、后侧,包括会阴及臀部
肾区手术	上自乳头水平线,下至耻骨联合,前后均过正中线
四肢手术	以切口为中心包括上、下方各 20 cm 以上,一般超过远、近端关节或患侧整个肢体,并应修剪指(趾)甲

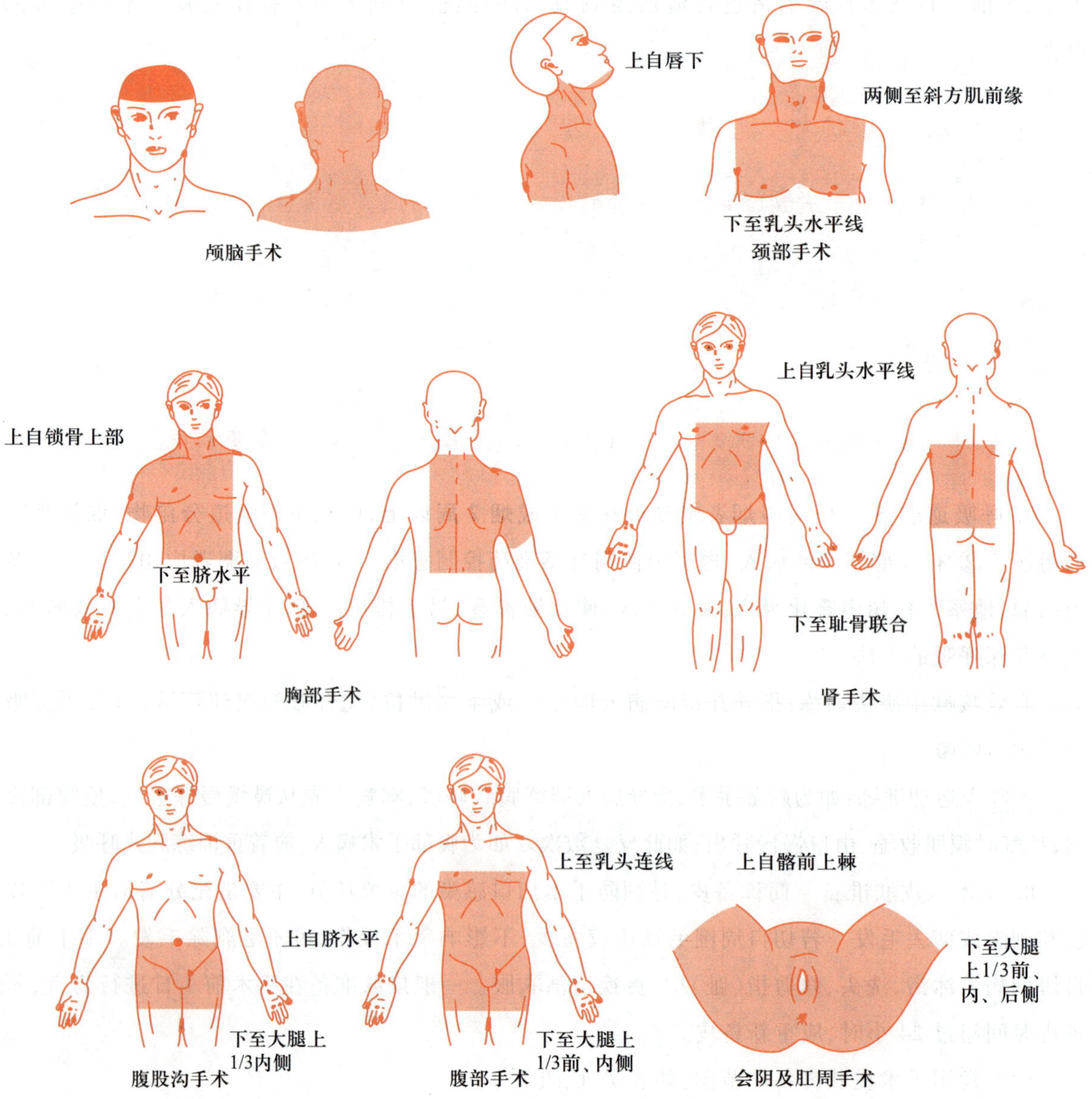

颅脑手术

上自唇下
两侧至斜方肌前缘
下至乳头水平线
颈部手术

上自锁骨上部
下至脐水平
胸部手术

上自乳头水平线
下至耻骨联合
肾手术

上至乳头连线
上自脐水平
下至大腿上 1/3 内侧
腹股沟手术

下至大腿上 1/3 前、内侧
腹部手术

上自髂前上棘
下至大腿上 1/3 前、内、后侧
会阴及肛周手术

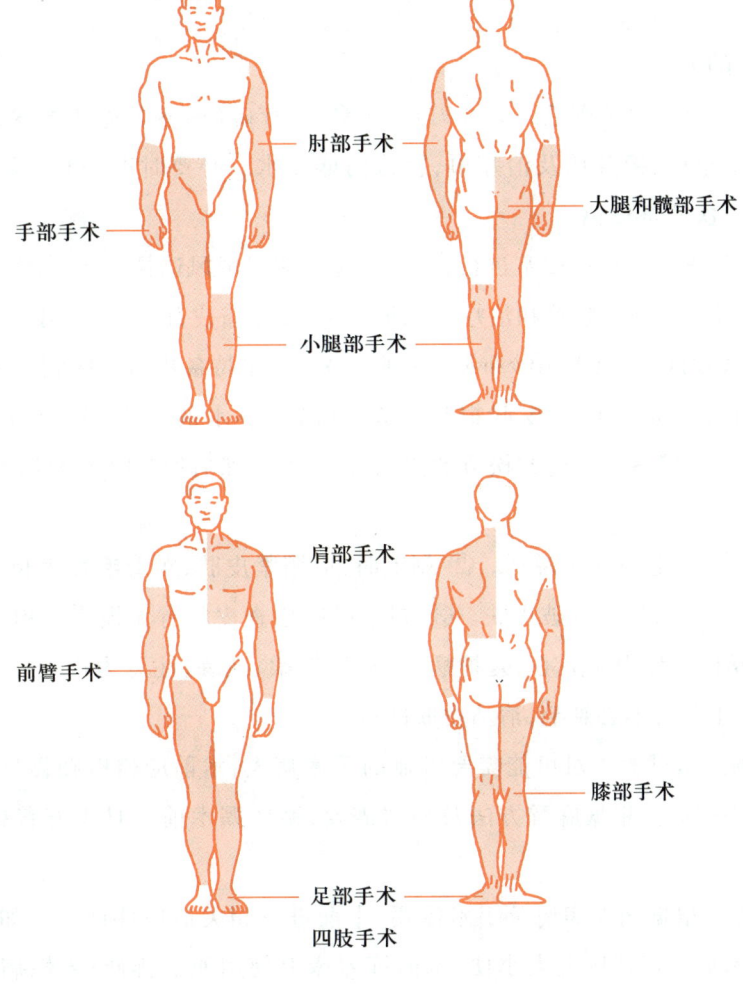

图 7-1 常用手术皮肤准备的范围

链接护考(2018年护考真题)

王女士,50岁,患多发性子宫肌瘤5年,定期随诊。近半年子宫肌瘤明显增大,月经量增多,伴有贫血症状,医师建议手术,正确的手术备皮范围是(　　)

A. 肚脐周围10 cm　　B. 剑突下至大腿上1/3处　　C. 脐下至阴阜

D. 剑突下至阴阜　　E. 阴阜周围10 cm

答案:B

解析:下腹部备皮范围:上自剑突水平,下至大腿上1/3的前、内侧及会阴部,两侧至腋后线,剃除阴毛。

(2) 特殊手术部位的皮肤准备:

1) 颅脑手术:术前3日剪短头发,且每日洗头1次(急诊例外),术前2小时剃净全部头发及颈部毛发,剃后洗头,洗头后戴清洁帽子。

2) 颜面手术:以清洁为主,**保留眉毛**。

3) 口腔手术:入院后保持口腔清洁,手术前3日用复方硼酸溶液漱口。

4）阴囊、阴茎手术：入院后每日用温水浸泡，用肥皂水洗净局部。术前1日备皮，备皮范围同会阴部手术。

（3）皮肤准备的方法：

1）用物准备：托盘内放置剃毛刀架及刀片、弯盘、治疗碗（内盛肥皂液棉球数只）、持物钳、毛巾、棉签、松节油、手电筒、橡胶单及治疗巾，脸盆内盛热水。必要时准备软毛刷、70%乙醇、无菌巾、绷带。可使用一次性备皮包。

2）操作步骤：备皮一般在备皮室进行，如在病室内应以屏风遮挡。① 向病人说明备皮目的、范围。② 安置合适体位，铺橡胶单和治疗巾保护床单，暴露备皮部位。③ 用软毛刷蘸肥皂液（或使用滑石粉）涂于备皮区，一只手用纱布绷紧皮肤，另一只手持备皮刀分区剃除毛发。④ 剃毕，用手电筒检查病人有无毛发残留或皮肤损伤。⑤ 再以浸热水的毛巾擦净局部毛发和肥皂液。⑥ 如为腹部手术，应以棉签蘸乙醚或松节油清除脐部污垢，然后用70%乙醇消毒。⑦ 整理用物，妥当安排病人。

3）注意事项：① 剃毛刀片应锐利。② 剃毛时，应绷紧皮肤，顺着毛发生长的方向剃除毛发，不能逆行，以免损伤毛囊，切忌剃破皮肤。③ 剃毛后应检查皮肤有无损伤，一旦发现应详细记录并通知医师。④ 操作过程中应关心、爱护病人，动作轻柔、熟练，注意为病人保暖。⑤ 备皮刀与皮肤成45°角。⑥ 小儿可不必剃毛，清洁皮肤即可。

7. 备血和药物过敏试验　对可能需要输血的手术病人，术前应遵医嘱做好血型鉴定及交叉配血试验，备足术中用血。根据麻醉方法及病情需要，遵医嘱术前1日做好普鲁卡因、抗生素等药物过敏试验。

8. 适应性训练　根据病人病情及手术需要，术前进行相关适应性训练。如手术后需要卧床的病人，为防止其术后不习惯床上大小便，术前练习床上使用便盆排便；男性病人练习床上使用尿壶。教会病人床上翻身的方法。练习术中适应性体位，如准备行甲状腺手术的病人，术前给予肩部垫枕，练习头低肩高体位，以适应手术需要。

（二）手术日晨准备

1. 测量体温、脉搏、呼吸、血压等，如发现病人有不明原因的发热或女性病人月经来潮等情况要及时通知医师，必要时延期手术。

2. 检查手术前各项准备工作是否完善，如备皮情况、胃肠道准备情况等。

3. 进入手术室前嘱病人排空膀胱，遵医嘱灌肠、置胃管、留置导尿管等。

4. 妥善保管病人随身物品，术前帮助病人取下身上饰物、眼镜、义齿等，贵重物品交由病人家属妥善保管。嘱病人拭去口红、指甲油等化妆品。

5. 遵医嘱给予术前用药。

6. 将手术需要的物品，如病历、X线片、CT片、MRI片、药物、引流瓶（袋）等随病人一同带入手术室。

7. 务必与手术室护士认真交接病人的科室、床号、姓名、性别、年龄、住院号、手术名称等。

8. 根据手术及麻醉要求，准备好术后床单位及床旁用物，如心电监护仪、吸氧装置、输液架及抢救物品等，以便迎接手术后病人。

视频：手术日晨的护理有哪些？

(三) 特殊病人的术前准备

1. 营养不良　低蛋白血症和贫血病人，术前尽可能地给予纠正，以利于术后切口愈合，预防感染。当病人血浆白蛋白<30 g/L，或血清转铁蛋白<1.5 mg/L 时，需进行术前营养支持。

2. 心血管疾病　高血压病人应继续服用降压药物。若**血压在 160/100 mmHg 以下，无须特殊准备**。血压过高者(>180/100 mmHg)，应遵医嘱使用药物控制血压，使血压稳定在一定水平，但不强求血压必须降至正常水平才手术。

对心脏病病人施行手术的死亡率明显高于非心脏病病人，因此需要与医师、麻醉师共同评估和处理。严重心律失常病人，尽可能地用药物使心律恢复正常再实施手术；**急性心肌梗死病人 6 个月内不宜施行手术**；6 个月以后，无心绞痛发作，可在严密监护条件下手术；**心力衰竭病人要治疗稳定 3～4 周后再施行手术**。

3. 呼吸系统疾病　对患有支气管哮喘和肺气肿病人，术前应常规进行血气分析和肺功能检查，以评估其对手术的耐受性，并按照术前一般护理工作要求，认真做好呼吸道护理。

4. 肝疾病　对存在严重肝功能损害者，应给予高糖、适量优质蛋白、高维生素饮食，必要时给予保肝药物，补充维生素 K 和维生素 C，输注人血白蛋白，以改善肝功能，纠正低蛋白血症和异常凝血功能。

5. 肾疾病　麻醉、手术创伤、某些药物会加重肾的负担。术前应最大限度地改善病人的肾功能，维持水、电解质及酸碱平衡。对合并有其他肾衰竭危险因素时，应避免使用肾毒性药物，如氨基糖苷类抗生素、非甾体抗炎药、麻醉药等。

6. 糖尿病　糖尿病影响切口愈合，感染等并发症的发生概率增加，且常伴发无症状的冠状动脉疾病。因此，糖尿病病人手术耐受性差，术前应通过控制饮食、使用降糖药物等措施，使**血糖控制在轻度升高(5.6～11.2 mmol/L)、尿糖在+～++状态较为适宜**。

视频：特殊病人还需要做好哪些准备？

(四) 急诊手术病人的术前准备

外科急症手术病人病情往往危急，应在短时间内做好必要的术前准备，以保证手术治疗能及时、顺利地进行。

1. 密切观察病情变化　如生命体征、瞳孔、意识、皮肤颜色及温度等，并做好记录，发现问题及时通知医师。

2. 对症处理　有伤口者应配合医师对伤口进行必要的处理，以防止进一步污染或加重损伤。有休克征象者，应立即建立静脉通路，迅速补充血容量，并采取其他抗休克措施。

3. 迅速做好手术前必要准备　如通知病人禁饮食，采集标本，备皮、配血及备血，药物过敏试验、术前用药等，必要时进行胃肠减压、留置导尿管等护理工作。

4. 术前四禁　一般急诊手术前应禁饮食，禁忌灌肠，禁服泻剂，未明确诊断前禁用镇痛剂，危重病人不宜做复杂的特殊检查。

(五) 健康教育

1. 向病人及其家属说明手术的名称、目的、麻醉方式，教会病人应对术中、术后不适的方法。

2. 向病人及其家属介绍术前各种常规检查和特殊检查的方法、意义、注意事项,告知病人如何配合。介绍术前用药的方法及注意事项。

3. 解释术后可能放置的各种管道及其意义。

4. 描述手术室的环境及介绍相关规则。

5. 做好病人家属的陪护指导。

【护理评价】

通过治疗和护理,病人是否达到了护理目标:① 情绪稳定,焦虑、紧张或恐惧心理减轻或消除。② 营养状况改善,体重增加或维持正常。③ 获得有关疾病及手术所需的知识。④ 疼痛得到有效控制。⑤ 水、电解质紊乱和酸碱平衡失调得到纠正。⑥ 休息和睡眠充足。

知识链接

手术区皮肤准备的新进展

2010年11月29日,前国家卫生部办公厅印发《外科手术部位感染预防与控制技术指南(试行)》,文件中指出"正确准备手术部位皮肤,彻底清除手术切口部位和周围皮肤的污染。术前备皮应当在手术当日进行,确需去除手术部位毛发时,应当使用不损伤皮肤的方法,避免使用刀片刮除毛发。"

第三节 手术后病人的护理

案例导入

案例分析(二)

王先生,73岁。因患胃癌在全身麻醉下接受"胃癌根治术",手术顺利,术毕安返病房。术后第7日,病人用力咳嗽后自觉腹部手术切口有崩裂声,并可见淡红色血水浸染切口敷料。检查发现切口裂开,有约1 cm小肠脱出。

请思考:

1. 该病人可能出现哪种手术后并发症?

2. 作为病人的责任护士,你应如何护理该病人?

手术后期是指从病人手术完毕离开手术室,直到痊愈出院为止的一段时期。手术后护理(postoperative care)的工作重点是尽可能地减轻病人痛苦,防治术后并发症,帮助病人早日康复。

【护理评估】

(一)健康史

病房护士与麻醉师、手术医师及手术室护士交接,了解病人的麻醉和手术方式,术中生命体征是否平稳,手术经过是否顺利,术中补液及用药情况,引流管放置的部位、名称、作用及注意事项。

(二) 身体状况

病人术后返回病房,护士应对其进行全面评估。

1. 评估病情　包括意识、体温、脉搏、呼吸、血压,排尿功能,肠蠕动恢复情况,语言能力,肢体活动能力,水、电解质及酸碱平衡情况,营养状况等。

2. 评估疼痛等不适　了解病人疼痛的部位、性质、程度、持续时间。有无恶心、呕吐、腹胀、呃逆等手术引起的不适。

3. 切口情况　观察切口有无渗血、渗液、疼痛、感染征象等。

4. 引流情况　了解引流管(物)放置位置,检查引流是否通畅,观察引流液的颜色、性状和量等。

5. 排便情况　评估病人有无尿潴留,观察尿量、性质、颜色和气味等有无异常。评估肠蠕动恢复情况,询问病人有无肛门排气。

(三) 心理-社会状况

手术后病人面临疾病、手术带来的器官结构与功能损害、身体外形改变、生活方式改变等,可出现焦虑、情绪低落等心理反应。术后出现的各种不舒适如切口疼痛、恶心、呕吐,以及生活不能自理,医疗费用等问题,会增加焦虑程度。如果手术后出现并发症或恢复不顺利,还将导致病人产生疑虑和恐惧心理。

(四) 辅助检查

了解各项辅助检查如血、尿、粪常规,生化检查,血气分析等结果,以便更全面掌握病人术后的基本情况,了解器官功能恢复情况。

视频:术后常见护理诊断/问题

【常见护理诊断/合作性问题】

1. 舒适的改变:疼痛、恶心、呕吐、腹胀　与手术创伤反应、卧床等有关。
2. 有体液不足的危险　与手术中失血、失液,术后禁饮、禁食及摄入不足等有关。
3. 营养失调:低于机体需要量　与术后禁饮、禁食,创伤后分解代谢增强有关。
4. 焦虑/恐惧　与疾病、术后不舒适、自我形象改变等因素有关。
5. 知识缺乏　缺乏术后治疗、护理和康复等方面的知识。
6. 潜在并发症:术后出血、切口感染、切口裂开、肺不张和肺炎、尿路感染、静脉血栓形成等。

【护理目标】

1. 病人术后不适感减轻或消失。
2. 病人术后能维持体液平衡。
3. 病人营养状况得以维持或改善。
4. 病人焦虑程度减轻,情绪稳定。

5. 病人能复述术后治疗、护理和康复等方面的有关知识。
6. 病人未发生并发症,或并发症被及时发现与处理。

【护理措施】

(一) 做好病人的交接工作

手术结束后回到病房,病房护士应与麻醉师、手术医师、手术室护士做好交接,了解病人术中情况。将病人轻缓地搬到病床上并安置好。搬运过程中动作要轻稳,妥善保护好病人及切口敷料和各种引流管。遵医嘱给予吸氧、心电监护等措施。

(二) 心理护理

应根据病人麻醉和手术的具体情况,做好病人和家属的解释工作。避免各种不良刺激,缓解不良心理反应,做好针对性的心理疏导,以利病人早日康复。

(三) 选择合适体位

应根据病人的麻醉方式、手术部位、病情来安置体位。在麻醉作用未消失之前,根据麻醉方式安置体位:全身麻醉未清醒的病人,一般去枕平卧,头偏向一侧,以免误吸;蛛网膜下腔阻滞的病人,应**去枕平卧6~8小时,以防发生头痛**;硬膜外隙麻醉的病人平卧(可不去枕)4~6小时。病人全身麻醉清醒后或局部麻醉作用消失后,可根据手术部位、病情来安置体位。

1. **颅脑手术** 病人若无休克或昏迷,应取床头抬高15°~30°的**头高斜坡卧位**,以促进颅内静脉回流,防止或减轻脑水肿发生。
2. **颈、胸、腹部手术** 病人一般取**半卧位**。颈、胸部手术取高半卧位,腹部手术取低半卧位。半卧位有利于改善血液循环;有利于颈、胸、腹部引流液的引流;使膈肌下降,增加肺通气量;可降低腹壁切口张力,使病人感到舒适;可使腹部手术后渗血、渗液流至盆腔,避免形成膈下脓肿。
3. **脊柱手术** 病人取仰卧或俯卧位,卧于硬板床上。
4. **臀部手术** 病人可取仰卧、侧卧或俯卧位,以利于引流,防止切口受压。
5. **四肢手术** **患肢抬高位**,以利于静脉和淋巴液回流,减轻患肢肿胀和疼痛。
6. **休克病人** 取仰卧中凹位。

(四) 密切观察病情

1. 观察生命体征 一般中、小型手术者,手术当日每2~4小时测量和记录体温、脉搏、呼吸、血压1次,至病情平稳。对施行大型手术、全身麻醉及危重病人,应每15~30分钟测量体温、脉搏、呼吸、血压并记录1次,病情稳定后改2~4小时1次或遵医嘱。有条件者应进入监护病房,进行连续监测直至病情稳定。术后遵医嘱持续或间歇给氧,保持呼吸道通畅。发现有舌后坠时,可用双手托起下颌。若由其他原因引起呼吸道梗阻,一般措施不能解决时,应配合医师对病人做气管插管或气管切开,实施人工气道辅助呼吸。中等以上手术病人,术后体温可升高,一般不超过38.5℃,主要是由于机体对手术创伤产生炎症反应及渗血、渗液吸收所致,临床上称为**外科热或吸收热**,2~3日体温可逐渐恢复正常。一般不需要处理,但应密切观察。

2. 观察体液平衡情况　术后遵医嘱做好输液护理,根据病情调整输液速度及输液量。对于中等及以上手术及重症病人,应观察并详细记录24小时液体出入量。

3. 其他　根据病情需要及手术情况进行其他方面监测,如大量输液病人、休克病人应监测中心静脉压,颅脑手术后监测颅内压,肢体血管手术后监测指(趾)端末梢循环状况,呼吸功能障碍者监测氧分压、二氧化碳分压和氧饱和度等。

(五) 用药护理

手术后常规进行止血、输血、抗炎、补液等治疗。护士要及时执行医嘱,正确用药,并注意观察药物的疗效和不良反应,发现异常应及时通知医师并配合处理。

(六) 饮食护理

术后饮食应视病人手术、病情而定。尽可能地提供足够的营养,以利于切口愈合及各系统、器官功能恢复。

1. 非胃肠道手术　局部麻醉或小手术病人一般术后不限制饮食;椎管内麻醉无恶心、呕吐者术后4~6小时可进流质饮食,以后逐渐改为半流质、普通饮食;全身麻醉病人意识清楚,无恶心、呕吐方可进食。

链接护考(2015年护考真题)

王先生,25岁。在硬膜外麻醉下行左腹股沟斜疝修补术。恰当的术后饮食护理是(　　)

A. 术后应禁食48小时

B. 术后即进普通饮食

C. 术后应胃肠减压

D. 术后应静脉供给营养3日

E. 若术后6小时无恶心即可进流质饮食

答案:E

解析:椎管内麻醉无恶心、呕吐者,术后4~6小时可进流质饮食,以后逐渐改为半流质、普通饮食。

2. 胃肠道手术　一般禁食2~3日,待肠道功能恢复、肛门排气、拔出胃管后开始进流质饮食,以后逐渐改为半流质,直至普通饮食。术后禁食及不能完全恢复饮食期间,应遵医嘱由静脉补液,必要时输注血浆、全血、人血白蛋白等。

链接护考(2014年护考真题)

消化道手术后,提示病人肠蠕动恢复的有效指征是(　　)

A. 听诊有肠鸣音　　　　B. 肛门排气　　　　C. 病人有饥饿感

D. 病人有便意　　　　　E. 胃管的引流量较前减少

答案:B

解析:胃肠道手术者,待肠道功能恢复、肛门排气、拔出胃管后开始进流质饮食,以后逐渐改为半流质,直至普通饮食。

(七) 合理休息与活动

1. 合理休息　术后应保持病房安静、舒适,保证病人足够的休息与睡眠,以利于疾病恢复。术后病情稳定后,原则上鼓励病人尽早活动,以利于机体各功能的恢复。对于休克、心力衰竭、内出血、严重感染等重症病人和极度虚弱病人,以及施行某些有特殊固定、制动要求的病人,不宜过早下床活动。

2. 早期活动　优点:① 增加肺通气量,有利于肺扩张和分泌物排出,预防肺部并发症的发生。② 促进血液循环,预防压力性损伤和深静脉血栓形成。③ 促进肠蠕动恢复,减轻腹胀,预防肠粘连的发生。④ 促进排尿功能的恢复,预防尿潴留和尿路感染发生。护士应根据病人的病情决定活动的强度和范围。

链接护考(2012年护考真题)

李先生,53岁。患急性化脓性阑尾炎行阑尾切除术后1日。护士要求病人下床活动,其最主要目的是(　　)

A. 有利于伤口愈合　　B. 预防血栓性静脉炎　　C. 预防肺不张
D. 防止肠粘连　　　　E. 预防压疮

参考答案:D

解析:早期活动可以促进肠蠕动恢复,减轻腹胀,预防肠粘连的发生。

3. 手术后病人活动的方法

(1) 床上活动:一般手术当日可进行床上活动,如指导和协助病人进行深呼吸和有效咳嗽、咳痰,四肢自主活动,自行翻身和坐起等。

(2) 离床活动:病情允许可下床活动,协助病人坐起,床边先坐几分钟,随后扶病人逐渐站起,沿床行走几步,逐渐增加离床活动的范围。病人活动时,要注意观察其面色、呼吸和脉搏,并询问其感受。注意防止病人摔倒及其他损伤。

(八) 切口护理

密切观察切口有无渗血、渗液、红肿,敷料有无松脱,以及切口愈合情况。必要时给予更换敷料,重新包扎及固定,保持切口敷料清洁、干燥。一般无菌手术切口于术后第3日更换敷料,观察有无红、肿、热、痛等感染征象,若无异常可待其愈合后拆除缝线;若切口有感染征象,则按感染切口护理。

切口的愈合分为三级,分别以甲、乙、丙级表示。

1. 甲级愈合　切口愈合优良,无不良反应。
2. 乙级愈合　切口处有炎症反应,如红肿、硬结、血肿、积液等,但未化脓。
3. 丙级愈合　切口已化脓,需行切开引流处理。

切口缝线拆除时间依据病人年龄、切口部位、局部血液供应等情况而决定。一般来说，头、面、颈部手术后4～5日拆线；下腹部、会阴部为6～7日拆线；胸部、上腹部、背部、臀部为7～9日拆线；四肢手术10～12日拆线（近关节处可适当延长）；减张缝合切口14日拆线。必要时根据病人情况可间断拆线。

（九）引流护理

根据手术需要，术中可能会在切口、体腔和空腔脏器内放置不同引流管。外科手术后引流管的种类繁多，其共同的护理原则是：① 妥善固定：护士应区分不同引流管放置的位置和作用，正确连接，按引流需要做好固定。② 保持引流通畅：应定时挤捏引流管，防止引流管折叠、扭曲、受压或堵塞，必要时遵医嘱用无菌生理盐水冲洗。③ 观察引流液的颜色、性质和量，并准确记录。④ 严格无菌操作：定时更换引流瓶或引流袋，预防感染。⑤ 掌握引流管的拔管指征：协助医师拔管，做好拔管后的观察和护理。

（十）术后常见不适的护理

1. 切口疼痛　随着麻醉作用的消失，病人会感觉到切口疼痛。切口疼痛以术后24小时内最明显，2～3日后逐渐缓解。切口疼痛可影响呼吸、循环等功能，甚至引起并发症，因此护士应向病人提供减轻疼痛的措施。① 解释切口疼痛的原因及持续时间，协助病人选择舒适卧位以减轻疼痛，教会病人翻身、深呼吸、咳嗽时用手按住切口两侧。② 分散病人对疼痛的注意力，如深呼吸、听音乐、交谈等。③ 必要时遵医嘱给予药物止痛，可根据情况指导病人正确使用自控镇痛泵等方法止痛。

2. 恶心、呕吐　多为麻醉反应所引起，麻醉作用消失后缓解，可不做特殊处理。对其他原因引起的呕吐，如急性胃扩张、肠梗阻、颅内压增高、低钾血症等，应配合医师进行相应的治疗护理。病人呕吐时要做好护理工作，将病人的头部偏向一侧，及时清除呕吐物，记录呕吐次数、呕吐物性状和量，加强口腔护理。必要时遵医嘱给予镇静药氯丙嗪、止吐药甲氧氯普胺等，以缓解症状。

3. 腹胀　常由于麻醉药物作用、手术刺激使肠蠕动受抑制引起，一般在术后48小时后，随肠蠕动恢复和肛门排气，腹胀会逐渐消失。若手术后腹胀较重，可采用持续胃肠减压、腹部按摩或热敷、肛管排气、高渗溶液低压灌肠等措施帮助病人减轻腹胀。若上述措施无效，应考虑由腹腔炎症、低钾血症、肠粘连或其他原因导致腹胀，遵医嘱给予相应处理措施。

4. 呃逆　可能是由神经中枢或膈肌直接受刺激引起，多为暂时性，但有时可为顽固性呃逆。术后早期发生呃逆者，可采用压迫眶上缘、短时间吸入二氧化碳、抽吸胃内积气或积液等方法处理，也可遵医嘱给予镇静药或解痉药。如上腹部手术后病人出现顽固性呃逆，要警惕膈下积液或感染的可能，应在诊断明确后及时处理。

5. 尿潴留　多由麻醉后排尿反射受到抑制，肛门或会阴部手术后切口疼痛引起括约肌痉挛，以及不习惯床上使用便器等引起。若手术后6～8小时病人尚未排尿，或虽有排尿但尿量少、次数频繁，应叩诊耻骨上区，如呈浊音则可判断有尿潴留。尿潴留可引起病人不舒适及尿路感染。明确尿潴留后，先稳定病人情绪，增强其自行排尿的信心；如病情许可，可采取变换排尿体位或姿势、下腹部热敷、膀胱区按摩、冲洗会阴部、让病人听流水声等措施诱导病人自行排尿；必要时，可遵医嘱给予卡巴胆碱等药物促使膀胱壁肌肉收缩,使病人自行排尿。若上述处理措施无效,应考虑在严格无菌操作下行导尿术,并做好导尿的护理。

链接护考(2018年护考真题)

孙先生,30岁。7小时前行阑尾切除术,现病人主诉下腹胀痛,护士观察其下腹膀胱区隆起,该病人最主要的护理问题是(　　)

A. 便秘　　　　B. 有感染的危险　　　　C. 疼痛

D. 尿潴留　　　E. 体液过多

答案:D

解析:阑尾炎术后尿潴留是常见的并发症之一,主要观察病人的体征,下腹胀痛,膀胱区膨隆。

(十一)术后常见并发症的护理

1. **术后出血**　造成术后出血的原因可能是术中止血不完善、创面渗血未完全控制、结扎线脱落、凝血机制障碍、术中痉挛的小动脉术后舒张等。出血可发生在手术切口、空腔器官或体腔内,一般出现在术后24~48小时,故术后应密切观察病人的生命体征、引流管引流出血液的量、切口敷料渗血等情况,以便及早发现出血并及时处理。观察要点:① 若切口敷料被血渗湿,疑有手术切口出血时,打开敷料检查切口,以明确出血情况及原因。② 了解各引流管引流液的性质、量和色泽,帮助判断体腔内有无出血,如胸腔手术后,胸腔引流管内每小时血性引流液持续超过200 ml,提示有活动性出血。③ 没有放置引流管的病人,应通过密切的临床观察来判断。如腹部手术后腹腔内出血,早期由于出血量不大,临床表现不明显,必要时行B型超声及腹腔穿刺方可早期发现;若术后病人早期出现休克的各种表现,如大量呕血、黑便、中心静脉压低,尿量减少,特别在补液后,休克征象或实验室指标未得到改善,甚至加重或曾一度好转后又恶化,都提示有术后出血。

护理要点:对少量出血的病人,协助医师更换敷料、加压包扎,遵医嘱输液、使用止血药物等。对出血量大的病人应及时通知医师,给予休克卧位,迅速建立静脉通道,镇静,遵医嘱输液、输血和使用止血药物等,并做好再次手术的术前准备。

预防措施:凝血机制障碍者,可于围术期遵医嘱输注新鲜血液、凝血因子及凝血酶原复合物等;术中应严格止血;术中渗血较多者,必要时术后应用止血药。

链接护考(2015年护考真题)

林先生,26岁。血友病16年,胃大部分切除术后2小时出现烦躁不安,伤口敷料渗血,值班护士首先应采取的措施是(　　)

A. 监测血糖变化　　　B. 监测生命体征　　　C. 观察皮肤受压情况

D. 查看病人病历　　　E. 查看四肢活动情况

参考答案:B

解析:术后出血一般出现在术后24~48小时,故术后早期应密切观察病人的生命体征、引流管引流出血液的量、切口敷料渗血等情况,以便及早发现出血并及时处理。

2. 切口感染　与手术无菌操作不严,感染性病灶,术中污染,切口残留死腔、异物,以及病人全身营养状况不佳或合并有糖尿病、肥胖等有关。**切口感染多发生在术后3～5日**,病人主诉切口疼痛加重或减轻后又加重,伴随出现体温升高、脉搏增快、白细胞计数增加等症状,切口有红、肿、热、痛、分泌物或波动感等典型体征。

视频:切口感染的原因及护理

护理要点:一旦发现感染征象,报告医师,做出处理。早期可局部热敷、理疗和使用有效抗生素等措施;若已形成脓肿,应拆除切口缝线,充分引流脓液,定时换药,同时行细菌培养,遵医嘱合理使用抗生素控制感染。

视频:切口裂开的原因及护理

预防措施:手术严格无菌操作;加强营养,提高机体抵抗力;手术操作技术精细,避免切口残留死腔;保持切口敷料清洁、干燥;合理使用抗生素。

3. 切口裂开　切口裂开是指手术切口的任何一层或全层裂开。除皮肤缝线完整未裂开,深层组织全层裂开者称为部分裂开。切口全层裂开,甚至有肠管或网膜脱出者,称为完全裂开。**切口裂开常发生在手术后1周之内**,可以发生在身体各处,但多见于腹部及肢体邻近关节的部位。引起切口裂开的原因多为年老体弱、营养不良、低蛋白血症、切口缝合技术有缺陷、腹内压突然增高、切口感染等。腹部切口裂开的病人往往在一次腹部突然用力后,感到切口疼痛和突然松开,可有缝线崩裂的响声,有淡红色液体流出或伴肠管、网膜脱出。

护理要点:切口部分裂开者,用腹带加压包扎;若为切口全层裂开,护士应嘱病人立即平卧休息,并安慰和稳定其情绪,立即用无菌生理盐水纱布覆盖切口,并用腹带包扎;及时通知医师,在良好的麻醉下重新缝合。

预防措施:① 手术前加强营养支持。② 手术时选用减张缝线,术后延缓拆线时间。③ 在良好的麻醉、腹壁松弛条件下缝合切口,避免强行缝合造成腹膜等组织撕裂。④ 及时处理腹胀。⑤ 切口外适当用腹带或胸带包扎。⑥ 避免用力咳嗽,咳嗽时注意保护切口部位。

4. 肺不张和肺部感染　肺不张和肺部感染常见于胸、腹部大手术后。多发生于老年人、长期吸烟、有呼吸系统疾病史、实施全身麻醉的病人。如术后早期出现发热、呼吸急促、心率增快等,应首先考虑肺不张;如同时伴有血白细胞增高,提示合并肺部感染。肺部叩诊呈浊音或实音,听诊有局限性啰音、肺底部呼吸音减弱、消失或为管状呼吸音,血气分析 PaO_2 下降和 $PaCO_2$ 增高等,可证实判断。

护理要点:应指导和协助病人进行深呼吸、有效咳嗽、咳痰,按时为病人翻身、叩背,以促使痰液排出,痰液黏稠者给予超声雾化吸入,遵医嘱使用敏感抗生素、祛痰药物,并加强支持疗法,增强机体抵抗力。有呼吸道置管病人,护士要严格做好管道的护理工作,积极预防感染。

预防措施:① 术前指导病人掌握正确的深呼吸、咳嗽、咳痰的方法。② 术前戒烟2周以上。③ 术前积极治疗原有的呼吸系统疾病。④ 术中及术后避免呕吐物或口腔分泌物误吸。⑤ 术后做好呼吸道的护理,如协助病人翻身、拍背、咳痰、雾化吸入等。⑥ 注意胸、腹带包扎松紧适宜,避免包扎过紧限制呼吸。⑦ 注意保暖,防止呼吸道感染。

5. 尿路感染　**尿潴留是并发尿路感染的主要原因**,长时间留置导尿或反复导尿也可引起尿路感染。感染常起自膀胱,上行感染可引起肾盂肾炎。若有尿频、尿急、尿痛,排尿困难,轻度发热,尿中有较多红细胞和脓细胞,应考虑急性膀胱炎。急性肾盂肾炎病人多见于女性,表现为畏寒、发热,肾区疼痛与触痛,尿中有大量白细胞和细菌。

护理要点:一旦诊断为尿路感染,应遵医嘱输液和使用有效抗生素,并指导病人多饮水,同时做好导尿管的护理。

预防措施:术后协助病人自行排尿,预防并及时处理尿潴留。

6. 深静脉血栓形成 深静脉血栓形成最常见于下肢深静脉,常发生于长期卧床的老年人或肥胖病人。开始时病人自感腓肠肌疼痛和紧束,继之下肢出现凹陷性水肿,沿静脉走行有触痛,可扪及条索状变硬的静脉。

护理要点:深静脉血栓形成后,应停止经患肢静脉输液;患肢抬高、制动;局部湿热敷、理疗;禁止患肢局部按摩,以防血栓脱落造成栓塞;遵医嘱使用抗凝药物(如阿司匹林、低分子右旋糖酐)、溶栓药物(如尿激酶)和抗生素等。在抗凝治疗期间,要加强凝血功能的监测。

预防措施:① 鼓励病人早期下床活动,卧床期间多做肢体的主动及被动运动。② 血液处于高凝状态者,可预防性服用小剂量阿司匹林。③ 避免对下肢静脉反复物理刺激和药物刺激。

(十二)健康教育

1. 心理指导 根据病人不同心理状态给予指导,帮助病人正确面对疾病,学会自我调节,保持良好的心态,逐渐适应术后的身体状况和生活方式。

2. 饮食与活动指导 讲解手术后体位安置、饮食管理、携带引流管、早期活动的目的和注意事项。指导病人根据疾病性质和手术后要求,建立良好的饮食及卫生习惯;规律作息,劳逸结合;按医嘱进行功能锻炼。

3. 用药指导 对继续使用药物治疗的病人,应严格执行医嘱,并注意药物的不良反应。

4. 复诊指导 说明复诊的必要性,并交代复诊的时间、地点和应携带的资料等。

【护理评价】

通过治疗和护理,病人是否达到了护理目标:① 不适感减轻,得到充足的休息与睡眠。② 体液平衡。③ 营养状况得到改善。④ 情绪稳定。⑤ 了解了手术后治疗、护理和康复等方面的知识。⑥ 无并发症发生或发生并发症得到及时诊治。

小结

围术期是指从病人决定手术治疗开始到手术后康复出院这段时期,包括手术前期、手术期和手术后期三个阶段,每个阶段都有各自不同的护理内容。手术前护理的任务就是帮助拟行手术的病人做好心理和身体两方面的准备,提高机体对手术的耐受力,使其在最佳状态下接受手术,以达到最佳手术效果。手术前常规准备:心理护理,饮食与休息,维持体液平衡,胃肠道准备,呼吸道准备,手术区皮肤准备,备血和药物过敏试验,适应性训练及手术日晨准备,特殊病人的术前准备,急诊手术病人的术前准备,健康教育等。手术后期是指从病人手术完毕离开手术室,直至痊愈出院为止的一段时期。手术后护理的工作重点是尽可能地减轻病人的痛苦,防治术后并发症,帮助病人早日康复。护理措施:心理护理、选择合适体位、密切观察病情、用药护理、饮食护理、合理休息与活动、切口护理、引流护理、术后常见不适的护理、术后常见并发症的护理、健康教育等。

(高东霞)

第八章 外科感染病人的护理

第八章 外科感染病人的护理 PPT　　第八章 学习重点　　第八章 思政案例

学习目标

知识目标：

1. 掌握外科感染的临床特点，外科常见浅表软组织化脓性感染、全身性感染、破伤风病人的临床表现、常见护理诊断/合作性问题、护理措施及健康教育。

2. 熟悉外科常见浅表软组织化脓性感染、全身性感染、破伤风病人的治疗原则。

3. 了解浅表软组织化脓性感染、全身性感染、破伤风病人的病因、病理生理。

能力目标：

1. 具有敏锐的观察能力和解决问题的能力。

2. 能够完成对外科感染病人进行正确的护理评估，找出护理问题，并制订护理计划，实施整体护理。

素养目标：

1. 具有深厚的家国情怀和不怕脏累的劳动精神及职业素养。

2. 具有关心、体贴外科感染病人的态度和行为。

第一节 概述

案例分析（一）

视频：外科感染概述

案例导入

> 张女士，50岁。阑尾切除术后第4日，自述切口疼痛。体检检查：T 38.7℃，切口处分泌物增多，局部红肿、压痛。
> 请思考：
> 1. 该病人切口疼痛的原因是什么？
> 2. 对于此类情况该如何处理？

感染是由病原微生物侵入人体所引起的局部和全身性炎症反应。**外科感染(surgical infection)是指需要外科治疗的感染性疾病**，包括创伤、手术、烧伤及介入性诊疗操作等并发的感染，占所有外科疾病总数的1/3~1/2。外科感染一般有以下特点：① 感染可由单一细菌所致，但多数为几种细菌的混合感染。② 多有明显而突出的局部症状和体征。③ 病变常使组织结构遭到破坏，修复、愈合后形成瘢痕而影响功能。

【病因】

导致外科感染的主要原因包括病原菌的致病因素和机体的易感因素两个方面。

（一）病原菌的致病因素

1. **病原菌黏附因子** 病原菌侵入人体可产生黏附因子，利于其附着于组织细胞并入侵。有些病原菌有荚膜或微荚膜，可抗拒吞噬细胞的吞噬或杀菌作用，在组织内生长繁殖，导致组织细胞损伤。

2. **病菌毒素** 多数致病菌可释放胞外酶、外毒素或内毒素等致病毒素。这些毒素可侵蚀组织和细胞，使感染容易扩散，组织结构破坏、细胞功能损害及代谢障碍等，是引起临床症状和体征的重要因素。

3. **病原菌数量与增殖速度** 侵入人体组织的致病菌数量越多、增殖速度越快，引起感染的概率越高。

（二）机体的易感因素

一般情况下，机体对于不同类型病原体有天然的和获得的抗感染的防御机制，当某些局部或全身因素导致这些防御机制受损，就可能引起感染。

1. **局部因素** ① 皮肤或黏膜破损：如烧伤、开放性创伤、手术、胃肠穿孔、穿刺等使屏障破坏，病原菌易于入侵。② 管腔阻塞：如阑尾管腔梗阻、肠梗阻、尿路梗阻、乳腺导管梗阻、胆道梗阻等使内容物淤积，细菌生长繁殖侵袭组织。③ 留置于血管或体腔内的导管：血管或体腔内留置导管处理不当,为病原菌侵入开放了通道,如静脉留置导管、脑室引流管等。④ 存在异物与坏死组织:如内置物(钢板、髓内钉等)、外伤性异物等,可抑制吞噬细胞的功能。⑤ 局部组织缺血或血流障碍、水肿和积液等:降低了组织防御和修复能力,如血栓闭塞性脉管炎、静脉曲张、切口积液、压疮等,局部组织缺氧,抑制了吞噬细胞的功能,有助于致病菌的生长繁殖。⑥ 皮肤或黏膜的其他病变:如癣、口腔溃疡等,可继发淋巴结炎。

2. **全身因素** 凡引起全身抗感染能力降低的因素均是导致感染发生的因素。包括:① 严重损伤、休克、糖尿病、肝功能障碍、尿毒症等。② 长期使用糖皮质激素、免疫抑制剂、抗肿瘤的化学药物及放射治疗等。③ 严重营养不良、贫血、低蛋白血症、白血病或白细胞过少等。④ 易感人群:高龄老人及婴幼儿。⑤ 先天性或获得性免疫缺陷综合征。

【分类】

外科感染的分类方法很多,临床常从致病菌种类、病变性质及病变进展过程进行分类。

(一)按病菌种类和病变性质分类

1. **非特异性感染** 又称为化脓性感染或一般感染,占外科感染的大多数。常见致病菌有金黄色葡萄球菌、乙型溶血性链球菌、大肠埃希菌、变形杆菌、拟杆菌和铜绿假单胞菌等。引起的常见感染有疖、痈、丹毒、急性乳腺炎和急性腹膜炎等。手术后感染也多属此类。

2. **特异性感染** 是指由特异性致病菌如结核杆菌、破伤风芽孢梭菌、产气荚膜杆菌等引起的感染。此类感染的致病菌可分别引起比较独特的病理变化过程,在临床表现和防治方法上各有特点。

(二)按病变进展过程分类

1. **急性感染** 病程在3周以内。
2. **慢性感染** 病程超过2个月。
3. **亚急性感染** 介于急、慢性感染之间。

(三)按感染发生的条件分类

1. **二重感染** 又称为菌群交替症或菌群失调症,是指长期使用广谱抗生素或联合应用抗生素治疗过程中,使敏感菌受到抑制和杀灭,不敏感菌(如真菌、耐药的金黄色葡萄球菌、难辨梭状芽孢杆菌或白念珠菌等)趁机在体内大量繁殖生长,导致机体菌群失调而产生的新感染。合并应用肾上腺皮质激素,抗代谢或抗肿瘤药物更易引发二重感染。

2. **条件性感染** 又称机会性感染,是指在人体局部和(或)全身抗感染能力降低的条件下,本来栖居于人体但未致病的菌群可以变成致病微生物从而引起的感染。

3. **医院内感染** 主要指医院内病人之间的交叉感染,以及诊疗、护理操作不当所造成的医源性感染。

【病理生理】

(一)感染后的炎症反应

致病菌进入人体组织并繁殖,产生多种酶和毒素,并激活凝血、补体、激肽系统及血小板和巨噬细胞等,产生炎症介质,引起血管扩张、通透性增加,白细胞和巨噬细胞进入感染部位发挥吞噬作用,单核-巨噬细胞通过释放促炎细胞因子协助炎症及吞噬过程,渗出液中的抗体与细菌表面抗原结合,激活补体,参与炎症反应,使入侵的微生物局限化,细菌最终被消灭清除,组织逐渐修复,可无明显的临床感染出现。如果入侵的细菌量大,毒性强,则炎症反应剧烈,局部出现红、肿、热、痛等炎症的特征性表现。部分炎症介质、细胞因子和病菌毒素等还可进入血液循环,引起全身炎症反应,导致全身血管扩张,血流增加及全身水肿。

(二)感染的结局与转归

感染的结局与转归取决于致病菌的种类、数量和毒性,机体的抵抗力,感染的部位及治疗护理措施等诸多因素。

1. **炎症消退** 若机体抵抗力较强、治疗及时有效,可使炎症消退,感染痊愈。
2. **炎症局限** 当机体抵抗力占优势、治疗及时有效时,感染可被局限化、吸收消退或形成脓肿。小的脓肿可自行吸收;较大脓肿破溃或经手术切开引流后,转为修复过程,感染部位逐渐长出肉芽组织,形成瘢痕而痊愈。
3. **炎症扩散** 致病菌的毒性大、数量多和(或)人体抵抗力较差时,感染可迅速向四周扩散或进入淋巴系统、血液循环,引起严重的全身性感染,如菌血症或脓毒症,严重者可危及病人生命。
4. **转为慢性感染** 当机体抵抗力与致病菌毒力处于相持状态,致病菌大部分被消灭,尚残存的少量致病菌,使组织炎症持续存在,局部中性粒细胞浸润减少、成纤维细胞和纤维细胞增加,可形成由瘢痕纤维组织包围的溃疡、硬结等慢性炎症。一旦机体抵抗力降低,致病菌可再次繁殖,感染可重新急性发作。

【护理评估】

(一)健康史

了解病人有无皮肤受伤、组织损伤、手术创伤等;有无休克、糖尿病、营养不良、癌症等造成机体抗感染能力下降的因素;近期有无进行有创检查和治疗护理等。

(二)身体状况

1. **局部表现** 急性感染有**红、肿、热、痛和功能障碍**的典型表现;慢性感染疼痛和触痛大多不明显。
2. **全身表现** 轻重不一。轻者可无全身症状,较重者可出现畏寒、发热、头痛、乏力、脉搏增快、食欲减退等全身不适表现。病程较长时,由于水和电解质代谢失衡、血浆蛋白减少及肝糖原的消耗出现营养不良、贫血、水肿等表现,甚至发生感染性休克。

(三)心理-社会状况

感染严重或病程较长的病人,需忍受病痛的折磨,影响正常工作和生活,导致精神压力较大,应评估病人有无焦虑、恐慌等心理反应,以及病人、家属对外科感染有无防治知识及了解程度。

（四）辅助检查

1. 实验室检查　① 血常规：白细胞计数增高，中性粒细胞的比例增多。当白细胞计数 $>12\times10^9/L$ 或 $<4\times10^9/L$，或出现未成熟的白细胞，提示感染严重。② 生化检查：营养状态欠佳者检查血清蛋白、肝功能等；疑有免疫功能缺陷者检查淋巴细胞分类、免疫球蛋白等；疑有泌尿系感染者检查尿常规、血肌酐、尿素氮等。③ 病菌涂片、细菌培养：取伤口脓液、渗出液或穿刺脓液、血液等做涂片镜检或做细菌培养及药敏试验，可明确致病菌种类及指导用药。

2. 影像学检查　超声、X线、CT、MRI等影像学检查，可了解感染部位、程度及范围。① 超声：用于探测肝、胆、胰、肾、阑尾、乳腺等的病变及胸腔、腹腔、关节腔内有无积液。② X线：适用于检测胸、腹部或骨关节疾病等，如肺部感染、胸腹腔积液或积脓、骨折等。③ CT和MRI：有助于诊断实质性脏器及脊髓病变，如肝脓肿、脊髓损伤等。

（五）治疗原则

消除感染病因，去除毒性物质（脓液和坏死组织等），增强机体的抵抗力、促进组织修复。局部治疗与全身治疗并重。

感染早期可采取患部制动、外敷药物和物理治疗等，以改善局部血液循环，促进炎症局限、吸收或消退。感染较重者需全身使用抗生素。局部如已形成脓肿，需手术切开引流。感染严重或已发展为全身化脓性感染时，应积极处理原发感染病灶，并及时、足量、联合应用抗生素；加强全身支持疗法；必要时遵医嘱应用糖皮质激素治疗，以改善一般状况，减轻中毒症状；对症处理休克、高热、疼痛、抽搐等。

【常见护理诊断/合作性问题】

1. 疼痛　与炎症刺激有关。
2. 体温过高　与感染有关。
3. 焦虑　与感染后的痛苦及对治疗的担心有关。

【护理目标】

1. 病人疼痛缓解。
2. 病人的体温基本恢复正常。
3. 病人情绪稳定，焦虑减轻或消失。

【护理措施】

1. 局部疗法的护理　① 局部理疗：遵医嘱应用红外线、超声波理疗仪进行局部理疗。早期可促进血液循环，加速吸收，减少渗出，减低张力，减轻疼痛，有利于炎症的消退；后期有利于感染的局限。② 药物外敷：浅部感染早期可局部涂擦聚维酮碘或外敷鱼石脂软膏等药物，也可用50%硫酸镁溶液湿热敷，以促进炎症消退或局限。③ 做好脓肿切开引流的护理：**如感染形成脓肿时，应及时切开引流。**术前向病人说明切开引流的必要性，备齐所需用物。术后应注意观察敷料有无渗血、渗液,配合医师做好换药工作,保持敷料的清洁、干燥,保持引流通畅。

2. 全身疗法的护理　①支持疗法的护理:充分休息,给病人提供高热量、高蛋白、易消化的饮食,补充维生素等;注意纠正水、电解质紊乱及酸碱平衡失调;对严重感染或感染持续较久的病人,遵医嘱输入血浆、人血白蛋白等,以提高机体抵抗力。②遵医嘱正确合理使用抗生素:正确合理应用抗生素,是防治外科感染不可缺少的重要措施。③对症护理:病情较重时需卧床休息;体温过高者按高热病人护理;疼痛明显时,患部制动,避免受压,抬高患肢,以利静脉血液、淋巴液回流,减轻局部肿胀和疼痛,有利于炎症局限。遵医嘱给予镇痛药,休克者抗休克治疗,抽搐者遵医嘱给予解痉镇静药物。

3. 观察病情变化　感染严重者,应密切观察其生命体征、意识、尿量、24小时液体出入量及局部病变情况等。

4. 心理护理　向病人及家属耐心解释外科感染的治疗原则和护理措施,争取病人及家属积极配合治疗。关心、理解病人,消除病人的焦虑情绪。

5. 健康指导　告知病人防止病原体污染、增强机体抵抗力,是预防外科感染的重要手段。加强个人卫生和环境卫生,认真实施医院卫生管理制度,包括环境、病房和空气的消毒隔离制度,诊疗器械、药物等应严格消毒灭菌处理,以杜绝微生物的污染,减少感染来源;医护人员在进行各种操作中应严格执行无菌操作,减少医源性感染;坚持锻炼身体,改善病人的营养状态,以增强机体抵抗力;积极治疗可使抗感染能力降低的病症如糖尿病、尿毒症等;增强机体免疫功能,在恶性肿瘤的化疗、放疗期间,辅用免疫增强剂,并注意监测白细胞下降程度,必要时暂停放疗、化疗;做好劳动保护,预防组织创伤发生;加强宣传教育,若有损伤和感染应及时治疗。

第二节　浅部软组织化脓性感染病人的护理

案例导入

案例分析(二)

> 李先生,26岁。主因鼻部疖7日,头痛、发热3日入院。病人于7日前鼻部出现疖肿,未予诊治,3日前不慎挤压患处导致疖破溃,未引起重视,后出现头痛、发热、双眼红肿而入院。体格检查:T 39℃,P 90次/分,意识清楚,能配合医师做体格检查。两眼周围红肿,鼻部疖肿附近红肿尤为明显,有压痛。实验室检查:血白细胞计数$13×10^9$/L。
> 请思考:
> 1. 该病人出现了什么并发症,出现的原因是什么?
> 2. 如何预防该并发症的发生?

浅部软组织感染是指发生在皮肤、皮下组织、淋巴管和淋巴结、肌间隙及其周围疏松结缔组织间隙的感染。

一、疖

疖(furuncle)俗称疔疮,是单个毛囊及其所属皮脂腺的急性化脓性感染,常扩展至皮下组织。疖常发生于毛囊和皮脂腺丰富的头、面、颈、背、腋窝、腹股沟等部位。不同部位同时发生多个疖,或在一段时间内反复发生疖,称为疖病。

【病因与病理变化】

疖的发生与皮肤不洁、擦伤、皮下毛囊或皮脂腺分泌物排泄不畅、环境温度较高或机体抵抗力降低有关。当机体抵抗力下降时,正常皮肤毛囊和皮脂腺内的细菌迅速生长繁殖并产生毒素,引起疖肿。致病菌以金黄色葡萄球菌为主,偶可由表皮葡萄球菌或其他致病菌引起。金黄色葡萄球菌能产生血浆凝血酶,可使感染部位的纤维蛋白原转变为纤维蛋白,从而限制细菌扩散,炎症多表现为局限性,可有脓栓形成。疖病常见于营养不良的小儿或糖尿病病人。

【护理评估】

(一)健康史

了解患者有无皮肤不洁、局部擦伤或摩擦、环境温度高及机体抵抗力降低等因素。

(二)身体状况

初期为红、肿、热、痛的小硬结,以后逐渐增大呈圆锥形隆起,中心处化脓后呈黄白色,当黄白色脓栓脱落,脓液流出,局部炎症可消退而痊愈。一般无全身症状,但若发生在血液循环丰富的部位,或当机体抵抗力低下时,则可出现畏寒、发热、头痛等全身中毒症状。

鼻、上唇及周围围成的三角为"危险三角区",该部位的疖被挤压或处理不当时,细菌可沿内眦静脉和眼静脉进入颅内的海绵状静脉窦,引起颅内海绵状静脉窦炎,病人可出现颜面部进行性肿胀及寒战、高热、头痛、呕吐等全身症状,严重者可昏迷,危及病人生命。

链接护考(2012年护考真题)

挤压面部"危险三角区"未成熟的疖,最严重的后果是(　　)

A. 鼻部感染　　B. 化脓性海绵状静脉窦炎　　C. 面部肿胀

D. 形成痈　　E. 留瘢痕

答案:B

解析:危险三角区的静脉回流到颅内海绵状静脉窦,处理不当易引发颅内海绵状静脉窦炎。

(三)辅助检查

血常规检查等;必要时进行脓液细菌培养及药物敏感试验。

（四）心理-社会状况

若疖病反复发生，或者引发颅内感染时，病人及其家属会出现紧张、焦虑的心理状态。女病人则担心感染影响面部容颜，往往会产生焦虑情绪。

视频：危险三角区的疖为何危险

（五）治疗原则

早期未溃破的炎性结节可用热敷、红外线、超短波照射等理疗，也可外涂碘酊，再用乙醇脱碘消炎处理，或涂鱼石脂软膏使炎症局限、消退。若出现脓头，可在其顶点涂苯酚或用针头将脓栓挑出。若局部按压有波动感，应及时切开排脓。对未成熟的疖，切勿挤压，以免引起感染扩散。面部疖伴全身症状者，应及时给予抗生素治疗，并注意观察有无并发症发生。

【常见护理诊断/合作性问题】

1. 疼痛　与炎症刺激等有关。
2. 知识缺乏　缺乏预防感染的知识。
3. 潜在并发症：颅内化脓性海绵状静脉窦炎。

【护理目标】

1. 病人疼痛减轻或缓解。
2. 病人熟知预防感染的知识。
3. 病人未发生并发症或并发症被及时发现和处理。

【护理措施】

1. 一般护理　注意休息，加强营养支持，鼓励病人进食高热量、高蛋白质、高维生素饮食，以增强机体抵抗力。高热病人给予物理或药物降温，鼓励病人多饮水。保持疖周围皮肤清洁，避免挤压未成熟的疖，尤其是"危险三角区"的疖，防止感染扩散。
2. 病情观察　密切观察病人体温变化，注意有无寒战、高热、头痛、头晕等症状，注意有无血白细胞计数升高、血细菌培养阳性等感染征象。对于排脓或脓肿切开引流者，要注意观察创面及敷料，并及时更换，以促进创面愈合。
3. 用药护理　伴有全身感染者，遵医嘱及时、合理应用抗生素。
4. 健康指导　注意个人卫生，保持皮肤清洁；婴幼儿及老年人，日常生活中避免皮肤损伤；糖尿病病人应有效控制血糖；发生在"危险三角区"的疖严禁挤压。

【护理评价】

通过治疗和护理，病人是否达到了护理目标：① 疼痛减轻或缓解。② 熟悉感染的相关知识，积极配合治疗和护理。③ 未发生并发症或并发症被及时发现并处理。

二、痈

痈（carbuncle）是相邻的多个毛囊及其所属皮脂腺或汗腺的急性化脓性感染。中医称为"疽"。致病菌以金黄色葡萄球菌为主。**痈多发生于皮肤厚韧的颈部、背部**。发生于颈后的痈俗称"对口疔"，发生于背部的痈俗称"搭背"（图 8-1）。

【病因与病理变化】

痈的发生与皮肤不洁、擦伤、机体抵抗力低下等因素有关。免疫力差的老年人及糖尿病病人易患痈。感染多从一个毛囊底部开始，沿阻力较小的皮下组织蔓延，再沿深筋膜向四周扩散，可侵及附近的毛囊群，形成多个"脓头"。痈的急性炎症浸润范围大，感染可累及深层皮下结缔组织，使其表面发生血运障碍，甚至坏死。痈自行破溃较慢，全身反应较重。

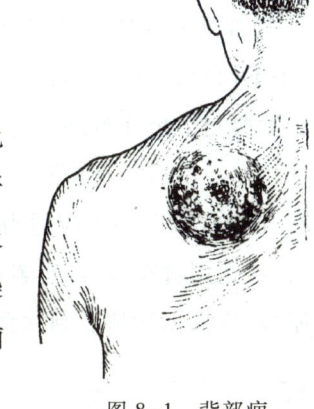

图 8-1　背部痈

【护理评估】

（一）健康史

了解病人有无皮肤不洁、局部擦伤或摩擦、糖尿病及机体抵抗力降低等情况。

（二）身体状况

痈初起时局部呈稍隆起的暗红色、质地坚韧、界限不清的疼痛肿胀浸润区，以后在中央部出现多个"脓头"，继而增大、增多。当中央部组织化脓溃烂而塌陷时，出现"火山口"样改变。感染易向周围和深部组织发展，周围呈浸润性水肿，伴区域淋巴结肿痛（图 8-2）。病人多伴有明显的全身中毒症状，如畏寒、发热、头痛、全身不适等，白细胞计数及中性粒细胞比例增高。严重者可发展为全身性感染。

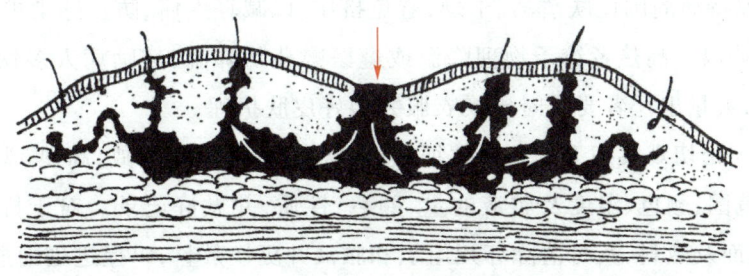

图 8-2　痈的切面

唇痈表现为口唇严重肿胀、张口困难，易引起颅内海绵状静脉窦炎，危险性大，应高度重视。

（三）心理-社会状况

病人可因疼痛、寒战、高热、皮肤破溃流脓、全身感染而产生紧张、焦虑情绪；疾病迁延不愈

视频：认识痈

者,病人可产生恐惧、不安等心理状态。

(四)辅助检查

血常规检查;反复发作者可进行血糖测定,并进行脓液细菌培养及药物敏感试验。

视频:一旦得了痈怎么办

(五)治疗原则

1. 局部处理　初期局部治疗同疖的治疗。如红肿范围大,中央部坏死组织多或全身症状严重,应手术治疗,但唇痈不宜切开。一般做"+"字或"++"字形切口,有时亦可做"ⅠⅠⅠ"形切口,切口的长度要超出炎症范围少许,深达筋膜,尽量剪去所有坏死组织,伤口内用纱布或聚维酮碘纱布填塞止血。以后每日换药,待炎症控制后伤口内可用生肌膏,以促进肉芽组织的生长。

2. 全身处理　病人应适当休息和加强营养支持。必要时遵医嘱应用镇痛药。及时正确应用抗生素,可选用青霉素、红霉素等抗生素治疗,最好根据细菌培养和药物敏感试验结果选用。如有糖尿病,应根据病情控制饮食,同时给予降血糖治疗。

【常见护理诊断/合作性问题】

1. 体温过高　与感染等有关。
2. 疼痛　与炎症刺激等有关。
3. 潜在并发症:颅内化脓性海绵状静脉窦炎、脓毒症。

【护理目标】

1. 病人体温恢复正常。
2. 病人主诉疼痛减轻或缓解。
3. 病人未发生并发症或被及时发现并处理。

【护理措施】

1. 一般护理　注意休息,加强营养,鼓励病人进食高蛋白质、高热量、高维生素饮食,以增强机体抗病能力。保持痈周围皮肤清洁、干燥,避免挤压,以减轻疼痛、防止感染扩散。

2. 维持正常体温　高热者给予物理降温或遵医嘱药物降温,鼓励病人多饮水。必要时监测24小时出入液量,大量出汗者要及时更换衣服并做好皮肤护理。

3. 病情观察　密切观察病人的生命体征、意识状态,注意有无寒战、高热、头痛、头晕等症状;观察局部病变的范围、颜色、温度及脓液的量、颜色、性质,并做好记录。对于排脓或脓肿切开引流者,注意观察创面及敷料,及时清除坏死组织和脓液并更换敷料,以促进创面愈合。

4. 用药护理　遵医嘱及时、合理应用抗生素。

5. 健康指导　注意个人卫生,保持皮肤清洁;糖尿病病人应积极治疗,有效控制血糖;**唇痈切忌挤压**;若局部感染症状加重,应及时就诊,以免发生全身化脓性感染。

【护理评价】

通过治疗和护理,病人是否达到了护理目标:① 体温恢复正常。② 疼痛减轻或缓解。③ 未发生并发症或并发症被及时发现并处理。

三、急性蜂窝织炎

急性蜂窝织炎(acute cellulitis)是发生在皮下、筋膜下、肌肉间隙或深部疏松结缔组织的急性弥漫性化脓性感染。**致病菌主要为乙型溶血性链球菌**,其次为金黄色葡萄球菌、大肠埃希菌或其他类型链球菌,亦可为厌氧菌。

【病因与病理变化】

急性蜂窝织炎常因皮肤、黏膜损伤或皮下疏松结缔组织被感染引起,也可由局部化脓性感染灶直接扩散或经淋巴、血液传播而发生。由于受损组织比较疏松,溶血性链球菌感染后又可释放毒性较强的溶血素、透明质酸酶和链激酶等,因此病变发展迅速,炎症不易局限,常累及附近淋巴结,可导致毒血症的发生。

【护理评估】

(一) 健康史

了解病人有无皮肤受伤、手术创伤、休克及糖尿病、营养不良等造成机体抗感染能力下降的因素,了解就诊前的处理是否恰当等。

(二) 身体状况

浅表的急性蜂窝织炎局部明显红肿、剧痛,向四周迅速扩散,不易局限,病变区与正常皮肤无明显界限,病变中央常因缺血而发生坏死。深部组织的急性蜂窝织炎局部红肿多不明显,但有局部组织水肿和深部压痛。病人多伴有寒战、发热、头痛、周身乏力等全身中毒症状。**口底、颌下和颈部的急性蜂窝组织炎可导致喉头水肿而压迫气管,引起呼吸困难,甚至窒息。**由厌氧性链球菌和产气菌引起的蜂窝织炎又称为**产气性皮下蜂窝织炎**,多发生在会阴部或下腹部伤口,病变主要局限于皮下结缔组织,不侵犯肌层。早期类似一般性蜂窝织炎的表现,但病变进展快,局部可触及皮下捻发音,蜂窝组织和筋膜出现坏死,且伴有进行性皮肤坏死,**脓液恶臭**,全身症状较严重。

链接护考(2012年护考真题)

张先生,68岁,因颈部蜂窝织炎入院,医嘱予气管切开,操作前,护士向其解释该措施的目的是预防( )

A. 窒息　　　　　　B. 肺不张　　　　　　C. 全身感染

D. 吞咽困难　　　　E. 化脓性海绵状静脉窦炎

答案:A

解析:颈部蜂窝织炎引起的局部肿胀可能压迫气管、食管,引起窒息及吞咽困难。

(三) 心理-社会状况

化脓性感染较重或病程较长的病人因病痛的折磨,影响正常工作和生活,可产生焦虑、恐惧等不良情绪。

(四) 辅助检查

同"痈"。

视频:急性蜂窝织炎的病因及临床表现

(五) 治疗原则

1. 局部处理　早期可用50%硫酸镁溶液湿热敷或用金黄散、鱼石脂软膏外敷。若病变进展形成脓肿,应切开引流。**口底及颌下急性蜂窝织炎应及早切开减压,以防喉头水肿压迫气管。**产气性皮下蜂窝织炎的伤口以3%过氧化氢溶液冲洗和湿敷。

2. 全身处理　注意休息,加强营养支持,改善病人全身状态,高热者给予降温措施;进食困难者输液维持营养和体液平衡;呼吸急促者给予吸氧或辅助通气等。严重感染或发生全身化脓性感染者,积极处理感染病灶,加强抗感染治疗,并给予全身支持治疗和对症处理。

【常见护理诊断/合作性问题】

1. 体温过高　与感染等有关。
2. 疼痛　与炎症刺激等有关。
3. 潜在并发症:窒息、脓毒症、感染性休克。

【护理目标】

1. 病人体温恢复正常。
2. 病人主诉疼痛减轻或缓解。
3. 病人未发生并发症或被及时发现并处理。

【护理措施】

1. 一般护理　嘱病人多休息,注意增加营养,鼓励病人进食高能量、高蛋白质、高维生素饮食,以提高机体抵抗力。

2. 合理应用抗生素　遵医嘱及时、合理选用抗生素,控制感染。

3. 对症护理　① 疼痛护理:抬高患肢并制动,以免加重疼痛。疼痛严重者,遵医嘱给予镇痛药。② 高热护理:高热者可选额头、颈侧、腋窝和腹股沟等大血管走行部位进行冷敷等物理降温,必要时遵医嘱给予降温药物。鼓励病人多饮水,必要时静脉补液,并监测24小时液体出入量。

4. 加强创面护理　对厌氧菌感染者予以3%过氧化氢溶液冲洗创面和湿敷,注意观察用药后的效果。脓肿切开引流后,保持引流通畅,及时换药,促进创口愈合。

5. 预防窒息　口底、颌下及颈部的蜂窝织炎可能影响病人呼吸,应注意观察病人有无呼吸急促、呼吸困难、发绀、窒息等症状,一旦发现异常,及时报告医师并做好气管插管、气管切开等急救准备。

【护理评价】

通过治疗和护理，病人是否达到了护理目标：① 体温恢复正常。② 疼痛减轻或缓解。③ 未发生并发症或并发症被及时发现并处理。

四、急性淋巴管炎与淋巴结炎

急性淋巴管炎（acute lymphangitis）是致病菌通过皮肤、黏膜破损处或其他感染病灶（如疖、痈、足癣等）侵入淋巴管内，引起淋巴管及其周围组织的急性感染。如致病菌扩散至区域淋巴结或淋巴管炎蔓延至所属区域淋巴结，则引起急性淋巴结炎（acute lymphadenitis）。致病菌主要为乙型溶血性链球菌、金黄色葡萄球菌等。

【病因与病理变化】

致病菌可来源于口咽部炎症、足癣、皮肤损伤和各种皮肤、皮下化脓性感染灶。淋巴管炎可引起管内淋巴回流障碍，并使感染向周围组织扩散。淋巴结炎是急性化脓性感染，病情加重亦可向周围组织扩散，其毒性代谢产物可引起全身性炎症反应。若大量组织细胞崩解、液化、集聚可形成脓肿。

【护理评估】

（一）健康史

了解病人有无皮肤受伤、足癣、糖尿病、营养不良等造成机体抗感染能力下降的因素及就诊前的处理情况。

（二）身体状况

1. **急性淋巴管炎** 分为网状淋巴管炎和管状淋巴管炎。

（1）网状淋巴管炎即**丹毒**，多由乙型溶血性链球菌感染所致。**好发于下肢和面部**，蔓延迅速，病变局部皮肤呈片状鲜红色，中心颜色稍淡，周围深，炎症区略隆起，界限清楚。局部有烧灼样疼痛。病人起病急，常有畏寒、发热、头痛等全身症状。此病**有接触传染性，应注意接触隔离**。足癣或血丝虫感染可引起下肢丹毒的反复发作，并可发生象皮肿。

（2）管状淋巴管炎常发生于四肢，以下肢多见，常因足癣而致。分为深、浅两种（以皮下浅筋膜为界）。**浅层急性淋巴管炎常在原发病灶的近侧出现一条或多条"红线"**，质硬而有压痛；深层急性淋巴管炎无"红线"出现，但患肢肿胀，有压痛。可有全身不适、畏寒、发热等全身症状。

2. **急性淋巴结炎** 初期局部淋巴结疼痛、肿大和触痛。加重时多个淋巴结融合，形成肿块，疼痛剧烈，表面皮肤发红、发热。形成脓肿时有波动感，少数可破溃流脓。感染较重者常伴有全身症状。

（三）心理-社会状况

病人因感染反复发作及担心丹毒的传染性，常出现焦虑不安的心理反应。

（四）辅助检查

同"痈"。

（五）治疗原则

积极治疗原发病灶，适当应用抗生素，制动并抬高患肢，局部热敷或硫酸镁湿敷。淋巴结脓肿除应用抗生素外，一般先试行穿刺吸脓，再在局麻下切开引流。少数急性淋巴结炎因得不到及时有效的处理可转为慢性炎症而迁延难以愈合。

【常见护理诊断/合作性问题】

1. 疼痛　与炎性刺激有关。
2. 体温过高　与感染有关。
3. 潜在并发症：脓毒症、血栓性静脉炎。

【护理措施】

1. 一般护理　保证病人充分的休息和睡眠，维持体液平衡，补充足够的热量、维生素和蛋白质。抬高患肢并制动，以免加重疼痛。疼痛严重者按医嘱给予镇痛药。加强心理护理。
2. 局部护理　局部红肿者，按医嘱给予中西药局部外敷或热湿敷。急性淋巴结炎行脓肿切开引流者，及时更换敷料，保持创口清洁。丹毒易接触性传染，应注意隔离。
3. 病情观察　对轻度感染者，观察局部病灶；对严重感染者，密切观察病情，定时测量生命体征，高热病人给予降温措施，同时警惕脓毒症或血栓性静脉炎的发生。
4. 合理应用抗生素　按医嘱及时、合理给予抗生素。

五、脓肿

脓肿（abscess）是急性感染过程中，病变组织坏死、液化，形成局限性脓液积聚，周围有一完整脓腔壁。致病菌多为金黄色葡萄球菌。

【病因】

病人多有局部感染病史，如伤口感染、蜂窝织炎等。

【护理评估】

（一）健康史

了解病人有无皮肤或黏膜损伤、糖尿病及机体抵抗力降低等情况，了解病人近期是否发生疖、痈、蜂窝织炎等化脓性感染。

（二）身体状况

浅部脓肿局部红、肿、热、痛，与正常组织边界清楚，疼痛剧烈，可触及压痛性肿块及波动感。深部脓肿局部红肿不明显，但有局部疼痛和深压痛，一般无波动感。压痛明显处穿刺，抽出脓液即可确诊。小而表浅的脓肿一般不引发全身反应，大而深的脓肿常有较明显的全身中毒症状。

（三）心理-社会状况

疼痛往往影响病人的正常工作和生活，病人可产生焦虑、恐惧等不良情绪。

（四）辅助检查

同"急性蜂窝织炎"。

（五）治疗原则

脓肿形成后，及时切开引流，按时更换敷料，合理使用抗生素，同时加强营养支持。

【常见护理诊断/合作性问题】

1. 疼痛　与炎症刺激有关。
2. 体温过高　与感染有关。
3. 潜在并发症：脓毒症。

【护理目标】

1. 病人主诉疼痛减轻或缓解。
2. 病人体温恢复正常。
3. 病人并发症得以预防或被及时发现和处理。

【护理措施】

1. 一般护理　注意休息，加强营养支持，提高机体抵抗力。
2. 引流的护理　保持引流通畅，根据情况及时更换敷料，保持敷料的清洁、干燥。
3. 对症护理　对高热者做好降温护理。
4. 病情观察　浅部脓肿注意观察局部病灶情况；深部脓肿，严密观察病情变化，定时测量生命体征，警惕脓毒症的发生。
5. 合理应用抗生素　遵医嘱及时、正确、合理使用抗生素，控制感染。

【护理评价】

通过治疗和护理，病人是否达到了护理目标：① 疼痛减轻或缓解。② 体温恢复正常。③ 未发生并发症或并发症被及时发现并处理。

第三节　手部急性化脓性感染病人的护理

案例分析（三）

案例导入

宋女士，25岁，因右侧示指末节肿胀、疼痛来院就诊。病人自述，4日前不慎刺伤右侧示指指腹，当时仅有少量出血，简单包扎处理。昨日发现伤侧手指局部肿胀加重，手指末端颜色苍白，有搏动性跳痛，尤其是夜间疼痛难忍。初步诊断为"化脓性指头炎"。

请思考：
1. 该病人目前可能存在哪些护理诊断/合作性问题？
2. 对该病人首要处理措施是什么？如不及时处理易发生什么并发症？

手部急性化脓性感染较多见，常由手部易被忽视的微小擦伤、刺伤、倒刺逆剥、切伤等引起，有时也可引起手部严重感染，甚至造成残疾，影响手的功能。主要致病菌是金黄色葡萄球菌。临床上常见的手部急性化脓性感染有甲沟炎、化脓性指头炎、急性化脓性腱鞘炎、急性化脓性滑囊炎和掌深间隙感染等。

【病因和病理】

主要致病菌为金黄色葡萄球菌。甲沟炎多因轻微创伤引起，如刺伤或逆剥倒刺等。指头炎可发生于手指末节皮肤刺伤后，也可由甲沟炎扩展、蔓延所致。急性化脓性腱鞘炎多因深部刺伤感染后引起，亦可由附近组织感染蔓延而发生。手掌深部间隙感染可由腱鞘炎蔓延引起，也可因直接刺伤所致。

【护理评估】

（一）健康史

了解病人受伤史，如有无刺伤、擦伤、小的切割伤、修剪指甲过深、逆剥倒刺等，伤后的病情变化和就诊前的处理情况。

（二）身体状况

1. **甲沟炎**　甲沟炎是甲沟或其周围组织的化脓性感染。多因皮肤破损所致，如擦伤、"肉刺"等。初期表现为一侧甲沟皮肤红肿、疼痛，有的可自行消退。感染还可蔓延到甲根部和对侧甲沟，形成半环形的脓肿。严重者脓肿向甲下蔓延，形成甲下脓肿（图8-3），使指甲与甲床分离，如不及时处理，可形成慢性甲沟炎或指骨骨髓炎。甲沟炎多无全身症状。

2. **化脓性指头炎**　化脓性指头炎（felon）是手指末节掌面皮下组织的急性化脓性感染。多由刺伤引起，致病菌常为金黄色葡萄球菌。初期出现指头轻度发红、肿胀、刺痛。继而指头肿胀加重，出现搏动性跳痛，患肢下垂时加重。多伴有寒战、发热、全身不适等症状。**若不及时治疗，可因血管受压，发生末节指骨缺血坏死和慢性指骨骨髓炎。**

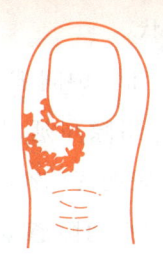
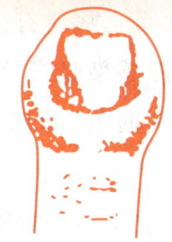
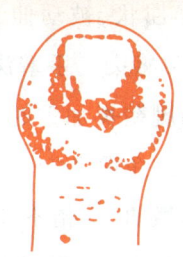
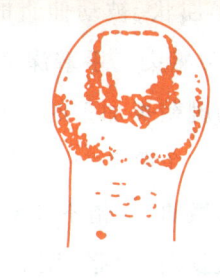

图 8-3 甲沟炎、甲下脓肿

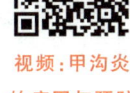

视频：甲沟炎的病因与预防

链接护考(2012年护考真题)

1. 脓性指头炎典型的临床表现是( )
   A. 手指发麻　　　　　　B. 搏动性跳痛
   C. 寒战、发热　　　　　　D. 晚期疼痛加剧
   E. 晚期指头明显发红、肿胀
   答案：B

2. 关于脓性指头炎切开引流的叙述，正确的是( )。
   A. 在波动最明显处切开　　B. 在患指侧面横向切开
   C. 在患指侧面纵向切开　　D. 在患指背侧切开
   E. 在患指掌侧切开
   答案：C
   解析：化脓性指头炎切开时应在手指侧面纵行切开，避免术后瘢痕影响手指触觉。

3. 急性化脓性腱鞘炎和滑囊炎

(1) 急性化脓性腱鞘炎：是手指屈肌腱鞘的急性化脓性感染，常因直接刺伤腱鞘或邻近组织感染蔓延所致，致病菌常为金黄色葡萄球菌。该病进展迅速，往往在24小时内出现明显的全身和局部症状。局部表现为患指疼痛、肿胀，以中、近指节为明显，皮肤明显紧张，患指关节仅能轻度弯曲，勉强伸直或触及肌腱处疼痛剧烈，若未及时治疗，感染可向掌深部蔓延，且可能肌腱坏死导致患指失去功能。手背伸指肌腱鞘的感染较少见。

由于拇指与小指腱鞘分别与桡、尺侧滑液囊相通，因此，此处化脓性腱鞘炎可迅速发展为桡、尺侧化脓性滑囊炎，再向上蔓延可引起前臂肌间隙脓肿。

化脓性腱鞘炎一经确诊，即需在大量使用抗生素治疗的同时切开引流，避免出现肌腱缺血坏死。

(2) 化脓性滑囊炎：多由拇指或小指腱鞘炎引起。桡侧滑囊炎表现为鱼际和拇指腱鞘区肿胀、压痛；拇指微屈、不能外展和伸直。尺侧滑囊炎表现为小鱼际和小指腱鞘区肿胀、压痛；小指和环指呈半屈状，被动伸直时剧痛。常伴有全身症状。

4. **手掌深部间隙感染** 手掌深部间隙感染是指鱼际间隙和掌中间隙的感染（图8-4）。当示指、中指和环指的腱鞘炎加重时，可分别向鱼际间隙和掌中间隙蔓延，导致手掌深部间隙感染。鱼际间隙感染时，鱼际和"虎口"（拇指与示指间指蹼）肿胀明显、疼痛和压痛，但掌心凹陷仍存在；示指与拇指微曲，拇指不能对掌；被动伸直时剧痛。掌中间隙感染时，掌心正常凹陷消失，肿胀、隆起，皮肤发白、紧张；压痛明显，掌背和指蹼肿胀更明显；中指、环指和小指呈半曲状，被动伸直可引起剧痛。常伴有全身症状，如寒战、发热、全身不适、脉搏快、血白细胞计数和中性粒细胞比例增高。

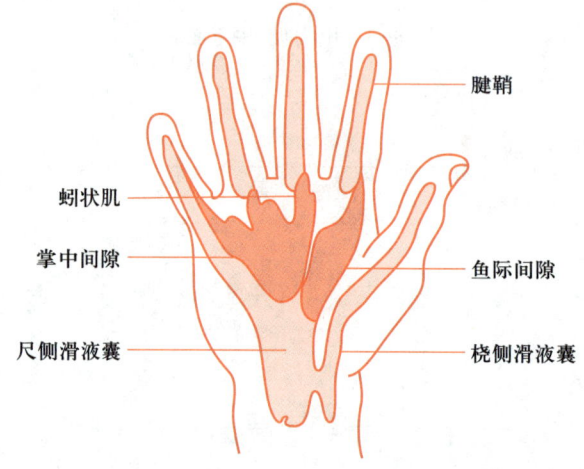

图8-4 手指屈肌腱鞘、滑液囊和手掌深部间隙的解剖位置

【常见护理诊断/合作性问题】

1. 皮肤完整性受损　与感染扩散及组织坏死有关。
2. 疼痛　与化脓性感染有关。
3. 体温过高　与毒素吸收有关。
4. 潜在并发症：慢性骨髓炎、指骨坏死、手功能障碍、全身化脓性感染等。

【护理目标】

1. 病人皮肤、组织完整性恢复。
2. 病人疼痛解除或缓解。
3. 病人体温降至正常范围。
4. 病人未发生并发症或并发症被及时发现并处理。

【护理措施】

1. **一般护理**　加强营养，给予高蛋白质、高热量、高维生素、易消化饮食，以增强机体抵抗力。
2. **对症护理**　抬高患肢并制动，以促进静脉和淋巴回流，减轻局部充血、水肿及疼痛。疼痛剧烈者可遵医嘱适当给予止痛药,以保证病人有充分休息和睡眠。高热病人应物理降温,必要时用药物降温。

3. **病情观察** 观察局部感染情况和生命体征的变化,有异常要及时报告医师并协助处理。严重感染者需警惕全身化脓性感染;若正处于炎症进展期的局部感染、疼痛突然减轻者,应警惕腱鞘组织坏死或感染扩散;经久不愈的创面,应警惕骨髓炎的发生。

4. **用药护理** 遵医嘱合理、正确使用抗生素,用药前注意询问有无过敏史,需要时做药物过敏试验。注意观察用药后的疗效和不良反应。对用药时间较长的病人,观察有无二重感染的发生。

5. **脓肿切开引流的护理** 脓肿形成后要及时切开引流(图8-5,图8-6)。尤其是脓性指头炎,一旦出现跳痛,指腹张力明显增高时,应及早切开减压,以免指骨坏死,形成慢性骨髓炎。注意保持引流通畅,观察引流物的量、颜色和性状;保持局部清洁干燥,敷料湿透时应及时更换。如病人体温不下降,疼痛不减轻,引流出的脓液甚少,说明引流不畅,应及时报告医师进行处理。

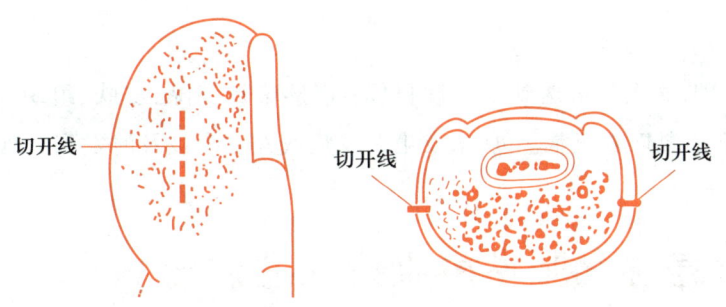

图8-5 脓性指头炎及切开线

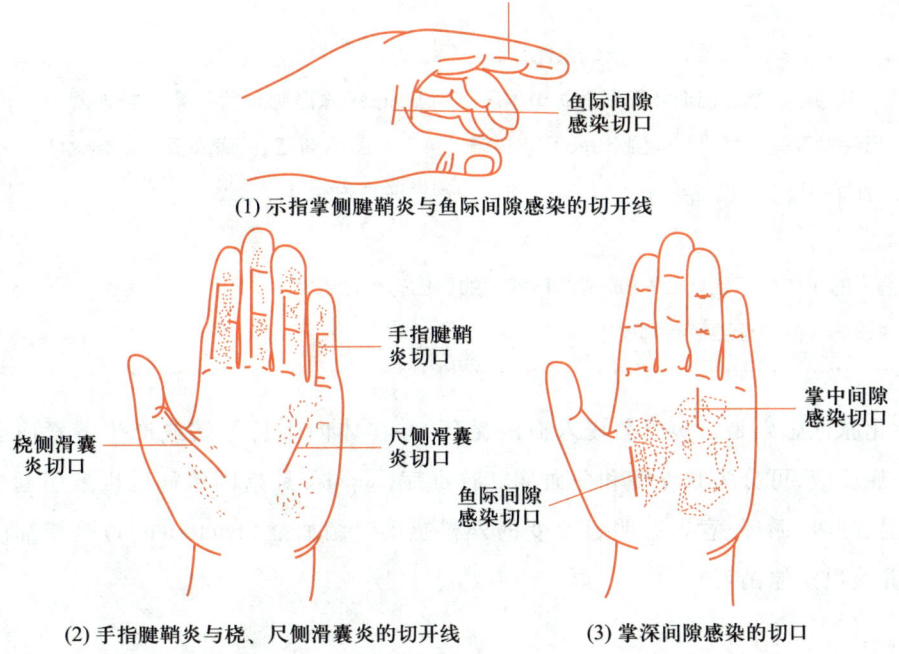

图8-6 手指屈肌腱鞘炎、滑囊炎、掌深间隙感染的手术切口部位

6. **功能锻炼** 当手部感染炎症开始消退时,指导病人活动患处附近的关节;感染愈合后,指导病人进行手部锻炼,以尽快恢复手的功能。

7. **心理护理** 手部感染不仅疼痛,还会影响其正常功能,病人常会出现焦虑、恐惧等心理。护理人员应及时与病人沟通,向病人耐心讲解本病的相关知识、治疗措施及预后等,使其积极配合治疗和护理。

8. **健康教育**

(1) 注意个人卫生,保持皮肤清洁,避免皮肤受伤。平时注意营养、加强锻炼,以提高机体抵抗力。

(2) 指导病人及时治疗各种化脓性感染、皮肤损害性疾病,如疖、痈、足癣、口腔溃疡等,防止感染扩散。嘱病人切勿对病灶随意挤压,尤其"危险三角区"的疖严禁挤压,防止感染扩散,引起颅内感染。

(3) 对手部的任何微小损伤,都应用聚维酮碘消毒,必要时用无菌纱布包扎等处理,以防发生感染;手部的轻度感染应及早就诊,以免延误;注意保持手部清洁,剪指甲不能过短。

【护理评价】

通过治疗和护理,病人是否达到了护理目标:① 感染灶消除,皮肤、组织完整性恢复。② 疼痛解除或缓解。③ 体温恢复正常。④ 未发生并发症或并发症被及时发现并处理。

视频:如何做好手部防护

第四节 全身性化脓性感染病人的护理

案例分析(四)

案例导入

> 王先生,48岁。急性出血坏死性胰腺炎术后23日,已经深静脉导管行全胃肠外营养(TPN)治疗20日。今日突发寒战、高热,体温39.8℃,头痛、头晕,面色潮红。病人极度烦躁,P 132次/分,R 36次/分。血常规检查:白细胞计数25×10^9/L,中性粒细胞核左移。
> 请思考:
> 1. 该病人的可能诊断是什么? 造成此种状况的原因有哪些?
> 2. 针对该病人的护理要点有哪些?

全身性化脓性感染是指病原菌侵入血液循环,并在体内生长繁殖或产生毒素而引起的严重的全身性炎症反应,可分为脓毒症和菌血症。脓毒症(sepsis)是指因致病菌因素引起的全身性炎症反应,体温、呼吸、循环、意识有明显改变的外科感染。菌血症(bacteriemia)是指细菌侵入血液循环,血培养检出病原菌者。

【病因与病理变化】

全身性化脓性感染多为继发,主要由于致病菌数量多、毒力强和(或)机体抗感染能力低下引起。

(一) 常见的病因

1. 严重创伤后感染和各种化脓性感染　如大面积烧伤、开放性骨折合并感染,急性弥漫性腹膜炎及肠道、尿道感染等。
2. 长期留置静脉导管　静脉留置导管,尤其是中心静脉置管,护理不慎或留置时间过长,易成为病原菌直接侵入血液的途径。
3. 免疫功能下降　长期使用糖皮质激素、免疫抑制剂、抗癌药的病人,免疫功能下降;糖尿病、尿毒症等慢性疾病病人抗感染能力降低,营养不良、贫血及年老体弱者机体抵抗力减弱,患化脓性感染后易导致全身性感染。

(二) 常见致病菌

1. 革兰阴性杆菌　最常见,主要包括大肠埃希菌、铜绿假单胞菌、变形杆菌等。
2. 革兰阳性球菌　主要有金黄色葡萄球菌、表皮葡萄球菌、肠球菌等。
3. 无芽孢厌氧菌　常见的有拟杆菌、梭状杆菌、厌氧葡萄球菌等。
4. 真菌　常见有白色念珠菌、曲霉菌、毛霉菌等。

(三) 导致脓毒症的常见危险因素

1. 机体抵抗力低下　如营养不良者、老年人、婴幼儿;糖尿病、尿毒症、长期或大量应用糖皮质激素或抗癌药物者。
2. 局部病灶处理不当　清创不彻底,伤口内有异物存留或有死腔、引流不畅等;脓肿形成后未及时引流者。
3. 长期静脉留置管　尤其是中心静脉置管者易引起静脉导管感染。
4. 大量使用抗生素　改变了原有共生菌状态,使非致病菌或条件致病菌大量生长繁殖,转为致病菌引发感染。

(四) 病理生理

全身性感染是由于病原菌及内毒素、外毒素和其介导的多种炎症介质引起的炎症反应失控,可导致全身性炎症反应综合征(systemic inflammatory response syndrome,SIRS)及脏器功能损害,严重者可发生感染性休克、多器官功能障碍综合征(MODS)。

【护理评估】

(一) 健康史

了解病人有无严重创伤、局部感染病史,发生感染的时间、治疗经过等;有无静脉留置导管、留置的时间,是否接受有创检查;有无糖尿病、尿毒症或导致免疫力低下的全身性疾病;有无长期应用免疫抑制剂、糖皮质激素、广谱抗生素、抗肿瘤药物等。

(二) 身体状况

脓毒症的主要表现为:① 突发寒战、高热,体温可达 40~41℃ 或低于正常。② 头痛、头晕、恶心、呕吐、腹胀、面色苍白或潮红、出冷汗。③ 心率加快、脉搏细速、呼吸急促甚至呼吸困难。④ 意识淡漠或烦躁、谵妄,甚至昏迷。⑤ 肝脾大,严重者出现黄疸及皮下出血、瘀斑。⑥ 如病情继续发展,感染未能控制,可出现感染性休克及 MODS。

脓毒症的表现因感染致病菌种类的不同而具有不同的临床特征。

1. 革兰阳性菌脓毒症　主要致病菌为金黄色葡萄球菌。临床特点:可有或无寒战,发热多呈稽留热或弛张热。病人面色潮红,四肢温暖干燥,易并发心肌炎,可出现转移性脓肿,发生休克的时间较晚。

2. 革兰阴性杆菌脓毒症　常由大肠埃希菌、铜绿假单胞菌、变形杆菌引起。临床特点:突发寒战后发热,呈间歇热型,严重时体温不升或低于正常。有时白细胞计数增加不明显或反而减少。休克发生早,持续时间长。

3. 真菌性脓毒症　致病菌常为白色念珠菌。临床表现酷似革兰阴性杆菌脓毒症。病人突发寒战、高热,病情发展迅速。出现休克较早,少数病人有消化道出血,周围血象可呈白血病样反应,白细胞计数可达 $25×10^9/L$,出现晚幼粒细胞和中幼粒细胞等。

(三) 辅助检查

1. 血常规检查　白细胞计数显著增高,常达 $(20～30)×10^9/L$ 以上,可有明显的核左移或白细胞内出现中毒性颗粒。

2. 血培养　对可疑病人做血细菌培养,同时做药物敏感试验,培养出致病菌是确诊的重要依据。

3. 脓液、胸腹水和脑脊液细菌培养　如获得与血培养相同的细菌,则可确定诊断。

4. 影像学检查　怀疑有转移性脓肿时,可借助 X 线、B 型超声、CT 等检查予以确诊和定位。

链接护考(2015 年护考真题)

王女士,30 岁,下肢急性蜂窝织炎伴全身感染症状,需采血做抗生素敏感试验,最佳的采血时间应该是在患者(　　)

A. 寒战时　　　　　　B. 高热时　　　　　　C. 发热间歇期
D. 静脉滴注抗生素时　E. 抗生素使用后

答案:A

解析:在寒战高热时抽血送检有助于提高阳性率。

(四) 心理、社会状况

全身化脓性感染病人往往起病急、病情重、变化快,病人及家属容易产生紧张、焦虑和恐惧等情绪,形成较大的精神压力。评估时应对他们的心理状态加以了解,并了解他们对疾病、治疗方案和预后的认知程度。

(五) 治疗原则

1. 处理原发病灶　首要的是明确感染的原发灶,做及时、彻底的处理,包括清除坏死组织和异物、消灭死腔、脓肿引流等,还要解除相关的病因,如血流障碍、梗阻等因素。如一时找不到原发灶,应进行全面的检查,特别注意一些潜在的感染源和感染途径,并予以解决。

2. 应用抗生素控制感染　在未获得细菌培养结果之前,可先根据原发感染灶的性质,尽早、足量、联合应用两种以上的抗生素。以后再根据细菌培养及药物敏感试验结果予以调整,不要盲目等待细菌培养及药物敏感试验结果,以免延误治疗。

3. 支持疗法　补充血容量、输注新鲜血、纠正低蛋白血症等。控制高热,纠正水、电解质紊乱和酸碱平衡失调。

【常见护理诊断/合作性问题】

1. 体温过高　与全身性感染有关。
2. 营养失调:低于机体需要量　与机体代谢亢进、进食少有关。
3. 焦虑　与病情重,变化快有关。
4. 潜在并发症:感染性休克、多器官功能障碍等。

【护理目标】

1. 病人体温恢复正常。
2. 病人营养的摄取能满足新陈代谢的需要。
3. 病人情绪稳定,焦虑减轻或解除。
4. 病人未发生并发症或并发症能被及时发现并处理。

【护理措施】

(一) 一般护理

1. 活动与休息　病人卧床休息,提供安静、舒适的环境,保证病人充分休息和睡眠。
2. 营养支持　加强病人营养,增加机体抵抗力,促进疾病康复。可给予高蛋白质、高热量、富含维生素的饮食,鼓励多饮水;禁食或进食不足者应静脉输液,纠正水、电解质紊乱和酸碱平衡失调;对长时间无法进食的病人可给予管饲或全胃肠道外营养支持,病情严重者需少量多次输新鲜血或血浆。

(二) 对症护理

高热者给予物理降温,必要时遵医嘱给予药物降温;做好口腔和皮肤护理;有意识障碍者应加床挡以免坠床,躁动病人必要时使用约束带;保持病人呼吸道通畅,防止意外发生。

(三) 病情观察

严密观察病人的面色和意识,监测生命体征变化和 24 小时液体出入量等,以便及时发现病情变化。

(四) 应用抗生素控制感染

遵医嘱及时、有效、联合、足量使用抗生素。及时做细菌培养和药敏试验,以指导用药。用药

视频:全身性外科感染的护理

过程中，注意观察药物的疗效和不良反应。**需要做细菌培养者选择病人寒战、高热时采血，提高培养阳性率。**

（五）积极处理原发病

协助医生积极处理原发感染灶并做好相应的护理。

（六）心理护理

鼓励病人说出心中感受，耐心解答病人的疑问；给病人及其家属讲解疾病的病因、临床表现、治疗方法及预后，使其充分了解疾病，消除或缓解焦虑情绪。

（七）健康教育

1. 向病人讲解全身性感染的病因、治疗方法及预后，介绍配合治疗的注意事项。
2. 注意个人日常卫生，保持皮肤清洁；加强饮食卫生，避免肠源性感染。
3. 注意劳动保护，避免损伤。对已有损伤者，要积极采取措施防止感染。
4. 发现身体局部感染病灶应及时就医，防止感染进一步发展。

【护理评价】

通过治疗和护理，病人是否达到了护理目标：① 体温正常。② 营养状况改善。③ 焦虑减轻或解除。④ 未发生并发症或并发症被及时发现并处理。

第五节 特异性感染病人的护理

案例导入

> 孙先生，25岁。10日前右足底不慎被铁钉刺伤，自行在家简单包扎止血，未予正规治疗。3日后出现全身无力、低热、肌肉疼痛，随后出现张口困难、牙关紧闭，继而苦笑面容，全身肌肉阵发性痉挛，但意识始终清醒。
>
> 请思考：
> 1. 该病人最可能的诊断是什么，怎样预防？
> 2. 作为该病人的责任护士，应如何对病人进行护理？

一、破伤风病人的护理

破伤风（tetanus）是指破伤风梭菌侵入人体伤口后，在缺氧环境下生长繁殖、产生的毒素引起以全身肌肉持续性收缩和阵发性痉挛为特征的一种特异性感染。可发生在各种创伤后，也可发生在不洁条件下分娩的产妇和新生儿。

【病因及发病机制】

破伤风梭菌为革兰染色阳性厌氧芽孢杆菌,广泛存在于自然界的泥土和人畜粪便中。该细菌及其毒素不能侵入正常的皮肤和黏膜,但可侵入一切开放性伤口,如烧伤、火器伤、刀刺伤,甚至细小的木刺或铁钉刺伤等,均可能引起破伤风。破伤风梭菌在缺氧的伤口中生长繁殖而致病,如伤口深窄、局部缺血、坏死组织多、异物存留、引流不畅或混合有其他需氧菌感染时,容易发生破伤风。

视频:破伤风一般不得,得了不一般

【病理生理】

破伤风梭菌污染伤口后,在局部生长繁殖,产生外毒素,外毒素有痉挛毒素和溶血毒素两种。痉挛毒素经血液循环和淋巴系统至脊髓前角灰质或脑干的运动神经核,与中间联络神经细胞的突触相结合,抑制突触释放抑制性传递介质,使运动神经元失去正常的抑制作用而兴奋性增强,引起全身横纹肌紧张性收缩和阵发性痉挛;痉挛毒素还可阻断脊髓对交感神经的抑制而使交感神经过度兴奋,引起心率增快、血压及体温升高、大汗等。溶血毒素可引起局部组织坏死和心肌损害。

【护理评估】

(一)健康史

了解病人有无开放性损伤史,如火器伤、开放性骨折、烧伤、锈钉伤、深部软组织开放性损伤等,注意伤口的大小、深度、污染程度及是否及时清创;询问病人发病经过,不应忽视任何轻微的受伤史;了解有无产后感染或新生儿脐带消毒不严等病史;了解破伤风预防接种史等;了解伤口是否存在缺氧环境。

链接护考(2017年护考真题)

刘先生,46岁。建筑工人,入院时诊断为"破伤风"。以下与本病最有关的既往史是(　　)

A. 糖尿病病史　　　B. 工作时被钉子扎伤过　　　C. 高血压家族史

D. 吸烟20年　　　E. 对花粉过敏

答案:B

解析:破伤风感染的两个必要条件为有伤口及厌氧环境,尤其是较小较深的伤口更易发生破伤风。

(二)身体状况

1. **潜伏期**　一般为6~12日,最短24小时内发病,最长可达数月或数年。潜伏期越短,病情越重,预后越差。新生儿破伤风常在断脐带7日左右发病,俗称"七日风"。

2. **前驱期**　全身乏力、头晕、头痛、咀嚼肌紧张和酸痛、咀嚼无力、烦躁不安、打哈欠等。一般持续12~24小时。

3. **发作期** 典型表现为肌肉持续性收缩和阵发性痉挛。最先累及的是咀嚼肌,病人表现为**咀嚼不便,张口困难**,随后**牙关紧闭**;然后累及面部表情肌、颈项肌、背腹肌、四肢肌群,病人出现**"苦笑"面容、颈项强直**、头向后仰、腰部向前凸出、腹肌板样僵直,呈典型的**"角弓反张"**。四肢肌肉收缩时,出现屈膝、弯肘、半握拳等痉挛姿势;膈肌和肋间肌受累后病人出现呼吸困难,甚至窒息。在肌肉持续紧张性收缩的基础上,**外界任何轻微的刺激**,如光、声、接触、震动、饮水等均可诱发**阵发性痉挛**。发作时,病人口吐白沫、大汗淋漓、口唇发绀、流涎、手足抽搐不止,持续数秒或数分钟不等。发作越频繁,病情越严重。发作时**病人意识清楚**,表情痛苦。

破伤风病程一般为3~4周,如发病后积极治疗、不发生严重并发症者,自第2周起症状逐渐减轻,但肌紧张与反射亢进仍可持续一段时间;恢复期间还可出现一些精神症状,如幻觉、言语或行为错乱等,但多数能自行恢复,不留后遗症。

(三) 辅助检查

伤口渗出物做涂片检查,可发现破伤风梭菌。

(四) 心理-社会状况

破伤风发病突然,病情严重,需隔离治疗,病人常有孤独和恐惧感。注意了解病人及家属对本病认识程度和心理承受能力。

(五) 治疗原则

采取积极的综合治疗措施,包括**清除毒素来源、中和游离毒素、控制和解除痉挛、保持呼吸道通畅和防治并发症**等。

1. **清除毒素来源** 积极处理原发伤口,彻底清创,清除坏死组织及异物,敞开伤口,充分引流,局部用3%过氧化氢溶液或1∶5 000高锰酸钾溶液冲洗和湿敷,以减少厌氧菌及其他细菌的生长繁殖。如果伤口已愈合,应仔细检查有无窦道或死腔。同时早期大剂量应用青霉素或甲硝唑,既可抑制破伤风梭菌的繁殖,又能控制其他需氧菌的感染。

2. **中和游离毒素** 应用**破伤风抗毒素**(tetanus antitoxin,TAT)和**破伤风免疫球蛋白**(tetanus immunoglobulin,TIG)中和游离毒素,但其不能中和已与神经组织结合的毒素,因毒素一旦与神经组织结合,则抗毒血清难以起效,故应尽早使用。注射TAT前先做过敏试验,TAT一般用量是10 000~60 000 U,分别由肌内注射与静脉滴入。静脉滴入应稀释于5%葡萄糖溶液中缓慢滴入。TIG用法为3 000~6 000 U肌内注射,一般只用一次。连续用药或加大剂量无意义,且易致过敏反应和血清病。

3. **控制和解除痉挛** 是治疗破伤风的中心环节。根据病情遵医嘱交替使用镇静及解痉药物,以减少痉挛和病痛。轻症者可使用镇静药,如地西泮10 mg肌内注射或静脉注射;苯巴比妥钠0.1~0.2 g肌内注射;10%水合氯醛20~40 ml口服或灌肠。重症者可使用冬眠1号合剂加入5%葡萄糖溶液250 ml中缓慢静脉滴注,但低血容量病人忌用。抽搐严重者,可用硫喷妥钠0.1~0.25 g静脉注射,使用时需警惕喉头痉挛,维持呼吸道通畅。

4. **防治并发症** 主要是呼吸道并发症,如肺炎、肺不张、窒息。应保持呼吸道通畅,及时清除呼吸道分泌物,必要时行人工辅助呼吸。对抽搐频繁、药物不易控制的严重病人,应尽早进行气管切开,以改善通气。注意营养供给及水和电解质的补充,防治水、电解质紊乱和营养不良。选择合适的抗生素,**首选青霉素**,防治感染。

链接护考(2021年护考真题)

1. 患者,女,46岁,4小时前不慎足部被刺伤,伤口较深,给予患者注射破伤风抗毒素的原理是( )

   A. 控制和解除痉挛　　B. 防止感染　　C. 中和游离毒素
   D. 防止窒息　　E. 被动免疫

   答案:E

   解析:在患者出现较深的伤口时,给患者注射破伤风抗毒素(TAT)的目的是给患者以针对破伤风的抗体,以预防破伤风的发作,属于被动免疫。

2. 患者,男性,30岁,患破伤风,意识模糊,牙关紧闭,角弓反张,四肢抽搐,护士采取的安全防护措施中不妥的是( )

   A. 使用床挡　　B. 使用牙垫　　C. 约束四肢
   D. 枕立床尾　　E. 光线明亮

   答案:E

   解析:声、光、触摸等刺激可引起破伤风患者的痉挛发作,因此破伤风患者的病房应避光、温湿度适宜且单人单室。

【常见护理诊断/合作性问题】

1. 有窒息的危险　与喉头、呼吸肌持续性痉挛及不能有效地清理呼吸道有关。
2. 有受伤的危险　与强烈肌肉痉挛有关。
3. 有体液不足的危险　与机体消耗过大及补充不足有关。
4. 恐惧　与病情反复、对疾病预后担忧有关。
5. 潜在并发症:肺不张、肺炎、酸中毒等。

【护理目标】

1. 病人呼吸道通畅,无窒息发生。
2. 病人未发生坠床、舌咬伤及骨折等意外损伤。
3. 病人体液维持平衡。
4. 病人恐惧和孤独感减轻,积极配合治疗。
5. 病人并发症得到有效预防或被及时发现并处理。

【护理措施】

(一) 一般护理

1. **病室环境要求** 将病人安置于单间隔离病室,室内门窗挂帘遮光,温湿度适宜。备好急救药物和物品,如气管切开包、吸痰和吸氧装置等,以便及时处理一些严重的并发症。

2. **减少外界刺激** 医护人员要做到走路轻、说话轻、操作轻,护理治疗安排集中有序,尽量安排在痉挛发作控制期间使用镇静药后的30分钟之内完成;减少探视,避免干扰病人。

3. **加强营养** 给予高热量、高蛋白质、高维生素流质或半流质饮食,进食应少量多餐,避免呛咳、误吸;不能进食者,提供肠内外营养,以维持机体的正常需要。

4. **严格消毒隔离** 严格执行无菌操作及消毒隔离制度,接触病人时需穿隔离衣、戴口罩、帽子、手套;接触过伤口的器械,先用1 000 mg/L含氯消毒液浸泡30分钟,清洗后再高压蒸汽灭菌或实行双消毒制度;伤口换下的敷料应及时焚烧,防止交叉感染。

链接护考(2021年护考真题)

患者,男性,45岁,在野外工作时足底不慎被锈钉刺伤,出现全身肌肉强直性收缩,阵发性痉挛,来急诊就诊,考虑可能为破伤风,对破伤风患者的治疗和护理,下列措施正确的是(　　)

A. 呼吸道隔离

B. 不需要住单人病房,避免水、声、光、风的刺激

C. 咽喉肌和呼吸肌痉挛不能使用镇静剂控制时,应使用面罩给氧

D. 医务人员接触患者时,戴口罩帽子,可不戴手套

E. 可肌内注射青霉素治疗

答案:E

解析:破伤风患者需要接触隔离,单人病房,当咽喉肌和呼吸肌痉挛严重时需进行气管切开,面罩给氧气体无法通过气道。破伤风早期注射青霉素可杀灭需氧菌,避免给破伤风梭菌创造厌氧环境且能抑制破伤风梭菌的繁殖。

(二) 对症护理

1. **保持呼吸道通畅** 对于痉挛发作频繁、药物不易控制的病人,应协助医师尽早做气管切开,改善病人通气;及时清除呼吸道分泌物,必要时进行人工辅助呼吸。预防肺部并发症和窒息的发生,同时做好气管切开护理。

2. **控制抽搐** 遵医嘱给予镇静和解痉药并观察疗效,做好各项监测和记录,遵医嘱调整冬眠药物用量,使病人处于浅睡眠状态;发作频繁不易控制者,可在气管切开及控制呼吸的条件下用硫喷妥钠和肌肉松弛剂。

3. **防止意外损伤** 加强安全措施,使用床挡防止病人坠床,必要时设专人护理;应用牙垫,避免舌咬伤;在关节处置软垫保护,防止肌腱断裂或骨折。

(三)病情观察

密切观察病人生命体征变化,注意痉挛发作的先兆,观察抽搐情况,详细记录抽搐持续时间、间歇时间及用药效果;记录 24 小时液体出入量;观察局部伤口情况,注意预防和及时发现并发症。重型病人需专人护理。

(四)用药护理

遵医嘱及时正确应用抗生素、TAT、破伤风人体免疫球蛋白、镇静解痉药物等,注意观察用药效果及反应。

视频:你应当这样关爱破伤风病人

(五)心理护理

鼓励病人叙述心理感受,了解病人的心理反应,及时给予心理疏导,以减轻、消除病人的恐惧感和孤独感,使病人情绪稳定,能积极配合治疗。

(六)健康教育

1. 告知家属应保持病室安静,避免声、光等刺激以免引起病人抽搐;教会家属消毒隔离的方法,防止交叉感染。
2. 加强破伤风知识宣传,使公众了解破伤风发病的原因和预防知识。
3. 鼓励家属及社区人群接受人工免疫,以获得较稳定的免疫力。

(七)预防及人工免疫方法

1. 自动免疫法 通过注射破伤风类毒素使机体产生抗体而获得主动免疫。破伤风类毒素无毒性,不引起血清性过敏反应,作用可靠。注射方法为:破伤风类毒素 0.5 ml,皮下注射 3 次。第 1 次皮下注射后,间隔 4~8 周,再进行第 2 次注射,即可获得"基础免疫力"。如在 0.5~1.0 年后进行第 3 次注射,可获得较稳定的免疫力,能保持 10 年以上。如以后每 5 年追加注射 1 次(0.5 ml),便能保持足够的免疫力。有基础免疫力的伤员,伤后只需皮下注射破伤风类毒素 0.5 ml,即可迅速强化机体的抗破伤风免疫力。

2. 被动免疫法 对未接受主动免疫的伤员,应尽早(伤后 12 小时内)皮下注射破伤风抗毒素(TAT)1 500~3 000 U。因破伤风的发病有潜伏期,虽尽早注射有预防作用,但其作用短暂,有效期仅为 10 日左右。因此,深部创伤、有潜在厌氧菌感染可能的病人,应在 1 周后追加注射一次。由于破伤风抗毒素易引起过敏反应,注射前必须进行过敏试验,试验结果阳性者,采用脱敏注射法。

【护理评价】

通过治疗和护理,病人是否达到了护理目标:① 未发生窒息。② 无意外损伤。③ 体液平衡。④ 恐惧和孤独感减轻。⑤ 未发生并发症或并发症被及时发现并处理。

> 链接护考(2015年护考真题)
>
> 护士为破伤风病人处理伤口后,换下的敷料应(　　)
> A. 统一填埋　　　B. 高压灭菌　　　C. 集中焚烧
> D. 日光曝晒　　　E. 浸泡消毒
> 答案:C
> 解析:破伤风可发生接触性感染,病人所用敷料等应焚烧处理。

二、气性坏疽病人的护理

气性坏疽(gas gangrene)是指由梭状芽孢杆菌所引起的一种严重的以肌组织坏死或肌炎为特征的急性特异性感染。梭状芽孢杆菌为革兰染色阳性厌氧菌,已知梭状芽孢杆菌有多种,引起本病的主要是产气荚膜梭菌,其他还有水肿杆菌、腐败杆菌、溶组织杆菌等。感染发生时,往往是两种以上细菌的混合感染。一旦感染发生,病情进展迅速,预后差。

【病因及发病机制】

缺氧的伤口环境和病人抵抗力低下是气性坏疽发生的重要原因。梭状芽孢杆菌广泛存在于泥土和人畜粪便中,故伤后很容易污染此菌,但发生感染者不多,因这类细菌在人体内生长繁殖需具备缺氧环境。

气性坏疽多见于肌肉组织广泛损伤的病人,特别是伤口较深而污染严重、处理不及时者,如开放性骨折伴有血管损伤、挤压伤伴有深部肌肉损伤、上止血带时间过长或石膏包扎过紧等,造成损伤部位缺血缺氧容易发生气性坏疽。伤后严重缺水、大量失血、体质衰弱等机体抵抗力下降者更易发病。

【护理评估】

(一)健康史

了解病人有无开放性损伤史,伤口处有无大片组织坏死、深部肌肉损伤或开放性骨折伴有血管损伤等缺氧情况;详细了解病人的受伤经过、时间及伤后伤口处理情况等。

(二)身体状况

气性坏疽的临床特点:病情发展迅速,可在12～24小时内全面迅速恶化。

1. 潜伏期　一般在伤后1～4日,最短8～10小时发病,最长可达5～6日。
2. 局部症状　早期病人自觉患处沉重和疼痛,持续加重,随着病情发展,患处突发"胀裂样"剧痛,一般镇痛药不能缓解;局部有明显肿胀和压痛;伤口周围皮肤水肿、紧张、由苍白发亮很快变为紫红色,进而变为紫黑色,并出现大小不等的水疱。伤口周围常可扪及捻发音,轻轻地挤压患部,可见气泡从伤口逸出,并有稀薄、恶臭的浆液性或浆液血性液体流出。

3. 全身症状 病人烦躁不安,表情淡漠,伴有恐惧感;皮肤、口唇苍白;大汗、脉速、呼吸急促、体温逐渐上升。可出现溶血性贫血、黄疸、血红蛋白尿、酸中毒、谵妄,甚至昏迷。

(三) 辅助检查

1. 血常规检查 由于溶血毒素的作用,可见血红细胞计数、血红蛋白下降、白细胞计数升高。
2. 伤口分泌物涂片检查 可查出革兰染色阳性粗大芽孢杆菌。
3. X 线检查 可见伤口肌群间有积气。

(四) 心理-社会状况

气性坏疽发病突然,病情发展迅速,病人疼痛剧烈,一般镇痛药无效,故常有焦虑、恐惧等心理反应;本病需要隔离和手术治疗,病人会因担心截肢导致残障而产生忧虑情绪。

(五) 治疗原则

一旦确诊,立即治疗,以挽救病人生命,减少组织的坏死,降低截肢率和病死率。

1. 彻底清创 在积极抗休克和防治严重并发症的同时施行彻底清创术。若整个肢体已广泛感染、病变不能控制时,应果断进行截肢以挽救生命,残端不予缝合。术中、术后注意用氧化剂冲洗和湿敷,破坏细菌的厌氧环境。
2. 应用抗生素 首选抗生素为青霉素,大剂量青霉素钠静脉注射,每日 1 000 万～2 000 万 U。
3. 高压氧治疗 提高组织间的含氧量,破坏适合细菌生长繁殖的厌氧环境。
4. 全身支持疗法 输血,纠正水、电解质紊乱,加强营养支持,对症处理,以提高机体抵抗力。

【常见护理诊断/合作性问题】

1. 疼痛 与创伤、细菌感染和局部肿胀有关。
2. 组织完整性受损 与感染和组织坏死有关。
3. 自我形象紊乱 与失去部分组织和肢体而致形体改变有关。

【护理目标】

1. 病人疼痛减轻或缓解,舒适感增加。
2. 病人组织完整性恢复。
3. 病人能接受形体改变的事实,适应新生活。

【护理措施】

1. 一般护理 加强营养支持,鼓励病人进食高蛋白质、高热量、富含维生素的饮食,对不能进食者可给予鼻饲或胃肠道外营养,必要时少量多次输新鲜血液;静脉输液纠正水、电解质紊乱和酸碱平衡失调。
2. 严格消毒隔离 严格执行接触隔离制度和无菌操作原则,接触病人时需穿隔离衣,戴口罩、帽子、手套;病人用过的物品、器具和排泄物都要严格消毒灭菌处理,伤口敷料应及时焚毁;病人手术的手术间,应彻底清洗,消毒溶液喷洒,以甲醛熏蒸消毒,密闭48小时后开放;出院病人按终末消毒处理,以防止气性坏疽传播。

3. 病情观察　严密监测病人生命体征的变化,并记录24小时液体出入量。观察疼痛的部位、性质和程度,注意伤口和肢体的变化,如皮肤色泽、肿胀程度及伤口渗出情况等,并做好记录。

4. 合理应用抗生素　遵医嘱及早、足量、联合应用大剂量青霉素(首选)、甲硝唑等抗生素,控制感染。

5. 局部护理　及时处理原发病灶,协助医师立即彻底清创,切开或敞开伤口,观察伤口色泽、有无恶臭分泌物流出。

6. 对症护理　疼痛明显者,可给予镇痛药,剧痛时可应用止痛泵。也可通过非药物镇痛技巧,如转移病人注意力、精神放松等方法,缓解疼痛。对清创或截肢者,应经常协助其改变体位,以减轻因外部压力和肢体疲劳而引起的疼痛。对截肢后出现幻肢痛者应耐心解释,消除其忧虑、恐惧和幻觉。

7. 截肢病人的护理　护理人员应配合医师做好术前常规准备,手术后耐心倾听病人叙述心理和生理上的感受,安慰和鼓励病人正视现实,介绍一些已截肢的病人与其交流,帮助其逐渐适应自身形体变化和日常活动。指导病人应用假肢,使其接受并做适应性锻炼。

8. 高压氧治疗的护理　高压氧治疗能提高组织含氧量,抑制梭状芽孢杆菌生长、繁殖,降低伤残率。注意观察每次氧疗后伤口的变化情况。

9. 健康教育

(1)加强劳动保护,增强自我保护意识,避免和减少损伤。受伤后及时到医院接受正规、系统的治疗。

(2)讲解气性坏疽的防治知识,使病人及其家属了解发病的原因和疾病特点,提高对疾病的治疗和预防的认知程度。

(3)协助伤残者制订出院后功能锻炼计划,指导正确使用假肢及功能锻炼,使之恢复自理能力,提高生活质量。

【护理评价】

通过治疗和护理,病人是否达到了护理目标:① 疼痛减轻或缓解,舒适感增加。② 组织完整性恢复。③ 接受形体改变的事实。

小结

外科感染是指需要外科手术治疗的感染性疾病或者发生在创伤、手术或有创性操作后发生的感染性疾病。根据其致病菌的不同将外科感染分为特异性感染和非特异性感染。浅表皮肤软组织感染临床常见的有疖、痈、急性蜂窝织炎、丹毒、急性淋巴结炎与急性淋巴管炎,以上疾病虽然在临床表现上各有不同,但主要以红、肿、热、痛为主,处理原则早期抗感染治疗、营养支持,脓肿形成后切开引流。手部急性化脓性感染常见的有甲沟炎、化脓性指头炎、腱鞘炎、滑囊炎、手掌深部间隙感染,一旦形成脓肿,及时切开引流,避免发生指骨坏死,慢性骨髓炎。全身性化脓性感染的症状较重,若处理不当易引起感染性休克,护理中应遵医嘱合理应用抗生素、加强营养、加强病情观察及对症处理。破伤风是破伤风梭菌感染机体引起的全身肌肉持续性收缩和阵发性痉挛为特征的一种特异性感染,典型表现为肌肉持续性收缩和阵发性痉挛。最先累及咀嚼肌,病人常因膈肌和肋间肌受累引起呼吸困难,甚至窒息而死亡。破伤风的护理中应注意保持病人呼吸道通畅,改善呼吸,清除毒素来源,控制和解除痉挛,防治并发症。气性坏疽是指由梭状芽孢杆菌所引起的一种严重的以肌组织坏死或肌炎为特征的急性特异性感染,常表现为患处突发"胀裂样"剧痛,伤口周围常可扪及捻发音,轻轻挤压患部,可见气泡从伤口逸出,并有稀薄、恶臭的浆液性或浆液血性液体流出,可引起严重的全身反应。气性坏疽的护理中应严格隔离消毒,必要时截肢,要注意做好病人的心理护理工作。

(王 冰)

第八章
思维导图

第八章
在线测试题

第九章 损伤病人的护理

第九章 损伤病人的护理PPT

第九章 学习重点

第九章 思政案例

学习目标

知识目标：

1. 掌握创伤病人的临床表现和护理措施；烧伤面积和深度的估计以及烧伤病人的护理措施；犬咬伤、蛇咬伤的急救原则。

2. 熟悉创伤、烧伤病人的处理原则及观察指标；清创术的步骤及更换敷料（换药）的方法。

3. 了解创伤、烧伤病人的病理生理。

能力目标：

1. 能运用创伤、烧伤病人的护理评估的知识，正确评估烧伤的面积和深度。

2. 学会运用处理原则、护理措施、健康指导及换药等护理知识，为创伤、烧伤病人按护理程序实施整体护理。

素养目标：

1. 具有人文关怀意识，慎独修养和珍视生命、严谨求实的工作态度。

2. 培养严格的无菌观念，具有高度责任感，能与病人进行良好的沟通。

第一节 创伤病人的护理

案例导入

> 李先生,36 岁。因车祸致左上腹痛 2 小时入院。体格检查:P 130 次/分,R 22 次/分,BP 80/60 mmHg,意识清楚,面色苍白,四肢湿冷,左上腹部明显压痛,尿少。
> 请思考:
> 1. 李先生目前主要的护理诊断/合作性问题有哪些?
> 2. 应采取哪些护理措施?

案例分析(一)

损伤(injury)指人体受到外界各种致伤因素作用所引起的皮肤、肌肉、骨、脏器等组织结构的破坏及其所带来的局部和全身反应。导致损伤的主要因素有机械性、物理性、化学性和生物性因素。由机械性致伤因子作用所致的损伤,称为创伤(trauma),机械性因素包括锐器切割、钝器打击、重物挤压、火器等。此类损伤最常见,随着社会的发展,日益发达的交通和不断提高的机械化程度,导致创伤的发生率不断上升,对人类的健康构成很大的威胁。手术也是一种特殊的创伤。

链接护考(2017 护考真题)

为乙肝病人更换伤口敷料时,病人血液溅入护士眼睛,这种损伤属于( )
A. 物理性损伤　　　　B. 机械性损伤　　　　C. 心理性损伤
D. 生物性损伤　　　　E. 化学性损伤
答案:D
解析:微生物、病毒等属生物性因素,给人类健康造成的损伤属生物性损伤。

【分类】

创伤分类方法较多,可按致伤因素、受伤部位、伤后皮肤完整性、伤情轻重来进行分类。

(一) 按致伤因素分类

创伤可分为烧伤、冻伤、擦伤、挫裂伤、撕脱伤、挤压伤、刃器伤、火器伤、冲击伤、爆震伤、毒剂伤、核放射伤及多种因素所致的复合伤等。这种分类利于评估伤后的病情变化。

(二) 按受伤部位分类

创伤可分为颅脑伤、颌面部伤、颈部伤、胸(背)部伤、腹(腰)部伤、骨盆伤、脊柱脊髓伤和四肢伤等。这种分类利于判断重要脏器的损害和功能情况。

(三)按伤后皮肤完整性分类

按皮肤黏膜是否完整,创伤可分为开放性与闭合性创伤两大类。

1. 开放性创伤 受伤部位皮肤、黏膜的完整性破坏,有伤口、出血,细菌易侵入,感染机会增加。常见的开放性损伤如下:

(1)擦伤:系皮肤与硬物粗糙面摩擦而产生的浅表创伤,常有表皮剥脱、出血点或渗血,继而可出现轻度炎症反应。

(2)裂伤:钝性暴力作用于体表,造成皮肤和皮下组织撕裂。伤口形态各异,依牵拉方式和方向不同形成瓣状、线状或星状,伤口污染多较严重。

(3)切割伤:刀刃等切破体表所致的创伤,创缘多较整齐,组织损伤较重,伤后炎症反应较明显,如伤口较深,可累及神经和肌肉。

(4)刺伤:尖细物体猛力插入软组织所致的创伤,重者可伤及内脏。伤口常较小、较深,可引起厌氧菌感染。

(5)撕脱伤:暴力的卷拉或撕扯,造成皮肤、皮下组织、肌肉、肌腱等组织的剥脱,损伤严重,出血多,易感染。

(6)火器伤:由枪、炮等武器的发射物所致的损伤。伤情复杂,易伤及深部器官,组织破坏多,污染重,常有异物存留。

2. 闭合性创伤 受伤部位皮肤、黏膜仍保持完整,多由钝性暴力所致。常见的闭合性损伤如下:

(1)挫伤:最常见,系钝性暴力所致的皮下软组织损伤。主要表现为伤部肿胀、淤血和压痛。重者可致肌纤维撕裂和深部血肿形成。

(2)挤压伤:人体肌肉丰富部位,遭受重物较长时间、较大范围的挤压造成受压部位肌肉广泛缺血坏死,坏死组织的分解产物(肌红蛋白、K^+、乳酸等)吸收可发生挤压综合征,出现高钾血症和急性肾衰竭。

(3)扭伤:关节部位一侧受到过强的牵张力,相关的韧带超过其正常活动范围而造成的损伤。关节可出现短时间的半脱位,发生部分撕裂,并有出血、局部肿胀、青紫和活动障碍。

(4)爆震伤:是由爆炸产生的冲击波造成的损伤,体表多无明显伤痕,可引起内脏损伤,尤以含气的肺组织、肠管及鼓膜为甚。

(四)按伤情轻重分类

1. 轻度受伤 主要是局部软组织伤。
2. 中度受伤 主要是广泛软组织伤、上下肢开放骨折、肢体挤压伤、创伤性截肢及一般的腹腔脏器伤。
3. 重度受伤 主要是危及生命或治疗后有可能造成严重残障。

【病理生理】

创伤后机体在局部或全身均可发生一系列病理变化,以维持内环境的稳定。严重的创伤性

视频:创伤的分类

反应超过机体调节能力时,可损伤机体本身。

1. 局部反应　即创伤性炎症反应,局部充血、渗出、水肿。渗出过程中,纤维蛋白原转变为纤维蛋白,填充组织损伤裂隙并作为细胞增生的网架;中性粒细胞经过趋化、吞噬作用,可清除组织内的细菌;单核细胞转变为巨噬细胞后吞噬组织中的坏死组织碎片、异物颗粒。一般情况下的创伤性炎症有利于创伤修复,但是反应强烈或广泛时不利于创伤愈合。

2. 全身性反应　是因受到严重创伤时,机体受刺激而引起的非特异性应激反应及代谢反应,为维持自身稳定所必需。

(1) 体温变化:伤后常有发热,为部分炎性介质作用于体温中枢所致。创伤后并发感染时体温增高尤为明显,但并发休克时可伴有体温过低。

(2) 神经-内分泌变化:创伤后可引起下丘脑-垂体系统和交感-肾上腺髓质系统发生应激效应,引发神经-内分泌激素的代偿性调节,动员机体的代偿能力,产生大量的儿茶酚胺、肾上腺皮质激素、抗利尿激素和胰高血糖素等,对维持机体血容量,保证重要脏器的微循环灌注,调节全身各器官功能和代谢起有利作用。但这种代偿能力是有限的,若创伤过重、抢救不及时,势必出现休克和脏器功能衰竭。

(3) 代谢变化:伤后组织蛋白分解代谢加速,加之病人进食少或不能进食,引起体重下降、乏力、免疫力降低等。因此,伤后良好的营养支持是十分重要的。

(4) 免疫系统变化:创伤可影响机体的免疫系统,发生机制较为复杂,出现免疫功能紊乱,主要表现在吞噬细胞、淋巴细胞和细胞因子功能减弱。而免疫功能降低的直接后果是机体对感染的易感性增加。

3. 创伤修复

(1) 创伤的修复过程可分为三个阶段:① 局部炎症反应阶段:在创伤后立即发生,常可持续3~5日,主要是血管和细胞反应、免疫应答、血液凝固和纤维蛋白的溶解,目的在于清除损伤或坏死的组织,为组织再生和修复奠定基础。② 细胞增殖分化和肉芽组织生成阶段:局部炎症开始不久,即可有新生细胞出现。成纤维细胞、内皮细胞等增殖、分化、迁移,分别合成、分泌组织基质(胶原等)和形成新生血管,并共同构成肉芽组织。浅表的损伤一般通过上皮细胞的增殖、迁移,可覆盖创面而修复。但大多数软组织损伤则需要通过肉芽组织生成的形式来修复。③ 组织塑形阶段:经过细胞增殖和基质沉积,伤处组织可达到初步修复,但新生组织如纤维组织,在数量和质量方面并不一定能达到结构和功能的要求,故需进一步改构和重建。主要包括胶原纤维交联增加、强度增加,多余的胶原纤维被胶原蛋白酶降解,过度丰富的毛细血管网消退和伤口的黏蛋白及水分减少等。

视频:创伤组织修复过程

视频:创伤病人的伤情判断

(2) 创伤的愈合类型分为两种:① 一期愈合,组织修复以原来的细胞为主,仅含少量纤维组织,创缘对合良好,伤口愈合快、功能修复良好。② 二期愈合,组织修复以纤维组织为主,不同程度地影响结构和功能恢复,创口较大,创缘不齐,主要通过肉芽组织增生和伤口收缩达到愈合。治疗和护理创伤,应采取恰当措施,创造条件,争取达到一期愈合。

(3) 影响创伤愈合的因素:① 局部因素,局部感染是影响伤口愈合最常见的原因。细菌感染可损害细胞和基质,导致局部炎症持久不易消退,甚至形成化脓性病灶等,均不利于组织修复及创伤愈合。损伤范围大、坏死组织多,或有异物存留的伤口,影响伤缘直接对合,且被新生细胞和基质连接阻隔,必然影响修复。局部血液循环障碍使组织缺血缺氧,或由于采取的措施不当(如包扎或缝合过紧等)造成组织继发性损伤也不利于愈合。② 全身因素,主要有营养不良(蛋白质、维生素及铁、铜、锌等微量元素缺乏或代谢异常),大量使用细胞增生抑制剂(如皮质激素等),免疫功能低下及全身性严重并发症(如 MODS 等)。

【护理评估】

(一) 健康史

详细询问病人受伤史,了解致伤原因、受伤部位、受伤时间及伤口类型,受伤当时和伤后的情况,曾接受过何种治疗。既往健康状况,有无药物过敏史,是否存在维生素 D 缺乏症、甲状腺功能亢进症、骨质疏松、肿瘤等易致病理性骨折的疾病;有无高血压、糖尿病、肝硬化、尿毒症、血液病、营养不良等慢性疾病。病人的一般情况,对于女性病人应了解其月经史等。

(二) 身体状况

1. 局部表现

(1) 疼痛:其程度与创伤部位、性质、范围、炎症反应的强弱有关。伤处活动时疼痛加重,制动后减轻,2~3 日后疼痛逐渐缓解,如持续存在,甚至加重,表示可能并发感染。严重创伤并发休克的病人常不诉疼痛。内脏损伤所致的疼痛常定位不准确,为避免漏诊或误诊,创伤引发的体腔内疼痛确诊前慎用麻醉镇痛药。

(2) 局部肿胀:因受伤局部出血和创伤性炎症反应所致。局部出现瘀斑、肿胀或血肿,组织疏松和血管丰富的部位肿胀尤为明显。严重肿胀可致局部组织或远端肢体血供障碍,出现肢端苍白、皮温降低等。

(3) 功能障碍:因解剖结构破坏、疼痛或炎症反应所致,如脱位、骨折的肢体不能正常运动。局部炎症也可以引起功能障碍,如咽喉创伤后水肿可造成窒息。神经或运动系统创伤所致的功能障碍对诊断有定位价值。

(4) 伤口和出血:是开放性创伤特有的征象。因创伤原因、程度、部位不同,伤口的深浅、出血量亦不同。

2. 全身表现

(1) 发热:创伤出血或组织坏死分解产物吸收及外科术后均可发生吸收热。由创伤性炎症引起的发热,体温一般不超过 38.5℃。

(2) 全身炎症反应综合征:创伤后释放的炎症介质及疼痛、精神紧张、血容量减少等均可引起体温、呼吸、心血管和血细胞等方面的改变。主要表现为体温过高或过低,意识障碍,呼吸加深加快,脉搏和心率增快,血压增高或下降,面色苍白或口唇、肢端发绀等变化。

(3) 其他:因失血、失液,病人可有口渴、尿少、疲倦、失眠等,妇女可出现月经异常。

(4) 并发症:创伤后可出现多种并发症,常见的有感染和休克。开放性创伤和闭合性创伤均可并发各种感染,伤后还可能发生破伤风、气性坏疽等特异性感染。严重创伤、失血、并发严重感染等,可以引起有效循环血量锐减、微循环障碍而发生休克。重度创伤并发感染、休克后,可发生急性肾衰竭、急性呼吸窘迫综合征,甚至发生 MODS。

(三)心理-社会状况

病人及家属因对突受创伤打击的心理承受能力不同,可出现不同的心理变化,如紧张、恐惧或焦虑等。同时,了解病人对损伤的认知程度及对治疗的信心。

(四)辅助检查

1. 实验室检查

(1) 血常规和血细胞比容:可提示贫血、血液浓缩或感染等。

(2) 尿常规、尿淀粉酶:可提示泌尿系损伤、胰腺损伤等。

(3) 血生化检查:血电解质和二氧化碳结合力可提示体液平衡失调;血尿素氮、肌酐可提示氮质血症;血清胆红素、转氨酶等可提示肝功能受损等。

2. 穿刺和导管检查

(1) 胸腔穿刺可诊断血胸或气胸。

(2) 腹腔穿刺或灌洗可诊断内脏破裂、出血。

(3) 导尿管插入或灌注试验,可辅助诊断尿道或膀胱的损伤,留置导尿管可记录每小时尿量。

(4) 中心静脉压测定可辅助判断血容量和心功能。

(5) 心包穿刺可诊断心包积血。

3. 影像学检查

(1) X线平片或透视:可诊断骨折、脱位、气胸、肺病变、气腹、金属异物存留等。

(2) 选择性血管造影可帮助诊断血管损伤或某些隐蔽的器官损伤。

(3) CT检查可以辅助诊断颅脑损伤和某些腹部实质器官、腹膜后的损伤。

(4) 超声波检查可发现胸、腹腔的积血和肝、脾的包膜内破裂等。

(五)治疗原则

1. **现场急救** 妥善的现场急救是挽救创伤病人生命的重要保证,也为进一步救治奠定基础。急救措施主要包括复苏,通气、止血、包扎和固定等,优先解决危及病人生命的紧急问题,如心搏骤停、休克、窒息、张力性气胸等,并迅速安全地将病人运送至医院。

(1) 心肺复苏:一旦确诊为心搏、呼吸骤停,应立即采取胸外心脏按压及人工呼吸。

(2) 保持呼吸道通畅:立即解开衣领,清理口鼻腔分泌物和气管异物,必要时置通气导管、加压面罩给氧,封闭胸部开放性伤口、胸膜腔穿刺排气等,以纠正呼吸紊乱。

(3) 止血包扎:采用指压止血、加压包扎止血和止血带止血等迅速控制伤口大出血;包扎的主要目的是保护伤口、减少污染、压迫止血、固定骨折和减轻疼痛。一般用无菌敷料或清洁布料包扎。如有腹腔内脏脱出,应先用干净器皿保护后再包扎,勿轻易还纳,以防污染。

(4) 固定:肢体骨折或脱位者可使用夹板、就地取材或利用自身肢体、躯干进行固定,以减轻痛苦、防止再次损伤,方便搬运。较重软组织损伤也应局部固定制动。

(5) 搬运:正确的搬运可减少伤员痛苦,避免再次损伤。经过现场初步处理后,迅速、安全、

视频:创伤病人的辅助检查

视频:创伤病人的现场止血

平稳地转送伤员,多用担架或徒手搬运。搬运脊柱损伤者应保持伤处的稳定,勿弯曲或扭动,以免加重损伤;搬运昏迷患者应将头偏向一侧,或侧卧位,以保持呼吸道通畅。

2. 进一步救治　病人被送到医院后,立即对病情进行再次评估、判断及分类,采取针对性措施进行救治。

一般软组织闭合性创伤多不需特殊处理,可自行恢复。**单纯软组织损伤者可局部冷敷**,抬高患肢,12小时后改用热敷或红外线治疗等;局部如有血肿形成可加压包扎;若合并闭合性骨折和脱位,则需进行复位、固定;合并重要脏器损伤者,应及时进行处理,如手术探查等。

对擦伤、表浅的小刺伤或小切割伤可采用非手术治疗,其他的开放性损伤应尽早施行清创术,全身使用有效的抗生素预防感染,并常规注射破伤风抗毒素。如伤口已有明显感染现象,则应积极控制感染,加强换药。

对损伤较重的病人应给予支持疗法,维持呼吸和循环功能,积极抗休克,适当镇静镇痛,保护器官功能。

【常见护理诊断/合作性问题】

1. **体液不足**　与损伤或失血过多有关。
2. **疼痛**　与损伤导致局部炎症反应或伤口感染有关。
3. **组织完整性受损**　与致伤因子导致皮肤组织结构破坏有关。
4. **躯体活动障碍**　与躯体或肢体受伤、组织结构破坏或剧烈疼痛有关。
5. **焦虑或恐惧**　与创伤刺激或伤口的视觉刺激、忧虑伤残等因素有关。
6. **潜在并发症**:伤口出血、感染、挤压综合征、休克等。

【护理目标】

1. 病人有效循环血容量恢复,生命体征稳定。
2. 病人疼痛逐渐减轻,舒适感增加。
3. 病人伤口得以妥善处理,受损组织逐渐修复。
4. 病人受伤部位功能逐渐恢复,能自主活动。
5. 病人能正确面对创伤事件,焦虑、恐惧感减轻或消失,情绪稳定。
6. 病人未发生并发症或并发症被及时发现并处理。

视频:创伤病人的循环支持

【护理措施】

(一) 急救护理

1. **抢救生命**　优先处理危及生命的紧急情况,如心搏呼吸骤停、窒息、活动性大出血、张力性或开放性气胸、休克、腹腔内脏器脱出等。
2. **判断伤情**　经紧急处理后,迅速进行全面、简略且有重点的检查,注意有无其他创伤情况,并做出相应处理。
3. **呼吸支持**　维持呼吸道通畅,立即清理口鼻腔分泌物及气管异物,必要时给予口咽或鼻咽通气道、加压面罩给氧等。

4. **迅速有效止血** 根据条件,以无菌或清洁的敷料包扎伤口。用指压法、压迫包扎法、填塞法、止血带法控制伤口出血。使用止血带止血时,要注意正确的缚扎部位、方法和持续时间,一般**每隔1小时放松1次止血带,避免引起肢体缺血性坏死**。

5. **循环支持** 立即开放静脉通道,遵医嘱快速补液,恢复和维持有效循环血量。积极抗休克治疗,包括止痛、有效止血和扩容等。收缩压低于90 mmHg的休克病人,可使用抗休克裤。

6. **严密包扎伤口** 颅脑、胸部、腹部的开放性创伤应用无菌敷料或干净布单包扎,填塞封闭开放的伤口,用敷料或器具保护脱出的内脏。应熟练掌握绷带包扎技术。

7. **妥善固定骨折、脱位** 用夹板或代用品,也可以用躯体或健肢以中心位固定伤肢。注意观察肢体远端血运。已污染的开放性骨折,可予受伤位包扎固定。

8. **安全转运病人** 经急救处理,待伤情稳定、出血控制、呼吸好转、骨折固定、伤口包扎后,专人护送病人到医院。运送途中继续采取抢救措施;注意保持适当体位;尽量避免颠簸,防止再损伤;保证有效输液,遵医嘱给予止痛,预防休克;密切观察病情变化,如生命体征、意识、瞳孔等,并做好记录。

视频:创伤病人的伤口处理

视频:创伤病人的现场固定

(二) 浅部软组织闭合性创伤的护理

1. **观察病情** 对伤情较重者要注意观察局部症状、体征的发展;密切观察生命体征的变化,注意有无深部组织器官损伤;对挤压伤病人应观察尿量、尿色、尿比重,注意是否发生急性肾衰竭。伤情较重者卧床休息,其体位应有利于呼吸和促进伤处静脉回流。

2. **局部处理** 抬高患肢15°～30°以促进静脉血及淋巴液回流,减轻肿胀和疼痛。在受伤关节处可选用夹板、绷带等方法固定制动,以缓解疼痛,利于修复。小范围软组织创伤后**早期局部冷敷**,以减少渗血和肿胀。24小时后可热敷和理疗,促进吸收和炎症消退。血肿较大者,应在无菌操作下穿刺抽吸,并加压包扎,预防感染。

3. **促进功能恢复** 病情稳定后,配合理疗、按摩和功能锻炼,促进伤肢功能尽快恢复。

(三) 浅部软组织开放性创伤的护理

1. **术前准备** 立即做好清创准备,如备皮、药物过敏试验、局部X线检查等,必要时配血、输液等。有活动性出血者,在抗休克同时积极准备手术止血。

2. **术后护理**

(1) 密切观察病情:严密观察伤情变化,警惕活动性出血等情况的发生。观察伤口情况,如出现感染征象时,应配合治疗进行早期处理。注意伤肢末梢循环情况,如发现肢端苍白或发绀、皮温降低、动脉搏动减弱,应报告医师及时处理。

(2) 加强支持疗法:遵医嘱给予输液、输血,防治水、电解质紊乱,纠正贫血。加强营养,促进创伤的愈合。

(3) 预防感染:遵医嘱尽早选用合适的抗生素,达到预防用药的目的。受伤后或清创后应及时注射破伤风抗毒素,预防破伤风。

(4) 伤口护理:抬高患肢,并适当固定制动,以改善局部血液循环,促进伤口愈合。及时换药,保持敷料清洁干燥。

视频:软组织闭合性损伤的护理

(5) 心理护理：安慰病人，稳定情绪。尤其对容貌受损或有致残可能的病人，医务人员和家属都应与病人沟通，多做心理疏导，减轻其心理上的痛苦，使其积极配合治疗。

(6) 功能锻炼：病情稳定后，鼓励并协助病人早期活动，指导病人进行肢体功能锻炼，促进功能恢复和预防并发症。

（四）深部组织或器官损伤的护理

疑有颅脑、胸部、腹部和骨关节等任何部位的损伤，除了处理局部，还要兼顾其对全身的影响，加强心、肺、脑、肾等重要器官功能的监测；若胸部损伤伴有呼吸急促，应警惕是否发生气胸等；腹部损伤病人出现腹部胀痛，应警惕是否发生腹内脏器破裂或出血；对开放性损伤病人，重点观察其出血、感染征象；根据具体情况，采取相应的措施防治休克和多器官功能不全。对需手术者做好急诊术前准备，最大限度地降低病人死亡率。

（五）健康教育

1. 教育病人及社区人群注意交通安全及劳动保护。
2. 教育病人及其家属要善于调节良好的心境，遵守社会公德，在日常生活中避免意外损伤的发生。
3. 向病人讲解创伤的病理生理、影响伤口修复的因素、各项治疗措施的必要性。
4. 指导病人加强营养，以积极的心态配合治疗，促进组织和器官的恢复。
5. 督促病人坚持身体各部位的功能锻炼，防止因制动引起关节僵硬、肌萎缩等并发症，以促使患部功能得到最大康复。

【护理评价】

通过治疗和护理，病人是否：① 体液恢复平衡。② 疼痛减轻，舒适感增加。③ 组织完整性恢复。④ 躯体功能基本恢复。⑤ 焦虑、恐惧感减轻或消失。⑥ 未发生并发症或并发症被及时发现并处理。

第二节 清创术与更换敷料

案例分析（二）

案例导入

洪女士，32岁。右前臂被玻璃割伤30分钟，送至医院急诊科。体格检查：P 86次/分，R 25次/分，BP 98/60 mmHg，右前臂桡侧中段可见7 cm长有活动性出血的伤口。

请思考：
1. 该病人当前首要的处理措施是什么？
2. 护士在协助医师清创时，应注意哪些事项？

开放性创伤常受到不同程度的污染,为了促进组织修复、伤口愈合,需要对各类伤口进行清创或更换敷料。

依据伤口受细菌污染的程度伤口可分为:① 清洁伤口:通常是指无菌手术切口,也包括经过清创术处理过的无明显污染的创伤伤口。② 污染伤口:指有细菌污染,但未构成感染的伤口,一般认为伤后8小时以内的伤口即属于污染伤口。③ 感染伤口:伤口有脓液、渗出液及坏死组织等,周围皮肤常红肿。

应了解受伤的原因及受伤时间,观察伤口情况,了解出血量、伤口深度和宽度,有无异物存留,有无感染征象,有无渗出液、脓液、坏死组织及肉芽组织的颜色、生长情况等。

一、清创术

清创术是处理污染伤口的一种方法,是创伤外科常用的基本技术。由各种原因导致的开放性损伤,特别是严重污染的开放性伤口,均需进行清创。

(一)清创目的

清除创口内的污染组织,切除失活组织,除去伤口内异物,修复其有功能的组织,变污染伤口为清洁伤口,促使创伤早日愈合。

(二)清创时机

一般争取在伤后8小时内清创。伤口暴露越久,细胞损害越重,伤口内细菌增多,越容易导致伤口污染及感染。但时间并非绝对指标,还需考虑其他影响感染发生的因素,如伤口组织破坏及污染的严重程度、局部血液灌流状态、全身情况、环境温度和湿度及伤后是否应用抗生素等。如果伤口污染轻、局部血液循环良好、气温低,清创时间即使超过8小时或更迟,也可获良好的伤口愈合。反之,若伤口污染十分严重,伤后4~6小时即可发生感染,则不宜按污染伤口处理。

(三)清创步骤

1. 清洗去污 无菌纱布覆盖伤口后,用肥皂水棉球洗去伤口周围皮肤上污物,剪去毛发,尽量扩大范围。若有油垢,应先用汽油或乙醚擦净,再以等渗盐水洗净皮肤。去除伤口内纱布,暴露伤口深部,检查创腔。用等渗盐水反复冲洗伤口,必要时用3%过氧化氢溶液清洗,利用机械冲击力和过氧化氢形成的气泡,除去伤口内血肿、脱落的组织碎片、泥沙和异物等。擦干伤口周围皮肤,用无菌纱布覆盖伤口。

2. 局部麻醉 根据伤情选择麻醉方式。

3. 消毒伤口 更换无菌手套和器械,更换伤口上的纱布,然后用2%碘酊及70%~75%乙醇或其他消毒液如聚维酮碘等,依次由内向外消毒伤口周围皮肤,注意不要使消毒液流入伤口内,消毒后铺无菌巾。

4. 清理伤口 为处理伤口深部,可适当扩大伤口和切开筋膜,切开的范围以获得充分暴露为度。去除血凝块及异物,切除坏死、半游离及受污染、无活力的软组织,修剪创口边缘皮肤,一般切除 2~3 mm 即可。随时用无菌盐水冲洗,清理直至比较清洁和显露血液循环较好的组织,并彻底止血以免形成血肿。对颜面部、手指、关节附近的组织,不宜切除过多,以免影响缝合和功能。尽可能保留和修复重要的血管、神经和肌腱,考虑形态和功能的恢复。

5. 充分引流、缝合伤口　重新消毒,更换手术单、器械及术者手套。等渗盐水反复冲洗伤口,进一步止血。依组织层次缝合伤口,可在伤口低位或另戳口放置橡皮管或橡皮片引流,术后 48 小时左右拔除;或者只缝合深部组织,用长纱条疏松地填塞,延期缝合皮下组织及皮肤,缝合时勿残留死腔。注意贯通伤的出入口均需做引流,视具体情况局部应用抗生素。

6. 包扎固定　厚纱布垫覆盖伤口,用胶布按与伤口轴线相垂直的方向粘贴,不宜环行粘贴,以免组织肿胀发生血液循环障碍。骨折或广泛组织损伤时,用石膏托或夹板固定、绷带包扎,注意观察末梢血液循环。

(四) 清创后的护理

1. 有骨、关节损伤或神经、肌腱、血管修补者,术后应局部固定、制动,抬高患肢,减少肿胀。注意保持有利于引流的体位和关节的功能位置。

2. 观察伤口引流情况,如出血过多,应及时检查伤口并止血;伤口大量渗出、敷料潮湿,应及时更换外层敷料,一般不宜频繁地更换内层敷料,可能造成伤口和周围皮肤损伤、疼痛及不适。

3. 伤后 24 小时内注射破伤风抗毒素 1 500 U,根据情况选用抗生素。局部引流不畅、严重化脓、发生脓毒血症时,应及早扩大伤口,清除坏死组织,充分引流,遵医嘱全身及局部应用广谱抗生素。

4. 指导病人进行伤指(趾)的早期活动,促进功能恢复。

视频:
清创术

二、更换敷料

更换敷料(换药)是指对创伤和手术后的伤口及其他伤口进行敷料更换,促使伤口愈合和防止并发症的技术。其目的是清除或引流伤口分泌物,除去坏死组织,促进伤口愈合。

一般于换药室内进行换药。换药室应宽敞明亮,通风、照明良好,空气清洁,每日紫外线定时消毒。室内备有常用物品,包括:治疗盘、各种敷料、棉球、胶布、绷带、弯盘、治疗碗及镊子、持物钳、垫巾、无菌生理盐水、75% 乙醇、松节油、凡士林纱布等。

(一) 操作方法及程序

1. 操作前准备

(1) 环境准备:清洁整齐、宽敞明亮、温湿度适宜。

(2) 换药人员准备:按无菌操作原则戴口罩、帽子,洗手液及流水洗净双手。

(3) 用物准备:区分所需换药伤口的种类,准备所用物品。无菌换药碗或弯盘内准备适量聚维酮碘棉球、75% 乙醇棉球、盐水棉球、凡士林纱布、油纱布等。必要时备探针、刮匙和剪刀等。

(4) 病人准备：向病人解释换药的目的、程序及需要病人配合之处，理解病人的感受，给予支持安慰。帮助病人取舒适体位，充分暴露创面、便于操作。如腹部伤口取平卧位，伤口下垫治疗巾以防污染床单。

2. 操作步骤

(1) 核对医嘱，评估伤口：评估病人病情、意识、自理能力、合作程度；了解伤口形成的原因及持续时间；了解病人曾经接受的治疗和护理情况；观察伤口的部位、大小（长、宽、深）、渗出液、颜色、感染情况及伤口周围皮肤或组织状况。

(2) 去除伤口原有的敷料：撕胶布时由外向内，紧贴皮面（即与皮肤表面平行）向相反的方向慢慢取下，不可垂直地向上拉，以免引起疼痛或将表皮撕脱，动作应轻柔，胶布痕迹可用汽油棉签浸湿后除去；**外层敷料用手揭去，内层用无菌镊除去**，最内层敷料干燥与创面粘贴紧密时，可用生理盐水浸湿软化，使敷料与创面分离，轻轻揭起敷料一边，另持镊夹取盐水棉球轻压敷料黏着的创面，顺伤口的长轴方向慢慢取下敷料。防止用力揭开引起疼痛、渗血及新生肉芽组织损伤。

(3) 处理伤口：根据伤口种类使用不同的换药方法。

1) **清洁伤口的处理**：聚维酮碘棉球依次**由内向外消毒**切口、缝线和周围皮肤。缝线未拆除时，针眼周围可能发红，为缝线反应所致，拆线后多可修复。

2) **感染伤口的处理**：对于感染伤口，根据创面大小、深度，分泌物的量、性状，创缘和创底组织变化，肉芽生长情况，结合细菌培养结果、体温变化、血常规改变，明确致病菌种类，选择合适的处理方法和有效的抗生素。① 一般先以聚维酮碘棉球**由外向内擦拭消毒**伤口周围皮肤，再以生理盐水棉球蘸吸除去创口内的分泌物及脓液。② 感染较深、切口周围明显红肿时应拆除该处缝线，或者用镊、钳撑开切口处皮肤和皮下组织，敞开引流脓液，必要时用手指或镊子伸入脓腔打开脓腔间隔，尽量去除脓液。亦可以用盐水棉球清洗伤口，由中央到边缘，反复数次。③ 针眼周围暗红、肿胀，针眼处有脓点或见脓液溢出，为线结脓肿。小的脓肿可先用无菌干棉球压出脓液，再用聚维酮碘棉球外擦。④ 坏死组织较多或伤面脓液量多而稀薄时多用含氯石灰硼酸溶液（优琐）等抗生素溶液纱布湿敷，促进炎症水肿消退。⑤ 伤面脓液稠厚，坏死组织多，且有臭味者，应用含氯石灰硼酸溶液等湿敷。

3) **脓肿伤口的处理**：伤口深且脓液多者，换药时须保持引流通畅，必要时冲洗脓腔。可向脓腔插入导管，用生理盐水等进行有效的脓腔冲洗。根据创面、伤口情况选用引流物，浅部伤口常用凡士林纱布；伤口较小而深时，应将凡士林纱条送达创口底部，但不可堵塞外口，个别小的引流口需再切开扩创，以利于引流。由于肉芽组织有一定的抗感染能力，一般无须在局部使用抗菌药。

4) **肉芽创面的处理**：① 生长健康的肉芽多为鲜红色，较坚实，呈颗粒组织、分泌物少，触之易出血，处理时先以生理盐水棉球沾吸除去分泌物，外敷等渗盐水纱布或凡士林纱布即可。较窄伤口可用蝶形胶布拉拢创缘，以利尽早愈合，减少瘢痕形成。面积较大的新鲜肉芽创面，宜尽早植皮覆盖，缩短愈合时间，增强伤口表层强度。② 肉芽生长过度，高于创缘者，阻碍周围上皮生长，可将其剪平，以棉球压迫止血，或用硝酸银烧灼后生理盐水湿敷，数小时后肉芽可复原，再拉拢创缘或植皮。③ 肉芽水肿者，创面淡红、表面光滑，质地松软，触之不易出血，宜用3%~5%氯化钠溶液湿敷,并注意病人全身营养状况。

5) 特殊感染的伤口:如气性坏疽伤口,遵守消毒隔离原则,用3%过氧化氢溶液冲洗和湿敷,剪除已坏死的组织;铜绿假单胞菌感染伤口,可用0.5%苯氧乙醇、磺胺嘧啶银软膏等涂敷;真菌感染时选用大蒜液、碘甘油、酮康唑等溶液湿敷。

(4) 放置引流:根据创面、伤口需要选用引流物,浅部伤口常用凡士林或液状石蜡纱布;伤口较小而深时,应将凡士林纱条送达创口底部,但不可堵塞外口,个别小的引流口需再切开扩大。由于肉芽组织有一定的抗感染能力,一般无须在局部使用抗生素。

(5) 敷料覆盖伤口:用70%~75%乙醇再次消毒周围皮肤一遍,以无菌纱布覆盖创面及伤口,用胶布或绷带固定。敷料覆盖的大小以不暴露伤口并达伤口外3 cm左右为宜,数量视渗出情况而定,无渗出时6~8层纱布,分泌物增多时,相应增加敷料。胶布固定时,粘贴方向应与皮纹平行或与身体纵轴垂直。

(6) 操作后整理:① 病人整理:协助病人整理衣物及床单。② 用物器械处理:所用器械浸泡在消毒液中预处理,再进一步消毒灭菌。③ 污物处理:更换下来的各种敷料集中于弯盘,倾倒入污物桶内;特殊感染的敷料应焚烧销毁,器械做特殊灭菌处理。

3. 卫生宣教　告知病人及其家属保持伤口敷料及周围皮肤清洁的方法;指导病人沐浴、翻身、咳嗽及活动时保护伤口的方法。

(二) 换药的注意事项

1. 严格遵守无菌操作原则;换药动作轻柔,尤其应保护肉芽创面,减少病人的痛苦,减少创面损伤。

2. 换药顺序　先处理清洁的和轻度感染的伤口,再处理感染较重者;先换分泌物少、创面小的伤口,后换创面大、分泌物多的创口;先换一般细菌感染创面,后换特异性感染的创面;换药时分清伤口和周围皮肤的污染程度,既不使伤口的感染扩散到周围,也不使周围皮肤上的细菌进入伤口。严重污染伤口或特异性感染伤口的换药,应在执行其他无菌操作如静脉输液、注射等之后进行,以免交叉感染。

3. 换药所用两把镊子,一把用来夹持无菌棉球、纱布等,另一把夹持接触伤口的敷料,两把镊子不可混用。

4. 注意观察伤口组织的变化,如肉芽组织生长情况,了解病人全身状况,估计伤口的进一步变化,采取相应措施。如肉芽组织新鲜红润时,可用蝶形胶布对合伤口边缘,必要时重新缝合,合拢创缘。

5. 采取引流、灌洗、吸引等方法充分引流脓液,防止伤口内积存渗液、脓液、坏死组织、异物而影响愈合。注意引流物周围有无渗漏、引流物有无脱出移位,引流口敷料应及时更换。

6. 换药时间依伤口情况和分泌物多少而定。清洁伤口可在缝合后2~3日换药一次,至伤口愈合或拆线。放置引流的伤口,渗出较多时应及时更换。感染化脓伤口脓液较多时,每日至少换药一次,保持外层敷料不被分泌物浸湿。

视频:更换敷料

第三节 烧伤病人的护理

案例导入

> 张先生，24岁。体重60 kg。因火灾烧伤1小时入院。体格检查：T 36.3℃，P 98次/分，R 32次/分，BP 110/80 mmHg，意识尚清，紧张、焦虑、烦躁不安。面部、颈部、前胸、双上肢有深Ⅱ度烧伤，前胸部Ⅲ度烧伤，未发生呼吸道烧伤和严重的复合伤。
>
> 请思考：
> 1. 如何评估烧伤病人的烧伤面积、深度和程度？
> 2. 该病人第一个24小时的补液量是多少？
> 3. 如何对该病人进行针对性的护理？

案例分析（三）

烧伤（burn）一般是指由于热力所致的组织损伤的统称，包括沸液（水、油、汤）、炽热金属（液体和固体）、火焰、蒸汽和高温气体等。多发生在皮肤及黏膜部位，严重者可伤及皮下组织、肌肉、骨骼、关节、神经、血管，甚至内脏。电能、化学物质、放射线等与热力所致组织损害有一定区别，但也属于烧伤范畴。根据致伤因素临床上可分为热力烧伤、电烧伤、化学烧伤和放射烧伤。

【病理生理】

（一）热力烧伤的病理变化

热力烧伤的病理变化取决于温度和作用时间，同时烧伤的发生、发展与个体条件有关。烧伤主要致死原因有窒息、全身性感染和多系统器官功能衰竭。

1. **局部变化**　局部热损伤产生炎性反应，毛细血管扩张及通透性增高，血浆样液体渗至细胞间、皮质间或体外，形成局部组织水肿、水疱形成、创面渗液等。

2. **全身变化**　大面积烧伤后，机体释放多种血管活性物质，如组胺、5-羟色胺（5-HT）、激肽、前列腺素、儿茶酚胺、溶酶体酶等，引起烧伤后微循环变化，导致血容量减少、红细胞丢失、负氮平衡和免疫功能降低等，引发休克、感染、各器官功能衰竭、应激性溃疡等并发症，加重病情。

（二）烧伤的临床分期

根据烧伤的全身反应及临床过程，临床上将烧伤分为四期。

1. **急性体液渗出期（又称休克期）**　休克是烧伤后48小时内导致病人死亡的主要原因。大面积烧伤的热力作用，使毛细血管通透性增加，导致大量血浆外渗至组织间隙及创面，引起有效循环血量锐减，容易发生低血容量性休克。体液渗出多自烧伤后立即发生，一般在伤后2小时开始渗出，6～8小时最快，持续24～48小时，随后开始回吸收，临床表现为血压趋于稳定，尿液开始增多。

2. **急性感染期**　创面从以渗出为主逐渐转化为以吸收为主，创面及组织中的毒素和坏死组织分解产物吸收入血，引起中毒症状。加之烧伤使皮肤失去防御功能，污染创面的细菌易在坏死

视频：烧伤的病理生理分期

组织中生长繁殖并产生毒素。烧伤越深、面积越大,感染机会越多,病情越严重。

3. **创面修复期** 组织烧伤后,在炎症反应的同时,创面已开始了修复过程。浅度烧伤多能自行修复。深Ⅱ度烧伤如无感染等并发症,3~4周后逐渐修复,留有瘢痕。Ⅲ度烧伤或严重感染的深Ⅱ度烧伤形成瘢痕或挛缩,可导致肢体畸形和功能障碍,需经过功能锻炼,靠皮肤移植整形修复。

4. **康复期** 深度创面愈合后,可形成瘢痕,严重者影响外观和功能,需要锻炼、整形以恢复;深Ⅱ度、Ⅲ度创面愈合后常有瘙痒、疼痛,反复出现水疱,可破溃,导致感染,残余创面形成;严重大面积深度烧伤愈合后,大部分汗腺被毁,机体散热调节体温能力下降,在盛暑季节病人多感全身不适,通常需要2~3年调整适应过程。

【护理评估】

(一)健康史

根据病人烧伤原因和性质(热源)、受伤时间、现场情况(如烧伤环境是否密闭、有无化学气体和烟雾等)评估有无吸入性损伤,有无合并危及生命的损伤,如头颈、胸部及全身复合伤,以及现场采取的急救措施、效果如何,途中运送情况。

(二)身体状况

烧伤面积和深度是估计烧伤严重程度的主要因素,也是进行治疗的重要依据。

1. 烧伤面积的评估

(1) 中国新九分法:适用于较大面积烧伤的评估。

计算方法如下:成年人头颈部体表面积为9%(1个9%);双上肢为18%(2个9%);躯干(含会阴1%)为27%(3个9%);双下肢(含臀部)为46%(5个9%+1%)。共为11×9%+1%=100%。儿童头大,下肢小,可按下法计算:头颈部面积=[9+(12-年龄)]%,双下肢面积=[46-(12-年龄)]%(表9-1,图9-1)。

表 9-1 中国新九分法

部位		占成年人体表面积/%		占儿童体表面积/%
头颈	发部 面部 颈部	3 3 3	}9	9+(12-年龄)
双上肢	双上臂 双前臂 双手	7 6 5	}9×2(18)	9×2(18)
躯干	躯干前 躯干后 会阴	13 13 1	}9×3(27)	9×3(27)
双下肢	双臀 双大腿 双小腿 双足	5* 21 13 7*	}9×5+1(46)	46-(12-年龄)

注:*成年女性的臀部和双足各占6%

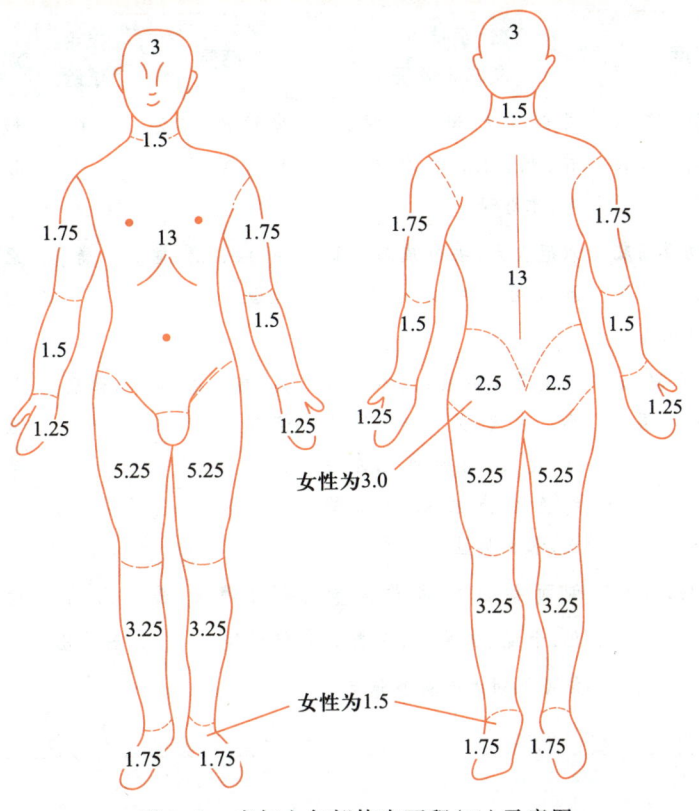

图 9-1 成年人各部体表面积(%)示意图

（2）手掌法：不论性别、年龄，病人自己五指并拢后的一个手掌面积约为体表总面积的 1%，此法简易，常用于小面积烧伤估计和辅助新九分法评估烧伤面积。

注意评估烧伤面积时，Ⅰ度烧伤面积不计算在内。

链接护考（2016年护考真题）

患儿，女，6岁。全身大面积开水烫伤送来急诊。四肢、后背大面积烫伤，创面红肿，大水疱。未伤及范围包括头、面部、颈部及前胸、腹部约8个手掌大的皮肤。估计其烧伤面积为（　　）

A. 63%　　　　　　　B. 67%　　　　　　　C. 73%

D. 77%　　　　　　　E. 83%

答案：D

解析：小儿头面颈为：9+(12-年龄)；上肢为：9×2；躯干为：9×3；下肢（包括臀部）为：46-(12-年龄)。

烧伤病人手掌面积占身体表面积的1%为基准。

100%-头面颈15%-8个手掌约8%=77%

2. 烧伤深度的评估　多用三度四分法（表9-2）。临床上为了方便起见，常将Ⅰ度和浅Ⅱ度合称为"浅度烧伤"，深Ⅱ度和Ⅲ度烧伤合称为"深度烧伤"（图9-2）。需要说明的是，在整个病程中烧伤深度可因病理演变或继发感染等因素而不断改变。

表9-2 烧伤深度的评估要点

深度	损伤深度	外观特点及临床体征	感觉	拔毛试验	温度	创面愈合过程
Ⅰ度（红斑）	伤及角质层、透明层、颗粒层等，基底层健在	局部似红斑。轻度红、肿、热、痛，无水疱，干燥，无感染	微过敏，常为烧灼痛	痛	微增	2~3日内症状消退，3~5日痊愈，脱屑，无瘢痕
Ⅱ度（水疱） 浅Ⅱ度	可伤及基底层，甚至真皮乳头层	水疱较大，去表皮后创面湿润，创底鲜红、水肿	剧痛、感觉过敏	痛	温度增高	如无感染1~2周痊愈，不遗留瘢痕
深Ⅱ度	伤及真皮层网状层	表皮下积薄液，或水疱较小，去表皮后创面微湿，发白，有时可见许多红色小点或细小血管支，水肿明显	疼痛、感觉迟钝	微痛	局部温度略低	一般3~4周后痊愈，可遗留瘢痕
Ⅲ度（焦痂）	伤及皮肤全层，甚至皮下脂肪、肌肉、骨骼	创面苍白或焦黄呈炭化，干燥、皮革样，多数部位可见粗大栓塞静脉支	疼痛消失、感觉迟钝	不痛易拔出	局部发凉	3~4周后焦痂脱落，需植皮后愈合，遗留瘢痕或畸形

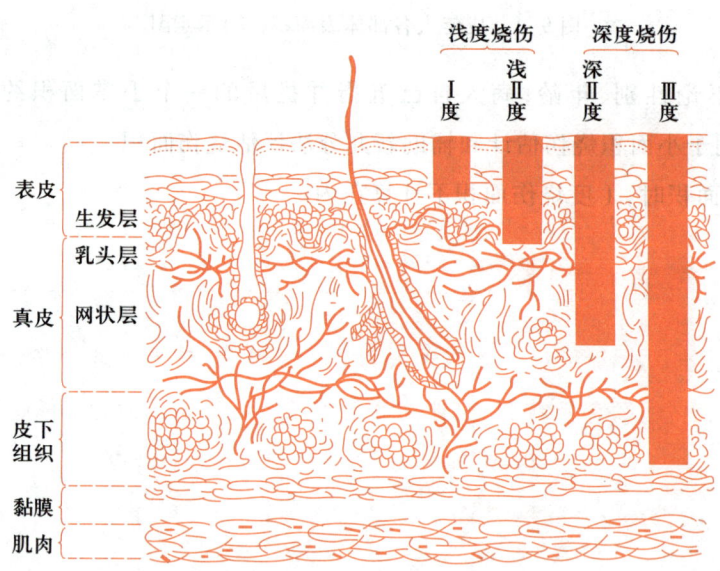

图9-2 皮肤烧伤深度示意图

链接护考（2014年护考真题）

患儿，女，3岁。不慎被蜡烛烧伤左手。烫伤部位局部红肿，有一个约2 cm×2 cm大水疱，其周边有3~5个小水疱。该患儿的烧伤程度为（　　）

A. Ⅰ度烧伤　　　　　　B. Ⅱ度烧伤　　　　　　C. Ⅲ度烧伤
D. 重度烧伤　　　　　　E. 特重度烧伤

答案：B

解析:烧伤分四度:Ⅰ度烧伤:红斑、轻度红肿、无水疱;Ⅱ度烧伤:有水疱,疱壁薄,如水疱破裂,创面基底潮红,水肿明显;深Ⅱ度烧伤:有或无水疱,水疱较小,疱壁厚;Ⅲ度烧伤:皮革样,无水疱,甚至炭化成焦痂。

3. 烧伤严重程度的估计

(1) 轻度烧伤:Ⅱ度烧伤面积在10%以下。

(2) 中度烧伤:Ⅱ度烧伤面积11%～30%或Ⅲ度烧伤面积10%以下。

(3) 重度烧伤:总烧伤面积31%～50%或Ⅲ度烧伤面积11%～20%;或烧伤面积虽达不到上述百分比,但已发生休克等并发症,或有呼吸道烧伤或有较严重的复合伤。

(4) 特重度烧伤:烧伤总面积>50%或Ⅲ度烧伤面积>20%,或已有严重并发症。

4. 特殊类型烧伤的特点

(1) 化学烧伤:是强烈的化学物质接触身体引起的损伤,主要是强酸、强碱。强酸迅速引起组织蛋白凝固、脱水形成厚痂;而强碱则使组织蛋白溶解、液化,如不及时处理创面可继续扩大和加深。磷烧伤时黏附在皮肤上的磷颗粒遇空气极易自燃,造成严重烧伤,燃烧的气体吸入可致肺水肿,皮肤吸收后引起磷中毒。

(2) 电击伤:是电流通过人体引起的全身性损伤。血管、神经、肌肉等电阻较低的组织更易受损。可造成局部组织凝固性坏死或炭化、血栓形成,重者呼吸、心脏骤停。通常电流入口和出口的皮肤烧伤面积较小,但体内则有广泛损害,易发生感染、坏疽等并发症。

(3) 特殊部位烧伤:① 吸入性损伤:又称呼吸道烧伤,多为吸入火焰、蒸汽或化学性烟尘、气体等所引起的呼吸道损伤。呼吸道黏膜充血、水肿、脱落、分泌物增多。可导致喉头水肿、肺水肿等,出现声音嘶哑、呼吸困难,甚至窒息。应严密观察病情变化,及时预防并处理。② 头面颈部烧伤,常合并眼、耳、鼻及呼吸道烧伤,易发生呼吸困难、休克、脑水肿和感染。③ 会阴部烧伤,创面易污染。

链接护考(2012年护考真题)

王先生,22岁。因火灾致面部烧伤入院。体检发现,病人声音嘶哑,口鼻处有黑色分泌物,鼻毛烧焦。该病人目前最主要危险是(   )

A. 呼吸衰竭　　　　　　B. 肺部感染　　　　　　C. 肺水肿

D. 窒息　　　　　　　　E. 呼吸性碱中毒

答案:D

解析:病人口鼻处有黑色分泌物,鼻毛烧焦,说明病人呼吸道也有损伤,应警惕窒息的发生。

(三) 心理-社会状况

大面积烧伤会给病人造成畸形、功能障碍;头面部烧伤病人更担心面部留下瘢痕影响以后的生活和工作,出现害怕、焦虑不安、恐惧、绝望等不良情绪,甚至产生自杀念头。同时需评估病人和家属的心理承受能力和对治疗及康复费用的经济承受能力。

视频:烧伤病人的处理原则

(四) 辅助检查

严重的烧伤需要监测心、肺、肾、肝等重要器官功能,做血常规、尿常规、血生化检查,血气分析及血培养等。

(五) 治疗原则

小面积浅表烧伤按外科原则,清创、保护创面,防治感染,促进愈合。大面积深度烧伤者全身性反应重,其原则如下:① 早期及时输液,维持呼吸道通畅,积极纠正低血容量性休克。② 深度烧伤组织是全身性感染的主要来源,应早期切除坏死组织,自、异体皮移植覆盖。③ 及时纠正休克,控制感染,同时维护重要脏器功能,防治多系统器官功能衰竭。④ 重视形态、功能的恢复。

【常见护理诊断/合作性问题】

1. 有窒息的危险　与头面部、呼吸道或胸部等部位烧伤有关。
2. 体液不足　与烧伤后大量体液自创面丢失、血容量减少有关。
3. 皮肤完整性受损　与烧伤导致组织破坏有关。
4. 自我形象紊乱　与烧伤后毁容、肢体残疾及功能障碍有关。
5. 营养失调:低于机体需要量　与烧伤后机体处于高分解状态和营养物质摄入不足有关。
6. 潜在并发症:感染、应激性溃疡、器官功能障碍等。

【护理目标】

1. 病人呼吸平稳,无窒息。
2. 病人体液平衡。
3. 病人烧伤创面得到有效处理,创面逐渐愈合。
4. 病人敢于面对伤后的自我形象,能逐渐适应生活及现状。
5. 病人营养状况得到改善。
6. 病人未发生并发症或并发症被及时发现并处理。

【护理措施】

(一) 现场急救

现场救护原则是尽快消除病人的致伤原因,脱离现场和进行必要的急救;对于轻症病人进行妥善的创面处理,对于重症病人做好转运前的准备并及时转送。

1. 迅速脱离致伤源　如为火焰烧伤,应尽快灭火,脱离燃烧衣物,就地翻滚或跳入水池,熄灭火焰,以阻止高温继续向深部组织渗透,并减轻创面疼痛。互救者可就近用棉被或毛毯覆盖,隔绝灭火。**切忌用手扑打火焰、奔跑呼叫**,以免增加损伤。热液浸渍的衣裤,可用冷水冲淋后剪开取下,避免强力剥脱而撕脱水疱皮。小面积烧伤立即用清水连续冲洗或浸泡,既可止痛,又可带走余热。酸、碱烧伤,即刻脱去或剪开沾有酸、碱的衣服,以大量清水冲洗为首选,且冲洗时间宜适当延长。如系生石灰烧伤,可先去除石灰粉粒,再用清水长时间地冲洗,以避免石灰遇水产热加重损伤。磷烧伤时立即将烧伤部位浸入水中或用大量清水冲洗,同时在水中拭去磷颗粒;不可将创面暴露在空气中,避免剩余磷继续燃烧;**创面忌用油质敷料**,以免磷在油中溶解而被吸收中毒。电击伤时迅速使病人脱离电源,呼吸心搏停止者,立即行胸外心脏按压和口对口人工呼吸等复苏措施。

2. 抢救生命 是急救的首要原则,要配合医生首先处理窒息、心搏骤停、大出血、开放性气胸等危急情况。对头颈部烧伤或疑有呼吸道烧伤者,应备齐氧气和气管切开包等抢救物品,并保持其口、鼻腔通畅。必要时协助医师行气管切开术。

3. 预防休克 稳定病人情绪、镇静和镇痛,但合并呼吸道烧伤或颅脑损伤者忌用吗啡。伤后应尽早实施补液方案,若病情平稳,口渴者可口服淡盐水,但不能饮白开水。中度以上烧伤需转运者,需建立静脉通道,必要时遵医嘱快速静脉输入平衡盐溶液 1 000~1 500 ml 及右旋糖酐 500 ml,途中须持续输液。

4. 保护创面和保暖 暴露的体表和创面,立即用无菌敷料或干净床单覆盖包裹,勿涂任何药物,协助病人调整体位,避免创面受压。寒冷环境中用冷水处理创面,易发生寒战反应,应特别注意增加被盖,防止病人体温散失。

5. 尽快转送 大面积烧伤早期避免长途转运,休克期最好就近抗休克或做气管切开,待病情平稳后再转运。途中应建立静脉输液通道,保持呼吸道通畅。转运前和转运中避免使用冬眠药物和呼吸抑制剂。抬病人上下楼时,头朝下方;用汽车转运时,病人应横卧或取头在后、足在前的卧位,以防脑缺血。同时做好详细记录,以利于后续医师的诊治。

(二)防治休克

烧伤后 48 小时内创面大量渗出,会导致体液不足,引起低血容量性休克,浅Ⅱ度烧伤创面疼痛会加重休克,故遵医嘱补液和镇痛,维持有效循环血量是此阶段首要的护理措施。合理安排和调节补液的种类、量及速度,密切观察病情变化,协助医师及时修订和完成补液计划。

1. 补液量的估计 我国常用的烧伤补液方案是按公式法估算:伤后第一个 24 小时补液量按病人每千克体重每 1% 烧伤面积(Ⅱ度、Ⅲ度)补液 1.5 ml(小儿 1.8 ml,婴儿 2 ml)计算,另加每日生理需要量 2 000 ml(小儿按年龄或体重计算)。晶体和胶体溶液的比例一般为 2∶1,特重度烧伤为 1∶1,伤后第 2 个 24 小时补液量为第 1 个 24 小时计算量的 1/2,再加每日需要量。第 3 个 24 小时补液量根据病情变化决定。

2. 液体的种类和安排 晶体液首选平衡盐溶液,其次可选用生理盐水,生理日需量常用 5%~10% 葡萄糖溶液补充,胶体液首选血浆,以补充渗出丢失的血浆蛋白,也可用血浆代用品和全血。因烧伤后第 1 个 8 小时内液体渗出最快,故应在首个 8 小时内输入液体(胶体、晶体液、生理需要量)总量的 1/2,其余分别在第 2、第 3 个 8 小时内输入。**补液遵循先晶后胶、先盐后糖、先快后慢,尿畅补钾、晶胶交替的原则**,尤其注意不能集中在一段时间内输入单一种类液体。

3. 观察指标

(1)尿量:如肾功能正常,**尿量是判断组织器官灌注是否充足的简便而可靠的指标**,故大面积烧伤病人补液时应常规留置尿管进行尿量观察。成年人每小时尿量>30 ml,有血红蛋白尿时要维持在 50 ml 以上,但老年人、心血管疾病病人,输液不能太快,每小时尿量 20 ml 即可。

(2)其他指标:如血压、脉搏、末梢循环情况、精神状态、中心静脉压等,应维持基本正常。**病人安静状态下,成年人脉搏在120次/分(小儿140次/分)以下,心音强而有力;肢端温暖;收缩压在90 mmHg(1 mmHg=0.133 kPa)以上;中心静脉压5～12 cmH$_2$O(1 cmH$_2$O≈98 Pa),说明血容量已基本恢复。

(三) 创面的护理

创面护理的原则是保护创面,减轻损害和疼痛,防止感染。

1. **创面的早期处理** 病人休克基本控制后,在良好的麻醉和无菌条件下应尽早进行简单清创。清创顺序一般自头部、四肢、胸腹部、背部和会阴部顺序进行。剃净创面部位及附近的毛发、剪短指(趾)甲,擦净创周皮肤。用无菌生理盐水冲洗创面,轻拭去表面沾附物,使创面清洁。浅Ⅱ度创面的小水疱可予以保留,大疱应于底部剪破引流,已破损、撕脱及深度创面上的水疱应剪除疱皮。根据情况采用暴露疗法或包扎疗法。Ⅲ度焦痂保持干燥,外涂碘酊,可早期植皮,也可待其自然溶痂脱落再植皮。清创术后应注射破伤风抗毒素,必要时及时使用抗生素。

2. **包扎疗法的护理** 适用于四肢Ⅰ度、Ⅱ度烧伤,病室条件较差或门诊处理的小面积烧伤。用敷料对烧伤创面包扎、封闭、固定,目的是减轻创面疼痛,防止创面加深,预防创面感染,同时一定的压力可部分减少创面渗出,减轻创面水肿。方法是在清创后的创面先盖一层油质纱布,外面覆盖数层纱布、棉垫,其厚度以不被渗液浸透为宜,再予以适当压力包扎。创面包扎后,每日检查有无松脱、臭味或疼痛,注意肢端感觉、运动和循环情况。注意保持敷料清洁干燥,如敷料浸湿,需及时更换,以防感染。肢体包扎后应注意抬高患肢,并保持功能位。一般可在伤后5日更换敷料,如创面渗出多、有恶臭,且伴有高热、创面跳痛,需及时换药处理。

3. **暴露疗法的护理** 适用于Ⅲ度烧伤、特殊部位(头面部、颈部或会阴部)及特殊感染(如铜绿假单胞菌、真菌)的创面、大面积创面。暴露疗法的病房应具备以下条件:① 室内清洁,有必要的消毒和隔离条件。② 室温控制在30～32℃,湿度40%左右。③ 便于抢救治疗。护理过程中应注意随时用灭菌敷料吸净创面渗液;保护创面,适当约束肢体,防止无意抓伤,定时翻身,防止创面因受压而加深。注意创面不宜用甲紫或中药粉末,以免妨碍创面观察,也不宜轻易用抗生素类药,以免引起细菌耐药。

链接护考(2014年护考真题)

张先生,39岁。大面积Ⅲ度烧伤入院。对其所住的病室进行空气消毒的最佳方法是( )

A. 臭氧灭菌灯消毒　　B. 消毒液喷雾　　C. 开窗通风

D. 食醋熏蒸　　E. 过滤除菌

答案:E

解析:物理方法中过滤除菌:通过过滤器除掉空气中的部分尘埃,达到洁净空气的目的,用于烧伤病房、手术室、器官移植病房等。

翻身床是烧伤病房治疗大面积烧伤的设备,使用前向病人说明使用翻身床的意义、方法和安全性,消除病人的恐惧和疑虑。认真检查各部位,确保操作安全。翻身时两人共同配合,翻身顺序:铺纱布、铺纱垫、铺海绵垫、上翻身床片、拧紧螺丝帽、系安全带、去除床下杂物(便盆等)、放支撑架、拉开活塞、翻身;固定活塞、上支撑架、松开安全带、去掉螺丝帽、搬开翻身床片、揭海绵垫、纱垫、纱布,即完成翻身。**昏迷、休克、心功能不全及应用冬眠药物者忌用翻身床**。如今悬浮床在重度烧伤病人中的使用,可以减少翻身次数。

4. 去痂、植皮护理 深度烧伤创面愈合慢或难以愈合,且瘢痕增生可造成畸形并引起功能障碍。因此,Ⅲ度烧伤创面应早期切痂、削痂和植皮,做好植皮手术前后的护理。大面积烧伤一次手术难以完成,常需分次切痂。

植皮最理想的应属自体皮肤,供皮区术前做好皮肤准备,消毒时应用75%乙醇,不宜用碘酊。术后注意观察和处理渗血、渗液及感染情况;植皮区适当加压包扎防止皮片移动,植皮肢体或部位应适当制动和抬高,保持敷料清洁干燥,使用抗生素预防感染。

5. 感染创面的护理 加强烧伤创面的护理,及时清除脓液及坏死组织。局部根据感染特征或细菌培养和药物敏感试验选择外用药物,已结痂者保持干燥,或采用湿敷、半暴露(薄层药液纱布覆盖)、浸润疗法清洁创面。待感染基本控制,肉芽组织生长良好,及时植皮促使创面愈合。

6. 特殊部位烧伤护理

(1)吸入性烧伤:① 床旁备急救物品,如气管切开包、吸痰器、气管镜等。② 保持呼吸道通畅,如气管切开者,做好相应护理。③ 吸氧。④ 密切观察并积极预防肺部感染。

(2)头颈部烧伤:多采用暴露疗法,安置病人取半卧位,观察有无呼吸道烧伤,必要时给予相应处理。做好眼、耳、鼻、咽喉护理,如及时用棉签拭去分泌物,保持其清洁干燥;双眼使用抗生素滴眼液或眼膏,避免角膜干燥而发生溃疡;耳郭创面应防止受压。口腔创面用湿纱布覆盖,加强口腔护理,防止口腔黏膜溃疡及感染。

(3)会阴部烧伤:保持局部干燥,将大腿外展、使暴露创面;避免大小便污染,便后使用生理盐水清洁肛门、会阴部,注意保持创面周围的清洁。

(四)防治感染的护理

1. 一般护理 做好降温、保持呼吸道通畅及其他基础护理工作,为病人制定护理计划。加强皮肤护理,保护骨隆突处,暴露的创面尽可能地避免受压,使用烧伤专用翻身床或气垫床,同时确保操作安全。并做好疼痛病人的对症处理。

2. 密切观察病情变化 密切观察病人生命体征、意识变化、胃肠道反应,注意是否存在脓毒症的表现,意识改变常是早期出现的症状,同时注意创面局部情况,如创面水肿、渗出液增多、肉芽颜色转暗、创缘出现水肿等炎症表现,或上皮停止生长,干燥的焦痂变得潮湿、腐烂,创面有出血点等都是感染的征象,发现异常及时报告医师,并协助医师正确处理创面,做好创面护理。

3. 合理应用抗生素 做好创面细菌培养和抗生素敏感试验,合理选用抗生素,同时注意不良反应及二重感染的发生。

4. 改善营养状况 烧伤后病人丢失蛋白质较多,消耗增加,应加强营养,补充高蛋白质、高热量及多种维生素,提高免疫力。营养支持可依据病人具体病情给予口服、鼻饲或肠外营养,促使肠黏膜屏障的修复及身体功能的康复。大面积烧伤者,可遵医嘱适时输入血浆、全血或人血白蛋白,以增强抵抗力,防治休克。

5. 做好消毒隔离工作 病房用具应专用;工作人员出入病室要更换隔离衣、口罩、鞋、帽;接触病人前后要洗手,做好病房的终末消毒工作。采取保护性隔离措施,防止交叉感染。

(五)重要器官并发症的预防

严重烧伤病程长,并发症可涉及各个系统,甚至危及病人生命。常见的有肺部感染和急性呼吸衰竭、肾衰竭、应激性溃疡、脑水肿等。预防的关键在于及时纠正休克,预防和治疗感染,同时维护和监测重要器官的功能。

链接护考(2015年护考真题)

陈先生,56岁,Ⅲ度烧伤面积大于60%,入院后的护理级别是(　　)
A. 重症护理　　B. 特级护理　　C. 一级护理
D. 二级护理　　E. 三级护理

答案:B

解析:特级护理适用于:病人病情危重,需随时观察者,如严重创伤、复杂疑难的大手术后、器官移植、大面积烧伤及某些严重内科疾患等。

(六)心理护理

耐心倾听,对病人态度和蔼,给予真诚的安慰和劝导,取得病人的信任;耐心解释病情,说明手术治疗的必要性和安全性,使其了解病情、创面愈合和治疗的过程,以消除顾虑,积极合作;利用社会支持系统的力量,请有亲身经历和同样感受的康复者与病人交流,鼓励病人面对现实,乐观对待疾病,增强生活信念,树立战胜疾病的信心。动员亲朋好友对其安慰和交谈,鼓励病人通过参与社交活动和工作减轻心理压力、放松精神和促进康复。

(七)康复护理

1. 早期康复锻炼　烧伤早期应采取舒适体位并维持各部位的功能位置,如颈部烧伤应取轻度过伸位,四肢烧伤应保持在微屈的伸直位。手部固定在半握拳姿势且手指间以油纱条隔离,防止发生粘连;伤口愈合后应尽早下床活动,逐渐进行肢体及关节的活动锻炼。

2. 出院康复锻炼　若病人患处或患肢疼痛,可以在水浴中进行主动和被动锻炼,以减轻疼痛并逐渐恢复功能;避免对瘢痕性创面的机械性刺激,如搔抓和局部摩擦等。

(八)健康教育

1. 提供防火、灭火和自救等安全教育知识。
2. 制订康复计划并予以指导。
3. 鼓励病人在日常生活中尽量克服困难。增强参与家庭生活和社会活动的意识,恢复自信心,提高生活质量。
4. 对肢体功能障碍、严重挛缩或畸形病人,鼓励其和家属做好整形手术和功能重建术的心理准备,以尽早恢复形体和功能,早日回归社会。

【护理评价】

通过治疗和护理,病人是否达到了护理目标:① 呼吸平稳,无气急、发绀。② 血容量恢复。③ 创面逐渐愈合。④ 能正确面对伤后自我形象的改变,逐渐适应外界环境及生活。⑤ 营养状况得以维持或改善。⑥ 未发生并发症或并发症得到及时发现与处理。

第四节 咬伤病人的护理

案例导入

> 蔡先生,51岁。3小时前在地里干活时不小心被蝮蛇咬伤右拇指,当即局部刺痛,随后局部肿胀,并向上漫延,出现头昏、轻度目眩,恶心,呕吐一次,为胃内容物。无呼吸困难,无血尿,在家未做其他处理。T 36.3℃,R 20次/分,P 80次/分,BP 170/110 mmHg。急性痛苦面容,咽未见充血,扁桃体不肿大。右手及前臂肿胀,右拇指尖端可见一个被毒蛇咬伤牙痕口,伤口内未见毒牙残留,伤口周围有数个小血疱,大者直径不到1 cm,肿胀部位压痛明显。
>
> 请思考:
> 1. 蛇咬伤病人的伤口如何进行现场急救处理?
> 2. 蛇咬伤病人的护理措施?

一、犬咬伤病人的护理

随着生活水平的不断提高,养宠物的人越来越多,犬咬伤发生率也相应增加。咬伤人的犬若感染狂犬病毒,则被咬伤者可发生狂犬病(又名恐水症),狂犬病是由狂犬病毒引起的一种以侵犯中枢神经系统为主的急性传染病。对疑为狂犬或已咬人的犬应及时捕捉,隔离观察2周,以确定是否为狂犬。被病犬咬伤后狂犬病的平均发病率为15%~20%。

【护理评估】

（一）健康史

判断是否为狂犬咬伤是诊断狂犬病的关键。狂犬病毒主要存在于病畜的脑组织及脊髓中,其涎腺和涎液中也含有大量病毒,并随涎液向体外排出,故带病毒的涎液也可经各种伤口、抓伤、舔伤的黏膜和皮肤而进入人体,导致感染；少数可通过对病犬的屠杀、剥皮、切割等过程而被感染。动物口腔内菌种多、菌量大,常见有放线菌、类杆菌、肠杆菌、破伤风杆菌、消化道球菌等,导致伤口污染严重,异物也常被带入伤口,易发生继发感染。

（二）身体状况

被狂犬咬伤后,一般经3~8周潜伏期后发病,但也有短至10日,长至数月而发病者,在潜伏期中感染者没有任何症状。

1. 前驱期或侵袭期　病人发病初期,多有低热、头痛、倦怠、全身不适、恶心、烦躁、失眠、恐惧不安等症状,对声音、光线或风之类的刺激变得异常敏感,稍受刺激立即感觉咽喉部发紧。伤口周围及其神经支配区也有麻木、疼痛及蚁走的异常感。

2. 兴奋期　2~3日后,病情进入兴奋期,表现为高度兴奋,极度恐怖表情,恐水、怕风,遇到声音、光线、风等都会出现咽喉部的肌肉严重痉挛。病人虽然口渴却不敢喝水,甚至听到流水的声音或者别人说到水,也会出现咽喉痉挛。恐水是多数狂躁型狂犬病特有的症状之一。严重者全身疼痛性抽搐,导致呼吸困难。大多数病人意识清醒,但也有精神失常者。

3. 麻痹期　兴奋期2~3日,病人逐渐安静下来,随之出现全身瘫痪,呼吸和血液循环系统功能都会出现衰竭,迅速陷入昏迷,狂犬病的各种症状均不再明显,大多数进入此期的病人因为咽喉部的痉挛而窒息身亡。

(三) 心理-社会状况

了解病人的心理反应,由于病人担心犬咬伤给生命带来严重威胁,会产生焦虑、恐惧心理,护士应评估病人焦虑、恐惧的原因和程度,了解病人及其家属对疾病的认知程度等。

(四) 处理原则

狂犬病一旦发生后,治疗极为困难,病死率极高。对伤口小而浅者,用消毒剂涂擦后包扎,伤口较大者,则应清创;狂犬病免疫球蛋白(RIG 20 U/kg)伤口周围浸润注射;伤后及早注射狂犬病疫苗进行主动免疫,狂犬疫苗5针全程免疫的方法为分别于咬伤第0、3、7、14、28日皮内注射;应用抗生素和破伤风抗毒素防止伤口感染。

【常见护理诊断/合作性问题】

1. 有窒息的危险　与咽喉肌痉挛发作有关。
2. 营养失调:低于机体需要量　与咽喉肌痉挛影响进食有关。
3. 有感染的危险　与伤口污染严重有关。

【护理目标】

1. 病人呼吸道通畅,无窒息发生。
2. 病人营养状况改善。
3. 病人未发生感染。

【护理措施】

(一) 生活护理

避免发生窒息,保持呼吸道通畅。保持病室安静,避免光、声、风的刺激,防止病人痉挛发作;专人护理,各项护理操作按序、尽量集中进行或在应用镇静药后进行。一旦发生痉挛,立即遵医嘱使用巴比妥类镇静药;气道分泌物多时,应及时用吸引器吸出,必要时气管插管或切开。

（二）输液和营养支持护理

发作期病人因不能饮水和多汗，常呈缺水状态，需静脉输液，维持体液平衡；病情允许，可通过鼻饲或静脉途径供给机体营养和水分。

（三）预防感染

加强伤口护理，严格执行无菌操作规程，注意观察伤口及敷料有无浸湿，及时更换敷料，保持伤口清洁和引流通畅；遵医嘱按时应用抗生素并观察疗效；加强隔离防护，护理人员应穿隔离衣、戴口罩和手套，防止病人伤口内分泌物和唾液中的病毒通过皮肤细小破损处侵入。

（四）健康教育

1. 对被允许豢养的犬，要定期进行疫苗注射，不随意放养。
2. 教育儿童不要接近、抚摸或挑逗犬等动物，防止发生意外。
3. 犬咬伤后，应尽早处理伤口及按规定注射狂犬疫苗。

【护理评价】

通过治疗和护理，病人是否达到了护理目标：① 无窒息发生。② 营养状况得到改善。③ 未发生感染。

二、蛇咬伤病人的护理

我国有48种毒蛇，常见者10余种。蛇咬伤以南方多见。蛇毒成分复杂，由多肽类和酶（蛋白质水解酶、透明质酸酶、磷酸酯酶A等）组成。根据所分泌的蛇毒性质，大致分为三类：① 神经毒为主的毒蛇：如金环蛇、银环蛇和海蛇等；② 血液毒为主的毒蛇：如蝰蛇、五步蛇、竹叶青和烙铁头等；③ 混合毒的毒蛇：如蝮蛇、眼镜蛇和眼镜王蛇等。病情的严重程度与毒蛇的种类和大小、咬伤的深度和范围、注入蛇毒量的多少、病人的年龄和对蛇毒的敏感性等因素有关。

【护理评估】

（一）健康史

了解病人一般情况，毒蛇的种类、咬伤部位等，既往健康状况，有无药物过敏史等。毒蛇与无毒蛇最可靠和最根本的区别是毒蛇有毒牙和毒腺。另外，通过蛇的外观形态、咬痕、局部和全身症状加以辨别。一般**毒蛇头部多呈三角形，色彩斑纹鲜明，被咬处皮肤留下一对大而深的牙痕。无毒蛇头部呈椭圆形，色彩斑纹不明显，无毒牙，牙痕小，呈锯齿状。**

（二）身体状况

1. **神经毒表现** 神经毒主要作用于延髓和脊神经节细胞，阻断肌神经接头，引起呼吸麻痹和肌肉瘫痪。咬伤局部疼痛、轻度麻木感，少有出血，伤后1~3小时出现全身症状，如头晕、四肢无力、流涎、视物模糊、复视、上睑下垂、声音嘶哑、语言不清、吞咽困难和步态不稳等。严重者可致呼吸停止、循环衰竭。

2. 血液毒表现　具有强烈的溶组织、溶血或抗凝作用。局部症状明显，出血不止，局部肿胀严重，皮肤发绀，有大片皮下出血与瘀斑，较大的水疱或血疱，局部淋巴结肿痛。严重者伤处软组织迅速坏死。全身症状有畏寒、发热、恶心、呕吐、心悸、胸闷、气促、视物模糊。全身有出血倾向，包括鼻出血、结膜下出血、咯血、呕血、血尿、胸腹腔及颅内出血等。严重者可发生弥散性血管内凝血（DIC）、急性肾衰竭和心力衰竭，甚至死亡。

3. 混合毒表现　对神经、血液和循环系统均有损害，但有所偏重。如眼镜蛇毒以神经毒为主；蝮蛇毒以血液毒为主，但也有复视等神经毒表现。

（三）心理-社会状况

被毒蛇咬伤后，病人会感到生命受到威胁而产生恐惧心理。

（四）辅助检查

血常规可见红细胞、血红蛋白和血小板计数降低，白细胞计数升高；尿常规可见管型、蛋白尿和血红蛋白尿；血肌酐磷酸激酶升高；血肌酐和尿素氮升高；凝血因子、纤维蛋白原减少，凝血时间延长；心电图可见窦性心动过速、房室传导阻滞和ST改变等。

（五）处理原则

1. 急救处理

（1）缚扎：**立即在伤肢近心端 10 cm 处环形缚扎**，以减少和阻断毒素吸收。

（2）冲洗：用大量冷水、肥皂水冲洗伤口，有条件的可用 1∶5 000 高锰酸钾溶液或 3% 过氧化氢溶液等反复冲洗。

2. 伤口处理

（1）伤口局部抽吸、清创，促使毒液从伤口排出。

（2）伤口湿敷和外敷中草药，避免局部热敷、按摩。

（3）伤口周围使用胰蛋白酶局部封闭，破坏蛇毒等。

3. 全身治疗

（1）解毒治疗：解蛇毒中草药治疗及尽早使用抗蛇毒血清。

（2）重症病人应综合治疗，并纠正主要脏器的功能。

（3）其他治疗：预防破伤风及防治感染；快速、大量静脉输液，使用利尿药等，加快蛇毒排出，减轻中毒症状；积极抗休克，改善出血倾向，维护心、肺、肾等脏器功能。

【常见护理诊断/合作性问题】

1. 恐惧　与毒蛇咬伤、知识缺乏、生命受到威胁及担心预后有关。
2. 皮肤完整性受损　与毒蛇咬伤、组织结构破坏有关。
3. 潜在并发症　感染、多器官功能障碍。

【护理目标】

1. 病人恐惧心理逐渐减轻,情绪稳定。
2. 病人皮肤完整性逐渐恢复。
3. 病人无并发症发生或并发症能被及时发现与处理。

【护理措施】

(一) 现场急救护理

1. **稳定病人情绪** 做好病情解释,嘱病人安静休息。伤后**将伤肢制动后放低**抬送医院,**严禁走路或跑步**,以免加速毒液扩散,诱发全身中毒。

2. **减少蛇毒吸收** **在伤口近心端 10 cm 处**,用止血带或就地取材**加以缚扎**,松紧以能阻断淋巴和静脉回流为度,以减少蛇毒吸收。

3. **伤口排毒** 用大量冷水、肥皂水冲洗伤口及周围皮肤,去除毒牙与污物。通过抽吸促使毒液流出。方法:向肢体远端方向挤压伤口,用各型拔火罐或吸奶器等吸引。

4. **局部降温** 将伤肢浸入 4~7℃ 冷水中 3~4 小时,后用冰袋;也可用 1:5 000 冷高锰酸钾溶液浸泡或冲洗,以减轻疼痛、减少毒素吸收,降低毒素中酶的活力和局部代谢。

5. **转运病人** 转运途中应保持伤口与心脏部位持平,不宜抬高伤肢。

(二) 伤口护理

应彻底清创,切除被注入毒液的组织。用3%过氧化氢溶液、1:5 000 高锰酸钾溶液反复冲洗伤口,然后用高渗盐水或 1:5 000 高锰酸钾溶液湿敷,纱布要保持一定湿度,出血较多的伤口应及时更换敷料。在局部组织同时肌内注射氯苯那敏(扑尔敏)10 mg 或异丙嗪 25 mg。

(三) 全身治疗的护理

宜早期应用破伤风抗毒素和抗生素防治感染,使用前应做过敏试验。应用单价或多价抗蛇毒血清,以中和毒素,缓解症状。单价抗蛇毒血清对已知蛇类有较好疗效,使用前需做过敏试验,阳性者采用脱敏注射法。此外,可注射呋塞米、利尿酸钠、甘露醇等,或选用中草药利尿排毒,加快血内蛇毒排出,缓解中毒症状。我国民间有许多蛇药,如季德胜蛇药、广州蛇药等,在被毒蛇咬伤后即内服和(或)湿化后外敷伤口,利于毒液排出、肿胀消退、伤口愈合,尤其对蝮蛇咬伤疗效显著。

(四) 心理护理

安慰病人,告知其被毒蛇咬伤后有中成药、新鲜草药及抗蛇毒血清等用于治疗,解释治疗方法及治疗过程,帮助病人树立战胜疾病的信心和勇气,使其保持情绪稳定,积极配合治疗和护理。

(五) 健康教育

1. **做好个人防护** 在野外工作时,随身带好抗毒蛇药物。尽可能穿高筒靴及戴手套。在丛林密处,用木杆等拨开枝叶,夜间走路带好手电筒等照明工具。

2. 远离毒蛇出没的地方 废弃的房子、洞穴等常有蛇穴,勿随便进入或用手摸索,勿轻易尝试抓蛇或玩蛇。露营时选择空旷干燥地面,避免扎营于杂物或石堆附近,晚上在营帐周围可燃火。

3. 自救或互救 一旦发生蛇咬伤,将伤肢下垂;坐位或卧位,不奔跑,不乱动肢体,避免毒素吸收过多;就地取材,用鞋带等绑扎肢体近心端,松紧合适,以能阻断静脉血和淋巴回流为度;从肢体近心端向伤口处反复推挤,促进毒液排出,或用大量凉清水冲洗伤口;移除肢体束缚物;不饮酒及进食刺激性食物。

【护理评价】

通过治疗和护理,病人是否达到了护理目标:① 恐惧心理逐渐减轻,情绪稳定。② 皮肤完整性逐渐恢复。③ 未发生并发症或并发症被及时发现并处理。

小结

损伤是指各种致伤因素作用于人体所造成的组织结构完整性破坏或功能障碍及其所引起的局部和全身反应。引起损伤的原因主要有机械性因素、物理性因素、化学性因素、生物性因素。本章主要介绍创伤、烧伤、犬蛇咬伤等病人的护理。

创伤病人做好现场急救(复苏、通气、止血、包扎、安全转运等);浅表软组织闭合性创伤早期局部冷敷;开放性创伤及时清创、缝合,做好术后护理;烧伤病人做好现场急救,烧伤面积及程度的评估,防治休克与感染做好创伤护理等;犬咬伤病人要正确处理伤口,及时注射狂犬疫苗,应用抗生素和破伤风抗毒素防止伤口感染;蛇咬伤病人立即在伤口近心端 10 cm 处缚扎,冲洗伤口,解毒治疗等。

(周淑萍)

第九章
思维导图

第九章
在线测试题

第十章 肿瘤病人的护理

第十章 肿瘤病人的护理PPT　　第十章 学习重点　　第十章 思政案例

学习目标

知识目标：

1. 掌握恶性肿瘤病人的心理变化过程，手术、化疗和放疗病人的护理措施及健康教育的内容。

2. 熟悉肿瘤的分类、常见临床表现、TNM 分期概念和治疗原则。

3. 了解肿瘤的概念、病因和病理改变。

能力目标：

1. 能针对不同的肿瘤治疗原则，采取合适的护理措施。

2. 具有病情观察能力和应变能力。

素养目标：

1. 尊重病人隐私。

2. 具有责任心、同情心和爱心。

案例导入

案例分析

李先生，75岁，农民，已婚，初中文化，吸烟50余年。

病人于20日前无明显诱因逐渐出现反复咳嗽、咳痰，痰为白色黏液痰，偶有鲜红血丝，量少。伴发热，最高达39℃。辅助检查：CT检查示"左肺上叶肿块"。以"左肺上叶癌"收治入院。

入院完善各项检查后在全身麻醉下行左肺上叶切除术。术后特级护理，禁食，心电监护，气管插管，机械通气，留置导尿，左侧胸腔引流管2条，记录24小时液体出入量，抗感染补液等治疗。

请思考：
1. 如何能使恶性肿瘤早期得到诊断？
2. 恶性肿瘤病人心理反应的一般规律是什么？了解这些规律对护理工作有什么意义？

肿瘤(tumor)是机体正常细胞在内外各种因素的长期作用下，发生过度增殖及异常分化所形成的新生物。通常以形成肿块为主要临床特征，可发生在任何年龄和身体任何部位。恶性肿瘤已经成为威胁人类健康的重要因素，死亡率仅次于心脏病。

【病因】

恶性肿瘤的病因迄今尚未完全阐明。许多因素可以致癌，称为致癌因素，恶性肿瘤往往由多种致癌因素作用引起。目前认为恶性肿瘤的发生与以下因素有关。

1. 外源性因素

（1）病毒：研究发现有上百种病毒可引起动物肿瘤，比如人乳头状病毒与宫颈癌相关，EB病毒与鼻咽癌相关，乙型肝炎病毒与肝癌相关。

（2）化学致癌因素：现已确认有1 000多种化学物质对动物有致癌作用，有些可能和人类癌瘤有关，比如亚硝胺化合物能诱发食管癌、胃癌、肺癌、肝癌、结肠癌，环状碳氢化合物(3,4-苯并芘)与肺癌发病相关。

（3）物理性致癌因素：如食管癌与长期吃过热、过硬食物的不良生活习惯相关，长期大量接触X线或紫外线照射(长期暴晒)可使皮肤发生鳞状细胞癌，舌癌常发生在龋齿、断齿或不合适的义齿长期慢性机械刺激处。

2. 内源性因素

（1）遗传因素：食管癌、肝癌、胃癌、乳腺癌和鼻咽癌均有遗传倾向或家族聚集性。遗传易感者在外界因素作用下易发生肿瘤。

（2）内分泌功能紊乱：较明确的有雌激素和催乳素与乳腺癌的发生有关，长期用雌激素可能引起子宫内膜癌，男性性激素紊乱与前列腺癌有关等。

（3）免疫因素：当免疫抑制或免疫缺陷时，可引起淋巴网状系统及与病毒相关的肿瘤。如长期应用免疫抑制剂的器官移植者易发生肿瘤，大量放、化疗引起的免疫抑制可能在原有肿瘤被有效治疗的同时产生另一种肿瘤。可能由于长期或大量使用免疫抑制药物损害了淋巴网状系统免疫监视功能，降低了机体对肿瘤细胞或突变细胞的监视作用所致。

（4）其他：如长期精神过度紧张者易患肿瘤。

视频：
肿瘤的病因

【分类】

按肿瘤细胞形态的特征和肿瘤对人体器官结构和功能的影响不同,一般分为良性肿瘤、恶性肿瘤、交界性肿瘤。良、恶性肿瘤的鉴别见表10-1。

表10-1 良、恶性肿瘤的鉴别

特征	良性肿瘤	恶性肿瘤
生长速度	缓慢	迅速
细胞分化程度	分化程度高	低分化或未分化
包膜	有	无
生长方式	膨胀性、外生性	膨胀性、外生性和浸润性
活动度	大	小或固定
与周围组织界限	清楚	不清楚
质地特征	质软或中等	质硬
转移	无	有
复发	无或极少	常见
对机体危害	除特殊部位外很小	大

1. **良性肿瘤** 一般称为"瘤",肿瘤细胞分化程度高,近似正常组织细胞,包膜完整,呈膨胀性生长,生长较缓慢,除位于重要部位(如颅内、纵隔)者外,对人体健康影响不大,不发生转移。

2. **恶性肿瘤** 来自上皮组织的称为"癌",来自间叶组织的称为"肉瘤",一般习惯称恶性肿瘤为癌症或癌肿。有些恶性肿瘤也称"瘤"或"病",如恶性淋巴瘤、精原细胞瘤、白血病、霍奇金病等。恶性肿瘤无包膜,呈浸润性生长,边界不清楚;瘤细胞分化程度较低,发展较快,可有转移,虽经手术切除,仍可复发。

3. **交界性肿瘤** 又称临界性肿瘤,在形态上属良性,常呈浸润性生长,切除后易复发,生物学行为介于良、恶性肿瘤之间。如包膜不完整的纤维瘤、黏膜乳头状瘤、唾液腺混合瘤等。有的虽是良性肿瘤,但肿瘤生长在特殊部位则会出现恶性后果,如颅内良性肿瘤伴颅内高压、肾上腺髓质肿瘤伴恶性高血压及胰岛素瘤伴低血糖。

【病理生理】

1. **转移方式** 恶性肿瘤会发生转移,发生转移的途径如下。

(1)直接浸润:肿瘤从原发部位直接侵入周围组织器官,如胃癌侵犯横结肠,直肠癌侵犯膀胱等。

(2)淋巴转移:肿瘤细胞侵入淋巴管,经淋巴管累及区域淋巴结,形成转移癌,然后再转移到另一淋巴结,最后经胸导管或右淋巴导管进入静脉内。

(3)血行转移:肿瘤细胞直接侵入静脉或间接经淋巴管,再进入血液循环。常见转移部位肺、肝、骨、脑等。

(4)种植性转移:胸、腹腔内器官原发部位肿瘤侵犯至浆膜面,当癌细胞脱落后,再黏附于其他处浆膜面上继续生长,形成种植性癌结节,并可产生癌性胸、腹水(多为血性)。如胃癌侵犯浆膜

视频:恶性肿瘤转移途径

后,癌细胞掉入盆腔,在膀胱(或子宫)直肠窝形成种植性转移癌。

癌一般以淋巴转移为主,肉瘤一般以血行转移为主。

2. 肿瘤分期

(1) 临床分期:肿瘤的临床分期,对制定治疗方案与预后推测有重要意义。根据肿瘤是否有转移,邻近器官受累情况和病人全身情况,可将癌(或肉瘤)分为早、中、晚三期。

1) 早期:肿瘤小,局限于原发组织层,无转移,症状不明显,病人一般情况好。

2) 中期:肿瘤较大,侵及所在器官各层,有局部淋巴结转移而无远处转移。病人可有症状出现而一般情况尚好。

3) 晚期:肿瘤巨大,广泛侵犯所在器官并侵袭邻近器官组织,有局部或远处转移,症状重,病人一般情况差。

(2) 病理分期:恶性肿瘤的细胞分化不良,根据细胞分化程度分级,以表示肿瘤的恶性程度。通常将癌分为Ⅰ级、Ⅱ级、Ⅲ级,或高分化、中等分化、低分化三级,其恶性程度依次增高。

(3) TNM 分期法:国际抗癌协会对各种常见肿瘤(乳癌、喉癌、子宫癌、胃癌等)进行统一分期,便于制定治疗方案和评价疗效,以探讨治疗规律,能客观比较各国肿瘤治疗结果。

TNM 分期中,T 指原发肿瘤(tumor),N 指区域淋巴结(node),M 指远处转移(metastasis)。根据肿块大小、浸润深度在字母后标数字 0~4,表明肿瘤的发展程度。1 代表小,4 代表大,0 代表无;M_1 代表有远处转移,M_0 代表无远处转移。

3. 生长方式

(1) 良性肿瘤:**良性肿瘤瘤体生长缓慢**,从生长部位向四周**呈膨胀性均匀生长**,随着瘤体不断增大,可推开、挤压周围组织器官。肿瘤四周有结缔组织增生形成包膜,因而与周围组织之间有明显界限。临床检查多为圆形或椭圆形,**表面光滑、活动**,彻底切除后少有复发,若生长在重要器官也可威胁生命。

(2) 恶性肿瘤:**恶性肿瘤发展较快**,除膨胀性、外生性生长方式外,还**呈浸润性生长**,瘤细胞四周漫延侵入周围组织的间隙、管道、空腔等处,并破坏邻近器官/组织。恶性肿瘤**一般无包膜,边界不清,固定**、不能推动,表面高低不平,质脆,肿瘤中央可缺血、坏死、表面溃烂、出血等。

【护理评估】

(一) 健康史

了解病人有无不健康的生活方式及行为,如长期大量吸烟、酗酒等;了解近期有无遭受重大生活事件的打击,如失业、丧偶、离婚等;了解病人有无癌前病史及家族病史;了解有无慢性炎症、溃疡等疾病史;了解病人有无病毒、细菌、寄生虫的感染史;询问病人是否长期从事炼钢、染料、橡胶、塑料、沥青等相关工作,有无化学物质的长期接触史等;了解病人饮食、营养情况及个人生活习惯、特殊嗜好,如是否进食腌制、霉变、油炸、烧烤食品,是否喜欢吃热、烫的食物等。

(二) 身体状况

1. 局部表现

(1) **肿块**:为瘤细胞不断增殖形成。常为病人就诊的主要原因,也是诊断肿瘤的重要依据。

发生于体腔内深部器官的肿瘤一般较难发现,当肿瘤压迫、阻塞或破坏所在器官而出现症状时,方能发现肿块。

(2) **疼痛**:为恶性肿瘤晚期的常见症状之一,良性肿瘤无疼痛或较少出现疼痛症状。

(3) **病理性分泌物**:发生于口、鼻、消化道、呼吸道及泌尿生殖器官的肿瘤,一旦肿瘤向腔内溃破或并发感染时可出现血性、黏液血性或腐臭的分泌物。收集这些分泌物行细胞学检查有助于诊断。

(4) **溃疡**:为恶性肿瘤表面组织坏死所形成。在体表或内镜观察下,恶性溃疡呈火山口状或菜花样,边缘可隆起外翻,基底凹凸不平,有较多坏死组织,质韧,易出血,血性分泌物有恶臭气味。

(5) **出血**:来自溃疡或肿瘤破裂。体内肿瘤少量出血表现为血痰、黏液血便或血性白带;大量出血表现为呕血、咯血或便血等。

(6) **梗阻**:良性和恶性肿瘤都可能影响呼吸道、胃肠道、胆道或泌尿道的通畅性,引起呼吸困难、腹胀、呕吐、黄疸或尿潴留等。由恶性肿瘤引起的梗阻症状加重较快。

2. **全身表现** 良性肿瘤及恶性肿瘤的早期多无明显的全身症状,中晚期恶性肿瘤可伴有消瘦、乏力、纳差、精神萎靡、体重下降、低热、贫血等全身症状,但多为非特异性表现。晚期病人全身衰竭,呈现恶病质(cachexia),尤其是消化道肿瘤病人可较早出现恶病质。某些肿瘤呈现相应的功能改变和全身性表现,如肾上腺嗜铬细胞瘤可引起高血压,颅内肿瘤引起颅内压增高和定位症状等。

3. **转移症状** 恶性肿瘤会引起局部淋巴结肿大,转移到其他远处脏器,会引起相关脏器破坏或功能受损。

(三) 辅助检查

1. **实验室检查** 常用方法:① 免疫学检查:如原发性肝癌病人的甲胎蛋白(AFP)测定,结直肠癌的血清癌胚抗原(CEA)测定。② 血清酶学检查:碱性磷酸酶有助于肝癌、骨肿瘤的诊断;酸性磷酸酶有助于前列腺癌的诊断。

2. **内镜检查** 空腔脏器或位于胸腔、腹腔及纵隔等部位的肿瘤,可通过内镜直接观察病变范围,并取活体组织做病理学检查,对于肿瘤的诊断具有重要价值。

3. **影像学检查** 包括 X 线透视、摄片、造影、断层扫描,超声波检查,放射性核素扫描及选择性血管造影等,为肿瘤提供确切的定位诊断。

4. **病理学检查** 是目前确定诊断肿瘤的最可靠方法。包括:① 细胞学检查:用各种方法取得肿瘤细胞以鉴定其性质,如收集痰液、胸水、腹水或冲洗液中肿瘤细胞;拉网法收集食管和胃的脱落细胞。② 活体组织检查:通过各种内镜钳取肿瘤组织或手术切取、长针穿刺吸取等方法进行活检,是确定肿瘤诊断及病理类型准确性最高的方法。

视频:肿瘤病人临床表现

(四) 心理-社会状况

肿瘤病人因各自的文化背景、心理特征、病情性质及对疾病的认识程度不同,会产生不同的心理反应,一般经过以下心理变化。① 震惊否认期:表现为不相信自己患病的事实,是病人面对癌症困扰的自我保护反应,若反应强烈,可能延误治疗。② 愤怒期:表现为激动、烦躁、百般挑剔、粗暴无礼,这是恐惧、绝望的心理反应,表示病人已开始正视现实。③ 磋商期:病人开始"讨价还价",心存幻想,有祈求延长生命的愿望,以便了却未了的心愿,此期易接受他人劝慰,有良好的遵医行为。④ 抑郁期:病人感到无助和绝望,沉默寡言,不遵医嘱,随着病情的加重,病人出现严重意志消沉,甚至产生轻生念头,自杀意识和倾向明显增高。⑤ 接受期:病人心境变得平静,不再自暴自弃,能理性地对待治疗;当治疗效果不佳时病人还会出现忧虑、恐惧、绝望等心理变化。

重点评估病人的性格特征,对疾病的心理承受能力;病人及其家属对疾病诊断、治疗及预后的情绪反应、心理变化特点;病人经济来源及家庭经济承受力;病人及其家属对疾病相关知识了解程度等。

链接护考(2016 护考真题)

孙先生,62岁。吞咽困难1月余,经检查后确诊食管癌并肝转移。病人哭泣、烦躁。目前该病人的心理反应是( )

A. 否认期　　　　　　B. 愤怒期　　　　　　C. 协议期
D. 抑郁期　　　　　　E. 接受期

答案:B

解析:病人表现为哭泣、烦躁,这是恐惧、绝望的心理反应,表示病人已开始正视现实。

(五)治疗原则

良性肿瘤一般切除后不再复发,**恶性肿瘤一般采取以手术为主的综合治疗**。治疗方式有手术、放射线、抗癌药物、免疫及中医治疗等多种方法,根据肿瘤性质、发展程度和全身状态选择不同的治疗方案。

1. **手术治疗**　是治疗恶性肿瘤最重要的手段,尤其对早、中期恶性肿瘤应列为首选方法。某些早期肿瘤经手术切除,可完全治愈、长期存活。常见手术种类有如下六种。

(1)根治性手术:适于早、中期癌肿。手术切除范围包括癌肿所在器官部分或全部,并连同一部分周围组织或区域淋巴结的一次性整块切除。

(2)姑息性手术:对较晚期的癌肿,病变广泛或有远处转移而不能根治切除者,采取旷置或肿瘤部分切除的手术,以达到缓解症状的目的。

(3)预防性手术:通过手术早期切除癌前病变以预防其发展成恶性肿瘤,如大肠肿瘤性息肉、黏膜白斑的手术等。

(4)诊断性手术:包括切取活检术和剖腹探查术,能为准确的诊断、分期判断及合理的治疗提供可靠依据。

(5)减瘤手术:又称减量手术,是对体积较大或侵犯较广、单纯手术无法根治的恶性肿瘤行肿瘤大部切除的手术,其可降低瘤负荷,为以后的放、化疗或其他治疗奠定基础。

(6)重建和康复手术:生活质量的提高对恶性肿瘤病人尤为重要,外科手术在病人术后的重建和康复方面发挥重要的作用。如乳腺癌改良根治术后经腹直肌皮瓣转移乳房重建,头颈部肿瘤术后局部组织缺损的修复等均能提高肿瘤根治术后病人的生活质量。

2. **放射治疗** 简称放疗,是肿瘤治疗的主要手段之一,利用放射线,如 α、β、γ 线和 X 线、电子线、中子束、质子束及其他粒子束等抑制或杀灭增殖状态的肿瘤细胞。常用放射源有核素(镭、^{60}钴、^{137}铯)、X 线治疗机和粒子加速器(产生高能电子束,中子束等),放射治疗分为外照射和内照射两类。各种肿瘤对放射线敏感度不一,鼻咽癌、喉癌早期、恶性淋巴瘤、尤文瘤、肺未分化癌及乳癌、肺癌、食管癌、皮肤癌、宫颈癌、鼻窦癌对放射治疗敏感,其他肿瘤术后或术前也会辅以放射治疗。但对射线不敏感的黑色素瘤、纤维肉瘤、骨软骨肉瘤,不宜用放射治疗。

3. **化学治疗** 又称抗癌药治疗,简称化疗,是一种应用特殊化学药物杀灭恶性肿瘤细胞或组织的治疗方法。主要适用于中、晚期癌肿的全身性综合治疗。化疗对绒毛膜上皮癌、急性淋巴细胞白血病、恶性淋巴瘤等效果较好,常作为首选治疗方式。其他恶性肿瘤,化疗作为手术和放疗的辅助。纤维肉瘤、脂肪肉瘤等对化疗不敏感。

抗癌药种类繁多,按作用机制分类:① 影响核酸合成(抗代谢类),如氟尿嘧啶、甲氨蝶呤、阿糖胞苷、巯嘌呤、羟基脲等。② 影响蛋白合成(生物碱类),如长春新碱、羟喜树碱、门冬酰胺酶、紫杉醇等。③ 直接破坏 DNA(细胞毒类),如氮芥、噻替哌、环磷酰胺、白消安、丝裂霉素、丙正胺等。④ 嵌入 DNA 中干扰模板作用(抗生素类),如多柔比星、柔红霉素、放线菌素 D 等。⑤ 影响体内激素平衡,如性激素、肾上腺皮质激素等。⑥ 激素类:改变内环境,影响肿瘤生长,或增加机体的抵抗力。常用药物有他莫昔芬(三苯氧胺)、己烯雌酚、黄体酮等。⑦ 分子靶向药物:以肿瘤相关的特异分子作为靶点的单克隆抗体和小分子化合物。单抗类有曲妥珠单抗、利妥昔单抗、西妥昔单抗、贝伐单抗等;小分子化合物有索拉非尼(多吉美)、舒尼替尼、伊马替尼、吉非替尼等。

抗癌药物给药途径一般是通过静脉点滴或注射、口服、肌内注射等全身用药方法。为了增高药物在肿瘤局部的浓度,有时可做肿瘤内注射、动脉内注入或局部灌注等。近年来采用导向治疗及化疗泵持续灌注治疗等方法,既保持肿瘤组织内有较高的药物浓度,又可减轻全身的不良反应。

4. **其他** 如采用辨病与辨证相结合的中医中药治疗;免疫治疗已经成为最终攻克癌症的希望之一。

【常见护理诊断/合作性问题】

1. 焦虑/恐惧 与对疾病认识不足和担心治疗效果等有关。
2. 营养失调:低于机体需要量 与肿瘤消耗、放化疗食欲差、进食少或肿瘤引起消化道梗阻有关。
3. 疼痛 与晚期恶性肿瘤侵犯神经、包膜或侵犯到周围组织有关。
4. 知识缺乏 与病人机体功能的变化、病人对病情的认知不足等有关。
5. 潜在并发症:感染、出血、皮肤黏膜受损、骨髓抑制、静脉炎、静脉栓塞等。

【护理目标】

1. 病人焦虑程度减轻。
2. 病人维持较好的营养状况,体液平衡。
3. 病人掌握减轻疼痛的方法,感觉疼痛减轻。

4. 病人及其家属能正确认识病情，积极配合治疗。

5. 病人未发生口腔黏膜损伤、感染、骨髓抑制等并发症。

【护理措施】

1. **心理护理** 确诊恶性肿瘤后，病人及家属会产生很大的心理压力，不同时间的心理反应不一样，应根据病人不同时期的心理状态给予相应的护理。

（1）**震惊否认期**：护士应认真评估病人的焦虑程度，鼓励病人家属给予情感上的支持、生活上的关心，使之有安全感。

（2）**愤怒期**：护士应通过移情、倾听，尽量诱导病人表达自身的感受和想法，宣泄情绪，增强信心，可邀请其他病友介绍成功治疗的经验，教育和引导病人接受现实。

（3）**磋商期**：护士应维护病人的自尊，尊重病人的隐私，兼顾其身心需要，提供治疗信息和精神支柱。

（4）**抑郁期**：当治疗效果不理想、病情恶化、肿瘤复发、疼痛难忍时，病人往往感到绝望无助，甚至对治疗失去信心。此时护士应给予病人更多关爱和抚慰，鼓励家人陪伴于身边，满足病人需求，增强其自信。

（5）**接受期**：病人不再自暴自弃，心境变得平和，并能积极配合治疗和护理。护士应有针对性地进行心理疏导，尽可能地提高其生活质量。

2. **改善营养状况** 鼓励病人摄取易消化、高蛋白质、高维生素食物；没有禁忌证的病人鼓励多饮水，保证日摄入水量在 2 500 ml 以上；避免烟酒、过冷、过热或辛辣刺激的食物；发生恶心、呕吐时给予止吐药物；必要时给予肠内或肠外营养支持。

3. **疼痛护理** 疼痛是恶性肿瘤中晚期的常见症状，疼痛严重将影响病人的精神、食欲和睡眠。疼痛往往是造成癌症病人恐惧的主要原因之一，有时病人对疼痛的恐惧胜过对死亡的恐惧，或者导致病人抑郁自杀，故需加强疼痛的护理。

（1）评估病情：评估病人疼痛的部位、性质、严重程度、持续时间、缓解方式及疼痛规律。

（2）提供减轻疼痛的环境和方法：语言温和，保持室内光线柔和，增强病人的舒适感；通过分散病人的注意力，如音乐疗法、放松技术、适当的按摩、合适的体位等，提高病人对疼痛的耐受力，从而缓解疼痛，增强镇痛药效果；必要时遵医嘱进行**三级阶梯止痛**方案，但应告知病人镇痛药的使用原则和副作用。

三级阶梯止痛：一级止痛法适用于疼痛较轻者，可用阿司匹林等解热镇痛药；二级止痛法适用于中度持续性疼痛者，当上述药物效果不显著时，改用可待因等弱阿片类药物；三级止痛法适用于疼痛进一步加剧、上述药物无效时，用强阿片类药物，如吗啡、哌替啶。用药原则：口服、按时（非按需）、按阶梯、个体化给药。给药剂量由小到大直至病人疼痛消失。对于晚期病人，应将增进病人舒适和提高生存质量放在第一位。

4. **预防及控制感染** 重点注意呼吸道、皮肤黏膜、口腔及泌尿道感染。

（1）保持病室清洁卫生，房间保持通风，定期做空气、地面清洁消毒。

（2）注意个人卫生，包括口腔卫生，勤洗漱，勤换内衣。

（3）严格陪伴、探视制度，以减少感染源。

（4）监测病人有无感染的症状及体征，指导病人及家属认识感染的症状及体征，包括体温上升，关节疼痛，皮肤感染等。

（5）放疗和化疗的病人，避免出入公共场所和接触上呼吸道感染者；防止皮肤和黏膜损伤，如剪短指甲、用软毛牙刷刷牙、口唇涂油膏防干裂；护理操作前彻底洗手，尽量不用肛表测体温；当血**白细胞计数低于 $3.5×10^9/L$ 时，停止放疗或化疗**，遵医嘱给予升血细胞类药物，当血白细胞计数低于 $1×10^9/L$ 时，行一般保护性隔离，安置病人于单人病室，限制探视，禁止上呼吸道感染者进入病室，任何与病人接触者均应戴口罩；当骨髓严重抑制时须进行保护性隔离，安置病人在层流室或无菌舱。

5. 手术病人的护理　肿瘤病人手术除做好一般手术护理外，重点要防止瘤细胞扩散，具体做法如下。

（1）严格遵守无瘤操作原则，准备双套敷料、器械和手套，活检时及根治术时各用一套。

（2）手术中严格区分"无瘤区"和"有瘤区"。在无菌器械台上建立相对无瘤区，切瘤前和切瘤后器械分开放置，开、关腹与术中接触癌肿的器械分别单独使用。凡与癌细胞接触过的物品立即弃于污物袋中。

（3）肿瘤切除时暴露出来的肿瘤部分，用生理盐水厚纱布垫严密遮盖；切除的组织标本及时按序放入标本袋中密闭，遵医嘱行冷冻切片病理检查。

（4）肿瘤切除后撤去瘤区敷料、纱布垫及器械等物品连同弯盘内切除的组织一并放于指定区域；术者重新刷手、穿无菌手术衣、戴无菌手套更换用物等；用 41~43℃ 灭菌蒸馏水大量冲洗腹腔，浸泡 3~5 分钟后吸尽；根据需要将化疗药注入腹腔，杀灭腹腔残留的瘤细胞。

（5）手术器械按照肿瘤术后要求进行清洗。

6. 放疗病人的护理

（1）全身反应的护理：放射线照射后数小时，病人会出现头晕、乏力、厌食、恶心、呕吐等不良反应。嘱病人照射前 30 分钟禁食、禁饮，避免条件反射性厌食；照射后平卧 30 分钟，防止头晕、乏力引起受伤；鼓励病人多饮水，必要时按医嘱补液，促进毒素的排泄。

（2）骨髓抑制：放射线照射会引起骨髓抑制，每周查血常规 1~2 次，以便及时发现和治疗骨髓抑制，加强营养，增强病人食欲，大量补充 B 族维生素及维生素 C，必要时按医嘱适当补充白蛋白、氨基酸、新鲜血浆，口服升白细胞及血小板药物，促进血细胞的生成。

（3）局部反应的护理：

1）皮肤反应：放射照射后，病人会出现不同程度的皮肤损害，分为三度。一度：红斑、有烧灼感和痒感，继续照射由鲜红渐变为暗红，以后有脱屑，称干反应。二度：高度充血、水肿，可见水疱，有渗出、糜烂，称湿反应。三度：溃疡或坏死，深达真皮层，难以愈合。常见一度反应，少数二度反应，忌出现三度反应。

为避免或减轻皮肤反应，应加强照射部位的皮肤护理：选择柔软、宽大、吸湿性强的内衣；保持照射部位皮肤的清洁、干燥；忌用肥皂和粗毛巾擦洗；局部不可粘贴胶布、涂抹乙醇及刺激性油膏；避免各种冷、热刺激；防止日光照射；脱屑者切忌撕皮；使用电动剃须刀，不得用刮刀，以防加重皮肤损伤；干反应者予以薄荷淀粉或冰片止痒；湿反应者涂冰片、蛋清等。

2）眼反应：晶体被照射后会发生白内障，照射时应遮盖保护；照射后予鱼肝油滴眼或用可的松眼膏保护角膜。

3）口腔黏膜反应：口腔照射10日左右会出现黏膜水肿；15日左右黏膜充血、水肿、疼痛，唾液分泌减少而口干；20日左右出现假膜、味觉丧失，需3周左右恢复。

头颈部照射前治疗龋齿，用软毛牙刷刷牙，每日4次用漱口液含漱，保持口腔清洁。避免食用过冷、过热食物；口干时用1%甘草水含漱，或用麦冬、银花泡茶饮用；出现假膜时，用1.5%过氧化氢溶液含漱。

4）其他照射器官反应：包括食管、胃肠道、膀胱、肺、骨髓等。当受照射后可出现各种反应，如胃肠道溃疡或出血、放射性肠炎，膀胱照射后血尿，胸部照射后放射性肺纤维变，放射性骨髓炎、瘫痪等，放射期间要加强对照射器官功能状态的观察，给予相应护理，有严重不良反应时暂停放疗。

7. 化疗病人的护理

（1）栓塞性静脉炎及组织坏死的护理：化疗时，反复静脉给药或化疗药液漏出血管外，会刺激血管，引起静脉炎或组织坏死。

护理措施：① 保护静脉。正确选择静脉，长期静脉化疗，一般两臂交替，由远及近，保证受刺激的静脉有足够的恢复时间；药物刺激性强、剂量过大时宜选用大血管；遵医嘱正确给药，化疗药物稀释至要求浓度，并在规定时间内用完，如静脉冲入2~3分钟内完成，冲入两种药物，需间隔30~40分钟，以减少对血管刺激；一旦发生静脉炎，停止使用该静脉，先给予冷敷、硫酸镁湿敷，配合理疗，禁止挤压或按摩，以防血栓脱落引起栓塞。② 预防组织坏死：确保针头在血管内，并妥善固定，注射时先用生理盐水，确定针头在静脉内后方可注入药物，药物输注完毕用生理盐水10~20ml冲洗后拔针，以减轻刺激；注射时随时观察穿刺部位有无肿胀，告知病人如有疼痛或不适立即报告；拔针后轻压血管数分钟，防止药液外渗或发生血肿。一旦发现药液漏出血管外，立即停止注药或输药，利用原针头接注射器回抽，再注入相应解毒剂；局部冷敷后再用50% $MgSO_4$ 湿敷或中药"六合丹"外敷，亦可用0.05%普鲁卡因局部封闭。常用解毒剂有：硫代硫酸钠，用于氮芥、丝裂霉素、放线菌素D等；碳酸氢钠，用于多柔比星、长春新碱等。

视频：肿瘤放疗常见并发症和护理

链接护考（2015年护考真题）

病人在输注化疗药过程中，突然感觉静脉穿刺处疼痛，紧急处理措施是（ ）

A. 安慰病人

B. 检查有无回血，如有回血继续输注

C. 拔掉液体

D. 立即停止输液，做进一步处理

E. 通知医生

答案：D

解析：输注化疗药过程中，若怀疑药物漏出，要立即停止输液，做进一步处理。

（2）骨髓抑制：化疗会对骨髓产生抑制作用，需每周检查血常规1~2次，发现白细胞计数<$3.5×10^9$/L，血小板计数<$(50~80)×10^9$/L时暂停化疗，并给予升血细胞药物或输血。密切观察

有无白细胞减少引起的呼吸道、泌尿道、皮肤黏膜等感染征象和有无血小板减少导致的皮肤瘀斑、牙龈出血、鼻出血、便血、血尿等出血征象,若出现上述征象,及时与医师联系配合处理。

链接护考(2015年护考真题)

病人治疗过程中,血白细胞低于多少时应停止化疗或减量(　　)

A. $6.5×10^9/L$

B. $5.5×10^9/L$

C. $4.5×10^9/L$

D. $3.5×10^9/L$

E. $2.5×10^9/L$

答案:D

解析:化疗病人发现血白细胞计数低于$3.5×10^9/L$要停止化疗或减量,否则骨髓抑制加重会引起感染。

知识拓展:
肿瘤的水化治疗

(3) 肾脏毒性反应护理:化疗引起肿瘤组织崩解,会产生高尿酸血症,甚至形成尿酸结晶,多数化疗药物大剂量应用时,其代谢产物可溶性差,在酸性环境中易形成黄色沉淀物而堵塞肾小管,导致肾衰竭。因此,鼓励病人多饮水,保持水化状态;降低尿液的酸性程度,必要时按医嘱给予碳酸氢钠碱化尿液和别嘌醇抑制尿酸生成。应仔细观察尿量,认真记录出入液量,对入量充足但尿量仍少者,按医嘱给予利尿药。

(4) 胃肠道反应的护理:化疗病人常表现恶心、呕吐、食欲减退、腹痛、腹泻等。给病人做好化疗的重要性及药物常见不良反应的解释,减轻病人的精神负担。为减轻胃肠道反应,可在输入药物中加入镇吐药,如维生素B_6、甲氧氯普胺等;反应较重者,化疗时间尽量安排在晚饭后进行,并给予镇静止吐药。

视频:肿瘤化疗常见并发症和护理

(5) 心脏毒性的护理:柔红霉素、多柔比星、高三尖杉酯碱类药物可引起心肌及心脏传导损害,用药前后要监测病人心率、节律及血压,缓慢静脉滴注,速度<40滴/分,观察病人面色和心率,以病人无心悸为宜。

(6) 脱发的护理:化疗期间为预防或减轻脱发可头置冰袋、冰帽持续冷敷,使局部血流受阻或减慢,以减少化疗药物对毛囊的抑制和损伤,指导病人佩戴假发或帽子,以减轻病人心理压力。

【健康教育】

1. **保持心情舒畅**　避免各种精神刺激、情绪波动,尤应保持良好的心态,避免不必要的刺激。

2. **注意营养**　肿瘤康复期病人应均衡饮食,摄入足够的高热量、高蛋白质、富含纤维的各类营养素,做到荤素搭配、精细混食,忌辛辣、浓茶、烈酒、烟熏及霉变食物。

3. **运动**　适量、适时的运动,有利于调整机体,增强抗病能力,减少并发症。

4. **功能锻炼**　对于手术后器官、肢体残缺而引起的生活不便者,应早期鼓励其进行功能锻炼,提高自理能力和劳动能力。

5. **加强随访**　对肿瘤病人应建立定期随访制度,在手术治疗后最初3年内至少每3个月随访1次,继之每半年随访1次,5年后每年随访1次。

6. **社会支持系统** 给病人更多的关爱和照顾,增强其自尊和信心,提高其生活质量。

7. **加强宣传、降低致癌因素** 癌症预防可分为三级:① **一级预防为病因预防**,消除或减少可能致癌的因素,降低发病率。包括保护环境,控制大气、水源、土壤等污染;改变不良的饮食习惯、生活方式,如戒烟、戒酒,多吃新鲜蔬菜和水果,忌食高盐、霉变食物;减少职业性致癌物暴露。② **二级预防**为正确处理与癌症有关的疾病,教育高发区和高危人群定期检查,及时治疗,如40岁以上每年做一次胸部X线片检查,做一次直肠癌筛查;成年女性每年做一次宫颈分泌物涂片,30岁以上女性每月进行一次乳房自查等。目的是**早期发现,早期诊断,早期治疗**。③ **三级预防**为治疗后的康复,包括对症治疗、姑息治疗等。对治疗中的恶性肿瘤病人进行监护,对症治疗,减少并发症,采取一切措施**减轻病人的痛苦,提高其生命质量**,延长其生命。

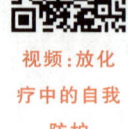
视频:放化疗中的自我防护

【护理评价】

通过治疗和护理,病人是否达到护理目标:① 情绪稳定,焦虑减轻。② 营养状况较好,体液平衡。③ 疼痛缓解减轻,舒适度得到改善。④ 病人及家属了解肿瘤的相关知识。⑤ 未发生并发症或并发症被及时发现并得到处理。

第十章思维导图

小结

肿瘤(tumor)是机体正常细胞在内外各种因素的长期作用下,发生过度增殖及异常分化所形成的新生物。引起肿瘤的原因有外源性因素,也有内源性因素。按肿瘤细胞形态的特征和肿瘤对人体器官结构和功能的影响不同,肿瘤分为良性和恶性两大类,恶性肿瘤会通过直接播散、淋巴、血行、种植等途径转移。国际抗癌协会对常见肿瘤按TNM分期法进行分期。肿瘤病人常因发现肿块来就诊,病理学检查是确诊肿瘤的唯一依据。良性肿瘤采取手术治疗,恶性肿瘤采取以手术为主的综合治疗。护理肿瘤病人要关注病人的心理变化,使其尽快进入接受期,配合治疗和护理,手术病人手术过程中要防止瘤细胞播散,放疗病人会发生全身反应、骨髓抑制和局部反应等不良反应,化疗病人会发生栓塞性静脉炎及组织坏死、骨髓抑制、胃肠道反应、心肾毒性反应、脱发等不良反应。做好疼痛的护理及三级预防。

第十章在线测试题

(方志美)

第十一章 颅脑疾病病人的护理

第十一章 颅脑疾病
病人的护理 PPT

第十一章 学习重点

第十一章 思政案例

学习目标

知识目标：

1. 掌握颅内压增高和颅脑损伤病人的临床表现、常见护理诊断/合作性问题、护理措施、健康指导。

2. 熟悉颅内压增高和颅脑损伤的病因、治疗原则，颅内和椎管内肿瘤病人的护理要点。

3. 了解颅内压增高的病理生理、辅助检查，颅脑损伤的分类，颅内和椎管内肿瘤疾病的病因、治疗原则。

能力目标：

1. 能进行脑室外引流的护理。

2. 能进行脑脊液漏的护理。

3. 能正确进行护理评估、制订护理计划并实施。

素养目标：

具有人文关怀意识，慎独精神、严谨求实的工作态度。

第一节　颅内压增高病人的护理

案例分析（一）

案例导入

李先生，45岁，因头痛8个月入院。入院后述头痛约8个月，多见于清晨，用力时加重；入院后第2日，因用力排便，突发剧烈头痛、呕吐，右侧肢体瘫痪，意识丧失。体格检查：BP 150/90 mmHg，P 55次/分，R 13次/分，左侧瞳孔散大，对光反射消失。CT检查提示：颅内占位性病变。医疗诊断：颅内占位性病变、颅内压增高、脑疝。入院准备手术。

请思考：
1. 术前如何进行脑疝急救护理？
2. 应如何做好降低颅内压的脱水治疗护理？
3. 如何给予冬眠低温疗法护理？

视频：颅内压增高病因

颅内压是指颅腔内容物对颅腔壁产生的压力，正常成年人侧卧位时颅腔内的压力为70～200 mmH$_2$O（0.6～1.96 kPa），儿童由于骨缝未闭合紧密，正常颅内压为50～100 mmH$_2$O（0.49～0.98 kPa）。颅腔内容物包括脑组织、脑血液、脑脊液，颅腔内容物与颅腔容积相适应，维持颅腔内正常的压力。当各种原因使颅腔内容物体积增加或颅腔容积减少超过颅腔可代偿的容量，导致**颅内压持续高于200 mmH$_2$O（1.96 kPa）**，并伴有头痛、呕吐和视神经盘水肿等临床表现时称为**颅内压增高**（increased intracranial pressure）。颅内压增高是许多颅脑疾病所共有的综合征。颅内压持续增高可以引起脑疝，是颅脑疾病病人死亡的主要原因。

【病因】

1. 颅腔内容物体积增加

（1）脑体积增加：脑体积增加最常见的原因为脑水肿，如缺血缺氧性脑水肿、细胞中毒性脑水肿、损伤及炎症引起的脑水肿等。

（2）脑脊液增多：脑脊液分泌过多、吸收减少或脑脊液循环受阻等引起脑积水。

（3）脑血流量增加：二氧化碳蓄积、丘脑下部或脑干部位手术刺激等使脑血管扩张，导致脑血流量持续增加。

2. 颅腔容积减小　如狭颅症、尖颅症、颅底凹陷症、向内生长的颅骨肿瘤、大片凹陷性颅骨骨折等使颅腔狭小。

3. 颅内占位性病变　如颅内血肿、脑肿瘤、脑脓肿和脑寄生虫病等。

【病理生理】

颅内压持续增高可引起一系列中枢神经系统功能紊乱和病理生理变化。脑血流量减少，脑组织处于严重缺血缺氧的状态，严重的脑缺氧会造成脑水肿，进一步加重颅内压增高，形成恶性循环。当颅内压增高到一定程度时,尤其是占位性病变使颅腔之间的压力分布不均衡,会使一部分脑组织通过生理性间隙从高压区向低压区移位,形成脑疝。疝出的脑组织压迫脑内重要结构和生命中枢,常常危及生命(图 11-1)。

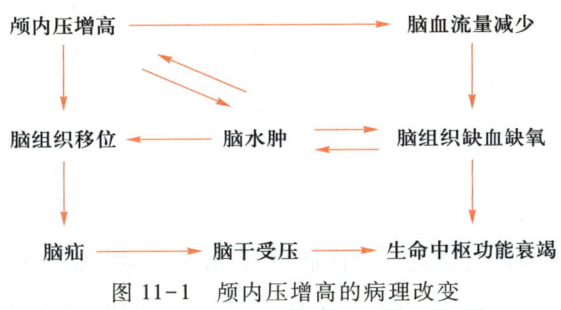

图 11-1 颅内压增高的病理改变

【护理评估】

(一)术前评估

1. 健康史 了解病人有无颅脑外伤、颅内肿瘤、颅内感染、脑血管疾病、颅脑先天性疾病等病史,初步明确颅内压增高的原因;有无呼吸道梗阻、便秘、咳嗽、癫痫等诱发颅内压增高的因素及了解有无合并其他系统疾病。询问症状出现的时间和病情进展情况,以及发病以来所做的检查和用药等情况。

2. 身体状况

(1)症状:

1)**头痛**:**是颅内高压的最早和最主要的常见症状**,因脑膜血管和神经受刺激所致,头痛程度随颅内压增高进行性加重。头痛多在前额及双颞,以清晨和夜间为重,用力、咳嗽、喷嚏、排便等可使头痛加重。

2)**呕吐**:典型表现为**喷射性呕吐**,与饮食关系不大而与头痛剧烈程度有关,系迷走神经受刺激所致。可伴有恶心,呕吐后头痛可缓解。

3)**意识障碍**:急性颅内压增高常有明显的进行性意识障碍,甚至昏迷;慢性颅内压增高者往往意识淡漠、反应迟钝或时轻时重。

4)**其他症状和体征**:可有头昏、耳鸣、烦躁不安、嗜睡、癫痫发作、复视等。

(2)体征:

1)**视神经盘水肿**:**是颅内压增高最重要的客观体征**,因视神经受压、眼底静脉回流受阻所致。眼底镜可见视神经盘充血,边缘模糊不清,中央凹陷消失,视盘隆起,视网膜静脉怒张、搏动消失,动-静脉比例失调,严重者视盘周围出现火焰状出血。若视神经盘水肿长期存在,则视盘颜色苍白,视力减退,视野向心性缩小,称为视神经继发性萎缩。此时即便颅内高压得到解除,视力的恢复也不理想,甚至继续恶化,出现失明。

临床上通常将头痛、喷射性呕吐、视神经盘水肿称为颅内压增高"三主征",是颅内压增高的**典型表现**。

链接护考(2014年护考真题)

颅内压增高的"三主征"是指( )
A. 偏瘫、偏盲、偏身感觉缺损
B. 头痛、呕吐、偏瘫
C. 头痛、抽搐、偏瘫
D. 头痛、呕吐、血压增高
E. 头痛、呕吐、视神经盘水肿

答案:E

2)生命体征变化:早期代偿时病人出现**库欣(Cushing)反应,即血压升高、脉压增大、脉搏缓慢、呼吸深慢**等。晚期失代偿时出现血压下降、脉搏快而弱、呼吸表浅,最终因呼吸、循环衰竭而死亡。

链接护考(2016年护考真题)

李先生,20岁。头部被木棒击伤后昏迷12分钟,清醒后诉头痛并呕吐1次。入院后,若患者出现急性颅内压增高,伴随其出现的生命体征应是( )
A. 血压升高,脉搏加快,呼吸急促
B. 血压升高,脉搏缓慢,呼吸深慢
C. 血压升高,脉搏加快,呼吸深慢
D. 血压下降,脉搏缓慢,呼吸深慢
E. 血压下降,脉搏细速,呼吸急促

答案:B

解析:急性颅内压增高病人的生命体征变化是血压升高、脉压增大、脉搏缓慢、呼吸深慢。

3) 其他:婴幼儿颅内压增高可见头皮静脉怒张、囟门饱满、张力增高和骨缝分离。

(3) 脑疝:是颅内压增高最严重的并发症,常见的有小脑幕切迹疝和枕骨大孔疝。

1) **小脑幕切迹疝**:是小脑幕上方的颞叶海马回、沟回经小脑幕切迹移向幕下,多由一侧颞叶或大脑外侧的占位性病变所引起,**又称海马沟回疝**。因疝入的脑组织压迫中脑的大脑脚,并推挤动眼神经引起锥体束征和瞳孔变化,典型表现为:颅内压增高症状加重;**进行性意识障碍;患侧瞳孔先有短暂缩小,以后逐渐扩大**,对光反射迟钝或消失;病变对侧肢体运动障碍和病理反射出现。如脑疝继续发展,则出现深度昏迷,双侧瞳孔散大、对光反射消失及眼球固定,四肢全瘫,去大脑强直,生命体征严重紊乱,最后呼吸、心搏停止而死亡。

2) **枕骨大孔疝**:颅内压增高时,小脑幕下的小脑扁桃体经枕骨大孔疝入椎管内,称为枕骨大孔疝,**又称为小脑扁桃体疝**。常因做腰椎穿刺放出脑脊液过快、过多或幕下占位性病变引起。临床表现缺乏特征性,容易被误诊,常表现为后枕部疼痛,颈项强直或强迫体位,频繁呕吐,肌张力减退,四肢呈迟缓性瘫痪,呼吸和循环系统障碍,后期瞳孔忽大忽小,**生命体征紊乱出现较早**,而意识障碍出现较晚。当延髓呼吸中枢受压时,**常突然呼吸停止而导致死亡**(图11-2)。

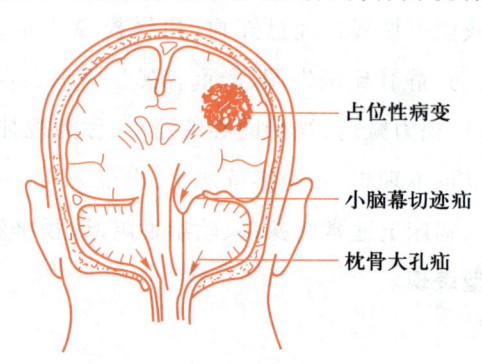

图11-2 小脑幕切迹疝和枕骨大孔疝

3. 辅助检查

（1）影像学检查：CT是诊断颅内占位性病变的首选检查，CT和MRI检查均能做出较准确的定位和定性诊断。脑血管造影（DSA）对脑血管病变、多数颅内占位性病变有相当大的诊断价值。

（2）腰椎穿刺：可直接测得颅内压，同时取脑脊液做化验。但对疑有严重颅内压增高病人，切忌盲目做腰椎穿刺检查，否则有诱发枕骨大孔疝的可能。只有在诊断为脑炎或脑膜炎和无局限性脑损害的蛛网膜下隙出血者，方可在充分准备后行腰椎穿刺检查。

4. 心理-社会状况　评估病人是否有急性颅内压增高引起的头痛、呕吐而导致的烦躁不安、恐惧情况，评估病人及家属对疾病的认知和适应情况，评估其是否因担心预后及较高的医疗费用存在焦虑不安。

5. 治疗原则　颅内压增高应及早治疗，发生脑疝后再抢救会留下严重的后遗症。

（1）病因治疗：是最根本的治疗方法，如手术清除血肿、切除肿瘤、处理大片凹陷性骨折、控制颅内感染等。手术创伤会使病人术后有短暂脑水肿；原发病灶和手术创伤会留下不同程度的脑功能障碍，术后需较长时间恢复。

视频：颅内压增高身体评估有哪些表现？

（2）降低颅内压：对病因不明或暂时不能解除病因者，针对不同情况，采取不同的降低颅内压的措施。① 脱水治疗：20%甘露醇快速静脉滴注，呋塞米静脉注射。以提高血液渗透压，造成血液与脑脊液渗透压差，使脑组织水分向血液循环内转移，减少脑组织中的水分，缩小脑体积，达到降低颅内压的目的。② 糖皮质激素治疗：糖皮质激素可加速消退水肿和减少脑脊液生成，降低毛细血管通透性，稳定血-脑屏障，预防和缓解脑水肿。③ 冬眠低温治疗：应用药物和物理的方法降低病人体温，以降低脑组织的新陈代谢率，减少脑组织的耗氧量，防止脑水肿的发生与发展，对降低颅内压亦起一定作用。④ 过度换气或给氧：使脑血管收缩，减少脑血流量。⑤ 脑室穿刺引流：脑室穿刺引流脑脊液，暂时降低颅内压。

动画：腰椎穿刺如何诱发枕骨大孔疝？

（3）对症治疗：疼痛者给予镇痛药，但应忌用吗啡和哌替啶，以防抑制呼吸中枢；抽搐病人给予抗癫痫药物；烦躁病人给予镇静药；外伤和感染者给予抗生素；呕吐者应禁食和维持水、电解质及酸碱平衡。

（二）术后护理评估

1. 了解病人术中情况　手术、麻醉方式及效果，有无意外发生；术中出血、补液、输血情况和术后诊断；血肿清除、肿瘤切除、骨折碎片摘除等情况。

2. 评估病人的身体状况　术后生命体征是否平稳，了解意识、瞳孔及神经系统症状和体征；了解颅内压变化情况；评估伤口是否干燥，有无渗液、渗血；各引流管是否固定良好，是否通畅，引流液的颜色、性状与量等。

视频：颅内压增高的处理原则

3. 了解病人的心理-社会状况　病人有无紧张、焦虑情绪；康复训练和早期活动是否配合；家庭、社会支持情况如何等。

【常见护理诊断/合作性问题】

1. 疼痛　与颅内压增高引起的头痛或术后伤口疼痛有关。

2. 脑组织灌注改变　与颅内压增高致脑血流量下降有关。

3. 有体液不足的危险　与剧烈呕吐及应用脱水药、利尿药治疗等因素有关。

4. 有受伤的危险　与意识障碍、视力下降、复视等有关。

5. 焦虑/恐惧　与颅脑疾病的诊断、手术和预后不佳有关。

6. 潜在并发症:脑疝、窒息。

【护理目标】

1. 病人头痛减轻,舒适感增强。
2. 病人脑组织灌注正常。
3. 病人体液恢复平衡。
4. 病人无意外伤害发生。
5. 病人焦虑恐惧程度减轻,情绪稳定。
6. 病人未出现脑疝等并发症,或被及时发现和处理。

【护理措施】

1. 一般护理

（1）体位:病人**抬高床头 15°～30°**,意识障碍者头偏向一侧或侧卧,有利于颅内静脉回流,减轻脑水肿,降低颅内压。注意头颈不要过伸或过屈,以免影响颈静脉回流。

（2）休息:保持病室安静,避免一切不良刺激,以免造成病人情绪激动,使血压升高,加重颅内压增高。病人躁动不安时,要查明原因,对症处理,勿轻易给予镇静药,以免影响病情观察;防止病人坠床和抓伤,但不可强制约束,以免因过度挣扎而使颅内压升高。

（3）给氧:持续或间断给氧,以改善脑缺血,使脑血管收缩,降低脑血流量,减轻脑水肿,同时防止发生高碳酸血症或低氧血症。

（4）饮食与补液:意识清醒者,鼓励进食营养丰富的普通饮食,需适当限盐。不能进食者,**每日补液量控制在 1 500～2 000 ml**,其中**生理盐水不超过 500 ml,输液速度不宜过快,15～20 滴/分**,保持 24 小时尿量不少于 600 ml。注意水、电解质平衡。鼻饲或肠外营养者,做好相应护理。

（5）维持正常体温和防治感染:高热病人应及时给予有效的降温措施,以防高热使机体代谢率增高,加重脑缺氧。遵医嘱应用抗生素预防和控制感染。

（6）缓解疼痛:遵医嘱应用镇痛药,**禁用吗啡、哌替啶,以免抑制呼吸**;避免加重头痛的因素,如低头、弯腰、咳嗽、打喷嚏及用力活动等。

2. 呼吸道的护理

（1）保持呼吸道通畅:对颅脑损伤病人通过充分给氧后仍呼吸困难、缺氧症状得不到改善或排痰困难者,应配合医师及早行气管切开术,及时清除呼吸道分泌物,解除呼吸道梗阻,使胸内压和颅内压下降,并减少呼吸道无效腔,增加有效气体交换,改善呼吸状态和脑缺氧,减轻脑水肿,降低颅内压。如病人呼吸减弱、潮气量不足,应使用呼吸机辅助呼吸。

（2）预防呼吸道感染:加强口腔护理,常规雾化吸入,注意翻身、拍背,翻身动作要轻稳。气管切开病人每日更换气管切开处敷料,保持敷料干燥、清洁,气管内套管每 4 小时消毒一次,气管内滴入 20 ml 生理盐水加沐舒坦 15 mg,每小时 2 ml,气管套外口用单层无菌生理盐水

视频:颅内压增高病人的一般护理措施

纱布覆盖。吸痰时严格遵守无菌操作,先吸气管内分泌物,再吸口鼻分泌物,**每次吸引不超过15秒**,勿使病人咳嗽过剧而增加颅内压。

3. **病情观察** 密切观察并记录病人的生命体征、意识状态、瞳孔和神经系统体征、颅内压变化情况,以掌握病情的发展动态,及时发现并处理脑疝。

(1)意识状态:对意识障碍的观察可用传统分级法和格拉斯哥(Glasgow)昏迷评分法进行。
① 意识障碍的传统分级法:通过评定病人对语言刺激、疼痛刺激反应的灵敏度,是否配合检查,生理反射是否存在,以及大小便自理情况进行综合评估,以判断意识障碍程度(表11-1)。
② Glasgow昏迷评分法:通过对病人的睁眼反应、语言反应和运动反应3个方面进行计分,用分值表示意识障碍程度,分值越低则意识障碍程度越重,**最高为15分**,即意识清楚,**8分以下为昏迷**,最低为3分(表11-2)。

表11-1 意识状态的分级

意识状态	语言反应	疼痛反应	生理反射	配合检查	大小便自理
清醒	灵敏	灵敏	正常	能	能
模糊	迟钝	不灵敏	正常	尚能	有时不能
浅昏迷	无	迟钝	正常	不能	不能
昏迷	无	无防御	减弱	不能	不能
深昏迷	无	无	无	不能	不能

表11-2 Glasgow昏迷评分法

睁眼反应	评分	语言反应	评分	运动反应	评分
自动睁眼	4	回答正确	5	遵命动作	6
呼唤睁眼	3	回答错误	4	定痛动作	5
痛时睁眼	2	吐词不清	3	肢体回缩	4
不能睁眼	1	有音无语	2	异常屈曲	3
		不能发音	1	异常伸直	2
				无动作	1

视频:如何判断意识状态的分级?

链接护考(2014年护考真题)

赵女士,34岁。车祸后被送入医院。查体:出现刺痛后睁眼,回答问题正确,能遵命令动作,其格拉斯哥昏迷评分是( )

A. 9　　　　　　　　　B. 10　　　　　　　　　C. 11

D. 12　　　　　　　　　E. 13

答案:E

解析:格拉斯哥(Glasgow)昏迷评分法是判断病人意识障碍的一种方法。通过对病人的睁眼反应、语言反应和运动反应三个方面进行计分判断意识障碍程度。该病人出现刺痛后睁眼2分,回答问题正确5分,能遵命令动作6分,共得分13分。

(2) 生命体征:重点观察血压、脉搏、呼吸变化。若出现血压上升、脉搏慢而有力、呼吸深慢,常提示颅内压增高。

(3) 瞳孔:评估双侧瞳孔的形状、大小及对光反射对判断病情和及时发现颅内压增高非常重要。通过有无间接光反射可以鉴别动眼神经和视神经损伤。正常瞳孔等大、等圆,直径为3~4 mm,直接与间接对光反射灵敏。**伤后一侧瞳孔先缩小后散大,对侧肢体瘫痪,提示脑疝;双侧瞳孔时大时小,对光反射消失,提示脑干损伤;**双侧瞳孔散大、对光反射消失、眼球固定伴深昏迷,多为临终表现。某些药物、中毒、剧痛可影响瞳孔变化,**吗啡、氯丙嗪可使瞳孔缩小;阿托品、麻黄碱可使瞳孔散大。**

视频:脑损伤瞳孔的变化预示着什么?

4. 防止颅内压骤然升高

(1) 避免剧烈咳嗽和用力排便:剧烈咳嗽和用力排便均可增加胸、腹腔内压力而导致脑疝,应及时治疗呼吸道感染,减少咳嗽。应鼓励病人多吃蔬菜、瓜果,并给予缓泻药以防止便秘,对已有便秘者,给予开塞露或低压、小剂量灌肠,禁忌高压、大剂量灌肠。

(2) 及时控制癫痫发作:癫痫发作可加重脑缺氧及脑水肿,遵医嘱定时、定量给予抗癫痫药,并注意观察,以及早发现和控制癫痫发作。

5. 药物治疗的护理

(1) 脱水治疗的护理:颅内压增高病人常用高渗透性和利尿性脱水药。高渗透性脱水药首选20%甘露醇250 ml,应在30分钟内快速静脉滴注,用药后注意观察脱水治疗的效果。使用高渗性液体后,血容量突然增高,可加重循环系统负担,导致心力衰竭或肺水肿,尤其老人、心功能不良者及儿童慎用。有条件者,可同时监测CVP以指导输液。为防止颅内压反跳,脱水药物应定时、反复使用,不得擅自停药或延长给药间隔时间。若同时加用利尿药,降压效果更好。停用脱水药时,应逐渐减量或延长给药间隔,以防止颅内压反跳增高。注意记录24小时出入液量。

链接护考(2014年护考真题)

王先生,28岁。颅脑外伤术后脑水肿,给予20%甘露醇250 ml静脉输液,最佳的输液速度是(   )

A. 20滴/分   B. 40滴/分   C. 60滴/分
D. 80滴/分   E. 100滴/分

答案:E

解析:降低颅内压首选高渗透性脱水药20%甘露醇250 ml,要求在30分钟内快速静脉滴注。输液点滴系数一般为15,250×15÷30=125(滴/分)。

(2) 激素治疗的护理:遵医嘱给予糖皮质激素,如地塞米松5~10 mg,预防和缓解脑水肿,注意**大剂量糖皮质激素治疗可诱发应激性溃疡、感染、高血压等不良反应**,注意观察并及时处理。

6. 脑室引流的护理 脑室引流术是经颅骨钻孔或椎孔穿刺侧脑室放置引流管将脑脊液引流至体外,是降低颅内压的重要措施。

护理要点:① **妥善固定**:将引流管或引流瓶固定在床头,引流管开口**高于侧脑室平面10~**

15 cm，以维持正常的颅内压。② 注意引流速度和量：注意控制引流速度，防止引流过快、过多导致颅内压骤然降低，出现意外。正常脑脊液每日分泌400～500 ml，故**每日引流量以不超过500 ml为宜**。③ 保持引流通畅：避免引流管受压、扭曲、成角及折叠，活动、翻身时避免牵拉引流管。若脑室引流管阻塞，切不可注入生理盐水冲洗，以免将管内阻塞物冲至脑室，引起脑脊液循环受阻，可在严格消毒的情况下，用无菌注射器轻轻地向外抽吸。④ 观察和记录：观察和**记录脑脊液的颜色、量及性状**：正常脑脊液无色透明，手术后第1～2日可略呈血性，以后转为橙黄色。若引流出大量血性脑脊液，提示脑室内出血；若脑脊液浑浊、提示感染。⑤ 保持无菌：**严格遵守无菌操作原则**，每日更换引流瓶（袋）时应先夹闭引流管，以免脑脊液逆流入脑室内引起颅内感染。⑥ 拔管：开颅手术后**引流管放置一般不超过5～7日**，待脑水肿逐渐消失、颅内压开始降低时，可考虑拔管。拔管前应试行抬高或夹闭引流管24小时，夹管期间密切观察病人的意识、瞳孔及生命体征的变化。若病人出现头痛、呕吐等症状，要及时通知医师并降低引流瓶（袋）或开放夹闭的引流管。拔管后加压包扎，嘱病人卧床休息，减少头部活动，注意有无渗血、渗液，严密观察病人的意识、瞳孔、肢体活动情况，注意有无脑脊液漏出等，发现异常及时通知医师给予处理。

7. 冬眠低温疗法的护理　① 环境及物品准备：将病人安置在**室温为18～20℃**的单人病房，备好氧气、血压计、冰袋、冬眠药物、急救药物和器械等物品，安排专人守护。② 降温：遵医嘱给予冬眠药物，待病人御寒反应消失，进入昏睡状态后，再采用物理降温措施，如用冰袋、冰帽、冰毯或降低室温等方法；**降温以每小时降1℃为宜**，较为理想的是体温降至**腋温31～33℃、肛温32～34℃**。③ 降温观察：低温冬眠期间应密切观察生命体征，如收缩压<100 mmHg、呼吸减慢或变不规则、脉搏增快达100次/分以上，应及时报告医师。④ 防止并发症：在低温冬眠时应注意防止低血压、冻伤、肺部感染等。⑤ **治疗时间：一般为3～5日**，停用该疗法时应**先停用物理降温**，再逐渐减少药物剂量，直至停药，升温不宜过快。

8. 脑疝的急救护理　抢救脑疝应争分夺秒。如原因明确应立即手术去除病因，病因未明者则迅速做如下处理：① 立即给予脱水药：20%甘露醇250～500 ml，30分钟内快速静脉输注，或呋塞米40 mg静脉注射。② 维持呼吸功能：保持呼吸道通畅，给氧，对呼吸功能障碍者，行人工辅助呼吸。③ 密切观察意识、瞳孔、生命体征和肢体活动的变化。④ 脱水期间留置尿管，准确记录24小时出入液量。⑤ 紧急做好术前特殊检查及术前准备。

9. 心理护理　保持病室安静和舒适，鼓励病人及其家属说出焦虑、恐惧的心理感受。向病人及其家属介绍疾病有关的知识和治疗方法，指导病人学习康复的知识和技能。

【健康教育】

1. 饮食指导　指导病人进高热量、高蛋白质、高维生素饮食，以增强机体抵抗力，多进食富含纤维素的食物，如蔬菜、水果，保持大便通畅。

2. 继续治疗　积极治疗引起颅内压增高的相关因素，如脑外伤、颅内炎症、脑肿瘤及高血压等，一旦不适，及时就诊。

3. 防止意外　癫痫病人应遵医嘱按时定量服药，勿独自外出游泳、危险作业、旅游等，防止意外发生。

4. 康复训练　根据病情积极进行康复锻炼，语言障碍者坚持训练字、词、句的发音；瘫痪病人

视频：脑室引流的护理

视频：你想知道冬眠低温疗法的护理措施吗？

视频：脑疝的急救护理措施

第一节思维导图

借助理疗、肢体按摩等被动活动,防止肌肉萎缩,以改善生理自理能力和社会适应能力。

【护理评价】

通过治疗与护理,病人是否达到了护理目标:① 头痛缓解或消失。② 脑组织灌注恢复正常。③ 体液恢复平衡。④ 未发生意外损伤。⑤ 焦虑恐惧程度减轻,情绪稳定。⑥ 未发生并发症或并发症被及时发现并得到及时诊治。

第二节 颅脑损伤病人的护理

案例导入

> 王先生,28岁。因头部外伤入院。因被台球击中头部右侧颞区,短暂意识不清,近45秒后清醒,无其他神经症状及大小便障碍。被送到急诊,病人意识清楚,状态良好。5小时后出现剧烈头痛,烦躁不安等症状,急诊入院。既往身体健康,无家族遗传病史。体格检查:一般状态差,面色苍白,压眶上切迹反应差,伴有喷射性呕吐,右侧瞳孔散大,同侧对光反射迟钝。辅助检查:CT检查发现硬脑膜外血肿。医疗诊断:急性硬脑膜外血肿。
>
> 请思考:
> 1. 如何进行现场急救?
> 2. 对王先生进行病情观察内容有哪些?
> 3. 如何给予病人健康指导?

案例分析(二)

颅脑损伤(head injury)是平时及战时都常见的损伤,占全身损伤的15%~20%,仅次于四肢损伤,常与身体其他部位的损伤并存,由于可伤及中枢神经,其致残率及致死率均居首位。颅脑损伤可分为头皮损伤、颅骨损伤和脑损伤,三者可单独或合并存在。预后结果与脑损伤的程度及处理效果有关。

一、头皮损伤病人的护理

头皮损伤是因外力作用使头皮完整性或结构发生改变,是最常见的颅脑损伤。头皮血运丰富,抗感染和愈合能力强;但因组织致密,血管固定,不易回缩,故损伤后出血多。

【解剖】

头皮由外向内依次可以分皮肤、皮下组织、帽状腱膜层、帽状腱膜下层和骨膜层五层(图11-3)。皮肤厚而致密,内含大量汗腺、皮脂腺、毛囊,具有丰富的血管,外伤时易致出血;皮下组织由致密的结缔组织和脂肪组织构成;帽状腱膜层与皮肤连接紧密,与骨膜连接疏松;帽状腱膜与骨膜层之间的疏松结缔组织为帽状腱膜下层,是颅内感染和静脉窦栓塞的途径之一。骨膜由致密结缔组织构成,在颅缝处贴附紧密,其余部位较疏松。

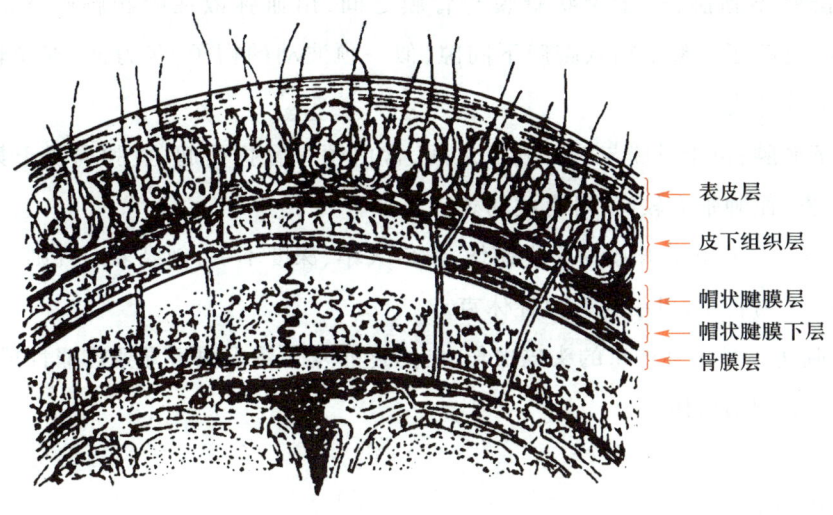

图 11-3 头皮的层次

【病因和分类】

头皮损伤可分为头皮血肿、头皮裂伤和头皮撕脱伤三类。

1. 头皮血肿 按血肿部位不同可分为皮下血肿、帽状腱膜下血肿和骨膜下血肿(图 11-4)。头皮血肿多为头部受钝器撞击所致的闭合性损伤。

2. 头皮裂伤 由锐器或钝器打击所致。锐器伤者,创缘整齐,污染轻;钝器伤者,创缘不整齐,伴皮肤挫伤。头皮血管较丰富,出血较多。

3. 头皮撕脱伤 多因发辫受机械力牵扯所致。受伤状况不同,可出现大块头皮自帽状腱膜下层或连同颅骨骨膜被撕脱或整个头皮,甚至连额肌、颞肌或部分骨膜一起撕脱,使骨膜或颅骨外板暴露。可因大量出血和剧烈疼痛致神经源性休克。

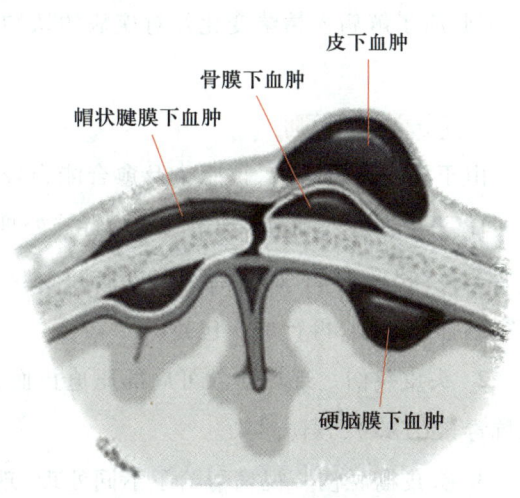

图 11-4 头皮血肿示意图

【护理评估】

(一)健康史

了解病人受伤的经过,病人有无暂时性意识障碍,有无其他部位损伤等,了解现场急救情况;有无其他疾病及病史,有无药物过敏史。

(二)身体状况

1. 头皮血肿

(1) **皮下血肿**:皮下血肿位于皮肤层和帽状腱膜之间。因皮肤借纤维隔与帽状腱膜紧密连接,**血肿不易扩散,范围较局限**,血肿周围肿胀,张力高,疼痛明显,扪诊时血肿中心稍软,周边隆起较硬,易误诊为凹陷性骨折,可通过 X 线鉴别。

(2) **帽状腱膜下血肿**:位于帽状腱膜与骨膜之间,出血弥散在帽状腱膜下的疏松组织层内,**血液易扩散**,可蔓延至整个帽状腱膜下间隙,似一顶波动的帽子,张力低,疼痛轻。小儿及体弱者可出现贫血或休克。

(3) **骨膜下血肿**:位于骨膜与颅骨外板之间,常由颅骨骨折引起,血肿**局限于某一颅骨范围之内,以骨缝为界**,血肿张力较高,可有波动感。

2. 头皮裂伤　是常见的开放性头皮损伤,伤口大小、深度不一,创缘多不规则,由于头皮血管丰富,出血较多,不易自止,可引起失血性休克。

3. 头皮撕脱伤　是一种严重的头皮损伤,剧烈疼痛及大量出血可导致疼痛性或失血性休克。较少合并颅骨骨折和脑损伤。

(三) 辅助检查

头颅 X 线摄片可了解有无合并存在的颅骨骨折,必要时做 CT、MRI 等检查。

(四) 心理-社会状况

病人因意外事故造成头部损伤,特别是头皮损伤出血多,常会产生焦虑、恐惧的不良情绪反应,因此应了解病人情绪变化及对疾病的认知程度。

(五) 治疗原则

由于头皮血运丰富,抗感染及愈合能力较强。

1. 头皮血肿　血肿较小时,无须特殊处理,一般 1~2 周可自行吸收,早期冷敷以减少出血和疼痛,24~48 小时后改为热敷,促进血肿吸收,切忌用力揉搓;血肿较大时可在无菌操作下,行血肿穿刺抽出积血,再行加压包扎。

2. 头皮裂伤　现场急救可局部压迫止血,争取 24 小时内清创缝合。常规应用抗生素和破伤风抗毒素(TAT),预防感染。

3. 头皮撕脱伤　视病情给予不同处理,现场急救加压包扎止血,防止休克,注意同时使用破伤风抗毒素、抗生素及镇痛药。完全撕脱的头皮先放入干净的保鲜袋内,再用敷料包裹,隔水放置于有冰块的容器内随病人一起送至医院,待清创后再植。不完全撕脱者尽可能地在伤后 6~8 小时内清创,做头皮瓣复位再植或自体皮肤移植。对骨膜已撕脱不能再植者,需清洁创面,在颅骨外板上多处钻孔,深达板障,待骨孔内肉芽组织生长后再行植皮。若头皮损伤处理不当,一旦感染,便有向深部蔓延导致颅内感染的危险。

【常见护理诊断/合作性问题】

1. 疼痛　与头皮损伤有关。
2. 焦虑/恐惧　与头皮损伤及出血有关。
3. 组织完整性受损　与损伤有关。
4. 潜在并发症:感染、出血、休克等。

【护理目标】

1. 病人疼痛消失或缓解。
2. 病人情绪稳定,焦虑/恐惧程度减轻或消失。
3. 病人组织完整性逐渐恢复。
4. 病人未发生并发症,或并发症能及时被发现并处理。

【护理措施】

1. 病情观察　注意观察病人生命体征、意识、瞳孔等变化。头皮损伤有合并颅骨骨折和颅内血肿的可能,应注意有无颅内压增高的症状。
2. 伤口护理　注意创面有无渗血、有无疼痛、有无感染,保持敷料清洁、干燥。观察头皮撕脱病人有无皮瓣坏死,为了保证植皮存活,不能压迫植皮区,病人需要日夜端坐。
3. 疼痛护理　给予镇痛、镇静药,合并脑损伤者禁用吗啡类药物。
4. 预防感染　严格无菌操作,观察有无全身或局部感染表现,遵医嘱常规使用抗生素或破伤风抗毒素。
5. 心理护理　给予心理及精神上的支持,消除病人焦虑及恐惧心理。

【护理评价】

通过治疗与护理,病人是否达到护理目标:① 疼痛消失或缓解。② 情绪稳定,能配合治疗及护理。③ 组织完整性恢复。④ 未发生并发症或并发症被及时发现并处理。

二、颅骨骨折病人的护理

颅骨骨折是暴力作用使颅骨结构发生改变。颅骨骨折的严重性不在骨折的本身,而在于骨折所引起的脑膜、脑组织、血管和神经损伤,可合并脑脊液漏、颅内血肿及颅内感染而危及生命。

【解剖】

颅骨分为颅盖和颅底两部分,均有左右对称的骨质增厚部分。颅盖由内、外骨板和板障构成;外板厚,内板较薄,均有骨膜覆盖,在颅骨的穹隆部,内骨膜与颅骨板结合不紧密,故颅顶部骨折时易形成硬膜外血肿。颅底被蝶骨嵴和岩骨嵴分为颅前窝、颅中窝和颅后窝。颅骨的气窦,如额窦、筛窦、蝶窦及乳突气房等均近颅底,气窦内壁与颅脑膜紧贴,颅底骨折越过气窦时,相邻硬脑膜常被撕裂形成脑脊液漏,由此也可导致颅内感染的发生。

【病因与分类】

颅骨骨折按骨折部位分为颅盖骨折和颅底骨折。颅盖骨折多由外界暴力直接打击头部引起,颅底骨折多由强烈间接暴力引起,如坠落时双足或臀部着地,外力经脊柱传导至颅底,引起颅底线形骨折,多合并脑损伤。

颅骨骨折按骨折形态分为线性骨折和凹陷性骨折。按骨折断端是否与外界相通分为开放性骨折和闭合性骨折。

【护理评估】

(一) 健康史

了解病人有无头部外伤史,外力打击的方式、部位、作用力的大小和方向等。了解有无意识障碍、口鼻流血流液等情况,有无其他合并伤及其他疾病。

(二) 身体状况

1. 颅盖骨折　可为线性骨折和凹陷性骨折。① 线性骨折局部可有肿胀、压痛。骨折本身依靠触诊很难发现,主要靠X线摄片确诊。② 凹陷性骨折可扪及局限性下陷区。若凹陷性骨折位于脑功能区,可出现神经系统定位体征,如偏瘫、失语、癫痫等神经系统定位表现。

2. 颅底骨折　多为线性骨折。颅底的硬脑膜与骨贴附紧密,骨折时常被撕裂而引起脑脊液漏成为开放性骨折。同时,骨折也可累及脑神经而出现不同症状,依骨折的部位不同可分为颅前窝、颅中窝和颅后窝骨折,主要临床表现是不同部位的青紫或瘀斑、脑脊液漏和脑神经受累的相应表现(表11-3)。

表11-3　颅底骨折的表现

骨折部位	脑脊液漏	瘀斑部位	可能累及的脑神经
颅前窝	鼻漏	眶周、球结膜下,"熊猫眼"征、"兔眼"征	嗅神经、视神经
颅中窝	耳漏和鼻漏	耳后乳突区(Battle征)	面神经、听神经
颅后窝	无	耳后及枕下部,咽后壁	第Ⅸ~Ⅻ对脑神经

链接护考(2017年护考真题)

颅前窝骨折皮下瘀斑的典型体征是(　　)

A. 三主征　　　　　　B. "熊猫眼"征　　　　　　C. "三凹"征

D. Murphy征　　　　　E. 五联征

答案:B

解析:颅前窝骨折皮下瘀斑的典型体征是"熊猫眼"征、"兔眼"征。

(三) 辅助检查

颅盖线形骨折头颅正侧位X线摄片可发现。颅底骨折X线摄片检查的价值不大,CT检查有诊断意义。

(四) 心理-社会状况

病人因意外事故造成头部损伤出现脑脊液漏或脑神经损伤,应了解病人情绪变化及对疾病的认知程度。了解家属对疾病的认识及对病人的支持和关心程度。

(五)治疗原则

1. 颅盖骨折

(1) 线性骨折：一般不需特殊处理，卧床休息，对症治疗给予镇痛、镇静，观察有无继发性脑损伤的发生。

(2) 凹陷性骨折：凹陷较轻者可先进行观察，若骨折凹陷直径大于5 cm，深度超过1 cm时或开放性粉碎性凹陷性骨折，骨折凹陷位于脑重要功能区表面，有脑受压或颅内压增高表现者，应手术复位或摘除碎骨片。

2. 颅底骨折 颅底骨折本身无须特殊处理，重点是防止颅内感染。合并脑脊液漏者一般2周内可自愈，局部保持清洁，不可冲洗和堵塞，给予抗生素和破伤风抗毒素预防感染。超过4周不愈者可考虑做硬脑膜修补术。

【常见护理诊断/合作性问题】

1. 有感染的危险 与脑脊液漏有关。
2. 焦虑/恐惧 与颅脑损伤和担心治疗效果有关。
3. 知识缺乏 缺乏对脑脊液漏的护理知识。
4. 潜在并发症：颅内出血、颅内压增高、颅内低压综合征。

【护理目标】

1. 病人未发生感染。
2. 病人焦虑程度减轻，情绪稳定。
3. 病人知道脑脊液漏的相关护理知识。
4. 病人无并发症发生，或并发症被及时发现并处理。

【护理措施】

(一) 脑脊液外漏的护理

1. 体位 取半坐位，头偏向患侧，维持特定体位至脑脊液漏停止后3~5日，借重力作用使脑组织移至颅底硬脑膜裂缝处，有助于使局部粘连而封闭漏口。

2. 保持局部清洁 每日2次清洁口、鼻、外耳道，避免棉球过湿使液体逆流，可以在消毒后，松松地放置干棉球，随湿随换。

3. 避免脑脊液逆流 严禁阻塞鼻腔和外耳道；禁止耳、鼻滴药、冲洗；严禁经鼻腔吸氧、吸痰和留置胃管；禁忌做腰椎穿刺。

4. 避免颅内压增高 嘱病人勿用力打喷嚏、擤鼻涕、咳嗽或用力排便等，以防止颅内压骤然升降导致气颅。

5. 预防感染 预防性应用抗生素及破伤风抗毒素。

(二) 病情观察

密切观察病人意识、生命体征、瞳孔及肢体活动度、颅内压增高症状等情况；观察和记录脑脊

视频：脑脊液外漏如何护理？

液的漏出量颜色、性状和量,通过记录24小时浸湿棉球数估计脑脊液外漏量。颅内压降低时,可补充大量水分。颅骨骨折可引起颅内继发性损伤,如脑组织、血管损伤、颅内出血、继发性脑水肿、颅内压增高等,脑脊液漏可推迟颅内压增高症状的出现,一旦出现,救治更为困难。因此,应严密观察病情,早发现、早处理。

链接护考(2016年护考真题)

鲁女士,42岁。从高处跌下,头部着地,当时昏迷约10分钟后清醒,左耳道流出血性液体,被家属送来急诊。护士首先应采取的措施是(　　)

A. 安慰病人　　　　B. 测量生命体征　　　　C. 建立静脉通道
D. 清洁消毒耳道　　E. 查看有无合并伤

答案:E

解析:暴力作用导致颅骨骨折,颅骨骨折的严重性不在骨折的本身,而在于骨折所引起的脑膜、脑组织、血管和神经损伤,可合并脑脊液漏、颅内血肿及颅内感染而危及生命。因此,颅脑外伤后首先应检查有无合并伤。

(三)心理护理

指导病人正确面对损伤,调整心态,配合治疗和护理。

【健康教育】

1. 若有颅骨缺损,可在伤后6个月左右做颅骨成形术。
2. 告知病人及其家属,若病人出现剧烈头痛、频繁呕吐、发热、意识模糊应及时到医院就诊。

【护理评价】

通过治疗和护理,病人是否达到护理目标:① 未发生感染。② 焦虑程度减轻,情绪稳定。③ 知道脑脊液漏的相关护理知识。④ 未发生并发症,或并发症被及时发现并处理。

三、脑损伤病人的护理

脑损伤是指脑膜、脑组织、脑血管及脑神经在受到外力作用后所发生的损伤。

【病因及分类】

根据脑损伤病理改变可分为原发性脑损伤和继发性脑损伤,前者指暴力作用于头部立即发生的脑损伤,如脑震荡、脑挫裂伤、脑干损伤;后者指受伤一定时间后发生的脑受损病变,主要有脑水肿和颅内血肿等。

按损伤后脑组织与外界是否相通,又可分为闭合性脑损伤和开放性脑损伤。后者伴有头皮裂伤、颅骨骨折、脑膜破裂,有脑脊液漏;前者不伴有头皮或颅骨损伤,或虽有头皮、颅骨损伤,但脑膜完整,无脑脊液漏。

【护理评估】

（一）健康史

应详细了解受伤的原因，如交通事故、跌倒、钝器打击和高空坠落等；外力作用部位、方向、暴力大小；注意受伤后有无意识障碍、头痛、呕吐、抽搐、大小便失禁、肢体瘫痪等情况，以及现场急救情况和曾经用过何种药物、既往健康状况。

（二）身体状况

1. **脑震荡** 是最常见的轻度原发性脑损伤，为一过性脑功能障碍，无明显的脑组织器质性损害。突出症状为**短暂的意识障碍**，可持续数秒或数分钟，一般**不超过30分钟**，同时可出现皮肤苍白、出汗、血压下降、心动徐缓、呼吸微弱、肌张力减低及各种生理反射迟钝或消失。清醒后大多不能回忆受伤前及受伤当时一段时间内的情况，称为**逆行性遗忘或近事遗忘**。多有头痛、头晕、恶心、呕吐等症状，短期内可自行好转，但少数病人自觉症状持续时间较长，如超过3个月，称为脑外伤后综合征。神经系统检查无阳性体征，脑脊液中无红细胞，CT检查阴性。

2. **脑挫裂伤** 是常见的原发性脑损伤，包括脑挫伤及脑裂伤，由于两者常同时存在而又不易区别，故临床上合称为脑挫裂伤，好发于额极、颞极及其基底部。可造成脑组织血管破裂，常在损伤周围继发脑水肿及血肿形成，一般脑水肿症状在伤后3~7日内发展至高峰。在此期间易发生颅内压增高，甚至脑疝。临床表现差别较大，可有以下表现。

（1）**意识障碍**：是脑挫裂伤最突出的临床表现。**伤后立即出现昏迷，多数病人超过30分钟**，严重者可长期持续昏迷。

（2）局灶症状和体征：依损伤部位和程度而有所不同。如仅伤及额、颞叶前端等"哑区"，可无神经系统缺损的表现；如伤及脑皮质功能区，可在受伤当时立即出现与受损病灶功能相应的神经功能障碍或体征：如语言中枢损伤则出现失语，运动区受损则出现对侧肢体瘫痪等。

（3）颅内压增高与脑疝：继发性颅内血肿或脑水肿可导致颅内压增高，甚至脑疝，可使早期的意识障碍或偏瘫程度加重，或意识障碍好转后又加重。

（4）生命体征变化：由于脑水肿和颅内出血引起颅内压增高，病人可出现血压升高、脉搏缓慢、呼吸深而慢，严重者呼吸、循环功能衰竭。伴有下丘脑损伤者，可出现持续高热。

3. **颅内血肿** 是颅脑损伤中最多见、最危险却可逆的继发性病变。颅内血肿的严重性在于引起颅内压增高，甚至导致脑疝，需早期及时处理。根据血肿的来源和部位分为硬脑膜外血肿、硬脑膜下血肿、脑内血肿（图11-5）。其中硬脑膜外血肿最常见；按症状出现的时间可分为急性血肿（3日内出现症状）、亚急性血肿（伤后3日至3周出现症状）、慢性血肿（伤后3周出现症状）。

（1）硬脑膜外血肿：血肿发生于颅骨内板和硬膜之间，常由骨折或颅骨的短暂变形导致硬脑膜中

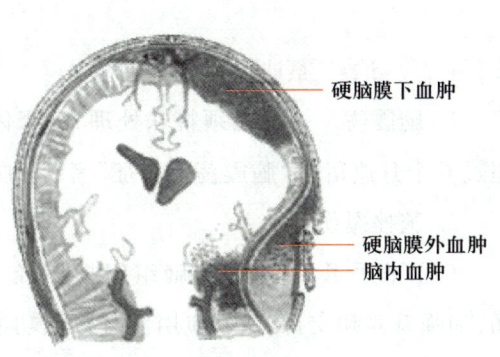

图11-5　颅内血肿示意图

动脉或静脉窦破裂出血引起。较常见,占外伤性颅内血肿的30%。临床症状取决于血肿的大小、部位和出血速度。临床表现为意识障碍,伴有头痛、呕吐、躁动不安和库欣反应等。病人的意识障碍表现有三种类型。① **典型的意识障碍:即伤后昏迷,有"中间清醒期"**,当原发性脑损伤很轻,最初的昏迷时间很短,在血肿的形成前有一段时间意识清醒,随着颅内血肿的逐渐增大,由于颅内压增高而导致脑疝,病人再度出现昏迷。② 持续进行性加重的意识障碍:如果原发性脑损伤较重或血肿形成较迅速,则未出现明显的中间清醒期,就进入深度昏迷状态。③ 继发性昏迷:少数血肿是在无原发性脑损伤或脑挫裂伤较为局限的情况下发生,早期无意识障碍,只在血肿引起脑疝时才出现意识障碍。

(2)硬脑膜下血肿:出血积聚在硬脑膜下腔,多为急性和亚急性型,最常见,占外伤性颅内血肿的50%。主要由于脑挫裂伤的皮质血管破裂所致,少数是由于大脑表面回流到静脉窦的桥静脉或静脉窦本身撕裂所致。症状类似硬脑膜外血肿,脑实质损伤较重,原发性昏迷时间长,中间清醒期不明显,较早出现颅内压增高与脑疝,多在1~3日内进行性加重。慢性硬脑膜下血肿较少见,多见于老年人。病人可有慢性颅内压增高的表现。

(3)脑内血肿:占外伤性颅内血肿的5%。发生在脑实质内,多因脑挫裂伤导致脑实质内血管破裂引起,常与硬脑膜下血肿同时存在,临床表现与脑挫裂伤和急性硬脑膜下血肿的症状相似,以进行性加重的意识障碍为主,若血肿累及重要脑功能区,可出现偏瘫、失语、癫痫等症状。

视频:你知道脑损伤的身体状况有哪些吗?

(三)辅助检查

1. 腰椎穿刺　检查颅内压和脑脊液有无出血及出血的程度。
2. CT　是目前最常用、最有价值的检查方法,能清楚地显示脑挫裂伤、颅内血肿的部位、范围和程度。
3. X线　了解有无合并颅骨骨折。

(四)心理-社会状况

脑损伤后病人多伴有不同程度的意识障碍。受伤后病人意识清醒者,可表现为对周围事物反应淡漠,答话简单,这是一种心理防卫反应,称为"情绪休克"。随着病情的发展、颅内压的增高,病人可出现烦躁、焦虑不安、头痛、表情淡漠、嗜睡等症状。病人家属也要求尽快明确诊断,迅速稳定病情,同时也为预后和经济费用担忧。恢复期病人由于失语、偏瘫等后遗症不能顺利回归社会,给病人造成极大的心理负担,往往出现自卑,甚至悲观心理。

(五)治疗原则

1. 脑震荡　一般无须特殊处理,卧床休息1~2周,预后良好,症状重时可做适当对症处理。超过6个月遗留有"脑震荡综合征"者,需加强心理护理。
2. 脑挫裂伤

(1)非手术治疗:用于脑组织损伤轻、症状不典型的病人。主要措施如下:保持呼吸道通畅,加强营养和支持疗法,应用促进神经功能恢复的药物,应用抗生素预防感染,对高热、癫痫等给予对症处理,必要时给予脱水药降低颅内压,防止脑疝。

（2）手术治疗：用于重度脑挫裂伤、经非手术治疗无效、颅内压增高明显，甚至出现脑疝症状者。手术治疗方式主要有脑减压术或局部病灶清除术。

3. 颅内血肿　急性颅内血肿一旦确诊，通常应立即手术清除血肿，并彻底止血。治疗效果以硬脑膜外血肿为最好，急性硬脑膜下和脑内血肿大多伴有较严重的脑挫裂伤，预后较差。

【常见护理诊断/合作性问题】

1. 意识障碍　与颅内压增高、脑损伤有关。
2. 清理呼吸道无效　与意识障碍有关。
3. 营养失调：低于机体需要量　与意识障碍、脑损伤后进食障碍及高代谢状态有关。
4. 焦虑/恐惧　与脑损伤和担心治疗效果有关。
5. 潜在并发症：颅内压增高、脑疝、感染、压疮、失用综合征等。

【护理目标】

1. 病人意识恢复。
2. 病人呼吸道通畅。
3. 病人营养状况良好。
4. 病人情绪稳定，能配合治疗和护理。
5. 病人未发生并发症，或并发症被及时发现并处理。

【护理措施】

脑损伤病人病情复杂多变，致残、致死率高，护理的目的是为脑功能的恢复创造最佳的条件，预防和治疗并发症，以保全生命，争取最完全的康复。

（一）现场急救

及时正确的现场急救，不仅使当时某些致命性威胁如窒息、大出血、休克、开放性气胸等得到缓解，预防和减少感染，也为进一步治疗创造了有利条件。

1. 保持呼吸道通畅　颅脑损伤病人常伴有不同程度的意识障碍，正常的咳嗽反射和吞咽功能可能减弱，甚至丧失，使得呼吸道分泌物不能完全、有效地清除，可误吸呕吐物、血液、脑脊液等，舌后坠也可导致呼吸道梗阻而引起窒息。因此，保持病人呼吸道通畅尤为重要。应将病人置于侧卧位或放置口咽通气道，尽快用手、嘴或吸引器清除口腔和咽部血块或呕吐物，必要时为病人行气管插管或气管切开。

2. 妥善处理伤口　单纯头皮出血可在清创后加压包扎。开放性颅脑损伤者应剪短伤口周围头发，消毒时避免乙醇流入伤口；伤口局部不冲洗、不用药；外露的脑组织周围可用消毒纱布保护，外加干纱布适当包扎，避免局部受压。伤情许可宜将头部抬高以减少出血。可预防性应用抗生素及注射破伤风抗毒素。

3. 防治休克　协助医师查明有无颅外部位损伤，如多发性骨折、内脏破裂、气胸等。对有明显大出血或无明显外出血但有休克征象者，应迅速建立静脉通道，补充血容量。吸氧并保暖。

4. 做好护理记录　准确记录病人受伤经过、初期检查发现、急救处理经过及生命体征、意识、瞳孔、肢体活动等,为进一步处理提供参考依据。

(二) 一般护理

1. 体位　意识清醒者采取斜坡卧位,以利颅内静脉回流。深昏迷病人采取侧卧位或侧俯卧位,以利口腔分泌物排出。

2. 营养支持　昏迷病人禁食,早期给予胃肠外营养,伤后3日仍不能进食者可经鼻胃管补充。病人意识好转出现吞咽反射,肠蠕动恢复时,可经口饲喂,根据病情由温热流质、半流质、软食到普通饮食逐步过渡。无消化道出血的病人尽早采用肠内营养,更有利于病人的康复。定期评估病人营养状况:体重、氮平衡、血浆蛋白、血糖、血电解质等,以便及时调整营养素的供给量和配方。

3. 预防感染,降低体温　脑损伤后,病人抵抗力低下,易感染,最常见呼吸道、泌尿系统或颅内感染引起体温升高,高热使机体代谢增加,加重脑组织缺氧,应及时处理。可采取降低室温,颈部、腋部和大动脉搏动处放冰袋、头部戴冰帽等降温措施。物理降温无效或有寒战时,遵医嘱给予冬眠低温疗法。

4. 躁动的护理　脑损伤后,病人可因疼痛、呼吸道不通畅、便秘、尿潴留、活动受限等多种原因引起躁动不安,须查明原因及时排除。切勿轻率地给予镇静药,以免抑制呼吸、影响病情观察。对躁动病人不可强行约束,避免因过分挣扎使颅内压进一步升高,应加床挡保护并给其戴手套,防止坠床和抓伤,必要时由专人护理。同时,注意观察病情变化,若突然躁动病人变安静或原来安静变躁动,常提示病情恶化。

5. 保持呼吸道通畅　及时清除口咽部的血块和呕吐物,注意吸痰。对气管切开者严格执行气管切开护理常规。保证有效吸氧,潮气量明显下降者,应采用机械辅助呼吸,监测血气分析,及时调整以维持正常的呼吸功能。

(三) 严密观察病情

严密的病情观察有利于观察治疗效果和及早发现并处理严重并发症,是颅脑损伤病人护理的重要内容。观察内容包括意识、瞳孔、生命体征、神经系统体征(如偏瘫、锥体束征)。

1. 意识　最为重要,它是反映大脑皮质功能和脑干功能状态的重要指标,观察时采用相同程度的语言和痛刺激,对病人的反应做动态的分析,从而判断意识的变化情况。伤后立即昏迷是原发性脑损伤;伤后清醒转为昏迷或意识障碍不断加重,是颅内压增高,甚至形成脑疝的表现;躁动不安病人突然昏睡应怀疑病情加重。

2. 瞳孔　详见本章第一节"护理措施"中的"3. 病情观察"。

3. 其他　观察有无脑脊液漏、呕吐情况等,同时注意CT检查结果及颅内压监测结果。

(四) 昏迷的护理

1. 呼吸道护理　保持室内适宜的温度和湿度。保持口腔清洁,定时翻身、拍背和吸痰,保证呼吸道通畅,须注意清除呼吸道的分泌物及其他血污。呕吐病人防止误吸。深昏迷病人应抬起下颌,或将口咽通气管放入口咽腔,以免舌根后坠阻碍呼吸。短期不能清醒者,宜行气管插管或气管切开,必要时使用呼吸机辅助呼吸。应用抗生素防治呼吸道感染。

2. 体位 头高位,以利于脑静脉回流,对减轻脑水肿有利。保持头与脊柱在同一直线上,头部过伸或过屈均会影响呼吸道通畅及颈静脉回流,不利于降低颅内压。

3. 营养 创伤后的应激反应可产生高分解代谢,使血糖增高、乳酸堆积,后者可加重脑水肿。及时、有效地补充能量和蛋白质可以减轻机体损耗。早期采用肠道外营养,待肠蠕动恢复后采用肠内营养,逐步代替静脉途径。病人肌张力增高或癫痫发作时,应防肠内营养液反流导致呕吐、误吸。定期评估病人营养状况,以便及时调整营养素供给量和配方。

4. 活动、功能锻炼 保持四肢关节于功能位,定时翻身,预防压疮。做四肢关节被动活动及肌肉按摩,每日2～3次,预防肌肉萎缩和关节活动障碍。

5. 眼睑闭合不全者 给予眼药膏保护眼睛,预防暴露性角膜炎。

6. 尿潴留 长期留置尿管可引起泌尿系感染。尽可能地采用非导尿方法,必需导尿时,应严格无菌操作,并尽可能早地拔除尿管,一般导尿不超过3～5日。导尿期间应注意会阴部清洁。需长期导尿者,可考虑行耻骨上膀胱造口。

7. 便秘 昏迷病人发生便秘可用缓泻药,必要时戴手套抠出干硬粪便,禁用高压灌肠,以免加重颅内压增高而诱发脑疝。

(五) 用药护理

应用高渗脱水药、利尿药、糖皮质激素,是减轻脑水肿、降低颅内压的重要环节。观察用药后的病情变化,是医师调整应用脱水药间隔时间的依据。脑损伤易引起癫痫,预防外伤性癫痫可用苯妥英钠100 mg,每日3次。癫痫发作者给予地西泮10～20 mg,静脉缓慢注射,直至抽搐停止,并坚持每日服用抗癫痫药物控制发作。保证病人情绪平稳,睡眠充足,预防意外受伤。遵医嘱使用保护脑组织和促进脑苏醒的药物,如能量合剂、神经节苷脂、胞磷胆碱等,有助于病人苏醒和功能恢复。应用止血药和抗生素,疼痛时给予镇静、镇痛药,但禁用吗啡等麻醉镇痛药,以免抑制呼吸。

(六) 心理护理

建立良好的医患关系,帮助病人树立康复的信心,鼓励坚持功能锻炼,同时取得家属的支持和配合。病人意识清醒后,应稳定病人情绪,取得病人的理解和配合。

(七) 手术前、后护理

除继续做好上述护理外,还应做好紧急手术前的常规准备。手术前2小时内剃净头发,洗净头皮,涂擦75%乙醇并用无菌巾包扎。手术后返回病室,搬运病人时动作轻稳,防止头部转动或受震荡,搬动病人前后应观察生命体征的变化情况。小脑幕上开颅手术后取健侧或仰卧位,避免切口受压;小脑幕下开颅手术后,应取侧卧或侧俯卧位。手术中常放置引流管,如脑室引流、创腔引流、硬脑膜下引流等,做好各引流管的护理。严格注意无菌操作,预防颅内逆行感染;妥善固定,保持引流通畅;观察并记录引流量和性质。严密观察意识、瞳孔、生命体征、肢体活动等情况,及时发现手术后颅内出血、感染、癫痫及应激性溃疡等并发症。

第二节 思维导图（一）

第二节 思维导图（二）

第二节 思维导图（三）

【健康教育】

1. 康复训练　脑损伤遗留的语言、运动或智力障碍，在伤后1～2年内有部分恢复的可能，在病情稳定后制订康复计划，耐心指导病人进行功能训练，帮助病人提高生活自理能力和社会适应能力。

2. 加强安全教育　有外伤性癫痫的病人，遵医嘱按时服用控制癫痫发作的药物，不参加高空作业、游泳等危险活动，不能单独外出，外出最好有家人陪同，以防发生意外。遵守交通规则，防止意外损伤。

3. 心理指导　不论损伤轻重，病人及家属均对脑损伤的恢复存在一定忧虑，担心是否能适应今后的工作，生活是否受影响。应鼓励病人尽早自理生活，对恢复过程中出现的头痛、耳鸣、记忆力减退给予适当的解释和安慰，使其树立信心。

【护理评价】

通过治疗和护理，病人是否达到了护理目标：① 恢复意识。② 呼吸道通畅。③ 营养状况良好。④ 情绪稳定，能配合治疗和护理。⑤ 未发生并发症或并发症被及时发现并处理。

第三节　颅内和椎管内肿瘤病人的护理

案例导入

案例分析（三）

周先生，40岁。因"头痛3个月，加重伴呕吐1日"入院。近3个月以来，渐感头痛，前额颞部胀痛为主，用力时加重，多见于清晨。1日前症状加重，疼痛难忍，需吃止痛药止痛，伴呕吐2次，呕吐呈喷射状，来院就诊。体格检查：BP 155/90 mmHg，R 15次/分，P 55次/分，右侧瞳孔散大，对光反射消失，左侧瞳孔正常，双侧视神经盘水肿。左侧肢体肌力3级，巴宾斯基征阳性。入院后头部CT检查示：右额颞叶颅内占位性病变，初步诊断为：颅内右额颞叶部肿瘤。

请思考：

1. 病人目前主要的护理诊断/合作性问题有哪些？
2. 术后要如何做好并发症的观察与护理？
3. 对病人如何给予健康指导？

一、颅内肿瘤病人的护理

颅内肿瘤（intracranial tumor）又称为脑瘤，分为原发性和继发性两类。原发性颅内肿瘤是指起源于脑组织、脑膜、脑神经、垂体、血管和残余胚胎组织等的颅内肿瘤。继发性颅内肿瘤是指身体其他部位的恶性肿瘤转移或侵入颅内的肿瘤。任何年龄均可发生，尤以20～50岁多见，40岁左右为发病高峰,男性稍多于女性,40岁以后随年龄增长发病率下降,我国发病率为(4~9)/10万。**颅内肿瘤的发病部位以大脑半球最多**,其次为鞍区、小脑脑桥角、小脑、脑室及脑干。成年人常见的颅内肿瘤有脑胶质瘤、脑膜瘤、垂体腺瘤、脑转移瘤及听神经瘤等;儿童则多为小脑的星形细胞瘤、小脑中线的髓母细胞瘤、第四脑室的室管膜瘤、蝶鞍部的颅咽管瘤等。

【病因及病理】

颅内肿瘤的病因目前尚未完全明确,可能与潜在危险因子如遗传综合征或特定基因多态性、电磁辐射、放射线、化学毒物、外伤、病毒感染等因素有关。头部外伤与脑膜瘤形成有关。少部分为先天发育过程中胚胎残余组织在颅内分化生长,演变为肿瘤,如颅咽管瘤、脊索瘤和畸胎瘤等。视网膜母细胞瘤有家族遗传倾向。

颅内肿瘤一般不向颅外转移,但可在颅内直接向邻近正常脑组织浸润扩散,还可通过脑脊液循环通道转移。

脑瘤的预后与病理类型及生长部位等有关。良性肿瘤单纯外科治疗有可能治愈;交界性肿瘤单纯外科治疗后易复发;恶性肿瘤一旦确诊,需要外科手术治疗,辅助放疗和(或)化疗等。

【分类】

(一)原发性肿瘤

1. **神经上皮组织肿瘤** 又称为胶质瘤,来源于神经上皮胶质细胞和神经元,**是颅内最常见的恶性肿瘤**,占颅内肿瘤40%~50%。

(1) **星形细胞瘤**:**是胶质瘤中最常见类型**,恶性程度较低,生长缓慢。约1/3大脑半球星形细胞瘤首发症状是癫痫。肿瘤呈实质性者与周围组织分界不清,常不能彻底切除,术后易复发;囊性者常分界清楚,完全切除后有根治的可能。

(2) 胶质母细胞瘤:病程进展快,颅内高压症状明显,恶性程度最高,癫痫发生率较低。对放疗、化疗均不敏感,生存期短。

(3) 少突胶质细胞瘤:肿瘤生长较慢,与正常脑组织分界较清楚。大多以癫痫为首发症状,易误诊为原发性癫痫。可手术切除,但术后易复发,需术后放疗及化疗,治疗效果较理想。

(4) 室管膜瘤:肿瘤与周围脑组织分界尚清楚,有通过脑脊液"种植"性转移倾向,病人多伴有颅内压增高,眩晕,共济失调等症状。术后需放疗和化疗。

(5) **髓母细胞瘤**:**是儿童常见的恶性肿瘤**,多在10岁前发病。肿瘤多位于后颅窝中线部位,临床表现为颅内压增高和共济失调,是由于阻塞第四脑室及导水管而引发脑积水所致。髓母细胞瘤对放疗敏感。

2. **脑膜瘤** 是发生率仅次于胶质瘤的颅内肿瘤,占颅内原发肿瘤的14.4%~19.0%,多为良性,生长缓慢,病程长,呈膨胀性生长,多位于大脑半球矢状窦旁、大脑凸面、蝶骨和鞍结节部位。

3. **蝶鞍区肿瘤**

(1) 垂体腺瘤:来源于腺垂体的良性肿瘤。好发于青壮年,男女发病率均等,可严重损害病人的生长、发育、劳动能力和生育功能。根据腺瘤内分泌功能分类,主要有泌乳素腺瘤(PRL瘤)、生长激素腺瘤（GH瘤）、促肾上腺皮质激素腺瘤（ACTH瘤）及其他类型（促甲状腺瘤、混合性激素分泌瘤）等。手术切除是首选的治疗方法。溴隐亭治疗泌乳素腺瘤效果较突出；生长激素腺瘤对放射线较敏感，立体放射治疗适用于垂体微腺瘤。

（2）颅咽管瘤：是胚胎期颅咽管残余组织发生的良性先天性肿瘤，多位于鞍膈上，多见于儿童及青少年，发病高峰年龄在5～10岁。主要表现：① 视力障碍，因肿瘤压迫视交叉、视神经引起。② 性发育迟缓、性功能减退、尿崩症、侏儒症、肥胖及间脑综合征，因肿瘤影响垂体腺及下丘脑功能引起。③ 肿瘤侵及其他脑组织引起的神经、精神症状。治疗首选手术治疗，必要时术后配合放射治疗。

4. 听神经瘤　发生于第Ⅷ对脑神经前庭支的良性肿瘤，位于颅内桥小脑角内，表现为患侧高频耳鸣、神经性耳鸣、前庭功能障碍、同侧三叉神经及面神经受累和小脑功能受损症状。治疗以手术切除为主，辅以放疗和化疗。

（二）转移性肿瘤

来源于肺、乳腺、甲状腺、消化道等部位的恶性肿瘤，多位于幕上脑组织内，可单发或多发，男性多于女性。部分病人以颅内转移症状为首发症状，确定为脑转移瘤后要寻找原发病灶。伴颅内压增高的单发转移瘤应尽早手术，术后辅以放疗、化疗和中医中药等治疗。

【护理评估】

（一）术前评估

1. 健康史　详细询问病史，了解病人有无肿瘤家族史，有无接触物理、化学、生物性致癌因素，有无身体其他部位的肿瘤如肺癌、胃癌等。

2. 身体状况　颅内肿瘤因病理性质、类型及所在部位不同，起病及临床表现多样。大部分病人的病情进展缓慢，呈进行性加重，但颅内压增高的局灶症状和体征是其共有的表现。

（1）颅内压增高：90%的病人可出现颅内压增高症状和体征，多呈慢性、进行性发展过程。

（2）局灶症状：① 癫痫发作：可为全身性或部分性癫痫发作。② 意识障碍：嗜睡、反应迟钝、呆滞、昏迷等。③ 进行性运动功能障碍：一个或多个肢体无力、瘫痪、肌张力增高、反射亢进等。④ 进行性感觉障碍：浅感觉障碍、深感觉及辨别觉的障碍等。⑤ 各种脑神经的功能障碍：如听觉、嗅觉、视觉减退或消失，视野缺损、眼球运动障碍、面部感觉障碍、吞咽困难和舌运动障碍等。⑥ 小脑症状：行走不稳，坐立不能，共济失调等。

以上症状是颅内肿瘤占位、压迫静脉和脑脊液循环通道，使脑脊液、血管、神经通道受阻，造成脑组织水肿，颅内压增高，严重者还可引起展神经麻痹、复视、失明、头晕、猝倒、抽搐或意识障碍等。首发症状和体征常表明脑组织最先受损的部位，有定位诊断意义。

3. 辅助检查

（1）影像学检查：CT和MRI是目前首选的应用最广泛的定位及定性诊断方法，可清晰地显示脑沟回、脑室系统和脑血管，对确定肿瘤大小、部位、脑室受压和脑组织移位、瘤周脑水肿范围有重要意义。头颅X线、脑血管造影亦有助于诊断。

（2）腰椎穿刺和脑脊液检查：可以直接测得颅内压力，也可收集脑脊液行实验室检查。但颅内压明显增高者禁止做腰椎穿刺,以免诱发脑疝。

4. 心理-社会状况　病人因颅脑肿瘤常导致残疾,甚至危及生命,或易复发而有较重心理负担,可出现焦虑、恐惧不安、绝望心理反应,或有自杀动机及行为等。要了解病人及家属对所患肿瘤的手术治疗方法、预后和手术治疗的期盼程度。

5. 治疗原则　以手术为主,辅以放疗、化疗、中医中药、免疫等综合治疗。

(1) 手术治疗:是最直接、有效的方法。在不增加神经功能损伤的前提下,尽可能地切除肿瘤。神经外科在神经导航、微创外科技术的帮助下已拓宽了手术适应证和范围。良性肿瘤全部切除,有望治愈;晚期恶性肿瘤病人亦可采用姑息性手术治疗,以缓解颅内高压。

(2) 放疗:适用于肿瘤位于重要功能区或部位深不宜手术者、全身情况差不宜手术者及对放射治疗较敏感的颅内肿瘤等。现在采用立体定向放射治疗技术,利用 CT、MRI 影像技术定位,把高能量射线聚集到肿瘤组织,照射精确,对周围组织影响小,减少了并发症。应用最广泛的是伽马刀(γ-刀)、X-刀、粒子束刀。

(3) 化疗:是综合治疗颅内肿瘤的重要方法之一。宜选择毒性低,分子量小,易通过血-脑屏障,无中枢神经毒性的化学药物等。

(4) 其他治疗:如免疫治疗、中医治疗等。

(二) 术后评估

评估术中情况,了解手术及麻醉方式,有无意外发生,术中输液、输血情况,引流管情况等。评估术后病人的生命体征、意识状况、头部疼痛情况,敷料是否渗湿,肢体活动情况,心理-社会状况及有无并发症发生等。

【常见护理诊断/合作性问题】

1. 自理缺陷　与肿瘤压迫导致肢体瘫痪及开颅手术有关。
2. 有受伤的危险　与神经系统功能损害导致的视力、肢体感觉运动障碍有关。
3. 焦虑或恐惧　与担心手术成功或疾病预后有关。
4. 潜在并发症:颅内压增高、脑疝、脑脊液漏等。

【护理目标】

1. 病人日常生活能自理。
2. 病人无意外伤害发生。
3. 病人焦虑或恐惧心理减轻。
4. 病人无并发症发生或并发症能被及时发现与处理。

【护理措施】

(一) 非手术治疗及术前护理

1. 心理护理　向病人和家属介绍疾病的性质和手术的相关知识,帮助其勇敢面对现实,接受疾病的挑战。了解病人及家属的心理反应,稳定病人情绪,减轻其焦虑和恐惧的心理,指导病人了解配合治疗的注意事项,家属学会对病人的特殊照料方法和技巧。

2. 完善术前准备　除手术前常规准备外,术前还应加强营养,完善术前各项检查,如脑CT、MRI、脑电图等;按头颅手术备皮,经口鼻蝶窦入路手术的病人术前需剃胡须、剪鼻毛,并加强口腔及鼻腔护理;预防性使用抗生素,防止感染;颅内压增高病人应抬高床头15°～30°;用药物降低颅内压;保持大便通畅,**禁忌高压灌肠**。

链接护考(2012年护考真题)

王先生,48岁。诊断为"颅内肿瘤"入院。病人有颅内压增高症状。护士给予此病人床头抬高15°～30°,其主要目的是(　　)

A. 有利于改善心脏功能

B. 有利于改善呼吸功能

C. 有利于颅内静脉回流

D. 有利于鼻饲

E. 防止呕吐物误入呼吸道

答案:C

解析:护士给予床头抬高的主要目的是利于颅内静脉回流,预防脑水肿及减轻颅内压增高。

(二) 手术后护理

1. 体位　全身麻醉未清醒时,术后取侧卧位,防止窒息,意识清醒后抬高床头15°～30°。手术后应避免压迫减压窗,防止颅内压增高。搬动病人或为病人翻身时,应有人扶持其头部,使头颈部在一直线上,防止头颈部过度扭曲或震动。

2. 饮食　手术后24小时后,病人意识清醒,吞咽功能、咳嗽反射恢复后可进流质饮食,第2～3日给半流质饮食,以后逐步过渡到普通饮食。颅后窝手术或听神经瘤手术后因舌咽、迷走神经功能障碍而发生吞咽困难、饮水呛咳者,应严格禁食、禁饮,采用鼻饲供给营养,待吞咽功能恢复后逐渐练习进食。

3. 伤口及引流护理　颅内肿瘤手术切除后,在残留的创腔内放置引流物,引流出手术残腔内的血性液体和气体,使残腔逐步闭合。护理时应注意以下几点:

(1) 位置:手术早期,创腔引流瓶(袋)放置于头旁枕上或枕边,高度与头部创腔保持一致,以保证创腔内一定的液体压力,避免脑组织移位。对位于顶后枕部的创腔,术后48小时内不可随意放低引流瓶(袋),否则可因创腔内液体被引出致脑组织迅速移位,有可能撕破大脑上静脉,引起颅内血肿。另外,创腔内暂时积聚的液体可以稀释渗血,防止渗血形成血肿。创腔内压力升高时,血性液仍可自行流出。

(2) 速度:手术48小时后可将引流瓶(袋)略放低,较快引流出创腔内的液体,使脑组织膨出,以减少局部残腔,避免局部积液造成颅内压增高。

(3) 引流量和拔管:若术后早期引流量多,应适当抬高引流瓶(袋)。引流放置3～4日,血性脑脊液转清,即拔管,以免形成脑脊液漏。

4. 口腔和鼻腔的清洁　术后口腔和鼻腔护理每日2次。

5. 并发症的观察、预防和护理

（1）出血：多发生在手术后 24～48 小时内。病人表现为意识清醒后又逐渐嗜睡甚至昏迷，或意识障碍进行性加重，伴有颅内压增高或脑疝症状。手术后应严密观察意识、生命体征、引流液情况。一旦发现有颅内出血的征象，应及时报告医师，并做好再次手术止血的准备。

（2）颅内压增高、脑疝：密切观察生命体征、意识、瞳孔、肢体功能等情况。遵医嘱降低颅内压。

（3）脑脊液漏：注意伤口、鼻、耳等处有无脑脊液漏。经蝶骨手术后避免剧烈咳嗽，以防脑脊液鼻漏。若出现脑脊液漏，应及时通知医师，并做好相应护理。

（4）尿崩症：主要发生于鞍上手术后，如垂体腺瘤、颅咽管瘤等涉及下丘脑的手术，影响血管升压素分泌所致。病人出现多尿、多饮、口渴，每日尿量大于 4 000 ml，尿比重低于 1.005。在给予神经垂体素治疗时，应准确记录出入液量，根据尿量和血清电解质结果调整用药。尿量增多期间，须注意补钾，每 1 000 ml 尿量补充 1 g 氯化钾。

（5）应激性溃疡：丘脑下部及脑干受损后可引起应激性溃疡，表现为病人呕吐大量血性或咖啡色胃内容物、黑便，伴有呃逆、腹胀等症状。手术后可给予雷尼替丁等药物预防应激性溃疡，一旦发现胃出血，应立即止血、静脉输液、抗休克处理。

（三）健康教育

1. **康复训练**　病情稳定后康复训练即开始，瘫痪肢体坚持被动及主动的功能锻炼；对失语病人进行耐心的语言训练；智力减退的病人进行智力训练等；教会家属护理方法，以帮助病人尽早恢复生活自理能力和工作能力，回归社会，增加病人的生活信心。

2. **安全教育**　颅内肿瘤术后出现癫痫的病人应遵医嘱按时服用抗癫痫药物。叮嘱病人不能单独外出，不参加高空作业、游泳等危险活动，外出时最好有家人陪同，以防发生意外。

3. **防止意外**　去骨板减压的病人外出时需戴安全帽，以防意外事故挤压减压窗。

4. **病情观察**　观察有无肿瘤复发及放疗后出现脑坏死的情况，如出现颅内压增高和神经系统定位症状，应及时就诊。

【护理评价】

经过治疗和护理，病人是否达到了护理目标：① 日常生活能够自理。② 无意外伤害发生。③ 焦虑或恐惧情绪消失或减轻。④ 未发生并发症，或并发症被及时发现并处理。

二、椎管内肿瘤病人的护理

椎管内肿瘤（intraspinal tumor）又称为脊髓肿瘤，指发生在脊髓本身和椎管内与脊髓邻近组织的原发性或转移性肿瘤，可发生在任何年龄，以 20～50 岁多见，男多于女，以胸段最多见，其次为颈段和腰段。

【分类】

根据肿瘤与脊髓、脊膜的关系分为硬脊膜外肿瘤、硬脊膜下肿瘤和髓内肿瘤三大类。以硬脊膜下肿瘤多见,占65%～70%,主要病理类型是神经鞘瘤和脊膜瘤。硬脊膜外肿瘤约占25%,主要病理类型是神经鞘瘤、脂肪瘤、脊膜瘤、血管瘤和转移瘤等。髓内肿瘤少见,占5%～10%,病理类型有室管膜瘤、星形细胞瘤及胶质母细胞瘤等。

【护理评估】

(一) 健康史

详细询问疾病史、家族史、遗传史,有无接触化学、物理和生物致癌因素等情况。

(二) 身体状况

1. 根性痛　根性痛是脊髓肿瘤早期最常见的症状,主要表现为神经根痛,疼痛部位固定并且沿神经根分布区域扩散,咳嗽、大便、屏气、用力时加剧,部分病人可有夜间痛和平卧痛,为椎管内肿瘤特征性表现之一。

2. 肢体运动、感觉障碍及反射异常　肿瘤逐渐增大直接压迫脊髓,使肿瘤平面以下的锥体束向下传导受阻,表现为上位运动神经元瘫痪,可出现受压平面以下肢体运动、感觉及括约肌功能障碍,典型体征是脊髓半切综合征。肿瘤压迫神经前根或脊髓前角,出现支配区肌群下位运动神经元瘫痪。

3. 自主神经功能障碍　膀胱和直肠功能障碍最常见。肿瘤平面以下躯体少汗或无汗;腰骶节段的肿瘤可使膀胱反射中枢受损,出现尿潴留,当膀胱过度充盈后则会出现尿失禁;骶节以上脊髓受压时产生便秘,骶节以下脊髓受压时肛门括约肌松弛,出现稀粪不能控制流出。

4. 其他　髓外硬脊膜下肿瘤出血可导致脊髓蛛网膜下隙出血。高颈段或腰骶段以下肿瘤则可阻碍脑脊液循环和吸收,导致颅内压增高的发生。

(三) 辅助检查

MRI是最有价值的辅助检查方法。脑脊液检查蛋白质含量增高,在5 g/L以上,白细胞数正常,称为蛋白质细胞分离现象,也是诊断椎管内肿瘤的重要依据。

(四) 心理-社会状况

了解病人有无焦虑、悲伤、绝望的心理,病人及家属的心理状况,对病人的关心程度和支持能力。

(五) 治疗原则

手术切除肿瘤是目前唯一有效的治疗手段。良性肿瘤切除后预后良好,恶性者切除肿瘤并做充分减压,辅以放疗,可使病情得到一定程度的缓解。

【常见护理诊断/合作性问题】

1. 有受伤危险　与感觉减退及运动功能障碍有关。
2. 潜在并发症:肺部感染、脊髓水肿、脊髓血肿、失用综合征等。

【护理目标】

(1) 病人无意外伤害发生。

(2) 病人无并发症发生或并发症及时被发现并正确处理。

【护理措施】

1. 一般护理　指导病人卧硬板床,保持床单干燥、整洁,定时翻身,防止压疮发生。翻身时脊柱要呈一条直线,防止脊髓损伤。术后取俯卧位或侧卧位,注意使头部和脊柱的轴线保持一直线,防止脊柱屈曲或扭转。了解并避免加重病人疼痛的因素,减少神经根刺激,减轻疼痛,遵医嘱适当应用镇痛药。

2. 病情观察　密切观察病人生命体征、意识状态、瞳孔、肢体活动状况,注意肢体的感觉、运动及括约肌功能,及时发现术后脊髓血肿或水肿发生的临床表现等。

3. 呼吸道护理　注意及时清除呼吸道分泌物并保持通畅,防止肺部感染的发生。

4. 防治腹胀及排泄异常　手术后病人常出现迟缓性胃肠麻痹,腹胀严重者可用肛管排气。出现大小便失禁或便秘、尿潴留时应及时处理。

5. 防止意外伤害　因神经麻痹、瘫痪,病人对冷、热、疼痛感觉减退或消失及运动功能障碍等,应防止烫伤、冻伤及坠床等意外伤害。

6. 心理护理　给予心理支持,减轻病人的心理压力。告知病人可能采用的治疗计划及如何配合,帮助家属学会对病人的照顾方法。

7. 康复训练　尽早功能锻炼,防止失用综合征的发生。

【护理评价】

经治疗和护理,病人是否达到了护理目标:① 无意外伤害发生。② 无并发症发生或并发症被及时发现并正确处理。

小结

颅内压增高主要病因是颅腔内容物体积或量增加,颅腔容积减少导致。主要临床表现:"三主征"(头痛、呕吐和视神经盘水肿)、意识障碍、生命体征改变、脑疝等。常见的脑疝有小脑幕切迹疝和枕骨大孔疝,是颅脑疾病病人死亡的主要原因。CT 是诊断颅内占位性病变的首选检查,颅内压增高时禁忌做腰椎穿刺。颅内压增高的主要治疗方法是病因治疗、降低颅内压及对症处理。降低颅内压中脱水治疗首选 20% 甘露醇。颅内压增高病人的护理要点:抬高床头,控制输液量及速度;密切观察病人的意识及瞳孔、生命体征、局灶症状;做好脑室外引流的护理,脑疝的急救护理,冬眠低温疗法护理,康复训练等。

颅脑损伤可分为头皮损伤(头皮血肿、头皮裂伤、头皮撕脱伤)、颅骨损伤和脑损伤。头皮损伤的临床表现有血肿(皮下血肿、帽状腱膜下血肿、骨膜下血肿)或伤口、出血、疼痛,严重时可导致出血性休克;小血肿早期冷敷,24~48 小时后改为热敷,切忌用力揉搓;较大血肿行血肿穿刺后加压包扎。开放性头皮损伤现场急救:局部压迫止血,在6~8小时内清创缝合。常规应用抗生素和破伤风抗毒素(TAT)。完全撕脱的头皮需用敷料包裹,隔水放置于有冰块的容器内随病人一起送至医院。

  颅骨损伤最常见的是颅底骨折,包括颅前窝骨折、颅中窝骨折、颅后窝骨折,主要的表现有脑脊液外漏、损伤部位瘀斑、脑神经损伤;重点做好意识、瞳孔的观察及脑脊液漏的护理。

  脑损伤分为原发性脑损伤(脑震荡、脑挫裂伤)和继发性脑损伤(脑水肿、颅内血肿)。脑震荡病人的主要表现为不超过30分钟短暂的意识障碍,逆行性遗忘等;脑挫裂伤病人会出现超过30分钟意识障碍及颅内压增高表现。硬脑膜外血肿有典型的伤后昏迷、"中间清醒期"及颅内压增高表现。急性颅内血肿一旦确诊,应立即手术清除血肿,并彻底止血。

  颅内肿瘤有原发性和继发性。主要表现为颅内压增高及局灶症状和体征;胶质瘤中星形细胞瘤类型是成年人最常见的恶性肿瘤,髓母细胞瘤是儿童常见恶性肿瘤,发病部位以大脑半球最多。

  椎管内肿瘤是发生在脊髓本身和椎管内与脊髓邻近组织的原发性或转移性肿瘤,以胸段最多见。主要表现为肿瘤进行性压迫损害脊髓和神经根的症状:神经根痛,肢体运动、感觉障碍,反射异常,自主神经功能障碍等。

  颅内肿瘤及椎管内肿瘤辅助检查方法首选CT和MRI。最直接、有效的治疗方法为手术切除肿瘤,加放疗和化疗等综合治疗。护理重点关注手术后并发症的预防和护理。

(李佳敏)

第十二章 颈部疾病病人的护理

第十二章 颈部疾病病人的护理 PPT

第十二章 学习重点

第十二章 思政案例

学习目标

知识目标：

1. 掌握单纯性甲状腺肿、甲状腺功能亢进症和甲状腺肿瘤病人的临床表现、护理诊断/合作性问题、护理措施。

2. 熟悉单纯性甲状腺肿、甲状腺功能亢进症和甲状腺肿瘤的身体状况、辅助检查、治疗原则。

3. 了解单纯性甲状腺肿、甲状腺功能亢进症和甲状腺肿瘤的病因与发病机制。

能力目标：

1. 能正确制订护理计划并实施。

2. 能对颈部疾病病人进行术前、术后用药指导和护理。

素养目标：

具有高度的责任心、同情心和爱心。

第一节 单纯性甲状腺肿病人的护理

案例导入

案例分析（一）

王女士，20岁。因双侧甲状腺肿大入院。体格检查：甲状腺Ⅱ度肿大，无结节。查血清 T_4 正常。甲状腺扫描可见弥漫性甲状腺肿，均匀分布。初步诊断：单纯性甲状腺肿。

请思考：
1. 该疾病的主要发病原因有哪些？
2. 请对该病人进行饮食指导。

单纯性甲状腺肿（simple goiter）是指由多种原因引起的非炎症性或非肿瘤性甲状腺肿大，一般不伴明显的甲状腺功能异常的临床表现。

【病因及发病机制】

1. **甲状腺素原料（碘）缺乏** 是引起单纯性甲状腺肿的主要因素。碘是合成甲状腺素（TH）的重要原料之一，由于碘摄入量不足，导致甲状腺不能生成和分泌足量的 TH，导致促甲状腺激素（TSH）分泌增多，促使甲状腺代偿性增生和肥大。高原、山区土壤中的碘盐被冲洗流失，易造成饮水和食物中含碘量不足。长期生活在此区域的居民患此病较多，故又称为地方性甲状腺肿。

2. **甲状腺素需要量增高** 青春发育期、妊娠期、哺乳期或绝经期妇女，由于对 TH 的需要量暂时性增加，以致体内碘相对不足，引起腺垂体 TSH 分泌过多，导致甲状腺代偿性增大，称为生理性甲状腺肿。这种甲状腺肿常在成年或结束妊娠自行缩小。

3. **甲状腺素合成或分泌障碍** 常为"散发性甲状腺肿"的发病原因。主要原因有：① 过量进食抑制甲状腺素合成的食物或药物，如白菜、菠菜、大豆、豌豆、萝卜等（含有硫脲），以及服用硫脲类、保泰松、磺胺等药物。② 隐性遗传和先天性缺陷：先天性缺乏合成 TH 的酶，因而引起血中 TH 减少，导致甲状腺肿。

【护理评估】

（一）健康史

了解发病的过程及治疗经过，有无家族史，有无高原、山区长期居住史，有无致甲状腺肿食物或药物的长期使用史，是否处于青春期、妊娠期、哺乳期或绝经期，有无既往史或手术史等。

（二）身体状况

女性多见，一般无全身症状。甲状腺不同程度的肿大和肿大结节对周围器官引起的压迫症状是本病的主要临床表现。

1. **甲状腺肿大** 初期，甲状腺呈对称、弥漫性肿大，腺体表面光滑，质地柔软，随吞咽上下移动,无血管杂音及震颤。随后,在肿大腺体的一侧或两侧可扪及多个或单个结节,通常存在多年,增长缓慢。当囊肿样变的结节内并发囊内出血时,可引起结节迅速增大。

2. 压迫症状　单纯性甲状腺肿体积较大时可压迫气管、食管和喉返神经。气管受压可出现气管移位、弯曲和气道狭窄,影响呼吸;食管受压可引起吞咽困难;喉返神经受压可出现声音嘶哑。病程较久、体积巨大的甲状腺肿可向胸骨后延伸生长,形成胸骨后甲状腺肿,易压迫气管和食管,还可能压迫颈深部大静脉,引起头颈部静脉回流障碍,出现面部青紫、肿胀及颈胸部表浅静脉扩张。

3. 继发病变　结节性甲状腺肿可继发甲亢,也可发生恶变。

(三) 辅助检查

本病一般无须特殊辅助检查。如出现压迫症状,并发甲亢或疑有恶性变者,可选用相应的辅助检查方法。

(四) 心理-社会评估

评估病人及其家属对甲状腺疾病防治知识的了解程度,病人对其身体外形变化的感受和认知。

(五) 治疗原则

1. 非手术治疗　生理性甲状腺肿,宜多食含碘丰富的食物如海带、紫菜等。对于20岁以下的弥漫性单纯甲状腺肿病人可口服小剂量甲状腺素或左甲状腺素,以抑制腺垂体分泌TSH,缓解甲状腺的增生和肿大。

2. 手术治疗　有以下情况者应施行甲状腺手术:① 因气管、食管或喉返神经受压引起临床症状者。② 胸骨后甲状腺肿。③ 巨大甲状腺肿影响生活和工作者。④ 结节性甲状腺肿继发甲亢者。⑤ 结节性甲状腺肿疑有恶变者。

【常见护理诊断/合作性问题】

1. 自我形象紊乱　与甲状腺肿致颈部增粗或颈前肿块有关。
2. 知识缺乏　缺乏对甲状腺疾病防治知识及康复知识的了解。
3. 潜在并发症:手术后呼吸困难或窒息,声音嘶哑、失音、音调低钝、误咽等。

【护理目标】

1. 病人接受现实,主动配合治疗。
2. 病人了解进食碘盐或含碘食物的意义,以及部分食物和药物对本病的影响。
3. 病人术后未发生并发症或并发症能被及时发现和处理。

【护理措施】

(一) 非手术治疗病人的护理

1. 心理护理　多与病人沟通,消除其因形体变化产生的自卑感或顾虑。向病人解释治疗效果及疾病转归,使其树立信心。

2. 饮食护理　多进食含碘丰富的食物(海带、紫菜等),避免摄入大量阻碍甲状腺素合成的食物(卷心菜、菠菜、萝卜等)。

3. 病情观察　观察甲状腺肿大的程度、质地,有无结节及压痛,结节是否迅速增大,颈部增粗的进展情况;病人是否出现呼吸困难、吞咽困难、声音嘶哑等压迫症状。

4. 用药护理　观察药物疗效和不良反应。如出现心悸,呼吸急促,食欲亢进,怕热多汗等甲亢表现,应及时汇报医师处理。

（二）手术治疗病人的护理

参见本章第二节"甲状腺功能亢进症外科治疗病人的护理"。

【健康教育】

1. 饮食指导　一般食用加碘盐,常用剂量为每 10～20 kg 食盐中均匀加入碘化钾或碘化钠 1 g,以满足人体每日的生理需要量。青春发育期、妊娠期、哺乳期或绝经期应增加碘的摄入。

2. 复诊指导　告知结节性甲状腺肿病人定期进行检查,如出现压迫、甲亢症状或短期内肿块迅速增大,应及时就诊。

3. 术后健康指导　参见本章第二节"甲状腺功能亢进症外科治疗病人的护理"。

【护理评价】

通过治疗和护理,病人是否达到了护理目标:① 接受现实,主动配合治疗。② 知晓与本病相关的知识。③ 未发生并发症或并发症能被及时发现和处理。

第二节　甲状腺功能亢进症外科治疗病人的护理

案例导入

> 李女士,48岁。主诉心慌不适,怕热,易饥饿和多汗。体格检查:甲状腺肿大,双手震颤,突眼,心率 120 次/分,基础代谢率(basal metabolie rate,BMR)+45%。临床诊断:甲亢。入院后行甲状腺大部切除术。
> 请思考:
> 1. 术后可能发生的最危重并发症是什么？其主要表现有哪些？
> 2. 发生上述并发症的主要原因是什么？该如何预防？

甲状腺功能亢进症(hyperthyroidism,简称甲亢)是由各种原因引起甲状腺激素分泌过多而出现以全身代谢亢进为主要特征的疾病总称。

【分类】

1. 原发性甲亢　最常见，占85%～90%，发病年龄多在20～40岁，女性多见。腺体多为弥漫性、两侧对称性肿大，常伴有眼球突出，故又称为"突眼性甲状腺肿"（exophthalmic goiter）。

2. 继发性甲亢　较少见，发病年龄多在40岁以上。指在结节性甲状腺肿基础上发生甲亢，病人先有结节性甲状腺肿多年，以后逐渐出现甲状腺功能亢进症状。腺体呈结节状肿大，两侧多不对称，无突眼，容易发生心肌损害。

3. 高功能腺瘤　少见，腺体内有单个或多个自主性高功能结节，结节周围的甲状腺组织呈萎缩改变，病人无眼球突出。

【病因及发病机制】

原发性甲亢的病因迄今尚未完全明确，目前多数认为，本病是一种自身免疫性疾病。病人血中有两类刺激甲状腺的自身抗体：一类能刺激甲状腺功能活动，作用与促甲状腺激素（TSH）相似，但作用时间较TSH持久，因此称为长效甲状腺刺激素（long acting thyroid stimulator，LATS）；另一类为甲状腺刺激免疫球蛋白（thyroid stimulating immunoglobulin，TSI）。上述两类物质都属于G类免疫球蛋白，来源于淋巴细胞，都能抑制TSH，且与TSH受体结合，从而加强甲状腺细胞功能，分泌大量甲状腺素（T_4）和三碘甲状腺原氨酸（T_3）。

继发性甲亢和高功能腺瘤的病因也尚未明确。病人血中的长效甲状腺刺激激素等浓度不高，或许与结节本身自主性分泌紊乱有关。

【护理评估】

（一）术前评估

1. 健康史　了解病人一般情况，有无家族史，有无其他免疫性疾病史和手术史，询问发病前有无感染、精神刺激、创伤等应激情况发生。

2. 身体状况

（1）甲状腺肿大：**原发性甲亢腺体肿大呈弥漫性、对称性**，质软，可随吞咽动作上下移动。**继发性甲亢腺体肿大呈结节状，两侧多不对称**，多无压迫症状。由于腺体内血管扩张、血流加速，扪诊有震颤感，听诊时可闻及血管杂音。

（2）高代谢综合征：病人常多语、性情急躁、易激惹、失眠、两手颤动、怕热、多汗、皮肤潮湿；食欲亢进但却消瘦、体重减轻，大便次数增多或腹泻。

（3）心血管功能改变：多诉心悸、胸部不适；脉快有力，脉率常在每分钟100次以上，休息及睡眠时仍快；脉压增大（主要是收缩压升高）。其中脉率增快及脉压增大尤为重要，常可作为判断病情程度和疗效的重要标志。合并甲状腺功能亢进性心脏病时，可出现心脏肥大、心律失常和心力衰竭。

（4）突眼征：分为单纯性突眼和浸润性突眼。典型者双眼球突出，眼裂增宽。严重者上下眼睑难以闭合，向前平视时角膜上缘外露，易致眼炎，甚至失明；凝视时瞬目减少，眼向下看时上眼睑不随眼球下闭，上视时无额纹出现，两眼内聚能力差，也有病人伴眼睑肿胀、肥厚，结膜充血、水肿等(图12-1)。

(5)其他：有些病人可出现内分泌功能紊乱，如女性月经失调、不孕、早产，男性阳痿等。少数病人出现胫前黏性水肿。

3. 辅助检查

(1)基础代谢率(BMR)测定：用基础代谢率测定器测定较可靠；但临床常用估算公式：**基础代谢率(%)＝脉率＋脉压－111。正常值为±10%，+20%～+30%为轻度甲亢，+30%～+60%为中度甲亢，+60%以上为重度甲亢**。应在清晨病人起床前空腹、静卧时测定脉率和血压。

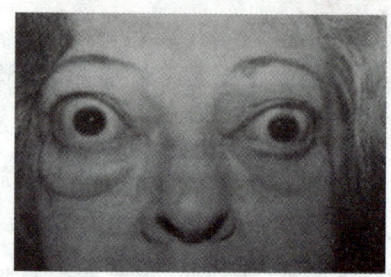

图 12-1 突眼征

(2)甲状腺摄^{131}I率测定：正常甲状腺24小时内摄取的^{131}I量为总入量的30%～40%。**若2小时内甲状腺摄取^{131}I量超过25%，或24小时内超过50%，且吸^{131}I高峰提前出现，均表示有甲亢**。现甲状腺摄^{131}I率测定已不作为甲亢诊断的常规指标。

(3)实验室检查：① 血清 T_3、T_4 含量测定：甲亢病人血清甲状腺素(T_4)和三碘甲状腺原氨酸(T_3)的含量均升高，血清 T_3 可高于正常4倍左右，而 T_4 仅为正常的2.5倍，因此 T_3 更为敏感。② 血清促甲状腺素(TSH)测定：TSH是国际上公认的诊断甲亢的首选指标，可作为单一指标进行甲亢筛查。一般甲亢病人 TSH<0.1 mU/L。

(4)颈部X线透视或胸片检查：了解气管有无受压或移位，了解有无胸骨后甲状腺肿。

(5)甲状腺核素静态显像：观察甲状腺的位置、形态、大小及功能状况。

4. 心理、社会状况　病人常处于精神紧张、敏感多疑、急躁易怒状态，易与他人发生争执，事后难免自责、神情沮丧。评估病人情绪是否稳定，了解病人对甲状腺疾病的知晓程度，了解病人是否愿意接受手术治疗，是否掌握健康知识。

5. 治疗原则　目前，针对甲亢的治疗方法主要有抗甲状腺药治疗、^{131}I治疗和手术治疗。三种疗法各有利弊。抗甲状腺药治疗可以保留甲状腺分泌激素的功能，但疗程长，治愈率低，复发率高；^{131}I和手术治疗都是通过破坏甲状腺组织来减少甲状腺激素的合成和分泌，疗程短，治愈率高，复发率低，但存在一定并发症。

手术治疗：甲状腺大部切除术是治疗中度以上甲亢的一种常用而有效的方法，治愈率达90%～95%。其缺点是存在一定的并发症，4%～5%的病人术后甲亢复发，也有少数病人发生甲状腺功能减退，需严格掌握手术指征。

适应证：① 继发性甲亢或高功能腺瘤。② 中度以上的原发性甲亢。③ 腺体较大，伴有压迫症状，或胸骨后甲状腺肿等类型甲亢。④ 抗甲状腺药物或^{131}I治疗后复发者或坚持长期用药有困难者。⑤ 妊娠早、中期的甲亢病人具有上述指征者，应考虑手术治疗。

禁忌证：① 青少年甲亢。② 症状较轻者。③ 老年病人或有严重器质性疾病不能耐受手术者。

(二)术后评估

了解手术麻醉方式；手术中有无发生意外；术后伤口及引流情况，有无出血，生命体征是否平稳，有无并发症发生等。

【常见护理诊断/合作性问题】

1. 焦虑　与交感神经功能亢进、环境改变、担心手术及预后有关。
2. 疼痛　与甲状腺肿块压迫、囊性肿块出血及手术创伤有关。
3. 营养失调：低于机体需要量　与基础代谢率增高有关。
4. 清理呼吸道无效　与咽喉部及气管受刺激、分泌物增多及切口疼痛有关。
5. 潜在并发症：呼吸困难与窒息、喉返神经损伤、喉上神经损伤、手足抽搐、甲状腺功能低下、甲状腺危象等。

【护理目标】

1. 病人情绪稳定，焦虑程度减轻。
2. 病人的疼痛得到有效控制。
3. 病人营养状况改善。
4. 病人能有效清除呼吸道分泌物，保持呼吸道通畅。
5. 病人未发生术后并发症或并发症能被及时发现和处理。

【护理措施】

（一）非手术治疗病人的护理及术前护理

术前应采取充分而完善的准备，以保证手术顺利进行和预防术后并发症的发生。

1. 完善术前各项检查　对于甲亢或甲状腺巨大包块者，除进行全面体格检查和必要的实验室检查外，还应包括：① 测定基础代谢率，了解甲亢程度，选择手术时机。② 心电图检查，了解心脏有无扩大、杂音或心律失常等。③ 喉镜检查，确定声带功能。④ 颈部 X 线透视或摄片：了解有无气管受压或移位。⑤ 其他：检查神经肌肉的应激性是否增高，测定血钙、血磷含量，了解甲状旁腺功能状态。

2. 饮食护理　给予高热量、高蛋白质、富含维生素的清淡易消化食物；忌食海带、紫菜、海产品等含碘丰富的食物；**忌饮对中枢有兴奋作用的浓茶、咖啡等**饮料；术前常规禁食 12 小时，禁饮 4~6 小时。

3. 心理护理　了解病人的心理状态，消除病人的焦虑和恐惧心理，避免情绪激动。对于过度紧张或失眠者，适当使用镇静药或安眠药。

4. 药物准备　是甲亢手术前降低基础代谢率的重要环节。护士应遵医嘱正确指导甲亢病人做好术前药物准备，以降低手术风险。具体的方法有以下几种。

（1）单用碘化钾法：口服碘剂，即复方碘化钾溶液，又称卢戈（Lugol）液。3 次/日，口服，从 3 滴/次开始，逐日每次增加 1 滴，直至 16 滴/次，然后维持此剂量，2~3 周后甲亢症状得到基本控制（**病人情绪稳定，睡眠良好，体重增加，脉率稳定在<90 次/分，脉压恢复正常，基础代谢率<+20%，腺体缩小变硬**），方可进行手术。

碘剂的作用在于抑制蛋白水解酶，减少甲状腺球蛋白的分解，从而**抑制甲状腺素的释放**，还能减少甲状腺血流量，使腺体充血减少，从而缩小变硬，有利于手术进行。但由于碘剂只抑制甲

视频:甲亢病人术前用药的准备

视频:甲亢病人术前一般护理措施

状腺素释放而不抑制其合成,一旦停服碘剂后,贮存于甲状腺滤泡内的甲状腺球蛋白大量分解,将使甲亢症状重新出现,甚至加重,因此凡不准备施行手术治疗的甲亢病人均不要服用碘剂。

由于碘剂具有刺激性,护士可指导病人于饭后用凉开水稀释后服用,或用餐时将碘剂滴在馒头或面包片上一同服用,以减少对口腔和胃黏膜的刺激。

(2)硫脲类药物加用碘剂法:硫脲类药物通过降低甲状腺素的合成,并抑制体内淋巴细胞产生自身抗体,从而控制因甲状腺素升高引起的甲亢症状。先服用硫脲类药物 2~4 个月,待甲亢症状得到基本控制后停药,再单独服用碘剂 2 周,方可进行手术。由于硫脲类药物可使甲状腺肿大充血,手术时极易发生出血,增加了手术的难度和危险,因此服用硫脲类药物后必须加用碘剂 2 周,待甲状腺缩小变硬后手术。

(3)碘剂加用硫脲类药物后再加用碘剂:少数病人服用碘剂 2 周后,症状减轻不明显,此时,可在继续服用碘剂的同时,加用硫脲类药物,直至症状基本控制,停用硫脲类药物后,继续单独服用碘剂 1~2 周,再进行手术。

(4)普萘洛尔:对于常规应用碘剂或合并应用硫脲类药物不能耐受或无反应者,可遵医嘱应用普萘洛尔或与碘剂联用。普萘洛尔可控制甲亢的症状,缩短术前准备的时间,且用药后不引起腺体充血,有利于手术操作。普萘洛尔在体内的有效半衰期不到 8 小时,故术前 1~2 小时应再服一次普萘洛尔;术后继续口服普萘洛尔 4~7 日。此外,**术前不用阿托品**,以免引起心动过速。

5. 眼睛护理 突眼病人注意保护眼睛。白天滴玻璃酸钠滴眼液数次,睡前用抗生素眼膏敷眼。可戴眼罩或用凡士林纱布遮盖,以避免因角膜暴露干燥而发生溃疡。眼睑闭合不全者,日间或外出宜戴有色眼镜,以防风沙、强光、异物等伤害。

6. 术前体位训练 指导病人练习颈过伸仰卧位,预防由于手术中体位改变而带来的术后头痛。

(二)术后护理

1. 体位和引流 全身麻醉未清醒时,取平卧位,头偏向一侧。待清醒、血压平稳后,取半卧位,以利于呼吸和引流切口内积血。

2. 病情观察 严密监测病人的生命体征,及时发现术后并发症。

3. 饮食 术后 6 小时如无恶心、呕吐等不适,可饮用少量温水或凉水,不可过热,以免手术部位血管扩张,加重切口渗血。鼓励病人饮食少量慢咽,以减轻因吞咽而引起的疼痛。

4. 保持呼吸道通畅 指导病人有效深呼吸、咳嗽、咳痰。保持呼吸道通畅,预防肺部并发症。

5. 药物应用 术后继续服用复方碘化钾溶液,3 次/日,从 16 滴/次开始,逐日每次减少 1 滴,直至病情平稳。手术前服用普萘洛尔者,手术后继续服用 4~7 日。

6. 并发症的观察与护理

(1)**呼吸困难和窒息**:是术后最危急的并发症,多发生在术后 48 小时内。病人进行性呼吸困难、烦躁、发绀,甚至窒息。

原因:① 切口内出血压迫气管,主要是手术时止血不完善或血管结扎线滑脱所引起。② 喉头水肿,主要是手术创伤所致,也可因气管插管引起。③ 气管塌陷,是由于气管壁长期受肿大的甲状腺压迫,发生软化,切除甲状腺腺体的大部分后,软化的气管壁失去支撑的结果。④ 双侧喉返神经损伤。

护理：① 由切口内出血所致，必须立即行床旁抢救，**及时剪开缝线**，敞开切口，迅速除去血肿，解除压迫。如病人呼吸仍无改善，则应立即施行气管切开，情况好转后，再送手术室做进一步的检查、止血和其他处理。因此，病人床旁常规放置无菌气管切开包和手套，以备急用。② 由喉头水肿引起，轻者无须治疗，中度者可采用皮质激素雾化吸入，静脉滴入氢化可的松 300 mg/d，呼吸困难无好转时可行环甲膜穿刺或气管切开。

（2）喉返神经损伤：一侧喉返神经损伤，常引起声音嘶哑。双侧喉返神经损伤，可导致失音或呼吸困难，甚至窒息。

原因：主要由于手术时，不慎将喉返神经切断、缝合、钳夹或过度牵拉所致；少数可由血肿或瘢痕组织压迫或牵拉而发生。术中切断、缝合喉返神经所致的损伤属永久性损伤；由钳夹、牵拉、血肿压迫所致的损伤则多为暂时性。

护理：病人术后清醒后，护士应鼓励其大声讲几句话，了解其发音情况。暂时性损伤在术后数日才出现症状，经理疗等及时处理后，一般在 3~6 个月内逐渐恢复。严重呼吸困难时需立即做气管切开。

（3）喉上神经损伤：如损伤喉上神经外支，会使环甲肌瘫痪，引起声带松弛、音调降低；如损伤喉上神经内支，则喉部黏膜感觉丧失，病人进食特别是饮水时容易误咽，发生呛咳。

原因：多在结扎或切断甲状腺上动、静脉时受到损伤。

护理：一般经理疗后可自行恢复。

（4）手足抽搐：随着血钙浓度下降，神经肌肉的应激性显著增高，引起手足抽搐，症状多在术后 1~3 日出现。多数病人症状轻且短暂，仅有面部、唇部或手足部针刺样麻木感或强直感，经过 2~3 周后，未受损伤的甲状旁腺增生，起到代偿作用，症状便可消失。严重者面肌和手足可出现伴有疼痛的持续性痉挛，每日发作多次，每次持续 10~20 分钟或更长，甚至可发生喉肌和膈肌痉挛，引起窒息死亡。

原因：因手术时甲状旁腺被误切、挫伤或其血液供给受累而引起甲状旁腺功能低下。

护理：切除甲状腺时注意保留腺体背面的甲状旁腺。一旦发生，护士应注意适当限制病人摄入肉类、乳类和蛋类等含磷高而影响钙吸收的食物。**抽搐发作时**，护士应立即遵医嘱给病人**静脉注射 10%葡萄糖酸钙或氯化钙溶液 10 ml**，可重复使用。症状轻者可口服葡萄糖酸钙或乳酸钙 2~4 g，每日 3 次；症状较重或长期不能恢复者，可加服维生素 D_3，每日 5 万~10 万 U，以促进钙在肠道内的吸收，并定期监测血清钙浓度。

（5）**甲状腺危象**：是甲亢术后最严重的并发症。病人术后 12~36 小时内出现高热（>39℃）、脉快而弱（>120 次/分），同时出现神经、循环及消化系统严重功能紊乱症状，如烦躁不安、谵妄、大汗、呕吐、水样泻，甚至昏迷、死亡。

原因：可能与术前准备不充分、甲亢症状未能很好地控制及手术应激有关。

护理：预防的关键是使甲亢病人基础代谢率降至正常范围后再施行手术。术后早期对病人定期巡视，加强病情观察。一旦病人发生甲状腺危象，立即通知医师处理。① 碘剂：口服复方碘化钾溶液，首次 3~5 ml，或紧急时用 10%碘化钠 5~10 ml 加入 10%葡萄糖溶液 500 ml 中静脉滴注，以降低血液中甲状腺素水平。② 氢化可的松：每日 200~400 mg，分次静脉滴注，以拮抗过多甲状腺素的反应。③ 肾上腺素能受体阻滞剂：利舍平 1~2 mg 肌内注射，或普萘洛尔 5 mg 加入

5%～10%葡萄糖溶液100 ml中静脉滴注,以降低周围组织对肾上腺素的反应。④镇静药:常用苯巴比妥钠100 mg,或冬眠合剂Ⅱ号(哌替啶100 mg、异丙嗪50 mg、氢化麦角碱0.6 mg、氯丙嗪50 mg、乙酰丙嗪20 mg)半量肌内注射,每6～8小时1次。⑤降温:采取物理降温、药物降温或冬眠药物等综合措施,保持病人体温在37℃左右。⑥静脉输入大量葡萄糖溶液补充能量。⑦有心力衰竭者,加用洋地黄制剂。⑧吸氧:减轻组织缺氧。

(6)甲状腺功能低下:病人表现为畏寒、乏力、精神萎靡、嗜睡、食欲减退等。

原因:切除甲状腺过多,补充量不足。

护理:长期补充甲状腺素,以满足病人的机体需要。常用药物有甲状腺素片、左甲状腺素等。做好用药指导,如告知病人不正确用药可导致严重心血管并发症。嘱咐病人要每天按时服药。出现心慌、多汗、急躁等表现时,不要随意自行停药或变更剂量,应及时报告医师或护士,以便调整剂量。最好每年到医院复查1次。

(三)健康教育

1. 康复指导

(1)保持心情愉快,维持充足的睡眠,避免劳累。

(2)加强颈部功能锻炼,做抬头、左右转颈活动,防止瘢痕挛缩所致的功能异常。指导声音嘶哑者做发音训练。

2. 用药指导　说明甲亢术后继续服药的重要性并督促病人执行。教会病人正确服用碘剂的方法,如将碘剂滴在饼干、面包等固体食物上,一并服下,既可以保证剂量准确,又能避免口腔黏膜损伤。

3. 复诊指导　嘱出院病人定期到门诊复查,以了解甲状腺的功能,出现心悸、手足震颤、抽搐等情况时及时就诊。

【护理评价】

通过治疗和护理,病人是否达到了护理目标:①焦虑缓解。②疼痛减轻。③营养状况改善。④未发生并发症或并发症能被及时发现和处理。

第三节　甲状腺肿瘤病人的护理

甲状腺肿瘤多见于青壮年女性,可分为良性肿瘤与恶性肿瘤两类。良性肿瘤中以甲状腺腺瘤最常见,恶性肿瘤中以甲状腺癌最常见(图12-2)。

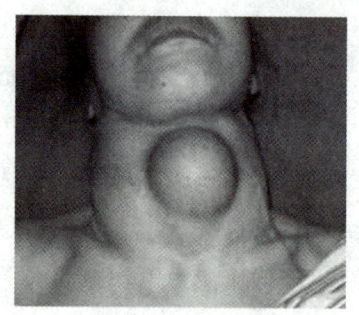

图12-2　甲状腺癌

(一)甲状腺腺瘤

甲状腺腺瘤按病理形态学可分为滤泡状腺瘤和乳头状囊性腺瘤两种,临床上以前者多见,多见于40岁以下女性。甲状腺腺瘤与结节性甲状腺肿的单发结节在临床上较难区别。病理组织学上区别较为明显：腺瘤有完整包膜,周围组织正常,分界明显；结节性甲状腺肿的单发结节包膜常不完整。约20%的病人可发生甲亢,约10%的病人可恶变。

（二）甲状腺癌

甲状腺癌约占全身恶性肿瘤的1%,近年来呈上升趋势。甲状腺癌有以下四种病理类型。

1. 乳头状腺癌　约占成人甲状腺癌的60%和儿童甲状腺癌的全部,多见于30～45岁女性,恶性程度较低,生长较缓慢。常有多中心病灶,约1/3累及双侧甲状腺,且较早便出现颈淋巴结转移,但预后较好。

2. 滤泡状腺癌　约占甲状腺癌的20%,常见于50岁左右中年人,中度恶性,生长较快,且有侵犯血管倾向,可经血运转移到肺、肝和骨及中枢神经系统。颈淋巴结转移仅占10%,预后较乳头状腺癌差。乳头状腺癌和滤泡状腺癌统称为分化型甲状腺癌。

3. 未分化癌　约占15%,多见于70岁左右老年人,发展迅速,高度恶性,早期即可发生局部淋巴结转移,或侵犯气管、喉返神经和食管,并常经血液转移至肺、骨等处,预后很差,平均存活3～6个月。

4. 髓样癌　仅占7%,常有家族史,来源于滤泡旁降钙素分泌细胞（C细胞）,细胞排列呈巢状或囊状,无乳头状或滤泡结构,呈未分化状。恶性程度中等,可有颈淋巴结侵犯和血行转移,预后较乳头状癌差,但略好于未分化癌。

【护理评估】

（一）健康史

了解病人一般情况,有无甲状腺疾病史；了解颈部结节的性质、大小、活动度,是否有压迫症状；了解有无其他疾病史及其他部位的肿瘤发生。

（二）身体评估

1. 甲状腺腺瘤　大部分病人无任何症状,常在无意间或体检时发现颈部包块。结节呈圆形或椭圆形,多为单发,质地稍硬,表面光滑,无压痛,随吞咽上下移动。腺瘤生长缓慢。如乳头状囊性腺瘤因囊壁血管破裂发生囊内出血时,肿瘤体积可在短期内迅速增大,局部出现胀痛。

2. 甲状腺癌　① 甲状腺包块是最常见的表现。随着包块逐渐增大,吞咽时肿块移动度变小。② 若癌肿侵犯气管,可发生呼吸困难或咯血；若癌肿压迫或侵犯食管,可引起吞咽困难；若癌肿侵犯喉返神经,可出现声音嘶哑；若癌肿压迫交感神经,可引起霍纳（Horner）综合征,表现为患侧瞳孔缩小、上睑下垂、眼球内陷、同侧头面部无汗等；若颈丛浅支受侵,可出现耳、枕、肩等部位的疼痛。③ 局部淋巴结转移可出现颈淋巴结肿大,有的病人以颈部淋巴结肿大为首要表现。④ 晚期常转移到肺、骨等器官。

甲状腺髓样癌除有颈部包块外,可产生激素样活性物质,如降钙素（CT）、前列腺素（PG）、5-羟色胺（5-HT）等,病人可出现腹泻、心悸、颜面潮红和血钙降低等症状。

(三) 辅助检查

1. 实验室检查 除常规检查外,测定血清 T_3、T_4、TSH 等值以评估甲状腺功能。血清降钙素水平的测定有助于诊断髓样癌。

2. 影像学检查 ① B 型超声检查:可测定甲状腺大小,探测结节的位置、大小、数目及与邻近组织的关系,是分化型甲状腺癌的首选诊断方法。结节若为实质性并呈不规则反射,则可能为恶性结节。② CT/MRI:适用于有压迫症状的肿物、巨大结节或胸骨后甲状腺结节者,能清楚界定病变范围及淋巴结转移灶。③ 其他检查:手术前应进行喉部检查以评估声带功能。如怀疑病变累及气管或食管,还需行气管镜、食管镜等检查。

3. 细针穿刺细胞学检查 适用于直径 1 cm 以上的所有甲状腺结节。强调多方向穿刺的重要性,至少应穿刺 6 次,以保证取得足够的标本。该检查有一定的假阳性及假阴性。

4. 放射性 ^{131}I 或 $^{99m}T_c$ 扫描 甲状腺腺瘤扫描多呈温结节,若伴囊内出血时可为冷结节或凉结节,边缘一般比较清晰。甲状腺癌为冷结节,边缘一般较模糊。热结节常提示高功能腺瘤,一般不癌变。

5. 病理切片检查 包括术中快速冷冻切片和术后石蜡切片,是甲状腺肿瘤的确诊依据。

(四) 心理-社会评估

评估病人及家属对甲状腺肿瘤相关知识的了解程度,有无对癌症的恐惧心理;了解病人是否配合手术治疗,是否掌握康复知识。

(五) 治疗原则

1. 甲状腺腺瘤 早期行包括腺瘤的患侧甲状腺腺叶或部分(腺瘤小)切除。切除标本需立即行冷冻切片检查,以判断有无恶变。

2. 甲状腺癌 除未分化癌外,手术是各型甲状腺癌的基本治疗方法。根据病人情况再辅以放射性核素、内分泌及外放射等治疗。

知识拓展

知识拓展:
纳米碳示踪剂
在甲状腺癌根
治术中的应用

内分泌治疗

甲状腺癌全/近全切除者术后应及时、长期、足量接受 TSH 抑制治疗,预防甲状腺功能减退及抑制 TSH。治疗药物首选左甲状腺素(L-T_4)口服制剂。L-T_4 起始剂量视病人年龄和伴发疾病情况而异,最终剂量的确定取决于血清 TSH 的监测,并以保持 TSH 低水平但不引起甲亢为原则。定期测定血浆 T_4 和 TSH,以此调整用药剂量。

【常见护理诊断/合作性问题】

1. 恐惧 与颈部肿块性质不明、担心手术及预后等有关。
2. 舒适的改变:疼痛 与肿块压迫和手术创伤有关。

3. 清理呼吸道无效　与咽喉部及气管受刺激、分泌物增多及切口疼痛有关。
4. 潜在并发症：呼吸困难和窒息、甲状腺功能减退、神经损伤及手足抽搐等。

【护理目标】

1. 病人情绪稳定，恐惧减轻或缓解。
2. 病人疼痛减轻，舒适度得到改善。
3. 病人能有效地清除呼吸道分泌物，保持呼吸道通畅。
4. 病人术后无窒息等并发症发生，或并发症能及时被发现并得到处理。

【护理措施】

(一) 术前护理

1. 心理护理　向病人及其家属讲解甲状腺肿瘤的有关知识，说明手术的必要性、手术的方法、术后恢复过程及预后情况。
2. 术前准备　对精神过度紧张或失眠者，术前晚上予以镇静安眠类药物，使其身心处于接受手术的最佳状态。了解其对所患甲状腺疾病的感受和认识及对拟行治疗方案的理解。必要时，剃除其耳后毛发，以便行颈部淋巴结清扫术。
3. 体位训练　指导病人练习颈过伸体位，将软枕垫于肩部，保持头低、颈过伸位，以利于手术野的暴露。

(二) 术后护理

1. 体位与活动　血压平稳后，改为半卧位，利于呼吸和引流。保证充足的休息和睡眠，可适当应用镇痛药。病人在改变体位、起身和咳嗽时可用手固定颈部，以减少震动，减轻疼痛。
2. 病情观察　监测生命体征，尤其注意呼吸、脉搏变化。了解发音和吞咽情况，判断有无声音嘶哑或音调降低及误咽呛咳。及时发现创面敷料潮湿情况，估计渗血量，予以更换。术后切口常规放置橡皮片或胶管引流，一般持续24~48小时，保持引流通畅。注意引流液的量、颜色、性状及变化，若有异常，及时通知医师。
3. 饮食　病情平稳或全身麻醉清醒后，给予少量饮水。禁忌过热流质，以免诱发手术部位血管扩张，加重创口渗血。若无不适，逐步过渡到流质、半流质饮食及软食。
4. 床旁备气管切开包　行颈淋巴结清扫术后病人，床旁应备气管切开包，一旦发现严重呼吸困难或窒息，立即配合行气管切开术及床旁抢救。**若血肿形成并压迫气管，立即拆除切口缝线，清除血肿。**
5. 术后并发症的观察和护理　参见甲状腺功能亢进症病人的护理相关内容。

【健康教育】

1. 功能锻炼　卧床期间鼓励病人床上活动。头颈部在制动一段时间后，可开始逐步练习活动，以促进颈部的功能恢复。颈淋巴结清扫术者，斜方肌不同程度受损，因此，切口愈合后应开始进行肩关节和颈部的功能锻炼，随时注意保持患肢高于健侧，避免肩下垂。功能锻炼应至少持续至出院后3个月。

2. 后续治疗　甲状腺全/次全切除者遵医嘱坚持服用甲状腺素制剂，预防肿瘤复发。术后遵医嘱按时行放射治疗等。

3. 定期复诊　教会病人自行检查颈部，出院后定期复诊，检查颈部、肺部及甲状腺功能等，若发现结节、肿块，及时治疗。

【护理评价】

通过治疗和护理，病人是否达到了护理目标：① 情绪稳定，恐惧减轻。② 疼痛缓解或减轻，舒适度得到改善。③ 呼吸道分泌物能有效被清除。④ 未发生并发症或并发症能被及时发现和处理。

小结

单纯性甲状腺肿是因缺碘、先天性甲状腺素合成障碍等多种原因引起的非炎症性、非肿瘤性甲状腺肿大，不伴甲状腺功能减退或亢进。碘缺乏是地方性甲状腺肿的最常见原因。

甲状腺功能亢进症简称甲亢，发病以 20～40 岁女性多见。身体状况以甲状腺肿大、高代谢综合征、心血管功能改变、突眼征为主要表现。可以采用基础代谢率（BMR）测定，甲状腺摄^{131}I率测定，血清 T_3、T_4、TSH 检测等方法辅助诊断。外科治疗的基本方法是甲状腺大部分切除术。术前护理重视药物准备。当病人情绪稳定，睡眠良好，体重增加，基础代谢率低于+20%，脉搏稳定在 90 次/分以下，腺体缩小变硬时，方可手术。术后积极预防并发症，包括呼吸困难和窒息、喉返神经损伤、喉上神经损伤、手足抽搐、甲状腺危象等。

甲状腺肿瘤多见于青壮年女性，可分为良性肿瘤与恶性肿瘤两类。良性肿瘤中以甲状腺腺瘤最常见，恶性肿瘤中以甲状腺癌最常见。

（尚娟娟）

第十二章
思维导图

第十二章
在线测试题

第十三章　胸部疾病病人的护理

第十三章　胸部疾病病人的护理 PPT

第十三章　学习重点

第十三章　思政案例

学习目标

知识目标：

1. 掌握胸部损伤的急救处理，胸部损伤、肺癌、食管癌、二尖瓣狭窄和冠心病病人的常见护理诊断/合作性问题及护理措施。

2. 熟悉胸部损伤、肺癌、食管癌、二尖瓣狭窄和冠心病病人的临床表现。

3. 了解胸部损伤的病因、病理，肺癌的分类，食管癌的病理生理，二尖瓣狭窄和冠心病的病因和病理。

能力目标：

1. 能运用护理程序，对胸部损伤、肺癌、食管癌、二尖瓣狭窄和冠心病病人实施整体护理。

2. 具有良好的沟通交流能力和分析问题、解决问题的能力。

素养目标：

1. 具有观察细微、反应敏捷的工作作风和谨慎求实的工作态度。

2. 具有团队协作意识和珍爱生命、关心病人、无私奉献精神。

第一节 胸部损伤病人的护理

案例导入

李先生，20岁。"右侧胸壁刀刺伤2小时"入院。入院后病情加重，进行性呼吸困难，发绀，伴休克。体格检查：BP 75/45 mmHg，P 140次/分，患侧胸壁皮下气肿，胸廓饱满，呼吸音消失，叩诊呈鼓音。胸膜腔穿刺时，针芯被自动推出并抽出血性胸液。

请思考：
1. 该病人可能发生了什么情况？
2. 应采取哪些急救措施？
3. 病人存在哪些主要的护理诊断/合作性问题？

胸部损伤（thoracic trauma）主要包括各种类型的胸壁挫伤、裂伤、肋骨及胸骨骨折、肺挫伤、气管及主支气管损伤、心脏损伤、膈肌损伤、创伤性窒息、气胸、血胸等。胸部损伤约占全身创伤的1/4，严重者可危及生命。

根据损伤暴力性质不同和是否造成胸膜腔与外界相通，胸部损伤可分为钝性伤和穿透伤。钝性胸部损伤多由减速性、挤压性、撞击性或冲击性暴力所致，多有肋骨或胸骨骨折，常合并其他部位损伤。穿透性胸部损伤多由火器、刃器或锐器致伤。器官组织裂伤导致进行性出血是伤情进展快、病人死亡的主要原因。胸部损伤同时发生膈肌破裂可造成胸腔和腹腔同时损伤，称为**胸腹联合伤**。

一、肋骨骨折病人的护理

肋骨骨折（rib fracture）是最常见的胸部损伤，**多见于第4~7肋**，因其长而薄，最易折断；第1~3肋则因较粗短，且有锁骨、肩胛骨及胸肌保护而较少发生骨折，但一旦发生骨折，常提示致伤暴力巨大；第8~10肋虽然长，但其与前段肋软骨共同形成肋弓，弹性大，不易骨折；第11~12肋前端游离，弹性也较大，故也较少发生骨折。

【病因】

1. **暴力因素** 有直接暴力和间接暴力之分。直接暴力是指外力直接作用于胸部而使该处肋骨向内弯曲而折断；间接暴力通常发生于胸部前后受挤压时，肋骨在腋中线附近向外弯曲而折断。

2. **病理因素** 恶性肿瘤骨转移或严重骨质疏松可发生肋骨骨折，此类病人可因咳嗽、打喷嚏或病灶肋骨处轻度受力而骨折。

【分类】

根据骨折后对生理功能的影响可分为:单根或多根肋骨单处骨折和多根多处肋骨骨折。根据骨折断端是否与外界相通,可分为开放性骨折和闭合性骨折。

【病理生理】

1. 单根或多根肋骨单处骨折　其上下仍有完整肋骨支撑胸廓,对呼吸影响不大。但若肋骨断端内移,刺破壁胸膜和肺组织时,可产生气胸、血胸、皮下气肿、血痰、咯血等。若刺破肋间血管,尤其是动脉,可引起大量出血,导致病情迅速恶化。

2. 多根多处肋骨骨折　胸壁局部区域因失去完整肋骨支撑而出现相应部位的胸壁软化,**吸气时软化区胸壁内陷,呼气时软化区胸壁向外凸出(图13-1),这种现象称为反常呼吸运动**。这类胸廓又称为连枷胸,可严重影响气体交换,造成机体缺氧和二氧化碳潴留。若软化区范围较大,呼吸时两侧胸膜腔内压力不平衡,可导致纵隔左右摆动,将进一步影响肺通气和静脉血液回流,严重者可导致呼吸和循环障碍。

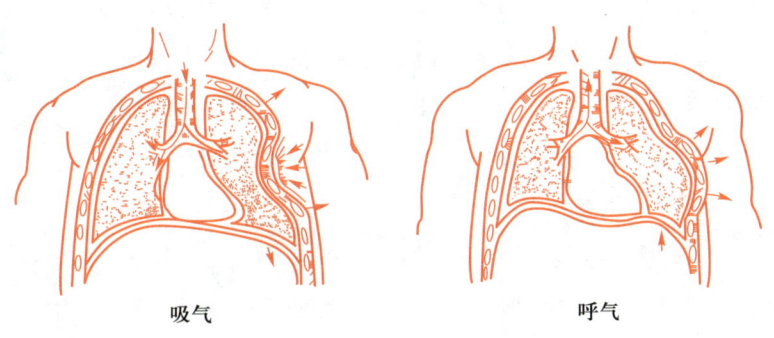

图13-1　反常呼吸运动

链接护考(2017年护考真题)

胸部外伤后出现胸壁软化是由于(　　)
A. 一根肋骨多处骨折　　B. 胸骨骨折　　C. 锁骨骨折
D. 多根多处肋骨骨折　　E. 胸肌大面积损伤

答案:D

解析:胸壁局部区域因失去完整肋骨支撑而出现相应部位的胸壁软化。

【护理评估】

(一)术前评估

1. 健康史　了解病人的受伤史,少数病人则因为病理因素,如恶性肿瘤骨转移或严重骨质疏松而发生肋骨骨折,此类病人可因咳嗽、打喷嚏或病灶肋骨处轻度受力而骨折。

2. 身体状况

(1)症状:主要表现为骨折处疼痛,深呼吸、咳嗽或改变体位时加重;若骨折断端向内刺破壁胸膜和肺组织,可产生气胸、血胸等;若刺破肋间血管,可引起大出血。根据肋骨骨折损伤程度的不同,病人表现为气促、呼吸困难、发绀或休克等。

（2）体征:局部可有肿胀、压痛、畸形,有时可触及骨折断端和骨擦感。多根多处肋骨骨折时可出现反常呼吸运动;部分病人出现皮下气肿。

链接护考（2016年护考真题）

判断肋骨骨折,胸部检查最可靠的依据是(   )
A. 局部肿胀　　　　　B. 皮下淤血　　　　　C. 皮下气肿
D. 胸式呼吸消失　　　E. 直接和间接压痛

答案:E

解析:按压胸骨或肋骨的非骨折部位而间接压痛,很有诊断价值,故最可靠的是间接压痛。

链接护考（2017护考真题）

患者,男,43岁。因胸部挤压伤收入院。查体:左侧胸廓塌陷畸形,双侧X线左侧第3～7肋骨骨折,右侧第3～8肋骨骨折。此时该患者的首要评估内容是(   )
A. 疼痛是否可以耐受　　　　B. 生命体征是否平稳
C. 体温是否异常　　　　　　D. 是否有药物过敏史
E. 是否可以维持有效气体交换

答案:E

解析:多处肋骨骨折可导致疼痛,胸廓运动受限、反常呼吸运动,影响气体交换。

3. 辅助检查

（1）实验室检查:肋骨骨折伴血管损伤致大量出血者,血常规检查可有血红蛋白和血细胞比容下降。

（2）影像学检查:胸部X线和CT检查可显示肋骨骨折断裂线或断端错位情况,但不能显示肋软骨折断的情况,如并发气胸、血胸可显示相应的肺压缩及胸腔积气、积液情况。肋骨三维重建CT可更好地显示肋骨骨折的情况。

4. 心理-社会状况　肋骨骨折损伤程度不同,病人可有不同的心理反应。一般病人情绪较稳定,当出现反常呼吸、气急,甚至呼吸困难时,病人可表现出紧张、烦躁和恐惧的情绪反应。

5. 治疗原则

（1）单处肋骨骨折治疗:重点是镇痛、固定胸廓和防治并发症。

（2）多根多处肋骨骨折治疗:重点是控制反常呼吸,应及早采用包扎固定法或牵引固定法消除反常呼吸运动。开放性肋骨骨折争取尽早彻底清创,骨折内固定,应用抗生素预防和治疗感染。

（二）术后评估

1. 了解术中情况　麻醉方式和手术类型、范围、出血量和补液量。

2. 评估身体状况 评估病人的生命体征、意识状态、血氧饱和度、尿量、肝功能等；观察伤口是否干燥，有无渗血、渗液；了解引流管情况；了解有无出血、感染等并发症发生。

3. 心理-社会状况 了解病人对疾病和术后各种不适的心理反应，病人及家属对术后康复过程、健康教育知识的掌握程度及心理应对能力。

【常见护理诊断/合作性问题】

1. 急性疼痛 与肋骨骨折有关。
2. 低效性呼吸型态 与肋骨骨折导致的疼痛、胸廓活动受限、反常呼吸运动有关。
3. 清理呼吸道无效 与肋骨骨折导致的疼痛不能有效地咳嗽、排痰有关。
4. 潜在并发症：出血、感染。

【护理目标】

1. 病人疼痛能够得到缓解和控制。
2. 病人能维持正常的呼吸功能。
3. 病人呼吸道通畅。
4. 病人未发生并发症或并发症能被及时发现并处理。

【护理措施】

（一）现场急救

首先处理危及生命的急症，如心搏、呼吸骤停，窒息，大出血等，再处理反常呼吸明显的连枷胸。多根多处肋骨骨折现场急救时先用厚敷料覆盖胸壁软化区，然后用绷带加压包扎固定，以消除或减轻反常呼吸。对开放性伤口，在现场简单包扎后，迅速转送医院。

（二）非手术治疗病人的护理及术前护理

1. 体位与活动 卧床休息并给予半卧位，减少活动，避免剧烈运动。
2. 减轻疼痛 病人因伤口疼痛不敢咳嗽、咳痰时，协助或指导病人及其家属用双手按压伤侧胸壁，妥善固定胸部，以减轻伤口震动产生疼痛，必要时遵医嘱给予镇痛药。
3. 病情观察 密切观察生命体征、意识、胸腹部活动及呼吸情况，若有异常及时报告医师处理。及时发现进行性血胸、张力性气胸、皮下气肿等情况。
4. 改善呼吸功能 ① 根据病情给予吸氧。② 若生命体征平稳，可取半卧位，以利呼吸。③ 鼓励病人咳出分泌物和血性痰液，痰液黏稠不易咳出者，应雾化吸入祛痰药物，保持呼吸道通畅。④ 对气管插管或切开、应用呼吸机辅助呼吸者，加强呼吸道管理，以维持有效气体交换。
5. 防治感染 监测体温变化，若体温超过38.5℃且持续不退，通知医师及时处理；及时更换创面敷料，保持敷料清洁、干燥和引流管通畅。开放性损伤者，遵医嘱使用破伤风抗毒素和抗生素。

（三）术后护理

1. 密切观察体温、呼吸、血压、脉搏及意识变化，观察胸部活动情况，及时发现呼吸困难或反常呼吸运动等异常情况,通知医师并协助处理。

2. 鼓励病人深呼吸、咳嗽、排痰,以减少肺不张、肺炎发生。

3. 伤口护理　及时更换伤口敷料,保持敷料清洁、干燥和引流通畅。

(四)健康教育

1. 多饮水,食用清淡且营养丰富的食物,多吃蔬菜和水果,保持大便通畅。
2. 逐渐增加活动量。
3. 定期复查,有不适症状及时就诊。

【护理评价】

通过治疗和护理,病人是否达到了护理目标:① 疼痛减轻或缓解。② 恢复正常的通气,能配合治疗和护理。③ 呼吸道通畅。④ 未发生并发症或并发症被及时发现并处理。

二、损伤性气胸病人的护理

创伤后空气经肺、支气管破裂口或胸壁伤口进入胸膜腔,使胸膜腔积气,称为损伤性气胸(pneumothorax)。在胸部损伤中气胸发生率仅次于肋骨骨折。

【病因及分类】

根据损伤后的病理生理特点,可分为**闭合性、开放性和张力性气胸**三类。

1. 闭合性气胸　多发于肋骨骨折,由肋骨断端刺破肺,空气进入胸膜腔,伤后伤道自然闭合,呼吸时空气不再进入胸膜腔。

2. 开放性气胸　多发于刀刃、锐器或弹片等导致胸部的穿透伤。穿透伤使胸膜腔与外界相通,空气随呼吸而自由出入胸膜腔。

3. 张力性气胸　多见于较大的肺泡破裂、较大较深的肺裂伤或支气管破裂。其裂口与胸膜腔相通且形成单向活瓣作用,吸气时,气体从裂口进入胸膜腔,呼气时活瓣关闭,气体不能排出胸膜腔。

【病理生理】

视频:闭合性气胸的病理

1. 闭合性气胸　从胸壁或肺的伤道进入胸膜腔后,伤道很快闭合,气体不再继续进入胸膜腔,胸膜腔内负压被部分抵消,但胸膜腔内压仍低于大气压,使患侧肺部分萎陷、有效气体交换面积减少,肺的通气和换气功能受损。

2. 开放性气胸　伤后胸壁伤口或软组织缺损持续存在,胸膜腔与外界大气相通,空气可随呼吸自由出入胸膜腔,胸膜腔压力几乎等于大气压。

(1)呼吸功能障碍:伤口大小决定了空气的进出量,当胸壁缺损直径>3 cm时,患侧胸膜腔内负压可被完全抵消,患侧肺将完全萎陷失去气体交换功能;双侧胸膜腔内压力失衡,患侧胸膜腔内压明显高于健侧,使纵隔向健侧移位,导致健侧肺的扩张受限。

（2）纵隔扑动：随呼吸时两侧胸膜腔压力差的变化，纵隔位置出现左右摆动，表现为吸气时纵隔向健侧移位，呼气时纵隔向患侧移位（图13-2）。纵隔扑动可直接影响静脉回心血流，导致循环功能障碍。

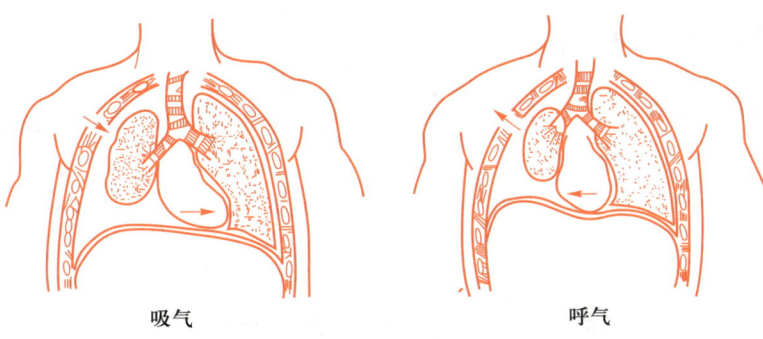

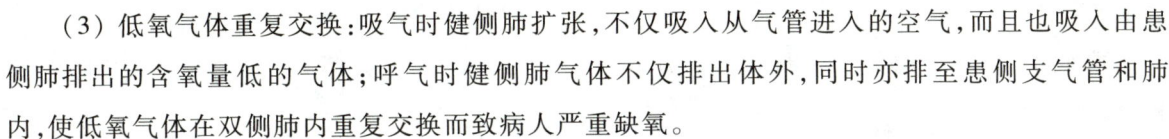

图13-2 开放性气胸的纵隔扑动

（3）低氧气体重复交换：吸气时健侧肺扩张，不仅吸入从气管进入的空气，而且也吸入由患侧肺排出的含氧量低的气体；呼气时健侧肺气体不仅排出体外，同时亦排至患侧支气管和肺内，使低氧气体在双侧肺内重复交换而致病人严重缺氧。

3. 张力性气胸 损伤后气管、支气管或肺损伤裂口与胸膜腔相通，且形成单向活瓣，使胸膜腔内积气不断增多，压力逐步升高，导致胸膜腔内压力高于大气压，故又称为高压性气胸。

（1）呼吸循环功能障碍：胸膜腔内压力升高使患侧肺严重萎陷，纵隔明显向健侧移位，健侧肺组织受压，腔静脉回流受阻，导致呼吸、循环功能严重障碍。

（2）气肿形成：胸膜腔内压高于大气压，使气体经支气管、气管周围疏松结缔组织或壁胸膜裂口处进入纵隔或胸壁软组织，形成纵隔气肿或在颈、面、胸部等处向皮下扩散形成皮下气肿（图13-3）。

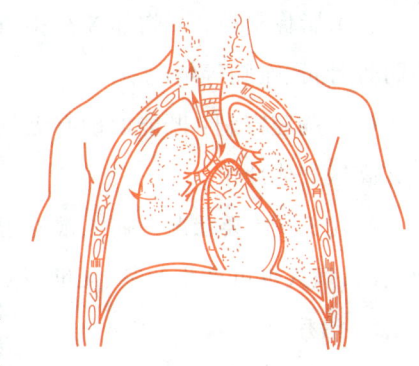

图13-3 张力性气胸

【护理评估】

（一）术前评估

1. 健康史 有胸部受伤史，可见由钝器、锐器或火器等所致的胸壁组织损伤。

2. 身体状况

（1）闭合性气胸：① 症状：其表现决定于进入胸膜腔的气体量和肺萎陷的程度。肺萎陷在30%以下者为小量气胸，病人可无明显症状；大量积气者，病人可出现胸闷、气促、胸痛等症状。② 体征：可见气管向健侧移位，患侧肋间隙饱满，叩诊呈鼓音，听诊呼吸音减弱或消失。

（2）开放性气胸：① 症状：患侧肺萎陷加上纵隔扑动严重影响肺通气功能和静脉血液回流，导致呼吸、循环功能严重障碍，病人可出现气促、呼吸困难、发绀，甚至休克。② 体征：胸部检查时可见患侧胸壁有伤道，颈静脉怒张，心脏、气管向健侧的移位；呼吸时可听见空气进出胸腔伤口发出的"嘶嘶"声音；气管和心脏向健侧移位；患侧胸部叩诊呈鼓音；听诊呼吸音减弱或消失。

(3) 张力性气胸：① 症状：病人表现为极度呼吸困难、发绀、烦躁不安、昏迷、休克,甚至窒息。② 体征：查体可见患侧胸部饱满,肋间隙增宽,呼吸幅度减低,气管向健侧移位,颈静脉怒张,皮下气肿明显；叩诊呈鼓音；听诊呼吸音消失。

链接护考（2012年护考真题）

李先生,31岁。胸部受伤,急诊入院。经吸氧,呼吸困难无好转,有发绀及休克体征。查体：左胸饱满,气管向右移位,左侧可触及骨擦音,叩之呈鼓音,听诊呼吸音消失,皮下气肿明显。诊断首先考虑是（　　）

A. 肋骨多发骨折　　　　　　　　B. 胸骨骨折合并开放性气胸
C. 肋骨骨折合并张力性气胸　　　D. 心脏挫伤
E. 闭合性气胸

答案：C

解析：张力性气胸发生时高压气体可挤入纵隔,扩展至颈、面、胸部等处的皮下,造成皮下气肿或纵隔气肿。

3. 辅助检查

（1）影像学检查：胸部X线检查可显示肺压缩和胸膜腔积气及纵隔移位情况,并可反映伴随的肋骨骨折、血胸等情况。

（2）胸腔穿刺：既能明确有无气胸的存在,又能抽出气体,缓解症状。张力性气胸者穿刺时可有高压气体冲出。

4. 心理-社会状况　病人常处于高度应激状态,出现焦虑、恐惧、不安、愤怒。遭受损伤的强烈刺激,病人也可产生悲哀、无助、绝望等消极情绪。

5. 治疗原则

（1）闭合性气胸：① 小量气胸不必处理,一般可在1~2周自行吸收。② 中量或大量闭合性气胸需进行胸膜腔穿刺抽气或胸膜腔闭式引流术排除积气,促使肺尽早膨胀,同时吸氧,应用抗生素,必要时防治休克。

（2）开放性气胸：① 封闭伤口：立即用不透气的材料如用凡士林纱布封闭胸壁伤口,然后按闭合性气胸进一步处理。病情稳定后,争取早期清创,封闭伤口。② 安全转运：在运送医院的途中若发生呼吸困难加重或有张力性气胸的表现,应在病人呼气时暂时开放密闭的敷料,排出胸腔内的高压气体再封闭。③ 急诊处理：及时清创、缝合胸壁伤口,并用胸膜腔穿刺排气减压,暂时缓解呼吸困难,必要时行胸腔闭式引流。④ 预防和处理并发症：吸氧,以缓解病人缺氧的情况；补充血容量抗休克；给予抗生素抗感染；注射破伤风抗毒素（TAT）。⑤ 手术治疗：对怀疑有胸腔内脏器损伤或进行性出血的病人行开胸探查术,止血、修复损伤或清除异物。

（3）张力性气胸：可危及生命,需要紧急抢救。① 立即排气：降低胸膜腔内压力,是张力性气胸病人的首要处理措施。② 胸膜腔闭式引流术：可加速气体的排出,促使肺复张。待漏气停止24小时后,胸部X线显示肺复张良好,方可考虑拔管。一般经闭式引流术3~7日后,肺裂口可自行闭合。③ 抗休克：高流量吸氧,补充血容量防治休克,应用抗生素控制感染等。④ 开胸探查术;若肺及支气管严重损伤或疑有胸腔内器官损伤和进行性出血者,应行剖胸探查术,手术修复损伤。

(二) 术后评估

了解术中情况、麻醉方式、手术类型和范围、出血量和补液量;评估病人的生命体征、意识状态、血氧饱和度、尿量、肝功能、伤口及引流管情况;了解有无出血、感染等并发症发生;了解病人及家属对术后各种不适的心理反应、健康教育知识的掌握程度及心理应对能力。

【常见护理诊断/合作性问题】

1. 急性疼痛　与胸部组织损伤有关。
2. 低效性呼吸型态　与气胸导致的疼痛、胸廓活动受限、反常呼吸运动有关。
3. 清理呼吸道无效　与气胸导致的疼痛不能有效咳嗽、排痰有关。
4. 潜在并发症:出血、感染。

【护理目标】

1. 病人疼痛能够得到缓解和控制。
2. 病人能维持正常的呼吸功能。
3. 病人能有效咳嗽排痰,呼吸道通畅。
4. 病人未发生并发症或并发症能被及时发现并处理。

【护理措施】

(一) 现场急救

首先处理危及生命的急症,对开放性伤口,在现场简单包扎后,迅速转送医院。① 开放性气胸:立即封闭伤口,使之成为闭合性气胸,再按闭合性气胸处理。若疑有胸腔内脏器损伤或进行性出血,则需行开胸探查手术。② 张力性气胸:用一根粗针头在伤侧第2肋间锁骨中线处刺入胸膜腔,立即排气减压。在病人转运过程中,将一橡胶手指套缚扎在针头的针栓外,指套的顶端剪 1 cm 大小的小口,可起到活瓣的作用,即呼气时张开瓣口排气,吸气时瓣口闭合防止空气进入(图13-4)。

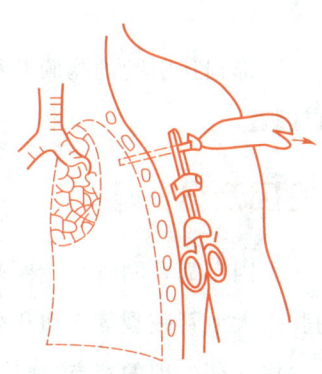

图 13-4　张力性气胸的急救

(二) 非手术治疗病人的护理及术前护理

1. 体位与活动　卧床休息并给予半卧位;减少活动,避免剧烈运动。
2. 减轻疼痛　病人因伤口疼痛不敢咳嗽、咳痰时,协助或指导病人及其家属用双手按压伤侧胸壁,妥善固定胸部,以减轻伤口震动产生疼痛;必要时遵医嘱给予镇痛药。
3. 病情观察　密切观察生命体征、意识、胸腹部活动及呼吸情况,若有异常及时报告医师处理;及时发现进行性血胸、张力性气胸、皮下气肿等情况。

4. 改善呼吸功能　① 根据病情给予吸氧。② 若生命体征平稳,可取半卧位,以利呼吸。③ 鼓励病人咳出分泌物和血性痰液,痰液黏稠不易咳出者,应祛痰雾化吸入祛痰药物,保持呼吸道通畅。④ 对气管插管或切开、应用呼吸机辅助呼吸者,加强呼吸道管理,以维持有效气体交换。

5. 防治感染　监测体温变化,若体温超过 38.5℃ 且持续不退,通知医师及时处理;及时更换创面敷料,保持敷料清洁、干燥和引流管通畅。

(三) 术后护理

1. 密切观察体温、呼吸、血压、脉搏及意识变化,观察胸部活动情况,及时发现呼吸困难或反常呼吸运动等异常情况,通知医师并协助处理。

2. 鼓励病人深呼吸、咳嗽、排痰,以减少肺不张、肺炎发生。

3. 伤口护理　及时更换伤口敷料,保持敷料清洁、干燥和引流通畅。

(四) 健康教育

1. 多饮水,食用清淡且营养丰富的食物,多吃蔬菜和水果,保持大便通畅。
2. 逐渐增加活动量。
3. 定期复查,有不适症状及时就诊。

【护理评价】

通过治疗和护理,病人是否:① 疼痛减轻或缓解。② 恢复正常的通气。③ 痰液能排出,呼吸道通畅。④ 未发生并发症或并发症被及时发现并处理。

三、损伤性血胸病人的护理

胸部损伤引起的胸膜腔积血,称为损伤性血胸(hemothorax)。血胸可与气胸同时存在,称为血气胸。

【病因及分类】

多因车祸致肋骨骨折断端或利器损伤胸部,刺破肋间血管、胸廓内动脉,肺组织裂伤、心脏及胸腔内大血管破裂等出血积聚于胸腔内所致。

按病理生理的特点,血胸可分为四类。

1. 进行性血胸　指大量持续出血所致的胸膜腔积血。
2. 凝固性血胸　血液在胸膜腔迅速积聚且积血量超过肺、心包及膈肌运动所起的去纤维蛋白作用时,胸膜腔内积血发生凝固,称为凝固性血胸。
3. 迟发性血胸　受伤一段时间后,因活动致使肋骨骨折刺破肋间血管或血管破裂处血凝块脱落,延迟发生胸腔内积血。
4. 感染性血胸　细菌经伤口或肺破裂口侵入后,在血液中迅速滋生繁殖,形成感染性血胸,最终导致脓血胸。

【病理生理】

体循环动脉、心脏或肺门部大血管损伤可导致大量血胸。胸膜腔积血后，随胸膜腔内血液积聚和压力增高，患侧肺受压萎陷，纵隔被推向健侧，致健侧肺也受压，阻碍腔静脉血液回流，严重影响病人呼吸和循环。肺组织裂伤出血时，因循环压力低，出血量少而缓慢，多可自行停止；胸廓内血管、肋间血管或压力较高的动脉损伤时，出血量多且急，常不易自行停止，可造成有效环血量减少致循环衰竭，病人可因失血性休克短期内死亡。

【护理评估】

（一）术前评估

1. 健康史　有胸部的外伤史，可见胸壁软组织的损伤。

2. 身体状况　病人临床表现与出血速度和出血量有关。

（1）症状：① 少量血胸（成人 0.5 L 以下）可无明显症状。② 中等量血胸（0.5～1 L）和大量血胸（1 L 以上），特别是急性失血者，可出现面色苍白、脉搏细速、血压下降等低血容量休克的表现。同时，因胸膜腔积血、肺萎陷而有呼吸困难的表现。

（2）体征：体格检查可见肋间隙饱满，气管向健侧移位，患侧叩诊呈浊音，听诊呼吸音减弱或消失。

视频：血胸病人的临床表现

3. 辅助检查

（1）实验室检查：血常规检查可见血红蛋白和血细胞比容下降。继发感染者，白细胞计数和中性粒细胞比例增高。

（2）影像学检查：① 胸部 X 线检查可见胸膜腔有积液阴影，纵隔向健侧移位，血气胸病人可见液平面。② 胸部 B 超：可明确胸腔积液的位置和量。

（3）胸腔穿刺：抽出血性液体即可确诊。

4. 心理-社会状况　突然发生的胸部外伤，疼痛、胸闷、心慌、气急，病人可出现焦虑不安，尤其是大量血胸病人出现呼吸困难和休克表现时，往往产生濒死恐惧感。

5. 治疗原则

（1）非进行性血胸：少量血胸可自行吸收，不需特殊处理。血量多者，尽早行胸腔穿刺抽出积血，必要时行胸膜腔闭式引流。

（2）**进行性血胸：应尽早输液、输血，防治休克，及时剖胸探查止血。**

（3）凝固性血胸和机化性血胸：及早剖胸清除血块或进行纤维组织剥除术。

（4）感染性血胸：血胸治疗的同时要注意防治感染，血胸已感染者按脓胸处理。改善胸腔引流，排尽积血、积脓；若效果不佳或肺复张不良，应尽早手术清除感染性积血，剥离脓性纤维膜。近年来，电视胸腔镜手术已用于凝固性血胸、感染性血胸的处理，具有创伤小、疗效好、住院时间短和费用低等优点。

（二）术后评估

参见本节气胸的"术后评估"。

【常见护理诊断/合作性问题】

1. 低效性呼吸型态　与胸部损伤所致的疼痛有关。
2. 疼痛　与组织损伤有关。
3. 焦虑　与突然的意外损伤及担忧预后有关。
4. 潜在并发症：休克、化脓性胸膜炎等。

【护理目标】

1. 病人能维持正常的呼吸功能。
2. 病人疼痛缓解和控制。
3. 病人情绪稳定。
4. 病人未发生并发症或并发症能被及时发现并处理。

【护理措施】

（一）非手术治疗病人的护理及术前护理

1. 急救护理　急救时护理人员要积极与医师配合，进行及时有效的处理：心肺复苏、保持气道通畅、止血、包扎和固定等；胸部有异物者，不能立即拔出异物，以免引起大出血。

2. 病情观察　严密观察生命体征，注意意识、瞳孔、胸部和腹部体征及四肢活动情况，警惕多发性损伤与合并感染等情况。**病人若出现下列征象提示进行性血胸**，应迅速告知医师并配合做好剖胸止血术前准备：① 脉搏持续加快，血压下降，或经补充血容量后血压仍不稳定。② 血红蛋白量、红细胞计数、血细胞比容进行性下降。③ **胸膜腔闭式引流引出的血量每小时超过 200 ml，并持续 3 小时**。④ 胸膜腔穿刺抽出的血液很快凝固或血液凝固抽不出，胸部 X 线检查显示胸部阴影逐渐扩大。

3. 保持呼吸道通畅　常规给予鼻导管吸氧，鼓励和协助病人有效排痰，及时清除口腔和呼吸道血液、痰液及呕吐物。不能有效排痰或呼吸衰竭者，可采用气管插管或气管切开给氧、吸痰或辅助呼吸，同时观察呼吸频率、节律及幅度。病情稳定者给予半卧位。

4. 疼痛护理　肋骨骨折行胸带或肋骨固定器固定胸壁；遵医嘱给予镇痛药或用 1% 普鲁卡因做肋间神经封闭；指导病人咳嗽、咳痰时用双手按压患侧胸壁，以减轻疼痛。

5. 预防感染　胸部损伤时，易导致肺或胸腔感染。护理时应做到：密切观察体温变化；遵医嘱合理应用抗生素；严格无菌操作；鼓励病人深呼吸，有效咳嗽、咳痰；保持胸膜腔引流通畅。

（二）术后护理

1. 病情观察　病人返回病房后，给予心电监护，严密观察生命体征，注意意识、瞳孔、胸部和腹部体征及四肢活动情况，警惕多发性损伤与合并感染等情况，并记录。妥善安放和固定各种管道并保持通畅。

2. 呼吸道的管理　参见本节非手术治疗病人的护理及术前护理相关内容。

3. 防治感染　密切监测体温的变化，若体温持续超过 38.5℃，及时通知医师处理，及时更换伤口的敷料。

4. 胸腔闭式引流的护理

(1) **保持管道密闭**:① 用凡士林纱布严密覆盖胸壁引流管周围。② 水封瓶始终保持直立长管没入水中 3~4 cm。③ 更换引流瓶或搬动病人时,先用止血钳双向夹闭引流管,防止空气进入。④ 放松止血钳时,先将引流瓶安置低于胸壁引流口平面的位置。⑤ 随时检查引流装置是否密闭,防止引流管脱落。

(2) **严格无菌操作**:① 保持引流装置无菌,定时更换引流装置,并严格遵守无菌技术原则。② 保持胸壁引流口处敷料清洁、干燥,一旦渗湿,及时更换。③ 引流瓶位置低于胸壁引流口平面 60~100 cm,依靠重力引流,以防瓶内液体逆流入胸腔,造成逆行感染。

(3) **保持引流通畅**:定时挤压引流管,防止引流管受压、扭曲和阻塞。病人取半坐卧位,经常改变体位,鼓励病人咳嗽和深呼吸,以利胸膜腔内液体和气体的排出,促进肺复张。若引流管从胸腔滑脱,立即用手捏闭胸壁伤口处皮肤,消毒处理后,以凡士林纱布封闭伤口,并协助医师进一步处理。若引流瓶损坏或引流管从胸壁引流管与引流装置连接处脱落,立即用双钳夹闭胸壁引流管,并更换引流装置。

(4) **观察记录引流情况**:① 密切观察并准确记录引流液的颜色、性状和量。② 密切注意水封瓶长管中水柱波动的情况,以判断引流管是否通畅。水柱波动的幅度能反映呼吸道无效腔的大小及胸腔内负压的情况,一般水柱上下波动的范围为 4~6 cm。若水柱波动幅度过大,提示可能存在肺不张;若水柱无波动,提示引流管不通畅或肺已经完全复张。若病人出现气促、胸闷、气管向健侧偏移等肺受压症状,则提示血块阻塞引流管,应通过捏挤或使用负压间断抽吸引流瓶中的短玻璃管,促使其恢复通畅,并立即通知医师处理。

(5) **拔管护理**:① 拔管指征:留置引流管 48~72 小时后,如果引流瓶中无气体逸出且引流液颜色变浅,24 小时引流液量<50 ml,脓液<10 ml,胸部 X 线显示肺复张良好,无漏气,病人无呼吸困难或气促,即可考虑拔管。② 拔管方法:协助医师拔管,嘱病人先深吸一口气,在深吸气末屏气,迅速拔管,并立即用凡士林纱布和厚敷料封闭胸壁伤口,包扎固定。③ 拔管后护理:拔管后 24 小时内,应注意观察病人有无胸闷、呼吸困难、发绀、切口漏气、渗液、出血和皮下气肿等,如发现异常及时通知医师处理。

视频:血胸病人的术后护理

链接护考(2012 年护考真题)

王先生,25 岁。肋骨骨折后合并血气胸,急诊行胸腔闭式引流术。对胸腔闭式引流护理,**错误**的是( )

A. 嘱病人无折叠、扭曲、压迫管道

B. 嘱病人翻身时勿牵拉引流管

C. 保持水封瓶长管没入水中 6~8 cm

D. 指导病人多做深呼吸运动

E. 更换引流瓶时应双重夹闭引流管

答案:C

解析:水封瓶始终保持直立长管没入水中 3~4 cm。

5. 并发症的护理

（1）切口感染：保持切口敷料清洁、干燥并及时更换，同时观察切口有无红、肿、热、痛等炎症表现，如有异常，及时报告医师并采取抗感染措施。

（2）肺部感染和胸腔内感染：因开放性损伤易导致胸腔或肺部感染，应密切观察体温变化及痰液性状，如病人出现畏寒、高热或咳脓痰等感染征象，及时通知医师并配合处理。

6. 心理护理　与病人及其家属进行有效的沟通，介绍与疾病有关的知识、治疗方法、护理操作的配合要点，缓解病人的心理压力，使病人主动配合各种治疗及护理操作。

（三）健康教育

1. 胸部损伤病人常需做胸膜腔穿刺术、胸膜腔闭式引流术，操作前向病人及家属说明治疗的目的、意义及注意事项，以取得配合。

2. 向病人说明深呼吸、有效咳嗽、咳痰的意义，指导病人尽早下床活动，减少肺部并发症，促进伤口愈合。

3. 胸部损伤后出现肺功能下降或严重肺纤维化的病人，活动后可能出现气短症状，应嘱病人戒烟或避免刺激物的吸入。

4. 指导病人出院后注意劳逸结合，避免过度劳累，加强营养，促进康复。

【护理评价】

通过治疗和护理，病人是否达到了护理目标：① 呼吸功能正常。② 疼痛得到缓解和控制。③ 情绪稳定。④ 未发生并发症或并发症被及时发现并处理。

四、心脏损伤病人的护理

心脏损伤（cardiac injury）分为钝性心脏损伤（blunt cardiac injury）与穿透性心脏损伤（penetrating cardiac injury）。

钝性心脏损伤多由胸部撞击、挤压、冲击等暴力所致，多发生于右心室，因其紧贴胸骨。心脏在等容收缩期遭受钝性暴力的后果最为严重。钝性心脏损伤的严重程度与暴力撞击的速度、质量、作用时间以及心脏受力面积有关。

穿透性心脏损伤多由锐器或火器（如刀刃、子弹、弹片）等穿透胸壁所致。

【病因】

1. 直接暴力　如方向盘或重物等撞击前胸部或背部。

2. 间接暴力　高处坠落，心脏受到猛烈震荡；腹部和下肢突然受挤压后大量血液涌入心脏，使心腔内压力骤增；突然加速或减速使心脏碰撞胸骨或脊柱。

【病理生理】

1. 心肌挫伤（myocardial contusion）　是临床上最常见的钝性心脏损伤，轻者可致心外膜至心内膜下心肌出血,部分心肌纤维断裂;重者可导致心肌广泛挫伤及大面积心肌出血坏死,甚至瓣膜、腱索和室间隔等心内结构损伤。心肌挫伤修复后可能遗留瘢痕,增加以后发生室壁瘤的机会。严重心律失常或心力衰竭是严重心肌挫伤的主要致死原因。

2. 心脏破裂　钝性损伤导致的心脏破裂病人绝大多数死于事故现场。

3. 穿透性心脏损伤　好发的部位依次为右心室、左心室、右心房和左心房。此外,还可导致房间隔、室间隔和瓣膜损伤。穿透性心脏损伤的病理生理取决于心包、心脏损伤程度和心包引流情况。当心包无裂口或裂口较小时,出血不易排出而积聚于心包腔内。由于心包缺乏弹性,心包腔内急性少量积血(0.1~0.2 L)即可使心包腔内压力急剧升高并压迫心脏,阻碍心室舒张,导致心脏压塞(cardiac tamponade)。随着回心血量和心排血量的降低,静脉压增高、动脉压下降,发生急性循环衰竭。致伤物和致伤动能较大时,心包和心脏裂口较大,心包裂口持续开放,血液可从胸壁伤口涌出或流入胸腔,病人可迅速发生低血容量性休克。

【护理评估】

(一) 术前评估

1. 健康史　有胸部受伤史,可见由钝器、锐器或火器等所致的胸壁组织损伤。

2. 身体状况

(1) 症状:心肌挫伤轻者多无明显症状,中、重度挫伤可出现胸痛,伴心悸、气促、呼吸困难,甚至心绞痛等症状。开放性胸部损伤导致心脏破裂者,可见胸壁伤口不断地涌出鲜血;病人面色苍白、皮肤湿冷、呼吸浅快,甚至出现低血容量性休克,导致死亡。病人还可出现心律失常和心力衰竭。少数病人早期生命体征平稳,虽有胸部外伤史,但仅有胸部小伤口,易延误诊断和最佳抢救时机。

(2) 体征:心肌挫伤病人偶可闻及心包摩擦音,部分病人有前胸壁软组织损伤和胸骨骨折。心脏破裂者可出现:① 心脏压塞征:致伤物和致伤动能较小时,心包与心脏裂口小,心包裂口易被血凝块阻塞而引流不畅,导致心脏压塞,表现为 Beck 三联征,即静脉压增高(>15 cmH$_2$O),颈静脉怒张;心音遥远、心搏微弱;脉压小,动脉压降低,甚至难以测出。② 心脏杂音:室间隔损伤者可闻及收缩期杂音;瓣膜损伤者可闻及收缩期或舒张期杂音。

3. 辅助检查

(1) 实验室检查:乳酸脱氢酶(LDH)及其同工酶、肌酸激酶(CK)及其同工酶活性测定、心肌肌钙蛋白 I 或 T(cTn I/cTn T)测定。

(2) 心电图检查:可见心动过速、ST 段抬高、T 波低平或倒置、房性或室性期前收缩等心律失常的表现。

(3) 超声心动图:可显示心脏结构和功能的改变,如腱索断裂、室间隔穿破、瓣膜反流、室壁瘤形成等。食管超声心动图可提高心肌挫伤的检出率,同时减少病人胸部损伤时经胸探头检查的痛苦。

(4) 影像学检查:胸部 X 线有助于诊断,超声心动图可明确心脏破裂者有无心包积血及积血量。

(5) 心包穿刺:抽得血液可确诊心脏破裂。

（6）手术探查：对不能排除心脏损伤者，应立即送入具备全身麻醉手术条件的手术室，在局部麻醉下扩探伤道，探查病情以明确诊断，避免延误抢救的最佳时机。

4. 心理-社会状况　突然发生的心脏损伤，疼痛、胸闷、心慌、气急，病人可出现焦虑不安，尤其是病人出现呼吸困难和休克表现时，往往产生濒死恐惧感。

5. 治疗原则

（1）非手术治疗：心肌挫伤病人主要是休息、严密监护、吸氧、镇痛、补充血容量等。临床特殊治疗主要针对心律失常和心力衰竭等严重的致命性并发症，多在伤后早期出现。如果病人出现血流动力学不稳定、心电图异常或上述心肌酶类标志物异常，应尽早转入ICU监护治疗。

（2）手术治疗：心肌挫伤应根据病人心脏受损情况，在全身麻醉体外循环下实施房室间隔缺损修补术、瓣膜置换术、腱索或乳头肌修复术、冠状动脉旁路移植术或室壁瘤切除术等。心脏破裂已有心脏压塞或失血性休克者，应立即行开胸手术。心脏介入诊治过程中发生的医源性心脏损伤，多为导管尖端戳伤，发现后应立即终止操作，拔除心导管，并给予鱼精蛋白中和肝素的抗凝作用，进行心包穿刺抽吸积血，多可获得成功，避免开胸手术。

（二）术后评估

参见本节气胸病人的"术后评估"。

【常见护理诊断/合作性问题】

1. 低效性呼吸型态　与胸部损伤所致的疼痛、胸部活动受限、肺萎陷有关。
2. 疼痛　与组织损伤有关。
3. 体液不足　与心脏损伤导致的大出血有关。
4. 潜在并发症：休克、脓胸等。

【护理目标】

1. 病人能维持正常的呼吸功能。
2. 病人疼痛能够得到缓解和控制。
3. 病人血容量恢复正常。
4. 病人未发生并发症或并发症能被及时发现并处理。

视频：心脏损伤的护理

【护理措施】

（一）术前护理

1. 急救护理　对怀疑有心脏压塞者，立即配合医师行心包腔穿刺术，并尽快做好剖胸探查术前准备。

2. 补充血容量　迅速建立至少2条静脉通路，在监测中心静脉压的前提下输血和补液，维持有效血容量和水、电解质及酸碱平衡。若经急救和抗休克处理后病情无明显改善，出现胸腔内活动性出血者，则立即做好剖胸探查止血的准备。

3. 病情观察　密切观察生命体征、意识、瞳孔、中心静脉压、末梢血氧饱和度、尿量及有无心脏压塞等表现。

4. 缓解疼痛　遵医嘱给予麻醉镇痛药；积极处理，包扎胸部伤口。

5. 预防感染　遵医嘱合理、足量、有效地应用抗生素。

(二) 术后护理和健康宣教

1. 做好心包引流管和纵隔引流管的护理　妥善固定，保持引流通畅，严格无菌技术操作，观察并记录引流液的颜色、量、性质，适时拔管。

2. 其他护理　参见本节气胸病人的护理相关内容。

第二节　肺癌病人的护理

案例导入

> 李先生，40 岁。"胸痛、胸闷、干咳、咯血半月"入院。病人有 20 年吸烟史。体格检查：T 37.8℃，P 90 次/分，R 22 次/分，BP 120/80 mmHg，心肺检查无异常发现。实验室检查：WBC 12×10^9/L。胸部 CT 检查：右肺上叶支气管腔内有 3 cm 直径的阴影，同侧肺门淋巴结肿大，直径约 1 cm。B 超检查：肝、胆、脾、胰、肾均无异常。支气管纤维镜：右上支气管内有新生物，活组织病理学检查，报告为"小细胞癌"。临床诊断：肺癌（小细胞癌）。
>
> 请思考：
> 1. 对该病人应进行何种治疗？
> 2. 病人治疗期间可能出现的全身反应及并发症有哪些？

案例分析（二）

视频：肺癌的概念及病因

肺癌（lung cancer）大多数起源于支气管黏膜上皮，因此也称为**支气管肺癌**（bronchopulmonary carcinoma）。发病年龄多在 40 岁以上，男女之比为（3~5）：1，在发达国家和我国大城市中，肺癌的发病率已居男性各种恶性肿瘤的首位。

【病因及分类】

肺癌的病因至今尚不明确。吸烟是肺癌的重要风险因素，烟草内含有苯并芘等多种致癌物质，吸烟量越多、时间越长、开始吸烟年龄越早，肺癌发病率越高。多年每日吸烟达 40 支以上者，肺鳞癌和小细胞癌的发病率比不吸烟者高 4~10 倍。其他风险因素包括化学物质（石棉、镍、铜、锡、砷、煤焦油和石油中的多环芳烃等）、放射性物质、空气污染、饮食因素、免疫状态、代谢活动、肺部慢性感染、遗传易感性和基因突变等。

【分类】

1. 按解剖学部位分类

（1）中心型肺癌：起源于主支气管、肺叶支气管的肺癌，位置靠近肺门者。占原发性肺癌的

75%左右,以鳞癌多见。

(2) 周围型肺癌:起源于肺段支气管以下的肺癌,位置在肺周边者,以腺癌多见。

2. 按病理学分类 目前肺癌的病理学分类采用2015年世界卫生组织(WHO)修订的病理分型标准。临床将肺癌分为非小细胞肺癌和小细胞肺癌两类。

(1) 非小细胞肺癌:主要包括腺癌、鳞状细胞癌、大细胞癌三种组织类型。

1) 腺癌:已成为最常见的类型,多为周围型肺癌,生长速度较慢,但局部浸润和血行转移较早。细支气管肺泡癌是腺癌的特殊类型。

2) 鳞状细胞癌(鳞癌):中央型肺癌多见,多见于老年男性。倾向于管腔内生长,早期可引起支气管狭窄或阻塞性肺炎;晚期可发形成空洞或癌性肺脓肿。生长速度较缓慢,常先经淋巴转移,血行转移相对较晚。

3) 大细胞癌:老年男性、周围型肺癌多见。肿块多较大,常见中心坏死。分化程度低,预后不良。

(2) **小细胞肺癌**:男性、中央型肺癌多见,**恶性程度高,远处转移早,预后较差**。

知识拓展:
国际抗癌联盟
(UICC)第8版
肺癌TNM
分期标准

知识拓展:
认识非小
细胞肺癌和
小细胞肺癌

【病理生理】

肺癌多起源于支气管黏膜上皮,癌肿可向支气管腔内和(或)邻近的肺组织生长,并可通过淋巴、血行或经支气管转移扩散。右肺多于左肺,上叶多于下叶。

1. 临床分期 目前多采用TNM分期标准(见知识拓展)
2. 转移途径 肺癌的转移途径有直接扩散、淋巴转移、血行转移三条途径,**其中淋巴转移是常见的转移途径**。

链接护考(2019年护考真题)

1. 患者男,46岁,支气管肺癌病理组织报告为鳞状细胞癌,按解剖学部位分类常见的类型是( )

A. 中央型　　　B. 周围型　　　C. 巨块型　　　D. 混合型　　　E. 边缘型

答案:A

解析:支气管肺癌中鳞状细胞癌和小细胞癌为中央型,多与吸烟有关。

2. 表示肺癌已有全身转移的表现是( )

A. 痰中带血　　　　　　B. 持续性胸痛　　　　　　C. 股骨局部破坏

D. 间歇性高热　　　　　E. 持续性胸腔积液

答案:C

解析:股骨局部破坏为远处转移症状。

【护理评估】

(一) 术前评估

1. 健康史 询问病人的年龄,有无吸烟史,吸烟年限,数量等。大量资料表明,长期大量吸烟是肺癌发病的一个重要因素。了解病人是否长期接触过石棉、铬、镍、铜、锡、砷、放射性物质等,是否长期生活在空气污染严重的环境,以及有无家庭炊烟的小环境污染。了解病人有无肺部慢性感染病史,家族中有无类似的病人。

2. 身体状况　与癌肿大小、部位、是否压迫和侵犯邻近器官及有无转移有关。

（1）症状：

1）**早期肺癌**：特别是周围型肺癌没有任何症状。随着癌肿的生长,可出现以下症状。① **咳嗽**：为刺激性干咳,或有少量黏液痰,当癌肿继续生长且继发肺部感染时,可有脓性痰液,痰量也较前增多。② **血性痰**：通常为痰中带血点、血丝或断续地少量咯血,大量咯血者少见。③ 部分肺癌病人,由于肿瘤造成较大的支气管不同程度的阻塞,可出现胸闷、气促、哮鸣、发热和胸痛等症状。

2）**晚期肺癌**：病人除食欲减退、体重减轻、倦怠、乏力等全身症状外,可出现癌肿压迫、侵犯邻近组织、器官或发生远处转移的征象。① 压迫或侵犯膈神经导致同侧膈肌麻痹。② 压迫或侵犯喉返神经导致声带麻痹、声音嘶哑。③ 压迫上腔静脉导致面部、颈部、上肢和上胸部静脉怒张,皮下组织水肿,上肢静脉压升高。④ 侵犯胸膜导致胸膜腔积液,常为血性,大量积液可引起气促。⑤ 癌肿侵犯胸膜及胸壁引起持续性剧烈胸痛。⑥ 侵入纵隔,压迫食管,引起吞咽困难。⑦ 上叶顶部肺癌,也称为 Pancoast 肿瘤,可侵入纵隔和压迫位于胸廓上口的器官或组织,如第 1 肋骨、锁骨下动静脉、臂丛神经、颈交感神经等,引起剧烈胸肩痛、上肢水肿、臂痛、上肢静脉怒张、运动障碍;出现同侧上睑下垂、瞳孔缩小、眼球内陷、面部无汗等颈交感神经麻痹综合征(Horner 征)等。肺癌血行转移后,按侵入的器官而产生不同症状,如肝大、黄疸、抽搐、昏迷等。

视频：肺癌的临床表现

3）**非转移性全身症状**：少数病人可出现非转移性的全身症状,如骨关节病综合征(杵状指、骨关节痛、骨膜增生等),Cushing 综合征,重症肌无力,男性乳腺增大和多发性肌肉神经痛等。

（2）体征：早期无明显阳性体征。晚期侵犯邻近器官或发生远处转移,可出现相应的体征,如骨骼局部压痛、上腔静脉综合征和 Horner 综合征等。

3. 辅助检查

（1）痰细胞学检查：80% 以上的病人在反复痰液检查时可检出癌细胞,即可明确诊断。

（2）影像学检查：① 胸部 X 线检查,在肺部可见块状阴影,边缘不清或呈分叶状,周围有毛刺;若有支气管梗阻,可见肺不张;若肿瘤坏死液化,可见空洞。② CT 检查：可发现早期的周围型肺癌,还可显示淋巴转移情况和邻近器官受侵犯情况。

（3）支气管镜检查：诊断中心型肺癌阳性率较高,可直视肿瘤的部位、大小,并可取小块组织做病理切片检查,也可取支气管内分泌物进行细胞学检查。

（4）其他：有纵隔镜、放射性核素扫描、经胸壁穿刺或组织检查、转移病灶活组织检查、胸腔积液检查等。

视频：肺癌的出血原因及处理

4. 心理-社会状况　当病人被诊断为肺癌时,会产生对癌症的恐惧,同时面对手术及其他治疗带来的不良反应及高额费用而感到焦虑、担忧、无助,甚至绝望。

5. 治疗原则　采用个体化、多学科的综合治疗。非小细胞肺癌以手术治疗为主,辅以化学治疗、放射治疗、中医中药和免疫法治疗等。小细胞肺癌以化学治疗和放射治疗为主。

（1）手术治疗：是肺癌最重要和最有效的治疗手段。一般施行肺叶切除术或一侧全肺切除术。据统计,我国目前肺癌手术切除术后病人总的 5 年生存率为 30%～40%。肺癌切除术后可出现胸腔内出血、肺不张、肺炎、支气管胸膜瘘等并发症。

（2）放射治疗：在肺癌各类型中,小细胞癌对放疗最敏感,鳞癌次之,腺癌最低。术前放疗可提高肺癌病灶的切除率,术后放疗可清除残留病灶。晚期病人可行姑息放疗,以缓解症状。放疗可引起放射反应及并发症,应给予相应处理。

(3) 化学治疗:用于手术前、后辅助治疗,提高治愈率,也可单独用于晚期病人缓解症状。对小细胞癌疗效较好。需注意的是,化学药物治疗可出现骨髓造血功能抑制、严重胃肠道反应等。

(4) 中医中药治疗和免疫治疗:可缓解部分病人的症状,增强机体免疫功能,延长生存期。

(二) 术后评估

参见本章第一节气胸的"术后评估"。

【常见护理诊断/合作性问题】

视频:肺癌术前呼吸道的准备及肺功能的锻炼

1. 气体交换受损　与肺组织病变、手术、麻醉、肿瘤阻塞支气管、肺膨胀不全、呼吸道分泌物潴留、肺换气功能降低等有关。
2. 焦虑与恐惧　与担心手术、疼痛、疾病预后等因素有关。
3. 营养失调:低于机体需要量　与疾病消耗、手术创伤等有关。
4. 潜在并发症:肺不张、支气管胸膜瘘、胸腔内出血、肺炎、心律失常等。

【护理目标】

1. 病人恢复正常换气功能。
2. 病人焦虑、恐惧情绪减轻或消失。
3. 病人营养状况改善。
4. 病人未发生并发症或并发症被及时发现并处理。

【护理措施】

肺癌的护理除肿瘤病人的常规护理外,重点是手术前后护理。

(一) 术前护理

呼吸道管理是术前护理的重点。

1. 防治呼吸道感染　① 病人术前应戒烟 2 周以上,以减少呼吸道分泌物。② 注意口腔卫生,若有龋齿、口腔溃疡、口腔慢性感染者应先治疗。③ 对有上呼吸道感染、慢性支气管炎、肺内感染、肺气肿的病人,遵医嘱应用抗生素。

2. 保持呼吸道通畅　训练病人腹式呼吸,有效咳嗽、咳痰。若有大量支气管分泌物,应先体位引流。痰液黏稠不易咳出者可行超声雾化,遵医嘱应用支气管扩张药、祛痰药等药物;大量咯血时,用吸引器吸出或取头低足高位引流出口腔和呼吸道内的血液,以防窒息,并遵医嘱给镇静药、止血药及静脉输液等。对于手术前心肺功能差、呼吸动度过浅、动脉血氧饱和度过低者,可给予低流量吸氧。

(二) 术后护理

1. 体位　麻醉未清醒前取平卧位,头偏向一侧;清醒、血压平稳后改为半卧位(床头抬高

30°～45°）；一侧肺叶切除呼吸功能尚可者，术后可取健侧卧位卧位，有利于患侧肺的膨胀；若呼吸功能较差，取平卧位或患侧的侧卧位，以免压迫健侧肺而限制通气。**一侧全肺切除病人，可采取患侧 1/4 侧卧位，以预防纵隔移位及压迫健侧肺**。咯血或支气管瘘者取患侧卧位。肺段切除或楔形切除者，取健侧卧位。一般 1～2 小时给病人变换体位一次，有利于皮肤保护及预防呼吸和循环系统并发症。避免头低足高仰卧位，以防膈肌上抬影响呼吸。

2. **病情观察** 心电监护 24～48 小时，病情需要时延长监护时间，定时观察呼吸及呼唤病人，防止因麻醉药不良反应引起呼吸暂停和二氧化碳潴留。监测生命体征：手术后 2～3 小时内，每 15 分钟测量生命体征 1 次；麻醉苏醒且血压、脉搏平稳后改为 30 分钟至 1.0 小时测量 1 次。同时，观察病人意识、面色、末梢循环情况等。检查切口敷料有无血性液渗出，局部有无皮下气肿。

3. **呼吸道护理** 是术后护理的重点。肺切除术后应保持呼吸道通畅，常规给予吸氧。全身麻醉清醒较迟者，术后早期可短时间使用呼吸机辅助呼吸。手术后 24～48 小时内，每隔 1～2 小时叫醒病人做深呼吸 5～10 次。同时鼓励并协助病人有效地咳嗽、排痰。① 给氧：由于肺通气量和弥散面积减少、麻醉药不良反应、伤口的疼痛及肺膨胀不全等、肺切除术后病人会有不同程度的缺氧。常规给予鼻导管吸氧 2～4 L/min，根据血气分析结果调整氧浓度。② 观察：术后带气管插管返回病房者，严密观察气管插管的位置和深度，防止滑出或移向一侧支气管，造成通气量不足。观察血氧饱和度、呼吸频率、幅度及节律，听诊双肺呼吸音，注意有无气促、发绀等缺氧征象，若有异常及时通知医师。③ 深呼吸及咳嗽：病人清醒后立即鼓励并协助其做深呼吸和有效咳嗽、咳痰，每 1～2 小时 1 次。咳嗽前先给病人由下向上，由外向内叩背或体外振动，使肺叶、肺段处的分泌物松动移至支气管。嘱病人做 3～5 次深呼吸，深吸气后屏气 3～5 秒，再用力咳嗽将痰咳出。病人咳嗽时，可固定胸部伤口以减轻振动引起的疼痛。④ 氧气雾化：呼吸道分泌物黏稠者，可用灭菌用水、祛痰剂（盐酸氨溴索）、支气管扩张剂（异丙托溴铵）等药物行氧气雾化或超声雾化，以达到稀释痰液、解痉、抗感染的目的。⑤ 吸痰护理：对咳痰无力、呼吸道分泌物滞留者给予鼻导管吸痰。保留气管插管者，随时吸净呼吸道分泌物，**全肺切除术后**，因其支气管残端缝合处在隆突下方，**吸痰管插入长度不宜超过气管的 1/2**；支气管袖式切除术后，支气管上皮纤毛功能暂时丧失，以及气管或支气管吻合口反应性充血、水肿易造成呼吸道分泌物潴留，如病人不能自行咳痰，可行支气管纤维镜下吸痰。

4. **加强营养支持，维持液体平衡，预防感染** 当肠蠕动恢复后即可开始进食清淡流质、半流质饮食；逐渐改为普食，宜高蛋白质、高热量、富含维生素、易消化饮食。伴营养不良者可行肠内或肠外营养，以提高机体抵抗力，促进伤口愈合。术后遵医嘱静脉输液，应用抗生素，以维持体液平衡、预防感染。严格掌握输液量和速度，**全肺切除者，24 小时补液量<2 000 ml，速度以 20～30 滴/分为宜**。

5. **胸膜腔闭式引流的护理** 维持引流通畅，术后初期每 30～60 分钟向水封瓶方向挤捏引流管一次。观察引流物的量、颜色、性质。**全肺切除后胸腔引流一般呈钳闭状态，以保证术后病人胸腔内有一定的积气、积液，减轻或纠正明显的纵隔移位**。但要根据胸腔内压力的改变酌情放出适量的气体或液体，以维持气管、纵隔于中间位置。每次放液量不超过 100 ml，速度宜慢，避免快速多量放液引起纵隔突然移位，导致心脏停搏。

6. **功能锻炼** 鼓励指导病人早期活动并进行肩臂功能锻炼。病人完全清醒后即开始患侧肩、臂的被动活动，每 3～4 小时活动 1 次。术后第 1 日鼓励病人坐在床旁，双腿下垂或床旁站立移步，早期活动下肢关节；术后第 2 日，扶持病人在病房内行走 3～5 分钟；根据病人的情况逐渐增加活动量,若出现头晕、气促、心动过速、心悸和出汗等症状,则应立即停止活动。手臂和肩关节的活动:以患肩的前屈、后伸、外展、内收、内旋、外旋活动为主。随后可为病人编排床上或床下体操运动,综合进行患侧肩、肘、前臂、肩胛区及健侧肢体活动,并逐渐增大运动量和范围。**全肺切除术后或胸廓成形术后病人,在坐、立、行走或卧床时,都应保持脊柱的直立功能姿势**,重视躯干部胸、背肌的功能锻炼,预防脊柱侧弯畸形的发生。

7. 手术后并发症的护理

(1) 胸腔内出血:当引流量多(每小时大于 100 ml),呈鲜红色,有血凝块,病人出现烦躁不安、血压下降、脉搏增快、尿量减少等表现时,应考虑有活动性出血。应立即通知医师,加快输血、补液速度,遵医嘱给予止血药;保持引流管通畅确保胸腔内积血及时排除。必要时做好开胸探查止血的准备。

(2) 肺不张、肺炎:病人表现为烦躁不安、脉快、发热、哮鸣、呼吸困难等症状,其护理重在预防(见"术前术后呼吸道管理")。若发现以上情况,应立即给氧,遵医嘱合理应用抗生素,鼓励病人有效咳嗽、排痰,必要时进行吸痰。

(3) **支气管胸膜瘘:是肺切除术后严重并发症之一,多发生于术后1周**。病人可出现发热、呼吸急促、刺激性咳嗽、血痰等,患侧出现液气胸体征。若将亚甲蓝溶液1~2 ml注入胸膜腔,病人咳出带有蓝色的痰液即可确诊。主要护理措施是行胸腔闭式引流,遵医嘱应用抗生素,必要时做好手术修补瘘口的准备。

(三) 心理护理

病人在疾病的不同阶段,心理问题可以不同,应关心、体贴病人,鼓励病人说出心理问题,有针对性地进行心理疏导,增强其康复的信心,提高其生活质量。

(四) 健康教育

1. 让病人了解吸烟的危害,力劝戒烟。
2. 说明手术后活动与锻炼的重要意义,指导病人出院后要继续坚持。
3. 保持良好的口腔卫生,预防呼吸道感染。术后一段时间内避免出入公共场所或与上呼吸道感染者接触,避免与烟雾、化学刺激物接触。
4. 保持良好的营养状况,注意休息与活动。
5. 出院后定期复查,如有进行性疲倦、伤口疼痛、剧烈咳嗽、咯血等症状,应考虑复发的可能,及时返院复诊。

链接护考(2012年护考真题)

李先生,62岁。支气管肺癌手术切除病灶后准备出院。在进行出院健康指导时,应该告诉病人出现哪种情况时必须尽快返院就诊( )

A. 鼻塞流涕　　B. 夜间咳嗽　　C. 伤口瘙痒　　D. 痰中带血　　E. 食欲下降

答案:D

解析:出院后应定期复查,如有进行性疲倦、伤口疼痛、剧烈咳嗽、咯血等症状,应考虑复发的可能,要及时返院复诊。

【护理评价】

通过治疗和护理,病人是否达到了护理目标:① 呼吸功能得到改善。② 焦虑减轻。③ 营养状况改善。④ 未发生并发症或并发症被及时发现并处理。

第三节 食管癌病人的护理

案例导入

> 王先生,30 岁。"饭后烧心感伴反酸 1 年"入院。1 年来病人吞咽时感觉疼痛,饭后烧心感,并有反酸,含服硝酸甘油可缓解,未予重视。病人平素喜欢抽烟喝酒。食管吞钡 X 线双重对比造影检查:食管下端狭窄,阶梯现象。纤维食管镜检查:食管下端发红,糜烂融合呈全周性。病理报告为:鳞状上皮增生。
>
> 请思考:
> 1. 该病人主要的护理诊断/合作性问题有哪些?
> 2. 该病人的护理措施有哪些?

案例分析(三)

视频:食管癌的流行病学特点

食管癌(esophageal carcinoma)是一种常见的消化道肿瘤,发病率在消化道恶性肿瘤中仅次于胃癌。我国是世界上食管癌高发地区之一,以太行山地区、秦岭东部地区、大别山区、四川北部地区、闽南和广东潮汕地区、苏北地区为高发地区,其中以河南省林州(原林县)食管癌的发病率最高,且死亡率居各种恶性肿瘤的首位。食管癌多见于男性,发病年龄多在 40 岁以上,好发于食管中段,下段次之,上段较少。

【病因】

病因至今尚未明确,可能与下列因素有关。

1. 亚硝胺及真菌　亚硝胺在高发区的粮食和饮水中含量较高,且与当地食管癌和食管上皮重度增生的患病率成正相关。各种霉变食物能产生致癌物质。

2. 营养不良及微量元素缺乏　饮食中缺乏动物蛋白、新鲜蔬菜和水果,维生素 A、维生素 B、维生素 B_2 及维生素 C 摄入少是食管癌的危险因素。食物、饮水和土壤内的微量元素,如钼、铜、锰、铁、锌等含量较低,亦与食管癌的发生相关。

3. 饮食习惯　吸烟、长期饮烈性酒者食管癌发生率明显升高。进食粗糙食物,进食过热、过快等因素易致食管上皮损伤,可增加对致癌物的敏感性。

4. 遗传因素　食管癌的发病常呈家族聚集现象,河南林州食管癌有阳性家族史者占 60%。在食管癌高发家族中,染色体数目及结构异常者明显增多。

5. 其他因素　食管慢性炎症、黏膜损伤及慢性刺激亦与食管癌发病有关,如食管腐蚀伤、贲门失弛缓症及 Barrett 食管(食管末端黏膜上皮柱状细胞化)等均有癌变的危险。

视频:食管癌的病因

知识拓展:食管癌 TNM 分期标准(2017年第8版 AJCC/UICC)

视频:食管癌的转移途径

视频:食管癌的临床表现

【病理生理】

1. 分型　按病理形态,临床上食管癌可分为四型。

(1) 髓质型:管壁明显增厚并向腔内外扩展,癌瘤的上下端边缘呈坡状隆起,为均匀致密的实体肿块。多数累及食管周径的全部或绝大部分,恶性程度高。

(2) 蕈伞型:瘤体呈卵圆形扁平肿块状,向腔内呈蘑菇样突起。隆起的边缘周围的黏膜境界清楚,瘤体表面多有浅表溃疡,底部凹凸不平。

(3) 溃疡型:瘤体的黏膜面呈深陷而边缘清楚的溃疡,溃疡的大小和外形不一,可深入肌层,食管阻塞程度较轻。

(4) 缩窄型(硬化型):瘤体形成环行狭窄,累及食管全部周径,较早出现阻塞症状。

2. 临床分期　目前,采用美国癌症联合会和国际抗癌联盟(American Joint Committee on Cancer/Union Intertionale Contre le Cancer,AJCC/UICC)公布的第 8 版食管癌 TNM 分期标准。

3. 转移途径　主要通过淋巴转移,血行转移发生较晚。

(1) 直接扩散:癌肿开始向黏膜下层扩散,继而向上、下及全层浸润,很容易穿透疏松的外膜侵入邻近器官。

(2) **淋巴转移:是食管癌的主要转移途径**。首先侵入黏膜下淋巴管,通过肌层到达与肿瘤部位相应的区域淋巴管。上段食管癌常转移至锁骨上淋巴结及颈淋巴结,中、下段多转移至气管旁淋巴结、贲门淋巴结及胃左动脉旁淋巴结。各段均可向上端或下端转移。

(3) 血行转移:发生较晚,主要转移至肺、肝、肾、肋骨、脊柱等部位。

【护理评估】

(一) 术前评估

1. 健康史　询问病人有无长期饮烈性酒、吸烟、进食过快、食物过硬、过热等不良饮食习惯;了解病人的营养状况;有无慢性食管炎、食管良性狭窄、食管白斑病等食管疾病史;注意了解病人是否生活在食管癌的高发区及有无家族史。

2. 身体状况

(1) 早期:症状常不明显,偶有吞咽食物哽噎感、停滞感或异物感,胸骨后烧灼样、针刺样疼痛。食物通过缓慢,哽噎和停滞感常通过饮水而缓解消失。症状时轻时重,进展缓慢。

(2) 晚期:① 症状:随着病情发展,出现**典型症状,即进行性吞咽困难**。先是难咽干硬食物,继而半流质,最后水和唾液也不能咽下。病人逐渐出现消瘦、贫血、乏力、脱水及营养不良。当癌肿侵及喉返神经时出现声音嘶哑;累及气管形成食管气管瘘,出现呛咳和肺部感染;侵入主动脉,溃烂破裂时,可引起大量呕血;晚期出现恶病质。② 体征:中晚期病人可出现锁骨上淋巴结肿大、肝大、胸水、腹水等转移体征。

3. 辅助检查

(1) 食管吞钡 X 线检查:早期可见皱襞紊乱、粗糙、中断现象,局限性管壁僵硬;中晚期食管有明显的管腔狭窄、充盈缺损、龛影,严重狭窄者近端食管扩张等。

(2) CT、超声内镜检查(EUS):可用于判断食管癌的浸润层次,向外扩展深度,以及有无纵隔、淋巴结或腹内脏器转移等。

（3）脱落细胞学检查：我国首创的带网气囊食管细胞采集器做食管拉网检查脱落细胞,早期阳性率可达90%以上,是一种简便易行的食管癌普查筛查方法。

（4）纤维食管镜检查：可直视病变部位、大小,并取活组织做病理学检查。

4. 心理-社会状况　当病人被诊断为食管癌并出现进行性加重的进食困难时,会对治疗预后担忧,产生不同程度的焦虑、恐惧、悲哀或绝望情绪。

5. 治疗原则　以手术治疗为主,辅以放疗、化疗等综合治疗。

（1）非手术治疗：① 放射治疗。与手术治疗综合应用,可用于手术前后,增加手术切除率。术前放射治疗后,间隔2~3周再做手术；对术中切除不完全的残留癌组织处做金属标记,一般在术后3~6周开始术后放射治疗。单纯放射治疗多用于颈段、胸上段食管癌,也可用于有手术禁忌证而尚可耐受放射治疗者。② 化学治疗。化学药物治疗一般作为手术辅助治疗。食管癌对化学治疗药物敏感性差,可与其他方法联合应用,有时可提高疗效。食管癌常用的化学治疗药物有顺铂(PDD)、博来霉素(bleomycin)、紫杉醇等。③ 其他：免疫治疗及中药治疗等亦有一定的疗效。

（2）手术治疗：**手术是治疗食管癌的首选方法**。若全身情况和心肺功能储备良好,无明显远处转移征象,可考虑手术治疗。食管原位癌可在内镜下行黏膜切除,术后5年生存率可达86%~100%。对估计切除可能性小的较大鳞癌而全身情况良好者,术前可先做放射治疗和化学治疗,待瘤体缩小后再手术。

常用的手术方式有非开胸及开胸食管癌切除术两类。目前,对中段以上的食管癌多主张采用颈-胸-腹三切口方法,并同时行淋巴结清扫。食管癌切除后常用胃或结肠重建食管,以胃最为常用（图13-5）。

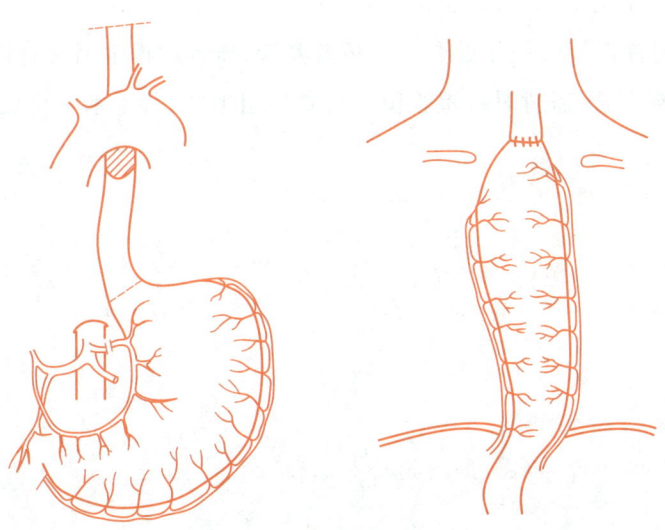

图13-5　重建食管

对晚期食管癌、不能根治或放射治疗、进食有困难者,可做姑息性手术,如胃或空肠造口术、食管腔内置管术、食管分流术等,以达到改善营养、延长生命的目的。

(二) 术后评估

参见本章第一节气胸的"术后评估"。

【常见护理诊断/合作性问题】

1. 营养失调：低于机体需要量　与进食不足、消耗增加有关。
2. 体液不足　与吞咽困难、水分摄入不足有关。
3. 焦虑　与对癌症的恐惧和担心疾病预后等有关。
4. 潜在并发症：吻合口瘘、乳糜胸等。

【护理目标】

1. 病人营养状况得到改善。
2. 病人能维持体液平衡。
3. 病人焦虑减轻，情绪稳定。
4. 病人未发生并发症，或并发症得到及时发现和控制。

视频：食管癌的术前护理

视频：食管癌术后饮食的护理

【护理措施】

(一) 术前护理

术前常规做好营养支持、口腔护理、呼吸道准备及心理护理，并重点做好胃肠道准备：① 术前1周遵医嘱口服抗生素。② 术前3日流质饮食，术前1日禁食。③ 对进食后有滞留或反流者，术前3日每晚以生理盐水100 ml加抗生素经鼻胃管冲洗食管。④ 拟行结肠代食管手术的病人，术前做好结肠肠道准备，术前3～5日口服抗生素，术前2日给予无渣流质饮食，术前晚进行清洁灌肠。⑤ 手术日晨常规置胃管或一并置十二指肠营养管，插管过程中因食管梗阻通过困难时，切不可强行置入，以免戳穿食管，需暂时将胃管留在食管梗阻上方，待手术中再放入胃中。

链接护考（2017年护考真题）

患者男，58岁，食管癌。拟进行结肠代食管手术，术前口服甲硝唑的最佳时间为（　　）

A. 术前3天　　　B. 术前1天　　　C. 术前2天
D. 术前14天　　E. 术前7天

答案：A

解析：肠道手术前3天开始服用肠道消炎药，以清除肠道细菌，减少术后感染。

(二) 术后护理

术后注意加强病情观察、呼吸道护理、胸膜腔闭式引流护理、放疗和化疗护理，并重点加强饮食和并发症护理。

1. 病情观察　严密监测生命体征，发现异常及时通知医师并协助处理。
2. 呼吸道护理　术后易发生呼吸困难、缺氧，并发肺不张或肺炎，应观察呼吸状态，及时吸痰,保持呼吸道通畅,协助病人进行深呼吸锻炼,鼓励其深吸气、吹气球,尽快促使肺膨胀。对无力咳痰并出现呼吸异常者,应即刻给予吸痰,必要时进行气管切开吸痰,并做好气管切开的常规护理。

3. **饮食护理** 是食管癌手术后护理的重点:① 由于食管血供差,又缺乏浆膜层,吻合口愈合较慢,故术后应严格禁饮、禁食3~4日,行胃肠减压、静脉输液。② 术后3~4日待肛门排气、胃肠减压引流量减少后,可拔除胃管。拔管24小时后先试饮少量水,若无异常,术后5~6日可给清流质饮食,术后10日左右给半流质饮食,术后3周病人可进普食。③ 应注意少食多餐,进食量不宜过多,速度不宜过快,避免进食生、冷、硬食物。④ 留置十二指肠营养管者,遵医嘱早期经营养管注入40℃左右的营养液。一般在手术后7~10日拔管。拔管后经口摄入流食或半流食。⑤ 食管与胃吻合病人,如出现进食后胸闷、气短,应告知病人胃已进入胸腔,进食后胃膨胀,肺受压暂不能适应引起,建议病人少量多餐,1~2个月后此症状多可缓解。⑥ 食管癌术后可出现胃液反流,病人会出现呕吐、反酸等症状,嘱病人餐后2小时内勿卧床,睡眠时应抬高床头。

4. **胸膜腔闭式引流的护理** 术后妥善固定引流管并保持引流管通畅,观察、记录引流液的量、颜色和性状。若引流液呈鲜红色,病人烦躁不安、脉搏增快、血压下降应考虑活动性出血;引流液中有食物残渣应考虑吻合口瘘;引流液由清亮转为浑浊,且引流液量增多,应考虑乳糜胸的发生。

5. **胃肠减压** 术后留置胃肠减压管2~4日,应妥善固定,防止脱出。注意经常挤压胃管,勿使管腔堵塞。胃管不通畅时可用少量生理盐水冲洗并及时回抽,切不可强行加压疏通。胃管脱出后应密切观察病情,不可盲目再次插入,以免戳穿吻合口,导致吻合口瘘。术后胃肠减压管放置3~4日,待肛门排气,胃肠功能恢复后方可去除。

6. **并发症的预防与护理**

(1) **吻合口瘘**:是食管癌术后最严重的并发症,多发生于术后5~10日,病人可出现呼吸困难、胸腔积液和全身中毒症状,如高热、寒战,甚至休克等。一旦出现上述症状,应立即通知医师并配合处理,包括:① 嘱病人立即禁食。② 协助行胸腔闭式引流并常规护理。③ 遵医嘱应用抗生素及营养支持。④ 严密观察病情,必要时做好术前准备。

(2) **乳糜胸**:是食管癌术后比较严重的并发症,**多因伤及胸导管所致。多发生在术后2~10日**,少数病例出现在术后2~3周。术后早期由于禁食,乳糜液含脂肪甚少,胸膜腔闭式引流液可为淡血性或淡黄色液,但量较多;恢复进食后,乳糜液漏出量增多,大量积聚于胸腔内,可压迫肺及纵隔并使之向健侧移位。病人可出现胸闷、气急、心悸,甚至血压下降,若不及时处理,病人可在短时间内由于乳糜液中水、蛋白质、脂肪、胆固醇、酶、抗体和电解质的丢失而引起全身消耗、衰竭而死亡。因此应及时行胸腔闭式引流术、给予肠外营养支持、行胸导管结扎术等,并加强护理。

视频:食管癌术后并发症的护理

链接护考(2017年护考真题)

患者男,50岁,食管癌。食管胃吻合术后第5日,突然出现高热、寒战、呼吸困难、胸痛,血白细胞计数$20×10^9$/L,该患者最可能发生了(　　)

A. 乳糜胸　　　　　B. 吻合口狭窄　　　　　C. 吻合口瘘

D. 肺不张　　　　　E. 出血

答案:C

解析:吻合口瘘是食管癌术后最严重的并发症,多发生于术后5~10日,主要表现是高热、寒战、呼吸困难、胸痛。血白细胞明显升高说明有炎症反应,吻合口瘘时即可出现明显的中毒症状。

(三) 健康教育

1. 向病人介绍手术治疗的必要性,告知术前检查和术前准备的意义;向病人讲解注意口腔卫生、深呼吸、咳嗽咳痰及半卧位的重要性。

2. 嘱病人术后少量多餐、由稀到干,逐渐增加食量。避免进食过快、过量及生、冷、硬、刺激性食物,质硬的药片可碾碎后服用,以免导致后期吻合口瘘。

3. 解释食管胃吻合术后,由于胃提拉入胸腔压迫肺,病人可能出现胸闷,进食后呼吸困难,一般经1~2个月可缓解。

4. 告知病人定期到医院复诊。术后3~4周再次出现吞咽困难,可能为吻合口狭窄,应及时复诊。

5. 加强功能锻炼,防止肌肉粘连而导致的术侧肩关节强直及肌肉失用性萎缩。

【护理评价】

通过治疗和护理,病人是否达到了护理目标:① 营养状况改善。② 水、电解质平衡。③ 焦虑减轻或缓解。④ 未发生并发症或并发症被及时发现并处理。

第四节 心脏疾病病人的护理

案例导入

王女士,26岁,因阵发性胸闷、气短、心悸13年,加重1年,诊断为"先天性心脏病二尖瓣狭窄"入院。体格检查:BP 130/71 mmHg,心前区无隆起,心浊音界向左侧扩大,听诊心率96次/分、律齐、二尖瓣听诊区可闻及3/6级收缩期吹风样杂音。心脏超声检查提示二尖瓣前后叶脱垂,二尖瓣中度关闭不全。病人在全身麻醉体外循环下行"二尖瓣成形术",术毕返回ICU,呼吸机辅助呼吸,麻醉未清醒,身上留置有导尿管、心包纵隔引流管及右颈静脉置管,微电脑注射泵持续泵入异丙肾上腺素、多巴胺、硝酸甘油,并给予丙泊酚镇静。

请思考:
1. 术后病人返回ICU后,护士24小时内病情观察的重点有哪些?
2. 术后促进该病人有效通气的护理措施有哪些?
3. 出院前应对该病人进行哪些健康教育?

一、二尖瓣狭窄病人的护理

二尖瓣狭窄(mitral stenosis,MS)指二尖瓣瓣膜受损、瓣膜结构和功能异常所导致的瓣口狭窄。

【病因】

二尖瓣狭窄主要由风湿热反复发作并累及二尖瓣,病变使瓣膜交界处附着融合,造成瓣口狭窄,瓣叶增厚、挛缩、变硬和钙化等可进一步加重瓣口狭窄,并限制瓣叶活动。

【病理生理】

正常成人二尖瓣瓣口的横截面积为 4.0~6.0 cm²。瓣口面积 1.5~2.0 cm² 为轻度狭窄,可能出现心脏杂音,但无明显临床症状。瓣口面积 1.0~1.5 cm² 为中度狭窄,可出现血流动力学改变和临床症状。瓣口面积小于 1.0 cm² 时为重度狭窄,血流障碍明显,出现严重的临床症状,因左心房压力升高,导致肺静脉压升高,肺毛细血管扩张、淤血,影响肺内气体交换,病人出现劳力性呼吸困难。当肺毛细血管压力增高超过正常血浆胶体渗透压 4.0 kPa 时,可发生急性肺水肿。晚期右心室排血负担加重,右心室逐渐肥厚、扩大,导致右心衰竭。

【护理评估】

(一)术前评估

1. 健康史　了解病人青少年时期是否常患有感冒、咽喉炎、发热等,了解病人有无风湿热病及家族史,了解其居住环境是否阴暗、潮湿等。

2. 身体状况

(1)症状:与二尖瓣口狭窄的程度有关。轻度狭窄,无明显症状;中度狭窄时,病人劳累后出现气促、咳嗽、咯血、发绀等症状,常伴有心悸、心前区闷痛、乏力等症状。重度狭窄时活动明显受限,由劳力性呼吸困难发展为夜间阵发性呼吸困难或端坐呼吸,咳粉红色泡沫样痰等急性肺水肿表现。病程较长者可引发右心衰竭。

(2)体征:二尖瓣面容,表现为颧部潮红和口唇轻度发绀;心尖区可扪及舒张期震颤;听诊心尖区第一心音亢进及舒张中期隆隆样杂音;在胸骨左缘第 3、4 肋间可闻及二尖瓣开放的拍击音。右心衰竭者可见颈静脉怒张、肝大、腹水及双下肢水肿。

3. 辅助检查

(1)心电图:轻度狭窄者心电图正常;中、重度狭窄者电轴右偏、P 波增宽、呈双峰,即二尖瓣型 P 波;肺动脉高压者可出现右束支传导阻滞或右心室肥大;病程长者可见房颤。

(2)胸部 X 线:病变轻者无明显异常,中度以上狭窄者可见左心房和右心室扩大,心脏影呈梨形。

(3)超声心动图:可显示出二尖瓣狭窄的程度。

4. 心理-社会状况　病人被诊断为二尖瓣狭窄,并出现呼吸困难、右心衰竭时,往往会产生不同程度的焦虑、恐惧、悲哀或绝望感。

5. 治疗原则

(1)非手术治疗:适用于无症状或心功能 I 级的病人。治疗措施:注意休息,避免剧烈体力活动,控制钠盐的摄入,积极预防感染,定期(6~12 个月)复查;呼吸困难者遵医嘱用药,避免和控制急性感染、贫血及诱发急性肺水肿的因素。

(2) 手术治疗:适用于心功能Ⅱ级以上且瓣膜病变明显者,心功能Ⅳ级、急性肺水肿、大咯血、风湿热活动和感染性心内膜炎者,合并心房颤动者。常用手术方式有:① 二尖瓣交界扩张分离术:目前多采用经皮穿刺球囊导管扩张术。② 二尖瓣替换术:在体外循环直视下进行二尖瓣交界切开,行二尖瓣置换术。临床上使用的人工瓣膜有机械瓣膜和生物瓣膜。

(二) 术后评估
参见本章第一节气胸的"术后评估"。

【常见护理诊断/合作性问题】

1. 气体交换受损　与肺淤血和肺水肿有关。
2. 焦虑/恐惧　与担心手术、疼痛、疾病预后等因素有关。
3. 体液过多:水肿　与右心衰竭有关。
4. 潜在并发症:感染、心律失常等。

【护理目标】

1. 病人恢复正常换气功能。
2. 病人焦虑、恐惧情绪减轻或消失。
3. 病人体液过多的情况得到改善,体液平衡。
4. 病人无并发症发生,或并发症被及时发现并处理。

【护理措施】

(一) 术前护理

1. 体位与活动　病情稳定者可采取半坐卧位,注意休息,限制病人活动,避免情绪紧张和激动。
2. 改善呼吸循环功能　密切观察生命体征变化;吸氧,改善缺氧情况;限制液体的输入量;遵医嘱应用强心、利尿药及适量补钾。
3. 加强营养　指导病人进食高热量、高蛋白质及富含维生素食物,以增强机体对手术的耐受力,限制钠盐摄入。低蛋白血症和贫血者可输入白蛋白、新鲜血。
4. 预防感染　指导病人戒烟;注意保暖,预防呼吸系统感染;保持口腔清洁,避免黏膜和皮肤损伤;积极治疗感染灶,必要时遵医嘱预防性应用抗生素。
5. 做好心理护理　介绍疾病、检查及手术、麻醉的相关知识,减轻病人焦虑和恐惧。

(二) 术后护理

1. 维持循环功能稳定

(1) 血流动力学监测:应用多功能监测仪动态监测血流动力学变化,包括血压、中心静脉压等,根据血流动力学指标,补充血容量;补液速度不能过快,以免加重心脏负担。

(2) 观察心率和心律变化,警惕出现心律失常;观察体温、皮肤温度和色泽,了解外周血管充盈情况。

（3）按医嘱应用强心、利尿、补钾和血管活性药物，应用输液泵或注射泵控制输液速度和输液量；观察药物疗效和副作用，出现异常，立即通知医师。

（4）观察尿量，记录每小时尿量和24小时出入液量，术后24小时出入液量应基本呈负平衡。

2. 加强呼吸道护理

（1）对有气管插管者，及时吸痰和湿化气道。

（2）气管插管拔除后定期协助病人翻身、拍背，指导病人深呼吸、有效咳嗽、咳痰，保持气道通畅。

3. 抗凝治疗　瓣膜置换术者术后24～48小时遵医嘱即给予华法林抗凝治疗。机械瓣置换术者术后须终身抗凝治疗；生物瓣置换者，术后需抗凝治疗3～6个月。抗凝治疗期间，定期复查凝血酶原的时间，调整华法林的剂量；密切观察病人有无牙龈出血、鼻出血、血尿等出血征象，发现异常及时通知医师。

4. 并发症的观察和护理

（1）出血：与手术或抗凝过度有关。间断挤压引流管，观察并记录引流液的性状及量。若引流量持续2小时超过4 ml/(kg·h)或有较多血凝块，伴血压下降、脉搏增快、躁动、出冷汗等低血容量表现，考虑有活动性出血，及时报告医师，并积极准备再次手术止血。

（2）动脉栓塞：因人工瓣膜本身的原因和抗凝不足等产生血栓，血栓脱落导致栓塞，常见的有脑栓塞。注意观察病人有无突发晕厥、偏瘫、下肢厥冷、疼痛、皮肤苍白等血栓形成或肢体栓塞的现象，若出现异常及时通知医师，协助处理。

（三）健康教育

1. 用药指导　遵医嘱服用强心、利尿、补钾及抗凝药物。指导病人按时、按量、连续服药，不可随意加药、减药、换药。手术前指导病人停用抗凝药物和重新开始抗凝治疗的时间，说明应用抗凝药的注意事项；随意减药会造成瓣膜无法正常工作，随意加药会导致出血的危险。用药过程中若出现牙龈出血、口腔黏膜、鼻腔出血和血尿等抗凝过量或出现下肢厥冷、皮肤苍白等抗凝剂不足等表现时应及时就诊。服用抗凝药物期间，注意其与其他药物反应，如苯巴比妥类药物、阿司匹林、吲哚美辛（消炎痛）等药物能增强抗凝作用；而维生素K等止血药能降低抗凝作用。

2. 饮食指导　给予高蛋白质、高纤维素、低脂肪饮食，少量多餐，避免过量进食加重心脏负担。少吃维生素K含量高的食物，以免降低抗凝药的作用。

3. 生活与活动指导　养成良好的生活习惯，注意个人和家庭卫生，勤通风，减少细菌和病毒入侵；预防感冒；术后休息3～6个月，避免重体力劳动，防止劳累；根据心功能恢复情况，进行适当的户内外活动，并逐渐增加活动量，以不引起胸闷、气急为宜。术后1～2年心功能完全恢复后，不影响性生活。女病人生育期应避孕，以免在妊娠期间加重心脏负担，如坚持生育，应详细咨询医师，取得保健指导。

4. 预防感染　增强机体免疫力，预防感染的发生。若出现皮肤感染、牙周炎、感冒、肺炎及胃肠道感染等应及时治疗，避免引起感染性心内膜炎。

5. 定期复诊　瓣膜置换术后半年内，每个月定期复查一次凝血酶原时间，根据结果调整用药。6个月后，置入机械瓣的病人每6个月定期复查1次。病人若出现心悸、胸闷、呼吸困难、皮下出血等不适时及时就诊。

【护理评价】

通过治疗和护理,病人是否达到了护理目标:① 恢复正常通气。② 焦虑/恐惧减轻或缓解。③ 水、电解质及体液平衡。④ 未发生并发症或并发症被及时发现并处理。

二、冠状动脉粥样硬化性心脏病

冠状动脉粥样硬化性心脏病简称冠心病,是由于冠状动脉粥样硬化使管腔狭窄或阻塞,引起冠状动脉供血不足,导致心肌缺血、缺氧或坏死的一种心脏病。主要侵及冠状动脉主干及其近段分支,左冠状动脉的前降支和回旋支的发病率高于右冠状动脉。多见于中年以上男性人群。

【病因】

发病原因尚未完全明确,可能与高脂血症、高血压、吸烟、肥胖与糖尿病等因素有关。

【病理生理】

冠状动脉粥样硬化使管腔狭窄,冠状动脉血流量减少,心肌供氧和需氧失去平衡,导致心肌缺血、缺氧进一步加重。粥样硬化斑块破裂及急性冠状动脉血栓形成后可导致相应区域心肌血供锐减,并可立即降低心肌细胞功能;若心肌梗死后 1 小时内恢复再灌注,部分心肌细胞功能可以恢复;若梗死缺血时间超过 2～6 小时,则心肌梗死无法逆转。急性心肌梗死可引起严重心律失常、心源性休克、心力衰竭甚至猝死。

【护理评估】

(一) 术前评估

1. **健康史** 询问病人有无不良生活方式,包括吸烟,高脂肪、高胆固醇、高热量的饮食,缺少体力活动,过量饮酒史和社会心理因素。询问性别、年龄、家族史,以及与感染有关的巨细胞病毒、肺炎衣原体、幽门螺杆菌等感染史。

2. **身体状况**

(1) **心绞痛**:病人情绪激动、体力劳动或饱餐时可导致心肌需氧量增加,从而引起或加重心肌供血供氧不足,出现心绞痛。**典型表现为心前区疼痛、胸闷、胸骨后压榨样疼痛,并向上、向左放射至左肩、左臂、左肘甚至小指和环指。**

(2) **心肌梗死**:冠状动脉急性阻塞或长时间痉挛,以及血管腔内血栓形成,均可引起心肌梗死。病人出现濒死感,持续时间长,休息和含服硝酸甘油不能缓解,并伴有恶心、呕吐、大汗、发热、发绀、血压下降、心律失常、心源性休克、心力衰竭,甚至猝死。

3. **辅助检查**

(1) **实验室检查**:急性心肌梗死早期磷酸肌酸激酶及其同工酶、肌红蛋白、肌钙蛋白均可出现异常改变。

(2) 心电图的改变:心绞痛时以 R 波为主的导联中可见 ST 段压低、T 波低平或倒置的心内膜下心肌缺血性改变,以及室性心律失常或传导阻滞。心肌梗死时,出现坏死性 Q 波、损伤性 ST 段抬高和缺血性 T 波改变。

(3) 超声心动图:能对冠状动脉、心肌、心腔结构及血管、心脏的血流动力学状态提供定性、半定量或定量评价。

(4) 冠状动脉造影术:可准确了解冠状动脉粥样硬化的部位、血管狭窄程度和血流通畅情况。

4. 心理-社会状况　被诊断为冠心病,并出现剧烈的心绞痛或心肌梗死后病人担心手术和预后,可产生不同程度的焦虑、恐惧、悲哀或绝望情绪。

5. 治疗原则

(1) 药物治疗:主要目的是缓解症状、减缓冠状动脉病变的发展,尽快恢复心肌的血液灌注。

(2) 介入治疗:主要适用于单支或局限性血管病变及急性心肌梗死,是应用心导管技术,在冠状动脉造影的基础上经皮穿刺血管,将导管送达冠状动脉并以球囊扩张狭窄的病变部位,达到解除狭窄、增加血供和使闭塞的冠状动脉再通的目的。介入治疗主要包括经皮冠状动脉腔内成形术(percutaneous transluminal coronary angioplasty,PTCA)和冠状动脉支架植入术(STENT)。

(3) 手术治疗:通过血管旁路移植绕过狭窄的冠状动脉,为缺血心肌重建血运通道,达到改善心肌供血、供氧,缓解和消除心绞痛等症状,提高病人生活质量的目的。

适应证:① 药物治疗不能缓解的心绞痛,且冠状动脉造影显示冠状动脉 2 支或2 支以上的狭窄病变大于 70%者。② 左主干狭窄和前降支狭窄者。③ 出现心肌梗死并发症者,如室壁瘤、室间隔穿孔、二尖瓣乳头肌断裂或功能失调。④ 介入治疗术后狭窄复发者。

手术方式:常用的手术方式是冠状动脉旁路移植术(coronary artery bypass grafting,CABG),即取 1~3 段自体带蒂的大隐静脉血管移植至冠状动脉主要分支狭窄的远端,或取左乳内动脉带蒂原位移植至冠状动脉前降支远端吻合,以恢复病变冠状动脉远端的血流量,改善心肌功能。

(二) 术后评估

参见本章第一节气胸的"术后评估"。

【常见护理诊断/合作性问题、护理目标】

参见本章本节二尖瓣狭窄病人的护理相关内容。

【护理措施】

(一) 术前护理

1. 心理护理　为病人及其家属介绍手术室及监护室环境,告知其手术简要过程及术前、术中、术后注意事项,取得病人信任,消除其焦虑、紧张、恐惧心理,使其积极配合治疗。

2. 减轻心脏负担　① 活动与休息:无并发症者绝对卧床 1~3 日,保证充足的睡眠,避免劳累和情绪波动。② 合理膳食:多食高维生素、粗纤维素、低脂食物,防止便秘发生。③ 给氧:间断或持续吸氧,保证重要器官心、脑的氧供。④ 镇静:手术当日给予少量吗啡镇静镇痛,减少由于精神紧张引起的心肌耗氧增加。

3. 术前常规准备及术前指导　遵医嘱做好皮肤准备,进行药敏试验、交叉配血试验等。指导病人术前3日停用阿司匹林等抗凝剂;指导病人进行深呼吸、有效咳嗽训练,进行床上肢体功能锻炼等。

(二) 术后护理

1. 加强循环和呼吸功能监测　① 加强心电监护,密切监测血压、心率、心律、心电图变化、血氧饱和度和动脉氧分压。防止发生心律失常、心肌梗死、低氧血症。② 观察体温及末梢循环,术后注意保暖,积极复温,促进末梢循环恢复。③ 观察病人呼吸功能,呼吸频率、幅度和双侧呼吸音。鼓励病人深呼吸、有效咳嗽,咳嗽时,注意双手环抱胸部,以减轻疼痛。

2. 抗凝治疗的护理　术后遵医嘱使用抗凝、抗血小板聚集类药物,如肝素、阿司匹林、双嘧达莫(潘生丁)等,以防移植的血管发生阻塞,注意观察用药后反应,如有无局部胃肠道不适和全身出血倾向,密切观察全身皮肤状况及凝血酶原时间;观察手术部位有无渗血;观察并记录引流液的量及性质,判断有无胸腔内出血或心脏压塞的预兆,若发现异常,及时通知医师并协助处理。

3. 局部护理　取静脉的肢体术后局部加压包扎,注意观察手术切口是否有渗血;周围血管充盈情况;大隐静脉-冠状动脉旁路移植术后,观察肢体远端的足背动脉搏动情况和足趾温度、颜色、水肿、感觉和运动情况。

4. 功能锻炼　术后2小时开始进行术侧下肢、足掌和趾的被动锻炼,以促进侧支循环的建立;休息时抬高患肢,以减轻肿胀;注意避免足下垂;术后24小时根据病人病情鼓励其下床运动,站立时勿持续时间过久;根据病人耐受程度,逐渐进行肌肉被动和主动训练,以减少并发症。

(三) 健康教育

1. 告知心血管疾病主要危险因素　如吸烟,过量饮酒,高脂高盐饮食,熬夜,缺乏锻炼、情绪波动等是心血管疾病发病的危险因素,以提高疾病预防的意识。

2. 健康生活方式的指导　① 养成良好的生活习惯,劳逸结合。② 合理膳食,进食低盐、低脂和优质蛋白质饮食,多吃蔬菜和水果;少食多餐,切忌暴饮暴食。③ 加强体育锻炼,控制体重,术后按照个体耐受和心功能恢复情况逐渐增加运动量,养成定期锻炼的习惯。④ 学会放松的技巧,保持心情平静和愉悦,学会换位思考,减少情绪激动。

3. 用药指导　告知抗凝药物需要终身服用,如阿司匹林、双嘧达莫,详细向病人介绍用药目的、药物名称、剂量、用法及药物常见副作用的观察,如服用阿司匹林可见皮下出血点或便血,告知病人及其家属出现异常要及时就诊。指导病人外出时必须随身携带硝酸甘油类药物,以防心绞痛的发生。

4. 恢复期指导　术后胸骨愈合大约需要3个月时间,因此在恢复期内要注意:① 避免胸骨受到较大的牵张,如举重物、抱小孩等。② 保持正确的姿势。直立或坐位时,尽量保持上半身挺直,两肩向后展。③ 每日做上肢水平上抬练习,避免肩部僵硬。④ 促进下肢血液循环。可穿弹力护袜,床上休息时,可脱去护袜,抬高下肢。

5. 定期复诊　嘱咐病人出院后3～6个月复查1次,以后根据病情调整复查次数与时间。一旦出现不适及时就诊。

【护理评价】

参见本章本节二尖瓣狭窄病人的"护理评价"。

小结

　　胸部损伤是外科常见的一类疾病,常见类型有闭合性气胸、开放性气胸、张力性气胸和血胸。开放性气胸可在伤口处闻及空气自由出入的嘶嘶声;张力性气胸呈高压性,可见皮下气肿。开放性气胸立即封闭伤口,张力性气胸立即排气减压。损伤性血胸临床上分为小量、中量、大量血胸。必要时应行胸腔闭式引流,并做好胸腔闭式引流管的护理。

　　肺癌起源于支气管黏膜上皮,又称支气管肺癌。男性多见,吸烟是引起肺癌最重要的危险因素。转移途径以淋巴转移为多见。小细胞未分化癌恶性程度最高。治疗以手术治疗为主,术后根据手术方式的不同采取合适的体位;做好呼吸道的护理,以防感染;做好胸腔闭式引流的护理;鼓励病人早起下床活动并进行肩臂的功能锻炼等。

　　食管癌是常见的消化道恶性肿瘤,好发部位为食管中段。最常见的类型为髓质型。以淋巴转移为主。中晚期典型的症状为进行性的吞咽困难。食管癌普查最常用的方法是我国首创的带网气囊食管细胞采集器做食管拉网检查脱落细胞。食管癌以手术治疗为主,术前护理的重点为胃肠道准备,术后应做好饮食护理及并发症的预防及护理。

　　二尖瓣狭窄最常见的病因为风湿热,临床症状以劳力性呼吸困难、咳嗽、咯血、端坐呼吸为主,体征为二尖瓣面容。二尖瓣狭窄以手术治疗为主,术前应限制病人的活动,指导病人戒烟、保暖、预防呼吸系统的感染,保持口腔和皮肤的卫生;术后维持循环功能的稳定、加强呼吸道护理;做好出血和动脉栓塞等常见并发症的预防和护理。

　　冠心病是由于冠状动脉粥样硬化,管腔狭窄或阻塞,引起冠状动脉供血不足,导致心肌缺血、缺氧或坏死的一种心脏病;临床表现为心绞痛、心肌梗死;临床常用的检查有超声心电图及冠状动脉造影。冠心病治疗方法主要包括药物治疗、介入治疗及手术治疗;术前护理应减轻心脏的负担;术后护理主要是加强循环和呼吸功能监测抗凝治疗的护理、功能锻炼、局部护理等;指导病人终身服药,定期复诊。

(胡宝玉)

第十三章
思维导图

第十三章
在线测试题

第十四章　乳房疾病病人的护理

第十四章　乳房疾病病人的护理 PPT

第十四章　学习重点

第十四章　思政案例

学习目标

知识目标：

1. 掌握急性乳腺炎、乳腺癌的临床表现、常见护理诊断/合作性问题及护理措施。
2. 熟悉急性乳腺炎、乳腺癌的病因和治疗要点。
3. 了解急性乳腺炎及乳腺癌的病理生理；乳腺癌分期；乳腺囊性增生病、乳房纤维腺瘤、乳管内乳头状瘤的临床特点。

能力目标：

1. 具有良好的沟通能力、敏锐的观察能力及解决问题的能力。
2. 学会运用护理程序对病人实施整体护理。

素养目标：

具备良好的职业道德及人文素养。

第一节 急性乳腺炎病人的护理

案例导入

吴女士，26 岁。22 日前自然分娩产下一男活婴，母乳喂养。1 日前自觉左乳疼痛并逐渐加重，伴寒战和高热，今日来院就诊。体格检查：T 39.6℃，P 100 次/分，R 24 次/分，BP 110/80 mmHg，急性痛苦面容，左乳房皮肤发红、肿胀，可扪及一压痛性肿块，左侧腋窝淋巴结肿大，有触痛。辅助检查：白细胞计数 $12.8×10^9/L$，中性粒细胞比例 0.88。初步诊断为急性乳腺炎。

请思考：
1. 吴女士目前存在哪些主要护理诊断/合作性问题？
2. 如何对吴女士实施健康教育？

案例分析（一）

急性乳腺炎是乳腺的急性化脓性感染，多见于产后哺乳期女性，尤以**初产妇常见**。常发生在**产后 3~4 周**。主要致病菌为金黄色葡萄球菌，少数为链球菌。

知识链接

乳房的解剖

成年女性的乳房位于胸壁第 2~6 肋骨水平的浅筋膜深、浅层之间，内侧到胸骨旁线，外侧缘可到腋前线。乳房由乳腺、皮下组织和结缔组织构成，乳腺外上方形成乳腺腋尾部伸向腋窝。乳头位于乳房中心，周围有色素沉着区，称为乳晕。

每侧乳腺由 15~20 个乳腺叶组成，每一乳腺叶由许多乳腺小叶构成。乳腺小叶是乳腺的基本单位，由小乳管和腺泡组成。每一腺叶有其单独的导管（乳管），均以乳头为中心呈放射状排列（图 14-1）。

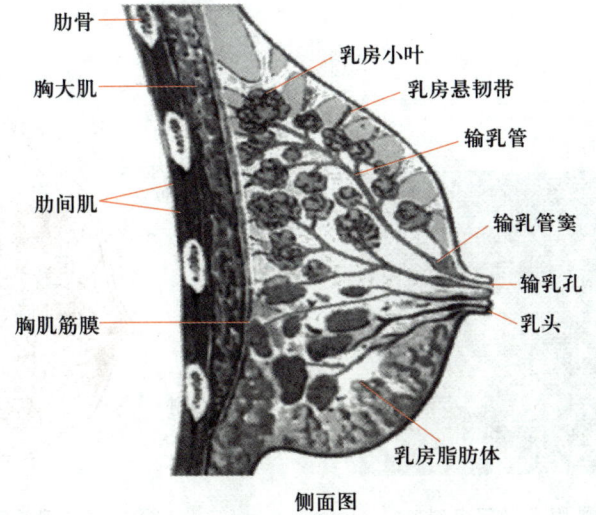

图 14-1 乳房解剖（侧面观）

【病因】

1. **乳汁淤积** 是引起急性乳腺炎的主要病因。乳汁是理想的培养基,乳汁淤积将有利于入侵细菌的生长繁殖。如乳头过小或内陷妨碍正常哺乳,授乳经验不足导致乳汁不能完全排空,都可引起乳汁淤积。

2. **细菌入侵** 乳头破损或皲裂是细菌入侵感染的主要途径。婴儿口含乳头而睡或婴儿患口腔炎也有利于细菌直接经乳头开口侵入乳管,继而扩散至乳腺间质,引起化脓性感染。

3. **免疫力降低** 产妇生产后全身抗感染能力降低,如出现以上因素容易发病。

【病理生理】

乳腺炎早期,乳房内出现一个或多个炎性病灶,若不经控制,数日后可形成单房或多房脓肿。浅部脓肿可自行向外溃破,形成溃疡;深部脓肿可向深部组织内扩散,在乳房与胸肌之间的疏松结缔组织中形成乳房后脓肿,亦可向外破溃。感染严重者可并发脓毒症。

【护理评估】

(一)健康史

了解乳腺炎发生的致病因素,病人是否为初产妇;既往乳腺发育情况,有无乳腺炎及其他乳腺疾病史;乳房有无受压,乳头有无皲裂或破损;婴儿有无口腔炎等。

(二)身体状况

1. 症状

(1)局部症状:初期表现为患侧**乳房胀痛,局部红肿、发热**(图14-2)。常有患侧淋巴结肿大、压痛。数日后可形成脓肿,脓肿可以是单房或多房性。脓肿可位于乳晕区、乳房内表浅或深部(图14-3)。脓肿可向外溃破,深部脓肿还可穿透至乳房与胸肌间的疏松组织中,形成乳房后脓肿。

(2)全身中毒症状:病人可出现寒战、高热,脉搏加快、食欲减退等全身表现。严重感染者可并发脓毒症。

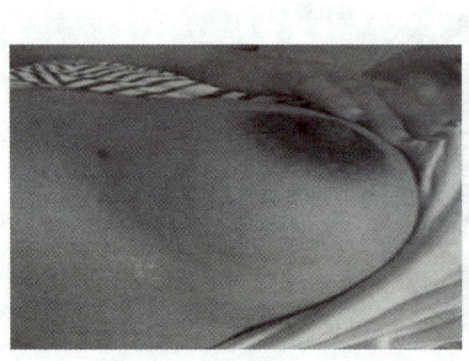

图14-2 急性乳腺炎局部表现

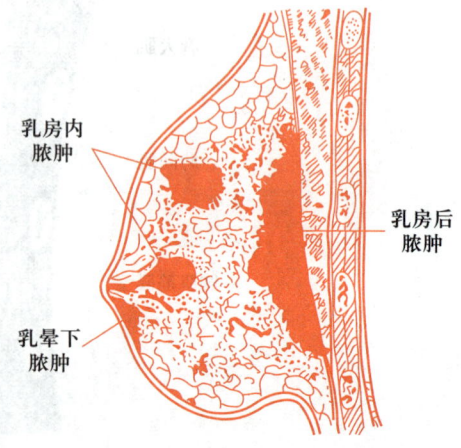

图14-3 乳房不同部位的脓肿

2. 体征

（1）局部改变：初期患侧乳房可触及压痛明显的炎性肿块。乳房浅部脓肿可有局部波动感；深部炎症初期可触及深压痛，脓肿形成后波动感不明显（图14-4）。

（2）淋巴结肿大：患侧腋窝淋巴结肿大，有压痛。

（三）心理-社会状况

病人可因乳房疼痛、发热或手术后疼痛产生焦虑和恐惧。病人因不能正常哺乳而担心婴儿的营养摄入是否能满足其正常发育。病人或对乳房病变后乳房外形的改变产生担忧。

（四）辅助检查

1. 实验室检查　血常规可见白细胞计数及中性粒细胞比例升高。
2. 影像学检查　B型超声检查可明确脓肿的部位、大小、深浅，帮助确诊和定位。
3. 脓肿穿刺　深部脓肿可进行穿刺，**抽出脓液表示脓肿已形成**，脓液可做细菌培养及药物敏感试验。

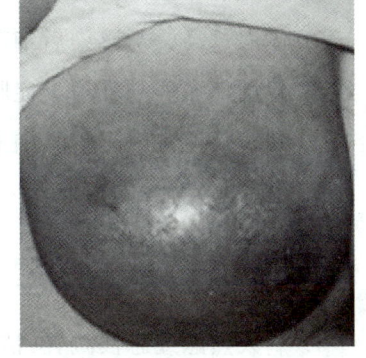

图14-4　乳房脓肿

（五）治疗要点

急性乳腺炎的治疗原则是排空乳汁，控制感染。脓肿尚未形成时不宜手术，以抗生素治疗为主；脓肿形成后应及时切开引流。若感染严重或脓肿引流后并发乳瘘者，应终止乳汁分泌，停止哺乳。

1. 非手术治疗　① 患乳暂停哺乳，用吸乳器吸出乳汁。② 早期、足量、安全、有效地应用抗生素，**首选青霉素治疗**，对青霉素过敏者可选用红霉素，坚持用药1个疗程，10～14日。③ 局部理疗，外敷金黄散或蒲公英，或外涂鱼石脂软膏，可促进炎症局限、消退，皮肤水肿明显者可用25%硫酸镁湿热敷，以缓解肿痛，但有皮肤破溃时禁用。④ 注意休息，加强营养支持。

2. 手术治疗　乳房脓肿形成应及时穿刺抽吸脓液，必要时切开引流。手术时为避免损伤乳管形成乳瘘，乳房内脓肿应以乳头为中心做**放射状切口**，乳晕下脓肿应沿**乳晕边缘做弧形切口**，乳房后脓肿应沿**乳房下缘做弧形切口**（图14-5）。引流术后将引流条放在脓肿最低部，以保证引流通畅，必要时做对口引流（图14-6）。

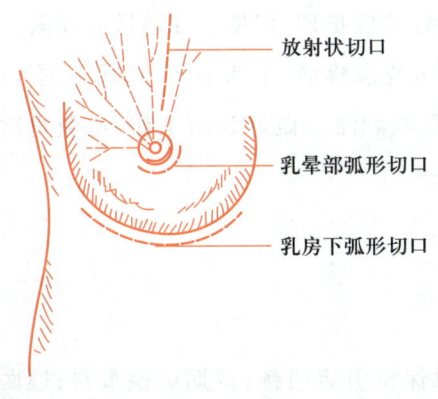

图14-5　乳房脓肿切口

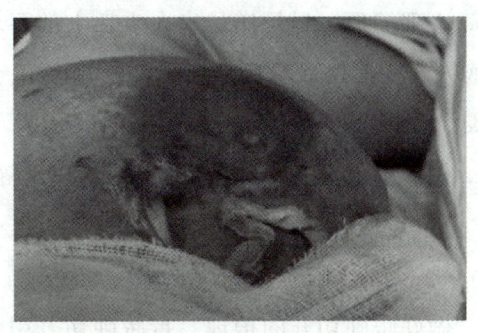

图14-6　对口引流

【常见护理诊断/合作性问题】

1. 焦虑　与担心婴儿喂养及乳房形态改变等有关。
2. 体温过高　与感染后细菌或毒素入血有关。
3. 急性疼痛　与乳房炎症肿胀，乳汁淤积及引流切口等有关。
4. 知识缺乏　缺乏哺乳期卫生和预防乳腺炎的相关知识。
5. 潜在并发症：脓毒症。

【护理目标】

1. 病人焦虑或恐惧减轻，情绪稳定。
2. 病人体温恢复正常。
3. 病人疼痛减轻或消失。
4. 病人知晓哺乳期卫生和预防乳腺炎的相关知识。
5. 病人未发生并发症或并发症被及时发现并处理。

【护理措施】

（一）非手术治疗病人的护理及术前护理

1. 一般护理　产妇生产后体质较弱，机体抵抗能力下降，应保持室内清洁，注意个人卫生，充分休息。鼓励病人进食高热量、高蛋白质、高维生素、易消化食物。了解病人阴道分泌物的情况，是否存在产褥热等，发热者给予降温措施。

2. 病情观察　定时监测生命体征、血白细胞计数及中性粒细胞比例变化、乳房局部情况，必要时可做血细菌培养及药敏试验。

3. 积乳的处理　患乳暂停哺乳，教会或协助病人应用吸乳器排出积乳，必要时可由专业人士挤出乳汁。健侧乳房允许哺乳，应注意保持乳头清洁。观察乳汁颜色，必要时检查乳汁内是否存在细菌，以避免婴儿胃肠炎等疾病的发生。

4. 缓解疼痛　疏通积乳，防止淤积。协助病人翻身，减少触碰患侧乳房，以免加重疼痛。用宽松的胸罩托起两侧乳房，促进局部血液循环，减轻肿胀和疼痛。因脓肿形成导致的疼痛，在切开引流后可减轻。

5. 局部护理　炎症早期应做好局部药物外敷、物理疗法的护理，促使炎症消散或局限。

6. 心理护理　尽量满足病人生活上的要求，鼓励病人克服疼痛、生活不便、睡眠不利等因素。告知病人炎症消退后乳房的形态和功能均不会受明显影响。注意做好预防工作，避免再次发生乳腺炎。

7. 做好术前准备　如备皮、青霉素皮试等。

（二）术后护理

1. 做好脓肿切开的护理　行脓肿切开引流后，注意保持引流通畅；定期更换敷料；遵医嘱应用抗生素，控制感染；观察引流液的色、性状、量及气味等，注意有无因乳管被切断而引起乳瘘等并发症。

2. 一般护理　适当休息,加强营养支持及心理护理,促进病人早日康复。

3. 对症护理　发热者及时物理降温,必要时遵医嘱药物降温。

(三) 健康教育

做好孕妇、产妇的乳房保健知识的宣传和教育工作。避免乳汁淤积是**预防急性乳腺炎的关键措施**。

1. 妊娠后期　① 保持乳头、乳晕清洁:每日用温水清洗两侧乳头。用手指按摩乳头,使乳头表皮坚韧不易破损。② 了解婴儿喂养知识,养成良好的喂养习惯。③ 纠正乳头内陷:分娩前3~4个月,每日清晨或睡前用一只手的手指在乳晕处向下压乳房组织,另一只手将乳头向外牵拉,待乳头稍突后,改用手指捏住乳头根部轻轻地向外提拉,长期坚持可使内陷乳头隆起。也可采用吸乳器吸引,每日1~2次,使乳头外突。必要时手术矫正。

2. 哺乳期保健　① 养成良好的卫生习惯:勤换内衣,定期沐浴。② 养成良好的哺乳习惯:产后尽早开始哺乳,按需哺乳;每次哺乳前、后清洗乳头,保持局部清洁、干燥,避免用肥皂液清洗或酒精擦拭乳头,防止乳头皲裂;不让婴儿含乳头睡觉;每次哺乳后应将乳汁排净。③ 正确哺乳:辅助婴儿采用正确姿势含接乳头和乳晕,避免挤压乳房,减少乳腺炎的发生。④ 一旦乳头破损,暂停哺乳,用吸乳器吸出乳汁哺乳婴儿;局部用温水清洗后涂以抗生素软膏,愈合后再哺乳;症状严重时应及时诊治。⑤ 保持婴儿口腔卫生,及时治疗婴儿口腔炎,有效预防乳腺炎的发生。

链接护考(2018年护考真题)

为避免乳头皲裂,护士指导产妇哺乳时应注意的是(　　)

A. 让新生儿勤吸吮乳头

B. 哺乳前清水清洗乳头

C. 哺乳前碘酊消毒乳头

D. 让新生儿含住乳头及大部分乳晕

E. 苯甲酸雌二醇涂抹乳头防止皲裂

答案:D

解析:让婴儿用正确姿势含接乳头和乳晕是防止乳头皲裂的主要措施。

【护理评价】

通过治疗和护理,病人是否达到了护理目标:① 焦虑、恐惧缓解。② 体温正常。③ 疼痛减轻。④ 掌握了哺乳期卫生和预防乳房炎的相关知识。⑤ 未发生并发症或并发症被及时发现并处理。

第二节 乳腺囊性增生病病人的护理

案例导入

孙女士，32岁。因发现右侧乳房内包块伴疼痛半年余来院就诊。体格检查：右侧乳房可扪及多个大小不等的包块，轻度压痛，质韧，与周围界限不清，表面不光滑。乳房疼痛与月经相关，月经前加重，月经后减轻。

请思考：
1. 孙女士可能患何种疾病？
2. 孙女士担心癌变，你作为责任护士如何对其实施心理护理？

乳腺囊性增生病又称为乳腺病，好发于中年女性，是乳腺实质的良性增生。增生可发生于腺管周围，形成大小不等的囊肿；也可出现腺管囊性扩张，腺管内上皮有不同程度的乳头状增生。少数可以恶变。本病的发生与内分泌失调有密切关系，又称为囊性小叶增生症或乳腺增生症。

【护理评估】

（一）健康史

了解病人的年龄、月经史，乳房胀痛与月经周期变化是否有关，有无乳头异常溢液等病史。

（二）身体状况

一侧或双侧乳房胀痛和肿块是本病的主要表现，与月经周期有关，病程长。

1. **症状** 乳房疼痛，表现为胀痛或刺痛，具有周期性，常发生或加重于月经前期，月经来潮时疼痛减轻或消失。少数病人可有乳头溢液，呈黄绿色或血性，偶为无色浆液。

2. **体征** 一侧或两侧乳房内可触及局限于乳房一部分或分散于整个乳房的肿块，呈圆形结节或片状，大小不一，质韧而不硬，与周围乳腺组织界限不清，与皮肤无粘连。

（三）心理-社会状况

多数病人因恐惧肿块恶变而担忧。

（四）辅助检查

乳腺钼靶X线摄片、超声检查均有助于本病的诊断。

（五）治疗要点

症状轻者，无需治疗，注意调整情绪，保持良好的心情。症状严重者可用中药或中成药调理，如逍遥散、小金丹等，或口服乳康片、乳康宁等进行对症治疗。嘱病人每隔2~3个月到医院复查1次，以便及时发现局部病灶有无恶性病变。有对侧乳腺癌或有乳腺癌家族史者应密切随访。若肿块无明显消退，或观察过程中疑有恶变者，予以切除并做快速病理检查，依据病理结果确定进一步治疗方案。

【常见护理诊断/合作性问题】

1. 焦虑　与担心疾病癌变等有关。
2. 知识缺乏　缺乏乳腺囊性增生病的相关知识。

【护理措施】

1. 心理护理　介绍乳腺囊性增生病的性质和治疗方法，解释疼痛发生的原因，告知病人多数在发病1～2年后可自行缓解，以消除病人的思想顾虑，保持心情舒畅。
2. 用药护理　口服中成药逍遥散3～9 g，每日3次；也可选用雌激素受体拮抗剂（他莫昔芬、托瑞米芬等）和维生素类药物联合治疗；或用宽松的胸罩托起、固定乳房，以减轻疼痛。
3. 定期复查　每隔2～3个月到医院复查1次，以观察乳房包块的变化。也可通过乳房自查的方法观察乳房包块的变化情况，发现异常，应及时到医院就诊治疗。

第三节　乳房良性肿瘤病人的护理

一、乳腺纤维腺瘤

乳腺纤维腺瘤是乳腺常见的良性肿瘤，多见于20～25岁女性，好发于乳房外上象限。本病的发病原因是小叶内纤维细胞对雌激素的敏感性异常增高，可能与纤维细胞所含雌激素受体的量和质异常有关。雌激素是本病发生的刺激因子，所以纤维腺瘤发生于卵巢功能期。

【护理评估】

（一）健康史

了解病人的年龄、月经史，发现包块时间、增长情况，有无乳房胀痛、与月经周期是否有关等。

（二）身体状况

1. 症状　主要表现为乳房包块，病人常无自觉症状，多为偶然扪及乳房无痛性包块，增长缓慢。
2. 体征　多数病人可在乳房外上象限触及单发圆形或卵圆形肿块，质地坚韧、表面光滑、与周围组织无粘连，易于推动，腋窝淋巴结不肿大。少数病人为多发。包块大小与月经周期关系不大。

（三）辅助检查

同乳腺囊性增生病。

(四) 心理-社会状况

病人往往因恐惧肿块恶变而担忧。

(五) 治疗要点

乳腺纤维腺瘤有癌变的可能,应尽早手术切除。切除的病变组织常规进行病理学检查。

【常见护理诊断/合作性问题】

1. 知识缺乏　缺乏乳腺纤维腺瘤诊治的相关知识。
2. 焦虑　与担心肿块恶变有关。

【护理措施】

1. 进行知识宣教,让病人了解乳腺纤维腺瘤的病因及治疗方法。
2. 暂不手术者应密切观察肿块的变化,明显增大者应及时到医院诊治。
3. 行手术治疗后,嘱病人保持切口敷料清洁、干燥。

二、乳管内乳头状瘤

乳管内乳头状瘤是发生在乳管内的良性肿瘤,多见于经产妇,40~50岁多见。75%的乳管内乳头状瘤病例发生于大乳管近乳头的壶腹部,瘤体很小,带蒂而有绒毛,且有许多壁薄的血管,易出血。发生在中小乳管的乳头状瘤多见于乳房周围区域。

【护理评估】

(一) 健康史

了解病人的年龄、月经史、生育史,有无与月经周期变化有关的伴随症状。

(二) 身体状况

1. 症状　**主要表现是乳头溢液**,一般无自觉症状,常因乳头溢液污染内衣而引起注意,溢液多为**血性**,也可为暗棕色或黄色液体。一般无疼痛,偶可因肿瘤阻塞乳管而出现疼痛,一旦积血排出,疼痛可消失,但可反复出现。
2. 体征　包块常不易触及。大乳管乳头状瘤,可在乳晕区扪及圆形、质软、可推动的小包块,轻压包块时可有血性液体自乳头溢出。

(三) 辅助检查

乳腺导管造影可明确乳管内肿瘤的大小和部位;也可行乳管内镜检查,即将一根内径小于1 mm的光导管,自乳头的溢液管口插入,通过内镜成像技术观察乳腺导管内的情况。也可取乳头溢液涂片做细胞学检查。

（四）心理-社会状况

病人因乳头血性溢液而担忧疾病性质及预后。

（五）治疗要点

本病有恶变可能,诊断明确者以手术治疗为主。切除的病变组织应常规做病理检查,如有恶变应施行乳腺癌根治术。对年龄较大、乳管上皮增生活跃或渐变者,可行单纯乳房切除术。

【常见护理诊断/合作性问题】

1. 焦虑　与乳头溢液、缺乏乳管内乳头状瘤诊治的相关知识等有关。
2. 疼痛　与肿瘤阻塞乳管、手术有关。

【护理措施】

1. 告知病人乳头溢液的病因、手术治疗的必要性,解除病人的焦虑、担忧。
2. 术后保持切口敷料清洁、干燥。
3. 定期回医院复查。

第四节　乳腺癌病人的护理

案例导入

> 李女士,48岁。因左侧乳腺癌行乳癌改良根治术,手术顺利。术后病人伤口皮瓣下留置2根负压引流管,胸部用弹力绷带加压包扎,在护士指导下开始进行左手握拳和屈腕练习,术后第3日该病人左侧手臂逐渐出现肿胀且不易消退。
> 请思考:
> 1. 该病人发生上肢肿胀可能的原因是什么?
> 2. 针对病人上肢肿胀的护理措施有哪些?

乳腺癌(breast cancer)是女性最常见的恶性肿瘤之一。在我国,占全身各种恶性肿瘤的7%~10%,发病率呈逐年上升趋势,成为威胁女性身心健康的顽疾。男性乳腺癌少见,约占全部乳腺癌的1%。

【病因】

乳腺癌的病因尚不完全清楚,可能与下列因素有关:

1. 激素作用　乳腺是多种内分泌激素的靶器官,如雌激素、孕激素及泌乳素等,其中**雌二醇和雌酮与乳腺癌的发生有直接关系**。20岁以前乳腺癌少见,20岁以后其发病率迅速上升,45~

50岁发病率较高,绝经后继续上升。绝经期前后由于卵巢功能衰退,腺垂体激素分泌过多,作用于肾上腺皮质产生过多的雌激素,从而刺激乳腺上皮细胞过度增生。

2. 月经、生育史　月经初潮早于12岁、绝经晚于52岁、未生育、晚生育或分娩后未哺乳者发病率较高。

3. 饮食及营养　营养过剩、肥胖、高脂饮食,可加强或延长雌激素对乳腺上皮细胞的刺激,增加发病机会。

4. 乳腺疾病史　乳腺小叶上皮高度增生或不典型增生可能与乳腺癌的发病有关。

5. 家族遗传史　一级亲属中有乳腺癌病史者,发病危险性是普通人群的2～3倍。

6. 其他因素　环境因素、长期接触放射线、应用致癌药物等。

链接护考(2017年护考真题)

孙女士,42岁。因洗澡时发现右乳房无痛性包块10日就诊。体格检查:左侧乳房正常,右乳房外上象限扪及3.0 cm×2.5 cm包块,质硬,活动度不大。下列叙述不正确的是(　　)

A. 需要询问患者家族史,尤其是女性亲属
B. 询问有无接触放射线和致癌药物使用情况
C. 对于患者婚姻、生育、月经史的了解很重要
D. 患者饮食习惯和营养状况与本病关系不大
E. 乳房疾病史需要评估

答案:D

解析:高脂饮食、营养过剩、肥胖可加强或延长雌激素对乳腺上皮细胞的刺激,增加罹患乳腺癌的风险。

【病理分型】

乳腺癌大多起源于乳腺管上皮,少数发生于腺泡。临床多采用以下病理分型:

1. **非浸润性癌**　指癌细胞生长局限于末梢乳管或腺泡的基底膜内,无间质浸润的癌,又称原位癌。包括导管内癌(癌细胞未突破导管壁基底膜)和小叶原位癌(癌细胞未突破末梢乳管或腺泡基底膜)及乳头湿疹样乳腺癌(伴发浸润性癌者,不在此列)。此型属早期,预后较好。

2. **浸润性特殊癌**　包括乳头状癌、髓样癌(伴大量淋巴细胞浸润)、黏液腺癌、小管癌(高分化腺癌)、腺样囊性癌、大汗腺癌、鳞状细胞癌等。此型分化一般较高,预后尚好。

3. **浸润性非特殊癌**　包括浸润性小叶癌、浸润性导管癌、硬癌、髓样癌(无大量淋巴细胞浸润)、单纯癌、腺癌等。此型一般分化低,预后较上述类型差,**是乳腺癌中最常见的类型**,占80%,但判断预后尚需结合疾病分期等因素。

4. **其他罕见癌**　如炎性乳癌等。

【转移途径】

1. **直接蔓延**　癌细胞沿导管或筋膜间隙蔓延,侵及乳腺导管、乳房悬韧带(又称Cooper韧

带),皮肤、胸筋膜、胸肌等周围组织。

2. **淋巴转移**　是乳腺癌最常见的转移途径,乳房的淋巴液输出有四条途径(图 14-7)。① 癌细胞经胸大肌外侧淋巴管侵入同侧腋窝淋巴结,进而侵入锁骨下淋巴结,再至锁骨上淋巴结,癌细胞可经胸导管(左)或右侧淋巴导管侵入静脉血流而向远处转移。② 癌细胞向内侧侵入胸骨旁淋巴结,继而到达锁骨上淋巴结,可经同样途径血行转移。以上两个转移途径中,以前者居多。乳腺癌的淋巴转移途径与原发部位也有一定的关系。有腋窝淋巴结转移者,原发灶大多在乳房的外侧象限;有胸骨旁淋巴结转移者,原发灶则大多在乳房内侧象限。③ 癌细胞通过两侧乳房皮下的交通淋巴网,侵入对侧乳房,甚至达双侧腹股沟淋巴结。④ 癌细胞通过乳房深部淋巴网侵入腹直肌鞘和肝镰状韧带的淋巴管,进入肝脏。

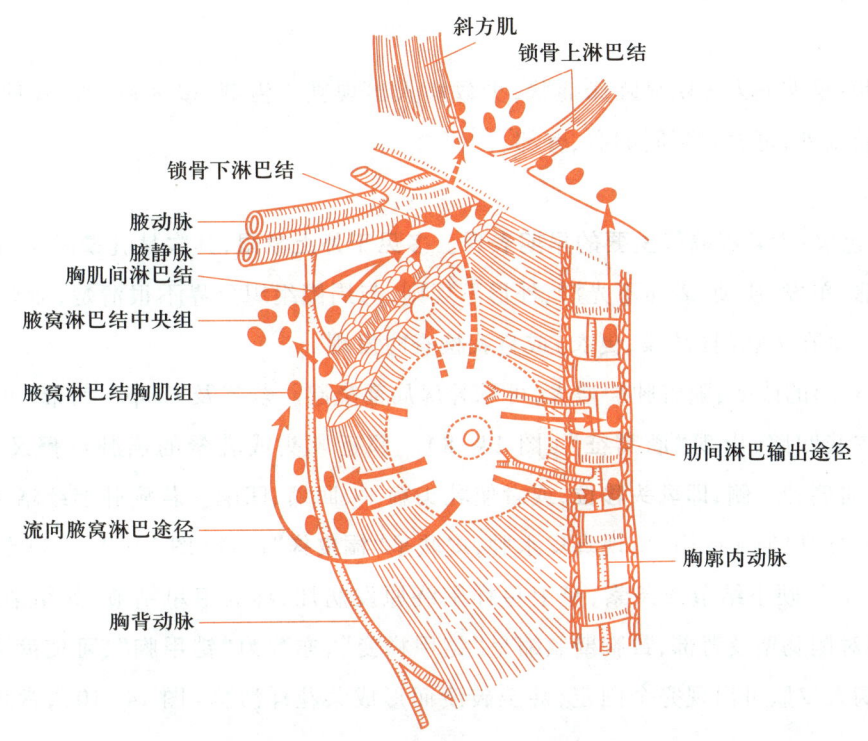

图 14-7　乳房的淋巴液输出途径

3. **血行转移**　癌细胞经淋巴转移途径进入静脉或直接入侵血液向远处转移。**最常见的远处转移依次为肺、骨、肝**。研究发现,有些早期乳腺癌已有血行转移。

链接护考(2015 年护考真题)

根据乳腺癌淋巴转移的主要途径,护理评估应重点关注的部位是(　　)

A. 腹股沟　　　　B. 颌下　　　　C. 颈后

D. 颈前　　　　　E. 腋窝

答案:E

解析:乳腺癌的淋巴转移概率很高,最多见的是同侧腋窝淋巴结转移。

知识拓展：
乳腺癌
临床分期

【临床分期】

目前，临床多采用国际抗癌协会建议的T(原发癌瘤)N(区域淋巴结)M(远处转移)分期法。将乳腺癌分为0～Ⅳ期。有助于进一步评估病变的发展程度、选择合理的治疗方法和判断预后。

【护理评估】

(一)术前评估

1. 健康史　了解病人的年龄、月经史、生育史、哺乳情况、饮食习惯、营养状况等；既往有无乳房疾病，有无乳腺癌家族史。

2. 身体状况

(1)症状：早期病人无明显临床症状，少数病人出现乳头溢液，多为血性。晚期癌肿侵犯神经时则疼痛较剧烈，可放射到同侧肩、臂部。

(2)体征：

1)乳房包块：为乳腺癌**最重要的早期表现**。**多见于外上象限**，其次是乳晕区及内上象限。早期表现为无痛、单发、质硬、表面不光滑、外形不规则，与周围组织分界不很清楚，活动度差且生长快的小包块。多在无意间(洗澡、更衣)或自我检查时发现。

2)乳房外形的改变：随着肿瘤增大，可见乳房局部隆起。若累及Cooper韧带，可使其缩短而致肿瘤表面皮肤凹陷，出现"**酒窝征**"(图14-8)。邻近乳头或乳晕的癌肿可**侵及乳管**使之缩短，把乳头牵向癌肿一侧，即**乳头移位**，或者使乳头扁平、回缩、凹陷。若癌肿继续增大，**堵塞皮下淋巴管**，可引起淋巴回流受阻，出现真皮水肿，皮肤呈"**橘皮样**"改变(图14-9)。肿瘤侵及大片皮肤，可形成多个坚硬小结节或条索，呈卫星样围绕原发病灶，称为卫星结节；如结节互相融合成片，可延伸到对侧胸壁及背部，致胸壁紧缩呈"**铠甲样变**"，亦称为"**铠甲胸**"，**可使病人呼吸受限**。晚期乳腺癌病人皮肤可出现完全固定，甚至破溃而形成菜花样溃疡(图14-10)，常伴有恶臭，易出血。

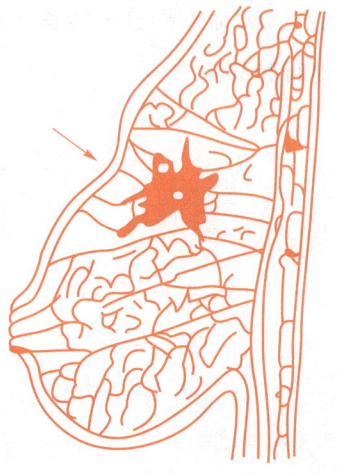
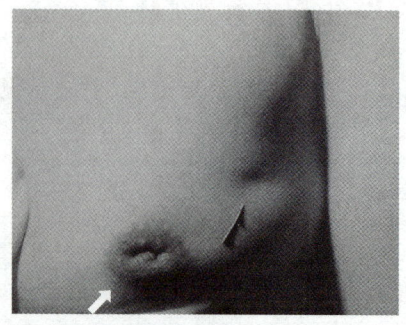

图14-8　"酒窝征"

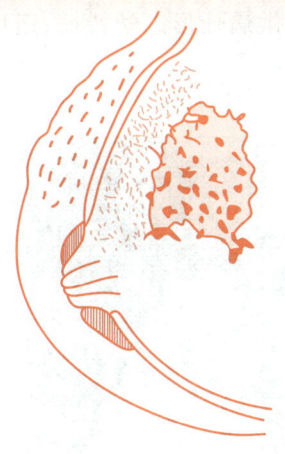
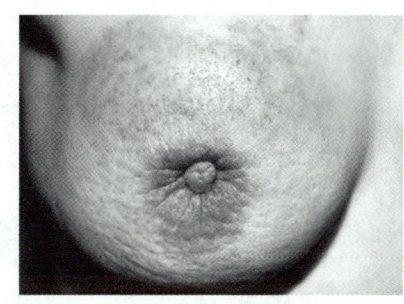

图 14-9 "橘皮样"改变

3）淋巴结肿大：乳腺癌淋巴转移最初多见于腋窝。**同侧腋窝淋巴结转移最常见**。最初可触及少数散在淋巴结，质硬、无痛，可被推动；继而数目增多并融合成团，甚至与皮肤或深部组织粘连。晚期锁骨上及对侧腋窝淋巴结均可肿大。

4）压迫及转移症状：若癌细胞阻塞腋窝主要淋巴管，则可引起手臂蜡白色水肿；肿大淋巴结压迫腋静脉时患侧手臂可出现青紫色水肿；压迫神经干可引起患侧手臂、肩部剧烈疼痛。乳腺癌转移至肺、骨、肝时，可出现相应的症状。例如，肺转移可出现胸痛、气急，骨转移可出现局部疼痛，肝转移可出现肝大、黄疸等。

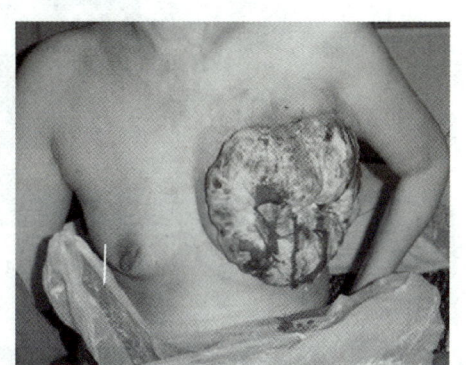

图 14-10 "菜花样"溃疡

5）乳腺癌的特殊类型：① 炎性乳腺癌：少见，特点是**发展迅速，预后差**。局部皮肤色红、水肿、增厚、粗糙，皮肤表面温度升高，但无明显包块，犹如急性炎症。开始时比较局限，随即扩展到乳房大部分皮肤，常累及对侧乳房。多见于妊娠期或哺乳期的年轻妇女。② 乳头乳晕湿疹样癌：又称佩吉特病。少见，恶性程度低，发展慢。是一种表现为乳头湿疹样病变的乳腺癌，多发生于非哺乳期妇女，极少数男性也可发生。乳头有瘙痒、烧灼感，以后乳头和乳晕的皮肤变粗糙、糜烂如湿疹样，进而形成溃疡，有时覆盖黄褐色鳞屑样痂皮。部分患者于乳晕区可扪及肿块。较晚发生腋淋巴结转移。

3. 心理-社会状况　病人对癌症、手术治疗、预后产生担忧和恐惧。手术治疗会造成病人形体的改变，增加了病人的痛苦和困扰。对内分泌治疗、放疗和化疗所产生的不良反应都会产生焦虑不安。还需评估家属，尤其是配偶对乳腺癌治疗、预后的认知程度及心理承受能力。

4. 辅助检查

（1）影像学检查：① 钼靶 X 线：可作为乳腺癌的**普查方法**（图 14-11）；可发现乳房内密度增高的肿块影，边界不规则，或呈毛刺状，或见细小钙化灶。② 超声检查（图 14-12）：能清晰显示包块的形态和质地及乳房各层组织结构，可鉴别包块是囊性还是实质性；显示乳腺癌包块边缘不光滑、凸凹不平，无明显包膜，其组织呈蟹足样浸润，内部多呈低回声区改变；还可观察血供情况，提高其判断的敏感性。③ 近红外线扫描：可显示乳房包块及其周围的血管情况。④ MRI：诊断乳腺癌的敏感性高于钼靶 X 线检查;能三维立体观察病变,提供病灶形态学特征;运用动态增强还能提供病灶的血流动力学情况。

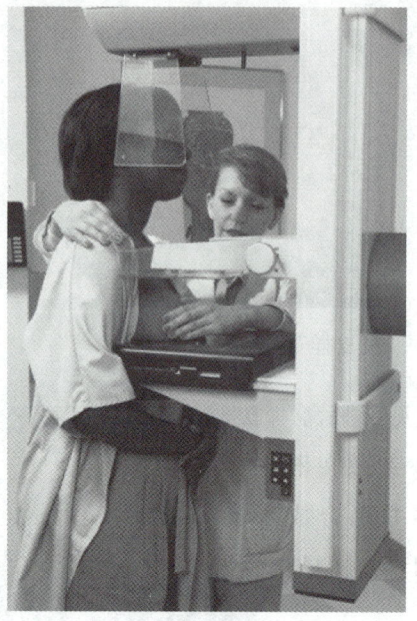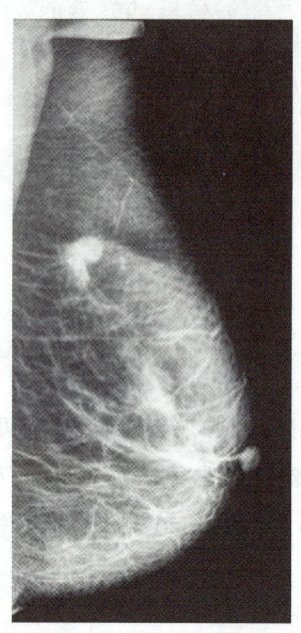

图 14-11 乳房钼靶 X 线检查

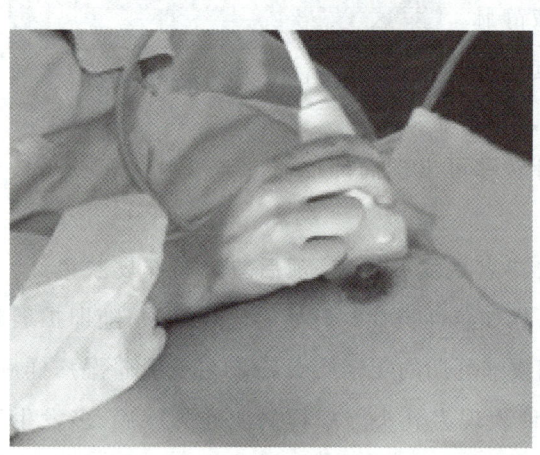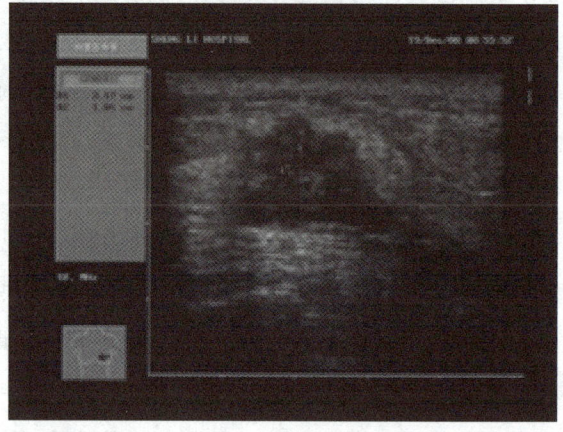

图 14-12 乳房 B 超

(2) 病理学检查:**是确诊乳腺癌最可靠的检查方法。**① 在局部麻醉下将包块连同周围少许正常组织一同切除,做快速冷冻病理学检查,根据检查结果进一步选择手术方式。② 疑为湿疹样乳腺癌时,可做乳头糜烂部刮片或印片细胞学检查,可获得较肯定的细胞学诊断。③ 细针穿刺细胞学检查。

5. 治疗原则　乳腺癌治疗多以手术为主,同时辅以化学药物治疗、放射治疗、内分泌治疗和生物治疗的综合治疗方法。

(1) 手术治疗:根据病理分型、临床分期及辅助治疗的条件选择手术方式。病灶可切除者,应最大限度地清除局部及区域淋巴结,以提高生存率。**已有远处转移、全身情况差、主要脏器有严重疾病、年老体弱不能耐受手术者为手术禁忌证。**

目前,治疗性手术主要有以下五种方式。

1）乳腺癌根治术：手术切除包括整个乳房、胸大肌、胸小肌、腋窝及锁骨下淋巴结的整块组织。适用于有腋窝淋巴结转移，但无远处转移征象者。

2）乳腺癌扩大根治术：在乳腺癌根治术的基础上，同时切除胸廓内动、静脉及其周围的淋巴结（即胸骨旁淋巴结）。适用于肿瘤位于乳房内侧象限、直径>3 cm 及临床无远处转移征象者。若扩大根治术中刺破胸膜，则可引起气胸，表现为呼吸窘迫、胸闷。

3）乳腺癌改良根治术：包括两种术式，即① 保留胸大肌，切除胸小肌。② 保留胸大肌、胸小肌。该术式术后外观效果较好，是目前常用的手术方式，其与乳腺癌根治术的术后生存率无明显差异。

4）全乳房切除术：手术切除包括腋尾部及胸大肌筋膜的整个乳腺。该术式适于原位癌、微小癌及年迈体弱不能耐受根治术者。

5）保留乳房的乳腺癌切除术：完整切除肿块及周围1～2 cm的组织。适合于乳房有适当体积的Ⅰ期、Ⅱ期患者，术后须辅以放射治疗、化学药物治疗。

（2）化学药物治疗：化疗是一种必要的全身性辅助治疗，可以提高手术治疗的疗效，改善生存率。常用药物有环磷酰胺(C)、甲氨蝶呤(M)、氟尿嘧啶(F)、多柔比星(A)、表柔比星(E)、紫杉醇(T)。联合化疗的效果优于单药化疗，传统的联合化疗方案有 CMF 和 CAF 方案。手术前化疗多用于Ⅲ期病例，使肿瘤缩小，减轻与周围组织的粘连。手术后化疗于术后早期开始应用，治疗期以6个月左右为宜，能达到杀灭亚临床型转移灶的目的。化疗可引起骨髓抑制，肝、肾功能损害，多柔比星还具有心脏毒性。

（3）放射治疗：放疗是乳腺癌局部治疗的手段之一，是保乳手术后治疗的重要组成部分。在肿块切除部位、锁骨上、锁骨旁、腋窝等区域进行放疗。常于手术后2～3周进行，可降低Ⅱ期以上病人的局部复发率。

（4）内分泌治疗：乳腺癌病人癌细胞中雌激素受体(ER)含量高者，称为激素依赖性肿瘤。ER含量低者，称为激素非依赖性肿瘤。内分泌治疗对前者有效。绝经前病人采用卵巢去势疗法，包括药物、手术或X线照射卵巢的方法；绝经后病人应用抗雌激素药物如他莫昔芬（三苯氧胺）、来曲唑等，抑制癌细胞的生长，降低乳腺癌术后复发及转移。

1）**他莫昔芬：是最常用的药物。**用量为每日20 mg，**至少服用3年，一般服用5年**。主要不良反应有潮热、恶心、呕吐、静脉血栓形成、眼部不良反应、阴道干燥或分泌物多。

2）来曲唑：为芳香化酶抑制剂。能抑制肾上腺分泌的雄激素转变为雌激素过程中的芳香化环节，从而降低雌二醇水平，达到治疗乳腺癌的目的。

（5）生物治疗：近年来，临床上推广使用的曲妥珠单抗注射液，是通过转基因技术制备，对人类表皮生长因子受体2(HER2)过度表达的乳腺癌病人有一定的疗效。

（二）术后评估

术后应重点评估以下两方面。

1. 术中情况　了解手术、麻醉方式与效果；病变组织切除情况、术中出血、补液、输血情况和术后诊断。

2. 术后情况　病人是否清醒，生命体征是否平稳；胸带包扎情况，有无影响呼吸；了解皮瓣和切口愈合情况,有无皮下积液;患侧上肢有无水肿及肢端血液循环情况;病人疼痛情况;有无焦虑、抑郁、恐惧等心理反应;患肢功能锻炼计划的实施及肢体功能的恢复情况;病人对康复期保健和疾病相关知识的了解和掌握程度。

【常见护理诊断/合作性问题】

1. 恐惧或焦虑　与住院环境陌生、对癌症的恐惧,担心手术后乳房缺失致形体改变及预后有关。
2. 皮肤完整性受损　与手术和放射治疗有关。
3. 躯体活动障碍　与手术影响手臂和肩关节的活动有关。
4. **自我形象紊乱**　与乳房及邻近组织切除及化疗致脱发有关。
5. 知识缺乏　缺乏手术前准备、手术后上肢功能锻炼知识及缺乏乳腺癌自我检查、预防的相关知识。
6. 潜在并发症:皮瓣下积血、积液,皮瓣坏死,患肢水肿等。

【护理目标】

1. 病人焦虑减轻,情绪稳定。
2. 病人伤口愈合良好,放射治疗未导致皮肤损伤。
3. 病人术后能正确进行上肢康复锻炼,手臂和肩关节活动不受影响。
4. 病人能适应乳腺癌手术治疗及化疗后的身体改变。
5. 病人掌握乳房自查技能,减少疾病复发的危险因素。
6. 病人术后未出现并发症或并发症能被及时发现并得到正确处理。

【护理措施】

(一)术前护理

1. 心理护理　护士要关心和尊重病人,入院时即热情向其介绍负责的医师和护士、病房的环境和有关的规章制度,使病人尽快适应医院环境。多与病人沟通、交谈,鼓励其表达对疾病和手术的顾虑与担心,有针对性地进行心理护理。向病人及其家属介绍手术的必要性和安全性,帮助病人树立战胜肿瘤的信心,并取得家庭的支持,从而减轻病人的焦虑和恐惧。根据病人的具体情况,讲解手术后胸部外形的改变,介绍弹性假体乳房可弥补乳房切除后引起的外观缺陷,告知病人今后行乳房重建的可能。介绍病人与已接受手术治疗并已痊愈的乳腺癌病人认识,通过成功者的现身说法帮助病人度过心理调适期,使其相信一侧乳房切除并不影响正常的家庭生活、工作和社交。

2. 营养支持　鼓励病人进食高热量、高蛋白质、富含维生素和膳食纤维的食物,必要时给予肠外营养支持。改善病人营养状况,为手术后创面的愈合创造有利条件。

3. 完善术前检查　术前常规做重要脏器功能检查,包括心、肺、肝、肾功能,评估病人的手术耐受能力。

4. 皮肤准备　依据手术范围进行皮肤准备,尤其应注意乳头和乳晕部位的清洁。对切除范围大、考虑植皮的病人,需做好供皮区皮肤准备。若病人已有癌性溃疡,术前3日开始每日换药2次,并用70%乙醇消毒溃疡周围皮肤。

5. **特殊病人准备**　对于妊娠或哺乳期的病人,应立即终止妊娠或停止哺乳,以免因激素作用活跃而加快乳腺癌的发展。晚期乳腺癌皮肤破溃者手术前注意保持病灶局部清洁,应用抗生素控制感染。

(二) 术后护理

1. **病情观察**　观察生命体征变化,对行乳腺癌扩大根治术者注意观察呼吸变化,如手术伤及胸膜导致气胸,病人会出现胸闷、呼吸困难等表现。观察伤口敷料渗血、渗液情况。观察患侧上肢远端的血液循环,有无腋部血管受压的情况。手术后行化疗、放疗的病人应注意有无不良反应发生。

2. **体位**　术后在麻醉清醒、生命体征平稳后可采取半卧位,利于引流和呼吸。患侧前臂用胸带包扎固定于躯干上,肘关节屈曲,上臂后方垫小布枕,使其与躯干同高,保持肩关节舒适,以防止皮瓣张力过大或皮瓣滑动而造成皮瓣坏死。

3. **饮食**　麻醉作用消失后,如无恶心、呕吐等麻醉反应者可给予正常饮食,注意提供充足的热量、蛋白质和维生素,以利康复。

4. **伤口护理**

(1) **妥善固定皮瓣**:乳腺癌根治切除术后,伤口覆盖多层敷料、棉垫,用绷带或胸带加压包扎,使胸壁与皮瓣紧密结合,防止积气、积液及创面出血。包扎松紧度要适当,以能容纳一个手指、维持正常血运、不影响呼吸为宜。加压包扎一般维持7～10日,包扎期间告知病人不能自行松解绷带,瘙痒时不能将手指伸入敷料下搔抓。若绷带松脱滑动,一定要及时重新加压包扎。若包扎过紧,会压迫腋部血管,引起患侧肢体远端的血液供应不良。若脉搏不清、皮肤发绀、皮温降低,应及时调整绷带的松紧度。

(2) **观察皮瓣**:注意观察腋窝皮瓣或移植的皮片、皮瓣颜色及创面愈合情况,正常皮瓣的温度较健侧略低,颜色红润,并与胸壁紧贴;若皮瓣颜色暗红或皮瓣下出现积气积液,应及时报告医师处理。

5. **引流管的护理**　手术后皮瓣下常规放置引流管并连接负压引流,使皮瓣紧贴胸壁,并及时、有效地引流出皮瓣下的积液、积血、积气,避免坏死、感染,利于皮瓣愈合。护理时应注意以下几点:

(1) **妥善固定引流管**:病人卧床时,将引流管固定于床旁,翻身时注意防止过度牵拉引流管导致滑脱。病人下地活动时,将引流管固定于上衣上。

(2) **保持引流通畅**:经常检查引流管,注意有无血块堵塞、扭曲。每小时挤压1次引流管,以防堵塞。负压大小要适宜,如压力过大则易致引流管变瘪塌陷;如压力过小则不能有效吸引。

(3) **观察引流液**:观察并记录引流液的颜色、量和性质,注意有无活动性出血。一般手术后1～2日,每日引流血性液为50～100 ml,以后逐渐减少、颜色变淡。

(4) **拔管**:手术后4～5日,若引流液转为淡黄色,每日引流量<15 ml,创面与皮肤紧贴,手指按压伤口周围皮肤无空虚感,即可拔除引流管并更换敷料,继续加压包扎伤口。

6. 术后并发症的防治与护理

(1) **皮下积液**:乳腺癌术后皮下积液较常见,发生率为10%~20%。除手术因素外,术后要特别注意保持引流通畅,包扎松紧度适宜,避免过早外展术侧上肢。若**发现皮瓣下积液,应在无菌操作下穿刺抽吸或引流排出**,局部再加压包扎,同时应用抗生素防治感染。

(2) **皮瓣坏死**:乳腺癌术后皮瓣坏死率为10%~30%,其主要原因是皮瓣缝合张力大。若缝合时张力过大,可行减张缝合或减张切口。若皮瓣边缘发黑坏死,应予以剪除,待其自行愈合或待肉芽组织生长良好后再植皮。

(3) **患侧上肢肿胀**:上臂淋巴回流不畅、皮瓣坏死后引起感染及腋部死腔积液是造成上肢水肿的主要原因,因此护理时须注意以下几点。① 避免损伤:术后严禁在患侧上肢测量血压、抽血、做静脉或皮下注射,以避免对循环的影响。避免患侧上肢外展,提拉、搬运重物。② 保护患侧上肢:平卧时患侧的肢体可适当抬高(10°~15°),肘关节屈曲;半卧位时屈肘90°放于胸腹部;下床活动时用吊带托扶或用健侧手将患肢抬高置于胸前,以防止手臂长时间下垂而影响静脉回流,加重肿胀;需要他人帮扶时只能扶持健侧,以防腋窝皮瓣滑动而影响愈合。③ 促进肿胀消退:按摩患侧上肢或进行握拳、屈、伸肘运动,以促进静脉和淋巴的回流,可有效地减轻上肢肿胀的程度。肢体肿胀严重者可用弹力绷带包扎或戴弹力袖。局部感染者及时应用抗生素。

视频:乳腺癌术后康复锻炼

7. 患侧上肢功能锻炼 因手术切除了胸部部分肌肉、筋膜和皮肤,患侧肩关节活动明显受限。手术后加强肩关节活动可增强肌肉力量,松解和预防粘连,最大程度地恢复肩关节的活动范围。术后应鼓励并协助病人早期功能锻炼,以减少和避免术后残障。

(1) **术后 24 小时内**:鼓励病人做手指和腕部活动,如伸指、握拳、屈腕等锻炼。

(2) **术后 1~3 日**:进行上肢肌肉等长收缩,利用肌肉泵作用促进血液和淋巴回流;可用健侧上肢主动或被动进行屈肘、伸臂等锻炼,逐渐过渡到肩关节的小范围前屈(<30°)、后伸(<15°)运动。

(3) **术后 4~7 日**:鼓励病人用患侧手进行自我照顾,如刷牙、洗脸、进食等,并做以患侧手触摸对侧肩部及同侧耳的锻炼。

(4) **术后 1~2 周**:术后 1 周皮瓣基本愈合后,开始进行肩关节活动,以肩部为中心,前后摆臂。术后 10 日左右皮瓣与胸壁粘贴较牢固,可做抬高患侧上肢的锻炼,伸屈患侧肘关节,手掌置于对侧肩部,直至患侧肘关节与肩部平齐,并循序渐进地指导病人进行肢体功能锻炼。具体方法如图 14-13。① 爬墙运动:面对墙站立,双足分开,尽量让足趾靠近墙,肘部弯曲,手掌贴在墙上并与肩同高,手指弯曲渐往墙壁上方移动,直到手臂完全伸展为止,然后手臂再向下移至原来位置。每日标记高度,逐渐递增,直至患侧手指能高举过头。② 转绳运动:绳子一端固定于门上,另一端由术侧手抓住,面向门站立,手臂前伸与地面平行,以画圈方式转动绳子,顺时针或逆时针方向交替进行。③ 滑绳运动:将绳子挂在悬于头顶上方的横杆上,双手握住绳子的两端。双手轮流拉扯两边绳端,使患侧手臂抬高,到出现疼痛为止。然后,逐渐缩短绳子,使患侧手臂能抬至额头高度。以上动作反复进行。

根据病人具体情况,以上锻炼要求每日 3~4 次,每次 20~30 分钟;循序渐进,逐渐增加功能锻炼的内容,避免过度疲劳。术后 7 日内患侧上肢不上举,10 日内不外展患侧肩关节;不要以患侧肢体支撑身体,以防皮瓣移动而影响愈合。指导病人患侧肢体功能锻炼应达到的目标是:患侧手越过头顶,扪及对侧耳。

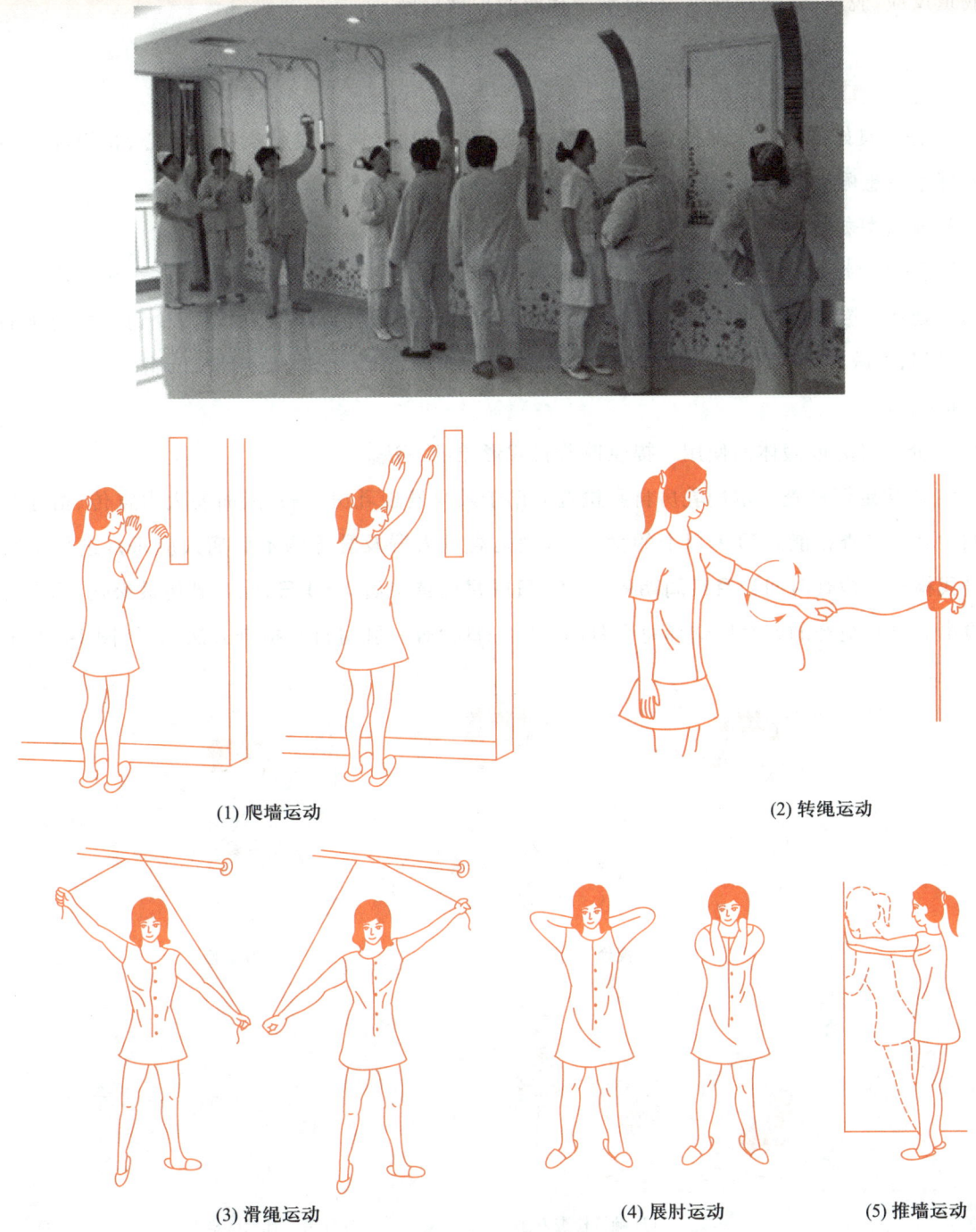

图 14-13 乳癌术后功能锻炼

8. **手术后乳房外观矫正及护理** 手术后恢复期安排病人配戴义乳,以弥补病人因丧失乳房而产生的自卑感。义乳的选择应与健侧乳房大小相似,每日注意清洁,存放时勿受压变形。应用时可用松紧带将义乳固定在内衣上。若因职业需要或强烈要求胸部整形者,当复发概率很小时可实施乳房重建术。重建的方法有义乳植入术,背阔肌肌皮瓣转位术,横位式腹直肌肌皮瓣转位术等。

9. **综合治疗不良反应及护理** 放疗时应注意保护局部皮肤,照射野保持清洁干燥,局部禁用肥皂水和粗毛巾搓擦。穿柔软内衣,不戴胸罩,禁忌搔抓。若出现鳞屑、脱皮、干裂、瘙痒、红斑,应积极处理。熟悉和了解化疗药物的作用机制和毒性反应,以便及时观察药物不良反应,如胃肠道反应、脱发、骨髓抑制等,及时给予相应的护理措施。

（三）健康教育

1. **保持良好的心态**　保持乐观的生活态度,正视现实,树立战胜疾病的信心,积极配合治疗和做好术后患侧上肢的功能锻炼。

2. **避免妊娠**　术后 **5** 年内避免妊娠,以防止乳腺癌复发。

3. **坚持放疗和化疗**　手术治疗虽是乳腺癌的重要治疗手段,但按疗程行放疗和化疗是有效控制远处转移影响远期疗效的关键。放疗、化疗期间机体抵抗力降低,尽量减少到公共场所的次数和时间,以减少感染的机会;加强营养,多食高蛋白质、高维生素、高热量、低脂肪食物,以增强机体抵抗力。

4. **介绍义乳或假体的使用**　提供改善自我形象的方法。

5. **乳房定期检查**　定期乳房自我检查有助于及早发现乳房疾病,因而要大力宣传、指导和普及妇女乳房自查技能。20 岁以上的女性,特别是高危人群及乳腺癌术后病人应每月进行 1 次乳房自我检查。检查时间为**月经周期的 7～10 日或月经结束后 2～3 日**,此时乳房最松弛,病变容易被检出。已经绝经的妇女应选择每个月固定的一日检查。乳房自我检查方法如下(图 14-14)。

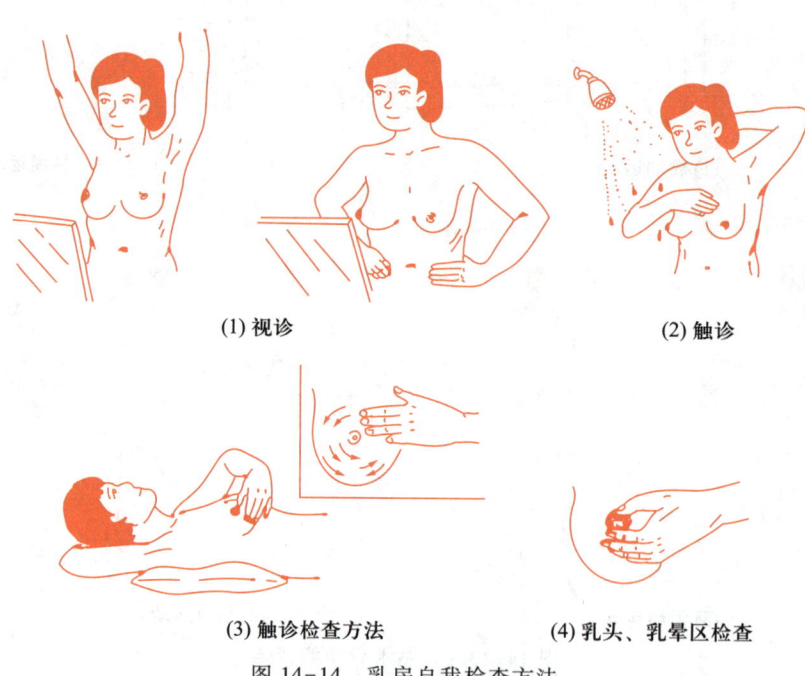

图 14-14　乳房自我检查方法

（1）视诊:脱去上衣,站在镜前摆放各种姿势(两臂放松垂于身侧、向前弯腰或双手高举枕于头后)。仔细观察两侧乳房大小和外形是否一致(但应了解正常的女性也常有两侧乳房大小不一的情况),有无局限性隆起、凹陷及橘皮样变。乳头有无回缩或抬高。轻压乳头是否有分泌物流出,两侧腋下是否有淋巴结肿大。

（2）触诊:平卧位检查时,被查侧手臂弯曲枕于头下,肩下放一个软枕垫高,另一侧手的示指、中指、环指并拢,用指腹在对侧乳房进行环形触摸,稍用力(可蘸肥皂水或其他润滑剂,以增加检查的敏感度),依次检查**外上、外下、内下、内上象限**,最后扪及乳晕区,要注意乳头有无溢液。

然后同法检查对侧乳房。将同侧手臂上举,用另一侧手的手指轻轻地触摸腋下,若发现包块和乳头溢液,应及时到医院做进一步检查。

链接护考(2015年护考真题)

李女士,28岁,乳腺癌扩大根治术后咨询护士可以妊娠的时间是术后( )

A. 1年　　　　　B. 2年　　　　　C. 3年
D. 4年　　　　　E. 5年

答案:E

解析:术后5年内避免妊娠,以预防乳腺癌复发。

【护理评价】

经治疗和护理,病人是否达到了护理目标:① 焦虑或恐惧减轻,情绪稳定。② 伤口愈合良好,放疗后皮肤无损伤。③ 术后手臂和肩关节活动基本达到正常范围。④ 已接受乳房切除后的身体改变。⑤ 掌握了乳房自查技能。⑥ 术后未发生并发症或并发症被及时发现并处理。

小结

急性乳腺炎是乳房的急性化脓性感染。好发于产后3~4周哺乳期妇女,初产妇更为常见。乳汁淤积、细菌入侵是引起急性乳腺炎的主要病因。脓肿形成前主要是抗生素治疗为主,脓肿形成后应及时切开引流。避免乳汁淤积是预防急性乳腺炎的关键措施。

乳腺癌是女性常见的恶性肿瘤,病因不明,雌二醇和雌酮与乳腺癌的发生有直接关系。好发于外上象限。45~50岁发病率较高,绝经后继续上升。无痛性乳房包块为乳腺癌最重要的早期表现。癌肿侵及Cooper韧带引起"酒窝征",癌肿堵塞皮下淋巴管,皮肤呈"橘皮样"改变。钼靶X线可作为乳腺癌的普查方法,病理学检查是确诊乳腺癌最可靠的检查方法。乳腺癌多采用以手术治疗为主,辅以化疗、放疗、内分泌治疗等综合治疗。术后做好病情观察、伤口护理、引流管护理、指导患者上肢功能锻炼、避免并发症发生等。指导定期乳房自我检查,有助及早发现乳房疾病。

(史蓓蓓　尚娟娟)

第十四章
思维导图

第十四章
在线测试题

第十五章　急性腹膜炎病人的护理

第十五章　急性腹膜炎病人的护理 PPT

第十五章　学习重点

第十五章　思政案例

学习目标

知识目标：

1. 掌握急性化脓性腹膜炎病人的临床表现、常见护理诊断/合作性问题、护理措施及健康教育。
2. 熟悉腹腔脓肿病人的临床表现、急性化脓性腹膜炎和腹腔脓肿的治疗原则。
3. 了解急性化脓性腹膜炎和腹腔脓肿的病因、分类、病理生理及转归。

能力目标：

1. 具有敏锐的观察能力和解决问题的能力。
2. 能对急性化脓性腹膜炎病人进行正确的护理评估，提出护理诊断/合作性问题、制订护理计划并实施整体护理。

素养目标：

具有精益求精的工作态度和关爱体贴病人的职业情怀。

第一节　急性化脓性腹膜炎病人的护理

案例导入

王先生，36岁。因上腹部疼痛2小时入院。病人于入院前2小时，饱食后突然感到上腹部剧痛，迅速扩展至全腹，伴恶心、呕吐，急来我院。既往消化性溃疡病史6年。体格检查：T 36.9℃，P 124次/分，R 24次/分，BP 85/50 mmHg。痛苦面容，全腹肌紧张，压痛、反跳痛，肝浊音界消失，移动性浊音（+），肠鸣音消失。辅助检查：血白细胞计数 16×10^9/L，中性粒细胞比例0.90；腹部X线平片示：两侧膈下有游离气体；腹腔穿刺抽出淡黄色浑浊液体。入院诊断：急性弥漫性腹膜炎，消化性溃疡穿孔（待查）。急诊行剖腹探查，十二指肠球部溃疡穿孔修补术。术后第5日病人体温38℃，大便次数增多，为黏液便，伴里急后重感。

请思考：
1. 该病人术后出现了哪种并发症？有何依据？
2. 对该病人应如何处理？

案例分析（一）

急性化脓性腹膜炎是指由化脓性细菌引起的腹膜及腹膜腔的急性炎症。

【病因及分类】

急性化脓性腹膜炎可因细菌性、化学性（如胃液、胆汁、血液）或物理损伤等导致。腹膜炎按病程可分为急性、亚急性和慢性腹膜炎；按病因可分为细菌性与非细菌性腹膜炎；按发病机制可分为原发性和继发性腹膜炎；按炎症累及的范围可分为弥漫性与局限性腹膜炎。按发病机制可分为原发性与继发性腹膜炎。临床上以急性化脓性腹膜炎（acute suppurative peritonitis）最为多见，常累及整个腹腔，因此又称为急性弥漫性腹膜炎。

1. **原发性腹膜炎**　又称为自发性腹膜炎，不多见。腹腔内或邻近组织无原发病灶。**致病菌多为溶血性链球菌、肺炎双球菌或大肠埃希菌**，细菌可经血液循环、泌尿道、女性生殖道等途径进入腹腔，引起腹膜炎。血行感染多见于儿童，常见于上呼吸道感染后。当肝硬化并发腹水、肾病、猩红热、营养不良等免疫功能低下时，肠腔内细菌可通过肠壁进入腹膜腔，引起原发性腹膜炎。

2. **继发性腹膜炎**　是继发于腹腔内脏器炎症、破裂、穿孔、腹部创伤或手术等使大量消化液及细菌进入腹膜腔所导致的腹膜及腹膜腔的急性炎症。**临床常见**。**致病菌**主要是胃肠道内的常驻菌群，**其中以大肠埃希菌最为多见**，其次为厌氧拟杆菌、变形杆菌、链球菌等，常为混合性感染。引起的原因有：① 腹内空腔脏器穿孔、外伤引起腹壁或内脏破裂，最为常见，如胃十二指肠溃疡急性穿孔、急性胆囊炎胆囊壁坏死穿孔，穿孔后消化液流入腹腔，先引起化学性腹膜炎，继发细菌感染后成为化脓性腹膜炎。② 腹内脏器缺血坏死：如绞窄性肠梗阻、出血坏死性胰腺炎等。③ 炎症扩散：如急性阑尾炎、化脓性胆囊炎等，含有细菌的渗出液在腹腔内扩散引起腹膜炎（图15-1）。④ 其他：腹部手术时污染腹腔，胃肠吻合口瘘等也可引起腹膜炎。

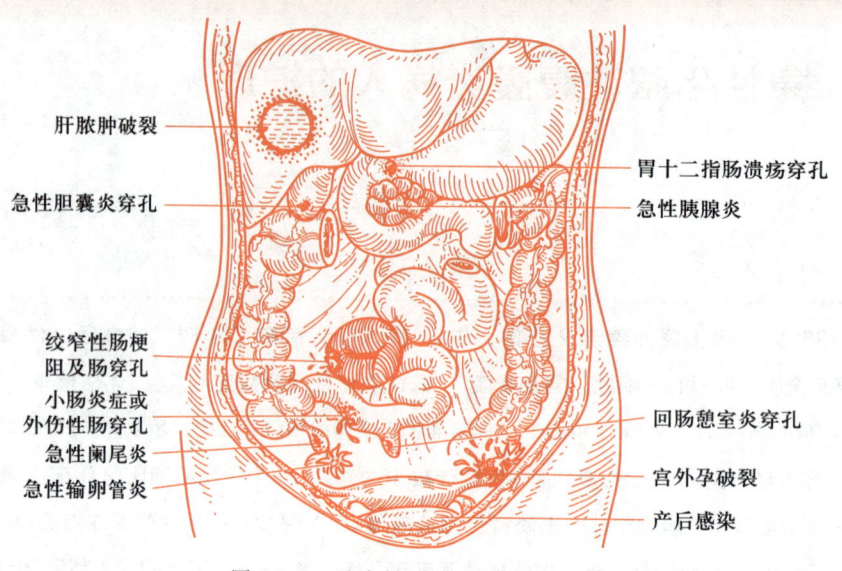

图 15-1 继发性腹膜炎的常见原因

【病理生理】

腹膜受细菌或胃肠道内容物的刺激后,立即发生充血、水肿,产生大量浆液性渗出液以稀释腹腔内毒素;渗液中大量巨噬细胞、中性粒细胞、坏死组织、细菌和凝固的纤维蛋白使渗液变混浊成为脓液,渗液中的纤维蛋白可促使肠袢、大网膜和其他内脏在腹膜炎症区黏着,限制了炎症的扩散。大多数粘连无不良后果,但一部分肠管之间的粘连可造成狭窄或形成锐角,导致粘连性肠梗阻。

腹膜炎形成后,病人呕吐及腹腔内大量炎性渗出使血容量明显减少,可造成脱水和电解质紊乱;腹腔内器官浸泡在炎性渗液中可形成麻痹性肠梗阻,肠腔内大量积气、积液,迫使膈肌上抬而影响心肺功能;肠腔内大量积液使血容量明显减少;细菌入侵和毒素经腹膜吸收,引起全身中毒症状,最终导致感染性休克。

由于炎症介质释放、自主神经受损、淋巴回流障碍等因素,引起腹腔内器官进行性水肿、胃肠道功能障碍,加上过度液体复苏和器官内容物漏入腹腔,导致腹内压极度增高,甚至导致腹腔间隔室综合征(abdominal compartment syndrome,ACS)的发生。

此外,低血容量、气体交换受损和感染性休克可引起机体一系列代谢障碍,常见为代谢性酸中毒、低蛋白血症、葡萄糖利用障碍引起的血糖升高、低钠血症和低钾血症等。

【转归】

腹膜炎的转归取决于病人的抵抗力与细菌的毒力。若机体抵抗力强,而细菌毒力低,感染可被大网膜及邻近肠管包裹,将病灶局限于腹腔内的一个部位成为局限性腹膜炎;若渗出液被逐渐吸收,则炎症消散;如未能完全吸收,脓液积聚于膈肌下、肠袢间或盆腔,则形成腹腔脓肿;若机体抵抗力差,细菌毒力强且数量多,则炎症扩散波及大部分或整个腹腔形成弥漫性腹膜炎;腹膜炎治愈后可出现粘连性肠梗阻。

【护理评估】

(一)术前评估

1. 健康史　了解病人有无消化性溃疡、胆囊炎、阑尾炎等明显的原发疾病史;有无腹部手术史或近期腹部外伤史。发病前有无饱食、酗酒、剧烈活动等诱发因素。询问发病后症状、曾有过何种治疗及疾病的演变,如空腔脏器穿孔发病很突然,而阑尾炎、胆囊炎等脏器炎症扩散引起者则逐渐出现腹膜炎症状。

2. 身体状况

(1) 症状:

1) **腹痛:是最主要、最常见的症状,** 多数突然发生,为持续性、剧烈疼痛,常难以忍受,深呼吸、咳嗽、转动身体时疼痛加剧。疼痛多从原发病灶处开始,随炎症扩散而波及全腹,但仍**以原发病灶处最显著**。

2) 恶心、呕吐:是早期常见症状。最初由于腹膜受刺激引起反射性恶心、呕吐,呕吐物多为胃内容物,以后并发麻痹性肠梗阻时呕吐物为棕黄色肠内容物,可有恶臭。

3) 全身表现:病人多有痛苦面容,双下肢屈曲,腹部拒按。体温逐渐升高,若原发病为急性感染,在发生急性腹膜炎时体温更高。年老体弱病人体温可不升高,脉搏多增快;如脉搏增快而体温下降,常提示病情恶化。随着病情发展,可出现全身中毒和血容量不足症状,如体温骤升或骤降、脉搏细速、呼吸浅促、面色苍白、口唇发绀、四肢发凉、血压下降、意识不清等,严重者发生休克和多器官功能不全综合征。

(2) 体征:可见明显腹胀,腹式呼吸减弱或消失。腹胀加重是病情恶化的重要标志。**腹部压痛、反跳痛和腹肌紧张合称为腹膜刺激征,是腹膜炎最重要的体征**,弥漫性腹膜炎时全腹压痛、反跳痛及肌紧张持续存在,**以原发病灶处最为明显**。腹肌紧张程度因病因和全身情况不同而异,如胃穿孔时由于消化液的化学性刺激强,腹壁肌肉呈木板样强直;而脾破裂时由于血液的刺激弱,腹膜刺激征较轻;年老体弱者腹肌紧张常轻微,易被忽视。肠胀气时叩诊呈鼓音;胃肠穿孔时腹腔内有游离气体,肝浊音界缩小或消失;腹腔内积液较多时,移动性浊音阳性,听诊肠鸣音减弱;肠麻痹时肠鸣音消失。直肠指检:如触到直肠前窝饱满并有触痛,提示已有盆腔感染或脓肿形成。

3. 辅助检查

(1) 血常规检查:白细胞计数及中性粒细胞比例增高,严重弥漫性腹膜炎病人白细胞计数可不升高,但中性粒细胞比例仍高,甚至有核左移及中毒颗粒出现。

(2) X线检查:肠麻痹时小肠胀气并有多个气液平面的征象;**胃肠穿孔时**立位腹部 X 线平片**多可见膈下游离气体**。

(3) B型超声、CT:B型超声显示腹腔内有不等量液体;CT对腹腔内实质性脏器的病变有诊断价值。

(4) **诊断性腹腔穿刺:腹腔穿刺抽到脓液即可确诊**,根据抽出液体性质有助于判断病因,并**可做细菌培养和药物敏感试验**。胃、十二指肠溃疡穿孔,穿刺液呈黄色浑浊、无臭味,偶见食物残渣;急性阑尾炎穿孔时,抽出液为白色或微黄稀薄脓性,略带臭味或无臭味;绞窄性肠梗阻,抽出

视频:急性化脓性腹膜炎的体征

液为血性,腥臭味;出血坏死性胰腺炎,抽出液为血性、淀粉酶含量高;结核性腹膜炎为草绿色透明腹水;若抽出不凝固血液,提示有腹腔实质脏器损伤。

链接护考(2016年护考真题)

患儿,女,10岁。发热4日,伴有咳嗽,全腹疼痛。查体:体温38~39℃,右下肺有湿啰音,全腹轻度腹胀,腹肌紧张,压痛,反跳痛,肠鸣音减弱。腹腔穿刺抽出无臭味脓液。诊断为腹部感染合并原发性腹膜炎。该患儿腹腔脓液涂片镜检最有可能检出的致病菌是(　　)

A. 溶血性链球菌　　B. 金黄色葡萄球菌　　C. 大肠杆菌
D. 变形杆菌　　　　E. 厌氧类杆菌

答案:B

解析:患儿发病前出现咳嗽,全腹疼痛,有腹膜刺激征,脓液无臭味,最常见的致病菌为金黄色葡萄球菌。

4. 心理-社会状况　急性腹膜炎常突然发病,病情较重,病人多有焦虑、恐惧的表现。如需要急诊手术,病人更易产生恐惧心理。注意评估病人对疾病的认知程度和心理承受能力,家庭、社会的关心和支持程度,以及经济承受能力。

5. 治疗原则　积极处理原发病灶,消除病因、控制感染、清理腹腔渗液,促使渗出液局限;形成脓肿者予脓腔引流。

(1)非手术治疗:

非手术治疗的适应证:① 病情较轻或病程已超过24小时,且腹部体征已减轻或有减轻趋势者。② 伴有严重心、肺等脏器疾病不能耐受手术者。③ 原发性腹膜炎者。④ 伴有休克、较严重的营养不良或水、电解质紊乱等情况需术前予以纠正者,非手术治疗可作为手术前的准备。

非手术治疗的主要措施:① 一般取半卧位,休克病人取平卧位或中凹位。② 禁食和胃肠减压。③ 静脉输液,纠正水、电解质紊乱。④ 加强营养支持。⑤ 合理应用抗生素。⑥ 镇静、止痛和吸氧等对症处理。

(2)手术治疗:绝大多数继发性腹膜炎病人需手术治疗,手术类型视病人情况而定。

手术治疗的适应证:① 腹腔内原发病灶严重者,如腹腔内脏器损伤破裂、绞窄性肠梗阻、炎症引起肠坏死、肠穿孔、胆囊坏疽穿孔、术后胃肠吻合口瘘所致腹膜炎。② 弥漫性腹膜炎较重而无局限趋势者。③ 一般情况差,腹腔积液多,肠麻痹重,或中毒症状明显,尤其是有休克者。④ 经非手术治疗6~8小时(一般不超过12小时)腹膜炎症与体征均不见缓解,或反而加重者。⑤ 原发病必须手术解决的,如阑尾炎穿孔、胃十二指肠穿孔等。

手术治疗包括腹腔探查、明确病因,处理原发病因,彻底清理腹腔,充分引流,坏死组织切除等。术后予禁食、胃肠减压、静脉补液、抗生素应用和营养支持治疗,保持腹腔引流管通畅,密切观察病情变化,积极防治并发症。

(二) 术后评估

评估手术及麻醉方式、术中情况,腹腔内炎症情况,原发病变类型,重点了解腹腔引流管放置情况,如引流管的作用和部位、引流通畅程度、引流液性状等,以及皮肤和切口愈合情况,有无并发症发生等。

【常见护理诊断/合作性问题】

1. 疼痛 与腹腔炎症刺激有关。
2. 体液不足 与呕吐、禁饮、胃肠减压、腹腔渗出、发热有关。
3. 焦虑、恐惧 与病情重,担心疾病的预后有关。
4. 潜在并发症:感染性休克、腹腔脓肿等。

【护理目标】

1. 病人疼痛缓解,舒适度增加。
2. 病人血容量恢复正常,体液平衡。
3. 病人情绪稳定。
4. 病人未发生并发症或并发症能被及时发现并处理。

视频:如何诊断急性化脓性腹膜炎

【护理措施】

(一) 非手术治疗病人的护理及术前护理

1. 一般护理

(1) 体位:无休克者取半卧位,以使腹腔内渗液流向盆腔,因盆腔腹膜吸收能力弱,可以减少毒素吸收和减轻中毒症状,有利于引流使感染局限;并使膈肌下移,减轻腹胀对呼吸和循环系统的影响;同时腹肌松弛,可减轻疼痛。休克病人取中凹卧位。

(2) 禁饮食、胃肠减压:胃肠减压抽出胃肠道内容物、气体和液体,改善胃、肠壁的血液循环,同时禁食可预防或减少消化道内容物继续流入腹腔,利于炎症局限。

2. 病情观察 监测生命体征的变化,观察病人腹部症状和体征的变化,准确记录24小时出入液量。若非手术治疗6~8小时后腹痛和腹膜刺激征不缓解,范围扩大且症状加重,出现肠麻痹和休克,说明病情加重,需要紧急手术治疗。

3. 维持体液及酸碱平衡 建立静脉输液通道,遵医嘱合理补充液体、电解质和维生素,必要时输新鲜血和血浆。病情严重者需给予胃肠外营养支持,以改善病人的全身状况及增强免疫力。

4. 控制感染 遵医嘱应用足量有效的抗生素控制感染。原则上应根据细菌培养和药敏试验结果选用抗生素,应用期间注意观察疗效及不良反应。

5. 对症护理 高热者,给予物理降温或遵医嘱药物降温。疼痛剧烈者,如诊断已经明确,可按医嘱使用镇痛药。诊断不明或需要进行观察的病人,慎用镇痛药,以免掩盖病情,延误治疗。必要时根据医嘱予以吸氧治疗。

6. 心理护理 做好病人、家属的沟通和解释工作,稳定病人情绪,减轻焦虑;介绍腹膜炎的相关知识,制订合理的健康教育计划,使病人配合治疗和护理。必要时遵医嘱给予镇静处理,缓解病人的痛苦与恐惧心理。

视频:如何治疗急性化脓性腹膜炎

7. 术前准备　按急诊手术前常规准备进行。

(二) 术后护理

1. 体位与活动　先按麻醉要求安置体位,全麻未清醒者头偏向一侧,注意呕吐情况,保持呼吸道通畅,硬膜外麻醉平卧6小时,血压平稳者改为半卧位,以利于腹腔引流,减轻腹痛,降低切口张力,改善呼吸循环功能。鼓励病人早期下床活动。

2. 禁食、胃肠减压　术后禁食2～3日,并做好胃肠减压的护理。待肠蠕动恢复、肛门排气后停止胃肠减压,若无腹胀不适可拔除胃管,开始进少量流质饮食,根据病情逐渐恢复半流质饮食或普食。禁食期间做好口腔护理。

3. 加强营养支持,维持体液平衡和有效循环血量　禁食期间静脉补液,维持水、电解质和酸碱平衡。长期不能进食者给予肠内、外营养支持,必要时输入血浆、全血或白蛋白,以满足机体高代谢和修复的需要,提高机体抵抗力。

4. 病情观察　严密监测生命体征的变化、24小时出入液量,危重病人要加强呼吸、循环和肾功能的监测。注意腹部体征的变化,及早发现腹腔脓肿等并发症。

5. 控制感染　遵医嘱应用有效的抗生素,预防和控制腹腔内感染及切口感染。

6. 切口及引流的护理

(1) 切口护理:保持切口敷料清洁、干燥,如有渗血、渗液及时更换,观察切口愈合情况,及早发现切口感染的征象。

(2) 腹腔引流的护理:腹腔引流是腹腔内放置引流管,将腹腔内的渗血、渗液或消化液引流到体外的一种方法,达到排出腹腔内的渗血、渗液、坏死组织和脓液,防止感染扩散,促进炎症早日消退的目的。术后应正确连接引流装置,如有多根引流管,应贴上标签并妥善固定。保持引流通畅,经常挤压引流管以防血块或脓痂堵塞,每日清理或更换引流袋,严格遵守无菌操作原则,引流管应低于腹腔引流出口,防止逆行感染。观察并记录引流液的颜色、性质和量,一旦发现引流液突然减少,病人有腹胀伴发热,应及时检查管腔有无堵塞或引流管滑脱。当引流液减少,色清,病人体温及血白细胞计数恢复正常,可考虑拔管。

7. 对症护理　高热者,给予物理或药物降温。疼痛者给予转移注意力等非药物治疗,必要时遵医嘱给予镇静、镇痛药。

视频:急性化脓性腹膜炎的护理措施

8. 心理护理　注意观察病人的情绪变化,关心、体贴病人,尽量满足病人的需求,适当地向病人解释说明病情变化及有关治疗、护理的意义,减轻病人的焦虑和恐惧,帮助病人树立战胜疾病的信心。

9. 并发症的预防及护理　密切观察病人的生命体征、血白细胞计数、全身中毒症状及腹部局部体征的变化,注意观察有无肋缘下或剑突下持续钝痛等膈下脓肿表现;观察有无大便次数增多、尿频或排尿困难,病人诉说下腹坠胀、里急后重等盆腔脓肿表现;观察有无切口感染。出现异常情况,应及时通知医师积极处理。

(三) 健康教育

1. 向病人解释术后早期活动的重要性,手术后鼓励病人多翻身,及早下床活动,促进肠蠕动恢复,预防肠粘连。

2. 指导恢复期病人多进食高蛋白质、高热量、高维生素、易消化饮食,以增进营养和机体抵抗力,促进手术切口愈合。

3. 保持大便通畅,防止便秘。

4. 出院病人应定期门诊随访。告知病人一旦出现腹痛、腹胀、恶心、呕吐等粘连性肠梗阻症状或出现腹腔脓肿的表现应及时来院复诊。

【护理评价】

通过治疗和护理,病人是否达到了护理目标:① 疼痛缓解,舒适度增加。② 体液平衡。③ 情绪稳定。④ 未发生并发症或并发症能被及时发现并处理。

第二节 腹腔脓肿病人的护理

案例导入

李先生,32岁。因腹部损伤致急性腹膜炎术后1周,体温升高至38℃,伴腹泻、里急后重,直肠指检有肛门括约肌松弛,直肠前壁饱满、有触痛,可触及波动感。下腹部B型超声检查见盆腔有一个3 cm×5 cm的包块。

请思考:
1. 造成该病人出现此症状的原因是什么?
2. 对该病人的护理要点有哪些?

急性腹膜炎炎症局限后,腹腔内脓液未完全吸收,被大网膜、肠袢及肠系膜等粘连分隔,积聚于某一部位而形成腹腔脓肿。腹腔脓肿一般继发于急性腹膜炎或腹腔手术后,原发性感染不常见。腹腔脓肿可以为数个,也可为单个(图15-2)。常见的腹腔脓肿有膈下脓肿、盆腔脓肿和肠间脓肿。

一、膈下脓肿

脓液积聚于膈肌下、横结肠及其系膜上的间隙内,称为膈下脓肿,以右膈下脓肿多见。

图15-2 腹腔脓肿的好发部位

【病因】

1. 急性腹膜炎病人经手术或药物治疗后腹腔内的脓液不能被完全吸收而发生局限性脓肿。

2. 邻近器官的化脓性感染可引起膈下脓肿,如胆囊及胆管化脓性疾病、急性坏死性胰腺炎、肝脓肿等炎症扩散。

3. 手术后并发症极易引起膈下脓肿，如胆囊手术、胃肠道手术，特别是术后发生的吻合口瘘。

【病理生理】

膈下脓肿均为感染性液体积聚而形成，可发生在1个或2个以上间隙内。病人平卧时膈下部位最低，脓液易积聚于此处。脓肿位置与原发病有关，十二指肠溃疡穿孔、胆囊及胆管化脓性疾病、阑尾炎穿孔，其脓液常积聚右膈下；胃穿孔、脾切除术后感染，脓肿常发生在左膈下。

膈下区域血液淋巴循环较丰富，膈肌运动活跃，因此容易使感染扩散。小的膈下脓肿经非手术治疗可被吸收；而较大的脓肿，因长期感染、自身耗竭，病死率较高。膈下感染可引起反应性胸腔积液、胸膜炎，亦可穿入胸腔导致脓胸的发生。个别的还可穿透结肠形成内瘘而"自家"引流；或因脓肿腐蚀消化道管壁而引起消化道反复出血，或肠瘘，或胃瘘。若病人的机体抵抗力低下，则可能发生毒血症。

【护理评估】

（一）健康史

了解既往有无胃、十二指肠溃疡及慢性阑尾炎病史，有无其他腹腔内脏器官疾病和手术史，近期有无腹部外伤史。儿童则应注意近期有无泌尿道、呼吸道感染病史，有无营养不良或导致机体抵抗力下降的因素。

（二）身体状况

急性腹膜炎或腹腔内脏器的炎性病变经治疗原病情好转或腹部手术数日后又出现发热或全身感染中毒症状，应高度怀疑膈下脓肿。

1. 症状　一般多在原发病好转后又出现明显的全身中毒症状，如发热，初为弛张热，脓肿形成后可呈持续高热，也可为中等程度的发热，体温39℃左右；脉率增快，乏力、衰弱、盗汗、食欲减退、消瘦等表现。患侧肋缘下或剑突下持续钝痛，深呼吸时加重，可向肩背部放射；脓肿刺激膈肌可引起呃逆；感染波及胸膜时可出现胸腔积液、气促、咳嗽、胸痛等表现。

2. 体征　患侧下胸壁肋间隙饱满，有深压痛和水肿，肝浊音界扩大，患侧下胸部呼吸音减弱或有胸膜摩擦音。

（三）心理-社会状况

了解病人的心理反应，如有无焦虑等表现。评估病人对本病的认知程度、心理承受能力和治疗合作情况。了解家属及亲友的态度和经济承受能力等。

（四）辅助检查

1. 实验室检查　血常规检查白细胞计数及中性粒细胞比例增高。
2. X线检查　可见患侧膈肌升高，肋膈角模糊或胸腔积液。
3. B型超声检查　对膈下脓肿诊断价值较大，可明确脓肿的位置及大小。

(五) 处理原则

膈下脓肿较小时,病人取半卧位,应用有效抗生素和支持疗法,或穿刺抽脓并置管引流,脓肿可吸收。较大的脓肿需要手术切开引流,也可采取 B 型超声引导下穿刺置管引流术,术后保持引流通畅,应用有效抗生素,加强营养支持,补液治疗。

【常见护理诊断/合作性问题】

参见本章第一节。

【护理措施】

参见本章第一节。

二、盆腔脓肿

盆腔脓肿在腹腔脓肿中最常见。

【病因与病理变化】

盆腔脓肿多见于急性腹膜炎治疗过程中,或阑尾穿孔、结直肠手术后。因站立或半卧位时盆腔处于腹腔的最低位置,腹腔内炎性渗出物或脓液容易积聚于子宫直肠凹、膀胱直肠凹而形成盆腔脓肿。因盆腔腹膜面积小,吸收毒素能力较低,故盆腔脓肿时局部症状明显,全身中毒症状较轻。

【护理评估】

(一) 健康史

了解病人有无胃十二指肠溃疡穿孔、阑尾炎穿孔及结直肠手术史,有无营养不良或导致机体抵抗力下降的因素等。

(二) 身体状况

1. 症状　急性腹膜炎治疗过程中体温下降后又升高,**主要表现为典型的直肠或膀胱刺激症状**,如大便次数增多、里急后重、排黏液便,或尿频、尿急、排尿困难等。

2. 体征　腹部检查多无阳性体征,直肠指检时直肠前壁饱满、有触痛,有时可触及有波动感的肿块。

(三) 辅助检查

下腹部 B 型超声或直肠 B 型超声可明确脓肿的位置及大小。也可经后穹窿穿刺抽脓,已婚妇女还可经阴道检查,必要时行 CT 检查,均有助于诊断。

（四）治疗原则

1. 非手术治疗　盆腔脓肿较小或未形成时，可采用非手术治疗，包括应用抗生素、热水坐浴、温盐水或中药保留灌肠、理疗等，脓肿可自行吸收。

2. 手术治疗　较大脓肿形成后，应协助医生经直肠前壁（已婚女性也可经阴道后穹）穿刺置管引流或手术切开引流，排除脓液，然后放置软橡皮管引流3～4日。

【常见护理诊断/合作性问题】

参见本章第一节。

【护理措施】

遵医嘱做好腹部热敷、温水坐浴、理疗、中药保留灌肠的护理，密切观察病情变化，及时了解盆腔脓肿消退情况。影响大小便者，及时采取措施进行处理，以缓解症状。对穿刺置管引流或手术切开引流者，做好引流的护理。其他护理措施参见本章第一节。

链接护考（2015年护考真题）

张先生，38岁。阑尾穿孔合并腹膜炎手术后第7日，体温39℃，伤口无红肿，大便次数增多，混有黏液，伴里急后重。该患者可能并发（　　）

A. 肠炎　　　　　B. 肠粘连　　　　　C. 盆腔脓肿
D. 膈下脓肿　　　E. 细菌性痢疾

答案：C

解析：病人阑尾炎术后发生大便次数增多，且混有黏液，伴有里急后重，诊断为盆腔脓肿。

三、肠间脓肿

肠间脓肿是指脓液被包裹在肠管、肠系膜与网膜之间的脓肿，可为单发或多发，大小不等。脓肿周围广泛粘连，可引起不同程度的肠粘连。

【护理评估】

（一）健康史

参见本节膈下脓肿。

（二）身体状况

病人多表现为发热、腹痛、腹胀、腹部压痛或扪及有压痛的包块。

（三）辅助检查

B型超声、CT检查可显示脓肿的范围和大小。

(四)处理原则

1. 肠间脓肿可采取全身应用抗生素、物理透热及支持疗法,多数脓肿能吸收消散。

2. 若非手术治疗无效或发生肠梗阻时应剖腹探查并行引流术,若 B 型超声、CT 检查提示脓肿较局限且为单房,并紧贴腹壁,可采用 B 型超声引导下经皮穿刺置管引流术,术后做好引流管护理。

【常见护理诊断/合作性问题】

参见本章第一节。

【护理措施】

参见本章第一节。

小结

急性化脓性腹膜炎是指由化脓性细菌引起的腹膜及腹膜腔的急性炎症,分为原发性腹膜炎与继发性腹膜炎。腹膜炎主要表现为腹痛、恶心、呕吐及全身反应,典型体征为腹膜刺激征,表现为腹部压痛、反跳痛、腹肌紧张,如处理不当可造成粘连性肠梗阻、弥漫性腹膜炎,甚至感染性休克。诊断性腹腔穿刺抽到脓液即可确诊,根据抽出液性质可判断病因,并可做细菌培养和药物敏感试验。护理中应注意禁饮禁食、合理补液、加强病情观察,病情加重时及时手术治疗。急性腹膜炎局限后,腹腔内脓液未完全吸收,被大网膜、肠袢及肠系膜等粘连分隔,积聚于某一部位可形成腹腔脓肿。一般继发于急性腹膜炎或腹腔手术后,常见的有膈下脓肿、盆腔脓肿与肠间脓肿。

(郭 丹)

第十五章
思维导图

第十五章
在线测试题

第十六章 腹部损伤病人的护理

第十六章 腹部损伤病人的护理PPT

第十六章 学习重点

第十六章 思政案例

学习目标

知识目标：

1. 掌握腹部损伤的护理诊断/合作性问题、现场急救和护理措施。
2. 熟悉腹部实质性脏器损伤和空腔脏器损伤的临床表现和治疗原则。
3. 了解腹部损伤的分类、病因病理及辅助检查。

能力目标：

1. 能够运用护理程序对腹部损伤病人实施整体护理。
2. 能够协助医师对腹部损伤病人实施急救。
3. 具有敏锐的病情观察能力，能及时发现腹部损伤病人的病情变化并妥善处理。

素养目标：

具有审慎、认真的工作态度和良好的心理素质及沟通交流能力，能关注腹部损伤患者的身心健康。

案例导入

李先生，32岁。因左上腹受伤后腹痛 4 小时来院急诊。病人于入院前 4 小时被人用刀刺中左上腹，伤后腹痛较剧烈，曾呕吐 1 次，为少量胃内容物。体格检查：P 88 次/分，BP 100/76 mmHg，意识清楚，上腹部压痛、反跳痛及肌紧张，移动性浊音（-），腹腔穿刺（-）。腹部 X 线平片示：两侧膈下有游离气体。

请思考：
1. 该病人存在哪些护理诊断/合作性问题？
2. 对该病人应实施哪些护理措施？

案例分析

腹部损伤（abdominal trauma）是常见的外科急症，常伴有腹腔内脏器损伤，往往会因大出血或严重感染威胁生命。早期正确的诊断和及时有效的处理是降低腹部损伤病人病死率的关键。

【分类】

腹部损伤可分为闭合性和开放性两大类。

1. 腹部闭合性损伤　是指伤后腹壁保持完整，腹腔内脏器与外界不通。损伤可能仅限于腹壁，也可同时兼有内脏损伤，但两者对病人的影响及处理原则截然不同，所以判断有无内脏伤害及伤害程度非常重要。

2. 腹部开放性损伤　是指伤后腹壁完整性遭到破坏，腹腔内组织或器官与外界相通。腹部开放性损伤根据有无腹膜破损分为穿透伤和非穿透伤两大类，有腹膜破损者称为穿透伤，无腹膜破损者称为非穿透伤。穿透伤根据伤口特点又分为贯通伤（有出入口）和非贯通伤（有入口无出口）。

【病因及病理】

闭合性腹部损伤主要因钝性暴力损伤所致（图 16-1），如坠落、碰撞、冲击、挤压、拳打脚踢、爆震等。开放性损伤常由刀刺、枪弹弹片等引起（图 16-2）。无论是开放性还是闭合性腹部损伤，都可能仅有腹壁损伤或同时兼有腹腔内脏器损伤。根据暴力的程度、速度、着力部位及作用力大小、方向等因素判断腹部损伤的程度、有无内脏损伤等。单纯腹壁损伤一般病情较轻，也无特殊处理。合并腹腔内脏器损伤时有腹腔内出血、休克和急性腹膜炎的表现，病情严重须紧急手术治疗。**闭合性损伤中常见受损脏器依次为脾、肾、小肠、肝、肠系膜等，而开放性损伤依次为肝、小肠、肾、结肠、大血管等**。胰、十二指肠、膈肌、直肠等由于解剖位置较深，损伤发生率较低。评估腹部损伤的关键是确定有无腹腔脏器的损伤。

视频：腹部损伤分类

【护理评估】

（一）健康史

询问病人或现场目击者受伤原因、部位、时间，暴力的强度、速度、着力部位和作用力方向，以及受伤后的伤情变化和现场的急救处理措施。若腹内脏器存在疾病如脾大、肝癌、腹主动脉瘤等，腹部遭受轻微撞击也可发生破裂。另外，外科手术、内镜检查、介入性诊断和治疗等可导致医源性腹部损伤。

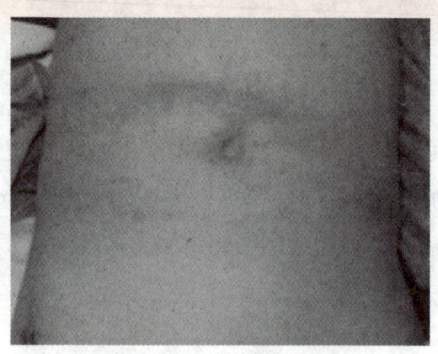
图 16-1 闭合性腹部损伤

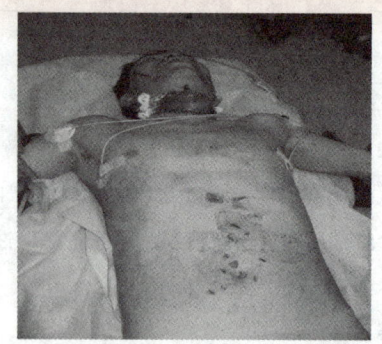
图 16-2 开放性腹部损伤

(二) 身体状况

1. 单纯腹壁损伤 损伤部位腹壁有局限性肿胀、疼痛和压痛,可见皮下瘀斑,以上症状不随时间的推移而加重或扩大,开放性腹壁伤有伤口出血,通常不会出现恶心、呕吐、腹膜炎和休克等表现。

2. 腹腔内脏损伤

(1) **实质脏器损伤**(如肝、脾、胰、肾等)或大血管损伤:**主要是腹腔内出血表现**(图 16-3)。病人出现面色苍白、四肢湿冷、脉搏细速、血压下降、脉压变小、尿量减少等失血性休克表现;腹痛多为持续性,不剧烈;出血多者可有明显腹胀和移动性浊音;**腹膜刺激征一般不明显**,但若肝破裂伴胆管断裂或胰腺损伤伴胰管断裂,因胆汁或胰液流入腹腔引起胆汁性或胰液性腹膜炎时,则可出现剧烈的腹痛和明显的腹膜刺激征。肾损伤时可出现血尿。

(2) **空腔脏器损伤**(如肠、胃、胆囊、膀胱等)(图 16-4):腹膜受胃肠液、胆汁、尿液的强烈刺激发生化学性腹膜炎,随后发生细菌性腹膜炎,临床上**主要是腹膜炎表现**。病人出现持续性剧烈腹痛,伴恶心、呕吐、呕血或便血,**腹膜刺激征明显**,其程度因空腔脏器内容物不同而异。胃液、胆汁、胰液刺激性最强,肠液次之,血液最轻。病人可出现气腹征,即肝浊音界缩小或消失,肠鸣音减弱或消失,可因肠麻痹而腹胀,严重者可发生感染性休克。

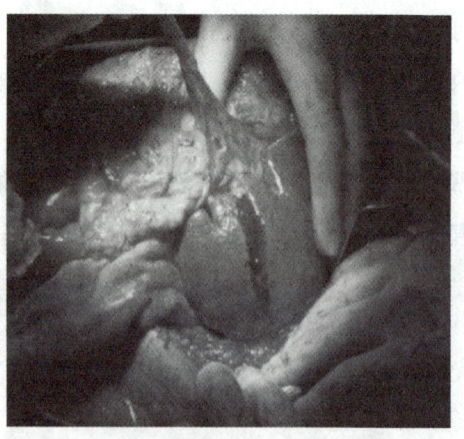
图 16-3 肝破裂

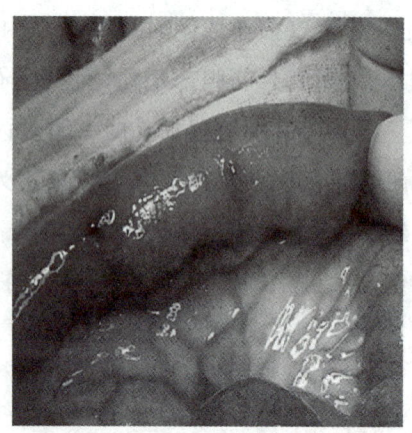
图 16-4 肠破裂

某些闭合性腹部损伤病人早期症状不典型,如肝、脾包膜下破裂者暂时不发生大出血,经过一段时间后,包膜下出血逐渐增多,当病人腹内压增高时可导致紧张的肝、脾包膜破裂,迅速出现失血性休克;又如肠道小穿孔被外翻的肠黏膜堵塞,暂时不发生弥漫性腹膜炎,随着时间推移,消化液外溢增多,才逐渐出现弥漫性腹膜炎症状。此类病人需要经过严密动态观察,才能明确诊断。

视频:腹部损伤的症状、体征

(三) 心理、社会状况

病人常有焦虑和恐惧心理,应了解病人平时的心理状况及伤后的心理变化,同时了解病人对腹部损伤的认知程度、家庭社会关心支持程度及经济状况。

(四) 辅助检查

1. 实验室检查 实质脏器破裂时,红细胞、血红蛋白、血细胞比容等数值明显下降,白细胞计数略见升高;空腔脏器破裂时,白细胞计数和中性粒细胞比例明显升高;胰腺损伤时,血、尿淀粉酶多见升高;血尿是泌尿器官损伤的重要标志。

2. 影像学检查

(1) X 线检查:若病情允许均应行胸腹部的 X 线检查,胸部平片可观察到肋骨骨折;立位腹部平片在空腔脏器破裂时,可见到膈下游离气体。

(2) B 型超声、CT:B 型超声主要用于对肝、脾、胰、肾等实质性脏器损伤的诊断,能根据脏器的形状和大小提示损伤的有无、部位和程度,以及周围积血、积液情况。CT 能清晰地显示实质性脏器的损伤情况及范围。有条件的还可以进行选择性动脉造影、腹腔镜检查等,但处于休克状态病人,这些检查常受到很大的限制。

3. 诊断性腹腔穿刺和腹腔灌洗 诊断性腹腔穿刺(图 16-5,图 16-6)对判断腹腔内脏器有无损伤和哪一类脏器损伤有很大的帮助,是诊断准确率较高的一项检查。凡怀疑有腹腔内脏损伤者,一般检查方法尚难明确诊断的情况下,均可进行此项检查。抽出液体后应观察其性状,以推断脏器受损部位:① 如为不凝固血液,提示为实质性脏器或大血管破裂所致的内出血,因为腹膜的去纤维蛋白作用使血液不凝固。② 如抽出的血液迅速凝固,则多为误入血管所致。③ 如抽出液为胃肠内容物、混浊液体,则考虑胃穿孔。④ 如抽出液含胆汁等,则考虑肝脏破裂及胆囊

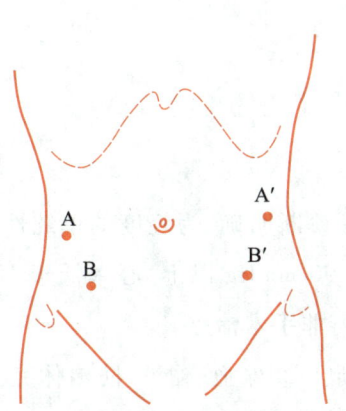

图 16-5 腹腔穿刺术的进针点

AA'经脐水平线与腋前线交点;

BB'脐与髂前上棘连线中外 1/3 交点

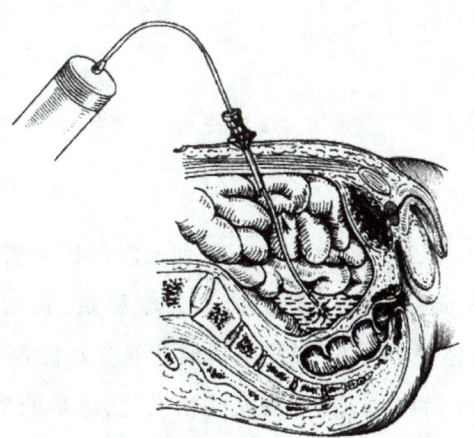

图 16-6 诊断性腹腔穿刺抽液方法

受损。⑤ 如穿刺液中淀粉酶含量增高,应考虑胰腺或胃十二指肠损伤。如果肉眼观察还不能确定穿刺液的性质,应对标本做实验室检查。在 B 型超声引导下进行腹腔穿刺的阳性率得到明显提高。穿刺阴性时,应考虑可能是穿刺针被大网膜堵塞或者腹内液体并未流至穿刺区,若诊断性腹腔穿刺阴性而又高度怀疑腹腔内有严重损伤,可采取诊断性腹腔灌洗术进一步检查。

链接护考(2015 年护考真题)

李先生,33 岁。腹部撞伤后 1 小时,烦躁不安,面色苍白,血压 80/60 mmHg,脉率 120 次/分,腹部叩诊有移动性浊音,为明确诊断简单而可靠的检查是(　　)

A. 血常规　　　　　　B. 腹部 B 超　　　　　　C. 腹腔穿刺
D. 血尿淀粉酶　　　　E. X 线胸腹联合 X 线透视

答案:C

解析:腹腔穿刺不仅可明确是否存在腹部损伤,且能判断哪个脏器损伤,是诊断阳性率较高且较简单的诊断方法。

(五)治疗原则

1. **急救处理**　首先处理对生命威胁最大的损伤,如心搏骤停、窒息、大出血、开放性气胸、张力性气胸、休克等,然后再处理腹部损伤。实质性脏器损伤更易发生大出血,对生命威胁更大,应比空腔脏器损伤处理更为紧急。

链接护考(2016 年护考真题)

陈先生,45 岁。因车祸致伤急诊入院。初步检查拟诊骨盆骨折合并腹腔内脏损伤,有休克征象。护士应首先给予(　　)

A. 建立静脉通道　　　　　　B. 准备骨盆兜,行悬吊牵引
C. 准备腹腔手术止血　　　　D. 准备髋部石膏固定
E. 准备骨牵引器材

答案:A

解析:病人有休克征象,故应先处理休克。

2. **非手术治疗**

(1)适应证:① 暂时不能确定有无内脏损伤者。② 诊断明确,为轻度的单纯性实质性脏器损伤,生命体征稳定者。③ 血流动力学稳定、收缩压在 90 mmHg 以上、心率低于 100 次/分者。④ 无腹膜炎体征者。⑤ 未发现其他脏器合并伤者可先行非手术治疗。

(2)治疗措施:① 密切观察病情变化,尽早明确诊断。② 输血、输液,防治休克。③ 应用广谱抗生素,预防或治疗可能存在的腹腔内感染。④ 禁饮食,疑有空腔脏器破裂或明显腹胀者行胃肠减压。⑤ 对腹部损伤较严重的病人,在非手术治疗的同时做好手术前准备。

3. **手术治疗**　对确诊为腹腔内脏器破裂者应及时手术治疗。在非手术治疗期间,经观察仍不能排除腹内脏器损伤或在观察期间出现以下情况时,应终止观察,及时进行手术探查,必要时在积极

抗休克的同时进行手术。① 病情恶化：病人出现口渴、烦躁、脉率加快、体温升高、白细胞计数增加、红细胞计数减少或出现难以纠正的休克。② 腹膜炎症状加重：腹痛和腹膜刺激征进行性加重或范围扩大。③ 腹腔内有积液或积气征象：膈下出现游离气体、肝浊音界减小或消失，腹部有移动性浊音。④ 诊断性腹腔穿刺术或腹腔灌洗有阳性发现。最常用的手术方式为剖腹探查术，通过手术既可以明确腹腔内脏器损伤情况，亦可对腹腔内损伤脏器进行彻底的止血、修补、切除、引流等。

视频：腹部损伤病人的护理问题

【常见护理诊断/合作性问题】

1. 有体液不足的危险　与腹腔内出血、渗出及呕吐有关。
2. 疼痛　与腹膜炎症刺激或手术创伤有关。
3. 焦虑/恐惧　与意外创伤所致的疼痛、出血，及担心疾病的预后有关。
4. 潜在并发症：腹腔脓肿、失血性休克等。

【护理目标】

1. 病人体液平衡。
2. 病人腹痛缓解。
3. 病人焦虑、恐惧程度缓解或减轻。
4. 病人未发生并发症或并发症能被及时发现和处理。

【护理措施】

（一）非手术治疗病人的护理及术前护理

1. 现场急救　首先处理威胁生命的伤情，如心搏骤停、窒息、开放性气胸或张力性气胸、明显的外出血等。对已发生休克者应迅速建立静脉通道，及时补液，必要时输血；对开放性腹部损伤者，应及时止血并用干净的纱布或毛巾等包扎固定，迅速转送；对有肠管脱出者，应用消毒或清洁器皿覆盖后包扎，切忌将脱出的肠管强行回纳腹腔，以免污染腹腔，如有大量肠管脱出，则可将其送回腹腔，暂行包扎，以免伤口收缩压迫肠管引起缺血坏死，也可避免肠系膜受牵拉而引起休克（图16-7）。经急救处理后，在严密观察下尽快护送病人到医院。

视频：腹部损伤急救

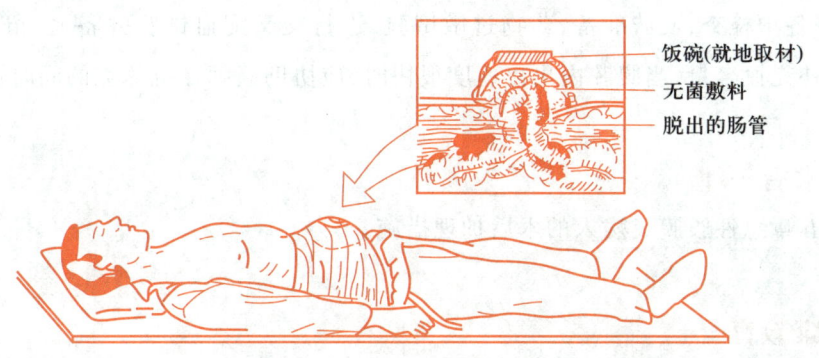

图16-7　肠管脱出的处理

2. 严密观察病情　每15～30分钟测脉搏、血压、呼吸1次，每30分钟检查1次腹部，每30～60分钟检查1次血常规，动态了解红细胞数、血红蛋白、血细胞比容及白细胞计数的变化。必要时可重复进行诊断性腹腔穿刺、B型超声等检查。观察期间应绝对卧床休息,不随意搬动病人,以免加重腹痛;若病情稳定,可取半卧位,使腹肌松弛,减轻疼痛。疑有空腔脏器穿孔者,应做到"四禁",即**禁食禁饮、禁灌肠、禁服泻药、禁用吗啡类镇痛药**。观察期间若出现以下情况应及时报告医师并做好术前准备:①腹痛和腹膜刺激征进行性加重或范围扩大。②肠鸣音逐渐减弱、消失或出现明显腹胀。③全身情况有恶化趋势,出现口渴、烦躁、脉率增快,或体温及白细胞计数上升。④腹部X线平片膈下见游离气体。⑤红细胞计数进行性下降。⑥血压由稳定转为不稳定甚至下降。⑦经积极抗休克治疗情况不见好转或继续恶化。⑧腹腔穿刺抽得气体、不凝血、胆汁或胃肠内容物。⑨胃肠道出血不易控制。

链接护考(2016年护考真题)

孙女士,36岁。因车祸致腹部闭合性损伤入院,左中下腹持续性剧烈疼痛伴腰背部酸痛。病人烦躁不安,诉口渴,血压下降,具体诊断尚未确定,医嘱摄X线平片检查。适宜的护理措施是(　　)

A. 布桂嗪止痛　　　　　　B. 哌替啶止痛　　　　　　C. 给水止渴
D. 确诊前禁食　　　　　　E. 搀扶病人去放射科做检查

答案:D

解析:腹部损伤未确诊前应禁饮食,防止腹腔感染加重。

3. 维持体液平衡　病人禁食期间需补充足量的液体,防止水、电解质紊乱及酸碱平衡失调。胃肠道功能恢复后,逐渐恢复饮食。

4. 防治感染　遵医嘱合理应用抗生素、破伤风抗毒素,以防治腹腔感染。

5. 镇静、止痛　在病情诊断未明确时,禁用镇痛药,采用深呼吸、听音乐分散病人注意力和变换体位等措施缓解疼痛。诊断明确后,可遵医嘱给予镇静解痉或镇痛药物。

6. 心理护理　关心病人,加强交流,向病人解释相关治疗和护理的重要性,减轻病人的焦虑和恐惧,积极配合治疗和护理。

7. 完善术前准备　一旦决定手术,应尽快完成必要的术前准备。除上述护理外,应采取以下措施:协助做好各项检查,皮肤准备,药物过敏试验,进行交叉配血试验并备血,留置导尿等。休克病人需快速补充血容量,当腹腔内出血速度很快时,应协助医师在抗休克的同时进行手术。

(二) 手术后护理

参见第十五章急性腹膜炎病人的术后护理措施。

(三) 健康教育

1. 提供疾病治疗和护理知识　向病人及其家属说明非手术期间禁食、胃肠减压及半卧位的重要性,教会病人观察腹部体征变化的方法。

2. 饮食指导　讲解术后恢复饮食知识,指导病人从流质-半流质-软食-普食,并少量多餐、循序渐进,进食高蛋白质、高热量及高维生素食物,以促进创伤的修复和切口的愈合。

视频:腹部损伤术后护理

3. **术后康复指导** 解释术后早期活动对促进肠功能恢复、防止术后肠粘连的重要性,鼓励病人早期活动。

4. **做好出院病人的健康指导** 嘱病人术后定期门诊随诊。

【护理评价】

通过治疗和护理,病人是否:① 体液平衡得到维持。② 腹痛缓解。③ 焦虑、恐惧程度缓解或减轻。④ 未发生并发症或并发症被及时发现并处理。

小结

腹部脏器多而复杂,尤其是闭合性腹部损伤,诊断难度较大。护理评估中应注意实质性脏器损伤与空腔脏器损伤的鉴别。实质性脏器损伤的腹膜炎体征较轻,以内出血为主要表现。空腔脏器损伤常引起严重的腹膜炎体征,且常出现膈下游离气体。评估腹部脏器损伤的常用方法是腹腔诊断性穿刺及腹腔诊断性灌洗。对于腹腔脏器损伤的病人在护理时应注意"四禁",即禁食禁饮、禁灌肠、禁服泻药、禁用吗啡类镇痛药。对于有内脏器脱出的病人不应将内脏盲目还纳腹腔,以免引起腹腔感染。对于诊断不明确的病人应严密观察生命体征及腹部病情变化,高度怀疑腹内脏器损伤者,应做好紧急手术前准备,进行剖腹探查术。

(郭 丹)

第十六章
思维导图

第十六章
在线测试题

第十七章　腹外疝病人的护理

第十七章　腹外疝病人的护理 PPT　　　第十七章　学习重点　　　第十七章　思政案例

学习目标

知识目标：

1. 掌握腹外疝病人的临床表现、常见护理诊断/合作性问题和护理措施。

2. 熟悉腹外疝的病因和治疗原则。

3. 了解腹部肌肉的解剖层次；腹股沟区的解剖特点；腹外疝的组成、分类及发病机制。

能力目标：

1. 能够运用护理程序对不同类型腹外疝病人实施整体护理。

2. 具有敏锐的观察能力和解决问题的能力。

3. 具有对腹外疝病人及家属进行健康指导的能力。

素养目标：

具有关心、体贴腹外疝病人的态度和行为及严谨细致的工作作风，能关注病人的心理健康。

第一节 概述

案例导入

> 孙先生，48岁。因"右腹股沟包物8年，加重伴疼痛10小时"入院。病人于8年前发现右腹股沟肿物，于站立或腹压增高时反复出现，平卧安静时包块明显缩小或消失。10小时前因提重物包块又出现，伴腹痛、呕吐，肛门停止排气排便。体格检查示右阴囊红肿，可见一梨状包块，大小约10 cm×8 cm，质硬，压痛，平卧后包块不消失，透光试验阴性。病人有长期便秘史和吸烟史。
> 请思考：
> 1. 对该病人首选的处理方法是什么？
> 2. 对该病人的观察要点是什么？

腹外疝（abdominal external hernia）是腹内脏器或组织连同壁腹膜经腹壁薄弱点或孔隙向体表突出所形成的包块，是最常见的腹部疾病之一。常以疝突出的解剖部位命名，其中腹股沟疝发生率最高，股疝次之，其他还有切口疝、脐疝和白线疝。

【病因】

腹壁强度降低和腹内压增高是腹外疝发病的两个主要因素。

1. 腹壁强度降低

（1）先天因素：某些器官或组织穿过腹壁造成局部腹壁强度降低，如精索或子宫圆韧带穿过腹股沟管，股动静脉穿过股管，脐血管穿过脐环等；某些腹壁的薄弱区，如腹白线发育不全及腹股沟三角区。

（2）后天性因素：如腹部手术切口愈合不良，外伤、感染造成腹壁缺损，腹壁神经损伤、年老体弱、久病、肥胖所致肌肉萎缩等，也是腹壁强度降低的原因。

2. 腹内压增高 慢性咳嗽、便秘、排尿困难（如前列腺增生症、膀胱结石、包茎等）、腹水、妊娠、婴儿啼哭、举重、重体力劳动等是引起腹内压增高的常见原因。

先天存在或后天形成的腹壁薄弱或缺损是腹外疝发病的基础；腹腔内压力增高是腹外疝发病的重要诱因。 正常人即使存在腹内压增高因素，如腹壁强度正常，也不至发生腹外疝。

案例分析

视频：腹外疝是怎么发生的

【病理解剖】

典型的腹外疝包括以下四个部分。

1. 疝环 又称为疝门，是疝突向体表的门户，也是腹壁的薄弱或缺损处；各种疝多以疝门所在部位命名，如腹股沟疝、股疝、脐疝、切口疝等。

2. 疝囊 是壁腹膜经疝环向外突出的囊袋状物，由疝囊颈和疝囊体组成，疝囊颈是疝囊比较狭窄的部分，是疝囊与腹腔的连接部，疝囊体一般呈梨形或半球形。

3. **疝内容物** 是进入疝囊的腹内脏器或组织，**最常见的是小肠，其次是大网膜**，其他如盲肠、阑尾、乙状结肠、横结肠、膀胱等亦可进入疝囊，但较少见。

4. **疝外被盖** 是覆盖在疝囊外的各层组织，通常是筋膜、肌肉、皮下组织和皮肤（图17-1）。

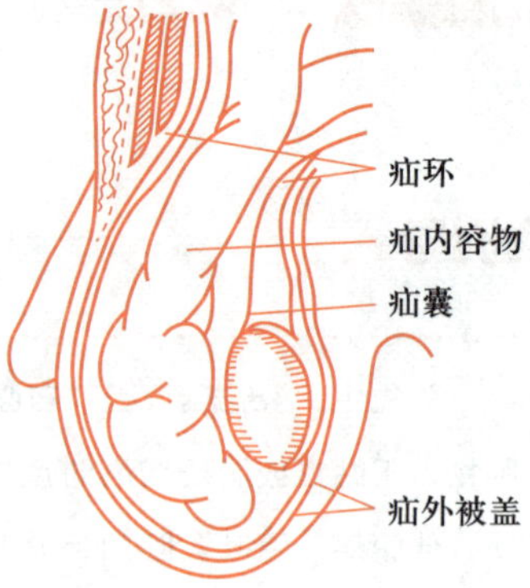

【分类】

腹外疝有易复性、难复性、嵌顿性和绞窄性四种临床类型。

1. **易复性疝** 亦称单纯性疝，最常见。凡疝内容物在病人站立、行走、腹内压增高时突出，平卧、休息或用手向腹腔推送时很容易将疝内容物还纳入腹腔者，称为易复性疝。

图17-1 疝的病理解剖

2. **难复性疝** 疝内容物与疝囊壁发生粘连而不能完全还纳腹腔但并不引起严重症状者，称为难复性疝。主要因疝内容物反复突出，使疝囊颈受摩擦损伤并与疝囊壁发生粘连所致，此类疝内容物多为大网膜。少数病程长、腹壁缺损大的腹外疝，因疝内容物不断进入疝囊时产生的下坠力量，将囊颈上方的腹膜逐渐推向疝囊，导致腹腔后位器官，如盲肠、阑尾、乙状结肠或膀胱等也随之下移并经疝门而成为疝囊壁的一部分，这种疝称为滑动性疝，也属难复性疝。

3. **嵌顿性疝** 疝环较小而腹内压骤增时，疝内容物可强行扩张疝囊颈而进入疝囊，随后因疝囊颈的弹性回缩将内容物卡住，使其不能还纳，称为嵌顿性疝。发生嵌顿后，疝内容物先是静脉回流受阻，导致肠壁淤血和水肿，颜色由正常的淡红色转变为深红色，如能及时解除嵌顿，疝内容物可恢复正常，如不及时处理，终将发展为绞窄性疝。

4. **绞窄性疝** 嵌顿如不能及时解除，疝内容物持续受压，可使其动脉血流减少，最终导致动脉血流完全阻断，称为绞窄性疝。此时肠壁逐渐失去光泽、弹性和蠕动能力，最终坏死变黑。若绞窄时间较长，疝内容物继发感染，可引起疝外被盖组织的急性炎症和急性腹膜炎，严重者可并发脓毒症。嵌顿性疝和绞窄性疝是同一病理过程的两个阶段，临床上很难截然区分。

第二节　腹股沟疝病人的护理

腹股沟疝是指发生在腹股沟区域的腹外疝。男女发病率之比约为15∶1，右侧腹股沟疝比左侧更为多见。

腹股沟疝分为斜疝和直疝两种。① 腹股沟斜疝：疝囊经腹壁下动脉外侧的腹股沟管深环（内环）突出，向内、向下、向前斜行经过腹股沟管，再穿出腹股沟管浅环（皮下环），并可进入阴囊或大阴唇，称为腹股沟斜疝（图17-2）。斜疝是最多见的腹外疝，发病率占全部腹外疝的75%～90%，占腹股沟疝的85%～95%。斜疝又分先天性斜疝和后天性斜疝，多见于儿童及青壮年。② 腹股沟直疝：

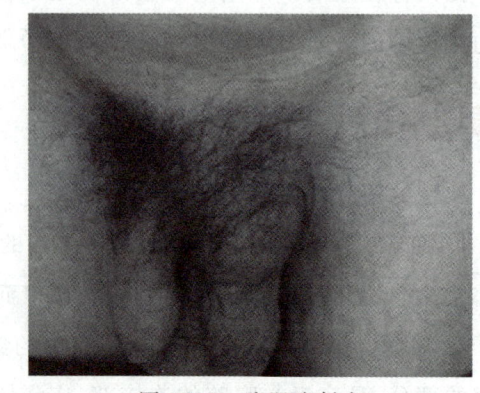

图17-2 腹股沟斜疝

疝囊经腹壁下动脉内侧的直疝三角区（图17-3）直接由后向前突出，不经过内环，也不进入阴囊，称为腹股沟直疝。直疝多见于年老体弱者。

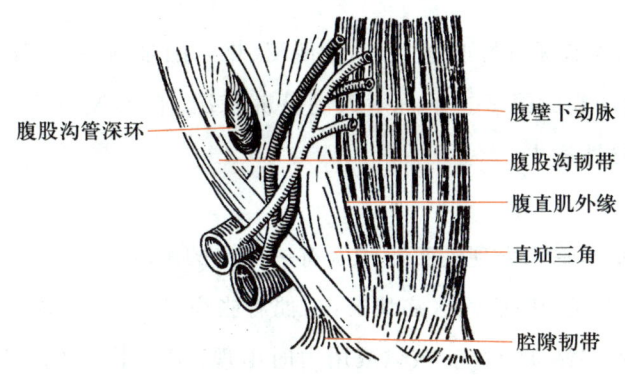

图17-3 直疝三角（Hesselbach三角）解剖图

链接护考（2021年护考真题）

腹股沟直疝的好发人群是（ ）
A. 老年人　　　　B. 妇女　　　　C. 青年人
D. 儿童　　　　　E. 少年
答案：A
解析：腹股沟直疝的发生与老年人腹部肌肉力量下降有关。

【病因与发病机制】

1. 病因　腹股沟区是前外下腹壁一个三角形区域，其下界为腹股沟韧带，内界为腹直肌外侧缘，上界为髂前上棘至腹直肌外侧缘的一条水平线。此处腹壁薄弱，缺乏完整的腹肌覆盖，腹横筋膜又较周围薄弱，加之老年人腹肌萎缩有关。腹股沟区是腹前壁的薄弱区域，当腹腔内压力增高时，此处易发生腹股沟疝。

2. 发病机制　腹股沟疝的发生有先天性和后天性因素之分，其机制如下。

（1）先天性解剖异常：婴儿出生后，若鞘突闭锁不完全或不闭锁，就成为先天性腹股沟斜疝的疝囊，当啼哭、排便等致腹内压力增加时，肠管、大网膜等即可进入未闭锁或闭锁不全的鞘突形成疝（图17-1）。胚胎发育中右侧睾丸下降比左侧略晚，鞘突闭锁也较迟，故**右侧腹股沟疝较多**。腹内斜肌弓状下缘发育不全或者位置偏高者，易发生腹股沟直疝。

（2）后天性腹壁薄弱或缺损：任何腹外疝都存在腹横筋膜不同程度的薄弱或缺损。此外，腹横肌和腹内斜肌发育不全或萎缩对发病也起着重要的作用（图17-4）。

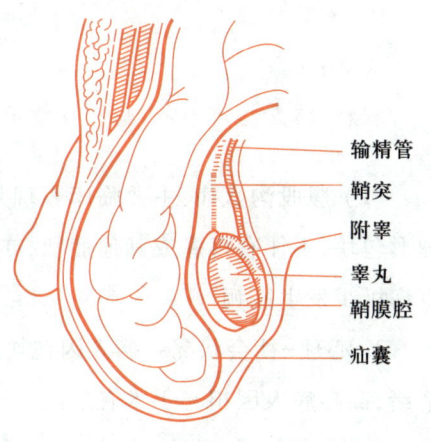

图17-4 后天性腹股沟斜疝

知识链接：直疝三角的构成

【护理评估】

（一）术前评估

1. 健康史　了解病人有无慢性咳嗽、习惯性便秘、排尿困难、腹水、多次妊娠、举重、从事重体力劳动等导致腹内压力增高的因素。了解病人的营养状况，有无腹部外伤、手术、切口感染等病史，有无糖尿病或其他慢性病史。

2. 身体状况

（1）腹股沟斜疝：基本临床表现是腹股沟区有一突出的肿块。

1）易复性疝：主要表现为腹股沟区疝块突出，偶有胀痛，无其他症状。疝块多呈带蒂的梨形，可降至阴囊或大阴唇，常在站立、行走、咳嗽或用力时出现，病人平卧休息或用手将疝块向腹腔推送时，疝内容物可完全还纳腹腔。检查时，用手指通过阴囊皮肤可触及扩大的腹股沟浅环，嘱病人咳嗽时，可有膨胀性冲击感。疝块还纳后，用手指按压深环，嘱病人站立并咳嗽，疝块不再出现，移去手指可见疝块自外上向内下突出。

2）难复性疝：主要表现是疝块不能完全还纳，同时局部胀痛感加重。滑动性疝是难复性疝的一种，除疝块不能完全还纳外，还伴有消化不良和便秘等症状。滑动性疝多见于右侧。

3）嵌顿性疝：通常发生在斜疝，多见于重体力劳动、剧烈咳嗽或用力排便等因素致腹内压骤增时。表现为疝块突然增大，紧张发硬，伴明显疼痛和触痛，平卧或用手推送不能还纳腹腔。如嵌顿的疝内容物为肠袢，可伴有腹部绞痛、腹胀、恶心、呕吐等急性机械性肠梗阻表现。

4）绞窄性疝：若嵌顿时间过长，疝内容物缺血坏死，疝块疼痛加剧，如疝内容物发生感染，可出现周围组织的急性炎症和腹膜炎表现，严重者可发生脓毒症。但在肠袢坏死穿孔时，腹痛常因疝块压力骤减而暂时有所缓解，不可轻易认为是病情好转而延误治疗。

链接护考（2016年护考真题）

崔先生，65岁。发现右腹股沟内侧包块3年余。3天前腹股沟包块突然增大，变硬，不能还纳，伴剧烈疼痛。8小时前疼痛有所缓解，但出现发热。病人最有可能出现了（　　）

A. 易复性疝　　　　　B. 难复性疝　　　　　C. 嵌顿性疝

D. 绞窄性疝　　　　　E. 急性阑尾炎

答案：D

解析：病人疝块不能回纳，伴有剧烈疼痛，出现发热，符合绞窄性疝的特点。

（2）腹股沟直疝：主要临床表现是病人站立时，在腹股沟内侧端、耻骨结节外上方出现一半球形包块，不伴有疼痛或其他症状，亦不进入阴囊，平卧时可自行还纳腹腔。由于疝囊颈宽大，故直疝极少发生嵌顿。

3. 心理-社会状况　病人因包块突出反复发作而影响工作、学习、生活及社会活动，产生焦虑情绪，高龄病人因担心手术有危险而出现恐惧心理。

4. 辅助检查

（1）X线检查：嵌顿性疝或绞窄性疝可见不同程度的肠梗阻征象。

(2) 实验室检查：当疝内容物继发感染时，血白细胞计数和中性粒细胞比例升高。

5. 治疗原则 腹外疝的治疗包括非手术治疗和手术治疗。

(1) 非手术治疗：1岁以下婴幼儿可暂不手术，因婴幼儿腹股沟斜疝为腹膜鞘状突未闭所致，随着小儿的发育，1~2岁鞘状突尚有自行闭合的可能，因此疝仍有机会自愈，可用棉束带或绷带压住腹股沟管内环(图17-5)。年老体弱或伴有严重疾病而不能耐受手术者，应采用非手术治疗，可用医用特制疝带压迫疝环(图17-6)，防止疝块突出。但长期使用疝带可使疝囊颈因反复摩擦而增厚，易致疝囊与疝内容物粘连，增加嵌顿的机会。

(2) 手术治疗：手术是治疗腹外疝的最有效方法，基本原则是高位结扎疝囊，加强或修补腹股沟管壁。手术方式包括：单纯疝囊高位结扎术、传统疝修补术、无张力疝修补术及经腹腔镜疝修补术。

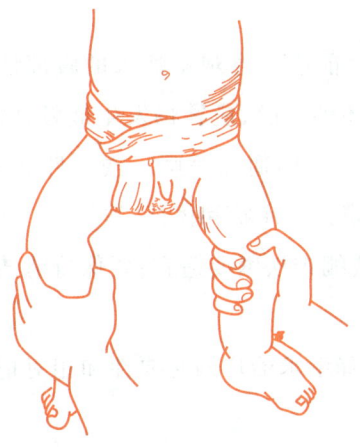
图17-5　儿童棉束带压迫法

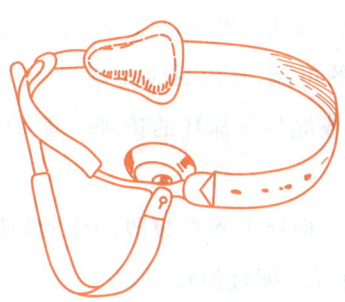
图17-6　疝带

原则上，嵌顿性疝应立即手术。有下列情况者可先试行手法复位：① 嵌顿时间在3~4小时内，无腹膜刺激征者。② 年老体弱或伴有严重疾病而估计肠袢尚未发生绞窄坏死者。复位方法：病人取头低足高卧位，注射吗啡或哌替啶后，用手缓慢地将疝块推向腹腔。复位后应严密观察腹部情况，一旦出现腹膜炎或肠梗阻表现，应立即手术探查。**绞窄性疝必须紧急手术治疗。**

(二) 术后评估

了解病人的麻醉方式、手术方式、术中情况。观察病人的生命体征及腹部情况，评估病人局部切口愈合情况、有无切口感染发生；有无发生阴囊水肿；有无腹内压增高因素存在，有无疝块的复发。评估病人的心理状况及对于术后注意事项的了解程度。

【常见护理诊断/合作性问题】

1. 疼痛 与疝内容物嵌顿或绞窄及手术创伤有关。
2. 知识缺乏 缺乏预防疝复发方面的知识。
3. 潜在并发症：阴囊血肿、切口感染、疝复发等。

【护理目标】

1. 病人疼痛减轻，舒适感增强。

2. 病人能叙述手术前后的注意事项和预防疝复发的保健知识。

3. 病人并发症能得到预防或并发症发生时能得到有效处理。

【护理措施】

（一）非手术治疗病人的护理及术前护理

1. **卧床休息** 年老体弱、疝块较大或伴有其他严重疾病不能手术者应减少活动，注意卧床休息，回纳疝内容物，使局部组织松弛，减轻充血、水肿，以利术后切口愈合。

2. **消除引起腹内压升高的因素** 择期手术的病人，若有咳嗽、便秘、排尿困难等引起腹内压增高的因素，术前应予相应的处理，待症状控制后方可手术，以免疝复发。注意保暖，避免感冒，积极治疗慢性支气管炎；多饮水、多吃富含粗纤维的食物，以保持排便通畅；前列腺增生者应积极治疗，避免参加重体力劳动。

3. **病情观察** 易复性、难复性腹股沟疝病人，术前应注意观察病人的腹部情况，若出现明显腹痛，伴疝块突然增大、紧张发硬且触痛明显、不能还纳腹腔，应警惕发生嵌顿性疝的可能。如腹痛剧烈，伴有腹膜炎表现，提示已经发生绞窄性疝，需立即通知医师。嵌顿性疝手法复位时有损伤肠管导致穿孔的可能，复位后应注意观察有无腹膜炎的症状和体征。

4. **棉线束带或绷带压深环的护理** 棉线束带或绷带松紧要适宜；要保持清洁，被大小便污染后及时更换。

5. **心理护理** 向病人解释腹股沟疝的病因，解释手术治疗的必要性和相对把握性，以解除病人的心理顾虑，更好地配合治疗。

6. **嵌顿性或绞窄性疝的术前护理** 观察病人的疼痛程度及病情变化，做好紧急手术的术前准备。除以上护理措施外，应予禁食、胃肠减压，遵医嘱补液，防治水、电解质紊乱和酸碱平衡失调，应用抗生素抗感染等。

视频：腹股沟疝术后体位及活动指导

视频：腹股沟疝术后饮食指导

7. **完善术前常规准备** ① **严格备皮是防止切口感染的重要措施**，术前剃净会阴部、阴囊皮肤的毛发，注意不要刮破皮肤，嘱病人淋浴。② 吸烟者术前2周戒烟。③ 指导病人学习深呼吸和有效咳嗽、咳痰方法，防止术后发生肺部感染。④ 便秘者，术前晚灌肠，清除肠内积粪，防止术后腹胀及排便困难。⑤ 练习床上排便、排尿方法，防止术后发生排便、排尿困难。⑥ 疝块较大者应多卧床休息，离床活动时佩戴疝带。⑦ 高龄、糖尿病、肥胖、消瘦、多次复发疝、化疗或放疗后及其他免疫功能低下者，遵医嘱可预防性使用抗生素。⑧ 送病人入手术室前嘱其排尿，以防术中误伤膀胱。⑨ 年老体弱、腹壁肌肉薄弱或复发疝者，术前应加强腹壁肌肉的锻炼，减少术后复发概率。

（二）术后护理

1. **体位与活动** 术后当日平卧，膝下垫一软枕，使膝、髋关节微曲，以减轻腹股沟切口张力和降低腹内压，减轻切口疼痛，有利于愈合。传统疝修补术后3~5日病人可离床活动；无张力疝修补术后平卧6~8小时，2~3日可恢复正常活动；年老体弱、复发性疝、绞窄性疝、巨大疝病人术后可延迟至10~14日下床活动。

2. **饮食指导** 根据麻醉方式和病人具体情况指导饮食，一般术后6小时无恶心、呕吐可进流质饮食,逐步改为半流质饮食、普食;行肠切除吻合术者应禁食,待肠道功能恢复后方可逐渐恢复饮食。

链接护考(2015年护考真题)

陈先生,33岁。腹股沟斜疝术后取仰卧位,腘窝部垫枕,最主要的目的是(　　)
A. 预防麻醉后头痛
B. 减少阴囊血肿发生机会
C. 促进肠蠕动恢复、预防肠粘连
D. 减轻切口疼痛、利于切口愈合
E. 防止疝复发
答案:D
解析:术后平卧,膝下垫一软枕,以减轻腹股沟切口张力和降低腹内压,减轻切口疼痛,有利于愈合。

视频:腹股沟疝术后病情观察

3. **病情观察**　嵌顿性、绞窄性疝手术后,应密切观察体温、脉搏、呼吸和血压变化,有无腹膜炎症状和体征;观察手术切口有无渗血、渗液;必要时进行心电监护,防止发生意外。

4. **防止腹内压增高**　术后注意保暖,防止受凉引起感冒咳嗽;保持大便通畅,避免用力排便;患儿尽量避免哭闹,以防复发。

5. **预防阴囊血肿**　手术后用丁字带将阴囊托起,或在阴囊下方垫手术巾或沙袋以抬高阴囊,可避免阴囊积血、积液,促进淋巴回流,防止形成阴囊血肿,注意密切观察局部肿胀情况。

6. **预防切口感染**　切口感染是疝复发的主要原因之一,绞窄性疝术后易发生切口感染。遵医嘱应用抗生素;保持敷料清洁、干燥,避免大小便污染,发现敷料污染或脱落,应及时更换;注意体温和脉搏变化,若切口有红、肿、热、痛等感染征象,应及时处理。防止腹内压增高,以免影响切口愈合,嘱病人咳嗽时用手按压和保护切口,及时处理术后尿潴留,必要时导尿。

视频:腹股沟疝术后预防腹内压增高

(三)健康指导

嘱病人出院后3个月内避免重体力劳动或提举重物。保持排便通畅,避免用力排便;多饮水、多食富含膳食纤维的食物,忌辛辣食物,养成定时排便的习惯。积极预防和治疗使腹内压增高的各种疾病。定期门诊复查,若疝复发,应及早到医院诊治。

视频:腹股沟疝术后健康指导

【护理评价】

通过治疗和护理,病人是否达到了护理目标:① 疼痛减轻、舒适感增强。② 知晓手术前后的注意事项和预防疝复发的保健知识。③ 未发生并发症或并发症被及时发现并有效处理。

第三节　其他腹外疝病人的护理

1. **股疝**　腹内脏器或组织自股环、经股管向卵圆窝突出形成的疝,称为股疝。多见于40岁以上的经产妇,表现为站立或咳嗽时,腹股沟韧带下方卵圆窝处有一半球形突起,疝块通常不大,局部仅有胀痛,常不引起病人注意,尤其是肥胖者更易忽视。由于股管几乎垂直向下,股环本身较小,而周围组织为坚韧的韧带,疝块在卵圆窝处向前转折而形成锐角,**故股疝是最容易嵌顿的腹外疝**。股疝如发生嵌顿,除局部明显疼痛外,常伴有明显的急性机械性肠梗阻症状。腹股沟斜疝、直疝及股疝的鉴别见表17-1。

表17-1 腹股沟斜疝、直疝及股疝的鉴别

鉴别要点	斜疝	直疝	股疝
好发年龄	多见于儿童及青壮年	多见于老年人	中年以上经产妇
突出途径	经腹股沟管突出,可进阴囊	由直疝三角突出,不进阴囊	股管
疝块外形	呈梨形,上部呈蒂柄状	呈半球形,基底较宽	半球形,囊颈较狭小
还纳疝块后压住深环	疝块不再突出	疝块仍可突出	疝块仍可突出
与腹壁下动脉的关系	在腹壁下动脉外侧	在腹壁下动脉内侧	腹股沟韧带下方
嵌顿机会	较多	极少	极易发生

2. **切口疝** 是指腹腔内器官或组织经腹壁手术切口处突出而形成的疝(图17-7)。主要表现为腹壁切口处逐渐膨隆,有疝块突出,切口疝较大者可有腹部牵拉感,伴食欲减退、恶心、便秘及腹部隐痛等。切口疝的疝环多较宽大,很少发生嵌顿。

3. **脐疝** 是指腹腔内器官或组织通过脐环突出而形成的疝(图17-8)。分为小儿脐疝和成人脐疝。小儿脐疝多属易复性疝,临床表现为啼哭时脱出,安静时消失,极少发生嵌顿和绞窄。2岁后多能自行闭锁,因此2岁前可采取非手术治疗。满2岁后,如脐环直径大于1.5 cm,可手术治疗。5岁以上的儿童脐疝均应采取手术治疗。成人脐疝多为后天性,较少见,多数见于中年经产妇女,多因过度肥胖,或因多次妊娠引起腹壁薄弱,表现为腹内压增高时脐疝脱出,因疝环较小且周围有坚韧的瘢痕组织,故成人脐疝容易发生嵌顿,应积极采取手术疗法。

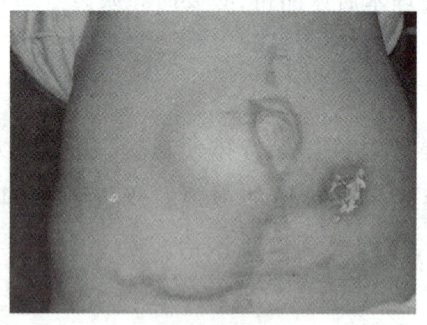

图17-7 切口疝

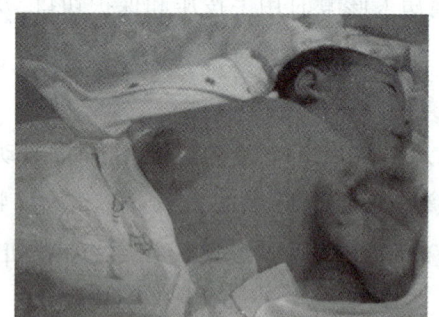

图17-8 小儿脐疝

链接护考(2015年护考真题)

某患儿,3个月。因哭闹时脐部隆起就医,诊断为脐疝。患儿家长很是担心。护士对家长进行健康教育,不妥的是(　　)

A. 解释脐疝的发病原因及临床特点

B. 嘱其保持患儿大便通畅,防止便秘

C. 疝块还纳后局部可用大于脐环并外包纱布的硬币压迫

D. 建议尽早手术治疗

E. 定期来院复查

答案：D

解析：小儿脐疝多为可复性疝，且随着年龄增加和患儿腹肌的加强，脐疝有自愈的可能，故对于小儿脐疝2岁前以非手术治疗为主，以期自愈。

4. 白线疝　是指发生于腹壁正中线（白线）处的疝。绝大多数发生于脐以上，故称为上腹疝。白线的腱纤维均为斜行交叉，可适应躯体活动或腹壁呼吸活动时的变化，如伸长时白线变窄，缩短时变宽，但当腹胀或腹内压增高时需同时伸长和展宽，就可能撕裂交叉的腱纤维而逐渐形成白线疝。下腹部白线部腹壁强度较高，很少发生白线疝。早期疝块较小，无明显症状；疝块逐渐增大后，可因牵拉腹膜而出现明显的上腹疼痛，并伴有消化不良、恶心、呕吐等症状。病人平卧将疝块还纳后可在白线区扪及缺损空隙。

小结

腹外疝是最常见的腹部疾病之一，常见的腹外疝有腹股沟疝、股疝、切口疝、白线疝、脐疝等，其中腹股沟疝发生率最高。腹外疝的发生与腹壁强度下降和腹内压增高有关。护理中应重视绞窄性疝的观察与护理，一般不主张早期下床活动。术后并发症的护理中应注意预防阴囊水肿与切口感染的发生。

（王　冰）

第十七章
思维导图

第十七章
在线测试题

第十八章 胃、十二指肠疾病病人的护理

第十八章 胃、十二指肠疾病病人的护理 PPT

第十八章 学习重点

第十八章 思政案例

学习目标

知识目标：

1. 掌握消化性溃疡、胃癌的概念、临床表现、常见护理诊断/合作性问题、常见并发症的观察和护理、手术前后护理措施。
2. 熟悉消化性溃疡、胃癌发病的危险因素。
3. 了解消化性溃疡病人的手术方式、胃癌的病理分类。

能力目标：

1. 能完成消化性溃疡病人的术前和术后护理；能对消化性溃疡病人做好出院指导；能对胃癌病人做好术后饮食等健康指导。
2. 具有病情观察的能力和应变能力。

素养目标：

具有责任心、同情心和爱心及敬佑生命、甘于奉献的爱岗敬业精神。

第一节　胃、十二指肠溃疡外科治疗病人的护理

案例导入

> 董先生，50岁。因反复上腹痛5年，复发10日，黑便伴胸闷2日入院。病人5年前开始，于季节变化时出现上腹痛，以夜间明显，伴有嗳气、反酸，进食后疼痛缓解。病人平素饮食不规律，喜食辛辣食物，否认肝胆疾病史，无药物过敏及手术、外伤史。饮白酒25年，平均2两/日。吸烟8年，1包/日。10日前受凉后上述症状再次出现，自服胃药冲剂症状不能缓解。2日前无明显诱因排黑便5次，量约1 000 g，感头昏、心悸、胸闷。半小时前出现呕血急诊就诊，查血Hb 5.2 g/L，予输注O型红细胞2 U后收住入院。
>
> 入院体检：T 36.8℃、P 76次/分、R 19次/分、BP 95/60 mmHg。意识清楚，精神差，贫血貌，心肺听诊无特殊，剑突下轻压痛，腹软，无反跳痛、肌紧张，肠鸣音9次/分，移动性浊音阴性，双下肢无水肿。胃镜检查示：胃溃疡伴胆汁反流，十二指肠球部多发溃疡，HP（+）。入院诊断：消化性溃疡合并大出血。
>
> 入院医嘱：予一级护理，禁食，补液。0.9%氯化钠注射液48 ml+生长抑素3 mg，4 ml/h；生理盐水40 ml+奥美拉唑80 mg，4 ml/h微泵输注治疗，准备急诊手术。
>
> 请思考：
> 1. 该病人发生消化性溃疡与什么因素有关？
> 2. 如何对该病人进行术后饮食指导？
> 3. 胃大部切除术后可引起哪些并发症？

案例分析（一）

知识拓展：消化性溃疡的病因与发病机制

　　胃十二指肠溃疡（gastroduodenal ulcer）是指发生于胃十二指肠的局限性圆形或椭圆形的全层黏膜缺损，因溃疡的形成与胃酸和胃蛋白酶对黏膜的消化作用有关，故又称为消化性溃疡（peptic ulcer）。主要发生在胃和十二指肠，称为胃溃疡（gastric ulcer, GU）和十二指肠溃疡（duodenal ulcer, DU）。

　　全世界约有10%的人一生中患过此病。临床上DU较GU多见，两者之比约为3∶1。DU好发于青壮年，GU的发病年龄一般较DU约迟10年。秋冬和冬春之交是本病的好发季节。

【病因】

　　引起消化性溃疡的主要原因如下。
1. 胃酸和胃蛋白酶的消化作用。
2. 幽门螺杆菌（Hp）感染：**Hp感染是消化性溃疡发病的主要原因。**
3. 非甾体抗炎药（NSAID）的应用。
4. 胃黏膜屏障被破坏或减弱。
5. 其他因素有吸烟、遗传因素、胃十二指肠运动异常、应激反应等，可使溃疡发作或加重。

链接护考（2014年护考真题）

消化性溃疡最主要的发病因素是（　　）

A. 十二指肠肠壁薄弱　　　B. 习惯性便秘　　　C. 先天畸形

D. 黏膜萎缩　　　E. 幽门螺杆菌感染

答案：E

解析：引起消化性溃疡的原因很多，幽门螺杆菌感染是最主要的原因。

【病理生理】

消化性溃疡大多单发，也可多个，呈圆形或椭圆形。**DU 多发生在球部，前壁比较常见；GU 多在胃角和胃窦小弯**。DU 直径多小于 10 mm，GU 则稍大。溃疡浅者累及黏膜肌层，深者则可贯穿肌层，甚至浆膜层，穿破浆膜层时可致穿孔，血管破溃可引起出血。溃疡边缘常有增厚，基底光滑、清洁，表面覆有灰白色或灰黄色纤维渗出物。

【护理评估】

术前评估

1. **健康史**　了解有无导致胃黏膜屏障功能下降的因素，如 Hp 感染、长期服用非甾体抗炎药、饮食不规律、十二指肠液反流、嗜烟酒等，了解机体是否处于应激状态，如发生严重创伤、休克、烧伤或脑血管意外等。

2. **身体状况**

（1）症状：

1）疼痛：消化性溃疡的疼痛表现为慢性、周期性、季节性和节律性。① 慢性：溃疡病病人的病史可达几年、十几年。② 周期性：发作期与缓解期相互交替。缓解期长短不一，可以是数周、数月或数年。③ 季节性：溃疡病病人多在秋冬、冬春之交发作。④ 节律性：典型病人呈节律性疼痛：**DU 病人在餐后 3~4 小时发作，持续至进餐或服药才缓解**；50%病人有午夜痛。**GU 病人疼痛在餐后 0.5~1.0 小时出现，至下次餐前消失**，午夜痛不如 DU 多见。

链接护考（2012年护考真题）

十二指肠溃疡病人腹痛的节律特点是（　　）

A. 空腹时腹痛明显

B. 餐后即可腹痛明显

C. 餐后 0.5~1.0 小时腹痛明显

D. 进餐时腹痛明显

E. 餐后 2 小时腹痛明显

答案：A

解析：胃溃疡常表现为饱餐痛，而十二指肠溃疡往往表现为空腹痛。

2）其他：消化性溃疡除上腹疼痛外，尚可有反酸、嗳气、恶心、呕吐、食欲减退等消化不良症状，也可有失眠、多汗、脉缓等自主神经功能失调表现。少数病人可无症状，而以出血、穿孔等并发症为首发症状。

（2）体征：溃疡活动期可有剑突下固定而局限的压痛点，缓解期则无明显体征。反复发作可出现贫血、消瘦或并发症的体征。

（3）并发症：

1）出血：**消化性溃疡是上消化道出血最常见的病因。大出血是溃疡病死亡的最常见原因。**并发出血的临床表现与出血部位、出血量及出血速度有关。病人若大量呕血、黑便，有休克前期或休克表现，血红蛋白急剧下降，称为溃疡大出血。多数病人表现为黑便（出血量达50～100 ml），出血多且速度快时则出现呕血。短期内失血量超过1 000 ml时则引起循环障碍，可发生眩晕、出汗、血压下降或休克。

链接护考（2012年护考真题）

李先生，41岁。有消化性溃疡病史4年。1日来胃痛明显，无恶心、呕吐。今晨觉头昏、乏力、黑蒙，排尿排便1次。对于该病人，除腹痛外，护士还应重点询问（　　）

A. 排便习惯　　　　B. 粪便颜色　　　　C. 尿液颜色

D. 尿量　　　　　　E. 有无眩晕

答案：B

解析：该病人考虑发生了上消化道出血，上消化道出血是消化性溃疡最常见的并发症，发生后要密切观察病人粪便颜色，评估病人的出血情况。

2）穿孔：**穿孔是本病常见的并发症。**穿孔多位于幽门附近的胃十二指肠前壁，后壁溃疡在穿透浆膜前常与邻近器官粘连，形成慢性穿透性溃疡。急性穿孔后，开始为化学性腹膜炎，6～8小时后转变为细菌性腹膜炎。化学性腹膜炎表现为突发性上腹部剧痛，呈刀割样，很快波及全腹，但仍以上腹部为重。消化液沿升结肠旁沟流至右下腹会引起右下腹痛，并可伴肩胛部牵涉痛，常伴恶心、呕吐、面色苍白、出冷汗、脉搏细速等症状。发生细菌性腹膜炎时，出现发热、白细胞计数增高等中毒症状，腹痛可再次加重。病人表情痛苦，明显腹膜刺激征，腹肌紧张呈板样僵直，尤以上腹部为甚；叩诊有移动性浊音，肝浊音界缩小或消失；肠鸣音减弱或消失。约80%的病人可见右膈下游离气体。

链接护考（2012年护考真题）

顾先生，40岁。近几日来上腹部疼痛不适反复发作，2小时前在睡眠中突感上腹刀割样剧痛，继之波及全腹。既往有十二指肠溃疡病史。根据临床表现和辅助检查结果，拟诊为十二指肠溃疡。

1. 肠穿孔的重要诊断依据为（　　）

A. 既往病史　　　　　　　　　B. 腹膜炎和腹腔积液体征

C. B超示腹腔液性暗区　　　　D. X线示膈下游离气体

E. 病人自觉症状

答案:D

2. 该病人先试行非手术治疗,其措施**不包括**( )
   A. 禁食　　　　　　　B. 胃肠减压　　　　　C. 静脉补液
   D. 腹腔引流　　　　　E. 应用抗生素

答案:D

3. 该病人最恰当的体位是( )
   A. 平卧位　　　　　　B. 半卧位　　　　　　C. 膝胸卧位
   D. 侧卧位　　　　　　E. 头低足高位

答案:B

解析:X线提示膈下游离气体是肠穿孔的主要表现。肠穿孔不严重者可试行非手术治疗,病人须禁食、胃肠减压、静脉补液、应用抗生素,但无须腹腔引流。没有提示病人血压不平稳,故首选半卧位。

3)幽门梗阻:主要因DU瘢痕狭窄或幽门溃疡所致。若因炎症水肿、痉挛引起,属暂时性梗阻,内科治疗有效。瘢痕缩窄属永久性梗阻,必须手术治疗。幽门梗阻主要特征为腹痛及呕吐。上腹胀满不适,疼痛于餐后加重,呕吐后可暂缓解。呕吐是最突出的症状,呕吐物含发酵酸性宿食,不含胆汁,呕吐量大,一次可达1 000~2 000 ml。上腹可见胃型及蠕动波,闻及振水音。严重者可发生脱水、低氯性低钾性碱中毒、营养不良。X线钡餐检查可确诊。

4)癌变:少数GU会发生癌变,而DU很少发生癌变。GU癌变发生于溃疡边缘,癌变率1%~5%。45岁以上的GU病人,如果发生原疼痛节律改变,顽固不愈或症状日益加重,伴体重减轻、消瘦、乏力及贫血等表现,应提高警惕,可经纤维胃镜活检做病理检查,以明确诊断。必要时定期随访复查。

链接护考(2012年护考真题)

王先生,45岁。患十二指肠球部溃疡5年,近日原疼痛节律消失,变为持续上腹痛,伴频繁呕吐隔夜酸性食物,最可能的并发症是( )
   A. 上消化道出血　　　B. 溃疡穿孔　　　　　C. 幽门梗阻
   D. 溃疡癌变　　　　　E. 复合性溃疡

答案:C

解析:溃疡反复发作会引起幽门梗阻,病人主要表现为频繁呕吐,呕吐物为隔夜酸性食物。

3. 辅助检查

(1)胃液分析:GU病人胃酸分泌正常或稍低于正常,1/4~1/3的DU病人有胃酸分泌增高。

(2)幽门螺杆菌检查:尿素呼气试验可以快速检出有无Hp感染。

(3)大便隐血试验:阳性提示溃疡有活动性或出现上消化道出血并发症。

(4)X线钡餐检查:气钡双重造影会出现龛影、痉挛性切迹、十二指肠球部畸形等征象。

(5)内镜检查:通过对黏膜直接观察、摄影或黏膜活检和Hp检测,可确定消化性溃疡、出血的部位和性质。

链接护考(2013年护考真题)

于先生,58岁。行动不便。3日来反复上腹痛,进餐后发作或加重,伴反酸嗳气。电话咨询社区护士其应进行哪项检查,社区护士的建议是(　　)

A. 腹部平片　　　　B. B超　　　　C. CT　　　　D. 胃镜　　　　E. MRI

答案:D

解析:消化性溃疡最准确的检查就是胃镜,不但可以直视病灶,必要时还可取活组织做病理检查。

4. **心理-社会状况**　因病程长、反复发作,病人容易产生悲观、茫然的情绪;也可能因发病时间长,时好时坏不予重视;当发生并发症时,病人会担心是否危及生命从而出现焦虑或恐惧。

5. **治疗原则**　治疗的目的在于消除病因、控制症状、愈合溃疡、防止复发和预防并发症。

(1) **一般治疗**:生活要有规律,定时进餐,注意劳逸结合,避免精神过度紧张,必要时可给予镇静药。避免粗糙、辛辣、过咸食物及烈酒、浓茶、咖啡等,并戒烟。

(2) **药物治疗**:对 Hp 感染的病人根据需要选择三联或者四联治疗,幽门螺杆菌阴性的病人根据病情选择抑制胃酸分泌药物或胃黏膜保护剂。

(3) **手术治疗**:

1) 适应证:① 大出血经内科紧急处理无效者;② 急性穿孔;③ 瘢痕性幽门梗阻;④ 癌变者;⑤ 经内科正规治疗无效者。

2) 手术方法:包括胃大部切除术和迷走神经切断术。

胃大部切除术:是目前我国用于治疗溃疡最普遍的手术方法。传统的胃大部切除术的范围是胃远端的 2/3~3/4,包括胃体大部、整个胃窦部、幽门及十二指肠球部,现在为了尽可能地保留胃,一般切除 1/2~2/3。胃大部切除术后胃肠道重建主要有两种类型:① 毕罗(Billroth)Ⅰ式(图 18-1),即残胃与十二指肠吻合。② 毕罗(Billroth)Ⅱ式(图 18-2),即残胃与空肠侧壁吻合而将十二指肠残端封闭。胃大部分切除术后 Roux-Y 型吻合术:胃大部分切除术后,将十二指肠上段缝合成盲端,将其包埋在腹膜腔外,并将十二指肠下段至空肠上段的肠管上提,打开一个吻合口,并与胃下段吻合。

视频:胃、十二指肠溃疡手术方式

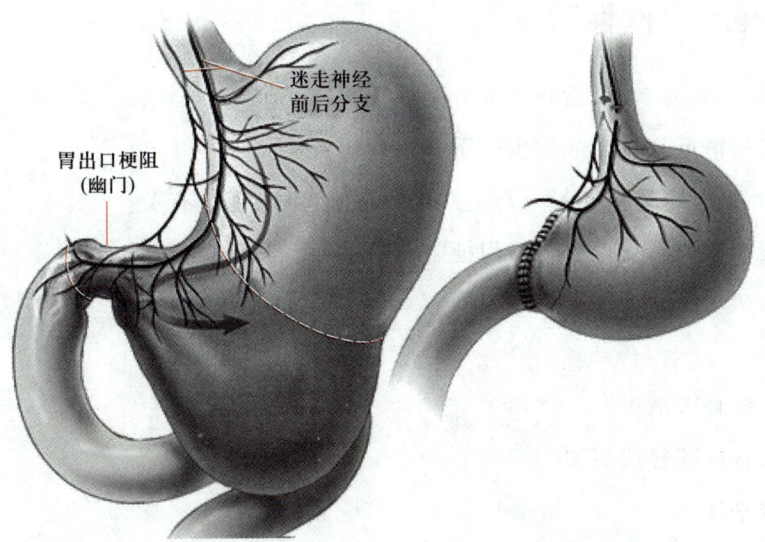

图 18-1　Billroth Ⅰ式手术

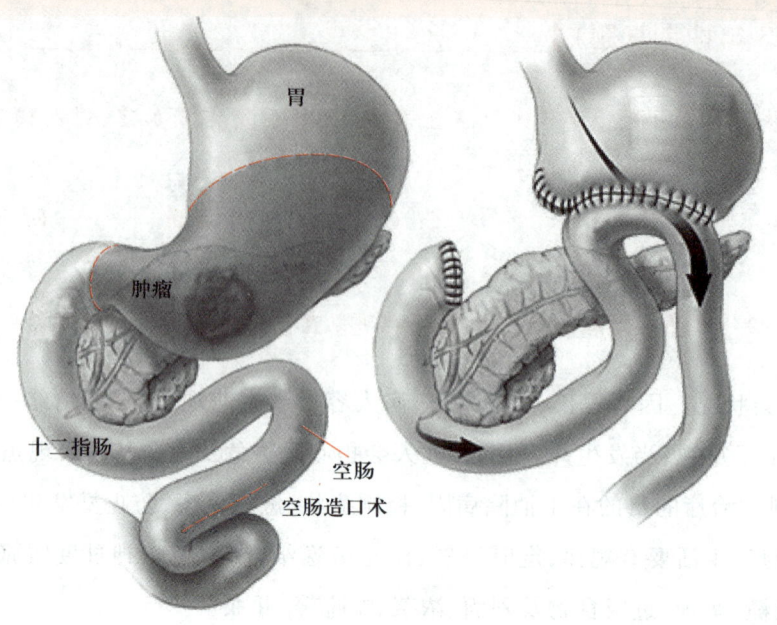

图 18-2　Billroth Ⅱ 式手术

迷走神经切断术：用于十二指肠溃疡。手术去除对壁细胞群的神经支配，降低壁细胞膜上乙酰胆碱的浓度，从而减少胃酸的分泌。

(4) **并发症的治疗**：

1) 急性穿孔：持续胃肠减压为主的非手术疗法适用于腹膜炎体征趋于局限或全身条件差、难以耐受麻醉与手术者。经严密观察病情、禁食禁饮、胃肠减压、补液、抗生素及支持治疗 6~8 小时后，若病情加重者，应及时行穿孔修补术或胃大部切除术。

2) 大出血：大多数病人非手术治疗有效，其治疗方法包括镇静，绝对卧床休息，暂时禁食，补充血容量，应用止血药、H_2 受体阻断剂或质子泵抑制剂、生长抑素、奥曲肽等，必要时需行急诊胃镜检查并进行止血处理。如出血急而量大，积极内科治疗不能控制病情，应做急诊手术，包括胃大部切除术，血管缝扎或加迷走神经切断术及胃引流术。

【常见护理诊断/合作性问题】

1. 疼痛：腹痛　与胃、十二指肠溃疡有关。
2. 焦虑　与病情反复发作或发生严重并发症等有关。
3. 营养失调：低于机体需要量　与上腹部疼痛、食欲减退等有关。
4. 潜在并发症：上消化道出血、幽门梗阻、急性穿孔等。

【护理目标】

1. 病人疼痛减轻或消失。
2. 病人焦虑程度减轻或消失。
3. 病人营养平衡。
4. 病人未发生并发症或并发症能被及时发现并处理。

【护理措施】

（一）非手术治疗病人的护理及术前护理

1. 一般护理

（1）休息：疼痛剧烈时嘱病人卧床休息，为病人创造舒适良好的休息环境。情况许可时鼓励病人适当下床活动。当病人发生上消化道出血、幽门梗阻、急性穿孔等并发症时须绝对卧床休息，协助病人做好生活护理。

（2）缓解躯体不适：与病人及其家属共同讨论可能诱发疼痛的诱因和预防措施；指导病人避免过度劳累和不良精神刺激，保证病人良好的精神状态。十二指肠溃疡病人表现为空腹痛或午夜痛时，指导病人准备苏打饼干等食物，在疼痛前进食，或夜间加服抑制胃酸分泌的药物，预防疼痛发生。

2. 饮食护理 向病人解释加强营养、调整饮食对促进溃疡愈合的重要性，并指导正确的进食方法：① 规律进餐和少量多餐。② 不吃刺激性食物。③ 选择营养丰富、易消化的食物。

链接护考（2013年护考真题）

李先生，36岁。胃溃疡5年，规律用药但依然反复发作。护士在收集资料时发现病人饮食极不规律，常暴饮暴食，每日饮酒量约500 ml。在进行健康指导时应着重给病人讲解的是（　　）

A. 药物的不良反应　　B. 胃溃疡的并发症　　C. 合理饮食的重要性
D. 胃溃疡的发病机制　　E. 保持情绪稳定的重要性

答案：C

解析：消化性溃疡病人的饮食指导中，最重要的就是规律进食，该病人饮食不规律，暴饮暴食，还频繁饮酒，都是溃疡病病人需要避免的。在对其健康指导中应着重讲解。

3. 病情观察 注意观察病人腹痛的部位、性质、发作的规律，与饮食、服药的关系，呕吐物及粪便颜色、性质和数量。当发现上消化道出血、幽门梗阻、急性穿孔等并发症，或病人出现进行性消瘦、上腹疼痛的节律性消失及大便隐血试验持续阳性等情况时，及时通知医师。

4. 手术前准备

（1）择期手术病人的准备：一般病人按手术前常规护理，术前插胃管抽空胃内容物。拟行迷走神经切断术的病人，术前应做基础胃酸分泌量和最大胃酸分泌量测定，以判定手术后效果。

（2）急性穿孔病人术前准备：持续有效胃肠减压，观察腹部情况如腹痛、腹膜刺激征减轻，有微弱肠鸣音出现或有肛门排气、排便者可继续做非手术治疗。反之，则应报告医师，需进行手术治疗。

（3）急性大出血病人术前准备：病人取平卧位，暂禁食，每30分钟测血压、脉搏，记录呕血量和便血量，观察大便颜色的改变及病人的意识变化，并记录每小时尿量。若病人血压低，大便呈暗紫色，伴晕厥，抗休克效果不佳，表示失血量多或继续出血，应立即报告医师，尽快安排手术。

（4）瘢痕性幽门梗阻病人术前准备：给予流质饮食或暂禁食，由静脉补给营养液，以改善营养状况，纠正脱水、低钠血症、低氯血症、低钾血症和代谢性碱中毒；**术前3日每晚用温盐水洗胃，**

知识拓展：胃十二指肠疾病病人如何进行饮食护理？

以减轻黏膜水肿和炎症。

（二）术后护理

1. 体位与活动　手术后根据麻醉方式选择合适的体位，待麻醉作用消失、血压平稳后改为半卧位。鼓励病人早期下床活动，促进肠道蠕动恢复，预防术后肠粘连和下肢深静脉血栓形成等并发症。

2. 禁食、胃肠减压　禁食期间静脉补充液体，防止水、电解质紊乱；必要时给予营养支持，利于吻合口及切口愈合。禁食者注意口腔护理。

3. 病情观察　密切观察病情变化、伤口及引流情况、腹部症状和体征等。

4. 伤口及引流管的护理　保持敷料清洁干燥及胃肠减压管的通畅，勿折叠、扭曲、受压，定时更换引流袋，严格无菌操作，观察并记录每日引流液的颜色、量及性状，待肛门排气后，方可拔除胃管。

5. 饮食护理　拔管后当日可给少量饮水，每次 4~5 汤匙，1~2 小时 1 次；第 2 日给半量流质饮食，每次 50~80 ml；第 3 日给全量流质饮食，每次 100~150 ml；拔管后第 4 日，可改半流质饮食。第 10~14 日可进软食。术后 1 个月内，指导病人少食多餐，避免进食产气食物，并禁食生、冷、硬、酸、辣、油炸食物、浓茶和酒等。

6. 术后并发症护理

（1）吻合口出血：**手术后 24 小时内多见**。术后从胃管抽出少量暗红色，且色泽越来越淡的液体为正常；若胃管内持续流出鲜血或呕吐大量鲜红血液考虑吻合口出血，立即报告医师，遵医嘱给予扩容、止血等，必要时做好再次手术准备。

（2）吻合口梗阻：机械性梗阻表现为上腹饱胀、呕吐，呕吐物为食物，不含胆汁；X 线吞钡检查可见钡剂完全停留在胃内，严重者需再次手术解除梗阻。胃吻合排空障碍表现为术后 7~10 日，病人由流质饮食改半流质或进食不消化食物后突然发生呕吐，轻者禁食 3~4 日自愈，重者需禁食、胃肠减压、输液及应用糖皮质激素治疗。

（3）输入段梗阻：急性完全性输入段梗阻表现为上腹部发作性剧烈疼痛、频繁呕吐，呕吐物量少，不含胆汁，呕吐物量少；上腹部偏右有压痛，扪及腊肠样包块，甚至会出现血清淀粉酶升高、黄疸、休克等表现，应紧急手术治疗。慢性不完全性输入段梗阻表现为进食后 15~30 分钟上腹突感胀痛或绞窄，随后发生喷射性呕吐，呕吐物主要为胆汁，含食物，呕吐后症状消失，如数周内不能缓解，亦需手术。

（4）输出段梗阻：多为不完全性梗阻，表现为上腹饱胀、呕吐食物和胆汁。多为术后粘连、大网膜炎症、水肿压迫引起。经禁食、胃肠减压、补液等治疗可望好转，若无效，则应手术治疗。

（5）吻合口瘘：多见于术后 5~7 日。吻合口血供不良、张力过高、缝合不佳，会引起吻合口破裂，胃肠内容物流入腹腔，表现为上腹部突发剧烈疼痛、发热、腹膜刺激征等，立即禁食、胃肠减压，行腹腔冲洗、引流手术，术后抗感染、营养支持。

（6）十二指肠残端瘘：是毕罗 Ⅱ 式切除术近期严重的并发症，发生在术后 5~7 日，表现为右上腹突然发生剧烈疼痛和腹膜刺激征。因局部炎症、水肿不能做修补缝合，宜做残端造口和腹腔引流，十二指肠内置管持续吸引，并给予肠内或肠外营养。造口周围皮肤用氧化锌软膏保护，防止发生糜烂。

(7) **倾倒综合征**：根据症状出现的时间可分为早期和晚期两种类型。

早期倾倒综合征：由于吻合口过大，食物排空过快，高渗食物进入空肠，吸入大量细胞外液和刺激腹腔神经丛，**进食后10～30分钟病人出现心悸、出汗、头晕、恶心、呕吐、腹痛、腹泻等症状**，平卧15～30分钟后，症状可逐渐减轻或消失。指导病人**少量多餐**，给予高蛋白质、高脂肪、低糖类的饮食，**进食后平卧20～30分钟，避免进食过甜、过咸、过浓的食物**。多数病人6个月至1年内症状可自行减轻或消失。

晚期倾倒综合征：又称为低血糖综合征，是由于胃排空过快，含糖食物迅速进入空肠后被快速吸收，使血糖急速升高，刺激胰岛细胞分泌大量胰岛素，导致反应性低血糖。表现为病人在餐后2～4小时出现心慌、出冷汗、面色苍白、手颤、脉细弱，甚至虚脱。指导病人饮食中减少碳水化合物含量，增加蛋白质比例，少量多餐。出现症状时，应立即进食或补充糖类，可缓解症状。

7. **心理护理**　经常与病人交谈，说明疾病的规律、治疗计划和效果，增强其对治疗的信心。指导病人保持乐观情绪和学习松弛技巧，如听音乐等分散注意力等措施。

(三) 健康教育

1. 向病人及其家属讲解引起溃疡病的主要病因，以及诱发和加重溃疡病的有关因素。
2. 合理安排休息时间，保证充足的睡眠。生活有规律，避免精神过度紧张，保持良好的心态，长时间脑力劳动后要适当活动。
3. 饮食要合理，定时进餐，戒除烟酒，尽量避免和减少进食粗糙难消化的食物和刺激性强的食物。
4. 指导病人采取正确的服药方法，学会观察疗效及不良反应，慎用或勿用可能导致溃疡发生和复发的药物，如乙酰水杨酸、咖啡因、泼尼松、利舍平等。
5. 向病人解释内镜检查的意义、方法及需要病人配合的要求，避免精神紧张，解除顾虑。
6. 坚持按医嘱服药，不随便停用药物，更好地促进溃疡的愈合和预防复发，尤其在季节转换时更应注意。
7. 如上腹部疼痛节律发生改变或加剧，出现呕血、黑便时，应立即就医。

链接护考（2016年护考真题）

某消化性溃疡病人即将出院，责任护士指导其回家后应注意的问题**不包括**（　　）

A. 生活规律、劳逸结合
B. 避免进食刺激性的食物
C. 保护胃黏膜药宜在餐前1小时服用
D. 抗酸药宜在饭前和睡前服用
E. 上腹部疼痛要及时服用去痛片止痛

答案：E

解析：消化性溃疡病人要规律进食，避免进食刺激性的食物，按时服药，保护胃黏膜药宜在餐前1小时服用，抗酸药宜在饭前和睡前服用，出现疼痛时评估发生的原因，根据病因采取针对性措施，不可随便服用去痛片。

链接护考（2017年护考真题）

张女士，36岁。以"突发腹痛3小时"急诊入院。患者自诉午饭后1小时出现症状，既往患胃溃疡10年。

1. 护士在做入院评估时，应特别询问的是（　　）
   A. 近期饮食状况　　B. 腹痛的部位和性质　　C. 近期精神状况
   D. 近期睡眠状况　　E. 既往及慢性病史
   答案：B

2. 在没有明确诊断前，应采取的护理措施是（　　）
   A. 腹部热敷　　B. 保留灌肠　　C. 流质饮食
   D. 胃肠减压　　E. 解痉止痛
   答案：D

3. 病人腹部X线平片检查提示膈下多个气液平面，拟急诊在全身麻醉下行剖腹探查术。病人情绪紧张，不配合护士术前准备，作为护士不妥的护理措施是（　　）
   A. 让家属配合约束好病人　　B. 向病人说明配合的要点
   C. 嘱病人深呼吸放松心情　　D. 动作轻柔，不加重病人疼痛
   E. 向病人讲明操作的目的
   答案：A

   解析：消化性溃疡病人以急腹症入院，主要密切观察病人的腹痛情况，急腹症病人确诊前要做好"五禁"：禁食、禁止痛、禁灌肠、禁泻剂、禁热敷。检查提示肠梗阻，手术前需要指导病人放松、向病人说明配合的要点、操作目的、动作轻柔，但不能随便约束病人。

【护理评价】

通过治疗和护理，病人是否达到了护理目标：① 疼痛减轻或消失。② 焦虑程度减轻，情绪稳定。③ 营养平衡。④ 未发生并发症或并发症被及时发现和处理。

第二节　胃癌病人的护理

案例导入

胡女士，48岁。因上腹部疼痛3个月余来院检查。门诊胃镜检查提示：①慢性浅表性胃炎；②胃角溃疡。

入院后电子胃镜检查示：胃角溃疡伴腺体肠化及轻度不典型增生。将组织切片送至上级医院进一步检查示胃角（2块）送检均为黏膜低分化腺癌。病程中无反酸，无嗳气，无肩背部放射，大便正常。病人发病后体重减轻。病人得知病情后寝食难安，担心预后和家庭经济承受能力。

拟行手术：胃癌根治术。

请思考：

1. 如何做好病人术前病情评估？
2. 目前病人存在的主要护理问题有哪些？
3. 如何做好术前护理？
4. 病人在全麻下行胃大部切除加淋巴结清扫手术，术后返回病房，如何做好术后护理？

胃癌（gastric cancer）是最常见的恶性肿瘤之一，居消化道肿瘤的首位，在所有肿瘤中居第二位。男女发病率之比约为2∶1。发病年龄以中老年居多，高发年龄为50岁以上。我国西北地区发病率最高，中南和西南地区则较低。随着社会经济的不断发展，胃癌的发病率呈下降趋势。

【病因】

胃癌的病因尚未明确，发病的相关因素如下。

1. 环境和饮食因素　不同国家和地区发病率的明显差异，说明本病与环境因素有关。长期食用霉变食物、烟熏腌制食品及过多摄入食盐，可增加胃癌发生的危险性。高硝酸盐增加胃癌的风险已被证实，硝酸盐可在胃内受细菌硝酸盐还原酶的作用形成亚硝酸盐，再与胺结合形成致癌的亚硝胺。食物中缺乏新鲜蔬菜、水果也与发病有一定的关系。长期大量吸烟可增加胃癌的发病率。

2. 幽门螺杆菌感染　1994年，世界卫生组织（WHO）宣布幽门螺杆菌是人类胃癌的Ⅰ类致癌原。

3. 遗传因素　胃癌发病具有明显的家族聚集倾向，家族发病率高于正常人群2~3倍。

4. 癌前状态　胃癌的癌前状态分为癌前疾病和癌前病变。前者是指与胃癌相关的胃良性疾病，有发生胃癌的危险性，如慢性萎缩性胃炎、胃息肉、残胃炎、胃溃疡；后者是指较易转变为癌组织的病理学变化，如肠型化生和异型增生。

【病理生理与分型】

胃癌好发部位以胃窦部为主，约占50%，其次为胃底贲门部，约占1/3，发生在胃体者较少。

1. 大体分型　根据癌肿侵犯胃壁的程度可分为早期和进展期胃癌。

（1）早期胃癌：指病变仅局限于黏膜和黏膜下层，不论病灶大小或有无淋巴结转移。癌灶直径在10 mm以下称为小胃癌；5 mm以下称微小胃癌；早期胃癌根据病灶形态可分为三型：① Ⅰ型（隆起型），癌灶突向胃腔。② Ⅱ型（浅表型），癌灶比较平坦，无明显隆起与凹陷；它又分3个亚型，即Ⅱa浅表隆起型、Ⅱb浅表平坦型和Ⅱc浅表凹陷型。③ Ⅲ型（凹陷型），表现为较深的溃疡。

（2）进展期胃癌：指癌组织浸润深度超过黏膜下层的胃癌。包括中、晚期胃癌。癌组织超过黏膜下层侵入胃壁肌层为中期胃癌；病变达浆膜下层或是超出浆膜向外浸润至邻近脏器或有转移者为晚期胃癌。按Borrmann分类法将其分为四型：① Ⅰ型（息肉型、肿块型）：为边界清楚突入胃腔的块状癌灶；② Ⅱ型（溃疡局限型）：为边界清楚、略隆起的溃疡状癌灶；③ Ⅲ型（溃疡浸润

案例分析（二）

知识拓展：幽门螺杆菌是如何诱发胃癌的？

型):为边界模糊不清的溃疡状癌灶,病灶向周围浸润;④Ⅳ型(弥漫浸润型):癌肿沿胃壁各层向四周弥漫浸润生长,边界不清。若全胃受累致胃腔缩窄、胃壁僵硬如革囊状,称为皮革胃,恶性程度极高。

2. 组织学分型　世界卫生组织(WHO)于2000年将胃癌分为:① 腺癌(包括肠型和弥漫型):绝大部分胃癌为腺癌;② 乳头状腺癌;③ 管状腺癌;④ 黏液腺癌;⑤ 印戒细胞癌;⑥ 腺鳞癌;⑦ 鳞状细胞癌;⑧ 小细胞癌;⑨ 未分化癌;⑩ 其他类型。

胃癌有直接蔓延、淋巴结转移、血行播散和种植转移四种扩散方式,其中**淋巴结转移最常见**。

【护理评估】

视频:人为什么会得胃癌?

知识拓展:胃癌的分型及分期

1. 健康史　询问病人年龄、地理环境、生活环境、饮食习惯等,了解病人有无胃溃疡、萎缩性胃炎、胃息肉、胃切除术后残胃炎等病史,了解家族中有无胃癌病人。

2. 身体状况

(1)早期胃癌:早期胃癌多无症状和明显体征,会出现一些非特异性消化道症状。

(2)进展期胃癌:

1)症状:**上腹痛为最早出现的症状**,但缺乏规律性,易被忽视。可出现纳差、厌食、进行性体重下降。腹痛可急可缓,开始仅有上腹饱胀不适,餐后加重,继之有隐痛不适,偶呈节律性溃疡样疼痛,但不能被进食和服药缓解。病人常有早饱感和软弱无力。胃癌可并发出血、贲门或幽门梗阻、穿孔等,当发生并发症或转移时可出现一些特殊症状,例如:贲门癌累及食管下段时可出现吞咽困难;并发幽门梗阻时出现严重恶心、呕吐;溃疡型胃癌出血时可引起呕血和(或)黑便,继之贫血;转移至肝可引起右上腹痛、黄疸和(或)发热;侵及胰腺时则会出现背部放射性疼痛等。

2)体征:早期胃癌没有明显体征,主要体征为腹部肿块,多位于上腹部偏右,有压痛。转移至肝时可出现肝大,扪及坚硬结节,伴黄疸,甚至出现腹水等。腹膜有转移时也可发生腹水。有远处淋巴结转移时可出现左锁骨上内侧淋巴结肿大。发生直肠前凹种植转移时,直肠指检可触及肿块。

3)伴癌综合征:少数胃癌病人可出现伴癌综合征,包括反复发作的表浅性血栓静脉炎(Trousseau征)及过度色素沉着、黑棘皮病(皮肤皱褶处有色素沉着,尤其在两腋下)和皮肌炎等,可有相应的体征。

视频:如何早期发现胃癌

3. 辅助检查

(1)血常规检查:多数病人有缺铁性贫血。

(2)大便潜血试验:持续阳性有辅助诊断意义。

(3)X线钡餐检查:早期胃癌X线检查可表现为小的充盈缺损或小的不规则龛影。进展期胃癌的X线诊断率可达90%以上。息肉型胃癌表现为较大而不规则的充盈缺损;溃疡型胃癌表现为龛影位于胃轮廓之内,边缘不整齐,周围黏膜僵直,蠕动消失,并见皱襞中断现象;溃疡浸润型胃癌表现为胃壁僵直;弥漫浸润型胃癌表现为蠕动消失,胃腔狭窄。

(4)纤维胃镜和黏膜活组织检查:胃镜直视下可观察病变部位、性质,并取黏膜做活组织检查,是目前最可靠的诊断手段。

链接护考（2017年护考真题）

关于原发性胃癌的叙述**错误**的是（　　）

A. 早期均会出现恶心、呕吐宿食及进食梗阻感

B. 血液转移为晚期胃癌转移的主要途径

C. 好发于胃窦部

D. 早期无明显症状和体征

E. 手术是治疗胃癌的首选方法

答案：A

解析：胃癌早期病人多无症状和明显体征。

视频：胃癌病人的治疗原则

4. 心理-社会状况　一旦病人得知患了胃癌，会产生悲伤、绝望的心理；也可能产生侥幸心理，希望不是事实，表现为非常关心病情，尤其是各项检查结果。绝大部分病人希望知道治疗方案和新的治疗手段；要警惕有绝望心理病人的自杀行为。

5. 治疗原则

（1）手术治疗：胃癌病人如无手术禁忌证或远处转移，应尽可能地采用手术治疗。

（2）微创治疗：对早期胃癌可在胃镜下行高频电凝切除术、激光或微波凝固等。

（3）化学治疗：有转移淋巴结癌灶的早期胃癌及进展期胃癌均需辅以化疗，可在术前、术中及术后使用，以使癌灶局限、消灭残存癌灶及防止复发和转移。晚期胃癌化疗主要是缓解症状，提高生存质量及延长生存期。

（4）支持治疗：应用高能量静脉营养疗法可以增强病人体质，使其能耐受手术和化疗；使用对胃癌有一定作用的生物制剂，如香菇多糖、沙培林等，可提高病人的免疫力。

【常见护理诊断/合作性问题】

1. 疼痛　与癌细胞浸润有关。
2. 营养失调：低于机体需要量　与胃癌造成吞咽困难、消化吸收障碍等有关。
3. 恐惧　与死亡威胁，手术、化疗等治疗，以及住院和生活方式改变等有关。
4. 有感染的危险　与化疗致白细胞计数减少、免疫功能降低有关。
5. 活动无耐力　与疼痛及病人机体消耗有关。
6. 潜在并发症：出血、梗阻、穿孔。

【护理目标】

1. 病人能说出缓解疼痛的方法和技巧，疼痛减轻或消失。
2. 病人食欲好转，进食有营养的食物，体重无继续下降。
3. 恐惧减轻或消失。
4. 病人未发生感染。
5. 病人活动能力增强。

6. 病人未发生出血、穿孔、梗阻等并发症或并发症及时得到发现和处理。

【护理措施】

1. 一般护理

（1）休息与活动：轻症病人可适当参加日常活动、进行身体锻炼，以不感到劳累、腹痛为原则。重症病人应卧床休息，给予适当体位，避免诱发疼痛。术后病人若意识清楚、血压稳定，可给予半坐卧位，松弛腹肌。

（2）饮食护理：鼓励病人尽可能进食，给予高蛋白质、高热量、高维生素、易消化的食物，以增强病人的体质，提高对手术或化疗的耐受性。对食欲缺乏者，应为病人提供良好的进食环境，选择适合病人口味的食品和烹调方法，并注意变换食物的色、香、味，以增进食欲。定期测量体重，监测血清白蛋白和血红蛋白等营养指标，以掌握病人的营养状态。

（3）静脉营养支持：对贲门癌有吞咽困难者和中、晚期病人应遵医嘱给予胃肠内营养或胃肠外营养。出现幽门梗阻时，禁食、行胃肠减压，同时遵医嘱静脉补充液体。

2. 病情观察

（1）腹痛的观察与处理：观察腹痛特点，评估腹痛的性质、部位，是否伴有严重的恶心和呕吐、吞咽困难、呕血及黑便等症状。

（2）有无感染征象：密切观察病人的生命体征及血常规检查的改变，询问病人有无咽痛、尿痛等不适，及时发现感染迹象并协助医师进行处理。病房应定期消毒，减少探视，保持室内空气新鲜；严格遵循无菌原则进行各项操作，防止交叉感染。协助病人做好皮肤、口腔护理，注意会阴部及肛门的清洁，减少感染的机会。

（3）伤口情况：有无渗液、渗血，有无红、肿、热、痛等，换药时严格无菌操作；固定好引流管，以免病人翻身活动时牵拉引起伤口疼痛，保持引流管通畅，避免扭曲、压迫；注意胃肠减压，保持持续的负压状态，观察引流液的量、色和性状，并记录。

3. 疼痛的护理　教会病人一些放松和转移注意力的技巧，减少对病人不良的心理和生理刺激，有助于减轻疼痛。疼痛剧烈时，可腹部热敷、针灸止痛，必要时根据医嘱采用药物止痛或病人自控镇痛(PCA)法进行止痛。

视频：吻合口梗阻的观察和护理

链接护考（2016年护考真题）

某病人因胃癌行胃大部切除术。术后第一日除监测生命体征外，护士最应重点观察的是（　　）

A. 意识　　　　　　　　B. 尿量　　　　　　　　C. 肠鸣音

D. 腹胀　　　　　　　　E. 胃管引流液

答案：E

解析：术后24小时主要观察病人有无出血，胃管内流出液可以及时反映内出血情况。

4. 用药护理

（1）化疗病人：遵医嘱应用化疗药物，以抑制和杀伤癌细胞，注意观察药物的疗效及不良反应。

(2) 疼痛剧烈的晚期病人:遵循WHO推荐的三阶梯疗法,遵医嘱给予相应的镇痛药。

5. 手术护理　参照胃十二指肠溃疡手术前后护理。

链接护考(2016年护考真题)

孙先生,48岁。胃癌根治术后1个月。近日复诊时主诉进食半小时内出现心悸,出汗,面色苍白和头痛,上腹部饱胀不适等。护士对其进行健康教育,**不恰当**的是(　　)

A. 饮食方面宜少量多餐

B. 用餐时限制饮水喝汤

C. 进餐后宜活动20分钟后休息

D. 宜进低碳水化合物,高蛋白质饮食

E. 避免过甜,过咸,过浓的流质饮食

答案:C

解析:该病人考虑发生了倾倒综合征,饭后需平卧20分钟。

6. 心理护理　参照肿瘤病人的心理护理。

7. 健康教育

(1) 开展卫生宣教,提倡多食富含维生素C的新鲜水果、蔬菜,多食肉类、鱼类、豆制品和乳制品;避免高盐饮食,少进咸菜、烟熏和腌制食品;食品贮存要科学,不食霉变食物。有癌前状态者,应定期做检查,以便早期诊断及治疗。

链接护考(2012年护考真题)

刘先生,53岁。因贲门癌入院,病人近期进食梗阻感加重,体重明显下降,护士对其饮食的指导要点中,**错误**的是(　　)

A. 少食多餐　　　　B. 半流质饮食　　　　C. 低蛋白质饮食

D. 高热量饮食　　　E. 高维生素饮食

答案:C

解析:病人有明显的营养不良,需要给予高能量、高维生素、高蛋白质饮食。

(2) 指导病人运用适当的心理防卫机制,保持良好的心理状态,以积极的心态面对疾病。指导病人生活规律,保证充足的睡眠,根据病情和体力适量活动,增强机体抵抗力。注意个人卫生,特别是体质衰弱者,应做好口腔、皮肤黏膜的护理,防止继发性感染。

(3) 教会病人及其家属如何早期识别并发症,及时就诊。指导病人合理用药,向病人说明疼痛发作时不能完全依赖镇痛药,以免成瘾,而应发挥自身积极的应对能力。定期复诊,以监测病情变化和及时调整治疗方案。

【护理评价】

通过治疗和护理,病人是否达到了护理目标:① 能说出缓解疼痛的方法和技巧,疼痛减轻或消失。② 食欲好转,进食有营养的食物,体重无继续下降。③ 恐惧减轻或消失。④ 未发生感染。⑤ 活动能力增强。⑥ 未发生并发症或并发症被及时发现和处理。

小结

  消化性溃疡是指消化道全层黏膜的缺损,主要发生在胃和十二指肠,称为胃溃疡和十二指肠溃疡。发生消化性溃疡有多方面的原因,以 Hp 感染居多。疼痛是消化性溃疡的主要表现,慢性、周期性、季节性和节律性是消化性溃疡的疼痛特点。溃疡活动期可有剑突下固定而局限的压痛点,缓解期则无明显体征,消化性溃疡会发生出血、穿孔、幽门梗阻、胃溃疡癌变等并发症,内镜检查可确诊消化性溃疡。消化性溃疡治疗的目的在于消除病因、控制症状、愈合溃疡、防止复发和预防并发症。大出血经内科紧急处理无效者、急性穿孔、瘢痕性幽门梗阻、胃溃疡癌变、经内科正规治疗无效者可采取手术治疗。手术方法包括胃大部切除和迷走神经切断术,胃大部切除术是目前我国用于治疗溃疡最普遍的手术方法,胃大部切除术后,根据胃肠道重建方法不同分为毕罗(Billroth)Ⅰ式和毕罗(Billroth)Ⅱ式。护理消化性溃疡病人要强调规律进餐和少量多餐的重要性。手术后除做好腹部手术常规护理外,强调饮食护理的重要性,术后要注意观察病人有无吻合口出血、吻合口梗阻、空肠输入段梗阻、空肠输出段梗阻、吻合口瘘、倾倒综合征等并发症的发生。

  胃癌是最常见的恶性肿瘤之一,居消化道肿瘤的首位,病因尚未明确,可能与环境和饮食因素、Hp 感染、遗传因素、癌前状态等相关。早期胃癌多无症状和明显体征,上腹痛为最早出现的症状,但缺乏规律性,易被忽视。进展期胃癌病人可出现食欲缺乏、厌食、进行性体重下降等表现。纤维胃镜和黏膜活组织检查是目前最可靠的诊断手段。胃癌病人采取以手术为主的综合治疗,如无手术禁忌证或远处转移,应尽可能地采取手术切除。手术前要做好充分的术前准备,如饮食护理、静脉营养支持使病人能耐受手术,手术后护理措施参考消化性溃疡病人护理。

(方志美 刘 萍)

第十八章
思维导图

第十八章
在线测试题

第十九章 急性阑尾炎病人的护理

第十九章 急性阑尾炎
病人的护理 PPT

第十九章 学习重点

第十九章 思政案例

学习目标

知识目标：

1. 掌握急性阑尾炎病人的护理诊断/合作性问题、护理措施。
2. 熟悉急性阑尾炎病人的临床表现、术后并发症、治疗要点。
3. 了解急性阑尾炎的病因和诱因、发病机制、辅助检查。

能力目标：

1. 学会运用护理程序，对病人实施整体护理。
2. 具有敏锐的观察能力及解决问题的能力。

素养目标：

具有关心、体贴阑尾炎病人的态度和行为，能关注病人的心理健康。

案例导入

案例分析

王先生,26岁。因转移性右下腹痛6小时伴恶心、呕吐2次入院。病人既往身体好,本次腹痛无明显诱因。体格检查:T 38.8℃,P 88次/分,R 22次/分,BP 110/70 mmHg;病人一般情况较好,腹平软,麦克伯尼点压痛明显,无反跳痛。血常规检查:白细胞计数$9×10^9$/L,中性粒细胞比例0.85。初步诊断:急性阑尾炎。

请思考:
1. 目前,病人存在的主要护理诊断/合作性问题有哪些?
2. 医师准备为王先生急症手术,如何做好术前准备?
3. 术后如何护理?

急性阑尾炎(acute appendicitis)是阑尾的急性化脓性感染,**是外科最常见的急腹症之一**,可发生于任何年龄,但以青壮年多见,男性高于女性。

【病因】

急性阑尾炎的发病主要与阑尾管腔梗阻(或痉挛)及细菌入侵等因素有关。

1. **阑尾管腔梗阻** 是急性阑尾炎最常见的病因。阑尾起自盲肠根部,长5~10 cm,是一条细长的盲管状器官。造成阑尾管腔梗阻的常见原因有:① 淋巴组织明显增生,最常见,约占60%,多见于青年人。② 粪石,约占35%。③ 异物、炎性狭窄、食物残渣、蛔虫、肿瘤等,较少见。④ 阑尾的解剖结构异常,如管腔细长,开口狭小,系膜短致阑尾卷曲。

当各种原因造成阑尾管腔阻塞后,内容物排出受阻,阑尾黏膜继续分泌黏液,导致腔内压力进一步上升,血液循环发生障碍,可使阑尾炎症加剧。

2. **细菌入侵** 阑尾管腔阻塞后,内容物排出受阻,腔内致病菌生长繁殖并分泌内毒素或外毒素,损伤黏膜上皮,易形成溃疡。细菌入侵黏膜下层、肌层,引起和加重感染。

3. **其他** ① 胃肠道疾病,如急性肠炎可直接蔓延至阑尾引起炎症反应。② 饮食因素,如经常进食高脂肪、高糖类和缺乏纤维食物的病人可因肠蠕动减弱、菌群改变、粪便黏稠而易形成粪石。

【病理及分类】

根据急性阑尾炎的临床过程及病理改变分为以下四种病理类型。

1. **急性单纯性阑尾炎** 属轻型阑尾炎,为病变早期。炎症多局限于黏膜和黏膜下层,外观呈轻度肿胀充血,浆膜失去光泽,表面有少量纤维素性渗出物。显微镜下可见阑尾壁各层水肿及中性粒细胞浸润,黏膜表面有小溃疡和出血点。

2. **急性化脓性阑尾炎** 又称急性蜂窝织炎性阑尾炎,常由急性单纯性阑尾炎发展而来。阑尾肿胀明显,浆膜高度充血,表面有脓性渗出物;黏膜面溃疡可深达肌层和浆膜层,腔内有积脓。显微镜下可见阑尾壁各层有大量中性粒细胞聚集。阑尾周围的腹腔内有脓液渗出,可形成局限性腹膜炎。

3. **坏疽性及穿孔性阑尾炎** 阑尾动脉为一终末动脉,无侧支循环。若阑尾炎症进一步加剧,管腔严重阻塞或积脓,压力升高,管壁血运障碍,易导致阑尾缺血坏死,呈暗紫色或黑色。严重者可发生穿孔,穿孔多发生在阑尾根部或近端的系膜缘对侧。

4. **阑尾周围脓肿** 急性阑尾炎化脓、坏疽或穿孔时,大网膜可移至右下腹,包裹阑尾形成炎性肿块或阑尾周围脓肿。

【护理评估】

(一) 术前评估

1. **健康史** 了解病人一般情况,包括年龄、性别、文化程度等。有无腹痛、恶心、呕吐;了解腹痛的病因、诱因,如有无不洁饮食史,发病前有无剧烈运动;了解疼痛的性质、特点、部位,是剧痛还是绞痛,是阵发性还是持续性或持续性疼痛阵发性加剧,有无放射痛等;有无急性肠炎、蛔虫病史;有无手术史;老年人还应了解有无心血管疾病、呼吸系统疾病、糖尿病及肾功能不全等病史。

2. **身体状况**

(1) 症状:

1) **转移性右下腹疼痛**:**是急性阑尾炎的典型表现**,疼痛多开始于上腹部或脐周,位置不固定,6~8小时后转移并固定至右下腹,少部分病例发病初时即表现为右下腹痛。腹痛特点可因阑尾位置及不同病理类型而有差异:单纯性阑尾炎仅表现为轻度隐痛;化脓性阑尾炎表现为阵发性胀痛和剧痛;坏疽性阑尾炎则表现为持续性剧烈腹痛;穿孔性阑尾炎因阑尾腔内压力骤降,腹痛可有暂时缓解的现象,但并发腹膜炎后,腹痛又呈持续加剧;盲肠后位阑尾炎腹痛在右侧腰部;盆位阑尾炎腹痛位于耻骨上区;肝下区阑尾炎表现为右上腹痛;极少数内脏反位者呈左下腹痛。

知识拓展:急性阑尾炎的转归

链接护考(2014年护考真题)

急性阑尾炎病人最典型的症状是( )

A. 转移性脐周疼痛　　B. 转移性右下腹疼痛　　C. 固定的脐周疼痛

D. 固定的右下腹痛　　E. 腹痛位置无规律

答案:B

解析:转移性右下腹疼痛是急性阑尾炎病人最典型的症状。

2) **胃肠道症状**:早期病人可出现厌食、恶心和呕吐。部分病人还可发生腹泻或便秘,如盆位阑尾炎时,炎症刺激直肠和膀胱,引起排便次数增多、里急后重和尿痛等症状。弥漫性腹膜炎时可引起麻痹性肠梗阻,表现为腹胀、排便排气减少等症状。

3) **全身反应**:多数病人早期仅有乏力。炎症加重时可出现全身中毒症状,如体温高达38℃左右、心率增快、烦躁不安或反应迟钝等。阑尾穿孔引起腹膜炎时,体温明显升高(39℃或40℃)。若发生化脓性肝门静脉炎,则可出现寒战、高热及轻度黄疸。

(2) 体征:

1) **右下腹固定压痛**:**是急性阑尾炎最常见和最重要的体征**。当感染还局限于阑尾腔以内,病人尚觉上腹部或脐周疼痛时,右下腹就有压痛存在。阑尾穿孔合并弥漫性腹膜炎时,虽然全腹都有压痛,但仍以右下腹最为明显。常见的压痛点为**麦克伯尼(McBurney)点,即脐与右髂前上棘连线的中外 1/3 交界处**(图 19-1)。随阑尾的解剖位置变异而有所改变,但压痛点始终固定在一个位置。

2) 腹膜刺激征:即腹肌紧张、压痛、反跳痛(Blumberg 征),肠鸣音减弱或消失等。是因壁腹膜受炎症刺激而出现的一种防御性反应,常提示阑尾炎症加重,有炎性渗出、化脓、坏疽或穿孔等。但小儿、老年人、孕妇、肥胖、虚弱者或盲肠后位阑尾炎等病人,腹膜刺激征可不明显。

3) 右下腹包块:当阑尾炎形成阑尾包块和(或)脓肿时,其右下腹可扪及位置固定、边界不清的压痛性包块。

4) 其他体征:① **结肠充气试验**(Rovsing 征):病人仰卧位,检查者一只手压迫左下腹降结肠部,另一只手按压近端结肠,并逐渐向近侧结肠移动,结肠内气体可传至盲肠和阑尾,引起右下腹疼痛者为阳性(图 19-2)。② 腰大肌试验:病人左侧卧位,右大腿后伸,引起右下腹疼痛者为阳性,提示阑尾位于腰大肌前方,为盲肠后位或腹膜后位(图 19-3)。③ 闭孔内肌试验:病人仰卧位,将右髋和右膝均屈曲 90°,然后将右股向内旋转,引起右下腹疼痛者为阳性,提示阑尾位置靠近闭孔内肌(图 19-4)。

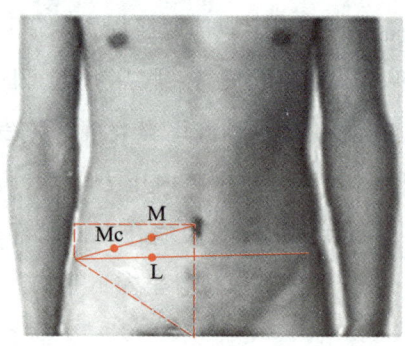

图 19-1 麦克伯尼(McBurne)点
M:Morris 点;Mc:McBurne 点;L:Lenz 点

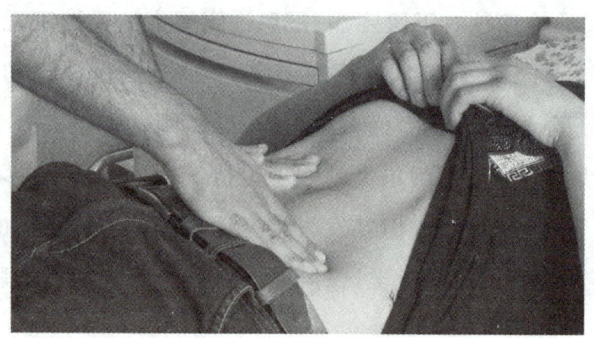

图 19-2 结肠充气试验

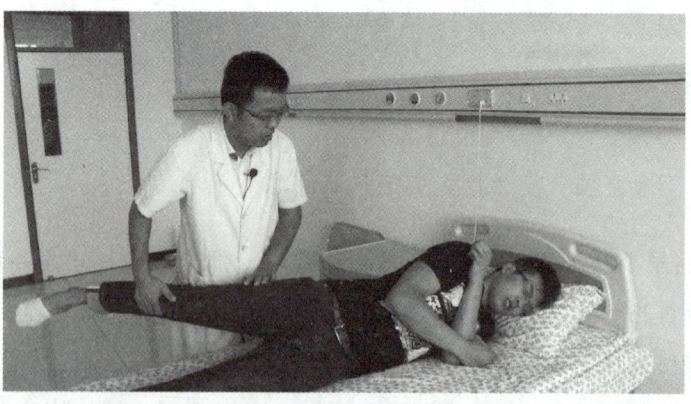

图 19-3 腰大肌试验

(3) 直肠指检:盆位阑尾炎或阑尾炎症波及盆腔时可有直肠右前方触痛;若形成盆腔脓肿,则可触及痛性肿块。

3. 心理-社会状况　急性阑尾炎发病突然,疼痛逐渐加剧,病人及其家属常可产生紧张与焦虑情绪。因此,应了解病人及其家属对疾病和手术的认知程度及心理承受能力。

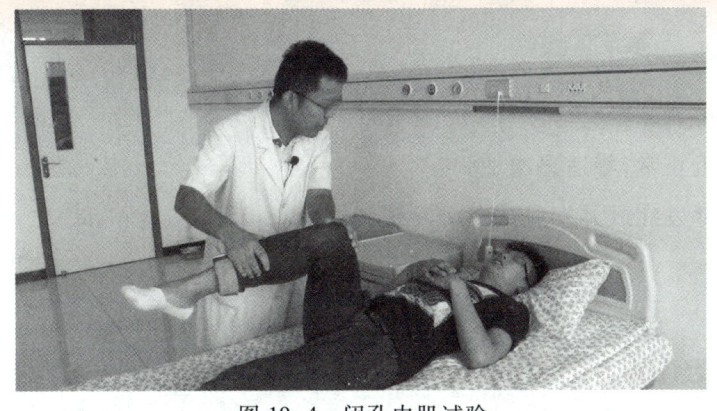

图 19-4 闭孔内肌试验

4. 辅助检查

（1）实验室检查：多数病人的血常规检查可见白细胞计数和中性粒细胞比例升高。但新生儿、老年人的白细胞计数可不升高或升高不明显。

（2）影像学检查：① 腹部 X 线检查：钡剂灌肠 X 线检查可见阑尾不充盈或充盈不全，阑尾腔不规则，72 小时后复查仍有钡剂残留，即可诊断慢性阑尾炎。② B 型超声检查：可显示阑尾肿大或脓肿。

5. 治疗要点　绝大多数急性阑尾炎一经确诊，应尽早采取手术治疗，以降低阑尾穿孔的风险；部分成年人急性单纯性阑尾炎可经非手术治疗而痊愈。

（1）非手术治疗：适用于诊断不甚明确、症状比较轻、不愿意手术的单纯性阑尾炎、病程已经超过 72 小时、已形成阑尾周围脓肿或有手术禁忌证者。主要治疗措施包括应用抗菌药控制感染、禁食、补液或中药治疗等。在非手术治疗期间，密切观察病情，若病情有发展趋势，应及时行手术治疗。

（2）手术治疗：阑尾切除术可采用传统的开腹阑尾切除术，亦可采用腹腔镜下阑尾切除术。根据阑尾炎不同病理类型选择不同手术方式。

6. 几种特殊类型的阑尾炎　新生儿急性阑尾炎、小儿急性阑尾炎、老年人急性阑尾炎、妊娠期急性阑尾炎、获得性免疫缺陷综合征（AIDS）、人类免疫缺陷病毒（HIV）感染病人的急性阑尾炎属特殊类型阑尾炎，临床各有其特点。

知识拓展：手术方式的选择

知识链接：几种特殊类型阑尾炎的临床特点

（二）术后评估

评估病人麻醉及手术方式；评估病人术中情况，如阑尾有无化脓或穿孔，腹腔有无脓液及清除情况；了解有无放置引流管及其部位，引流是否通畅，引流液的颜色、性状及量；评估手术切口情况，如敷料是否被渗湿、渗出液的性质；是否发生并发症等。

【常见护理诊断/合作性问题】

1. 疼痛　与阑尾炎症刺激腹膜有关。

2. 体温过高　与阑尾炎症有关。

3. 潜在并发症　切口感染、腹腔脓肿、肝门静脉炎、出血、阑尾残株炎及粘连性肠梗阻等。

【护理目标】

1. 病人腹痛缓解或减轻。
2. 病人体温接近正常,舒适感增加。
3. 病人未发生并发症或并发症被及时发现和治疗。

【护理措施】

(一) 非手术治疗病人的护理及术前护理

1. 体位　卧床休息,宜取半卧位,可放松腹肌,减轻腹部张力,缓解疼痛。

2. 饮食护理　急性单纯性阑尾炎病情较轻者可进流质饮食,病情重者应禁食。禁食期间可静脉补液,以维持水、电解质代谢平衡。

3. 严密观察病情　注意观察病人的生命体征、意识、腹部症状和体征,以及实验室检查结果的变化。若病情恶化,应做好手术前准备,如血、尿、便常规、凝血功能及肝、肾、心、肺功能等检查,遵医嘱备皮、做皮试、禁食水等。

4. 控制感染　遵医嘱使用有效抗生素,亦可应用中药治疗。

5. 对症护理　高热者物理降温;疼痛明显者给予针刺或遵医嘱应用解痉剂缓解症状,但**禁用吗啡或哌替啶**,以免掩盖病情;便秘者可用开塞露,**禁忌灌肠和使用泻药**,以免阑尾穿孔或炎症扩散。

6. 心理护理　向病人及其家属讲解疾病相关知识,减轻或消除其焦虑、恐惧心理,使病人积极配合治疗和护理。

(二) 术后护理

1. 体位与活动　根据麻醉方式安置适当体位。生命体征平稳后,采用**半卧位**,以降低腹壁张力,减轻切口疼痛,有利于呼吸和引流,预防膈下脓肿的形成。术后鼓励病人早期床上活动,如翻身、活动肢体等,待麻醉作用消失后早期下床活动,以促进肠蠕动,防止发生肠粘连。

链接护考(2014年护考真题)

李先生,53岁。患急性化脓性阑尾炎行阑尾切除术后1日。护士要求病人下床活动,其最主要目的是(　　)

A. 有利于伤口愈合　　B. 预防血栓性静脉炎　　C. 预防肺不张
D. 防止肠粘连　　　　E. 预防压疮

答案 D

解析:术后早期活动可以促进肠蠕动,减少肠粘连的发生,从而预防粘连性肠梗阻。

2. 饮食护理　手术后暂禁食、胃肠减压者,静脉补液,待胃肠蠕动恢复、肛门排气后可逐渐恢复经口饮食,从流质、半流质饮食逐渐过渡到软质普食。一般情况下,术后3~4日可进易消化的普食。勿进食过多甜食、豆制品和牛奶,以免引起腹胀。

3. **严密观察病情变化** 定时监测病人的生命体征及腹部症状和体征,加强巡视,倾听主诉,注意有无并发症的相关征象,如有异常,及时通知医师并积极配合处理。

4. **抗生素的应用** 术后遵医嘱应用有效抗生素,控制感染。

5. **切口及引流的护理** 保持敷料的清洁、干燥,若被渗血、渗液浸湿或被大小便污染,要及时更换敷料,以免切口感染。若留置腹腔引流,做好引流管的护理,妥善固定,保持通畅,严格无菌,观察引流液的颜色、量、性状等,引流量较少,病人体温及血象恢复正常,考虑拔管,**一般1周左右拔管**。

6. **并发症的防治及护理**

(1) **切口感染**:**是阑尾炎术后最常见的并发症**。表现为术后2~3日体温升高,切口疼痛或跳痛,局部红肿、压痛等。处理:先行试穿刺抽出脓液,或于波动处拆除缝线,排出积脓,放置引流,定期换药,应用抗生素和理疗等。

(2) **粘连性肠梗阻**:较常见。表现为慢性不完全性肠梗阻。一般可非手术治疗,病情严重者应手术治疗。其预防措施为术后早期离床活动。

(3) **出血**:**常发生在术后24小时内**,多因阑尾系膜结扎线脱落引起系膜血管出血。表现为腹痛、腹胀和失血性休克等。一旦发生出血,立即吸氧并通知医师,输血、补液,并做好急诊手术止血的术前准备。

(4) **阑尾残株炎**:阑尾切除时若残端保留过长(超过1cm),术后复发炎症,表现为阑尾炎的症状,X线钡剂检查可明确诊断。症状较重者行手术治疗。

(5) **粪瘘**:少见。发生的原因较多,如结扎线脱落,术中误伤盲肠等。表现为术后数日内切口处排出粪臭分泌物,持续低热,腹痛。一般采用非手术治疗和常规护理,经换药等治疗后瘘多可自行愈合。如病程超过3个月,经久不愈合,则可手术治疗。

(6) **腹腔脓肿**:多发生于化脓性或坏疽性阑尾炎术后,由腹腔残余感染或阑尾残端处理不当所致。**常发生于术后5~7日**,表现为体温持续升高或下降后又上升,有腹痛、腹胀、腹部肿块,腹肌紧张及腹部压痛;部分病人表现为直肠、膀胱刺激症状及全身中毒症状。B型超声、CT检查可协助定位。处理:① 可采取半坐卧位,以利于腹腔内渗液积聚于盆腔或引流,减少中毒反应。② 一经确诊,应配合医师做好超声引导下穿刺抽脓、冲洗或置管引流,必要时遵医嘱做好手术切开引流的准备。③ 引流者保持引流管通畅。④ 遵医嘱应用足量、有效的抗生素,以控制感染、促进脓肿局限和吸收。⑤ 密切观察病情变化。

视频:阑尾炎术后常见并发症的预防及护理

链接护考(2013年护考真题)

王先生,38岁。阑尾穿孔合并腹膜炎手术后第7日,体温39℃,伤口无红肿,大便次数增多,混有黏液,伴里急后重。该病人可能并发了( )

A. 肠炎 B. 肠粘连 C. 盆腔脓肿
D. 膈下脓肿 E. 细菌性痢疾

答案:C

解析:盆腔脓肿常发生在下腹部手术后7日左右,表现为直肠刺激症状,发热等,该病人符合此表现。

(三)健康教育

1. 保持良好的饮食、卫生及生活习惯,餐后避免剧烈运动,尤其跳跃、奔跑等活动。
2. 告知病人及时治疗胃肠道炎症或其他疾病。
3. 术后早期下床活动,防止发生粘连性肠梗阻。
4. 注意自我监测,发生急性腹痛、腹胀、恶心、呕吐等不适时及时就诊。
5. 阑尾周围脓肿病人出院时,嘱病人3个月后再行阑尾切除术。

【护理评价】

通过治疗和护理,病人是否达到了护理目标:① 腹痛缓解或控制。② 体温恢复正常。③ 未发生并发症,或并发症被及时发现和治疗。

知识拓展:
慢性阑尾炎

小结

急性阑尾炎是阑尾的急性化脓性感染,是外科最常见的急腹症之一,典型的表现是转移性右下腹疼痛,最常见和最重要的体征是右下腹固定性压痛。可有结肠充气试验阳性、腰大肌试验及闭孔内肌试验阳性。一经确诊多采取手术治疗。术后护理措施包括:① 病情平稳后,采用半卧位。② 做好饮食护理。③ 严密观察病情变化,如有异常,及时通知医师并积极配合处理。④ 术后遵医嘱应用有效抗生素,控制感染。⑤ 做好切口、引流及并发症的护理。

(李延栋 郭书芹)

第十九章
思维导图

第十九章
在线测试题

第二十章 肠梗阻病人的护理

第二十章 肠梗阻病人的护理 PPT

第二十章 学习重点

学习目标

知识目标：

1. 掌握肠梗阻病人的常见护理诊断/合作性问题及护理措施。
2. 熟悉肠梗阻病人的主要临床特点、治疗原则。
3. 了解肠梗阻病人的病因、分类、病理生理。

能力目标：

1. 能准确判断绞窄性肠梗阻,能完成肠梗阻病人的术前准备及术后护理。
2. 具有病情的观察能力和应变能力。

素养目标：

1. 具有责任心、同情心和爱心。
2. 具有慎独精神。

案例导入

李女士,28岁,"腹痛、腹胀、呕吐两日,加剧1日"入院。病人2日前进食大量干果,而后出现阵发性腹部疼痛,并自觉腹胀,伴恶心、呕吐3次,吐出胃内容物,昨日开始腹痛加剧,呈持续性,呕吐频繁,肛门无排气、排便。5个月前因宫外孕行手术治疗。

体格检查:T 38.5℃,P 110次/分,R 22次/分,BP 90/74 mmHg,SpO_2 97%。精神差,痛苦貌,烦躁,心肺检查未发现阳性体征。腹部膨隆,腹胀明显,全腹有压痛、反跳痛,无肌紧张,以左下腹明显,叩诊有移动性浊音,肠鸣音10次/分,全腹未触及明显包块,双下肢无水肿,神经系统检查无阳性体征。

辅助检查:血常规 WBC $9.8×10^9$/L,N 88%,RBC $4.2×10^{12}$/L,Hb 11.1 g/L。入院前腹部立位X线平片检查可见多个气液平面。

请思考:
1. 该病人可能发生了什么情况?
2. 病人目前首要护理问题是什么?应该立即采取哪些护理措施?
3. 病人手术后清醒返回病房,带回胃肠减压管、腹腔引流管、导尿管各一根。如何做好病人的术后护理?
4. 手术后第8日,病人生命体征平稳,引流管已拔除,切口拆线愈合良好,排便通畅,准备出院,请为该病人做好出院指导。

案例分析

肠梗阻是由于某种原因导致肠内容物不能正常运行、顺利通过肠腔,从而引起肠管局部病变,并导致全身性生理功能紊乱,是常见的外科急腹症之一。

【病因及分类】

(一)按梗阻发生的原因分为3类

1. **机械性肠梗阻** 最常见,系各种原因引起肠腔变狭小使肠内容物通过发生障碍。主要原因:① 肠腔堵塞,如寄生虫、粪块、结石、异物等。② 肠管受压,如粘连带压迫、肠扭转、嵌顿疝或受肿瘤压迫等。③ 肠壁病变,如先天性肠道闭锁、狭窄、肿瘤等(图20-1)。

2. **动力性肠梗阻** 由于神经反射异常或毒素刺激以致肠壁肌肉运动紊乱,可分为麻痹性肠梗阻和痉挛性肠梗阻两类。麻痹性肠梗阻是由于肠管失去蠕动功能所致,多见于急性弥漫性腹膜炎、腹部创伤或腹部大手术后低钾血症等;痉挛性肠梗阻是由于肠壁肌肉过度收缩所致,可见于急性肠炎、肠道功能紊乱或慢性铅中毒等。

3. **血运性肠梗阻** 较少见,由于肠系膜血管受压、血栓形成或栓塞,可以引起肠管血液循环障碍,从而导致肠麻痹,失去蠕动能力。

(二)按肠壁血运有无障碍分为两类

1. **单纯性肠梗阻** 指梗阻的同时无肠壁血液循环障碍。
2. **绞窄性肠梗阻** 指在梗阻的同时伴有肠壁血液循环障碍。

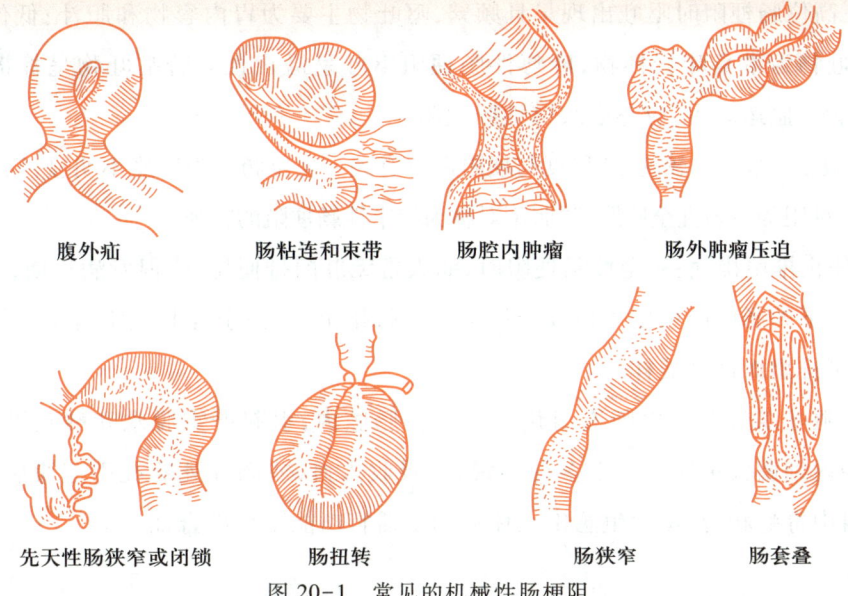

图 20-1 常见的机械性肠梗阻

（三）其他分类方法

根据梗阻部位可分为高位和低位肠梗阻；根据梗阻发生及发展的速度，可分为急性和慢性肠梗阻；根据梗阻的程度，可分为完全性和不完全性肠梗阻等。

【病理生理变化】

1. 局部改变　机械性梗阻一旦发生，梗阻以上部位蠕动增强。近端肠腔内积液、积气致肠管膨胀，肠壁变薄，肠腔内压力不断升高，最初可致静脉血流受阻，继而动脉血运障碍，肠管缺血坏死而破溃穿孔。

2. 全身改变　由于频繁呕吐致大量体液丧失，引起脱水、低钾血症和酸碱平衡失调。肠腔内细菌生长繁殖产生大量毒素，因肠壁通透性增高使细菌和毒素渗透至腹腔，引起严重的腹膜炎和全身中毒症状。由于肠管膨胀使腹内压升高，妨碍下腔静脉血回流，且膈肌升高影响呼吸和循环功能，最终可引起失液性和中毒性休克。随着病情的发展，可因肾、心、呼吸衰竭而死亡。

【护理评估】

（一）术前评估

1. 健康史　评估病人有无引起肠梗阻的危险因素，如病人年龄；既往有无腹部手术或外伤史；有无感染、饮食不当、过度劳累等诱因；有无腹外疝、肿瘤、溃疡性结肠炎、结肠息肉等病史。

2. 身体状况

（1）主要症状：虽然各种原因引起的肠梗阻有不同的临床表现，但是其共同的临床表现是**腹痛、腹胀、呕吐和肛门停止排便排气**。

1）腹痛：单纯机械性肠梗阻腹痛的特点为阵发性绞痛，由梗阻部位以上肠管强烈蠕动引起。若腹痛发作间隔时间缩短，或呈持续性剧烈腹痛伴阵发性加重，说明已发生绞窄性肠梗阻。麻痹性肠梗阻呈持续性胀痛。

2）呕吐:高位肠梗阻时呕吐出现早且频繁,呕吐物主要为胃内容物和胆汁;低位肠梗阻呕吐出现较晚,呕吐物为带臭味粪样物;麻痹性肠梗阻呕吐呈溢出性。若呕吐物呈棕褐色或血性液体,常提示肠管有血运障碍,应考虑绞窄性肠梗阻。

3）腹胀:腹胀一般出现较晚,其程度与梗阻部位有关。高位肠梗阻腹胀不明显,低位肠梗阻腹胀明显,麻痹性肠梗阻为均匀性全腹胀,腹胀不对称为绞窄性肠梗阻的特征。

4）肛门停止排便排气:完全性肠梗阻时,病人常无肛门排便排气,但发病早期,尤其是高位肠梗阻,其梗阻以下的肠腔内残留气体或粪便可以自行排出;不完全性肠梗阻可少量排气、排便;绞窄性肠梗阻,可排出血性黏液样便。

由于反复呕吐以及大量胃肠道消化液潴留在肠腔内,引起严重脱水和酸碱平衡失调症状。梗阻以上肠腔内细菌大量繁殖产生多种毒素,被吸收入血,或肠坏死穿孔引起腹膜炎,病人会出现严重的全身中毒症状,甚至发生感染性休克和多器官功能不全综合征。

（2）体征:

1）视诊:单纯性肠梗阻常可见腹胀、肠型和蠕动波,麻痹性肠梗阻则成均匀性全腹胀,肠扭转时则腹胀不对称。

视频:肠梗阻怎么治疗

2）触诊:单纯性肠梗阻腹部有轻压痛,绞窄性肠梗阻腹部有固定性压痛和腹膜刺激征,并触及有压痛的肠袢。

3）叩诊:一般叩诊呈鼓音,绞窄性肠梗阻大量液体渗入腹腔,叩诊有移动性浊音。

4）听诊:机械性肠梗阻时可闻及肠鸣音亢进,气过水声或金属音;麻痹性肠梗阻时则肠鸣音减弱或消失。

知识拓展:肠梗阻导管置入治疗

链接护考(2013年护考真题)

肠梗阻病人的临床表现不包括(　　)

A. 腹痛　　B. 腹胀　　C. 腹泻

D. 呕吐　　E. 肛门停止排气排便

答案:C

解析:痛、吐、胀、闭是肠梗阻病人的主要临床表现,一般不会出现腹泻。

3. 辅助检查

（1）实验室检查:肠梗阻晚期因脱水可出现血液浓缩,血红蛋白、血细胞比容均有增高,尿比重高。绞窄性肠梗阻时较早出现血白细胞计数和中性粒细胞比例明显升高,血气分析异常。

（2）**X线检查:立位或侧卧位腹部X线平片可见多个阶梯状排列的气液平面**。空肠梗阻可见"鱼肋骨刺"状的环状黏膜纹。绞窄性肠梗阻可见孤立、突出胀大的肠袢,且不因体位和时间而改变。

4. 心理-社会状况　肠梗阻发病急且病情严重,病人表现为异常痛苦,常产生不同程度的焦虑或恐惧,对手术及预后的顾虑,尤其是粘连性肠梗阻反复多次发作或多次手术,常使病人情绪消沉、悲观失望,甚至不配合治疗与护理。

5. 治疗原则　原则是尽快解除梗阻和矫正因肠梗阻引起的全身性生理紊乱。

（1）非手术治疗：主要包括禁食，胃肠减压，纠正水、电解质紊乱及酸碱平衡失调，解痉镇痛，使用抗生素，积极防治休克等。

（2）手术治疗：常用的手术治疗方法有粘连松解术、肠套叠或肠扭转复位术、肠切除吻合术、短路手术、肠造口或肠外置术。

6. 临床常见肠梗阻

（1）粘连性肠梗阻：粘连性肠梗阻是腹腔内肠袢间粘连或粘连带压迫肠管所致的肠梗阻，较为常见（图20-2）。引起粘连的原因如下。① 先天性：多由发育异常或胎粪性腹膜炎所致。② 后天性：多由腹腔内手术、炎症、创伤、出血及异物所致。

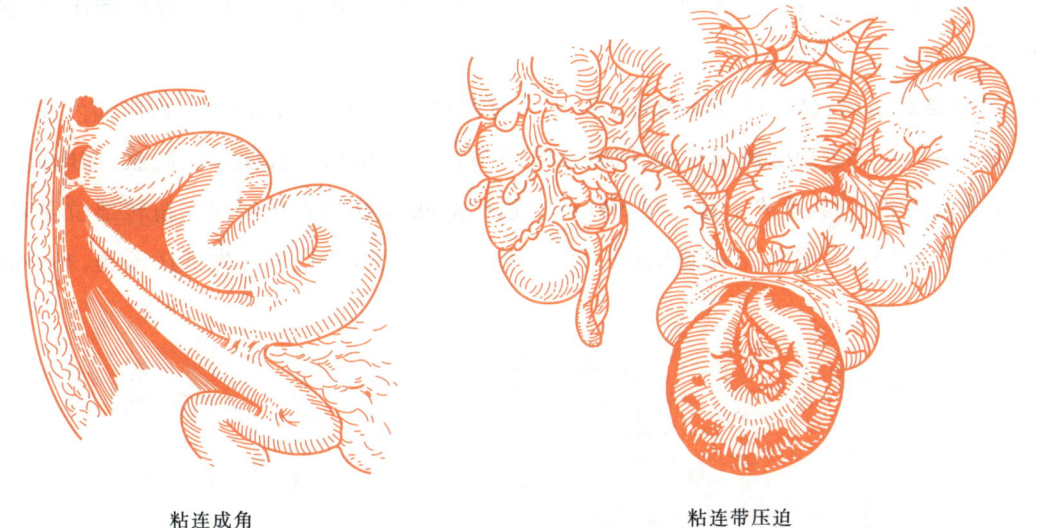

粘连成角　　　　　　　　　粘连带压迫

图 20-2　粘连性肠梗阻

粘连性肠梗阻既往多有腹内手术、腹腔感染或腹部损伤史，出现典型的机械性肠梗阻的症状和体征，腹部X线平片检查显示多个气液平面。如突然发生急性肠梗阻并伴有腹膜刺激征，应警惕发生绞窄性肠梗阻。

单纯性或早期粘连性肠梗阻，用非手术疗法可治愈。多次发作的粘连性肠梗阻或已发生肠绞窄者必须手术治疗，手术方法有粘连松解术、肠折叠排列术、肠切除吻合术等。

链接护考（2015年护考真题）

李先生，40岁。因为溃疡穿孔行"毕Ⅰ式胃大部切除术"。现术后4日，主诉腹部胀痛，恶心，停止排气排便。体格检查：全腹膨隆，未见肠型，中上腹轻度压痛及肌紧张，肠鸣音消失。最重要的处理措施是（　　）

A. 镇痛　　　　　　　B. 胃肠减压　　　　　　C. 补液
D. 半卧位　　　　　　E. 应用抗生素　　　　　F. 避免油炸食物

答案：B

解析：该病人有腹部手术病史，出现典型的机械性肠梗阻表现，考虑是粘连性肠梗阻，首选非手术治疗，最主要的措施就是胃肠减压。

（2）肠扭转：肠管沿其系膜的长轴旋转，造成肠腔梗阻，甚至肠管血运障碍，称为肠扭转。肠扭转最常发生于小肠,其次是乙状结肠。

扭转发生后肠袢两端均受压形成闭袢性肠梗阻,同时肠系膜血管受压,很快发展成绞窄性肠梗阻,易造成肠穿孔和腹膜炎。肠扭转发生原因:病人的肠系膜过长、系膜根部附着处过窄或粘连带收缩靠拢等。诱因:① 肠内容物重量骤增;② 肠管动力异常;③ 突然改变体位;④ 肠壁较大的肿瘤等。

1) **小肠扭转:多见于男性青壮年**,常因饱食后剧烈运动或劳动发病,表现为脐周和腹部突发性绞痛,呈持续性疼痛阵发性加剧,常伴有腰背部牵涉痛而不敢平卧。病人恶心、呕吐后腹痛不减轻。早期腹软,有时可触及胀大的肠袢,压痛明显。绞窄后迅速出现腹膜刺激征,X线检查显示孤立、突出、胀大的肠袢或空肠、回肠换位等特有征象。**小肠扭转属于绞窄性肠梗阻,应尽早手术治疗**(图 20-3)。

2) **乙状结肠扭转:多见于老年男性**。病人多有习惯性便秘史或以往有多次腹痛发作经排便、排气后缓解史。临床表现除腹部绞痛外(腹痛在脐周或左下腹),还有明显的腹胀,而呕吐一般不明显。如做低压灌肠,其灌入量常不足 500 ml。钡剂灌肠 X 线检查见钡剂在扭转部位受阻,钡影尖端呈"鸟嘴"状阴影。乙状结肠肠扭转一般不引起绞窄性肠梗阻,可以先低压灌肠,必要时手术治疗(图 20-3)。

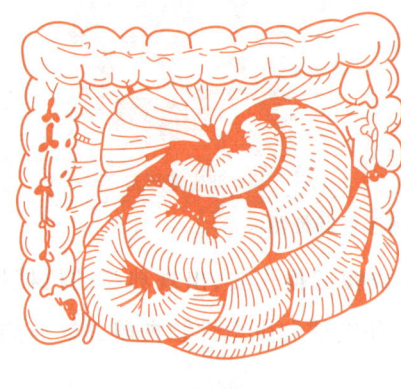
小肠扭转

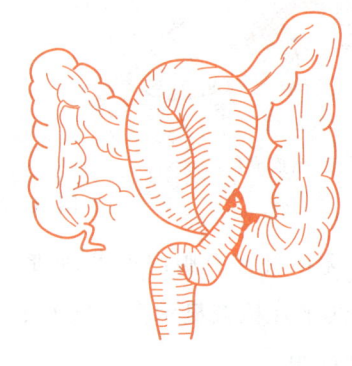
乙状结肠扭转

图 20-3　肠扭转

(3) 肠套叠:肠套叠是指一段肠管及其系膜套入其邻近的肠腔内而引起的肠梗阻(图 20-4)。**肠套叠多发生在 2 岁以下的婴幼儿,男性多于女性**。

肠套叠的发生与盲肠活动度过大、肠功能失调、肠蠕动异常有关,最多见为回肠末端套入结肠。幼儿型急性肠套叠,常由食物性质改变,肠蠕动异常引起;慢性肠套叠,多由肠壁息肉、肿瘤或憩室引起。肠套叠由三层肠壁构成,外层为鞘部,内两层为套入部。顺行套叠多见,逆向套叠罕见。长时间套叠会引起系膜血管受压而出现淤血、水肿、溃疡,甚至坏死等变化。

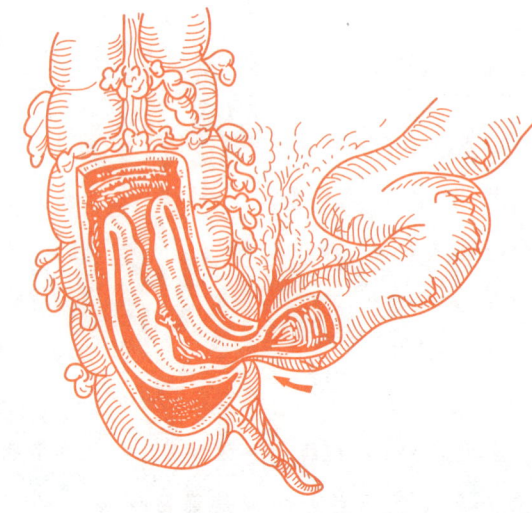

图 20-4　肠套叠

急性肠套叠的临床表现为突然发作剧烈的阵发性腹痛,患儿哭闹不安、面色苍白、伴有呕吐和**果酱样黏液血便**。腹部检查常可触及**腊肠样压痛肿块**。X 线下空气或钡剂灌肠检查,可见到空气或钡剂在套叠远端受阻,形成"**杯口状**"阴影。

大多数肠套叠经禁食、补液、空气或钡剂灌肠复位等措施可以治愈。但对**发病时间超过 48 小时、怀疑有肠坏死或多次复发疑有器质性病变者**,应尽早采取手术治疗。

(4)蛔虫性肠梗阻:蛔虫结聚成团并引起局部肠管痉挛而致肠腔堵塞,称为蛔虫性肠梗阻(图 20-5),**多见于 2~10 岁儿童**,有便虫、吐虫史。驱虫不当为主要诱因。

早期一般为不完全性肠梗阻,虫团长时间压迫肠壁可发生溃疡、坏死,甚至穿孔。蛔虫性肠梗阻的腹痛特点是脐周围阵发性疼痛,缓解期患儿安静。可呕吐或肛门排出蛔虫。腹部可触及条索状肿物,肿物能移动且随肠管收缩而变硬,肠鸣音亢进。腹部 X 线平片可看到成团的虫体阴影、血白细胞计数正常或稍增高。主要采取非手术治疗,如非手术治疗无效或发生腹膜炎者,应手术治疗。

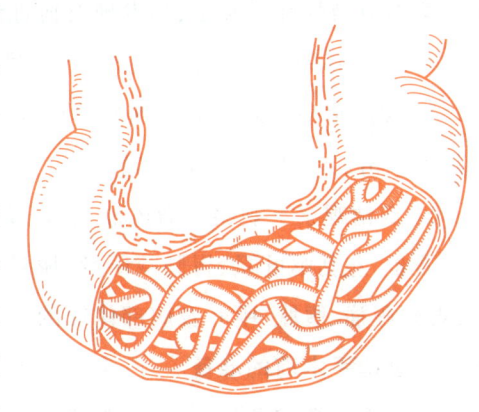

图 20-5 蛔虫性肠梗阻

(二)术后评估

了解术中情况,如麻醉方式和手术类型、范围,术中出血量及补液量等。评估病人的生命体征、意识状态、血氧饱和度、尿量、胃肠功能恢复情况等;观察伤口是否干燥,有无渗血、渗液;了解引流管情况;注意有无腹腔脓肿、肠瘘等并发症发生。了解病人对肠梗阻和肠梗阻术后各种不适的心理反应;病人及其家属对术后康复过程、健康教育知识的掌握程度及心理应对能力。

【常见护理诊断/合作性问题】

1. 疼痛　与肠梗阻、手术创伤有关。
2. 体液不足　与肠梗阻时大量体液丧失,导致血容量不足有关。
3. 体温过高　与肠梗阻时毒素吸收和感染有关。
4. 潜在并发症:肠坏死、腹腔感染、休克等。

【护理目标】

1. 病人腹痛减轻或消失。
2. 体液不足得到及时纠正,脉搏、血压稳定。
3. 体温恢复正常。
4. 未发生并发症或并发症及时被发现并处理。

【护理措施】

(一)非手术治疗病人的护理及术前护理

1. 体位　无休克者采取半卧位,可使膈肌下降,减轻腹胀对呼吸循环功能的影响。

2. 饮食与营养　肠梗阻病人应禁食、禁饮,做好静脉输液护理,纠正水、电解质紊乱和酸碱平衡失调。待肠梗阻解除后,病人腹痛、腹胀消失,肛门有排便、排气,方可进流质,忌甜食、牛奶和豆粉,以免引起腹胀。如无不适2日后可半流质饮食。

3. 胃肠减压　抽出梗阻以上肠腔内液体、气体,减轻肠腔内压力,并消除肠壁水肿,配合其他治疗措施,有可能解除某些肠梗阻。胃肠减压期间应持续负压吸引,保持胃管通畅,并严密观察和记录引流液的性质和量,如发现有血性液,提示有绞窄性肠梗阻的可能。

4. 防治感染　遵医嘱使用有效、足量抗生素,观察用药后疗效及不良反应。

5. 缓解疼痛　对诊断明确的单纯性肠梗阻,可使用阿托品、山莨菪碱等抗胆碱类药物,解除胃肠道平滑肌痉挛,使腹痛减轻。

6. 病情观察　观察生命体征、意识及面色的变化,及时发现早期休克症状;准确记录24小时出入液量,包括呕吐量、胃肠减压量、尿量及输液总量等;动态观察血象、血电解质及血气分析结果;观察腹痛、腹胀、呕吐及腹部体征的变化,**若出现以下表现,应考虑绞窄性肠梗阻的可能,并及时做好急诊手术前的准备。**

(1) 腹痛发作急骤,起始即为持续性剧烈疼痛,或在阵发性加重之间仍有持续性疼痛,有时出现腰背部痛。

(2) 早期出现休克,经抗休克治疗后无明显改善。

(3) 腹胀不对称,腹部有局限性隆起或触及有压痛的包块。

(4) 有明显的腹膜刺激征。

(5) 肠道出血症状,如呕吐物、胃肠减压抽出液、肛门排出物、腹腔穿刺抽出物为血性液体。

(6) 经积极的非手术治疗,症状、体征无明显改善。

(7) 腹部X线检查见孤立、胀大的肠袢,或有假肿瘤状阴影。

7. 心理护理　急性肠梗阻的病人因担心病情恶化,可出现悲观、急躁情绪。护理人员要耐心帮助病人消除思想顾虑,增加安全感,以便更好地配合诊疗和护理。

8. 术前护理　除上述一般护理措施外,做好手术前常规准备。

(二) 术后护理

1. 体位　病人麻醉清醒、血压平稳后,取半卧位。

2. 病情观察　严密观察生命体征、腹部症状和体征的变化,尤其应注意肛门是否排气。观察和记录胃肠减压和腹腔引流液的量和性质,记录24小时液体出入量。

3. 饮食与营养　术后禁食,静脉输液,维持体液平衡。待肛门排气后,停胃肠减压并可开始进少量流质,如无腹部不适,3~5日后改半流质。应提供易消化的高蛋白质、高热量和高维生素的食物。

4. 胃肠减压和腹腔引流管的护理　应妥善固定引流管,保持引流通畅。

5. 防治感染　保持伤口敷料清洁、干燥,避免脱落,注意有无渗血、渗液。按医嘱应用抗生素。

6. 并发症的观察及护理　绞窄性肠梗阻术后容易发生腹腔脓肿、肠瘘等并发症。**肠瘘常发生在术后3~5日**,先有腹痛、腹胀、持续发热和腹膜炎表现,血白细胞计数升高,术后1周左右,腹壁切口处流出有粪臭味的脓性液体。

（三）健康教育

1. **避免诱因** 适当休息和活动,避免饭后剧烈活动和腹部受凉。
2. **饮食护理** 注意饮食卫生,宜高蛋白质、高热量、高维生素饮食,忌暴饮暴食及不易消化和刺激性食物。
3. **保持排便通畅** 便秘者应注意通过调节饮食、腹部按摩等方法保持大便通畅,必要时可适当给予缓泻剂,避免用力排便。
4. **出院指导** 出院后若出现腹痛、腹胀、呕吐、停止排便等症状应及时复诊。

【护理评价】

通过治疗和护理,病人是否达到了护理目标:① 腹痛减轻或消失。② 体液不足得到及时纠正,脉搏、血压稳定。③ 体温恢复正常。④ 未发生并发症或并发症被及时发现并处理。

视频:肠梗阻手术治疗护理

小结

肠梗阻是由于某种原因导致肠内容物不能正常运行、顺利通过肠腔,从而引起肠管局部病变,并导致全身性生理功能紊乱,是常见的外科急腹症之一。肠梗阻主要症状有痛、吐、胀、闭,体格检查表现为腹胀、肠鸣音亢进或者减弱,大量渗出时会出现移动性浊音,绞窄性肠梗阻可有腹膜刺激征。临床常见的肠梗阻有粘连性肠梗阻、肠套叠、肠扭转和堵塞性肠梗阻。肠梗阻病人大多先非手术治疗,做好禁食、胃肠减压、补液抗感染、病情观察等一般护理,一旦出现绞窄性肠梗阻征象,要立即报告医师,做好急诊术前准备。手术后继续禁食、胃肠减压直至病人肛门排气后进流质饮食,做好胃肠减压管和腹腔引流管护理,注意观察腹腔脓肿、肠瘘等并发症。

（方志美）

第二十章思维导图

第二十章在线测试题

第二十一章 大肠癌病人的护理

第二十一章 大肠癌病人的护理 PPT　　第二十一章 学习重点　　第二十一章 思政案例

学习目标

知识目标：

1. 掌握大肠癌病人的临床特点、常见护理诊断/合作性问题、手术前后护理措施。
2. 熟悉大肠癌发病的危险因素和治疗原则。
3. 了解大肠癌的分类和病理。

能力目标：

1. 具有敏锐的观察能力、评估能力及良好的沟通能力。
2. 能运用护理程序对大肠癌病人实施整体护理。

素养目标：

1. 具有责任心、同情心和爱心以及不怕脏、不怕累的劳动精神。
2. 具有人文关怀意识、慎独修养，珍视生命的工作态度，以及不畏挫折、勇于进取的精神。

案例导入

董先生,40岁。因大便带血1个月、加重5日入院拟手术治疗。直肠指检:距肛缘5 cm处触到质硬包块,边界不清,不易推动,触之易出血。辅助检查:大便隐血试验阳性,病理活检报告为"腺癌"。

请思考:

1. 术前如何进行肠道准备?
2. 如何护理造口?
3. 如何进行健康指导?

大肠癌是消化道常见的恶性肿瘤,包括结肠癌和直肠癌。发生在齿状线至直肠与乙状结肠交界处之间的癌肿为直肠癌,发生在升结肠、横结肠、降结肠和乙状结肠的癌肿为结肠癌。大肠癌好发于40～60岁。我国的大肠癌发病人群中以直肠癌为最多,余依次为乙状结肠、盲肠、升结肠、降结肠及横结肠。

【病因】

目前,大肠癌发病原因尚不完全清楚,据流行病学调查和临床观察与下述因素有关。

1. **遗传因素** 临床观察提示,大肠癌病人有明显的家族史,说明大肠癌可能与遗传因素有关,特别是家族性结肠息肉病,癌变的概率是正常人的5倍,多发性息肉病人发生癌变的概率为单个息肉病人的2倍。

2. **结直肠慢性炎性疾病** 溃疡性结肠炎、血吸虫病等病变引起肠黏膜反复破损和修复有引起癌变可能,已被列为癌前病变,10年癌变率为10%,25年后可达45%。

3. **结直肠腺瘤** 以家族性腺瘤和绒毛状腺瘤癌变率最高。

4. **饮食习惯** 高脂、高蛋白质和低膳食纤维饮食使肠道中致癌物质增加,可诱发大肠癌。

【病理】

1. **大体形态分型**(图21-1)

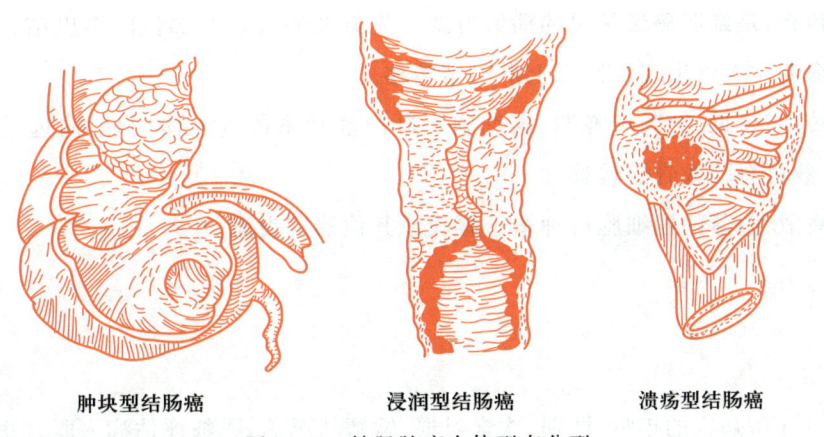

肿块型结肠癌　　浸润型结肠癌　　溃疡型结肠癌

图21-1　结肠肿瘤大体型态分型

(1) **肿块型(菜花型)**:肿瘤向肠腔内生长、瘤体较大,呈半球状或球状隆起,易溃烂出血并继发感染、坏死。该型多数细胞分化程度较高,浸润性小,生长较慢,好发于右半结肠,尤以盲肠多见。

(2)浸润型(缩窄型):肿瘤环绕肠壁浸润,有显著的纤维组织反应,易引起肠腔狭窄和梗阻。该型细胞分化程度较低,恶性程度高,出现转移早,好发于左侧结肠。

(3)溃疡型:肿瘤向肠壁深层生长并向周围浸润,早期即可出现溃疡,形状为圆形或卵圆形,边缘隆起,底部深陷,易发生出血、感染,并易穿透肠壁。该型细胞分化程度低,转移早,是结肠癌中最常见的类型。

2. 组织学分型

(1)腺癌:腺癌细胞可辨认,排列成腺管状或腺泡状,按其分化程度可分为3级,其中Ⅲ级分化最差。

(2)黏液癌:在细胞外可见间质内有黏液及纤维组织反应,癌细胞在片状黏液中似小岛状。该型分化程度低,预后较腺癌差。

(3)未分化癌:癌细胞弥漫成片或团块状,易侵入小血管和淋巴管。该型分化程度低,预后最差。

3. 临床分期　目前,临床常用的是国际抗癌联盟(UICC)和美国癌症联合会(AJCC)发布的第8版结直肠癌TNM分期系统。

T代表原发肿瘤。原发肿瘤无法评价为T_x;无原发肿瘤证据为T_0;原位癌为T_{is};肿瘤侵及黏膜下层为T_1;侵及固有肌层为T_2;侵透固有肌层达结直肠周围组织为T_3;侵透脏腹膜或侵及、粘连其他脏器或组织为T_4。

N代表区域淋巴结。区域淋巴结无法评价为N_x;无区域淋巴结转移为N_0;1～3枚区域淋巴结转移,或存在任何数量的肿瘤结节且所有可辨识的淋巴结无转移为N_1;4枚及以上区域淋巴结转移为N_2。

M代表远处转移。远处转移无法评价为M_x;无远处转移为M_0;有远处转移为M_1。

4. 扩散和转移方式

(1)直接浸润:结肠癌穿透肠壁后可浸润邻近器官,如癌肿侵犯膀胱、子宫、输尿管、前列腺、阴囊腺、阴道,横结肠癌肿可侵犯胃壁,甚至形成内瘘。

(2)**淋巴转移**:是结肠癌最常见的播散方式。先累及邻近病变部位的淋巴结,再至所属的动脉旁淋巴结。晚期病人可出现左锁骨上淋巴结转移。

视频:大肠癌的病因病理

(3)血行转移:少见,结肠癌晚期,癌细胞经肝门静脉系统进入体循环,向远处转移,常见部位为肝和肺,少数可有脑或骨骼转移。

(4)种植播散:脱落的癌细胞可种植于腹膜或其他器官表面。

【护理评估】

(一)术前评估

1. 健康史　了解病人的年龄、性别、饮食习惯、婚姻状况等,详细评估病人既往史,了解病人有无大肠息肉、溃疡性结肠炎、克罗恩病等病史;了解病人有无与大肠癌发生相关的饮食习惯等,是否有高血压、糖尿病等。需造口的病人还要了解病人的职业、视力、手的灵活性及有无皮肤过敏史等。

2. 身体状况

(1) 结肠癌：病人早期仅有排便习惯的改变、腹部隐痛，以后可出现黏液血便、脓血便、腹部肿块、贫血、消瘦、乏力等表现。

1) 排便习惯和粪便性状改变：是结肠癌早期的症状，最早期可有腹胀不适、消化不良等症状，而后出现排便习惯的改变，表现为排便次数增加、腹泻、便秘，粪便带血、脓液或黏液。

2) 腹痛：也是结肠癌早期的症状之一，表现为定位不准确的持续隐痛，或仅为腹部不适、腹胀感，出现肠梗阻时则腹痛加重或阵发性绞痛。

3) 肠梗阻症状：一般属晚期症状，多为慢性低位不完全性肠梗阻，表现为腹胀和便秘，腹部胀痛或阵发性绞痛。当发生完全性梗阻时，症状明显加剧。体检可见腹部膨隆、肠型，局部有压痛，并可闻及亢进的肠鸣音。

4) 腹部肿块：为瘤体或与瘤体网膜、周围组织浸润的肿块，质硬，形态不规则，有时可随肠管有一定的活动度，晚期时肿瘤浸润加重，肿块固定。

5) 全身症状：由于慢性失血、癌肿溃烂、感染、毒素吸收等，病人可出现贫血、消瘦、乏力、低热等。晚期有黄疸、腹水、水肿等肝转移征象，直肠前凹肿块，锁骨上淋巴结肿大等肿瘤远处扩散转移的表现以及全身恶病质表现。

左半结肠与右半结肠癌肿，由于二者在生理、解剖及病理方面的差异，其临床特点也表现不同：① 右半结肠肠腔宽大，癌肿多呈肿块型。此段肠腔粪便较稀薄，血运及淋巴丰富，吸收能力强，故**右半结肠癌临床表现以贫血、消瘦、乏力、腹部包块为主**，肠梗阻症状不明显。当病情加重时也可出现肠梗阻表现。② 左半结肠的肠腔相对狭小，此段肠腔粪便已黏稠成形，肿瘤多呈浸润生长引起环状狭窄，故**左半结肠癌临床上较早出现肠梗阻症状**，有的甚至可出现急性梗阻。**中毒症状表现轻，出现晚。**

(2) 直肠癌：早期无明显症状，即使有少量出血，肉眼也不易觉察到，一般到癌肿发展为溃疡或感染时才出现明显症状。

1) **直肠刺激症状**：癌肿刺激直肠产生频繁便意，致病人排便习惯改变，出现便意频繁，下坠，排便不尽感，甚者有里急后重，可伴腹胀、下腹不适等表现。

2) **粪便异常**：血便是直肠癌病人常见的症状，**癌肿破溃时，大便表面带血及黏液**。约85%的病人早期出现便血，出血量由少到多，感染时可出现脓血便，晚期病人可表现为粪形变细等。

3) 肠腔狭窄症状：随肿瘤增大，肠腔变窄，有排便困难、粪少便闭、腹胀、阵发性绞痛，可见肠型并出现肠鸣音亢进等。

4) 晚期症状：直肠癌侵犯周围组织器官时，可出现相应器官病变的症状，如侵犯肛管可有局部剧痛。如肛门括约肌受累引起大便失禁，甚至会有脓血溢出肛门外。侵及前列腺时可出现尿频、尿痛、排尿困难。侵犯骶神经丛时，出现骶部、会阴部的持续性剧痛，并牵涉下腹部、腰部及大腿部疼痛。癌细胞转移至肝脏时，可有肝大、黄疸、腹水等症状。晚期病人可有消瘦、贫血、水肿或恶病质等。

3. 辅助检查

(1) 大便隐血试验：为结直肠癌的初筛手段，持续阳性者需做进一步检查。

(2) **直肠指检：是直肠癌的主要检查方法**，指检可触及约80%的直肠癌，一般指检可达肛门以上

8 cm,取蹲位指检可触及更高的病变。直肠指检可了解肿块的大小、性质、活动度、浸润范围等。

(3) X线检查:X线钡剂灌肠或气钡双重对比造影检查,是否有肠壁僵硬、黏膜破坏、充盈缺损、肠腔狭窄等。

(4) 直肠镜、乙状结肠镜或纤维结肠镜检查:可在直视下明确病变的部位、性状、病理分型等,并可直接取可疑组织做病理学检查而确定诊断。

(5) B型超声、CT检查:可提示癌肿的部位、大小及与周围组织的关系,但不能直接诊断结肠癌,对淋巴及肝转移的判定有一定的价值。

(6) 血清癌胚抗原(carcinoembryonic antigen,CEA)测定:对结肠癌无特异性,其阳性率不肯定,对判定预后和复发意义较大。

(7) 其他检查:疑侵及阴道后壁时可做妇科双合诊检查。必要时做膀胱镜检,确定有无尿道、膀胱浸润。

4. 心理-社会状况 病人对预后及可能出现的并发症缺乏应对能力。需做永久性结肠造口的病人,因身体结构和功能的改变,以及给工作和社交活动等方面带来的不良影响,会产生更强烈的心理反应,有些病人甚至拒绝手术。了解家属对疾病的认识程度,以及对病人的支持情况;了解社区有无康复医疗服务机构等。

视频:大肠癌的临床表现

视频:大肠癌的处理原则

5. 治疗原则 手术切除是目前的主要治疗方法,并可辅以化疗、免疫治疗、中药及其他支持治疗。

手术治疗主要有以下方式:

(1) 结肠癌根治性手术:切除包括癌肿所在肠袢及其系膜和区域淋巴结,常用方式有右半结肠切除术、横结肠切除术、左半结肠切除术和乙状结肠根治切除术。

(2) 直肠癌根治性手术:根据癌肿的部位、大小、活动度及细胞分化程度等选择手术方式。

1) 局部切除术:适用于早期瘤体小、局限于黏膜层或黏膜下层、分化程度高的直肠癌。

2) 腹会阴联合直肠癌根治术(Miles手术):适用于腹膜反折以下的直肠癌。不保留肛门,在左下腹行永久性乙状结肠单腔造口(图21-2)。

图21-2 Miles手术

3) 经腹直肠癌切除术(Dixon手术):或称直肠低位前切除术,适用于腹膜反折以上(癌肿下缘距肛缘5 cm以上)的直肠癌,可保留肛门(图21-3)。

4) 其他:直肠癌侵犯子宫时可一并切除子宫;侵犯膀胱时,行直肠和膀胱(男性)或直肠、子宫和膀胱(女性)切除。

(3) 大肠癌并发急性肠梗阻的手术:结肠癌并发急性肠梗阻,若患者状况良好,可做一期切除肠吻合术;若病人全身情况差,尤其是左半结肠肿瘤,可先行肿瘤切除、肠道造瘘或短路手术,病情稳定后再行二期手术;晚期癌肿不能切除者,行姑息性结肠造口。

(4) Hartmann手术:经腹直肠癌切除、近端造口、远端封闭手术。适用于全身一般情况差,不能耐受Miles手术,或急性肠梗阻不宜行Dixon手术的直肠癌患者。

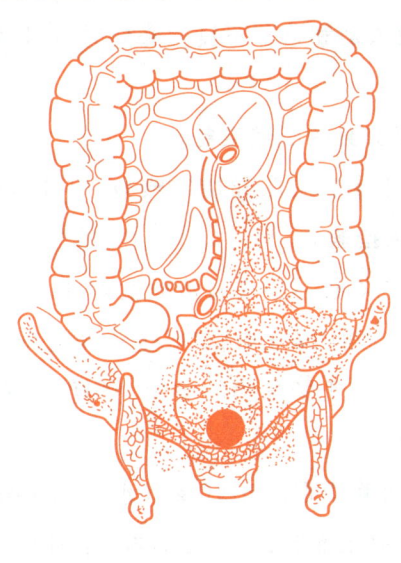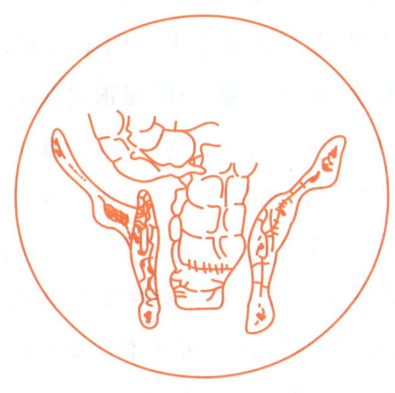

图 21-3　Dixon 手术

（二）术后评估

了解麻醉方式和手术类型和范围,术中出血情况及液体出入量。评估术后病人的生命体征、意识状态、血氧饱和度、尿量等;观察伤口是否干燥,有无渗血、渗液;了解引流管情况;有造口的病人观察造口黏膜是否正常、有无渗出,腹部切口是否有效保护,防止造口流出物污染;了解有无出血、感染、造口狭窄等并发症发生。了解病人对疾病和术后各种不适的心理反应;病人及其家属对术后康复过程、健康教育知识的掌握程度及心理应对能力。

【常见护理诊断/合作性问题】

1. 焦虑　与对治疗的信息、担心疾病的预后有关。
2. 自我形象紊乱　与肠造口及排便方式改变有关。
3. 潜在并发症:感染、造口狭窄等。

【护理目标】

1. 病人焦虑程度减轻,情绪稳定。
2. 病人能接受人工肛门。
3. 病人未发生并发症或并发症被及时发现并处理。

【护理措施】

（一）非手术治疗病人的护理及术前护理

1. 心理护理　关心病人,根据病人的认知程度和心理困惑做好解释工作,说明治疗的必要性和重要性。对做永久性结肠造口的病人,应介绍造口的目的、功能及护理知识,告知病人若能较好地进行训练,结肠造口可自主排便。介绍成功的病友进行交流,使病人树立战胜疾病的信心,积极配合治疗及护理。

知识拓展：结、直肠癌的治疗方法

视频:直肠癌根治性手术方式(Miles 手术)

2. 饮食护理　指导病人摄入高蛋白质、高热量、丰富维生素、易消化的少渣饮食。对有不完全肠梗阻病人,给予流质饮食,静脉补液,纠正体液失衡和营养不良。必要时少量多次输入鲜血,纠正贫血、低蛋白血症,以增强手术的耐受力。

3. 术前护理　除常规术前护理外,要重点做好充分的肠道准备。

(1) 肠道准备:目的是避免术中污染腹腔,防止术后腹胀和切口感染,促进伤口愈合。**肠道准备包括控制饮食、清洁肠道、口服肠道抗生素三大措施。**

1) 控制饮食:传统方法是术前 3 日少渣半流质饮食,术前 2 日流质饮食,以减少粪便的产生,利于清洁肠道。新型饮食准备方法是术前 3 日起至术前 12 小时,口服全营养制剂,此方法既能满足机体的营养需求,又可减少肠腔粪渣形成,同时还利于肠黏膜的增生、修复,保护肠黏膜屏障,避免术后肠源性感染等并发症。有梗阻症状者应禁食。

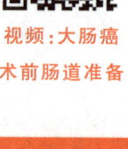

视频:大肠癌术前肠道准备

2) 清洁肠道:传统准备方法是术前 2~3 日,每晚用番泻叶 10 g 开水冲泡饮服,或口服液状石蜡 30 ml,每日 3 次;术前 2 日每晚用 1%~2% 肥皂水灌肠,术前 1 日晚、术日晨遵医嘱清洁灌肠。直肠癌有肠腔狭窄时,应选择细肛管,在直肠指检引导下,轻轻地通过狭窄部位至狭窄病变以上肠腔进行灌肠。但灌肠有促进癌细胞扩散的危险,可只服泻药。

目前临床上清洁肠道常选用全肠道灌洗法,手术前 4 小时口服等渗平衡电解质液,如复方聚乙二醇电解质散溶液,多饮水,总量达 2 000 ml 以上,产生容量性腹泻,达到清洗肠道的目的。此**法对年老体弱及心、肾等重要脏器功能障碍或肠梗阻者,不宜选用**。另外,若采用口服甘露醇肠道准备法,可术前 1 日午餐后 2 小时,口服 5%~10% 甘露醇 1 000~2 000 ml,高渗甘露醇可吸收肠壁水分并促进肠蠕动,使病人产生有效腹泻,达到清洁肠道的效果,但有引起血容量不足的可能。

3) 使用肠道抗生素:术前 3 日口服肠道不吸收的抗生素,如新霉素 1 g、甲硝唑 0.4 g,每日 4 次,以抑制肠道细菌。由于控制饮食和肠道菌群被抑制,影响维生素 K 的合成与吸收,故应适当补充维生素 K。肠道抑菌药只有在肠腔内无积粪的情况下才起作用,所以使用肠道抗生素应与清洁肠道同时进行。

(2) 手术日晨放置胃管和留置导尿管:有肠梗阻症状者应及早胃肠减压。术前留置导尿管以保持膀胱空虚,预防术中损伤尿道及术后发生尿潴留。

链接护考(2020 年护考真题)

患者,女,52 岁。结肠癌,拟行根治术并永久性造口术。术前常规准备**不正确**的是(　　)

A. 备皮、皮试

B. 术前 3 日少渣半流质饮食

C. 术前 1 日流质饮食,术晨禁食

D. 术前 1 日晚及术晨做清洁灌肠

E. 补充维生素 K

答案:C

解析:大肠癌术前肠道准备控制饮食,术前 3 日少渣半流质,术前 2 日流质饮食。

链接护考(2019 年护考真题)

患者男,57 岁,直肠癌,拟行 Dixon 术,术前 3 日护士遵医嘱给予口服甲硝唑,口服此药的目的是( )

A. 清洁肠道　　　　　　　　　　　　B. 防止术后便秘
C. 预防手术癌肿复发　　　　　　　　D. 防止术中出血
E. 杀灭肠道内细菌

答案:E

解析:大肠癌术前肠道准备,需应用肠道不吸收抗生素,以抑制肠道细菌。

(二) 术后护理

1. **体位**　生命体征平稳后,应取半卧位。

2. **病情观察**　密切观察生命体征、腹部症状和体征的变化;注意腹腔引流液的性质和量;观察伤口敷料渗液、渗血及造口处肠黏膜的血运情况;记录 24 小时液体出入量。

3. **饮食**　术后禁食、胃肠减压。禁食期间,由静脉输液补充营养,维持体液平衡。术后 2～3 日后肛门排气或结肠造口开放后即可拔除胃管,开始进流质饮食,逐渐改为易消化、营养丰富且少渣的食物。恢复饮食后,注意病人有无腹痛、腹胀等不适。术后 7～10 日内不可灌肠,以免影响吻合口的愈合。

4. **会阴部伤口护理**　保持骶前引流管通畅,观察和记录引流液性状和量;会阴部伤口敷料渗湿时应及时更换。术后 1 周左右,待引流液量少、色清,可拔除骶前引流管。拔除引流管后,每日 2 次,用 1∶5 000 高锰酸钾溶液坐浴,促进会阴部伤口愈合。

5. **留置导尿管护理**　留置导尿约 1 周,每日 2 次消毒尿道口,观察尿液的量和性质,并详细记录。为防止排尿功能障碍,拔管前先试行夹管,每 4～6 小时或病人有尿意时开放尿管,以训练膀胱舒缩功能。拔除导尿管后,应注意病人能否自主排尿。

6. **结肠造口(人工肛门)护理**

(1) **心理护理**:护士应理解病人焦虑、抑郁等心理状态,鼓励病人和家属说出对造口的感觉和接受程度。帮助病人正视人工肛门,适应肠造口带来的变化,减轻或消除病人心理上的压力。指导病人学习造口自我护理,护理中保护病人的隐私和自尊,鼓励家属参与病人造口的护理,使病人逐渐适应造口并恢复正常生活。

(2) **造口开放前的护理**:在结肠造口黏膜上盖上凡士林纱布,再用棉垫覆盖,敷料渗湿时及时更换。观察造口肠段血液循环,正常造口部黏膜红润、富有光泽,表面血供良好,若呈紫色或黑色提示造口部黏膜血运障碍,应及时报告医师。

(3) **保护腹壁切口**:结肠造口在术后 2～3 日开放。病人取造口侧卧位为宜,将腹壁切口与造口隔开,避免从造口流出的粪便污染腹壁切口。排便后用温水洗净皮肤并擦干。

视频:保护腹壁切口

视频:肛袋使用

(4) **指导病人正确使用造口袋**:造口袋的袋口对准造口贴紧,袋囊向下,并将其固定在腰间,松紧适宜。**当肛袋内有 1/3 积粪时,应及时更换**,用温水清洗造口周围皮肤,再涂氧化锌软膏保护,观察造口周围皮肤有无红、肿、糜烂等现象。**造口袋不宜长期持续使用,防止肠造口黏膜及其**

周围皮肤糜烂。

(5) 饮食指导:注意饮食卫生,避免饮食不洁引起腹泻;避免进食产气或有刺激性气味的食物(如葱、蒜等);应多饮水或果汁,多吃新鲜蔬菜、水果,以防便秘。避免吃过多的粗纤维食物,如笋、芹菜等,以免造成造口梗阻及频繁更换造口袋引起生活不便。若进食后3~4日未排便,可用液状石蜡或肥皂水经造口行低压灌肠,注意插入造口内的肛管不要超过10 cm,以防肠管损伤,甚至穿孔。

(6) 造口及周围皮肤常见并发症的护理:造口可能发生的并发症较多,如造口狭窄、造口肠管缺血坏死、造口脱垂等。

视频:结肠造口护理

1) 造口出血:出血量少时,可用棉球和纱布压迫止血即可;出血量较多时,用云南白药粉外敷,或用浸有1%肾上腺素溶液的纱布压迫;若大量出血,则手术缝扎止血。

2) 造口狭窄:多由术后瘢痕挛缩导致,可出现腹痛、腹胀、恶心、呕吐及肛门停止排便、排气等症状。术后1周左右拆线后,用示指、中指戴指套涂液状石蜡缓慢插入造口,持续扩肛每日1次,每次5~10分钟,扩肛时避免暴力。

3) 造口肠管缺血坏死:多由造口血运不良、张力过大所致。术后注意观察造口肠管黏膜的颜色,解除对造口的一切压迫因素。若造口变暗红色或紫色,警惕肠黏膜缺血,若呈黑色或有恶臭分泌物,提示肠管坏死,及时报告医师,协助处理。

视频:大肠癌术后并发症的观察和护理

4) 造口周围皮炎:包括粪水样皮炎、过敏性皮炎、毛囊炎等,多由造口位置不当,造口袋未贴紧皮肤,底盘开口裁剪过大等引起粪便长时间刺激皮肤所致。针对病人具体情况,指导病人正确裁剪造口,使用合适的造口护理用品,学会正确护理造口。

5) 皮肤黏膜分离:多由造口局部坏死、缝线脱落或缝合处感染所致。分离较浅者,先用水胶体敷料保护,再用防漏膏阻隔后粘贴造口袋;分离较深者,多采用藻酸盐类(如藻酸离子银)敷料填塞,再用防漏膏阻隔后粘贴造口袋。

6) 造口脱垂:多由肠段保留过长或固定欠牢固、腹壁肌层开口过大、术后腹内压增高等引起。轻度脱垂无须特殊处理;中度可采用手法复位并用腹带稍加压包扎;重症者往往需手术处理。

视频:人工肛门如何排便

7) 造口回缩:可能由造口肠段系膜牵拉回缩、造口感染等因素所致。轻度回缩可用凸面底盘的造口袋;严重者则需手术重建造口。

8) 造口旁疝:主要是由于造口位于腹直肌外或腹部肌肉力量薄弱处,加之持续腹内压增高等因素所致。术后指导病人避免增加腹内压的因素,如避免提举重物、剧烈咳嗽和用力排尿,预防便秘等。亦可佩戴特制的疝气带,严重者需行手术修补治疗。

7. 术后并发症的预防

(1) 切口感染:保持切口周围皮肤的清洁、干燥,及时换药;对会阴部切口,术后4~7日用1:5 000高锰酸钾溶液温水坐浴,每日2次;术后应用有效抗生素;密切观察体温变化及局部切口有无红、肿、热、痛等;若出现感染,应及时开放伤口换药。

(2) 吻合口瘘:Dixon手术往往造成局部血供差,若肠道准备不充分,病人营养不良,容易发生吻合口瘘。一旦发生吻合口瘘,应保持引流管通畅,给予禁饮、禁食、盆腔持续负压吸引,有效抗感染治疗,同时给予肠外营养支持。瘘口大、伴有腹膜炎或盆腔脓肿时,须做横结肠造口术以转流粪便,并进行腹腔灌洗,彻底清除残留粪便以加速愈合。

8. 做好化疗、放疗的护理　参见第十章 第二节"肿瘤病人的护理"。

（三）健康指导

（1）积极预防和治疗大肠癌的癌前期病变，如结直肠息肉、腺瘤、溃疡性结肠炎、克罗恩病等；避免高脂肪、低纤维饮食；预防和治疗血吸虫病。逐步养成定时排便的习惯。若几日没有排便，可服用导泻药或到医院进行灌肠。为防止腹泻，要注意饮食卫生，少吃生冷、油腻的食物，给予适量的高纤维素饮食。

视频：结、直肠癌的健康指导

（2）指导病人做好结肠造口的护理，参加适量活动，保持心情舒畅，参与正常社交。建议病人出院后加入造口协会，互相交流经验和体会。

视频：扩肛

（3）帮助病人正视并参与造口的护理，向病人解释由于人工肛门没有括约肌，早期不能自行控制排便，鼓励、帮助和指导病人做好造口护理，指导病人控制排便方式。出院后可每周扩张造口2～3次，坚持扩肛3～6个月。若发现造口狭窄、排便困难，应及时到医院复查。告知病人3个月内避免参加引起腹内压增高的活动。

（4）定期随访，出院时指导病人3～6个月回院复查1次。化疗病人每周复查白细胞和血小板计数。若病人出现消瘦、骶尾部疼痛、会阴部硬块、腹部肿块、腹水、肝大，及时到医院就诊。

【护理评价】

通过治疗和护理，病人是否达到了护理目标：① 焦虑程度减轻，情绪稳定。② 接受人工肛门并能进行自我护理。③ 未发生并发症或并发症被及时发现并处理。

第二十一章 思维导图

小结

大肠癌是消化道常见的恶性肿瘤，其中以直肠癌最多，发病与遗传、结直肠慢性炎性疾病、结直肠腺瘤及高脂肪、高蛋白质和低纤维饮食有关。常见病理类型有腺癌、黏液癌、未分化癌。右半结肠癌常表现为贫血、消瘦、乏力和腹部包块，左半结肠癌以肠梗阻症状为主，直肠癌以直肠刺激症状、黏液血便等为主要表现。以手术为主的综合治疗是大肠癌的治疗原则，其中腹会阴联合直肠癌根治术（Miles手术）术后需要在腹部做永久性人工肛门。大肠癌手术前除进行常规术前准备外，还需做好饮食控制、清洁肠道、口服肠道不吸收的抗生素等肠道准备。手术后做好心理护理、饮食护理、切口护理，密切观察病情变化等。有造口的病人要进行造口的护理：保护腹壁切口，指导正确饮食，指导人工肛袋的使用方法，防止造口周围皮肤的感染，以及造口狭窄、造口出血、造口脱垂、造口旁疝、吻合口瘘等并发症的发生。

第二十一章 在线测试题

（王海英）

第二十二章　直肠肛管疾病病人的护理

第二十二章　直肠肛管疾病病人的护理 PPT

第二十二章　学习重点

第二十二章　思政案例

学习目标

知识目标：

1. 掌握各种直肠肛管疾病病人的常见护理诊断/合作性问题、护理措施。
2. 熟悉直肠肛管疾病的临床特点、治疗原则。
3. 了解直肠肛管的解剖生理及直肠肛管疾病发生的原因和分类。

能力目标：

1. 具有敏锐的观察能力和评估能力及沟通交流能力。
2. 能运用护理程序对直肠肛管疾病病人实施整体护理。

素养目标：

1. 具有人文关怀意识、慎独修养，严谨的工作态度，以及不断进取、勇于创新的工匠精神。
2. 尊重并体谅病人。

随着人们生活水平的提高和饮食习惯的改变,直肠肛管疾病的发病率也在不断增加。直肠肛管良性疾病主要包括痔、肛裂、直肠肛管周围脓肿、肛瘘等。

第一节 痔病人的护理

案例导入

> 王女士,35岁。IT工作者,因"反复便血5年,加重1周伴疼痛2日"来院就诊。肛周外观花环样痔,水肿,不能回纳。
> 请思考:
> 1. 该病人发病有哪些原因?
> 2. 如何向病人解释病情?
> 3. 给该病人进行肛门镜检查,安置什么体位?

案例分析(一)

痔是直肠末端黏膜下或肛管皮肤下的静脉丛淤血、扩张和迂曲所形成的静脉团。痔是常见病,女性多于男性,任何年龄都可发病,随年龄增长发病率增高。

【病因】

病因尚未完全明确,主要有肛垫下移和静脉曲张两种学说。

1. **肛垫下移学说** 肛垫又称为肛管血管垫,是位于直肠末端的组织垫,由平滑肌、结缔组织及静脉(或称为静脉窦)构成的复合体,位于肛管的左侧、右前、右后三个区域。肛垫可协调肛管括约肌,完善肛门闭合。由于反复便秘、局部组织变性、腹压增高等因素使肛垫滑脱向远侧移位,同时伴有静脉丛淤血、扩张,融合形成痔。

2. **静脉曲张学说** 直肠上静脉位于门静脉系统的最低位,静脉腔内无静脉瓣,血液不易回流,直肠上、下静脉丛管壁薄,末端直肠黏膜下组织松弛,易出现血液淤积和静脉扩张。引起直肠静脉回流受阻的原因很多,如长期坐立、便秘、妊娠、前列腺增生、腹水及盆腔巨大肿瘤压迫等,可使直肠静脉回流受阻、淤血、扩张而形成痔。

视频:人为什么容易得痔疮——痔的病因

此外,长期饮酒和进食大量刺激性食物易使局部充血,肛周感染引起静脉周围炎使静脉失去弹性而扩张,营养不良导致局部组织萎缩无力等因素都可诱发痔。

知识拓展:引起痔的危险因素

链接护考(2020年护考真题)

下列哪项不是痔形成的因素( )

A. 静脉壁本身薄弱　　　　　　　　　B. 久站、久坐
C. 长期排便困难　　　　　　　　　　D. 门静脉高压
E. 长期腹泻

答案:E

解析：痔的发病与解剖因素、长期站立、便秘、腹水、门静脉高压、妊娠等有关。

【分类】

痔按部位分为内痔、外痔和混合痔三种(图 22-1)。

视频：痔的分类和分期

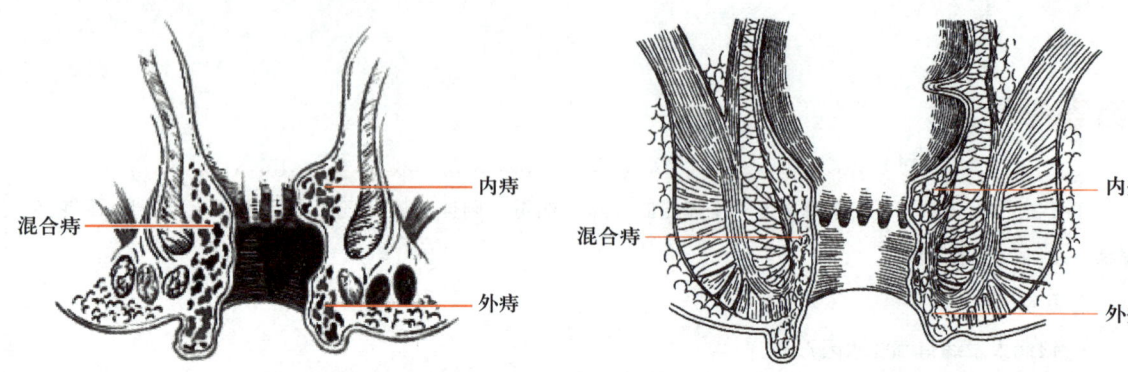

图 22-1 痔的分类

1. 内痔　位于齿状线以上。由直肠上静脉丛迂曲所形成的静脉团，表面被直肠黏膜所覆盖。内痔好发于截石位 3、7、11 点处。

2. 外痔　位于齿状线下方。由直肠下静脉丛迂曲所形成的静脉团，表面被肛管皮肤所覆盖。

3. 混合痔　是直肠上下静脉丛均扩张迂曲、互相吻合沟通形成的痔。

【护理评估】

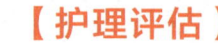
视频：痔的病情评估

（一）术前评估

1. 健康史　了解病人的年龄、生活环境及卫生状况等；了解病人有无慢性便秘、咳嗽等腹内压增高情况，以及酗酒、嗜好辛辣刺激性饮食等引起痔的危险因素；有无便血及程度、大便次数及是否带有脓血、黏液；排便时肛管有无脱出物，脱出物是否可以自动回缩；有无腹痛、排便时疼痛等其他不适症状。

2. 身体状况

（1）内痔：**主要表现为便血和痔核脱出**，便血的特点是无痛性、间歇性便后鲜血。根据病变程度不同，临床上将内痔分为 4 度。

Ⅰ度：排便时以无痛性出血为主，痔核不脱出肛门。

Ⅱ度：排便时痔核脱出肛门，排便后自行回纳，此期便血加重。

Ⅲ度：痔核脱出肛门，需用手辅助才可回纳，此期便血量减少。

Ⅳ度：痔核脱出肛门，回纳后立即脱出或难以回纳，此期少有出血。

（2）外痔：**主要表现为肛管皮肤下有一个或数个椭圆形突出**，常无明显的症状。当形成血栓性外痔时，病人出现剧痛。

（3）混合痔：**兼有内痔和外痔共同的表现**，内痔发展到Ⅲ度以上多形成混合痔，混合痔逐渐加重呈环状脱出肛门外，称为环状痔。

> 链接护考(2019年护考真题)
>
> 内痔的主要临床表现是( )
> A. 肛门不适　　　B. 排便时无痛性、间歇性出血　　　C. 肛门环状物
> D. 肛周红肿　　　E. 有脓液流出
> 答案:B
> 解析:内痔的典型症状是排便时无痛出血和痔核脱出。

3. 辅助检查　可采用肛门镜或直肠镜检查,能直接观察痔的病变。

4. 心理-社会状况　病人可出现焦虑、忧郁等心理反应,评估病人及家属对疾病相关知识的认知程度,以及家庭成员对病人的关心程度和家庭经济承受能力。

5. 治疗原则

(1)非手术治疗:① 保持大便通畅。② 便后用热水坐浴。③ 肛管内注入消炎止痛的药膏或痔疮栓剂。④ 血栓性外痔可先给予局部冷敷,外敷消炎镇痛药。⑤ 内痔脱出者,需立即采用手法复位。⑥ 注射疗法。⑦ 胶圈套扎疗法。

(2)手术疗法:适用于病程长、出血严重、痔核脱出、混合痔及外痔血栓形成。手术方法有痔结扎术、痔单纯切除术、血栓外痔剥离术和吻合器上黏膜环切术(PPH手术)(图22-2)。

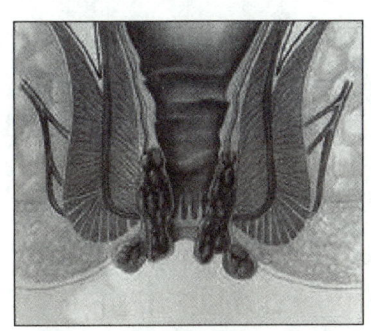
PPH前
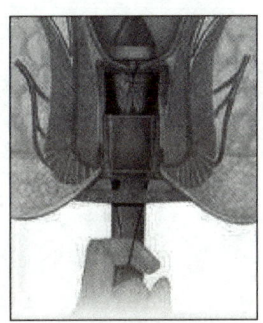
PPH切除术
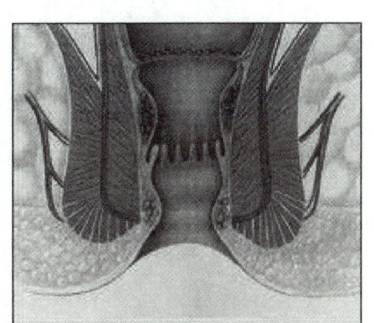
PPH后

图22-2　吻合器上黏膜环切术

(二) 术后评估

了解术中情况,如麻醉和手术方式、手术范围、术中出血量及液体出入量等。评估病人的生命体征、排尿情况、有无频繁便意感;观察伤口有无渗血、渗液及疼痛情况;注意局部有无出血、感染等并发症发生。了解病人对疾病和术后各种不适的心理反应,病人及其家属对术后注意事项的掌握程度及心理应对能力。

【常见护理诊断/合作性问题】

1. 焦虑　与对疾病的担忧、手术治疗的紧张和预后的不了解等有关。
2. 疼痛　与肛管病变、手术创伤等有关。
3. 便秘　与饮水或纤维素摄入量不足、惧怕排便时疼痛有关。
4. 潜在并发症:出血、尿潴留、肛门失禁、肛门狭窄等。

知识拓展:协助直肠、肛管检查的护理

知识拓展:痔的非手术治疗方法

视频:痔非手术治疗不可吗

知识拓展：PPH 手术

视频：便秘的健康指导

【护理目标】

1. 病人焦虑减轻，能配合治疗和护理。
2. 病人疼痛得到及时有效的缓解。
3. 病人排便形态恢复。
4. 病人未发生并发症或并发症得到及时发现和处理。

【护理措施】

（一）非手术治疗病人的护理及术前护理

1. **饮食** 鼓励多饮水，多吃蔬菜、水果及富含纤维素的食物，以利通便，忌辛辣等刺激性食物，避免饮酒。

2. **保持大便通畅** 养成每日定时排便的习惯，并避免排便时间过长。习惯性便秘病人，通过增加粗纤维食物，每日服适量蜂蜜，多数能自行缓解；症状较顽固者，可服用液状石蜡、蓖麻油等缓泻药，必要时用开塞露 20 ml 或肥皂水 500 ml 灌肠通便。

3. **肛门坐浴** 热水坐浴具有清洁肛门、改善局部血液循环、促进炎症吸收、缓解括约肌痉挛及减轻疼痛的作用。坐浴时水温控制在 43～46℃，每日 2～3 次，每次 20～30 分钟，必要时可应用 1∶5 000 高锰酸钾溶液。年老体弱者坐浴后要搀扶起身，以免发生意外。出院后每日清洗肛门，保持肛周皮肤清洁、干燥。

链接护考（2016 年护考真题）

王先生，65 岁。行痔手术后给予热水坐浴，**不正确**的叙述是（   ）

A. 具有消炎、止痛作用　　　　　　　　B. 浴盆和溶液要求无菌

C. 坐浴前需排空膀胱　　　　　　　　　D. 坐浴后更换敷料

E. 坐浴时间 30～45 分钟

答案：E

解析：坐浴时间 20～30 分钟。

4. **坚持保健活动** 如缩肛运动，促进盆腔静脉回流，增强肠管蠕动和肛门括约肌的舒缩功能。

5. **术前护理** 按外科手术术前常规准备。术前 3 日开始进少渣饮食，遵医嘱口服缓泻剂或肠道杀菌剂，预防感染。术前 1 日进流质饮食，手术前晚清洁灌肠。做好手术野皮肤准备，已婚女性病人术前应冲洗阴道。

（二）术后护理

1. **病情观察** 术后伤口出血是常见的并发症。应密切监测血压、脉搏、呼吸变化，观察伤口敷料有无渗血。若出现内出血表现、直肠刺激症状等，加快静脉输液速度，及时通知医师处理。

2. **疼痛护理** 手术后常因肛管括约肌痉挛或肛管内敷料填塞过紧而加重伤口疼痛。术后

1~2日内应使用镇痛药,并在术后首次排便之前再用1次。如肛管内敷料填塞过紧,应予松解。如无出血危险,可用温水坐浴,局部热敷,或涂敷消炎镇痛软膏,均有较好的止痛效果。

3. **饮食和排便** 术后3日内流质饮食,然后改少渣饮食。术后3日内尽量避免排便,以利于切口愈合。48小时内可服阿片酊以减少肠蠕动,控制排便。3日后应保持大便通畅,避免大便干结造成排便困难、伤口出血或裂开。若发生便秘者,口服液状石蜡等药物通便,但禁忌灌肠。

4. **伤口护理** 肛门部手术后,**多数伤口敞开不缝合,每日均需换药**。每次排便后或更换敷料前用1:5 000高锰酸钾溶液坐浴,然后进行换药,要保持伤口引流通畅,使肉芽组织从基底部向上生长,促进伤口愈合。术后取仰卧位时,臀部垫气圈,以防伤口受压。

5. **预防并发症** 如尿潴留、出血、切口感染、肛门狭窄或大便失禁等并发症。

(三)健康教育

1. 采取健康的生活方式,保持大便通畅。
2. 保持肛门清洁,局部有慢性炎症者坚持肛门坐浴。

【护理评价】

通过治疗和护理,病人是否达到了护理目标:① 情绪稳定,焦虑减轻。② 疼痛缓解减轻,舒适度得到改善。③ 排便状态恢复。④ 未发生并发症或并发症能被及时发现和处理。

第二节 肛裂病人的护理

案例导入

> 徐女士,32岁,"肛区疼痛6个月,加重1个月"入院。
> 病人长期便秘,常出现排便时和排便后肛区疼痛,排便后疼痛更剧更久,有时可以看见大便表面有少量鲜红色血迹。
> 请思考:
> 1. 如何收集该病人的资料完成护理评估?
> 2. 针对病人手术后切口疼痛,有哪些护理措施?
> 3. 病人手术后痊愈出院,请进行健康指导。

肛裂是齿状线下肛管皮肤全层裂开形成经久不愈的溃疡,多见于青、中年人。绝大多数肛裂位于肛管的后正中线上,少数发生于前正中线处。

【病因】

肛裂的病因尚不完全清楚,可能与多种因素有关。长期便秘、粪便干结引起排便时机械性创伤是大多数肛裂形成的直接原因。肛管外括约肌浅部在肛管后方形成肛尾韧带,其较坚硬,伸缩性较差,此区血供不佳,加之排便时肛门后方承受压力较大,故后正中处易受损伤而出现裂隙。

【病理及分类】

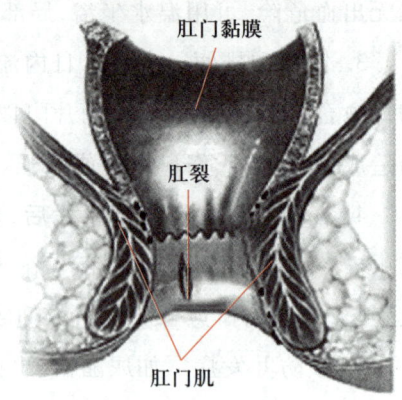

图 22-3 肛裂

肛裂分为急性肛裂和慢性肛裂。急性肛裂大多病程短,裂口边缘整齐、底浅、色红并有弹性,无瘢痕形成,肛裂常为单发、纵向、椭圆形溃疡或感染的裂口(图 22-3)。慢性肛裂因反复损伤与感染,基底不整齐,色灰白,边缘皮肤较硬。裂口上端的肛瓣和肛乳头水肿,形成肥大乳头。常在溃疡远端可见结缔组织增生形成突出于肛门外的袋状皮垂,形似外痔,称"前哨痔"。

【护理评估】

(一) 术前评估

1. **健康史** 评估病人有无引起肛裂的危险因素,如长期便秘史、妊娠分娩史、长期饮酒或进食辛辣等刺激性食物等。

2. **身体状况** **肛裂病人的典型症状为疼痛、便秘、出血**。排便时干硬粪便直接挤擦溃疡面、撑开裂口,造成剧烈疼痛,粪便排出后疼痛短暂缓解,经数分钟后由于括约肌反射性痉挛,引起较长时间的强烈疼痛,有的需用镇痛药方可缓解。创面裂开可有少量出血,在粪便表面或便后滴血。

检查时用双手拇指轻轻地分开肛门口,即见溃疡面。**肛裂、前哨痔和肛乳头肥大常同时存在,称为肛裂"三联症"**。

肛裂病人除肛门视诊外一般无须做特殊检查,直肠指检和肛门镜检查会引起病人剧烈疼痛,不宜进行。

3. **心理-社会状况** 肛裂病人因为排便时和排便后剧烈疼痛,会出现焦虑、恐惧等情绪。评估病人的心理状况,评估病人及家属对疾病防治知识的了解程度,以及家庭成员对病人的关心程度和家庭经济承受的能力。

4. **治疗原则** 对初次发病者,给予饮食调节,保持大便通畅;缓解疼痛,解除肛门括约肌痉挛,促进局部溃疡的愈合。陈旧性肛裂需手术切除。

(1) 非手术治疗:

1) 口服缓泻剂:使大便松软、润滑;增加饮水和调节饮食,纠正便秘。

2) 保持局部清洁:排便后用 1:5 000 高锰酸钾溶液温水坐浴,局部涂消炎镇痛软膏以改善局部血液循环,促进炎症吸收,缓解括约肌痉挛及其引起的疼痛,促进裂口愈合。

3) 扩肛疗法:在局部麻醉下进行扩肛,使括约肌松弛,缓解疼痛,促进溃疡愈合。

(2) 手术治疗:适用于非手术治疗无效或经久不愈的陈旧性肛裂者。

(二) 术后评估

参见本章第一节痔病人的术后评估。

【常见护理诊断/合作性问题】

1. 焦虑　与对疾病的担忧、手术治疗的紧张和预后的不了解等有关。
2. 疼痛　与肛管病变、手术创伤等有关。
3. 便秘　与饮水或纤维素摄入量不足、惧怕排便时疼痛有关。
4. 潜在并发症：出血、尿潴留、肛门失禁、肛门狭窄等。

【护理目标】

1. 病人焦虑减轻，能配合治疗和护理。
2. 病人疼痛得到及时、有效的缓解。
3. 病人排便形态恢复。
4. 病人未发生并发症或并发症能得到及时发现并处理。

【护理措施】

（一）非手术治疗病人的护理及术前护理

1. 饮食　鼓励多饮水，多吃蔬菜、水果及富含膳食纤维的食物，以利通便，忌辛辣等刺激性食物，避免饮酒。
2. 保持大便通畅　多吃富含粗纤维的食物，养成每日定时排便的习惯，并避免排便时间过长。必要时给予润肠剂或缓泻药，无效时用开塞露 20 ml 或肥皂水 500 ml 灌肠通便。
3. 肛门坐浴　持续坐浴 20~30 分钟，每日 2~3 次。出院后每日清洗肛门，保持肛周皮肤清洁、干燥。

（二）术后护理

1. 病情观察　术后观察病人的生命体征、伤口有无出血、感染等情况。遵医嘱局部坐浴，伤口每日换药。
2. 疼痛护理　观察伤口的疼痛情况，术后常因肛管括约肌痉挛，或肛管内敷料填塞过紧引起的疼痛，必要时使用镇痛药。
3. 饮食和排便　指导病人术后 3 日内流质饮食，然后改少渣饮食。保持大便通畅，避免大便干结造成排便困难或伤口出血。

（三）健康教育

1. 保持大便通畅，预防便秘。
2. 为防止肛门狭窄，指导病人术后 5~10 日内扩肛治疗。
3. 肛门括约肌松弛者，指导病人手术 3 日后做肛门收缩舒张运动。
4. 肛门失禁者，尽早行物理治疗，严重者再次手术。

【护理评价】

通过治疗和护理，病人是否达到了护理目标：① 情绪稳定，焦虑减轻。② 疼痛缓解，舒适度得到改善。③ 排便形态恢复。④ 未发生并发症或并发症被及时发现和处理。

第三节 直肠肛管周围脓肿病人的护理

案例分析（三）

案例导入

> 小林，女性，16岁，"便秘2年，肛周疼痛伴发热2日"入院。专科检查：肛管外观略红，触痛。截石位6点处肛缘附近触及4 cm×5 cm肿块，触痛，穿刺抽出黄色脓液。B型超声：肛周有液性暗区，脓肿可能。
> 请思考：
> 1. 针对该病人目前情况，应该采取哪些护理措施？
> 2. 引起该病的主要原因是什么？
> 3. 如何做好出院指导？

直肠肛管周围脓肿是指发生在直肠肛管周围软组织或其周围间隙的急性化脓性感染，并形成脓肿。常见脓肿包括：肛周脓肿、坐骨肛门窝（坐骨肛管间隙）脓肿、骨盆直肠窝（骨盆直肠间隙）脓肿。多数脓肿在穿破或切开后形成肛瘘。

【病因病理】

直肠肛管周围脓肿多数继发于肛窦炎，少数可因肛管直肠损伤后感染引起。肛腺开口于肛窦，肛窦容易被粪便擦伤而发生感染并累及肛腺，形成肛窦肛腺肌间感染。由于直肠肛管周围间隙为疏松的脂肪结缔组织，感染极易蔓延扩散，向上、下、外扩散到直肠肛管周围间隙，形成不同部位的脓肿（图22-4）。

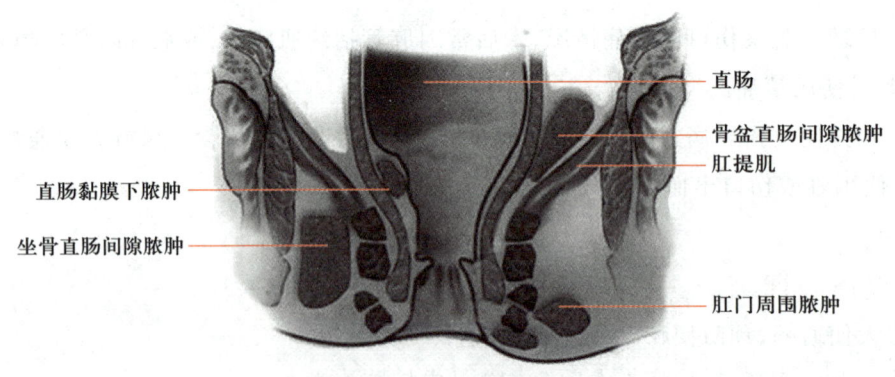

图22-4 肛门直肠周围脓肿

【护理评估】

（一）术前评估

1. 健康史 评估病人有无引起直肠肛管周围脓肿的原因，了解有无肛门瘙痒、刺痛、分泌物等肛窦炎、肛腺炎的临床表现;有无周围组织损伤的病史;有无肛周软组织感染、损伤、内痔、肛裂、药物注射等病史。

2. 身体状况

不同部位的脓肿,症状和体征有所不同。

视频:直肠肛管周围脓肿病人的病情评估

(1) 肛周脓肿:最多见,以肛门周围皮下脓肿最常见,位置多表浅。以局部症状为主,全身感染症状不明显。肛周局部疼痛为主要表现,排便、摩擦或局部受压等可加重疼痛。早期局部红肿、发硬,压痛明显,脓肿形成后可触及波动感,严重者自行破溃形成肛瘘。

(2) 坐骨肛管间隙脓肿:较多见。该间隙空间较大,形成的脓肿较大且位置深,全身感染症状明显,发病初期即可出现发热、乏力、头痛及食欲缺乏等症状。早期局部症状不明显,患侧出现胀痛并逐渐加重,继而局部红肿、双臀不对称及持续性跳痛,行走、局部受压或排便时加重。有的病人可出现里急后重、排尿困难。局部触诊或直肠指检时,患侧有深压痛或可触及波动感,有时可扪及局部隆起。严重时脓肿可向下穿入肛管周围间隙、穿破皮肤而形成肛瘘。

(3) 骨盆直肠间隙脓肿:较前两者少见。此间隙空间大、位置深,因此该脓肿的特点是全身感染症状严重但局部症状不明显。早期即可出现寒战、高热、头痛等全身中毒症状,局部症状可有直肠坠胀感、排便不尽感等,往往伴有排尿困难。直肠指检可在直肠壁上触及隆起的肿块,有深压痛和波动感。

3. 辅助检查

(1) 局部穿刺抽脓:有确诊价值,可行细菌培养。

(2) 实验室检查:有全身感染症状者血常规可见白细胞计数和中性粒细胞比例增高,严重者可出现核左移及中毒颗粒。

(3) 其他检查:必要时行肛管超声、CT或MRI检查。

4. 心理-社会状况　病人是否有焦虑、忧郁心理反应,评估病人及家属对疾病相关知识的认知程度,家庭成员对病人的心理支持程度与经济承受能力。

5. 治疗原则　早期应用抗生素控制感染,缓解疼痛,促进排便,局部热敷、理疗或温水坐浴;口服缓泻剂以减轻病人排便时的疼痛。脓肿形成后,应及早行手术切开引流。

链接护考(2016年护考真题)

黎先生,25岁。1周前肛门周围持续性跳痛,皮肤红肿,并有局部压痛及波动感,诊断为"肛门周围脓肿"。行手术治疗,并应用抗生素,选择抗生素的方法,正确的是(　　)

A. 对革兰阳性菌有效的抗生素

B. 对厌氧菌有效的抗生素

C. 对金黄色葡萄球菌有效的抗生素

D. 对革兰阴性杆菌和厌氧菌有效的抗生素,宜联合用药

E. 对绿脓杆菌有效的抗生素

答案:D

解析:肛门周围脓肿常为革兰阴性杆菌和厌氧菌引起的混合感染,所以宜联合使用对革兰阴性杆菌和厌氧菌有效的抗生素。

链接护考（2017年护考真题）

李先生，34岁。因直肠肛管周围脓肿切开引流，护理过程中应特别注意引流通畅是为了预防（　　）

A. 肛瘘　　　　　　　B. 肛门失禁　　　　　　C. 肛裂
D. 肛门狭窄　　　　　E. 内痔

答案：A

解析：肛门周围脓肿引流后不通畅常引起肛瘘。

（二）术后评估

参见本章第一节痔病人的"术后评估"。

【常见护理诊断/合作性问题】

1. 焦虑　与对疾病的担忧、对手术治疗的紧张和预后的不了解等有关。
2. 疼痛　与局部炎症、手术创伤等有关。
3. 潜在并发症：出血、感染等。

【护理目标】

1. 病人焦虑减轻，能配合治疗和护理。
2. 病人疼痛得到及时、有效的缓解。
3. 病人未发生并发症或并发症被及时发现并处理。

【护理措施】

（一）一般护理

1. 休息和体位　炎症急性期建议病人多休息，安置舒适的体位，减少对局部的刺激，减轻疼痛。
2. 饮食　鼓励病人多喝水，多吃水果、蔬菜及富含纤维素的食物，进食高能量、高维生素、清淡易消化饮食，忌辛辣等刺激性食物，避免饮酒。
3. 保持大便通畅　定时排便，通过饮食调节软化大便，减轻疼痛。

（二）术后护理

1. 病情观察　观察伤口有无出血、疼痛、感染播散等情况，发现异常及时报告医师。
2. 伤口护理　每次排便后或更换敷料前用1∶5 000高锰酸钾溶液温水坐浴，保持伤口引流通畅，换药时观察伤口内分泌物的颜色、量、性质及伤口生长情况。

（三）健康教育

1. 保持大便通畅，预防便秘。

2. 出现肛门及肛周不适、疼痛等症状时,及时治疗。

链接护考(2018年护考真题)

直肠肛管周围脓肿患者肛门坐浴的水温应为(　　)
A. 23～26℃
B. 33～36℃
C. 43～46℃
D. 53～56℃
E. 63～66℃

答案:C

解析:肛门温水坐浴的水温应是43～46℃。

【护理评价】

通过治疗和护理,病人是否达到了护理目标:① 情绪稳定,焦虑减轻。② 疼痛缓解减轻。③ 未发生并发症或并发症被及时发现并处理。

第四节　肛瘘病人的护理

案例分析(四)

案例导入

患者,男性,21岁。3个月前因患直肠肛管周围脓肿行引流手术,近日来发现肛周皮肤溃破,经常有臭味液体排出,局部瘙痒不适,来院就诊,以"肛瘘"收住入院。

请思考:
1. 发生该疾病的原因是什么?
2. 如何做好术后护理?

肛瘘是指肛管或直肠远端与皮肤间形成异常通道,由内口、瘘管、外口三部分组成,是常见的直肠肛管疾病之一,多见于青壮年男性。

【病因病理】

大部分肛瘘由直肠肛管周围脓肿引起,因此内口多在齿状线上肛窦处,外口位于肛周皮肤。原发灶为内口,脓腔逐渐缩小,脓腔周围的肉芽组织和纤维组织增生形成管道。粪便经常由原发灶进入,由于肛瘘管道迂曲、引流不畅,而外口皮肤生长较快,常致假性愈合并形成脓肿。脓肿亦可从另处皮肤穿出,形成新口,反复发作造成多个瘘口。

链接护考(2012年护考真题)

引起肛瘘最常见的原发病是(　　)
A. 痔疮
B. 直肠息肉
C. 肛裂

D. 直肠肛管周围脓肿　　E. 直肠癌

答案:D

解析:肛瘘往往为直肠肛管周围脓肿破溃或切开后引流不通畅引起。

【分类】

1. 按瘘管位置高低分类

(1) 低位肛瘘:瘘管位于外括约肌深部以下。

(2) 高位肛瘘:瘘管位于外括约肌深部以上。

2. 按瘘口与瘘管的数目分类

(1) 单纯性肛瘘:只有一个内口、一个瘘管和一个外口。

(2) 复杂性肛瘘:有一个内口,但是有多个瘘管和外口(图22-5)。

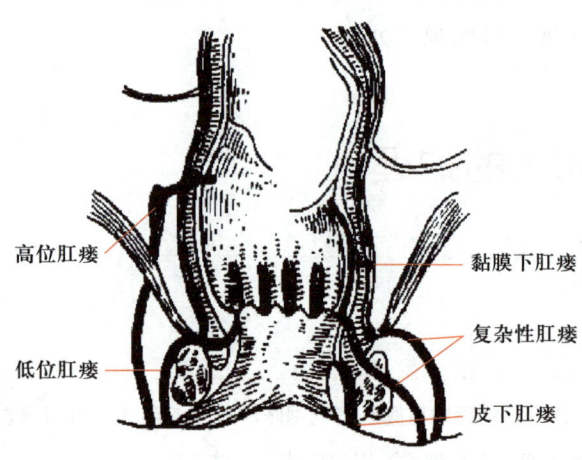

图 22-5　肛瘘的分类

【护理评估】

(一) 术前评估

1. 健康史　评估病人有无肛周皮肤感染、直肠肛管周围脓肿病史,脓肿的治疗经过、换药情况、伤口闭合情况等。

2. 身体状况

(1) 症状:肛周瘘口有脓液排出是肛瘘的主要症状。较高位的肛瘘常有粪便或气体从外口排出。分泌物及粪便刺激皮肤出现瘙痒不适,可形成湿疹。当外口阻塞或假性愈合,瘘管内脓液积存,局部肿胀疼痛,甚至发热,可形成脓肿,出现直肠肛管周围脓肿的表现;若外口再次破溃或切开,脓液外流,则症状缓解。

(2) 体征:肛周皮肤可见单个或多个乳头状隆起的外口,挤压可有少量脓液或脓血性分泌物排出。若瘘管位置较浅,可在皮下触及自外口通向肛管的条索状瘘管。直肠指检内口处有轻压痛,可触及硬结样内口及条索状瘘管。

3. 辅助检查　可进行肛门镜检查、探针检查、染色检查、手术切开瘘管检查、MRI 扫描等确诊。

4. 心理-社会状况　肛瘘病人常有脓性分泌物污染衣裤,身上会有异味,局部皮肤受刺激出现瘙痒等不适,且病程长,病人会出现焦虑、忧郁等不良情绪。评估病人及家属对疾病防治知识的了解程度,评估家庭成员对病人的关心程度与家庭经济承受能力。

5. 治疗原则　手术切开或切除瘘管。手术时应避免损伤肛门括约肌,防止肛门失禁,同时避免肛瘘的复发。

(1) 肛瘘切开术:将瘘管全部切开开放,靠肉芽组织生长使伤口愈合。适用于低位肛瘘。

(2) 挂线疗法:利用探针引导橡皮筋穿过瘘管,然后将橡皮筋拉紧打结,利用橡皮筋的弹性作用,使结扎处组织发生压迫性坏死。适用于高位单纯性肛瘘(图22-6)。此法可防止术后肛门失禁,因为切开瘘管后的炎症反应使切断的肌肉与周围组织粘连而逐渐愈合,肌肉不至于收缩过多。

(3) 肛瘘切除术:切开瘘管并将瘘管壁全部切除至健康组织,创面不予以缝合,填入油纱布,使其逐渐愈合。适用于低位单纯性肛瘘。

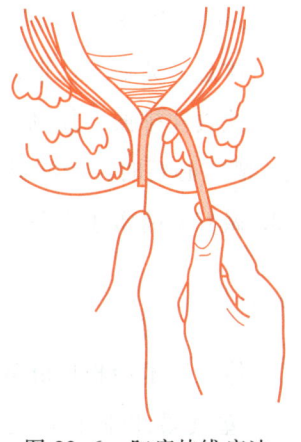

图22-6　肛瘘挂线疗法

链接护考(2017年护考真题)

治疗单纯高位肛瘘,能有效避免肛门失禁的方法是(　　)

A. 1∶5 000高锰酸钾溶液坐浴　　B. 挂线疗法

C. 局部换药治疗　　D. 瘘管搔刮

E. 使用抗菌药物

答案:B

解析:挂线疗法适用于高位单纯性或复杂性肛瘘。此法可避免括约肌一次切开断裂收缩致术后肛门失禁。

(二) 术后评估

参见本章第一节痔病人的"术后评估"。

【常见护理诊断/合作性问题】

1. 焦虑　与对疾病的担忧、手术治疗的紧张和预后的不了解等有关。
2. 疼痛　与肛管病变、手术创伤等有关。
3. 组织完整性受损　与肛瘘分泌物刺激引起局部病变有关。
4. 潜在并发症:出血、肛门失禁等。

【护理目标】

1. 病人焦虑减轻。

2. 病人疼痛缓解。

3. 病人局部组织愈合良好。

4. 病人未发生并发症或并发症能被及时发现并处理。

【护理措施】

(一) 非手术治疗的护理及术前护理

1. 休息 炎症急性期注意休息,保持舒适体位。

2. 饮食和排便 鼓励多饮水,多吃蔬菜、水果及富含膳食纤维的食物,忌辛辣等刺激性食物,避免饮酒。必要时给予润肠药或缓泻药利于排便。

3. 做好术前常规准备 备皮、做皮试、胃肠道准备等。

(二) 术后护理

1. 体位 术后根据麻醉选择合适的体位,麻醉作用消失后安置病人舒适的体位。取仰卧位时,臀部垫气圈,以防伤口受压。

2. 饮食 早期多吃高热量、高维生素、清淡易消化少渣饮食,减少排便量,减轻对伤口的刺激,后期多吃蔬菜、水果及富含纤维素的食物,以保持大便通畅。

3. 病情观察 观察病人的生命体征变化、局部伤口情况等。

4. 伤口护理 注意伤口敷料有无渗血、渗液。局部坐浴,促进炎症消退。挂线疗法病人要观察瘘管是否通畅,随时关注挂线的松紧度,及时调整,保证挂线效果。

5. 预防并发症 观察有无出血、感染、大便失禁、复发等情况,发现异常及时报告医师处理。

(三) 健康教育

1. 保持局部清洁,以减轻不适。

2. 指导病人及时、彻底治疗。

链接护考(2012年护考真题)

王先生,27岁。肛瘘切除术后,护士的健康教育**不正确**的是(　　)

A. 多饮水　　　　　　　　　　　　B. 保持大便通畅

C. 可以适当进食辛辣食物　　　　　D. 保持肛门清洁

E. 适当加强体育锻炼

答案:C

解析:直肠肛管疾病病人均要多喝水,多吃水果和蔬菜,避免辛辣、油炸食物,保持大便通畅。

【护理评价】

通过治疗和护理,病人是否达到了护理目标:① 焦虑减轻。② 疼痛缓解。③ 局部组织愈合良好。④ 未发生并发症或并发症被及时发现并处理。

小结

直肠肛管常见疾病有痔、肛裂、直肠肛管周围脓肿、肛瘘。便秘是所有直肠肛管疾病的主要原因。

痔是直肠末端黏膜下或肛管皮肤下的静脉丛淤血、扩张和迂曲所形成的静脉团；肛裂是齿状线下肛管皮肤全层裂开形成经久不愈的溃疡；直肠肛管周围脓肿是指发生在直肠肛管周围软组织或其周围间隙的急性化脓性感染，并形成脓肿；肛瘘是指肛管或直肠远端与皮肤间形成的异常通道。

直肠肛管疾病病人要保持大便通畅，注意局部卫生，配合坐浴，手术前做好常规准备，手术后注意保持大便通畅，指导病人的饮食，对于疼痛者应观察肛塞是否过紧，必要时给予药物镇痛，注意观察局部有无并发症发生。

（王海英）

第二十二章
思维导图

第二十二章
在线测试题

第二十三章　门静脉高压症外科治疗病人的护理

第二十三章　门静脉高压症外科治疗病人的护理 PPT

第二十三章　学习重点

第二十三章　思政案例

学习目标

知识目标：

1. 掌握门静脉高压症的临床表现、常见护理诊断/合作性问题、外科治疗病人的护理要点。

2. 熟悉门静脉高压症病人的治疗原则。

3. 了解门静脉高压症的病因、病理生理和辅助检查。

能力目标：

能运用护理程序对门静脉高压症外科治疗病人实施整体护理。

素养目标：

具有细心、耐心、爱心和人文关怀意识及不怕苦、不怕累的吃苦耐劳精神。

案例导入

> 李先生，50岁。因"乏力2年，反复呕血伴柏油样便1日"入院。1日前进油炸食物后突然呕血 900 ml，随后解2次柏油样便，共500 ml，病人嗜睡，胡言乱语。既往乙型肝炎病史6年。体格检查：贫血貌，定向力障碍，P 109次/分，BP 81/58 mmHg，胸前可见蜘蛛痣；腹软，蛙状腹，脾肋下 4 cm，移动性浊音（+）。腹部B型超声检查示肝缩小，脾大。食管吞钡检查：钡剂充盈时食管呈现虫蛀样改变；排空时呈串珠样改变。初步诊断：肝硬化门静脉高压症，上消化道大出血。
>
> 请思考：
> 1. 李先生目前主要的护理诊断/合作性问题有哪些？
> 2. 应给予哪些护理措施？

案例分析

门静脉正常压力为 1.27~2.35 kPa（13~24 cmH₂O），平均为 18 cmH₂O。门静脉血流受阻、血液淤滞及门静脉及其分支压力增高，持续超过 24 cmH₂O 时，导致脾大伴脾功能亢进、食管胃底静脉曲张破裂大出血、腹水等一系列临床症状的疾病，称为门静脉高压症（portal hypertension）。

【病因及分类】

根据门静脉血流受阻所在的部位，可将门静脉高压症分为肝前型、肝内型和肝后型三种类型。

1. **肝前型** 是指因门静脉主干及其主要属支血栓形成或由其他原因（如畸形）所致的血流受阻而导致的门静脉高压症。常见原因有肝外门静脉血栓形成（脐静脉炎、阑尾炎、胆囊炎和胰腺炎所致感染、创伤等）、先天性畸形（闭锁、狭窄、海绵样变等）和外在压迫（上腹部肿瘤、转移癌等）导致门静脉血流受阻。此型门静脉高压症病人肝功能多正常或轻度损害，预后较肝内型好。

2. **肝内型** 是由于肝脏疾病使其组织结构发生改变，压迫肝窦而引起的门静脉高压症。在我国最常见，占95%以上。根据血流受阻部位又分为窦前型、窦后型和窦型。窦后型和窦型最常见，以肝炎后肝硬化和酒精性肝硬化为主要病因。窦前型多由血吸虫病引起，某些非硬化性肝病如儿童先天性肝纤维化、肝豆状核变性、胆管炎等也可引起窦前型门静脉高压症。

3. **肝后型** 是指因肝静脉流出道（包括肝静脉、下腔静脉、右心）被阻塞而引起的门静脉高压症。常见原因为肝静脉阻塞综合征（Budd-Chiari综合征）、缩窄性心包炎、严重右心衰竭等。

视频：认识门静脉高压

【病理生理】

门静脉高压形成后，可发生以下病理变化。

1. **脾大（splenomegaly）、脾功能亢进（hypersplenism）** 为最先出现的变化。门静脉血流受阻后，首先出现充血性脾大。门静脉高压症时可见脾窦扩张，脾内纤维组织增生，单核-吞噬细胞增生和吞噬红细胞现象。临床上，除有脾大外，还有外周血细胞计数减少，尤其是白细胞和血小板计数减少，称为脾功能亢进。

2. **静脉交通支扩张** 由于门静脉无静脉瓣，当门静脉高压时，正常的门静脉血流通路受阻，门静脉系和腔静脉系间的4个交通支（胃底、食管下段交通支，直肠下端、肛管交通支，前腹壁交通支和腹膜后交通支)(图23-1)开放,迂曲扩张。其中,食管-胃底黏膜下静脉曲张破裂后可引起上消化道大出血;直肠下端-肛管黏膜下静脉曲张,可表现为痔。

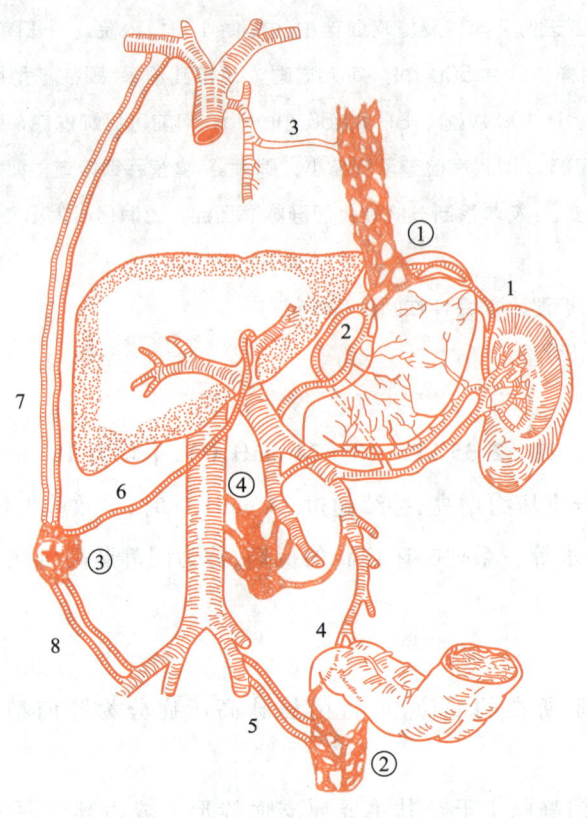

1. 胃短静脉;2. 胃冠状静脉;3. 奇静脉;4. 直肠上静脉;5. 直肠下静脉、肛管静脉;
6. 脐旁静脉;7. 腹上深静脉;8. 腹下深静脉;
① 胃底、食管下段通支;② 直肠下端、肛管交通支;③ 前腹壁交通支;④ 腹膜后交通支

图 23-1 门静脉和腔静脉之间的交通支

3. 腹水　门静脉压力升高,使门静脉系统毛细血管床的滤过压增加,同时肝硬化引起低蛋白血症、血浆胶体渗透压下降和淋巴液生成增多,促使液体从肝表面、肠浆膜面漏入腹腔,形成腹水。门静脉高压时虽静脉内血流量增加,但中心血流量却减少,继发醛固酮分泌过多,致水钠潴留,加剧腹水形成。

【护理评估】

(一) 术前评估

1. 健康史　注意询问病人的一般情况(年龄、性别、婚姻等)、有无病毒性肝炎病史、酗酒、血吸虫病病史。既往有无黄疸、腹水、肝性脑病、上消化道出血等病史,有无易发生感染、黏膜及皮下出血、贫血等脾功能亢进的表现,有无诱发因素,有无腹腔内压力骤然升高的因素。是否服用激素或非甾体抗炎药。

2. 身体评估

(1) 症状。

1) 脾大、脾功能亢进:门静脉高压症的早期即可有脾充血、增大,程度不一,在左肋缘下可扪及,早期质软,可活动。晚期脾内纤维组织增生而变硬,活动度减少,常伴有脾功能亢进,主要表现为白细胞和血小板计数减少。

2）呕血和黑便:**食管-胃底曲张静脉破裂出血,是门静脉高压症最危险的并发症**,一次出血量可达1 000～2 000 ml,表现为呕血或便血,呕吐鲜红色血液,排出柏油样黑便。由于肝功能损害引起凝血功能障碍、脾功能亢进导致血小板计数减少及门静脉高压症,出血不易自止。大出血、休克和贫血导致肝细胞严重缺血、缺氧,细菌分解肠道内的积血还可引起血氨升高,易诱发肝性脑病。

3）腹水:是肝功能严重受损的表现,大出血后可形成"顽固性腹水",常伴有腹胀、食欲减退和下肢水肿。

4）其他:可伴有肝大、黄疸、蜘蛛痣、腹壁静脉曲张、痔、肝掌及肝功能减退症状(如乏力、嗜睡、厌食等)。

（2）体征:查体可有营养不良、黄疸、肝掌、蜘蛛痣、腹壁静脉曲张、肝脾大、男性乳房发育、睾丸萎缩等体征。

3. 辅助检查

（1）实验室检查:① 血常规:脾功能亢进时,全血细胞计数减少,白细胞计数可降至$3×10^9$/L以下,血小板计数可降至$(70～80)×10^9$/L以下。② 肝功能:可有肝酶谱变化,血胆红素增高,低蛋白血症,清蛋白与球蛋白比例倒置。凝血酶原时间延长。必要时行乙型肝炎病原免疫学和AFP检查。

> **知识拓展**
>
> ### 肝功能 Child-Pugh 分级
>
> Child-Pugh 分级标准是一种临床上常用的用以对肝硬化病人的肝脏储备功能进行量化评估的分级标准,其具体分级标准如下表。
>
> **Child-Pugh 分级（1972年）**
>
> | 项目 | 1分 | 2分 | 3分 |
> | --- | --- | --- | --- |
> | 肝性脑病（级） | 无 | 1～2度 | 3～4度 |
> | 腹水 | 无 | 轻度 | 中重度 |
> | 总胆红素（μmol/L） | <34 | 34～51 | >51 |
> | 清蛋白（g/L） | >35 | 28～35 | <28 |
> | PT延长（秒） | <4 | 4～6 | >6 |
>
> 分级:A级5～6分;B级7～9分;C级10～15分。
>
> **门静脉高压症手术与Child分级的关系**
>
> | 项目 | A | B | C |
> | --- | --- | --- | --- |
> | 手术死亡率 | 0%～5% | 10%～15% | >25% |
> | 手术 | √ | √ | × |

（2）影像学检查:① B型超声检查,可了解有无腹水及门静脉扩张等情况;了解肝和脾的形态、大小,门静脉、脾静脉的直径,脾静脉直径超过1 cm即可确定诊断。② 食管X线钡餐检查:充盈时,可见食管曲张静脉呈虫蚀状改变;排空时,曲张静脉则表现为蚯蚓样或串珠状阴影。③门静脉造影:可明确门静脉受阻部位及其侧支回流情况;为选择手术方式提供参考。④ CT、MRI:CT可测定肝的体积,肝硬化时肝体积明显缩小,如肝体积小于 750 cm³,分流术后肝性脑病发生率显著提高;MRI 可以准确测定门静脉血流方向及血流量,还可将门静脉高压症病人的脑生化成分做成曲线进行分析,为制订手术方案提供依据。

(3) **内镜检查**:是诊断食管胃底静脉曲张直接而可靠的方法。能确定静脉曲张程度,是否有胃黏膜病变或溃疡等。既可明确诊断,又可用于急诊止血治疗。

4. **心理-社会状况** 评估病人及家属对门静脉高压症的知晓程度,有无因大出血而导致的紧张和恐惧,有无因长期、反复发病而引起的焦虑不安或悲观失望,家庭成员能否提供足够的经济和心理支持,有无可利用的社会资源。

5. **治疗与效果** 外科治疗门静脉高压症的目的主要是预防和控制食管-胃底曲张静脉破裂引起的大出血,解除或改善脾大和脾功能亢进,治疗顽固性腹水。根据病人具体情况,采用非手术治疗、手术治疗。

(1) 食管-胃底静脉曲张、破裂出血。

1) 非手术治疗:有黄疸、大量腹水、肝功能严重受损者发生大出血时,如进行外科手术,病死率高达 60% 以上,应尽量采用非手术治疗,重点是补充血容量、使用垂体加压素,以及应用三腔/四腔二囊管压迫止血。① 绝对卧床休息;做好心理护理,保持稳定的情绪,减少出血。② 补充血容量:建立有效静脉通道,输液、输血,肝硬化病人宜用新鲜全血。避免过量扩容,防止门静脉压力反跳性增加引起再出血。③ 药物止血:遵医嘱给予血管升压素、垂体后叶素、奥曲肽、生长抑素等药物,以减少门静脉回血量,降低门静脉压力,有效控制出血。④ 三腔/四腔二囊管压迫止血(图 23-2):利用气囊分别压迫胃底及食管下段破裂的曲张静脉而起止血作用,是早期暂时控制出血的有效方法,一般不超过 24 小时,在等待行内镜治疗或放射介入治疗期间,气囊压迫常作为过渡治疗措施。⑤ 内镜治疗:可采用双极电凝、激光、微波、注射硬化剂和套扎等方法止血。a. 硬化剂注射疗法(EVS):是经内镜将硬化剂直接注射到曲张静脉腔内,使曲张静脉闭塞,其黏膜下组织硬化,以治疗食管静脉曲张出血和预防再出血。b. 经内镜食管曲张静脉套扎术(EVL):是经内镜将要结扎的曲张静脉吸入结扎器中,用橡皮圈套扎在曲张静脉基底部,达到止血和预防再出血目的。⑥ 经颈静脉肝内门体静脉分流术(TIPS):适用于食管胃底曲张静脉破裂出血经药物、内镜治疗和硬化剂治疗无

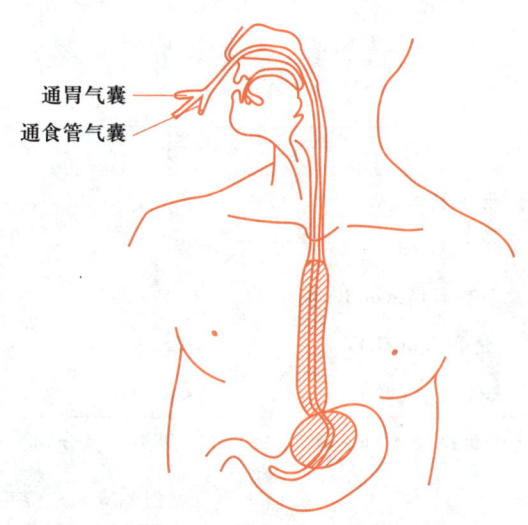

图 23-2 三腔管压迫止血法

效、肝功能差的曲张静脉破裂出血病人和等待肝移植及不宜行急症门体分流手术的病人。采用介入治疗方法,经颈静脉途径在肝内肝静脉与门静脉主要分支之间建立通道,置入支架实现门体分流,其内支撑管直径为 8~12 mm。TIPS 一般可降低门静脉压力至原来的 50%,能治疗急性出血和预防复发出血,但可出现支撑管进行性狭窄和并发肝衰竭、肝性脑病。

2）手术治疗：有分流术和断流术两种手术方法。

门-体静脉分流术（图23-3）减少了肝的灌注量，使从肠道吸收来的氨部分或全部不经肝解毒而直接进入体循环，因此可引起肝性脑病。

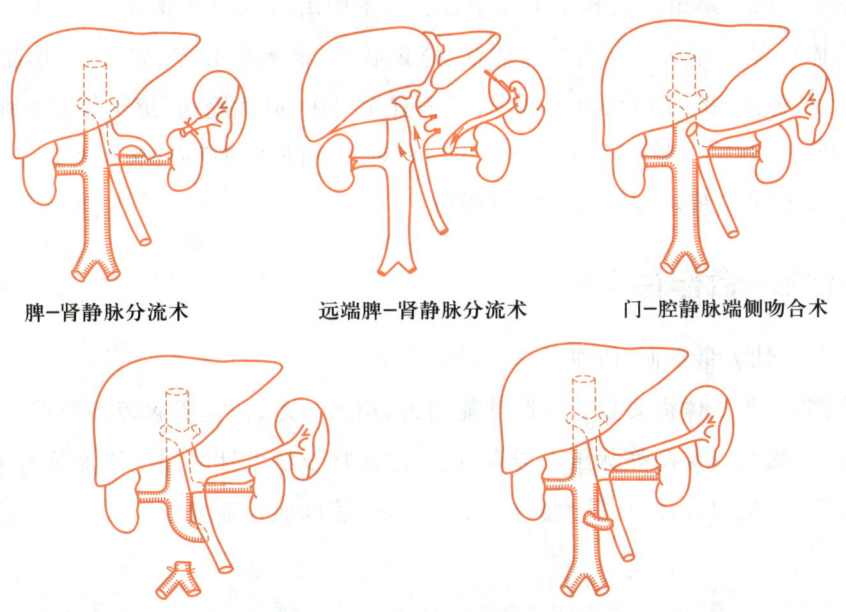

图23-3　门-体静脉分流术

断流术的代表术式是贲门周围血管离断术（图23-4），不但彻底阻断门-奇静脉间的反常血流，制止或预防曲张静脉破裂出血，还保存了门静脉的入肝血流，有利于维护术后肝功能。

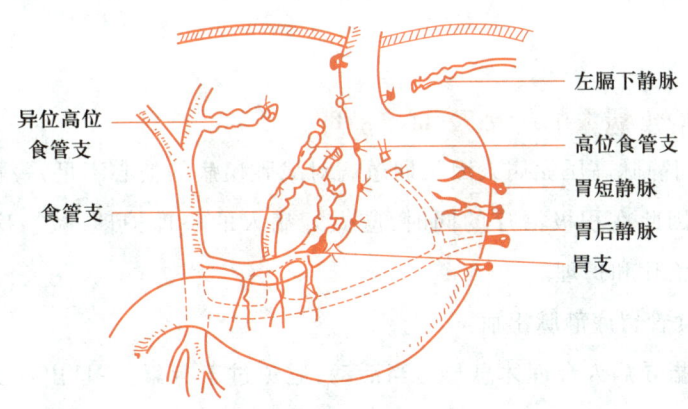

图23-4　贲门周围血管离断术示意图

（2）脾大合并脾功能亢进：多见于晚期血吸虫病人，也见于脾静脉栓塞引起的左侧门静脉高压症。对严重脾大合并脾功能亢进者行单纯脾切除术效果良好。

（3）顽固性腹水：最有效的治疗方法是肝移植。其他治疗方法有经颈静脉肝内门-体静脉分流术（全称为经颈静脉肝内门体静脉内支架分流术，transjugular intrahepatic portosystem stent-shunt，TIPS）和腹腔-上腔静脉转流术（对于没有感染、腹水没有癌细胞的病人，将内有单向活瓣作用的微型转流装置置于腹膜外肌层下，一端接多孔硅胶管通入腹腔，另一端接硅胶导水管经胸壁皮下隧道插入右侧颈内静脉并达上腔静脉，利用胸腹腔间的压差，使腹水随呼吸运动节律性地流入上腔静脉)。

(二) 术后评估

1. 了解术中情况　麻醉方式和手术类型、范围,术中出血量和补液量。
2. 评估身体状况　评估病人的生命体征、意识状态、血氧饱和度、尿量、肝功能等;观察伤口是否干燥,有无渗血、渗液;了解引流管情况;了解有无出血、肝性脑病、感染等并发症发生。
3. 心理-社会状况　了解病人对疾病和术后各种不适的心理反应;病人及其家属对术后康复过程、健康教育知识的掌握程度及心理应对能力。

【常见护理诊断/合作性问题】

1. 恐惧　与突然大量呕血、便血及病情恶化有关。
2. 营养失调:低于机体需要量　与肝功能损害、摄入不足、消化吸收障碍等有关。
3. 体液过多:腹水　与门静脉压力增高、低蛋白血症及继发性醛固酮增加等有关。
4. 潜在并发症:失血性休克、肝性脑病、术后出血、静脉血栓形成等。

【护理目标】

1. 病人恐惧减轻,情绪稳定。
2. 病人营养状况得到改善。
3. 病人腹水减少,尿量增加,体液平衡得到维持。
4. 病人未发生并发症或并发症能得到及时发现并处理。

视频:门静脉高压症急性上消化道出血的护理要点

【护理措施】

(一) 非手术治疗病人的护理及术前护理

1. 心理护理　门静脉高压症病人因长期患病对战胜疾病的信心不足,一旦并发急性大出血,会极度焦虑、恐惧。因此在积极治疗的同时,应做好病人的心理护理,减轻病人焦虑,稳定其情绪,使之能配合各项治疗和护理。
2. 预防和处理食管胃底静脉出血

(1) 合理休息:指导病人合理休息与适当活动,避免过于劳累,一旦出现头晕、心慌和出汗等不适,立即卧床休息。

(2) 饮食护理:禁烟、酒,少喝咖啡和浓茶;避免进食粗糙、干硬、油炸及辛辣的食物;饮食不宜过热,以免损伤食管黏膜而诱发上消化道出血。

(3) **术前一般不放置胃管**,必须放置时,应选择细、软胃管,插管时动作轻柔,涂大量润滑油。

(4) 择期手术前可输全血,以补充维生素B、维生素C、维生素K及凝血因子,以防术中、术后出血。

(5) 避免腹内压增高:消除剧烈咳嗽、打喷嚏、便秘、排尿排便困难等可引起腹压升高的因素,以防诱发曲张静脉破裂出血。

3. 控制和减少腹水形成

（1）合理卧位：指导病人注意休息，尽量取平卧位，以增加肝、肾血流灌注，若下肢水肿，可抬高下肢以减轻水肿。

（2）限制液体和钠摄入：每日液体入量在 1 000 ml 左右；氯化钠摄入量不超过 2 g，少食含钠高的咸肉、酱菜、酱油、罐头和含钠味精等。

（3）观察腹水变化：每日测腹围 1 次，每周测体重 1 次，以判断腹水情况。

（4）用药护理：遵医嘱使用利尿药，同时记录 24 小时出入液量，并观察有无低钾、低钠血症。

4. 预防肝性脑病

（1）指导病人合理休息与活动：肝功能较差者以卧床休息为主，安排少量活动。

（2）改善营养状况：给予高能量、高维生素、适量蛋白质、易消化饮食，必要时输全血及清蛋白纠正贫血和低蛋白血症。

（3）保护肝脏：常规吸氧，给予多烯磷脂酰胆碱、谷胱甘肽等保肝药物，避免使用红霉素、巴比妥类、盐酸氯丙嗪等损肝药物。

（4）纠正水、电解质紊乱和酸碱平衡失调：积极预防和控制上消化道出血；及时处理严重的呕吐和腹泻；遵医嘱补液；避免快速利尿和大量放腹水。

（5）防止感染：遵医嘱应用肠道不吸收抗生素（新霉素、链霉素等）。

（6）保持肠道通畅：及时清除肠道内积血，防止便秘，口服硫酸镁溶液导泻或酸性溶液灌肠等以减少氨的形成与吸收，忌用肥皂水等碱性液灌肠。

（7）动态监测血氨浓度及神志变化，若有异常情况，立即通知医师并积极配合处理。

5. 术前准备　做好急症手术的各项常规准备。

（1）门-体静脉分流术，术前 2～3 日口服肠道不吸收的抗生素，以减少肠道氨的产生，预防术后肝性脑病；术前 1 日晚做清洁灌肠，避免术后因肠胀气而致血管吻合口受压。

（2）脾-肾静脉分流术前，应做肾功能检查。

（二）术后护理

1. 体位与活动　断流术和脾切除术后，麻醉作用消失，生命体征平稳，宜取半卧位，无特殊情况宜早期活动。分流术后为预防血管吻合口破裂出血，在 48 小时内取平卧位或 15° 低坡卧位，2～3 日后取半卧位；卧床期间避免过多活动，翻身时宜轻柔；术后 1 周可下床活动。

2. 观察病情　观察病人生命体征、意识、面色、尿量、引流液的量和颜色，记录 24 小时液体出入量；分流术取自体静脉者，观察局部有无静脉回流障碍；取颈内静脉者观察有无头痛、呕吐等颅内压增高表现，必要时遵医嘱快速滴注甘露醇。若病人出现面色苍白、血压下降、脉搏增快、尿量减少，引流管引出大量新鲜血液等，可能发生了术后出血；若出现神志淡漠、嗜睡、谵妄，可能发生了肝性脑病。脾切除术后 2 周内应每日或隔日复查血小板，若血小板计数明显升高，应警惕静脉血栓形成。

3. 营养与饮食　术后禁饮食 2～3 日，遵医嘱给予肠外或肠内营养支持；待肠蠕动恢复、肛门排气后，指导病人从流质饮食开始，逐步过渡到正常饮食；分流术后病人应限制高蛋白质饮食（如肉类）摄入，忌食粗糙和过热食物；禁烟、酒。

4. 保护肝脏　术后常规给氧，其他保肝措施同手术前。

视频：门静脉高压症术前护理要点

5. **引流管护理** 腹腔引流管应妥善固定,避免扭曲或受压等,必要时给予等渗盐水冲洗;按无菌操作原则定时更换引流管口处的敷料和引流袋;观察引流液的颜色、性质和量,若发现引流液为血性且量较多,应考虑内出血,立即报告医师并协助处理;一般术后24~48小时引流量减少,可遵医嘱准备拔管用物,协助拔管。

6. **预防感染** 遵医嘱使用对肝无损害的抗生素,加强基础护理和呼吸道护理,并做好切口及引流管护理、会阴护理,预防感染性并发症。

7. **并发症护理**

(1) 术后出血:可因分流术后血管吻合口破裂、血小板减少、肝功能损害后凝血功能障碍等引起。密切观察血压、脉搏、引流情况,若如短时间内引流出200 ml以上血性液体应告知医师,及时妥善处理。遵医嘱给予输液、输血、止血等非手术治疗,必要时手术止血。

(2) 肝性脑病:见于分流术后,因部分门静脉血流未经肝解毒而直接进入体循环、术前肝功能受损及手术对肝功能的损害等诱发。分流术后病人定时测定肝功能、血氨浓度,观察病人有无性格异常、定向力减退、嗜睡与躁动交替,黄疸是否加深,有无发热、厌食、肝臭等肝衰竭表现。一旦发生,立即通知医生,并协助处理。可对症使用谷氨酸钾等,降低血氨水平;限制蛋白质摄入,减少血氨的产生;忌用肥皂水灌肠,减少血氨的吸收。

(3) 静脉血栓形成:断流术或分流术后均可出现门静脉系统血栓,前者多见,尤其是脾切除术后。以预防为主,脾切除术后不轻易用止血药物,术后监测血常规和凝血功能,观察有无血栓形成迹象,定时行超声检查,注意有无门静脉血栓形成。必要时遵医嘱给予阿司匹林、双嘧达莫等抗凝治疗。

(三) 健康教育

1. **生活指导** 告知病人规律生活,按时作息,保证足够睡眠,避免过度劳累,保持心情舒畅,避免情绪波动。进食无渣、富含营养和易消化饮食,避免粗糙、干硬、过热、刺激性食物,禁烟酒,少喝咖啡或浓茶等。避免引起腹内压增高的因素,如咳嗽、打喷嚏、用力排便、提举重物等,以免诱发食管胃底曲张静脉破裂出血。脾大、脾功能亢进者应做好自我保护,以防意外损伤后出血不止或脾破裂;有出血倾向者用软毛牙刷刷牙,以防牙龈出血;有腹水者限制钠盐和水的摄入;肝功能严重受损及分流术后者限制蛋白质摄入。

2. **用药指导** 指导病人遵医嘱服用保肝药物,避免使用对肝脏有损害的药物。

3. **复诊指导** 指导病人及其家属掌握出血征兆、基本观察和急救方法,熟悉紧急就诊途径和急救措施,定期复查肝功能。

【护理评价】

通过治疗和护理,病人是否达到了护理目标:① 恐惧减轻。② 营养状况改善。③ 体液平衡。④ 未发现并发症,或并发症被及时发现并处理。

小结

门静脉高压症是指门静脉血流受阻、血液淤滞、门静脉及其分支压力增高,持续超过

视频:门静脉高压症术后护理要点

24 cmH$_2$O时,导致脾大伴脾功能亢进、食管-胃底静脉曲张破裂大出血、腹水等一系列临床症状的疾病。门静脉高压症的最常见原因是肝炎后肝硬化,食管下段及胃底交通支静脉曲张破裂引起急性大出血,常危及生命。门静脉高压症以内科治疗为主,外科治疗常用手术方式有断流术、分流术。术前做好常规术前准备,预防和处理食管胃底静脉出血,控制和减少腹水形成,有效预防肝性脑病。分流术后不宜过早下床活动,术后严密观察病情变化,预防出血、肝性脑病、静脉血栓形成等并发症。

(郝庆珍　郭书芹)

第二十三章
思维导图

第二十三章
在线测试题

第二十四章　原发性肝癌病人的护理

第二十四章　原发性肝癌病人的护理 PPT　　第二十四章　学习重点　　第二十四章　思政案例

学习目标

知识目标：

1. 掌握原发性肝癌病人的常见护理诊断/合作性问题、手术前后护理措施。
2. 熟悉原发性肝癌病人的临床表现、辅助检查、治疗要点。
3. 了解原发性肝癌的病因、病理。

能力目标：

1. 能对原发性肝癌病人进行正确的护理评估。
2. 能运用护理程序对原发性肝癌病人实施整体护理。

素养目标：

具有高度的责任心和为病人健康服务的意识。

案例导入

王先生,50岁。因"肝区隐痛、食欲减退、消瘦、乏力6个月"入院。既往有慢性肝炎史20年。体格检查:贫血貌,右肋下缘可触及质硬肝脏,有轻度压痛。实验室检查甲胎蛋白阳性,肝肾功能基本正常;B超和CT检查发现肝右叶5 cm大小的包块。

请思考:

1. 王先生现在存在哪些护理问题?
2. 若手术治疗,术后如何护理?
3. 若介入治疗,介入治疗后如何护理?

案例分析

视频:什么是肝癌

肝癌是指发生于肝脏的恶性肿瘤,包括原发性肝癌和继发性肝癌两种,人们日常说的肝癌多指原发性肝癌。

原发性肝癌(primary liver cancer)是指发生于肝细胞和肝内胆管上皮细胞的癌,是我国常见的恶性肿瘤之一。我国东南沿海地区,肝癌发病率较高,40~50岁为高发年龄,男性多于女性。

【病因】

肝癌病因尚不明了,与肝癌发病相关的因素如下。

1. **病毒性肝炎** 乙型肝炎反复发作,易演变为肝硬化,进而引起肝癌,常称之为肝癌发展的"三步曲"。

链接护考(2012年护考真题)

在我国诱发原发性肝癌最主要的疾病是(　　)

A. 甲型肝炎　　　　B. 乙型肝炎　　　　C. 肝脓肿

D. 中毒性肝炎　　　E. 肝棘球蚴病

答案:B

解析:我国原发性肝癌多在乙型肝炎后肝硬化的基础上发展而来。

链接护考(2016年护考真题)

最易引起原发性肝癌的疾病是(　　)

A. 脂肪肝　　　　　　　　　　B. 血吸虫性肝炎

C. 肝炎后肝硬化　　　　　　　D. 肝血管瘤

E. 肝内胆管结石

答案:C

解析:我国原发性肝癌多在乙型肝炎后肝硬化基础上发展而来。

2. **长期酗酒** 长期大量饮酒与肝癌的发病有着密切联系。
3. **化学致癌物质** 霉变的食品如玉米、花生中含的黄曲霉菌及其毒素,饮食中长期摄入大量的亚硝胺等,这些化学物质均可诱发肝癌。

【病理生理】

1. 大体分型　可分为结节型、巨块型和弥漫型。① **结节型:多见**,常为单个或多个大小不等结节散在分布于肝内,多伴有肝硬化,恶性程度高,愈后较差。② 巨块型:常为单发,也可由多个结节融合而成,癌块直径较大常有假被膜,易出血、坏死;肝硬化程度较轻,手术切除率高,愈后较好。③ 弥漫型:少见,结节大小均等,呈灰白色散在分布于全肝,常伴有肝硬化,肉眼难与肝硬化区别,病情发展迅速,愈后极差。

2. 根据肿瘤直径大小分型　可分为微小肝癌(≤ 2 cm),小肝癌(>2 cm、≤ 5 cm),大肝癌(>5 cm、≤ 10 cm),巨大肝癌(>10 cm)。

视频:肝癌与哪些因素有关

3. 组织学分型　可分为肝细胞型、胆管细胞型和混合型肝癌,我国以**肝细胞癌为主**,约占91.5%。

4. 转移途径　常见的转移途径有:① 直接蔓延:癌肿直接侵犯邻近组织、脏器,如膈肌、胸腔等。② 血运转移:**门静脉系统内转移是最常见的途径,多为肝内转移**,发生最早。癌细胞在生长过程中极易侵犯门静脉分支,形成门静脉内癌栓,癌栓经门静脉系统在肝内直接播散,甚至阻塞门静脉主干,导致门静脉高压;**肝外血行转移常见于肺**,其次为骨、脑等。③ 淋巴转移:主要累及肝门淋巴结,其次为胰腺周围、腹膜后及主动脉旁淋巴结,晚期可至锁骨上淋巴结。④ 种植转移:癌细胞脱落可发生腹腔、盆腔种植转移,引起血性腹水。

【护理评估】

视频:肝癌的转移途径

(一) 健康史

了解病人的年龄、性别、婚姻和职业;是否居住于肝癌高发区;有无肝炎、肝硬化病史;有无进食含黄曲霉菌的食品、有无亚硝胺类致癌物的接触史等;家族中有无肝癌或其他肿瘤病人;有无其他部位肿瘤病史或手术史;有无其他系统伴随疾病及用药史、过敏史等。

视频:肝癌有哪些临床表现

(二) 身体状况

肝癌早期缺乏特异性表现,可有上腹不适、饱胀、食欲下降、乏力等表现。

1. 症状

(1) **肝区疼痛**:为最常见和最主要症状,50%以上病人以此为首发症状,多呈**持续性钝痛、刺痛或胀痛**,左侧卧位明显,夜间或劳累时加重。位于肝右叶顶部的癌肿累及横膈时疼痛可牵涉至右肩背部。当癌结节发生坏死、破裂时,可引起腹腔内出血,出现右上腹剧痛,腹膜刺激征等表现。

(2) 消化道和全身症状:早期常不易引起注意,主要表现为乏力、消瘦、食欲减退、腹胀等。部分病人可伴有恶心、呕吐、发热、腹泻等症状。晚期则出现贫血、黄疸、腹水、下肢水肿、皮下出血及恶病质等。

(3) 肝外转移及并发症:肝癌可转移至肺,出现胸痛和呼吸困难、咳嗽、咯血;转移至骨骼引起压痛。肝癌晚期还可出现肝性脑病,癌肿破裂出血及继发性感染等。

2. 体征

(1) **肝大与肿块**：为中、晚期肝癌常见临床体征。肝呈进行性增大，质地较硬，表面凹凸不平，有明显结节或肿块。癌肿位于肝右叶顶部者，肝浊音界上移，甚至出现胸腔积液。

(2) 黄疸与腹水：晚期肝癌病人均可出现。

3. 其他　少数病人可有癌旁综合征的表现，如低血糖、红细胞增多症、高胆固醇血症及高钙血症等特殊表现。

(三) 辅助检查

1. 实验室检查

(1) 甲胎蛋白（alpha-fetoprotein，AFP）测定：**AFP 是诊断原发性肝细胞癌最常用的方法和最有价值的肿瘤血清标志物**，对诊断肝细胞癌有相对专一性，正常值<20 μg/L。AFP 持续阳性或定量≥400 μg/L，并排除妊娠、活动性肝病、生殖腺胚胎性肿瘤等，应高度怀疑为肝细胞肝癌。临床约 30% 的肝癌病人 AFP 不升高。

(2) 血清酶学检测：常用的有血清碱性磷酸酶（ALK）、γ谷氨酰转肽酶（GGT）、5′-核苷酸磷酸二酯酶同工酶（AAT）等，但各种血清酶检查对原发性肝癌的诊断缺乏专一性和特异性，只作为辅助指标，各种酶的联合检测可提高诊断价值。

2. 影像学检查　包括 B 型超声检查、CT 和 MRI 检查、选择性肝动脉造影检查等。其中，**B 型超声是诊断肝癌的首选检查方法**，适用于普查，可发现直径 1～3 cm 的病变，诊断符合率可达 90% 以上；CT 和 MRI 检查能检出直径 1.0 cm 左右的微小肝癌；选择性腹腔动脉或肝动脉造影（经皮穿刺股动脉，沿血管插管至腹腔动脉或肝动脉，注入造影剂）检查：肝动脉造影检查可明确病变的部位、大小、数目和分布范围。对直径<2.0 cm 的微小肝癌，诊断符合率可达 90%；对血管丰富的肿瘤，可分辨直径≥1.0 cm 的肿瘤；选择性肝动脉造影或数字减影肝血管造影（DSA）检查，可发现直径 0.5 cm 的肿瘤。

3. 肝穿刺活组织检查　多在 B 型超声或 CT 引导下行细针穿刺活检，具有确诊的意义，但存在出血、肿瘤破裂和肿瘤沿针道转移的危险。

(四) 心理-社会状况

评估病人对拟采取的手术方式、疾病预后及手术前后康复知识的了解和掌握程度；病人对手术过程、手术可能导致的并发症及疾病预后所产生的恐惧、焦虑程度和心理承受能力；家属对本病及其治疗方法、预后的认知程度及心理承受能力；家庭对病人手术、化疗和放疗等的经济承受能力。

(五) 治疗与效果

以手术治疗为主，辅以其他治疗方法的综合治疗。

1. 手术治疗　手术是目前治疗肝癌最有效的方法。常用手术方式：① 肝部分切除术：包括肝叶切除术、半肝切除术或局部切除术。对于肿瘤结节少的多发肿瘤、微小肝癌和小肝癌等可做根治性肝切除。② 单独或联合应用肝动脉结扎、肝动脉栓塞、冷冻、激光、微波热凝等，适用于不能切除的肝癌。肿瘤缩小后部分病人可获得二期手术切除的机会。③ 肝移植手术，目前在我国肝癌进行肝移植术仅作为补充治疗，用于无法手术切除，不能进行射频、微波治疗和肝动脉栓塞化疗(TACE)，肝功能不能耐受的病人。

2. 非手术治疗

（1）肿瘤消融：通常在超声引导下经皮穿刺行微波、冷冻、无水乙醇等消融治疗。适用于不宜手术或不需要手术的肝癌，也可在术中应用或术后用于治疗转移、复发。

（2）**肝动脉栓塞化疗**（transcatheter arterial chemoembolization, TACE）：是一种介入治疗，即经股动脉达肝动脉做超选择性肝动脉插管，经导管注入栓塞剂和抗癌药物。对于不能或不愿意手术切除的病人，TACE 可以作为非手术治疗中的首选方法。

（3）放射治疗：肿瘤较局限，无远处转移而又不适宜手术切除者，或手术切除后复发者，可采用放射为主的综合治疗。

（4）其他治疗：包括生物治疗、基因治疗、分子靶向药物治疗及中医中药治疗等。

3. 肝癌破裂出血的治疗　对全身情况良好、病变局限，可行急诊肝叶切除术；全身情况差者，可行肝动脉结扎或栓塞术、射频治疗、冷冻治疗、填塞止血等。对出血较少、生命体征平稳、估计肿瘤不能切除者，可行非手术治疗。

【常见护理诊断/合作性问题】

1. 预感性悲哀　与担忧疾病预后及生存期限有关。
2. 疼痛　与肿瘤迅速生长刺激肝包膜或手术、放疗、化疗等有关。
3. 营养失调：低于机体需要量　与化疗的胃肠道不良反应及肿瘤消耗等有关。
4. 潜在并发症：出血、肝性脑病、膈下积液或脓肿等。

【护理目标】

1. 病人能正确面对疾病、手术及预后，并参与对治疗和护理的决策。
2. 病人疼痛减轻或缓解。
3. 病人能主动进食富含蛋白、能量、维生素等营养均衡的食物或接受营养支持治疗。
4. 病人未发生并发症，或并发症被及时发现并处理。

【护理措施】

（一）手术前护理

1. 心理护理　为病人提供舒适的环境，尊重病人，表示同情和理解。适当介绍有关治疗方法和意义，以取得病人的配合。加强交流和沟通，从而了解病人及其家属的情绪和心理变化，采取适当的措施逐渐引导其接受并正视现实；介绍成功病例，鼓励病人进行积极的讨论和交流，使病人在群体抗癌中得到心理支持和安慰，以树立战胜疾病的信心。对晚期病人应给予情感上的支持，使病人尽可能平静舒适地度过生命的最后历程。

2. 改善肝功能及全身营养状况　术前注意休息，常规使用葡醛内酯、肌苷等保肝药。给予富含蛋白、热量、维生素、膳食纤维和低脂、高糖饮食。鼓励家属按病人饮食习惯，给予色、香、味俱全的食物,以提高病人食欲。创造舒适的进餐环境,避免呕吐物及大小便的不良刺激。必要时提供肠内、外营养支持或补充蛋白等。术前3日可输入新鲜血。避免使用巴比妥类、红霉素类等对肝有损害的药物。

3. 病情观察　加强腹部症状和体征的观察,及时发现肝性脑病、上消化道出血、肝癌破裂出血等并发症,立即通知医师并协助处理。

4. 疼痛护理　半数肝癌病人出现疼痛,遵医嘱给予镇痛药等治疗。

5. 预防肿瘤破裂出血　① **避免导致肿瘤破裂的诱因**:如剧烈咳嗽、用力排便等导致腹内压骤然增高的因素。② 改善凝血功能:**术前3日补充维生素K**,以改善凝血功能,预防术中、术后出血。③ 密切观察病情变化,若病人突然主诉腹痛,伴腹膜刺激征,应高度怀疑肿瘤破裂出血,及时通知医师,积极配合抢救。少数病人出血可自行停止,多数病人需手术治疗,应积极做好术前准备,对不能手术的晚期病人,可遵医嘱补液、输血、应用止血药等综合治疗。

6. 肠道准备　术前3日开始口服新霉素或卡那霉素,术前晚清洁灌肠,以抑制肠道细菌,减少氨的来源和肝性脑病的发生。

视频:肝癌手术前护理要点有哪些?

(二) 手术后护理

1. 体位及活动　术后24小时内应平卧休息,避免剧烈咳嗽,一般**不鼓励病人早期活动,以防止肝断面出血**。

2. 饮食护理与营养支持　术后禁食、胃肠减压,遵医嘱输液以维持水、电解质及酸碱平衡,待肠蠕动恢复后逐步给予流质、半流质饮食,直至正常饮食。必要时给予清蛋白、新鲜冰冻血浆。

3. 病情观察　术后48小时内应有专人护理,动态观察病人意识、生命体征的变化,注意有无切口渗血等。

4. 疼痛护理　对肝叶和肝局部切除术后疼痛剧烈者,应给予积极有效的镇痛,如镇痛药、镇痛泵。若病情允许,术后48小时可取半卧位,以降低切口张力。

5. 引流管护理　保持各种引流管通畅,妥善固定,严格无菌操作,每日更换引流瓶(袋)。观察并记录引流液的色、质、量及变化情况。

6. 预防感染　遵医嘱合理应用抗生素。

7. **并发症的观察与护理**　肝癌术后易发生多种并发症,如**出血、肝性脑病、膈下积液及脓肿**等,病死率较高,故应严密观察,及时处理。

(1) 出血:是肝部分切除术后常见的并发症之一,术后当日可从肝旁引流管引流出血性液体100~300 ml,若血性液体增多,应警惕腹腔内出血。若发现出血现象,应立即通知医师,并协助处理。

(2) 肝性脑病:加强意识状态与生命体征的观察,若出现性格行为变化,如欣快感、表情淡漠等前驱症状,应及时通知医师。预防措施包括:① **避免诱发肝性脑病的因素,如上消化道出血、高蛋白饮食、感染、便秘、应用麻醉剂、镇静催眠药及手术等**。② **禁用肥皂水灌肠**,可用生理盐水或弱酸性溶液(如食醋1~2 ml加入生理盐水100 ml),使肠道pH保持为酸性。③ 口服新霉素或卡那霉素等,可抑制肠道细菌繁殖,有效减少氨的产生。④ 应用降血氨药物,如谷氨酸钾或谷氨酸钠,给予富含支链氨基酸的制剂或溶液等。⑤ 肝性脑病者限制蛋白质摄入,减少血氨的来源。⑥ 便秘者可口服乳果糖,以促使肠道内氨的排出。

（3）**膈下积液与脓肿**：是肝切除术后一种严重并发症,**多在术后1周左右发生**。若病人术后体温在正常后再度升高或术后体温持续不降,同时伴有上腹部或右季肋部胀痛、呃逆、脉快、白细胞增多、中性粒细胞达90%以上等表现时,应疑有膈下积液或膈下脓肿。**预防的关键在于做好引流的护理**。

视频:肝癌手术后并发症有哪些？如何护理？

（4）**胆汁漏**：是因为肝断面小胆管渗漏或胆管结扎线脱落,胆管损伤所致。术后若出现腹痛、发热和腹膜刺激征,切口有胆汁渗出或腹腔引流液中有胆汁,应高度怀疑胆汁漏,应及时调整引流管,保持引流通畅,观察记录引流的量与性质,并积极协助医师处理。若发生局部积液,可考虑B型超声定位穿刺置管引流；如发生胆汁性腹膜炎,应尽早手术。

（三）肝动脉插管化疗的护理

1. 插管前常规准备　向病人解释肝动脉插管化疗的目的、方法及注意事项,帮助病人消除紧张、恐惧的心理。注意出凝血时间、血常规、肝肾功能、心电图等检查结果,判断有无禁忌证。做好穿刺处**皮肤准备,术前禁食4小时**,备好一切所需物品及药品,检查导管的质量,防止术中出现断裂、脱落或漏液等。

2. 导管护理　**妥善固定和维护导管**；严格遵守无菌操作原则,每次注药前消毒导管,注药后用无菌纱布包扎,防止细菌沿导管发生逆行性感染；为防止导管堵塞,注药后用肝素稀释液2～3 ml(25 U/ml)冲洗导管。

3. 穿刺部位的护理　**术后加压、按压穿刺点15分钟**并嘱病人卧床休息24小时,防止局部形成血肿。穿刺处沙袋可加压1小时,**穿刺侧肢体制动6小时**,注意观察穿刺侧肢体皮肤的颜色、温度及足背动脉搏动,注意穿刺点有无出血征象。现在临床使用股动脉压迫止血器止血,须定时减压并密切观察远端血运。

4. 栓塞后综合征的护理　肝动脉栓塞化疗后多数病人可出现**发热、肝区疼痛、恶心、呕吐、心悸、血白细胞下降等,称为栓塞后综合征**。发热是因被栓塞的肿瘤细胞坏死吸收所致,一般为低热,若体温高于38.5℃,可给予物理、药物降温；肝区疼痛多因栓塞部位缺血坏死、肝体积增大、包膜紧张所致,必要时可适当给予镇痛药；恶心、呕吐为化疗药物的反应,可给予昂丹司琼、氯丙嗪等；**当血白细胞计数<$3.5×10^9$/L时,应暂停化疗**,并应用升白细胞药物。

视频:如何护理肝癌介入治疗后病人

5. 保护肝肾　肝动脉栓塞化疗可造成肝细胞坏死,使肝功能损害进一步加重,因此,应注意观察病人意识是否清楚、有无黄疸。给予高糖、高热量营养素,进行保肝治疗,以防止肝衰竭。介入治疗后嘱病人大量饮水,减轻化疗药物对肾的毒副作用,观察排尿情况。

（四）健康教育

1. 早期发现,早期治疗　积极治疗肝炎、肝硬化。避免进食霉变食物,特别是豆类；有肝炎、肝硬化病史者,肝切除术后病人及肝癌高发区人群,应注意保护肝并定期体格检查,做AFP测定、B型超声检查,以早期发现,早期治疗。

2. 加强营养,多吃含蛋白质和维生素丰富的食物和新鲜蔬菜、水果。食物宜清淡、易消化。

3. 保持大便通畅,防止便秘,预防血氨升高。

4. 嘱病人及家属注意有无水肿、体重减轻、出血倾向、黄疸和疲倦等症状,发现异常及时就诊。定期随访,每2～3个月复查AFP、X线胸片和B型超声检查。

【护理评价】

通过治疗和护理,病人是否达到了护理目标:① 正确面对疾病、手术和预后。② 疼痛减轻或缓解。③ 营养状况改善,体重稳定或有所增加。④ 无并发症发生或并发症能被及时发现并处理。

小结

原发性肝癌是指发生于肝细胞和肝内胆管上皮细胞的癌,是我国常见的恶性肿瘤之一。其发病与病毒性肝炎、长期酗酒、化学致癌物质等有关。在大体分型中结节型最多见,在组织细胞学分型中肝细胞癌多见。肝区疼痛为最常见和最主要症状。治疗采取以手术为主的综合治疗。肝动脉插管化疗者,做好介入治疗的护理,介入治疗后穿刺侧肢体制动6小时。手术后一般不鼓励病人早期活动,以防止肝断面出血。禁食、胃肠减压,遵医嘱输液以维持水、电解质及酸碱平衡,动态观察病人意识、生命体征,做好切口及引流管护理,注意有无出血、肝性脑病、膈下积液及脓肿等并发症发生。

(刘 萍 李向华)

第二十四章
思维导图

第二十四章
在线测试题

第二十五章　胆道疾病病人的护理

第二十五章　胆道疾病病人的护理 PPT

第二十五章　学习重点

第二十五章　思政案例

学习目标

知识目标：

1. 掌握胆石症、胆道感染和胆道蛔虫症病人的护理诊断/合作性问题、护理措施。
2. 熟悉胆石症、胆道感染和胆道蛔虫症病人的临床表现、治疗原则。
3. 了解胆石症、胆道感染和胆道蛔虫症的病因、病理生理、辅助检查。

能力目标：

1. 能运用护理程序对病人实施整体护理。
2. 能进行胆道系统常用检查的护理配合。

素养目标：

具有团结合作意识和严谨细致的工作态度。

第一节 胆石症病人的护理

案例导入

> 王女士，53岁。"阵发性腹部绞痛2日"入院。体格检查：T 39.2℃，P 116次/分，BP 80/60 mmHg，表情淡漠，意识恍惚，全身皮肤轻度黄染，右上腹部肌紧张、深压痛。血白细胞计数 22×10^9/L。病人入院后紧急行胆总管切开引流术，并做T形管引流。
>
> 请思考：
> 1. 该病人可能诊断为哪种疾病？
> 2. T形管引流的护理要点有哪些？

胆石症包括发生在胆囊和胆管内的结石，是我国的常见病和多发病。我国胆囊结石的发病率已达10%，男女病人比例约为1∶2.57，胆囊结石与胆管结石的比例约为7.36∶1，其中胆固醇结石与胆色素结石的比例约为3.4∶1。

【胆石的成因】

胆石的成因十分复杂，是多因素综合作用的结果。主要与胆道感染、代谢异常、致石基因等因素有关。

1. **胆道感染** 当胆汁淤滞、细菌或寄生虫入侵等引起胆道感染时，细菌产生的β-葡萄糖醛酸酶和磷脂酶能水解胆汁中的脂质，使可溶性的结合性胆红素水解为游离胆红素，游离胆红素再与钙盐结合，成为胆红素结石的起源。

2. **胆管异物** 虫卵或成虫的尸体可成为结石的核心，促发结石形成；胆道手术后的手术线结，或Oddi括约肌功能紊乱时食物残渣随肠内容物反流入胆道成为胆石形成的核心。

3. **胆道梗阻** 当胆道梗阻引起胆汁滞留时，滞留于胆汁中的胆色素在细菌作用下分解为非结合胆红素，形成胆色素结石。

4. **代谢异常** 主要与脂类代谢有关，脂类代谢异常可引起胆汁的成分和理化性质发生变化，使胆汁中的胆固醇呈过饱和状态并析出、沉淀、结晶而形成结石。

5. **胆囊功能异常** 胆囊收缩功能减退，胆囊内胆汁淤滞有利于结石形成。胃大部或全胃切除术后、迷走神经干切断术后、长期禁食或完全胃肠外营养治疗的病人，可因胆囊收缩减少、胆汁排空延迟而增加发生结石的可能。

6. **其他因素** 遗传因素与胆结石形成有关。雌激素与胆固醇类结石形成有关。

【胆石的分类】

（一）根据胆石中胆固醇和胆色素的含量分类

1. **胆固醇类结石** 80%以上胆囊结石属于此类。包括胆固醇结石和混合性结石。胆固醇结石可呈白黄、灰黄或黄色,形状和大小不一,小者如砂粒、大者直径达数厘米,呈多面体、圆形或椭圆形。质硬,表面多光滑,剖面呈放射性条纹状。X线检查多不显影。混合性结石由胆固醇、胆红素、钙盐等多种成分混合组成,根据所含成分的比例不同而呈现不同的形状、颜色和剖面结构。

2. 胆色素类结石　包括胆色素钙结石和黑色素结石。胆色素钙结石为游离胆色素与钙等金属离子结合形成,并含有脂肪酸、胆汁酸、细菌、黏糖蛋白等成分,其质软易碎呈棕色或褐色,故又称棕色石。主要发生在肝内外各级胆管。形状大小不一,呈粒状或长条状,甚至呈铸管形,常为多发。黑色素结石不含细菌,质较硬,由不溶性的黑色胆色素多聚体、各种钙盐和黏液糖蛋白组成,几乎均发生在胆囊内。常见于溶血性贫血、肝硬化、心脏瓣膜置换术后病人。

3. 其他结石　此外,还存在碳酸钙、磷酸钙或棕榈酸钙为主要成分的少见结石。

(二)根据胆石在胆管系统内的部位分类

1. 胆囊结石　指发生在胆囊内的结石。
2. 胆管结石　胆管结石又可分为肝外胆管结石和肝内胆管结石。

一、胆囊结石病人的护理

胆囊结石(cholecystolithiasis)主要为胆固醇结石或以胆固醇为主的混合性结石和黑色素结石。主要见于成年人,发病率在40岁后随年龄增长而增加,女性多于男性。

【病因】

任何影响胆固醇与胆汁酸磷脂浓度比例和造成胆汁淤滞的因素都能导致结石形成,如某些地区和种族的居民、女性激素、肥胖、妊娠、高脂肪饮食、长期肠外营养、糖尿病、高脂血症等。在我国经济发达城市及西北地区的胆囊结石发病率相对较高。

【病理生理】

饱餐、进食油腻食物后胆囊收缩,或睡眠时由于体位改变致使结石移位并嵌顿于胆囊颈部,导致排出受阻,胆囊强烈收缩引发胆绞痛。结石长时间持续嵌顿和压迫胆囊颈部,或排入并嵌顿在胆总管,可导致胆囊炎、胆管炎或梗阻性黄疸的发生。结石及炎症的长期刺激可诱发胆囊癌。小结石可经胆囊管排入胆总管,在通过胆总管下端时可损伤Oddi括约肌或嵌顿于壶腹部,导致胆源性胰腺炎。结石压迫引起胆囊慢性炎症导致胆囊穿孔,可造成胆囊十二指肠瘘或胆囊结肠瘘,偶尔大的结石通过瘘管进入肠道可引起肠梗阻,称胆石性肠梗阻。

【护理评估】

(一)术前评估

1. 健康史　了解病人一般资料;评估病人有无胆道感染病史和代谢异常,有无促进结石形成的因素,如妊娠、肥胖、高脂饮食等。

2. 身体状况

(1) 症状：大多数病人可无症状，称为无症状胆囊结石。**胆囊结石的典型症状为胆绞痛**，只有少数病人出现。其他常表现为急性或慢性胆囊炎。

1) 胆绞痛：疼痛位于右上腹或上腹部，**呈阵发性或持续疼痛阵发性加剧，可向右肩胛部和背部放射**，可伴有恶心、呕吐。典型的发作是在饱餐、进食油腻食物后或睡眠中体位改变时。由于胆囊收缩或结石移位加上迷走神经兴奋，结石嵌顿在胆囊壶腹部或颈部，胆囊排空受阻，胆囊内压力升高，胆囊强力收缩而发生绞痛。

2) 上腹隐痛：多数病人仅在进食过多、进食油腻食物、工作紧张或休息不好时感到上腹部或右上腹隐痛，或有饱胀不适、嗳气、呃逆等，常被误诊为"胃病"。

3) 胆囊积液：胆囊结石长期嵌顿或阻塞胆囊管但未合并感染时，胆囊黏膜吸收胆汁中的胆色素，并分泌黏液性物质，导致胆囊积液。积液呈透明无色，称为白胆汁。

4) 其他：① 极少引起黄疸。② 小的结石可通过胆囊管进入并停留于胆总管内成为胆总管结石。③ 进入胆总管的结石通过 Oddi 括约肌可引起损伤或嵌顿于壶腹部导致胰腺炎，称为胆源性胰腺炎。④ 因结石压迫引起胆囊慢性炎症导致穿孔、可造成胆囊十二指肠瘘或胆囊结肠瘘，大的结石通过瘘管进入肠道偶尔可引起肠梗阻称为胆石性肠梗阻。⑤ 结石及炎症的长期刺激可诱发胆囊癌。

5) Mirizzi 综合征：一种特殊类型的胆囊结石，主要由于胆囊管与肝总管伴行过长或者胆囊管与肝总管汇合位置过低，持续嵌顿于胆囊颈部的结石或较大的胆囊管结石压迫肝总管，引起肝总管狭窄；反复的炎症发作导致胆囊肝总管瘘管，胆囊管消失、结石部分或全部堵塞肝总管（图 25-1）。临床以反复发作的胆囊炎及胆管炎、明显的梗阻性黄疸为特点。

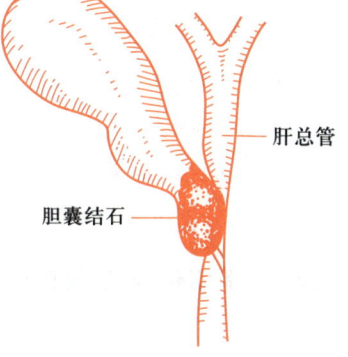

图 25-1 Mirizzi 综合征

(2) 体征：查体右上腹可触及肿大的胆囊，有右上腹压痛。

3. 辅助检查

(1) 影像学检查：

1) B 型超声：是胆道疾病首选的辅助检查。该方法无创、简便易行、经济、准确率高。超声检查可发现胆囊内有结石的光团和声影，并随体位改变而移动。超声也可显示胆道梗阻的部位和病变性质，以及肝内外胆管扩张情况。检查前 1 日晚餐应清淡饮食，避免牛奶、豆制品、糖类等易产气食物，以减少胃肠道气体干扰。检查前常规禁食 12 小时、禁饮 4 小时。检查时多取仰卧位，左侧卧位有利于显示胆囊颈及肝外胆管病变，胆囊位置较高者可采用坐位或站位。

2) 内镜逆行胰胆管造影（endoscopic retrograde cholangiopancreatography, ERCP）：是在纤维十二指肠镜直视下通过十二指肠乳头将导管插入胆管和（或）胰管内进行造影。既可观察十二指肠有无占位性病变，显示胆道梗阻的部位和原因，又可进行活检，也可经内镜做括约肌切开取石，或向胆道内插入支架引流胆汁，有时可作为手术前减轻黄疸或作为恶性肿瘤所致梗阻性黄疸的非手术治疗手段。ERCP 为有创检查，可诱发急性胆管炎和胰腺炎，诊断性 ERCP 已逐渐为磁共振胰胆管造影（magnetic resonance cholangiopancreatography, MRCP）所取代。检查前禁食 6～8 小时；

视频：胆囊结石的临床表现

检查后禁食24小时，根据病情逐步恢复饮食。检查后注意观察有无腹痛、发热、腹膜刺激征及血、尿淀粉酶升高等现象，若发现异常，应及时报告医师，并做相应的治疗。

3) 经皮肝穿刺胆道造影(percutaneous transhepatic cholangiography，PTC)：是在X线或超声引导下，用细针经皮肤穿刺将导管送入肝内胆管，注入造影剂使肝内外胆管迅速显影。可了解胆道梗阻情况及病变部位、范围、程度和性质。检查前完善血常规、肝肾功能、凝血功能检查，禁食4~6小时。检查后平卧4~6小时，严密观察生命体征和腹部体征，及早发现和处理出血、胆汁性腹膜炎等并发症。PTCD是在PTC的基础上向扩张的肝内胆管置入导管以行胆道减压并引流胆汁。

4) 磁共振胰胆管造影(MRCP)：可显示整个胆道系统的影像，在诊断先天性胆管囊状扩张症及梗阻性黄疸方面有重要的价值，具有无创、胆道成像完整等优点，可替代PTC、ERCP。

链接护考（2017年护考真题）

小李，男性，18岁。急性右上腹痛3日入院，腹痛为钻顶样绞痛，间断发作，拟行B超检查，检查前饮食指导最恰当的是(　　)

A. 术前1日少渣饮食　　B. 术前12小时禁食　　C. 术前1日低脂饮食
D. 无需特殊准备　　　　E. 术前1日高脂饮食

答案：B

解析：B超检查是胆道疾病检查的首选方法。检查前1日晚餐进清淡饮食，晚餐后禁食12小时，禁水4小时，次日晨排便后进行检查。

(2) 实验室检查：继发感染时血常规检查可见白细胞计数及中性粒细胞比例升高，感染严重时血细菌培养阳性，血清胆红素增高，尿胆红素增高和尿胆原降低或消失。

4. 心理-社会状况　评估病人及家属对疾病的知晓程度，有无手术而导致的紧张和恐惧，家庭成员能否提供足够的经济和心理支持。

5. 治疗原则

(1) 非手术治疗：无症状的胆囊结石一般不需手术治疗，可观察和随诊。**非手术治疗包括溶石治疗、体外冲击波碎石治疗、经皮胆囊碎石溶石、中医中药**等方法。

(2) 手术治疗：**胆囊切除术是治疗胆囊结石的最佳选择**。出现下列情况应考虑行手术治疗：① 结石数量多且结石直径≥2 cm。② 胆囊壁钙化或瓷性胆囊(porcelain gallbladder)。③ 伴有胆囊息肉直径>1 cm。④ 胆囊壁增厚(>3 mm)即伴有慢性胆囊炎。⑤ 结石嵌顿于胆囊颈或胆囊管者。

对于有症状和(或)并发症的胆囊结石，首选腹腔镜胆囊切除(laparoscopic cholecystectomy，LC)治疗，与开腹胆囊切除术相比，**具有恢复快、损伤小、疼痛轻、瘢痕小等优点**。病情复杂或没有腹腔镜条件也可做开腹胆囊切除术(open cholecystectomy，OC)。

行胆囊切除时，有下列情况应同时行胆总管探查术：① 术前病史、临床表现或影像检查提示胆总管有梗阻、包括有梗阻性黄疸，胆总管结石(choledocholithiasis)，反复发作胆绞痛、胆管炎、胰腺炎。② 术中证实胆总管有病变，如术中胆道造影证实或扪及胆总管内有结石、蛔虫、肿块。③ 胆总管扩张直径超过1 cm，胆管壁明显增厚，发现胰腺炎或胰头肿物，胆管穿刺抽出脓性、血性胆汁或泥沙样胆色素颗粒。④ 胆囊结石小,有可能通过胆囊管进入胆总管。术中应争取行胆道造影或胆道镜检查,避免使用金属胆道探子盲目胆道探查,以免造成不必要的并发症。胆总管探查后一般须置T形管引流。

(二) 术后评估

1. 了解病人术中情况 手术和麻醉方式、病变组织切除情况、术中出血及补液情况、引流管放置的位置及引流情况等。

2. 评估病人术后情况 是否清醒;生命体征是否平稳;敷料是否干燥,伤口有无渗血、渗液;引流管是否通畅,引流液的颜色、性状及量;有无腹痛;有无焦虑;能否配合治疗及早期活动等。

【常见护理诊断/合作性问题】

1. 急性疼痛 与结石嵌顿、胆囊强烈收缩有关。
2. 营养失调:低于机体需要量 与疾病消耗、进食减少、消耗增加有关。
3. 潜在并发症:出血、胆瘘、感染等。

【护理目标】

1. 病人疼痛减轻或消失,情绪稳定。
2. 病人的营养状况得到改善。
3. 病人未发生并发症,或并发症得到及时发现和处理。

【护理措施】

(一) 非手术治疗病人的护理及术前护理

1. 心理护理 耐心倾听病人及家属的想法,根据具体情况给予详细解释,说明手术的重要性,减轻病人的焦虑,使之能配合各项治疗和护理。

2. 饮食护理 **忌油腻饮食**,以免诱发胆绞痛,故术前给予低脂、高热量、富含维生素、易消化的食物。

3. 疼痛护理 诊断明确且剧烈疼痛者,给予解痉、镇静镇痛药,如哌替啶50 mg,阿托品0.5 mg肌内注射。**忌用吗啡,以免Oddi括约肌痉挛,加重疼痛**。

4. 皮肤准备 腹腔镜手术入路多在脐周,指导病人用肥皂水清洗脐周,脐部污垢可用松节油或液状石蜡清洁,75%乙醇消毒。

5. 呼吸道准备 LC术中需将CO_2注入腹腔形成气腹,使术野清晰,确保腹腔镜手术操作所需空间。CO_2弥散入血可致高碳酸血症及呼吸抑制,因此,术前病人应做好呼吸道准备,如进行呼吸功能锻炼、避免呼吸道感染、戒烟,以减少呼吸道分泌物,避免发生并发症,有利于术后早日康复。

(二) 术后护理

1. 体位 术后生命体征平稳后改半卧位,利于呼吸及引流。

2. 病情观察 观察并记录生命体征,并重点注意病人黄疸及腹部症状和体征的变化。观察、记录腹腔引流液的量、颜色、性状,如有胆瘘及内出血发生,及时报告医师。

3. 营养与饮食 手术后1~2日胃肠道功能恢复后进流质饮食,酌情逐渐过渡到半流质饮食、低脂普食。

4. 保护肝脏 术后常规给氧,其他保肝措施同手术前。

5. 引流管护理 腹腔引流管应妥善固定,避免扭曲或受压等;按无菌操作原则定时更换引流管口处的敷料和引流袋;观察引流液的颜色、性质和量,若发现引流液为血性,且量较多,应考虑内出血;若引流液呈黄绿色胆汁样,常提示胆汁渗漏。

6. 并发症的护理

(1) 出血:观察生命体征、腹部症状和体征及伤口出血情况;有腹腔引流管者,观察引流液的颜色、性状及量。如病人出现面色苍白、冷汗、脉搏细弱、血压下降,腹腔引流管引流出大量血性液体等情况,及时报告医师并做好抢救准备。

(2) 胆瘘

1) 原因:术中胆道损伤、胆囊管残端破漏是胆囊切除术后发生胆瘘的主要原因。

2) 表现:病人出现发热、腹胀、腹痛、腹膜刺激征等表现,或腹腔引流液呈黄绿色胆汁样,常提示发生胆汁渗漏。

3) 护理:观察腹部体征及引流液情况,一旦发现异常,及时报告医师并协助处理:① 充分引流胆汁:取半卧位,安置腹腔引流管,保持引流通畅,将漏出的胆汁充分引流至体外是治疗胆瘘最重要的措施。② 维持水、电解质平衡:长期大量胆瘘者应补液并维持水、电解质平衡。③ 防止胆汁刺激和损伤皮肤:及时更换引流管周围被胆汁浸湿的敷料,给予氧化锌软膏或皮肤保护膜涂敷局部皮肤。

(3) CO_2 气腹相关并发症:包括高碳酸血症与酸中毒、皮下气肿、气胸、心包积气、心律失常、下肢静脉淤血、气体栓塞、静脉血栓、腹腔内器官缺血、体温下降等。

1) 产生的原因:CO_2 气腹使腹腔压力增加,导致膈肌上移、肺顺应性下降、有效通气减少、心排血量减少、心率减慢、下肢静脉淤血、导致内脏血流减少,从而影响心肺功能。CO_2 的吸收与术中气腹压力成正相关,当腹腔内 CO_2 气压较高时,CO_2 逸入组织间隙并迅速经腹膜大量吸收入血。CO_2 在血浆中有较高的弥散性和溶解度,从而引起高碳酸血症,多为可逆性。如果手术持续时间过长,高碳酸血症导致酸中毒,交感肾上腺兴奋性增加,机体受 CO_2 压力和化学因素的影响,则会出现心动过速、高血压、颅内压增高等严重后果,甚至会引起全身重要脏器的损伤和生理功能紊乱。

2) 表现:腹胀,皮下捻发音,呼吸困难、气促,低体温,心律失常,下肢静脉淤血,血压增高,颅内压增高等。

3) 护理:① 预防:术中发生高碳酸血症及酸中毒时,立即通知医师协助处理,一般将气腹压力降至12 mmHg;病人头胸部抬高20°,减轻 CO_2 挤压膈肌对心肺产生的压迫,促进体内 CO_2 的排出。术毕缝合腹部切口前,在腹部轻轻加压,促使体内和皮下 CO_2 气体排出,减少体内残留。术后6小时取半卧位,保持呼吸道通畅、低流量给氧、深呼吸,促进体内 CO_2 排出。② 处理:皮下气肿者取半卧位,症状轻者延长吸氧时间,CO_2 可自行吸收;症状严重者须及时报告医师,准备穿刺排气用物。监测血氧饱和度和呼吸状态,必要时做血气分析,及时纠正酸中毒。

7. LC 术后的护理

(1) 饮食护理:腹腔镜术后禁食 6 小时,术后 24 小时内饮食以无脂流质、半流质为主,逐渐过渡到低脂饮食。

(2) 高碳酸血症的护理:表现为呼吸浅慢、$PaCO_2$ 升高。为避免高碳酸血症的发生,LC 术后常规给予低流量吸氧,鼓励病人深呼吸,有效咳嗽,以促进机体内 CO_2 的排出。若出现高碳酸血症及酸中毒,应立即报告医师并协助处理。

(3) 肩背部酸痛的护理:因腹腔中 CO_2 可聚集在膈下产生碳酸,刺激膈肌及胆囊床创面,引起术后不同程度的腰背部、肩部不适或疼痛等。一般无需特殊处理,可自行缓解。

(三)健康教育

1. 生活指导　指导病人选择低脂、高蛋白质、高维生素且易消化的食物,忌食油腻及饱餐。
2. 疾病指导　告知病人胆囊切除后会出现消化不良、脂肪泻等情况,并解释原因。
3. 复诊指导　指导病人一旦出现腹痛、发热和黄疸应尽早来院就诊。

【护理评价】

通过治疗和护理,病人是否达到了护理目标:① 疼痛减轻。② 营养状况得到改善。③ 知晓了胆囊结石相关知识。④ 潜在并发症得到预防或能被及时发现和处理。

二、胆管结石病人的护理

胆管结石分为肝外胆管结石和肝内胆管结石。左右肝管汇合部以下的肝总管和胆总管结石为肝外胆管结石,汇合部以上的为肝内胆管结石。

【病因】

肝外胆管结石分为原发性结石和继发性结石。原发性结石多为棕色胆色素类结石,其形成与胆道感染、胆道梗阻、胆管节段性扩张、胆道异物如蛔虫残体、虫卵、华支睾吸虫、缝线线结等有关。继发性结石主要是胆囊结石排进胆管并停留在胆管内,故多为胆固醇类结石或黑色素结石。少数可能来源于肝内胆管结石。

肝内胆管结石又称肝胆管结石(hepatolithiasis),其病因复杂,主要与胆道感染、胆道寄生虫(蛔虫、华支睾吸虫)、胆汁停滞、胆管解剖变异、营养不良等有关。结石绝大多数为含有细菌的棕色胆色素结石,常呈肝段、肝叶分布,多见于肝左外叶及右后叶。肝内胆管结石易进入胆总管并发肝外胆管结石。

【病理生理】

1. 肝外胆管结石病理改变　① 急性和慢性胆管炎:结石引起胆汁淤滞,容易引起感染,感染造成胆管壁黏膜充血、水肿,加重胆管梗阻;反复的胆管炎症使管壁纤维化并增厚、狭窄,近端胆管扩张。② 全身感染：胆管梗阻后，胆道内压增加，感染胆汁可逆向经毛细胆管进入血液循环，引发毒血症甚至脓毒症。③ 肝损害：梗阻并感染可引起肝细胞损害，甚至可发生肝细胞坏死及形成胆源性肝脓肿；反复感染和肝损害可致胆汁性肝硬化。④ 胆源性胰腺炎：结石嵌顿于壶腹时可引起胰腺的急性和（或）慢性炎症。

2. 肝内胆管结石病理改变　① 肝胆管梗阻：可由结石的阻塞或反复胆管感染引起的炎性狭窄造成，阻塞近段的胆管扩张、充满结石，长时间的梗阻导致梗阻以上的肝段或肝叶纤维化和萎缩，如大面积的胆管梗阻最终引起胆汁性肝硬化及门静脉高压症。② 肝内胆管炎：结石导致胆汁引流不畅，容易引起胆管内感染，反复感染加重胆管的炎性狭窄；急性感染可发生化脓性胆管炎、肝脓肿、全身脓毒症、胆道出血。③ 肝胆管癌：肝胆管长期受结石、炎症及胆汁中致癌物质的刺激，可发生癌变。

【护理评估】

（一）术前评估

1. 健康史　了解病人一般资料；评估病人有无促进结石形成的因素；有无胆石症、胆囊炎和黄疸病史；家族中有无类似疾病史。

2. 身体评估

（1）肝外胆管结石：平时一般无症状或仅有上腹不适。当结石造成胆管梗阻时可出现腹痛或黄疸。如继发胆管炎，则可出现较**典型的沙尔科三联征（Charcot triad）：腹痛、寒战高热、黄疸**。

1）**腹痛**：发生在剑突下或右上腹，**多为绞痛，呈阵发性发作**，或为持续性疼痛阵发性加剧，**可向右肩或背部放射**，常伴恶心、呕吐。因结石下移嵌顿于胆总管下端或壶腹部，胆总管平滑肌或Oddi括约肌痉挛所致。

2）**寒战、高热**：胆管梗阻继发感染导致胆管炎，胆管黏膜炎症水肿，加重梗阻致胆管内压升高，细菌及毒素逆行经毛细胆管入肝窦至肝静脉，再进入体循环引起全身性感染。约2/3的病人出现，一般表现为弛张热，体温可高达39～40℃。

3）**黄疸**：胆管梗阻后可出现黄疸，其轻重程度、发生和持续时间取决于胆管梗阻的程度、部位和有无继发感染。如为部分梗阻，黄疸程度较轻，完全性梗阻时黄疸较深；如结石嵌顿在Oddi括约肌部位，则梗阻完全，黄疸进行性加深；合并胆管炎时，胆管黏膜与结石的间隙由于黏膜水肿而缩小甚至消失，黄疸逐渐明显，随着炎症的发作及控制，黄疸呈现间歇性和波动性。出现黄疸时常伴有尿色变深，粪色变浅，完全梗阻时呈陶土样大便；病人可出现皮肤瘙痒。

（2）肝内胆管结石：可多年无症状或仅有上腹和胸背部胀痛不适。多数病人因体检或其他疾病做超声等影像学检查而偶然发现。此病常见的临床表现是伴发急性胆管炎引起的寒战、高热和腹痛。肝外胆管结石或双侧肝胆管结石可出现黄疸，结石局限于某肝段、肝叶可无黄疸。严重者出现急性梗阻性化脓性胆管炎、全身脓毒症或感染性休克。体格检查可触及增大或不对称的肝，肝区有压痛和叩击痛。若有其他并发症，则出现相应的体征。

3. 辅助检查

（1）实验室检查：当合并胆管炎时，血白细胞计数及中性粒细胞升高，血清总胆红素及结合胆红素增高，血清转氨酶和碱性磷酸酶升高，尿中胆红素升高，尿胆原降低或消失，粪中尿胆原减少。糖链抗原(CA19-9)或 CEA 明显升高应高度怀疑癌变。

(2) 影像学检查:① 超声检查能发现结石并明确大小和部位,可作为首选的检查方法。② 除含钙的结石外,X 线平片难以观察到结石。CT 扫描能发现胆管扩张和结石的部位。③ PTC 及 ERCP 为有创性检查,能清楚地显示结石及部位,但可诱发胆管炎及急性胰腺炎和导致出血、胆瘘等并发症。

4. 心理-社会状况　评估病人及其家属对疾病的知晓程度,有无手术而导致的紧张和恐惧,家庭成员能否提供足够的经济和心理支持。

5. 治疗原则

(1) 肝外胆管结石:以手术治疗为主,症状轻者可非手术治疗。

非手术治疗:应用抗生素、解痉、利胆,纠正水、电解质紊乱及酸碱平衡失调、加强营养支持、护肝和纠正凝血功能异常。

手术治疗:在术中应尽量取净结石、解除胆道梗阻,术后保持胆汁引流通畅。对单发或少发(2~3 枚)且直径小于 2 cm 的肝外胆管结石可采用经十二指肠内镜取石。手术方法主要包括:

1) 胆总管切开取石、T 形管引流术:可采用开腹或腹腔镜手术。适用于单纯胆总管结石,胆管上、下端通畅,无狭窄或其他病变者。若伴有胆囊结石和胆囊炎,可同时行胆囊切除术。为防止和减少结石遗留,术中可采用胆道造影、超声或纤维胆道镜检查。术中应尽量取净结石,如条件不允许,也可以在胆总管内留置橡胶 T 形管(图 25-2),术后行造影或胆道镜检查、取石。

2) 胆肠吻合术:亦称胆汁内引流术。此种方法废弃了 Oddi 括约肌的功能,因此使用逐渐减少。该术式仅适用于:① 胆总管远端炎症狭窄造成的梗阻无法解除,胆总管扩张。② 胆胰汇合部异常,胰液直接流入胆管。③ 胆管因病变而部分切除无法再吻合。常用的吻合方式为胆管空肠 Roux-en-Y 吻合(图 25-3)。胆肠吻合术后,胆囊的功能已消失,故应同时切除胆囊。

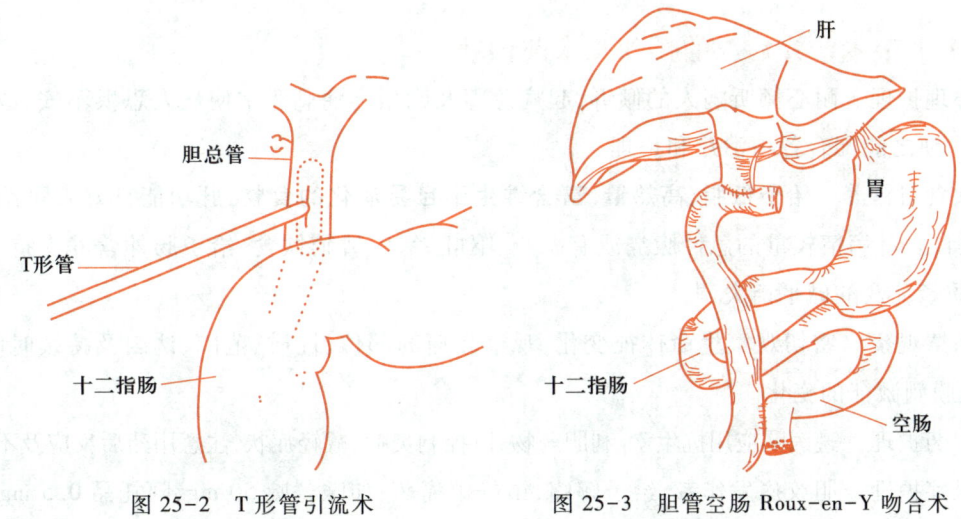

图 25-2　T 形管引流术　　　图 25-3　胆管空肠 Roux-en-Y 吻合术

(2) 肝内胆管结石:无症状者可不治疗,注意定期观察与随访。临床症状反复发作者应手术治疗,尽可能取净结石、解除胆道狭窄及梗阻。手术方法如下:

1) 胆管切开取石:为最基本的方法,争取切开狭窄的部位,取出结石,直至取净。难以取净的局限结石需行肝切除,高位胆管切开后,常需同时行胆肠吻合手术。

2) 胆肠吻合术：当 Oddi 括约肌仍有功能时，应尽量避免行胆肠吻合手术。治疗肝内胆管结石一般不宜应用胆管十二指肠吻合，而多采用胆管空肠 Roux-en-Y 吻合。

3) 肝切除术：肝内胆管结石反复并发感染，可引起局部肝的萎缩、纤维化和功能丧失。切除病变部分的肝，包括结石和感染的病灶、不能切开的狭窄胆管，可防止病变肝段、肝叶的癌变，是治疗肝内胆管结石的积极方法。

（二）术后评估

了解病人术中手术和麻醉方式、出血及补液情况、引流管放置的位置等。了解病人术后是否清醒；生命体征是否平稳；伤口及引流情况；有无腹痛、焦虑；能否配合治疗及早期活动等。

【常见护理诊断/合作性问题】

1. 疼痛　与结石嵌顿、继发感染有关。
2. 营养失调：低于机体需要量　与食欲减退、高热、呕吐、感染有关。
3. 有 T 形管引流异常的危险　与 T 形管的脱出、扭曲、阻塞、逆行感染等因素有关。
4. 潜在并发症：胆道出血、肝功能障碍、肝脓肿、急性胰腺炎等。

【护理目标】

1. 病人疼痛减轻或消失，情绪稳定。
2. 病人的营养状况得到改善。
3. T 形管引流保持通畅。
4. 病人未发生并发症或并发症得到及时发现和处理。

【护理措施】

（一）非手术治疗病人的护理及术前护理

1. 心理护理　耐心倾听病人的倾诉，起病急骤及剧烈疼痛刺激常使病人恐惧不安，故要稳定病人情绪，使之能配合各项治疗和护理。
2. 饮食与营养　给予低脂、高热量、富含维生素且易消化的食物，肝功能良好者可给予富含蛋白质饮食。对病情较重的急性腹痛或有恶心、呕吐者，应暂禁饮食，给予肠外营养支持，以纠正水、电解质紊乱及酸碱平衡失调。
3. 病情观察　密切观察生命体征变化，观察腹痛的部位、性质、范围、诱因及持续时间，注意黄疸和腹膜刺激征的变化。
4. 用药护理　遵医嘱应用抗生素、利胆药物，以控制炎症，减轻症状，注意用药后反应及不良反应。
5. 对症护理　胆绞痛发作者，给予解痉、镇静镇痛药，如哌替啶 50 mg，阿托品 0.5 mg 肌内注射，忌用吗啡，以免 Oddi 括约肌痉挛，加重疼痛。高热病人进行物理降温；对黄疸病人出现皮肤瘙痒时可外用炉甘石洗剂止痒，温水擦浴。

（二）术后护理

1. 体位和饮食　术后生命体征平稳后改半卧位，有利于呼吸和引流，还可减轻伤口疼痛。术后胃肠道功能恢复后由流质饮食逐渐过渡到半流质饮食、低脂普食。

2. 病情观察　注意神志、生命体征、尿量及黄疸的变化。观察腹部症状和体征的变化。记录腹腔引流的性状和量,以判断有无胆汁渗漏及出血的发生。观察伤口情况。

3. 营养支持　禁食期间可肠外营养支持,补充足量的水、电解质、氨基酸、维生素及热量等,以维持水、电解质及酸碱平衡,促进病人早日康复。

4. T形管引流的护理

(1) 妥善固定:T形管妥善固定于腹壁,以免翻身、活动时牵拉脱出。对躁动及不合作的病人,应采取相应的防护措施,防止脱出。

(2) 保持引流通畅:避免受压、折叠、扭曲,应经常向远端挤捏。病人下床活动时,注意引流袋要低于切口高度。**术后5～7日内禁止加压冲洗引流管**,以免引流液逆流引起感染,必要时可用生理盐水低压冲洗或用50 ml注射器负压抽吸,用力要适宜,避免诱发胆管出血。

(3) 观察记录胆汁量和性状:正常人每日胆汁分泌量是800～1 200 ml,呈黄色或黄绿色,清亮无沉渣。术后24小时内引流量为300～500 ml,恢复饮食后增至每日600～700 ml,以后逐渐减少至每日200 ml左右。术后1～2日内引流出的胆汁呈浑浊淡黄色,以后逐渐颜色加深、清亮。若引流量突然减少,可能因T形管阻塞、脱出或肝衰竭所致;若引流量多,则提示胆道下端有梗阻。注意有无鲜血、结石或沉淀物,必要时送检查和细菌培养。

(4) 观察病人全身情况:病人若体温下降,大便颜色加深,黄疸消退,说明病情好转;否则提示胆总管下端不通畅。若有发热、腹痛、腹膜刺激征,应考虑有胆汁渗漏所致胆汁性腹膜炎,及时报告医师。

(5) 预防感染:严格无菌操作,定时更换引流袋。引流管周围的皮肤每日用75%乙醇消毒,更换无菌敷料。引流袋不能高于引流口,以免引流液逆流引起感染。

(6) 拔管护理:当病人体温正常、黄疸消退、胆汁色泽正常、无腹痛时,可在**术后10～14日考虑拔管**。拔管前试行夹闭T形管1～2日,夹管期间注意观察病情,若无发热、腹痛、黄疸等,可行T形管造影,证实无胆石残留且胆总管下端通畅,继续引流造影剂24小时以上,可拔除T形管。若有残石则暂不能拔除,嘱病人带管出院,休养多日后以胆道镜取石。拔管后引流口有少量胆汁溢出为暂时现象,可用无菌敷料覆盖,数日后自行愈合。部分病人出现腹痛、发热、大量胆汁溢出,提示瘘道形成不良,发生胆瘘,应立即报告医师并协助处理。

链接护考(2016年护考真题)

李女士,57岁。胆总管结石。入院行胆总管切开探查,T形管引流术。术后针对T形引流管引流的护理措施,**不妥**的是(　　)

A. 记录引流胆汁的量、色及性状

B. 每日用生理盐水冲洗T形管

C. 一般留置2周

D. 拔管前T形管胆道造影

E. 拔管前夹管观察1～2日

答案:B

解析：T形管阻塞，可用手由近向远挤压引流管或用少量无菌生理盐水缓慢冲洗，切勿用力推注。

链接护考（2017年护考真题）

王女士，40岁。行胆总管切开取石T形管引流术后5日，T形管引流液每日2 000 ml，提示（　　）

A. 胆总管下段梗阻　　B. 胆汁量正常　　C. 胆汁量偏少
D. 肠液反流　　E. 胆总管梗阻

答案：A

解析：正常成人肝细胞和胆管每日分泌800～1 200 ml胆汁。术后24小时内引流量为300～500 ml，恢复饮食后，可增至每日600～700 ml，以后逐渐减少至每日200 ml左右。若引流量多，提示胆道下端有梗阻的可能。

5. 并发症的护理　参见本节胆囊结石术后护理中并发症的护理。

（三）健康教育

1. 生活指导　指导病人选择低脂、高蛋白质、高维生素且易消化的食物，忌食油腻及饱餐。
2. 疾病指导　胆囊切除者告知病人术后会出现消化不良、脂肪泻等情况并解释原因；T形管留置的出院病人，应避免举重物或过度活动，防止T形管脱出。尽量穿宽松柔软的衣服，淋浴时可用塑料薄膜覆盖置管处。
3. 复诊指导　指导病人一旦出现腹痛、发热和黄疸，应尽早来院就诊。

【护理评价】

通过治疗和护理，病人是否达到了护理目标：① 疼痛减轻或消失。② 体温恢复正常。③ 营养状况得到改善。④ 皮肤黏膜无破损和感染。⑤ 未发生并发症或并发症得到及时发现和处理。

第二节　胆道感染病人的护理

胆道感染主要是胆囊炎和不同部位的胆管炎，分为急性、亚急性和慢性炎症。胆道感染主要因胆道梗阻、胆汁淤滞造成，胆道结石是导致梗阻的最主要原因，而反复感染可促进结石形成，并进一步加重胆道梗阻。

一、胆囊炎病人的护理

胆囊炎是指发生在胆囊的细菌性和（或）化学性炎症。根据病程及发病缓急可分为急性胆囊炎和慢性胆囊炎。急性胆囊炎，约95%的病人合并胆囊结石，称为急性结石性胆囊炎；约5%未合并胆囊结石,称为急性非结石性胆囊炎。

【病因】

1. 急性胆囊炎

(1) 急性结石性胆囊炎(acute calculous cholecystitis)主要致病原因:① 胆囊管梗阻:胆囊结石移动至胆囊管附近时,可堵塞胆囊管或嵌顿于胆囊颈,损伤黏膜,以致胆汁排出受阻,胆汁滞留、浓缩。高浓度的胆汁酸盐具有细胞毒性,可引起细胞损害,加重黏膜的炎症、水肿,甚至坏死。② 细菌感染:致病菌多从胆道逆行进入胆囊或经血液循环或淋巴途径进入胆囊,在胆汁流出不畅时造成感染。**致病菌主要是革兰阴性杆菌,以大肠埃希菌最常见**,常合并厌氧菌感染。已有报告在胆石症病人胆汁中检测出幽门螺杆菌(Hp)DNA,说明有细菌经十二指肠逆行进入胆道的可能。

(2) 急性非结石性胆囊炎(acute acalculous cholecystitis):病因仍不清楚,通常在严重创伤、烧伤、腹部非胆道手术后如腹主动脉瘤手术、脓毒症等危重病人中发生,约70%的病人伴有动脉粥样硬化。

2. 慢性胆囊炎　胆囊持续、反复发作的炎症过程,超过90%的病人有胆囊结石。

【病理生理】

1. 急性胆囊炎

(1) 急性结石性胆囊炎:① 病变开始时胆囊管梗阻,黏膜水肿、充血,胆囊内渗出增加,胆囊肿大,此为急性单纯性胆囊炎。② 如病情进一步加重,病变波及胆囊壁全层,囊壁增厚,血管扩张,甚至浆膜炎症,有纤维素或脓性渗出,发展至化脓性胆囊炎。此时治愈后容易再发生胆囊炎症。③ 如胆囊管梗阻未解除,胆囊内压力继续升高,胆囊壁血管受压导致血供障碍,继而缺血坏疽,则为坏疽性胆囊炎。④ 坏疽胆囊炎常并发胆囊穿孔,多发生在底部和颈部。急性胆囊炎因周围炎症浸润至邻近器官,也可穿破至十二指肠、结肠等,形成胆囊胃肠道内瘘。

(2) 急性非结石性胆囊炎:本病病理变化与急性结石性胆囊炎相似,但病情发展更迅速。致病因素主要是胆汁淤滞和缺血,导致细菌繁殖且供血减少,更容易出现胆囊坏疽、穿孔。

2. 慢性胆囊炎　随着炎症反复发作,可使胆囊与周围组织粘连、囊壁增厚并逐渐瘢痕化,最终导致胆囊萎缩,完全失去功能。胆囊管因结石嵌顿或炎症闭锁,胆汁中的胆色素被胆囊黏膜吸收,胆囊黏膜分泌黏液性物质,使胆囊内积液呈透明无色状而称为"白胆汁"。

【护理评估】

(一) 术前评估

1. 健康史　了解病人有无胆道结石、胆道蛔虫、胆管狭窄、肿瘤等病史,询问近期有无创伤史、手术史,了解病人的饮食习惯、发病前的进食情况等。

2. 身体状况

(1) 急性胆囊炎:

1) 症状:① **腹痛**,急性发作时上腹部疼痛。开始仅有上腹部胀痛不适,逐渐发展至阵发性绞痛;如病情继续发展,疼痛可为持续性、阵发加剧。常见夜间发作,饱餐、进食油腻食物常是诱发因素。**疼痛常放射到右肩、肩胛和背部**。② 消化道症状,常伴有恶心、呕吐、厌食、便秘等消化道症状等。③ 发热或中毒症状,病人可出现不同程度的体温升高和脉搏加速。

2) 体征:右上腹胆囊区域可有不同程度的压痛,炎症波及浆膜时可有腹肌紧张及反跳痛,**Murphy 征阳性**。

(2) 慢性胆囊炎:

1) 症状:常不典型,多数病人有胆绞痛病史。病人常在饱餐、进食油腻食物后出现腹胀、腹痛。腹痛程度不一,多在上腹部,牵涉右肩背部,较少出现畏寒、高热和黄疸,可伴有恶心、呕吐。

2) 体征:腹部检查可无体征,或仅有右上腹轻度压痛,墨菲(Murphy)征可呈阳性。

3. 辅助检查

(1) 实验室检查:急性胆囊炎病人行血常规检查,85%的病人白细胞计数升高,老年人可不升高;血清丙氨酸转移酶、碱性磷酸酶常升高;约 1/2 的病人血清胆红素升高,1/3 的病人血清淀粉酶升高。

(2) 影像学检查:**急性胆囊炎**病人腹部超声检查可见**胆囊增大、胆囊壁增厚**,诊断准确率为 85%～95%。**慢性胆囊炎**腹部超声检查可示**胆囊壁增厚,胆囊缩小或萎缩**,胆囊排空障碍或胆囊内结石。CT、MRI 检查均能协助诊断。

4. 心理-社会状况　评估病人及家属对疾病的知晓程度,有无因手术而导致紧张和恐惧,家庭成员能否提供足够的经济和心理支持。

5. 治疗原则

(1) 急性胆囊炎:原则上多采取择期手术治疗。

1) 非手术治疗:包括禁食、输液、营养支持、补充维生素和纠正水、电解质代谢及酸碱失衡。需合并用解痉镇痛、消炎利胆药物。治疗期间应密切注意病情变化,随时调整治疗方案,如病情加重,应及时进行手术治疗。大多数病人经非手术治疗能控制病情发展,待日后行择期手术。

2) 手术治疗:手术力求安全、简单、有效。手术方法包括① 胆囊切除术,首选腹腔镜胆囊切除术,也可应用传统的开腹胆囊切除术。② 部分胆囊切除术,如估计分离胆囊床困难或可能出血者,可保留胆囊床部分胆囊壁,用物理或化学方法破坏该处的黏膜,胆囊其余部分切除。③ 胆囊造口术:对高危病人或局部粘连解剖不清者,可先行造口术减压引流,3 个月后再行胆囊切除。④ 超声引导下经皮经肝胆囊穿刺引流术(percutaneous transhepatic gallbladder drainage,PTGD):可减低胆囊内压,急性期过后再择期手术。适用于病情危重又不宜手术的化脓性胆囊炎病人。

(2) 慢性胆囊炎:对伴有结石或确诊为本病的无结石者应行胆囊切除术,首选腹腔镜胆囊切除术。对无症状者或腹痛可能由其他并存疾病如消化性溃疡、胃炎等引起者,手术治疗应慎重。不能耐受手术者可选择非手术治疗,方法包括口服溶石药物、有机溶石剂直接穿刺胆囊溶石、体外震波碎石等,也可限制油腻食物并服用消炎利胆药、胆盐、中药等治疗。

(二) 术后评估

参照本章胆囊结石病人的护理相关内容。

【常见护理诊断/合作性问题】

1. 疼痛　与结石嵌顿、胆汁排空受阻致胆囊强烈收缩、感染有关。

2. 焦虑、恐惧　与腹部绞痛、疾病反复发作、担心预后、害怕手术等有关。

3. 体液不足　与恶心、呕吐、禁食、胃肠减压有关。

4. 体温过高　与胆囊炎症反应有关。

5. 潜在并发症：胆囊穿孔。

【护理目标】

1. 病人疼痛减轻或消失，情绪稳定。
2. 病人体液平衡。
3. 病人体温恢复正常。
4. 病人未发生并发症或并发症能得到及时发现并处理。

【护理措施、健康教育】

参加本章第一节胆石症病人的护理相关内容。

【护理评价】

通过治疗和护理，病人是否达到了护理目标：① 疼痛减轻。② 体液平衡。③ 体温恢复正常。④ 未发生并发症或并发症被及时发现和处理。

二、急性梗阻性化脓性胆管炎病人的护理

急性梗阻性化脓性胆管炎（acute obstructive suppurative cholangitis, AOSC）是急性胆管炎的严重阶段，又称为急性重症胆管炎（acute cholangitis of severe type, ACST）。本病的发病基础是胆道梗阻及细菌感染。急性胆管炎时，如胆道梗阻未解除，胆管内细菌引起的感染没有得到控制，可逐渐发展至 AOSC 并威胁病人生命。

【病因】

在我国，**最常见的原因是肝内外胆管结石**，其次为胆道寄生虫和胆管狭窄。在国外，恶性肿瘤、胆道良性病变引起狭窄、先天性胆道解剖异常、原发性硬化性胆管炎等较常见。近年来，随着手术及介入治疗的增加，由胆肠吻合口狭窄、经皮肝穿刺胆道造影（PTC）、经内镜逆行胆胰管造影（ERCP）、置放内支架等引起者逐渐增多。

【病理生理】

胆管完全梗阻后引起梗阻以上胆管扩张，胆管壁充血、水肿、增厚、黏膜糜烂，形成溃疡；肝充血增大，肝细胞肿胀、变性，肝内胆小管内胆汁淤积；继发感染后，胆管腔内充满脓性胆汁，胆道内压力升高，胆管内细菌和毒素即可逆行进入肝窦，造成肝急性化脓性感染、肝细胞坏死，并发多发性胆源性细菌性肝脓肿；胆小管破裂可与门静脉形成瘘，引起胆道出血。大量细菌毒素进入血液循环可导致脓毒症和感染性休克，甚至发生多脏器功能障碍或衰竭。

致病菌主要是革兰阴性细菌,其中以大肠埃希菌、克雷伯菌最常见。有25%～30%合并厌氧菌感染。

【护理评估】

(一) 术前评估

1. 健康史　了解病人一般资料,了解病人有无胆道疾病史或胆道手术史。

2. 身体状况　本病起病急骤,进展快,并发症凶险。**除具有沙尔科三联征外,还有休克、中枢神经受抑制的表现,故常称为雷诺(Reynolds)五联征。**

(1) 症状:可分为肝外梗阻和肝内梗阻两种,肝外梗阻以腹痛、寒战高热、黄疸均较明显,肝内梗阻则主要表现为寒战、高热,可有腹痛,黄疸较轻。体温常呈弛张热或持续升高达39～40℃以上,常伴有恶心、呕吐等消化道症状。神经系统症状主要表现为神情淡漠、嗜睡、意识不清,甚至昏迷;合并休克可表现为烦躁不安、谵妄等,可出现口唇发绀,甲床青紫,全身皮肤可能有出血点和皮下瘀斑。

(2) 体征:剑突下或右上腹有压痛,可有腹膜刺激征。肝常增大并有压痛和叩击痛。胆总管梗阻者胆囊肿大。

3. 辅助检查

(1) 实验室检查:血白细胞计数升高,大于$20×10^9$/L,中性粒细胞比例明显升高,胞质内可出现中毒颗粒;血小板计数降低;凝血酶原时间延长。肝功能有不同程度的损害,凝血酶原时间延长。动脉血气分析可有PaO_2下降、氧饱和度降低。常见有代谢性酸中毒及缺水、低钠血症等电解质紊乱。

(2) 影像学检查:根据病情选择简单、实用、方便的检查方法。首选腹部B型超声检查,能及时了解胆道梗阻部位、肝内外胆管扩张情况及病变性质,对诊断很有帮助。如病情稳定,可行CT或MRCP检查。

4. 心理-社会状况　评估病人及家属对疾病的认知程度,心理承受程度,家庭经济状况。

5. 治疗原则　**紧急手术解除胆道梗阻并减压引流**,尽早而有效地降低胆管内压力,积极控制感染和抢救病人生命。

(1) 非手术治疗:主要措施包括① 维持有效的输液通道,尽快恢复血容量。② 联合应用足量抗生素,经验治疗证明,应先选用针对革兰阴性杆菌及厌氧菌的抗生素。③ 纠正水、电解质紊乱和酸碱平衡失调。④ 对症治疗:如降温、解痉止痛和支持治疗。⑤ 如经短时间治疗后病人仍不好转,应考虑应用血管活性药物以提高血压,应用糖皮质激素保护细胞膜和对抗细菌毒素,应用抑制炎症反应药物,吸氧纠正低氧状态。⑥ 经以上治疗病情仍未改善,应在抗休克的同时紧急行胆道引流治疗。

(2) 手术治疗:主要目的是解除梗阻、胆道减压。多采用胆总管切开减压加T形管引流术。急诊胆管减压引流一般不可能完全去除病因,如不作后续治疗,可能会反复发作。如病人一般情况恢复,宜在1～3个月后根据病因选择彻底的手术治疗。

(二) 术后评估

参照本章胆管结石病人的护理相关内容。

【常见护理诊断/合作性问题】

1. 体温过高　与胆囊管、胆管梗阻并继发感染有关。
2. 体液不足　与呕吐、禁食、胃肠减压和感染性休克等有关。
3. 营养失调：低于机体需要量　与胆道疾病致长时间发热、肝功能损害及禁食有关。
4. 潜在并发症：胆道出血、胆瘘、多器官功能障碍或衰竭。

【护理目标】

1. 病人感染得到有效控制,体温恢复正常。
2. 病人体液平衡。
3. 病人营养状况得到改善。
4. 病人未发生并发症或并发症能得到及时发现和处理。

【护理措施】

(一)非手术治疗护理及术前护理

1. 心理护理　耐心解释所采用的治疗方法的必要性和安全性,消除或减轻病人心理上的恐惧感,争取家属的理解和支持,引导家属多关爱、多鼓励病人,增强病人战胜疾病的信心。
2. 体位　非休克病人取半卧位,休克病人应取仰卧中凹位。
3. 饮食护理　早期禁食及胃肠减压。禁食可减少消化液的分泌；胃肠减压可吸出胃内容物,从而减轻腹胀。待病情缓解后进低脂清淡流质,逐渐改为清淡半流质、普通饮食。
4. 病情观察　严密观察病人病情变化,若出现寒战、高热,腹痛加重,血压下降,神志改变等,要警惕急性重症胆管炎可能。
5. 对症护理　① 抗休克：合理补液扩容,改善组织器官的灌流,维持水、电解质代谢及酸碱平衡。② 降低体温：采用物理、药物降温使体温恢复正常。③ 控制感染：遵医嘱应用足量有效抗生素控制感染,并注意观察药物的不良反应。④ 解痉镇痛：对诊断明确的剧烈疼痛的病人,可给予消炎利胆、解痉或镇痛药减轻腹痛,但禁用吗啡,防止Oddi括约肌痉挛加重梗阻。

视频：急性梗阻性化脓性胆管炎的治疗和护理

链接护考(2017年护考真题)

病人,女性,48岁。因胆石症出现右上腹阵发性绞痛、寒战、高热。医嘱：哌替啶50 mg,肌内注射；阿托品0.5 mg,肌内注射。该病人使用阿托品的主要作用是(　　)

A. 扩散瞳孔　　　　　　　　B. 兴奋呼吸中枢

C. 解除迷走神经的限制　　　D. 解除平滑肌痉挛

E. 抑制腺体分泌

答案：D

解析：阿托品能解除平滑肌痉挛,缓解内脏绞痛。

(二)术后护理和健康教育

参见本章第一节胆石症病人的护理。

【护理评价】

通过治疗和护理,病人是否达到了护理目标:① 感染有效控制。② 体温恢复正常。③ 体液平衡。④ 营养状况得到改善。⑤ 未发生并发症或并发症被及时发现并处理。

第三节 胆道蛔虫病病人的护理

蛔虫是人体内最常见的肠道寄生虫,由于饥饿、胃酸降低或驱虫不当等因素,蛔虫可钻入胆道引起一系列临床症状,称为胆道蛔虫病(biliary ascariasis)。它是常见的外科急腹症,多发生于儿童和青少年,农村发病率高于城市。随着饮食习惯和卫生设施的改善,本病发病率逐渐下降。

【病因和病理】

肠道蛔虫有钻孔习性,喜碱性环境。当胃肠功能紊乱、饥饿、发热、妊娠、驱虫不当等导致肠道内环境发生改变时,蛔虫可窜至十二指肠。如遇 Oddi 括约肌功能失调,蛔虫可钻入胆道,机械刺激可引起括约肌痉挛,导致胆绞痛和诱发急性胰腺炎。蛔虫将肠道的细菌带入胆道,造成胆道感染,严重者可引起急性化脓性胆管炎、肝脓肿;如经胆囊管钻至胆囊,可引起胆囊穿孔。

【护理评估】

(一)健康史

了解病人有无肠道蛔虫病史,近期是否使用驱虫药,有无发热及胃肠道疾病等。

(二)身体状况

本病的特点是**剧烈的腹痛与较轻的腹部体征不相称**,即"症征不符"。

1. 症状 病人常突发**剑突下钻顶样剧烈绞痛,阵发性加剧**。痛时辗转不安、呻吟不止、大汗淋漓,可伴有恶心、呕吐或吐出蛔虫。常放射至右肩胛或背部。腹痛可骤然缓解,间歇期可全无症状。疼痛可反复发作,持续时间不一。如合并胆道感染,症状同急性胆管炎,如有黄疸出现一般均较轻。严重者表现同梗阻性化脓性胆管炎。

2. 体征 仅有右上腹或剑突下轻度深压痛。如合并胆管炎、胰腺炎、肝脓肿则有相应的体征。

链接(护考)(2017年护考真题)

胆道蛔虫病病人临床表现最重要的特点是( )

A. 发作时伴恶心、呕吐 B. 症状与体征不符
C. 症状可自行缓解 D. 多不伴黄疸
E. 疼痛呈反复间歇发作

答案:B

解析:胆道蛔虫病典型症状为突发剑突右下方的阵发性"钻顶样"绞痛,体征轻微,仅在剑突右下方深部可有轻度压痛。体征与症状不成正比是本病最重要的特点。

(三)辅助检查

1. 实验室检查　血常规白细胞计数和嗜酸性粒细胞比例明显增高。
2. 影像学检查　**首选腹部超声检查**,可显示胆道内有平行强光带及蛔虫影。ERCP 检查可显示胆总管下端的蛔虫,并可在镜下钳夹取出。

(四)心理-社会状况

评估病人及其家属对胆道蛔虫病的知晓程度,有无因突发疼痛而产生恐惧,有无因反复发病而引起焦虑不安。

(五)治疗原则

以非手术治疗为主,当出现并发症时需考虑手术治疗。

1. 非手术治疗

(1) 解痉镇痛:口服 33%硫酸镁及解痉药可缓解 Oddi 括约肌痉挛。剧痛时可注射抗胆碱类药如阿托品、山莨菪碱(654-2)等,必要时可加用哌替啶。

(2) 利胆驱虫:酸性环境不利于蛔虫活动,发作时可用食醋、乌梅汤使虫静止,达到镇痛目的;经胃管注入氧气也有驱虫和镇痛作用。当症状缓解后再行驱虫治疗,常用哌嗪(驱蛔灵)或左旋咪唑。驱虫后继续服用利胆药物可有利于虫体残骸排出。

(3) 抗感染:可选用对肠道细菌及厌氧菌敏感的抗生素,预防和控制感染。

(4) 十二指肠镜取虫:ERCP 检查时如发现虫体在十二指肠乳头外,可钳夹取出。

2. 手术治疗　经非手术治疗未能缓解或合并胆管结石、肝脓肿、重症胰腺炎者,采用手术治疗。手术方式有胆总管切开探查术、T 形管引流手术。

【常见护理诊断/合作性问题】

1. 急性疼痛　与蛔虫钻入胆道导致 Oddi 括约肌痉挛有关。
2. 知识缺乏　与病人缺乏饮食卫生保健知识有关。
3. 体温增高　继发胆道感染有关。

【护理目标】

1. 病人疼痛减轻或缓解,情绪稳定。
2. 病人知晓疾病相关知识。
3. 病人感染得到有效控制。

【护理措施】

参见本章第一节胆石症病人的护理。

【健康教育】

1. 生活指导　指导病人养成良好的饮食卫生习惯,告知病人不喝生水,餐前便后洗手,蔬菜、水果洗净削皮,生菜、熟食分开准备等。

2. 驱虫指导　指导病人正确服用驱虫药,一般应于**清晨空腹或晚上临睡前服用**。

【护理评价】

通过治疗和护理,病人是否达到了护理目标:① 疼痛减轻。② 知晓了胆道蛔虫病的预防等相关知识。③ 感染得到预防或有效控制。

小结

胆石症是我国的常见病和多发病。其成因主要与胆道感染、代谢异常、致石基因等因素有关。胆囊结石的典型症状为胆绞痛。胆管结石继发胆管炎时,可出现较典型的沙尔科三联征:腹痛、寒战高热、黄疸。根据病情可采用非手术治疗与手术治疗,如术中留置 T 形管,术后护理注意妥善固定、保持引流通畅、观察记录胆汁量和性状、观察病人全身情况、预防感染、拔管护理。

胆道感染主要指胆囊炎和不同部位的胆管炎。急性胆囊炎表现为右上腹阵发性绞痛,常在饱餐、进食油腻食物后或夜间发作,疼痛可放射至右肩及背部。Murphy 征阳性。急性梗阻性化脓性胆管炎一般起病急骤,典型症状为 Reynolds 五联征,应立即解除胆道梗阻并引流。

胆道蛔虫病多发生于儿童和青少年,农村发病率高,本病的特点是剧烈的腹痛与较轻的腹部体征不相称,即"症征不符",病人常突发剑突下钻顶样剧烈绞痛,阵发性加剧。首选腹部 B 型超声检查,以非手术治疗为主,当出现并发症时需考虑手术治疗。

（尚娟娟）

第二十五章
思维导图

第二十五章
在线测试题

第二十六章　胰腺疾病病人的护理

第二十六章　胰腺疾病病人的护理 PPT

第二十六章　学习重点

第二十六章　思政案例

学习目标

知识目标：

1. 掌握急性胰腺炎、胰腺癌病人的常见护理诊断/合作性问题、外科治疗病人的护理措施和健康教育。
2. 熟悉急性胰腺炎、胰腺癌病人的临床表现、辅助检查、治疗原则。
3. 了解急性胰腺炎、胰腺癌病人的病因和病理分类。

能力目标：

1. 能运用护理程序对胰腺疾病病人实施整体护理。
2. 具有较强的观察能力、沟通交流能力、分析并解决问题的能力。

素养目标：

具有同理心，能关心病人，敬佑生命。

第一节 急性胰腺炎外科治疗病人的护理

第二十六章 第一节 PPT

案例导入

> 周先生，46 岁。"饮酒后腹痛伴呕吐 12 小时"来院就诊。病人餐后即感上腹饱胀不适，1 小时后出现上腹部偏左疼痛，阵发性加重，向腰背部呈束带状放射。呕吐 3 次，呕吐物为食物残渣及黄色胆汁。体格检查：T 38.5℃、P 96 次/分、R 19 次/分、BP 110/76 mmHg，急性痛苦面容，皮肤巩膜无黄染。上腹部及偏左部有压痛、反跳痛、肌紧张，肝脏下界未及，Murphy 征阴性，移动性浊音阴性。血白细胞计数 $13×10^9$/L，尿糖（++），血糖 5.4 mmol/L，血钙 1.45 mmol/L，血淀粉酶 1 200 U/L。B 超检查提示胆囊内见 1.3 cm ×1.6 cm 强光团，并伴有声影，胰腺肿大。
>
> 请思考：
> 1. 该病人可能的护理诊断有哪些？
> 2. 简述其治疗原则和护理措施。

案例分析（一）

知识链接：认识胰腺

急性胰腺炎（acute pancreatitis，AP）是指胰腺及其周围组织被胰腺分泌的消化酶所消化而引起的急性化学性炎症，是常见急腹症之一。好发年龄为 20～50 岁，男女病人之比约 2 : 1。

【病因】

急性胰腺炎的病因尚未完全明了，可能与下列因素有关。

1. **共同通道梗阻** 约 70% 的人胆胰管共同开口于 Vater 壶腹，由于多种原因，包括壶腹部结石、蛔虫或肿瘤压迫而阻塞，或胆道近段结石下移，造成 Oddi 括约肌炎性狭窄，或胆系结石及其炎症引起括约肌痉挛水肿，或十二指肠乳头炎、开口纤维化，或乳头旁十二指肠憩室等，均使胆汁不能通畅流入十二指肠内，而反流至胰管内，胰管内压升高，致胰腺腺泡破裂，胆汁胰液及被激活的胰酶渗入胰实质中，具有高度活性的胰蛋白酶进行"自我消化"，发生胰腺炎。据统计，30%～80% 为胆囊炎胆石症所引起。

2. **暴饮暴食** 酒精对胰腺有直接毒作用及局部刺激，造成急性十二指肠炎、十二指肠乳头水肿、Oddi 括约肌痉挛致胆汁排出受阻，加之暴食引起胰液大量分泌，胰管内压骤增，诱发本病。有人统计急性胰腺炎 20%～60% 发生于暴食酗酒后。

3. **血管因素** 当胰腺血运障碍时，可发生本病。当被激活的胰蛋白酶逆流入胰间质中，即可使小动脉高度痉挛、小静脉和淋巴管栓塞，从而导致胰腺坏死。

4. **感染因素** 腹腔、盆腔脏器的炎症感染，可经血流、淋巴或局部浸润等扩散引起胰腺炎。伤寒、猩红热、败血症，尤其腮腺炎病毒对胰腺有特殊亲和力，也易引起胰腺急性发病。

5. **手术与外伤** 腹部创伤如钝性创伤或穿透性创伤，均可以引起胰腺炎。手术后胰腺炎占 5%～10%，其发生可能为：① 外伤或手术直接损伤胰腺组织及腺管，引起水肿、胰管梗阻或血供障碍。② 外伤或手术中如有低血容量性休克，胰腺血液灌注不足，或有微血栓形成。③ 手术后胰液内胰酶抑制因子减少。④ ERCP检查时注射造影剂压力过高,可引起胰腺损伤,出现暂时性高淀粉酶血症,或出现急性胰腺炎。⑤ 器官移植后排斥反应和免疫抑制剂的应用也可诱发。

6. 其他　如高钙血症,某些药物如皮质激素、氢氯噻嗪、雌激素等,以及遗传因素、精神因素等均可诱发本病。

总之,目前认为胰腺梗阻,十二指肠液、胆汁反流,加之血运障碍,胰酶被激活,胰腺防御机制受到破坏而引起本病。

【病理分类】

急性胰腺炎按病理改变分水肿性和出血坏死性。急性胰腺炎基本的病理改变是胰腺不同程度的充血、水肿、出血和坏死。

知识拓展:急性胰腺炎病理分类

【护理评估】

(一) 术前评估

1. 健康史　了解病人饮食习惯,有无嗜好油腻饮食和经常大量饮酒,发病前有无暴饮暴食;既往有无胆道疾病史,高脂血症,近期有无腹部手术、外伤、感染、用药等诱发因素。

2. 身体状况

(1) **腹痛**:是最主要的症状。多为**突发性上腹或左上腹持续性剧痛或刀割样疼痛,腹腰部呈束带感**,常在饱餐或饮酒后发生,伴有阵发加剧,可因进食而增强,可波及脐周或全腹。常向左肩或两侧腰背部放射。

(2) 恶心、呕吐:约2/3的病人有此症状,发作频繁,早期为反射性,呕吐物为食物、胆汁。晚期是由于麻痹性肠梗阻引起,呕吐物为粪样。呕吐后腹痛不缓解。

(3) 腹胀:早期为反射性肠麻痹,晚期是由于感染中毒造成麻痹性肠梗阻致肠道积气积液,引起腹胀。

(4) 黄疸:约20%的病人于病后1~2日出现不同程度的黄疸。其原因可能为病人同时存在胆管结石,引起胆管阻塞,或肿大的胰头压迫胆总管下端或肝功能受损出现黄疸,黄疸越重,提示病情越重,预后较差。

(5) 发热:多为中度热,一般3~5日后逐渐下降。但重型者则可持续多日不降,提示胰腺感染或脓肿形成,并出现中毒症状。合并胆管炎时可有寒战、高热。

(6) **手足抽搐**:为血清钙降低所致。系进入腹腔的脂肪酶作用,使大网膜、腹膜上的脂肪组织被消化,分解为甘油和脂肪酸,后者与钙结合为不溶性的脂肪酸钙,因而血清钙下降。

(7) 其他:部分病人可有休克、精神症状、消化道出血、呼吸和循环衰竭、左腰部青紫色斑(Grey-Turner征)或脐部青紫色斑(Cullen征)等。

3. 辅助检查

(1) **胰酶测定**:对诊断有重要意义,目前常测定血、尿的淀粉酶和血清脂肪酶。血清淀粉酶在发病后3小时内开始升高,24小时达高峰,持续4~5日降至正常;**血清淀粉酶>500 U/L(正常值40~180 U/L,Somogyi法),有诊断意义**。尿淀粉酶在发病12~24小时后开始上升,48小时达到高峰,且下降较缓慢,超过300 U/L(正常值80~300 U/L,Somogyi法)也有诊断意义。但淀粉酶的高低与病变的轻重不一定成正比，胰腺广泛坏死后，腺泡破坏严重，淀粉酶生成减少，血、尿淀粉酶均不升高。

(2) 腹腔穿刺：对有腹膜炎体征而诊断较困难者可行此项检查。腹腔穿刺液中淀粉酶若明显高于血清淀粉酶水平，提示胰腺炎较重；腹腔穿刺液呈混浊，淀粉酶和脂肪酶增高有诊断意义。

(3) B型超声和CT：可以明确胰腺病变的性质、部位和范围，有无胰腺外浸润及范围和程度。定期CT检查可以观察病变演变的情况。

(4) 腹部X线平片：可见横结肠、胃等充气扩张，或有左侧膈肌上升，左下胸腔积液等。

(5) 血生化检查：血Ca^{2+}下降，与脂肪坏死后释放的脂肪酸与Ca^{2+}结合形成皂化斑有关；血糖升高，与高血糖素代偿性分泌增多或胰岛细胞破坏、胰岛素分泌不足有关；血气分析异常。

4. 治疗原则　轻型胰腺炎采用非手术治疗，非手术治疗主要包括禁食、胃肠减压，减少胰腺分泌，补充体液及防治休克，解痉镇痛，营养支持、抗感染、中药治疗等。

重症胰腺炎合并感染者行手术治疗，胆源性胰腺炎多数应手术治疗解除病因，手术的方法主要是清除胰腺及周围的坏死组织，清理腹腔，局部引流及解除病因等。

(二) 术后评估

1. 了解术中情况　麻醉方式和手术类型、范围，术中出血量和补液量。
2. 评估身体状况　评估病人的生命体征、意识状态、血氧饱和度、尿量、血糖水平、肝功能等；观察伤口是否干燥，有无渗血、渗液；了解引流管情况；了解有无出血、胰瘘、肠瘘、感染等并发症发生。
3. 心理-社会状况　了解病人对疾病和术后各种不适的心理反应，病人及其家属对术后康复过程、健康教育知识的掌握程度及心理应对能力。

【常见护理诊断/合作性问题】

1. 疼痛：腹痛　与胰腺炎症有关。
2. 焦虑或恐惧　与缺乏疾病的有关知识、严重并发症的威胁等有关。
3. (有)体液不足(的危险)　与炎性渗出、出血、呕吐、禁食等有关。
4. 营养失调：低于机体需要量　与恶心、呕吐、禁食和应激消耗有关。
5. 潜在并发症　休克、急性肾衰竭、呼吸窘迫综合征、心力衰竭、消化道出血、脓毒症、多器官功能障碍综合征等。术后出血、胰瘘、肠瘘、腹腔或胰腺脓肿。

【护理目标】

1. 病人疼痛减轻或缓解。
2. 病人恐惧减轻或缓解，情绪稳定。
3. 病人体液不足得到改善。
4. 病人营养状况得到改善。
5. 病人未发生并发症或并发症能得到及时发现和处理。

【护理措施】

（一）非手术治疗病人的护理及术前病人的护理

1. **休息与活动** 安置病人卧床休息,剧烈疼痛烦躁时,应做好安全防护,防止发生意外损伤,病情许可后,可遵医嘱指导病人下床活动。

2. **观察病情** 对重症病人,应安置于 ICU 病房进行监护。观察生命体征、意识、尿量、腹部症状和体征等变化,记录 24 小时液体出入量;定时采集血、尿标本送实验室检查,并观察其测定值的变化。若出现高热、腹膜刺激征范围扩大而严重等,提示胰腺及周围坏死组织继发感染;若出现意识障碍、面色苍白、脉搏增快、血压下降、肢端发凉、尿量减少等,提示并发休克;若出现发绀、呼吸困难、呼吸频率>35 次/分,动脉血氧分压<60 mmHg 等,应考虑并发急性呼吸窘迫综合征;若尿量<30 ml/h,血肌酐清除率<120 μmol/min,应警惕急性肾衰竭;对出现便血、呕血的病人,应考虑应激性溃疡。

3. **禁食、胃肠减压** 暂禁食,持续胃肠减压。病情好转后,拔出胃管开始进食,应先给予小量无脂清流质如白开水、米汤、薄粥等,若无不适,再缓增食量,并逐渐过渡到半流质和普通饮食,避免吃甜食和油腻食物,切忌饱餐及饮酒。

4. **补液、防治休克** 遵医嘱给予静脉输液,防治水、电解质紊乱及酸碱代谢平衡失调。有休克者,建立两条静脉通路,快速输液,必要时输注全血、血浆代用品、低分子右旋糖酐,应用升压药物等,以恢复有效循环血量。

5. **减轻疼痛** 协助病人取弯腰抱膝体位,以减轻疼痛。遵医嘱给予解痉和镇痛药物,如山莨菪碱或阿托品加哌替啶肌内注射,硝酸甘油片舌下含化,还可给予异丙嗪肌内注射,以加强镇静效果。遵医嘱应用抑肽酶、奥曲肽、西咪替丁、生长抑素等,以上药物除阿托品采用肌内注射外,其他均为静脉滴注给药,用药期间注意观察腹痛缓解的程度及药物不良反应。

6. **应用抗生素控制感染** 遵医嘱早期给予环丙沙星、甲硝唑等静脉滴注,以防止继发感染,缩短病程,减少并发症。

7. **营养支持** 遵医嘱早期实施完全胃肠外营养;病情稳定、肠麻痹消除后,改经胃管灌注营养;当血清淀粉酶恢复正常,症状和体征消失后可恢复正常饮食。

8. 腹腔灌洗的护理

（1）妥善连接:进水管接生理盐水或林格液(其中可加入抗生素),以 20～30 滴/分速度做持续灌洗。出水管要维持一定的负压吸引,若有管腔堵塞,可用生理盐水缓慢冲洗。

（2）观察引出液情况:一般开始为暗红色、混浊,内含小血块及坏死组织,2～3 日后颜色变淡、清亮;若引出液颜色鲜红、坏死组织量增多,说明有继发出血和组织自溶;若引出液含有胆汁、胰液或肠液,应考虑胆瘘、胰瘘或肠瘘的可能;定期测定引出液中淀粉酶和细菌,以判断治疗效果。

（3）保护皮肤:出水管周围皮肤涂氧化锌软膏保护,以防胰液腐蚀。

（4）适时拔管:若体温正常并稳定 10 日左右,血白细胞计数正常,引流液每日少于 5 ml 且淀粉酶测定值正常,可考虑停止灌洗,拔除导管;拔管后观察局部有无渗液,必要时更换敷料。

9. **必要时做好手术前准备** 如皮肤准备、药物过敏试验、交叉配血、麻醉前给药等。

(二) 术后护理

1. 体位与休息　麻醉清醒前安置平卧位,头偏向一侧,待麻醉作用消失、生命体征平稳后取半卧位,以利于呼吸和腹腔引流;重症病人因机体消耗过大,需要卧床休养,卧床期间应勤翻身、深呼吸和有效咳嗽,并进行肌肉和关节功能锻炼,以减少并发症。

2. 观察病情　观察生命体征、意识、尿量及腹部症状和体征,敷料有无渗血、渗液,各引流管固定是否牢固及其引流液的性质和量。若腹腔引流管引流出大量鲜血,并伴有血压下降、脉搏细速、面色苍白等表现,应考虑内出血;若切口或引流管口处有无色透明的液体渗出,且渗出液中淀粉酶含量高,则应判断为胰瘘;若出现腹膜刺激征,切口红肿、疼痛,并漏出肠液、粪样物或气体等,应考虑肠瘘;若出现发热,伴腹痛、腹部包块等,应行B型超声或CT检查,以判断有无腹腔或胰腺脓肿。

3. 引流管护理　胰腺炎病人手术后,可带有胃肠减压管、T形管、空肠造瘘管、胰腺引流管、腹腔冲洗管、导尿管等。应区分每条导管放置的部位及其作用,并将导管贴上标签,与相应的引流装置正确连接固定,以防滑脱;防止引流管扭曲、堵塞和受压;定时更换引流瓶、引流袋,注意无菌操作;分别观察和记录各引流液的性质和量。腹腔冲洗的护理见非手术治疗病人的护理。

4. 继续术前措施　禁饮食,胃肠减压,维持体液平衡,营养支持,使用抗生素预防感染等,同手术前护理。

5. 并发症护理　① 术后出血:应遵医嘱给予输液、输血、止血药物等。② 胰瘘:应保持负压引流通畅,保持创口周围皮肤清洁、干燥,并涂氧化锌软膏,以防胰液对皮肤造成腐蚀,待其自行愈合,必要时做手术治疗准备。③ 肠瘘:应保持局部引流通畅,做好局部皮肤护理,维持水、电解质代谢和酸碱平衡,加强营养支持,应用抗生素等,必要时做手术治疗准备。④ 腹腔或胰腺脓肿:一旦发生,遵医嘱给予抗感染、营养支持等治疗,必要时配合手术引流。

6. 心理护理　急性出血性坏死性胰腺炎,因病情严重,加之术后引流管较多和恢复时间较长,病人易出现悲观、急躁情绪,应给予更多的关心、体贴和鼓励,帮助病人稳定情绪,树立战胜疾病的信心。

(三) 健康教育

1. 以防为主　应避免劳累,进低脂、清淡、易消化饮食,避免暴饮暴食,禁烟酒;积极治疗胆道疾病、高脂血症;少用或不用吲哚美辛、糖皮质激素、口服避孕药等,消除急性胰腺炎的诱发因素。

2. 随访指导　告知病人定期来院复诊,若出现腹部包块、腹痛、腹胀、呕吐或糖尿病症状等,应随时就诊。

【护理评价】

通过治疗和护理,病人是否达到了护理目标:① 疼痛减轻或缓解。② 恐惧减轻或缓解。③ 体液不足得到缓解。④ 营养状况改善。⑤ 未发生并发症或并发症被及时发现并处理。

第二节　胰腺癌病人的护理

第二十六章
第二节 PPT

案例导入

> 李先生，57岁。因"上腹部隐痛3周"入院。3周前无明显诱因出现上腹部隐痛不适，在当地医院查，血白细胞计数 $7.39×10^9$/L，中性粒细胞比例75.8%，血红蛋白92 g/L。消化道造影提示残胃炎，予抑酸护胃治疗后，症状无明显好转。入院检查：T 39.3℃，P 102次/分，R 16次/分，BP 110/70 mmHg，上腹部有压痛，发育正常，营养中等，意识清楚。既往有2型糖尿病3年，目前予胰岛素早晚各2 U皮下注射。近期体重下降约5 kg。血淀粉酶2 080 U/L，CA19-9：162 U/L。CT显示胰腺有占位性病变，考虑胰腺癌可能。病人选择手术治疗，在全身麻醉下行胰头十二指肠切除术。
> 请思考：
> 1. 该病人术前护理措施有哪些？
> 2. 该病人术后护理措施有哪些？
> 3. 该病人出院后的健康指导内容有哪些？

案例分析（二）

　　胰腺癌（prancreatic carcinoma）是发生于胰腺的一种较常见的消化系统恶性肿瘤，以45～65岁最为多见，男性略多于女性。**胰腺癌中以胰头癌最多见**，占70%～80%，其次为体尾部癌，全胰癌少见。胰头癌因其症状隐匿且缺乏特异性，早期诊断困难，预后差。壶腹部癌（carcinoma of ampulla）是指胆总管末端、壶腹部及十二指肠乳头附近的癌肿，在临床上与胰头癌有很多共同之处，故统称为壶腹周围癌（periampullary carcinoma）。壶腹部癌恶性程度低于胰头癌，若能早确诊、早治疗，预后好于胰头癌。

【病因】

　　病因不明确。**吸烟是胰腺癌的主要危险因素**，香烟烟雾中的亚硝胺有致癌作用。高蛋白质和高脂饮食可增加胰腺对致癌物质的敏感性。此外，糖尿病、慢性胰腺炎病人发生胰腺癌的危险性高于一般人群。

【护理评估】

（一）术前评估

1. **健康史**　评估病人的食欲、消化功能，有无腹痛、腹泻，有无皮肤瘙痒和体重减轻。有无吸烟、糖尿病史，既往饮食习惯、职业因素等。

2. **身体状况**

（1）腹痛、黄疸和消瘦：三者是最常见的临床表现。**腹痛是常见的首发症状**；早期可有上腹不适、隐痛、钝痛、胀痛；中晚期出现持续性剧烈腹痛，向腰背部放射，夜间尤甚，病人常呈前倾坐位，不能平卧，一般止痛药物无效，影响睡眠和饮食。**黄疸是胰头癌的主要表现**，呈进行性加重，伴皮肤瘙痒、小便深黄,大便可呈陶土色;壶腹部癌位于胰胆管共同通道的开口处,故黄疸出现早,且可随肿瘤组织坏死脱落而呈波动性,这一特征可与胰头癌做出鉴别。由于饮食量减少、消化吸收障碍、睡眠不足及癌肿消耗等,**在短时期内即出现明显的消瘦、乏力等表现。**

(2) 消化道症状:常有上腹饱胀、恶心、呕吐、食欲减退、消化不良或腹泻;晚期癌肿侵及十二指肠可出现上消化道梗阻或消化道出血。

(3) 其他:如胆道梗阻严重,可触及增大的肝和胆囊,合并感染者可出现反复发热;晚期可有上腹肿块、腹水或远处转移症状等。

视频:胰腺癌病人的临床表现

3. 辅助检查

(1) 实验室检查:

1) 血生化检查:可有血、尿淀粉酶一过性升高,空腹或餐后血糖升高,糖耐量试验有异常曲线等;胆道梗阻时可出现血清总胆红素和结合胆红素升高,血清碱性磷酸酶、转氨酶升高,尿胆红素阳性。

2) 免疫学检查:大多数胰腺癌血清学标志物可升高,包括癌胚抗原(CEA)、胰胚抗原(POA)、胰腺癌特异抗原(PaA)、胰腺癌相关抗原(PCAA)及糖链抗原19-9(CA19-9)等,其中**CA19-9最常用于辅助诊断和术后随访。**

(2) 影像学检查:B型超声、CT、PTC、ERCP、MRI或磁共振胰胆管造影(MRCP)、选择性动脉造影等,可显示肿瘤的部位、大小、形态及有无转移征象,为诊断和选择治疗方案提供依据。

4. 心理-社会状况　了解病人对疾病的认识程度,对疾病预后的恐惧状态及悲观情绪、家庭成员的心理状态和经济状况。

5. 治疗原则

(1) 手术治疗:**手术切除是治疗胰腺癌和壶腹部癌最主要而有效的方法。**常用手术方法如下。

1) 胰头十二指肠切除术(Whipple手术):切除胰头、远端胃、十二指肠、胆囊、胆总管及Treitz韧带以下10~15 cm的空肠,同时清除相关淋巴结,再将胰、胆管、胃与空肠吻合,重建消化道(图26-1)。

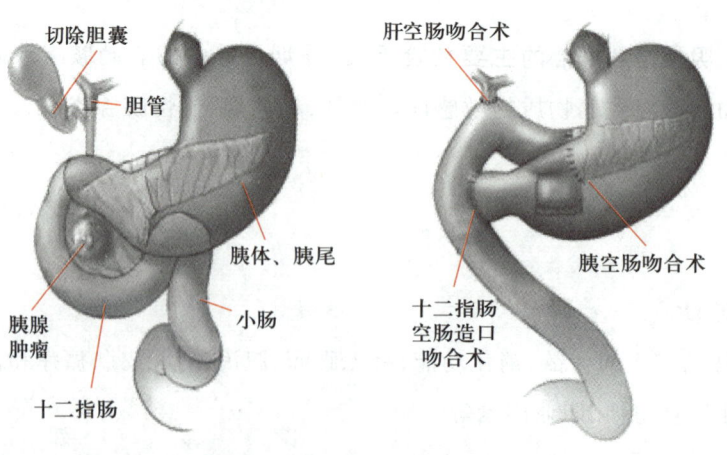

图26-1　胰头十二指肠切除术

2) 保留幽门的胰头十二指肠切除术(pylorus preserving pancreaticoduodenectomy,PPPD):适用于幽门上下淋巴结无转移,十二指肠切缘无癌细胞残留者。

3）左半胰切除术：对胰体尾部癌，可行胰体尾部及脾切除术。

4）姑息性手术：如胆总管空肠或胆囊空肠吻合术，以解除胆道梗阻；胃空肠吻合术，以解除十二指肠梗阻；内脏神经周围注射无水乙醇做化学性内脏神经切断术或手术切除腹腔神经节，以减轻疼痛等。

（2）辅助治疗：放疗加化疗对胰十二指肠切除术后有一定的协同治疗作用。常用化疗药物有氟尿嘧啶、丝裂霉素等。此外，可选用免疫疗法、中药等。合并糖尿病者，需用胰岛素等治疗。

（二）术后评估

参见本章第一节急性胰腺炎外科治疗病人的护理相关内容。

【常见护理诊断/合作性问题】

1. 疼痛：腹痛　与肿瘤所致胰管或胆总管梗阻、肿瘤侵犯腹腔神经丛等有关。
2. 营养失调：低于机体需要量　与厌食、呕吐、消化不良及肿瘤消耗等有关。
3. 焦虑、恐惧　与担心预后、害怕死亡、严重疼痛等有关。
4. 有皮肤完整性受损的危险　与黄疸所致皮肤瘙痒、卧床、营养不良等有关。
5. 潜在并发症：术后出血、腹腔脓肿、胰瘘、胆瘘、肠瘘、逆行性胆道感染、血糖异常等。

【护理目标】

1. 病人疼痛减轻或者缓解。
2. 病人营养失调状况得到改善。
3. 病人情绪稳定。
4. 病人皮肤完整。
5. 病人未发生并发症或并发症能被及时发现并处理。

【护理措施】

（一）非手术治疗病人的护理及术前护理

1. 心理护理　胰腺癌以老年人多见，心理反应较重，应耐心倾听病人的叙述，关心、体贴、理解病人，与其建立相互信任的护患关系，采用适当方式转移和分散病人的注意力，以减轻其心理反应；讲解有关治疗和护理的基本方法、目的、可能的感受及如何配合等，使其消除疑虑，能积极配合治疗和护理。

2. 休息与饮食　提供舒适安静的休息环境，指导病人取舒适体位以减轻腹痛和腹胀。鼓励病人摄取清淡、富含营养、软硬适宜、易消化的食物，并摄入足够的水分，以保持大便通畅。

3. 对症护理　如疼痛者按三级止痛原则给予镇痛药，必要时协助使用镇痛泵镇痛；营养不良者给予肠内或肠外营养支持治疗；消化不良者给予胰酶片、多酶片等口服；有黄疸者补充维生素K，伴皮肤瘙痒时使用止痒剂，并叮嘱病人勿搔抓，以防感染；高血糖者给予胰岛素治疗；低血糖者适当补充葡萄糖；胆道梗阻继发感染者使用抗菌药。

4. 做好手术前准备　除一般准备外，应着重了解和改善心、肺、肾、肝等重要器官的功能，纠正营养不良,以提高对手术的耐受能力;预防性应用抗生素;做交叉配血试验,以备术中输血。

(二)术后护理

1. **体位与休息** 麻醉作用消失,血压平稳后,取半卧位,以利引流和呼吸。根治性胰头十二指肠切除术者,因手术创伤较大,术后带引流管、造瘘管等,需卧床休息,应定时为病人翻身,指导深呼吸和有效咳嗽,进行肢体活动等,病情许可后再下床活动。

2. **观察病情** 观察生命体征、面色、意识、尿量、腹腔引流液的颜色和量等;注意有无术后出血、腹腔脓肿、胰瘘、胆瘘、肠瘘、逆行性胆道感染等并发症表现;还要注意测定血糖浓度,注意有无血糖异常。

3. **饮食与营养** 胃肠减压持续2~3日,肠蠕动恢复后可按胃肠道手术指导病人摄取清淡、高营养、富含维生素、易消化的饮食;禁饮食期间行静脉输液,并适当给予静脉营养支持。

4. **对症护理** 如切口疼痛,遵医嘱给予镇痛药;胰腺切除术后,胰外分泌功能严重减退,应给予消化酶制剂或止泻药等。

5. **引流管护理** 包括胃肠减压管、胆道T形管、胰管引流管、腹腔引流管、空肠造口管、导尿管等,均应按常规做好护理,参见急性胰腺炎。

6. **并发症的护理** 逆行性胆道感染,是指胆管空肠吻合后食物反流入胆道而导致的胆道感染,表现为反复发作的腹痛、发热,严重者可出现脓毒症。告知病人进食后取坐位15~30分钟,以减少胃肠内容物的反流,预防感染。主要治疗措施为应用抗生素和利胆药物,防止便秘等。

(三)健康教育

1. **早发现、早诊断** 凡年龄在40岁以上,短时间内出现持续性上腹部疼痛、腹胀、食欲减退、明显消瘦等症状时,应及时进行胰腺的影像学和肿瘤血清标志物检查,以便于对胰腺癌的早发现、早诊断、早治疗。

2. **治疗和康复指导** 遵医嘱接受规范的放疗或化疗,放、化疗期间应定期复查血常规,以便及早发现和处理骨髓抑制;术后1年内每3个月复查1次,以后每6~12个月复查1次,若出现异常情况,应及时就诊。在生活方面,应注意休息、避免劳累,调节情绪、保持乐观,少量多餐、均衡饮食,以促进身体的全面康复。

【护理评价】

通过治疗和护理,病人是否达到了护理目标:① 疼痛减轻或缓解。② 营养状况改善。③ 情绪稳定。④ 皮肤完整。⑤ 未发生并发症或并发症能被及时发现并处理。

小结

急性胰腺炎是指胰腺及其周围组织被胰腺分泌的消化酶所消化而引起的急性化学性炎症,是常见急腹症之一。按病理变化可分为两种:水肿性胰腺炎(轻型急性胰腺炎)和急性出血坏死性胰腺炎(重症急性胰腺炎)。急性胰腺炎最重要的症状是腹痛,一般为突发性上腹或左上腹持续性剧痛或刀割样疼痛,腹腰部呈束带感,常在饱餐或饮酒后发生,对急性胰腺炎有重要诊断意义的检查方法是胰酶测定。目前常测定血、尿的淀粉酶和血清脂肪酶。血清淀粉酶值在发病后3小时内开始升高,24小时达高峰,1~2周后恢复正常;血清淀粉酶大于500 U/L,有诊断意义。尿淀粉酶在发病12~24小时后开始上升,且下降较缓慢,超过300 U/L,也有诊断意义。但应注意,淀粉酶的高低与病变的轻重不一定成正比,胰腺广泛坏死后,腺泡破坏严重,淀粉酶生成减少,血、尿淀粉酶均不升高。轻型胰腺炎采用非手术治疗。重症胰腺炎合并感染者行手术治疗。

　　胰腺癌好发于胰头颈部。吸烟是胰腺癌已确定的首要病因。最常见的症状有腹痛、黄疸和消瘦。胰头癌最主要的症状和体征是黄疸进行性加重。胰腺癌首选的检查方法是B型超声。最主要的治疗方法是手术切除。术前指导病人进食高热量、高蛋白质、高维生素、低脂饮食。高血糖者,遵医嘱应用胰岛素。黄疸致皮肤瘙痒者避免指甲抓伤皮肤。术前1周执行保肝措施,手术前要保证凝血酶原时间正常。胰头癌病人术后应给予低脂肪、高蛋白质、高维生素清淡易消化饮食。术后腹腔引流一般需放置5~7日,胰管引流在2~3周后拔除。胰腺癌术后常见的并发症有出血,感染,胆瘘(腹腔引流管或腹壁伤口溢出胆汁),胰瘘(腹腔引流液淀粉酶升高)和血糖异常。胰腺癌术后并发胰瘘的时间在5~10日。

(高　薇)

第二十六章
思维导图

第二十六章
在线测试题

第二十七章　周围血管疾病病人的护理

第二十七章　周围血管疾病病人的护理PPT

第二十七章　学习重点

第二十七章　思政案例

学习目标

知识目标：

1. 掌握下肢静脉曲张、血栓闭塞性脉管炎的临床表现、常见护理诊断/合作性问题、护理措施和健康教育。

2. 熟悉下肢静脉曲张、血栓闭塞性脉管炎病人的辅助检查、治疗原则。

3. 了解下肢静脉的解剖。了解下肢静脉曲张、血栓闭塞性脉管炎病人的病因与病理生理。

能力目标：

能运用护理程序对下肢静脉曲张、血栓闭塞性脉管炎病人实施整体护理。

素养目标：

关心爱护病人，具有严谨求实的工作态度。

第一节 下肢静脉曲张病人的护理

案例导入

王先生，50岁，教师。3个月前左小腿内侧出现溃疡，换药治疗不愈而入院。王先生5年前感觉双下肢久站后沉重发胀、酸痛，小腿部浅静脉似蚯蚓状曲张隆起，休息后减轻，未做处理。检查发现：其左小腿静脉曲张，左小腿内侧出现约3 cm×3 cm溃疡。Perthes试验显示：深静脉通畅。入院诊断：左下肢静脉曲张。

请思考：
1. 导致下肢静脉曲张的病因有哪些？
2. 术前应做好哪些准备工作？
3. 如何对病人进行健康指导？

案例分析（一）

下肢静脉曲张是指下肢浅静脉因血液回流障碍，导致伸长、迂曲和扩张，呈曲张状态为主要表现的一种疾病。晚期经常并发小腿慢性溃疡，是外科常见病。本病占周围血管疾病的90%以上，多见于从事长久站立的职业及体力劳动者。

【解剖和生理】

1. **下肢静脉** 有深、浅两组，深静脉位于下肢肌肉深部，与动脉伴行，不会发生曲张。

（1）浅静脉：主要有大隐静脉和小隐静脉两条主干。大隐静脉起自足背静脉网内侧，沿下肢内侧上行，于腹股沟韧带下穿过卵圆窝注入股静脉；注入股静脉前有五个分支：阴部外浅静脉、腹壁浅静脉、旋髂浅静脉、股外侧浅静脉和股内侧浅静脉。小隐静脉起自足背静脉网外侧开始，沿小腿后面上行，于腘窝处穿过深筋膜进入腘静脉。

（2）深静脉：主要由胫前、胫后和腓静脉组成，三者先汇合成为腘静脉，经腘窝进入内收肌管裂孔、上行为股浅静脉，在大腿上部与股深静脉汇合为股静脉。

（3）交通静脉：连接于深静脉和浅静脉之间。小腿内侧以踝交通静脉最重要，小腿外侧的交通静脉多位于小腿中段，大腿内侧的交通静脉大多位于大腿中、下1/3处。

（4）小腿肌静脉：由腓肠肌静脉和比目鱼肌静脉组成，直接汇入深静脉。

2. **下肢静脉瓣膜** 下肢静脉内有许多向心单向开放的瓣膜，阻止静脉血逆流，保证下肢静脉血由下向上，由浅入深地单向回流。在大隐静脉注入股静脉及小隐静脉注入腘静脉处都有较坚韧的瓣膜。

3. **静脉壁结构** 静脉壁由外膜、中膜和内膜组成。外膜主要为结缔组织，内膜主要为内皮细胞，中膜主要为肌层；与静脉壁的强弱与收缩功能相关。下肢远侧深静脉及小腿浅静脉分支的管壁较近侧薄，而承受的静脉血柱压力比近侧静脉高，故易发生静脉曲张。静脉壁结构异常主要是胶原纤维减少、断裂、扭曲，使静脉壁失去应有的强度而扩张。

4. 下肢血流动力学　下肢静脉血流能对抗重力而向心回流,主要取决于:① 静脉瓣膜向心单向开放功能。② 肌关节泵的动力功能。③ 心脏的搏动和胸腔内负压对周围静脉血的向心吸引作用。

【病因与分类】

下肢静脉曲张按其发病原因,可分为单纯性(原发性)和继发性(代偿性)两类。**单纯性下肢静脉曲张最多见,其中以左下肢大隐静脉曲张为多**。青壮年居多。

1. 原发性下肢静脉曲张　临床上多见,是指涉及浅静脉的曲张。**主要原因是静脉壁薄弱、静脉瓣膜缺陷及浅静脉内压力升高**。

（1）先天性因素:静脉壁薄弱、静脉瓣膜稀少或缺如,与遗传因素有关。

（2）后天性因素:任何加强血管内血柱的重力作用的因素,如长期站立工作、久坐少动、重体力劳动、妊娠、慢性咳嗽、习惯性便秘等,都可造成下肢浅静脉内压力升高,促使静脉管腔扩大,以致静脉瓣膜关闭不全,血液由上而下、由深而浅倒流,使缺乏肌肉有力支持的浅静脉逐渐延长、迂曲并扩张,形成静脉曲张。当循环血量经常超过回流的负荷时,亦可导致静脉内压力升高,静脉扩张,从而形成静脉瓣膜相对关闭不全。

2. 继发性下肢静脉曲张　是因深静脉病变,如下肢深静脉因炎症、血栓形成而阻塞,先天性深静脉瓣膜缺如综合征等,或继发于深静脉以外的病变,如盆腔肿瘤或妊娠子宫压迫髂静脉均可引起下肢静脉曲张。

【病理生理】

下肢静脉曲张的主要血流动力学改变是主干静脉和皮肤毛细血管压力升高。主干静脉高压导致浅静脉扩张;皮肤毛细血管压力升高造成皮肤微循环障碍、毛细血管通透性增加,血液中的大分子物质渗入组织间隙并积聚、沉积在毛细血管周围,形成阻碍皮肤和皮下组织细胞摄取氧气和营养的屏障,导致皮肤色素沉着、纤维化、皮下脂肪坏死和皮肤萎缩,最后形成溃疡。

当大隐静脉瓣膜遭到破坏而关闭不全后,可影响远侧和交通静脉的瓣膜,甚至通过属支而影响小隐静脉。静脉瓣膜和静脉壁距离心脏越远、强度越差,承受的压力越高。因此,下肢静脉曲张后期的进展比初期迅速,曲张的静脉在小腿部远比大腿部明显。

视频:原发性下肢静脉曲张临床表现

视频:大隐静脉瓣膜功能试验

【护理评估】

（一）健康史

了解病人有无长期站立工作、重体力劳动、慢性咳嗽、习惯性便秘、妊娠等使浅静脉压力持久升高的因素。了解病人有无家族遗传病史。

（二）身体状况

1. 症状　早期主要表现为病人在站立过久或走路时间较长时,常感下肢沉重酸胀、麻木和疼痛、易疲劳。

2. 体征　**病人小腿内侧可见浅静脉扩张、迂曲、隆起,似蚯蚓状**,直立时更明显。后期,深静脉和交通静脉瓣膜功能破坏后,曲张静脉明显隆起,蜿蜒成团,并可出现踝部轻度肿胀和足靴区皮肤营养不良的变化,包括皮肤萎缩、脱屑、瘙痒、干燥、毛发脱落、色素沉着、足背部水肿、湿疹或溃疡等。

3. 主要并发症　① 足靴区湿疹或慢性小腿溃疡:由于皮肤营养障碍引起。② 血栓性浅静脉炎:曲张的静脉内血流迟缓,易致血栓形成及非感染性静脉炎。③ 曲张静脉破裂出血:多发生于足靴区及踝部,因外伤所致。

(三) 辅助检查

1. 特殊检查　为鉴别静脉曲张的性质,通常进行以下检查以了解深静脉回流情况、浅静脉与交通静脉瓣膜功能(图 27-1)。

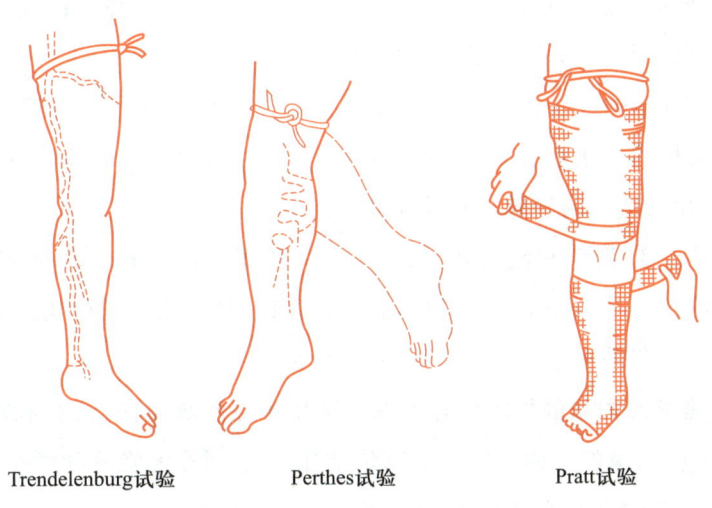

Trendelenburg试验　　Perthes试验　　Pratt试验

图 27-1　下肢静脉瓣膜功能试验

(1) 大隐静脉瓣膜功能试验(Trendelenburg 试验):检查时,让病人平卧,抬高患肢,使浅静脉排空,在大腿根部扎上止血带,压迫大隐静脉,然后让病人站立,放松止血带后 10 秒内,如出现自上而下的静脉逆向充盈,提示瓣膜功能不全。同理,在腘窝部扎上止血带,可以检测小隐静脉瓣膜的功能。如在未放开止血带前,止血带下方的静脉在 30 秒内已充盈,则表明有交通静脉瓣膜关闭不全。

(2) 深静脉通畅试验(Perthes 试验):检查时让病人站立,待静脉充盈后在腹股沟下方用止血带阻断大腿浅静脉主干,嘱病人用力踢腿或做下蹲运动十余次。此时由于小腿肌泵收缩迫使静脉血液向深静脉回流,使曲张静脉排空。如在活动后浅静脉曲张更为明显,张力增高,甚至有胀痛,则表明深静脉不通畅。若曲张的浅静脉明显减轻或消失,表示深静脉通畅。

(3) 交通静脉瓣膜功能试验(Pratt 试验):检查时,让病人仰卧,抬高受检患肢;在大腿根部扎止血带。然后从足趾向上至腘窝缚缠第一根弹力绷带,再自止血带处向下,扎上第二根弹力绷带。让病人站立,一边向下解开第一根弹力绷带,一边向下继续缚缠第二根弹力绷带,如果在两根弹力绷带之间的间隙内出现曲张静脉,即意味着该处有功能不全的交通静脉。

2. 影像学检查

(1) 下肢静脉造影:可观察下肢静脉是否通畅,静脉的形态改变和瓣膜的位置和形态。在深静脉逆行造影时,若见到造影剂向远端逆流,提示深静脉功能不全,而非原发性下肢静脉曲张。

视频:深静脉瓣膜功能试验

视频:小隐静脉瓣膜功能试验

（2）血管超声检查：超声多普勒血流仪能确定静脉反流的部位和程度，超声多普勒显像仪可以观察瓣膜关闭活动及有无逆向血流。

（四）心理-社会状况

病人的下肢静脉曲张是否影响正常生活与工作；是否因慢性溃疡、创面经久不愈造成病人的紧张不安和焦虑；病人对本病预防知识的了解程度及家庭、社会支持情况。

（五）治疗原则

1. 非手术疗法　仅能改善症状。适用于：① 病变局限、症状较轻的单纯性下肢静脉曲张病人。② 妊娠期妇女。③ 症状虽然明显，但手术耐受力极差的病人。主要治疗措施如下。

（1）促进下肢静脉回流：避免久站、久坐，间歇性抬高患肢。穿弹力袜或用弹力绷带，压迫曲张静脉。弹力袜远侧的压力应高于近侧，以利于回流。

（2）注射硬化剂和压迫疗法：适用于病变范围小且局限者，也可作为手术的辅助治疗，处理残留的曲张静脉。常用的硬化剂有5%鱼肝油酸钠、酚甘油液等。将硬化剂注入曲张的静脉后局部加压包扎，利用硬化剂造成的静脉炎症反应使其闭塞。

（3）处理并发症　① 湿疹和溃疡者：抬高患肢并给予创面湿敷。② 血栓性浅静脉炎：给予抗菌药及局部热敷治疗。③ 曲张静脉破裂出血：抬高患肢和局部加压包扎止血，必要时予缝扎止血。待并发症改善后择期手术治疗。

2. **手术治疗**　是静脉曲张的根本治疗方法。适用于深静脉通畅、无手术禁忌证者。

（1）传统手术：① 大隐静脉或小隐静脉高位结扎。② 剥除大隐静脉或小隐静脉主干及曲张静脉。③ 结扎功能不全的交通静脉。

（2）微创疗法：伴随医学激光和超声等技术的飞速发展，近年来出现了静脉腔内激光治疗（endovenous laser treatment，EVLT）、内镜筋膜下交通静脉结扎术、旋切刀治疗，以及静脉内超声消融治疗等微创治疗法。微创手术的特点是创伤小、恢复快，有替代传统治疗方法的趋势。

【常见护理诊断/合作性问题】

1. 活动无耐力　与下肢静脉淤血有关。
2. 皮肤完整性受损　与皮肤营养障碍及并发感染有关。
3. 知识缺乏　缺乏本病的预防知识及患肢锻炼和保护方法的知识。
4. 潜在并发症　湿疹、小腿慢性溃疡、急性出血、血栓性浅静脉炎，术后有并发出血、感染的危险。

【护理目标】

1. 病人活动耐力逐渐增加。
2. 病人慢性溃疡创面感染得到有效控制。
3. 病人了解本病的预防知识，学会正确的患肢锻炼和保护方法。
4. 病人未并发症或能被及时发现并处理。

【护理措施】

（一）非手术治疗病人的护理及术前护理

1. **一般护理** ① 注意休息，加强营养。② 休息或卧床时、手术前数日**抬高患肢 20°～30°**，以利静脉回流，减轻症状，利于手术后切口愈合，尤其是合并下肢水肿者。③ 指导病人下床活动时应穿弹力袜或用弹力绷带，**弹力绷带应自下而上包扎**。④ 保持良好的坐姿，**坐时双膝勿交叉过久**，以免压迫腘窝、影响静脉血液回流。⑤ 避免腹内压和静脉压增高的因素，保持大便通畅，避免长时间站立，肥胖者应有计划减肥。

2. **术前护理** ① 下肢静脉曲张并发小腿溃疡并有急性水肿者，应予卧床休息，用3%硼酸溶液湿敷或生理盐水纱布换药，保持创面清洁；同时做创面细菌培养及抗生素敏感试验，手术前开始用药。手术日晨将溃疡处再换药1次，并用无菌治疗巾包好，以免污染手术野。② 认真做好足部皮肤清洁与手术野皮肤准备工作。注意清洗肛门和会阴部，范围包括：腹股沟部、会阴部和整个下肢。若手术中需植皮时，还应做好供皮部位的皮肤准备。③ 做好心理护理。④ 手术前1日用甲紫或记号笔画出曲张静脉的行径，便于术中准确操作。⑤ 注射硬化剂的部位以无菌敷料覆盖，弹力绷带包扎。

（二）术后护理

1. **一般护理** ① 对行大隐静脉高位结扎加分段剥脱术后的病人，24～48小时内给予镇痛药。② 术后抬高患肢20°～30°，指导踝部伸屈运动，以促进静脉血回流；如无异常情况，**手术24～48小时后即应鼓励病人下地行走**。③ 手术后将患肢用弹性绷带自足背向大腿方向加压包扎，防止静脉剥脱部位出血。要注意保持弹性绷带适宜的松紧度，**使用弹性绷带一般需维持1～3个月**。④ 避免过久站立、静坐或静立不动。

链接护考（2013年护考真题）

王女士，63岁。因右下肢静脉曲张行大隐静脉高位结扎剥脱术。术后护士指导其使用弹力绷带的正确方法是（　　）

A. 包扎前应下垂患肢

B. 手术部位的弹力绷带应缠绕得更紧

C. 两圈弹力绷带之间不能重叠

D. 由近心端向远心端包扎

E. 包扎后应能扪及足背动脉搏动

答案：E

解析：弹力绷带的正确使用包括包扎前抬高患肢，使静脉血回流；弹力绷带缠绕应松紧适宜，包扎后应能扪及足背动脉搏动；两圈弹力绷带之间重叠1/3～1/2；由远心端向近心端包扎；包扎肢体处于功能位，露出指端以观察血运。

2. **病情观察** 手术后注意观察有无切口或皮下渗血，局部有无感染，发现异常及时报告医师并妥善处理。若发现第1日患侧足背有水肿,多因静脉回流不畅或患肢绷带加压包扎过紧所致。如患肢疼痛应及时松开弹力绷带重新包扎,或穿弹力袜。发现有局部出血、感染或血栓性静脉炎等并发症的征象时,应及时报告医师并协助妥善处理。

3. 并发症的观察、预防及护理

（1）术后早期活动：病人卧床期间指导其做足部伸屈和旋转运动；术后24小时鼓励病人下地行走,促进下肢静脉回流,避免深静脉血栓形成。

（2）保护患肢：活动时避免外伤引起曲张静脉破裂出血。

4. 心理护理　与病人沟通,使病人了解静脉曲张的有关知识,消除其顾虑和担忧,积极配合治疗。

（三）健康教育

1. 指导病人进行适度的体育锻炼,增加血管壁的弹性。
2. 非手术治疗病人坚持长期使用弹性绷带及弹力袜,术后病人继续使用1～3个月。
3. 平时保持良好的坐姿,避免久站或久坐,休息时抬高患肢。
4. 去除影响下肢静脉回流的因素,避免用过紧的腰带和紧身衣物。
5. 保持大便通畅,避免肥胖。
6. 活动时注意保护患肢,避免外伤引起曲张静脉破裂出血。

【护理评价】

通过治疗和护理,病人是否达到了护理目标：① 活动耐力逐渐增加。② 慢性溃疡创面感染得到有效控制。③ 了解本病的预防知识,学会正确地患肢锻炼和保护方法。④ 未发生并发症或被及时发现和处理。

第二节　血栓闭塞性脉管炎病人的护理

案例导入

> 赵先生,55岁。因"左下肢疼痛、麻木、行走困难"入院。病人有多年抽烟嗜好,今年夏季开始肢端发凉、怕冷、酸痛、足趾有麻木感,最近出现间歇性跛行。体格检查：一般状态良好,左下肢发凉,足背、胫后动脉搏动明显减弱。辅助检查：双侧下肢皮温相差3℃,Buerger试验阳性,动脉造影检查发现有血管狭窄。入院诊断：血栓闭塞性脉管炎。
>
> 请思考：
> 1. 血栓闭塞性脉管炎的临床表现有哪些？
> 2. 如何进行术后护理？
> 3. 怎么对病人进行健康指导？

血栓闭塞性脉管炎(thromboangiitis obliterans)又称 Buerger 病,是一种累及血管的**炎症性、节段性和周期发作的慢性闭塞性疾病,主要侵及四肢中、小动静脉**,尤其是下肢血管。本病好发于我国北方,有长期吸烟史的男性青壮年多见。

【病因及分类】

血栓闭塞性脉管炎的病因尚未完全明确,目前认为可能与下列因素有关。

1. 外在因素　主要有吸烟、寒冷与潮湿的生活环境,慢性损伤和感染。
2. 内在因素　自身免疫功能紊乱,性激素和前列腺素失调以及遗传因素。

以上因素中主动与被动吸烟是导致本病发生和发展的重要原因。

【病理生理】

本病病变呈节段性分布,两段之间的血管比较正常。早期以血管痉挛为主,继而血管壁全层非化脓性炎症改变,有广泛的淋巴细胞浸润及内皮细胞和成纤维细胞增生。血管内膜增厚并有血栓形成,导致血管狭窄,甚至完全闭塞。后期,炎症消退,血栓机化,新生毛细血管形成。病变晚期动脉周围有广泛纤维组织形成,常包埋静脉和神经,形成硬索状物。虽有侧支循环建立,但不足以代偿,因而闭塞血管远端的组织可出现缺血性改变,最终导致肢体远端溃疡或坏疽。

【护理评估】

(一)健康史

询问病人有无长期吸烟史;生活、工作环境是否寒冷与潮湿;有无损伤和感染史;有无神经内分泌失调、自身免疫功能异常及遗传史等。

(二)身体状况

起病隐匿,进展缓慢,常呈周期性发作,经过较长时间后症状逐渐明显并加重。按病变发展程度可分为三期。

1. **局部缺血期**　此期主要为血管痉挛,表现为患肢供血不足,出现患肢麻木、发凉、针刺等异常感觉,尤其是在行走一段距离后患肢疼痛,被迫停下来,休息数分钟后疼痛可缓解,但再行走后又出现疼痛,这种现象为**间歇性跛行,是**此期的**典型表现**。患肢皮肤温度降低、色泽苍白,同时出现皮肤干燥、趾(指)甲增厚变形;小腿肌萎缩;**足背或胫后动脉搏动明显减弱**;足背动脉充盈时间延长。少数病人可伴有游走性静脉炎。

2. **营养障碍期**　此期为以血管闭塞为主,除血管痉挛继续加重外,还有明显的血管内膜增厚及血栓形成。表现为患肢疼痛加剧,夜间更甚,迫使病人屈膝护足而坐,或辗转不安,不能入睡,或借助于肢体下垂以求减轻疼痛,此种现象称为**静息痛**。趾甲生长缓慢、增厚变形,皮肤干燥变薄、苍白,汗毛脱落和肌肉萎缩等。病人足背动脉和胫后动脉搏动消失;足背动脉充盈时间进一步延长。

3. **坏疽期**　此期患肢动脉完全闭塞,远端肢体供血中断,肢体自远端逐渐向上发生干性坏疽。**患肢趾(指)端发黑、干瘪、溃疡,剧痛**。若继发感染,则干性坏疽转变为湿性坏疽,重者可出现脓毒症而危及生命。

（三）辅助检查

通过辅助检查可了解动脉闭塞的部位、范围、性质、程度及侧支循环等情况。

1. 一般检查

（1）测定跛行距离和跛行时间。

（2）测定皮肤温度：双侧肢体对应部位皮肤温度相差2℃以上，提示皮温降低侧有动脉血流减少。

（3）**肢体抬高试验（Buerger征）**：嘱病人平卧，抬高患肢45°，持续60秒后观察足部皮肤色泽变化。若出现足趾皮肤呈苍白、蜡黄色，出现麻木、疼痛，则提示动脉供血不足。再让病人坐起，下肢自然下垂于床沿，正常人皮肤色泽可在10秒内恢复正常。若超过45秒且皮肤色泽不均匀，进一步提示患肢动脉供血障碍。

（4）检查患肢远端动脉搏动情况：若搏动减弱或不能扪及，常提示血流减少。

2. 影像学检查

（1）超声多普勒检查：可显示动脉的形态、直径和流速、血流波形等。

（2）肢体血流图：了解肢体血流通畅情况。

（3）动脉造影：可以确定动脉阻塞的部位、范围、侧支循环建立等情况。

（四）心理-社会状况

长期慢性反复出现的疼痛，甚至肢端坏死与感染，让病人逐渐丧失了劳动能力，严重影响生活和工作，从而使病人产生焦虑、悲观、痛苦的情绪，若家庭成员缺乏足够的支持会让病人对治疗和生活失去信心。也可由于使用麻醉镇痛药，出现药物成瘾等不良反应。

（五）治疗原则

1. 非手术治疗　防治病变进展，改善和增进下肢血液循环，尽可能保存肢体，减少伤残程度。主要措施：① 一般治疗：**严禁吸烟**，防止受潮、受冷和外伤，**肢体保暖但不做局部热疗**，以免组织需氧量增加而加重症状；选择有效的止痛方法，早期患肢进行适度锻炼，促进侧支循环建立。② 药物治疗：应用血管扩张剂能改善血液循环，缓解血管痉挛；应用低分子右旋糖酐能降低血液黏稠度，改善微循环，防止血栓形成；中医中药活血化瘀；并发感染的病人应用抗生素。③ 高压氧治疗：提高机体血氧含量，改善组织的缺氧程度。

2. 手术治疗　目的是重建动脉血流通道，增加肢体血液供给，改善因缺血引起的不良后果，手术方法主要有腰交感神经节切除术、大网膜移植术、动脉重建术、分期动-静脉转流术及截肢术。

【常见护理诊断/合作性问题】

1. 慢性疼痛　与肢端缺血、组织坏死有关。

2. 皮肤完整性受损　与患肢坏死、脱落有关。

3. 焦虑　与久治不愈,对治疗失去信心有关。

4. 知识缺乏　缺乏本病的预防及功能锻炼方法的知识。

5. 潜在并发症　感染性休克、肢端坏疽。

【护理目标】

1. 病人患肢疼痛减轻。
2. 病人患肢皮肤完整。
3. 病人情绪稳定,对治疗有信心。
4. 病人知道本病的预防知识,学会正确的患肢锻炼方法。
5. 病人未发生并发症或发生并发症及时被发现并妥善处理。

视频:你知道如何进行 Buerger 运动吗?

【护理措施】

(一) 非手术治疗病人的护理与术前护理

1. 一般护理

(1) **绝对戒烟**:告知病人吸烟的危害,消除烟碱对血管的收缩作用。

(2) **肢体保暖**:告知病人应注意肢体保暖,避免寒冷刺激,但应**避免热水袋或热水给患肢直接加温**。寒冷可以使血管收缩,而温度升高会使局部组织耗氧量增加,加重局部缺血、缺氧。

(3) 保持足部清洁、干燥:每日用温水洗脚,告诉病人先用手试水温,勿用足趾试水温,以免烫伤。

(4) 促进侧支循环,提高活动耐力。

1) 步行:鼓励病人坚持每天多走路,行走时以出现疼痛时的行走时间和行走距离作为活动量的指标,以不出现疼痛为度。

2) 指导病人进行 Buerger 运动(图 27-2):① 平卧位:抬高患肢 45°以上,维持 2~3 分钟。② 坐位:双足下垂床边 2~5 分钟,做足背屈、跖屈和旋转运动,并将足趾向上翘并尽量伸开,再往下收拢。③ 患肢平放并盖被保暖休息 5 分钟;以上动作练习 5 次为 1 组,每日可进行数组。④ 腿部发生溃疡及坏死、动脉或静脉血栓形成时不宜运动。

2. 心理护理　由于患肢疼痛和趾端坏死使病人备受病痛折磨,通过护患交流,帮助病人消除悲观情绪,树立信心,促进身心健康的恢复。

3. 病情观察　在15~20℃室温条件下,患肢皮温常较正常侧低2℃以上。应定期用半导体测温计测量肢体皮肤温度,两侧对照,并记录,以观察疗效。

4. 用药护理　早期轻症病人,可口服烟酸或静脉滴注妥拉唑林、硫酸镁等扩血管药物,以缓解血管痉挛;应用低分子右旋糖酐,以减少血液黏滞度和改善微循环;中医中药治疗也有一定的效果。对疼痛剧烈的中、晚期病人,常需使用麻醉性镇痛药物,但应避免成瘾。对疼痛难以解除者可采用连续硬膜外阻滞止痛。

5. 对症护理　保护患肢,防止外伤,有足癣者宜及时治疗。对已发生坏疽部位,应保持干燥,用75%乙醇消毒后无菌敷料包扎。对感染创面,可选用敏感的抗生素湿敷。伴有明显全身感染

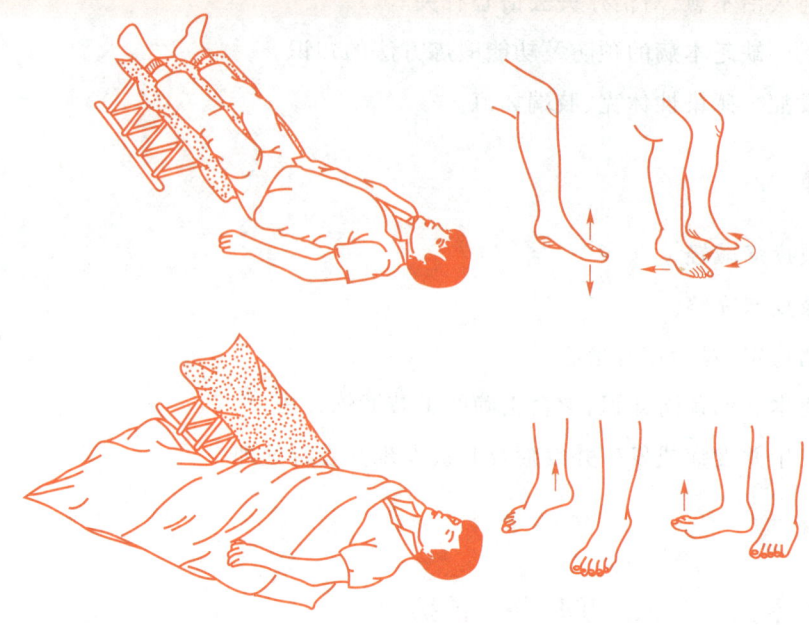

图 27-2 Buerger 运动

中毒症状者,及时使用有效抗生素控制感染。

6. 做好常规术前准备　如备皮、皮试等。

(二) 术后护理

1. 一般护理

(1) 体位：① 血管造影术后病人应平卧位,穿刺点加压包扎 24 小时,患肢制动 6～8 小时,患侧髋关节伸直、避免弯曲,以免降低加压包扎的效果。② **静脉血管重建术后抬高患肢 30°,制动 1 周。③ 动脉血管重建术后患肢平放、制动 2 周。**④ 自体血管移植术后愈合较好者,卧床制动时间可适当缩短。⑤ 病人卧床制动期间应做足部运动,促进局部血液循环。

(2) 血管造影术后鼓励病人多喝水,促进造影剂的排泄,必要时可给予补液。

2. 病情观察　严密观察病人的血压、脉搏、肢体温度及手术切口情况；观察肢体远端的皮肤温度、色泽、感觉及动脉搏动情况,以判断血管通畅情况,如出现肢体肿胀、颜色发绀、皮温下降,考虑重建血管发生痉挛或继发血栓形成,应立即报告医师。

3. 预防感染　遵医嘱合理使用抗生素,密切观察病人的体温变化和切口情况,若切口有红、肿、热、痛等征象,应及时处理。

4. 并发症的观察和护理

(1) 出血：若切口处、穿刺点出现渗血或血肿,提示切口出血。对施行抗凝治疗的病人,要注意观察切口有无渗血和全身出血倾向等情况。

(2) 动脉栓塞：若动脉搏动消失,皮肤温度降低、颜色苍白、感觉麻木,提示动脉栓塞。

(3) 血管痉挛或继发性血栓形成：若出现肢端疼痛、麻木、苍白、动脉搏动减弱或消失时,应考虑血管重建手术部位可能发生血管痉挛或继发血栓形成,及时报告医师处理。

链接护考(2012年护考真题)

李先生,40岁。行血栓闭塞性脉管炎术后,为了解肢体远端血运情况,护士应观察的体征不包括的是( )

A. 双侧足背动脉搏动　　　B. 皮肤温度　　　C. 皮肤颜色

D. 皮肤出血　　　　　　　E. 皮肤感觉

答案:D

解析:肢端血运情况一般包括动脉搏动情况、皮温、颜色、毛细血管充盈情况。若动脉栓塞,则皮肤感觉麻木。

5. 功能锻炼　卧床制动期间,鼓励病人床上做足背伸屈等活动,以利下肢深静脉的回流。

(三)健康教育

1. 绝对戒烟,以消除烟碱对血管的刺激。告知病人能否坚持戒烟,将直接关系到本病的预后,以取得病人积极的合作。

2. **指导病人进行 Buerger 运动,以促进侧支循环建立。**

3. 让病人了解本病的相关知识。

4. 注意保护患肢,切记不要赤足行走,避免外伤,改变不良的生活习惯和生活方式。

【护理评价】

通过治疗和护理,病人是否达到了护理目标:① 患肢疼痛减轻。② 患肢皮肤完整,无破损。③ 焦虑情绪减轻,对治疗有信心。④ 知道本病的预防知识,学会正确地患肢锻炼方法。⑤ 未发生并发症或并发症被及时发现并妥善处理。

小结

下肢静脉曲张是指下肢浅静脉因血液回流障碍,导致伸长、迂曲和扩张,呈曲张状态为主要表现的一种疾病。最常见的是原发性下肢静脉曲张,好发于小腿内侧的大隐静脉。主要病因是静脉壁薄弱、静脉瓣膜缺陷及浅静脉内压力升高。临床表现为病人在站立过久或走路时间较长时,常感下肢沉重酸胀、麻木和疼痛、易疲劳。可见小腿内侧蚯蚓状曲张静脉。要决定是否手术需要进行深静脉通畅试验或下肢静脉造影。治疗方法:根据症状选择非手术或者手术治疗。护理要点:避免久站、久坐,间歇性抬高患肢;穿弹力袜或用弹力绷带;硬化剂注入曲张的静脉后局部加压包扎;积极处理并发症。手术前做好备皮;术后抬高患肢 20°～30°,指导病人行踝部伸屈运动;使用弹性绷带一般需维持 1～3 个月;注意观察有无切口或皮下渗血,局部有无感染。做好健康教育。

血栓闭塞性脉管炎是一种累及血管的炎症性、节段性和周期发作的慢性闭塞性疾病,主要侵及四肢中、小动静脉。本病好发于我国北方,有长期吸烟史的男性青壮年多见。主动与被动吸是导致本病发生和发展的重要原因。临床三期典型表现：局部缺血期为间歇性跛行，营养障碍期为静息痛，坏疽期为干性坏疽。继发感染转变为湿性坏疽。通过 Buerger 试验可以诊断。通过药物治疗、高压氧及手术治疗达到改善远端肢体血供的目的。护理要点：戒烟、保暖、患肢保护、疼痛护理；术后制动、病情观察等，做好建立侧支循环的 Buerger 运动的指导。

（刘　萍）

第二节
思维导图

第二十七章
在线测试题

第二十八章 泌尿及男性生殖系疾病病人的护理

第二十八章 泌尿及男性生殖系疾病病人的护理 PPT

第二十八章 学习重点

第二十八章 思政案例

学习目标

知识目标：

1. 掌握泌尿及男性生殖系统疾病的主要临床表现、常见护理诊断/合作性问题及护理措施。
2. 熟悉泌尿及男性生殖系统疾病的常见检查方法及护理。
3. 了解泌尿及男性生殖系统疾病的病因、病理。

能力目标：

1. 能正确制订护理计划并实施。
2. 能进行气囊导尿管、耻骨上膀胱造口导管的护理及膀胱灌注化疗的护理操作。

素养目标：

具有人文关怀意识，尊重病人的隐私。

第一节　泌尿及男性生殖系疾病的常用检查及护理

一、实验室检查

1. 尿液检查

（1）尿三杯试验：用于判断镜下血尿或脓尿的病变部位和来源。以排尿初期的5～10 ml尿为第1杯，排尿最后的5～10 ml为第3杯，中间部分为第2杯。若第1杯尿液异常，提示病变在前尿道；第3杯尿液异常提示病变在膀胱颈部或后尿道；若3杯尿液均异常，提示病变在膀胱或上尿路。

（2）尿脱落细胞学检查：用于膀胱肿瘤的初步筛查或肿瘤切除术后的随访，其中膀胱原位癌的阳性概率高。应用荧光显微镜对尿脱落细胞染色检查和尿流式细胞测定，有较高的敏感度，尤其适用于低级别膀胱肿瘤。

（3）尿病原微生物检查：革兰染色尿沉渣涂片检查可初步判断细菌种类，供用药参考。尿沉渣抗酸染色涂片检查或结核菌培养有助于泌尿系统结核的诊断。清洁中段尿培养，若菌落数 $>10^5/ml$，提示为尿路感染。对于有尿路感染症状者，致病菌落数 $>10^2/ml$ 时有意义。

（4）膀胱肿瘤抗原：通过定性或定量反应测定尿中有无肿瘤相关抗原，正确率在70%左右，可作为筛查或随访方法。应避免在严重血尿时留取尿标本。

2. 肾功能检查

（1）尿比重：反映肾浓缩功能和排泄废物的功能。正常尿比重1.010～1.030，清晨时最高。尿比重固定或接近1.010，提示肾浓缩功能严重受损。尿中多种物质如葡萄糖、蛋白质等大分子物质均可使尿比重增高。尿渗透压较尿比重更能准确反映肾功能。

（2）血尿素氮和血肌酐：二者均为蛋白质代谢产物，主要经肾小球滤过排出。当肾实质损害时，体内蛋白质产物潴留，血肌酐和血尿素氮增高，其增高的程度与肾损害程度成正比，所以可用于判断病情和预后。由于血尿素氮受分解代谢、饮食和消化道出血等多种因素影响，故不如血肌酐精确。

（3）内生肌酐清除率：指单位时间内，肾脏将若干毫升血浆中的内生肌酐全部清除出体外的比率，是反映肾小球滤过率简便有效的方法。正常值是90～110 ml/min。测定公式如下：

$$内生肌酐清除率 = 尿肌酐浓度/血肌酐浓度 \times 每分钟尿量$$

3. 血清前列腺特异性抗原（PSA）　PSA是由前列腺产生的一种属于激肽酶家族的丝氨酸蛋白酶，是目前最常用的前列腺癌生物标志物之一。健康男性血清PSA为0～4 ng/ml，如血清PSA >10 ng/ml应高度怀疑有前列腺癌的可能。

4. 血清前列腺液检查　正常前列腺液呈淡乳白色，较稀薄。涂片镜检可见多量卵磷脂小体，白细胞计数 $\geqslant 10$ 个/高倍视野。如有大量成簇的白细胞出现，则提示前列腺炎。标本留取：可经直肠指检行前列腺按摩，再收集尿道口滴出的前列腺液做涂片。对于急性前列腺炎、前列腺结核的病人不宜按摩,以免引起炎症或结核播散。

5. 精液分析　常规精液分析包括颜色、量、pH、稠度、精子状况及精浆生化测定。精液检查前应禁欲至少3日,但不超过7日,两次采样间隔应超过7日,并且采集后1小时送检。

二、影像学检查及护理

1. 尿路X线平片(kidney ureter bladder,KUB)　范围包括两侧肾脏、输尿管和膀胱,可显示肾轮廓、大小、位置及腰大肌阴影及骨骼的形态等,常用于泌尿系结石的检查。

护理要点:摄片前2~3日禁用铋剂、硫酸钡等不透X线药物,不吃容易产气的食物,如豆类、萝卜等。摄片前1日少渣饮食,摄片前1日晚服缓泻剂,如甘露醇或番泻叶。检查日晨禁食并排便。可采用清洁灌肠排除肠道内积气积粪。

2. 排泄性尿路造影　又称静脉尿路造影(intravenous urography,IVU),从静脉注射有机碘造影剂,分别于注射后5、15、30、45分钟摄片。了解肾、输尿管、膀胱的形态和功能。但急性传染病、全身极度衰竭、严重心功能不全和肝功能障碍、急性尿路感染、妊娠者均禁忌做排泄性尿路造影。

护理要点:① 造影前1日,适当限制饮水量,以减少肾脏排泄,提高尿路内造影剂的浓度,易于显影;口服缓泻剂排空肠道,以免粪块或肠内积气影响显影效果。② 造影前禁食、禁水6~12小时,使尿液浓缩,显影更加清晰。③ 摄片前排空膀胱。④ 做碘过敏试验。有碘过敏史的病人,避免使用碘造影剂,可用非离子型造影剂。⑤ 在造影过程中密切观察病人反应,若出现短暂的面部潮红、温暖感,口感咸味属正常反应。若出现瘙痒、荨麻疹、哮喘或其他呼吸窘迫症状时,应立即停止给药,并遵医嘱应用抗组胺药、肾上腺素等药物。⑥ 造影后观察30分钟病人方可离开,防止发生不良反应。鼓励病人多饮水,促进造影剂排泄。

3. 逆行性肾盂造影(retrograde pyelography,RP)　通过膀胱镜经输尿管注入造影剂从而显示肾脏、输尿管、膀胱的形态。适用于禁忌做排泄性尿路造影或显影不清者。急性尿路感染及尿道狭窄者禁忌做RP。

护理要点:① 造影前做肠道准备,但不必严格禁饮水、不必做碘过敏试验。② 操作中动作要轻柔,严格无菌技术,避免损伤。③ 造影后病人可出现腰痛,数日后缓解,个别病人检查后1~2日出现血尿,应嘱其多饮水,必要时应用止血药,密切观察尿液变化。

4. 肾血管造影　通过穿刺行腹主动脉-肾动脉造影或选择性肾动脉造影,显示腹主动脉和肾动脉形态,适用于肾血管疾病、肾肿瘤、肾损伤和肾囊肿等检查。

护理要点:① 造影前做碘过敏试验。② 造影后穿刺部位局部加压包扎,平卧24小时。注意观察病人血压、尿量的变化及足背动脉搏动、皮温、颜色、感觉、运动情况,判断有无血管损伤后出血、血栓形成。③ 造影后鼓励病人多饮水,促进造影剂排泄。

三、器械检查及护理

(一)器械检查方法

1. 导尿检查　用于收集标本、治疗和诊断。如采集膀胱内尿液做细菌培养,测定膀胱内残余尿量；通过插入导尿管、注入造影剂并检查尿道内有无梗阻、损伤或狭窄等情况；还可用于治疗尿潴留、监测尿量、灌注药物治疗膀胱病变等。常用的导尿管为气囊导尿管。一般选择 16 F 导尿管。注意严格无菌技术操作。

2. 尿道探子检查　用于扩张狭窄尿道，常选用 18～20 F。操作时必须小心，让探条平滑地通过尿道进入膀胱，不能强行推进，以免损伤或穿破尿道，引起病人不适。

3. **膀胱镜检查**　是泌尿外科最重要的诊断、治疗方法。可直接窥查尿道及膀胱内有无异常，同时可取活组织做病理检查、钳取异物及碎石等。尿道狭窄、急性尿路炎症、膀胱容量小于 50 ml 者禁忌做膀胱镜检查。

4. 输尿管镜和肾镜检查　可直接窥视肾盂、输尿管内有无病变，可直视下碎石、取石、电灼或切除肿瘤等。适用于原因不明的输尿管充盈缺损、肉眼血尿、细胞学检查阳性或尿石症病人。禁用于未纠正的全身出血性疾病、前列腺增生，未控制的泌尿系感染、病变以下输尿管梗阻及有膀胱镜检查禁忌者。

5. 前列腺细针穿刺活检　是诊断前列腺癌最可靠的检查。适用于直肠指检发现前列腺结节或 PSA 异常者。

6. 尿流动力学测定　借助流体力学和电生理学原理和方法，测定尿路输送、储存、排出尿液的功能，为查找排尿障碍的原因、治疗方式的选择及疗效评定提供客观依据。目前，临床主要将尿流动力学测定用于诊断下尿路梗阻性疾病、神经源性排尿功能异常、尿失禁及遗尿症等。

（二）器械检查的护理

1. 检查前护理　向病人及其家属做必要的解释，以取得合作。嘱病人排空膀胱，备好检查所需器械、用品并做好消毒工作。根据麻醉要求，做好麻醉前的准备。

2. 检查中护理

（1）病人取膀胱截石位，以尿道口为中心用消毒液冲洗消毒外阴部，男性病人包皮过长者，应翻转包皮清洗。铺无菌巾单，术者常规外科洗手、穿无菌手术衣、戴无菌手套。

（2）在检查过程中，护士根据需要调节膀胱冲洗液，保证电源及其他物品的供应。

3. 检查后护理

（1）向病人解释术后出现尿道烧灼感、血尿、导管刺激引起的尿频等都属于正常现象。

（2）密切观察生命体征及排尿情况，注意有无出血和排尿异常情况。若排尿不畅，给予热敷。

（3）嘱病人适当休息，鼓励其多饮水，在检查后 3 日内必要时遵医嘱给予口服抗生素及解痉镇痛药，减轻排尿疼痛和避免术后感染。

链接护考（2021 年护考真题）

膀胱镜检查的体位是（　　）

A. 膝胸位　　　　　　B. 截石位　　　　　　C. 半坐卧位

D. 侧卧位　　　　　　E. 端坐位

答案：B

解析:膀胱镜检查采用截石位,这样才可以有效地暴露尿道,也可以有效地进行检查前的消毒。

第二节 泌尿系统损伤病人的护理

案例分析(一)

案例导入

李先生,56 岁,高中文化。病人右腰部撞伤 3 小时,自诉局部疼痛、肿胀、血尿。既往心脏病史 4 年。体格检查:T 36.0℃,P 82 次/分,R 18 次/分,BP 122/80 mmHg。病人痛苦貌,右肾区肿胀、压痛,无反跳痛及肌紧张。病人非常紧张和害怕。

辅助检查:血常规红细胞计数 $4.2×10^{12}$/L,白细胞计数 $6×10^9$/L,中性粒细胞比例 86%,血红蛋白 112 g/L;尿常规红细胞计数 40/μl,白细胞计数 25/μl。

B 型超声检查提示:右肾挫伤。

请思考:

1. 该病人入院后病情观察的主要内容有哪些?
2. 针对该病人病情,目前主要的护理措施有哪些?

视频:泌尿系统损伤概述

泌尿系损伤以男性尿道损伤最常见,其次是肾和膀胱,输尿管损伤最少见。损伤后主要表现为出血和尿外渗。严重者还可出现血肿、感染和休克,晚期可引起尿道狭窄。

一、肾损伤病人的护理

【病因】

1. 闭合性损伤 因直接暴力(如撞击、跌打、挤压、肋骨或横突骨折等)或间接暴力(如对冲伤、突然暴力扭转)所致。
2. 开放性损伤 因弹片、枪弹、刀刃等锐器致伤,常合并胸腹部损伤,损伤复杂而严重。
3. "自发性"的肾破裂 无明显外来暴力而自发破裂,常由于肾脏已有病变,如肾盂积水、肿瘤、结石和慢性炎症等所引起。

【病理与分类】

肾损伤以闭合性损伤多见,根据损伤程度,将肾损伤分为以下四种类型。

1. 肾挫伤 损伤在于肾实质,肾被膜和肾盂黏膜完整无损伤,是最常见的损伤类型。
2. 肾部分裂伤 肾实质损伤伴肾被膜或肾盂黏膜破裂,前者形成肾周血肿和尿外渗,后者出现血尿。
3. 肾全层裂伤 肾被膜、肾实质和肾盂黏膜均破裂,多引起广泛的肾周血肿、血尿和尿外渗。

4. 肾蒂损伤　肾蒂血管裂伤，可引起大出血，若不及时抢救可致死亡（图28-1）。

【护理评估】

（一）术前评估

1. 健康史　评估病人有无肾区外伤史，或有无穿刺、肾镜检查等造成的医源性损伤的病史。了解外伤病人受伤的时间、过程，受力的程度、方向等。

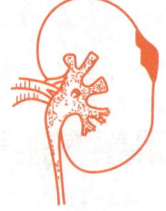
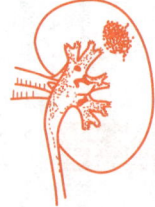
(1) 肾挫伤　　　(2) 肾挫伤

2. 身体状况　肾损伤的临床表现因损伤程度不同，差异很大，在合并其他器官损伤时，轻度的肾损伤症状常被忽视。

（1）症状：

1）休克：严重肾裂伤、肾蒂破裂或合并其他脏器损伤时，因失血和损伤会发生低血容量性休克。

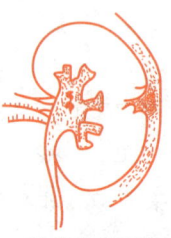
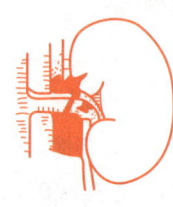
(3) 肾部分裂伤　　(4) 肾蒂损伤

2）血尿：肾挫伤时常表现为镜下血尿，严重肾裂伤者可呈现肉眼血尿。但血尿与肾损伤程度不一定成正比，若肾蒂损伤、血块堵塞输尿管、肾盂或输尿管断裂时，则血尿轻，甚至无血尿。

3）疼痛：肾包膜下血肿、肾周软组织损伤、出血或尿外渗可导致腰腹部疼痛；血块堵塞输尿管可引起肾绞痛。

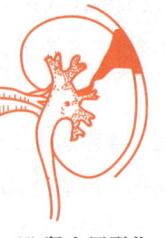
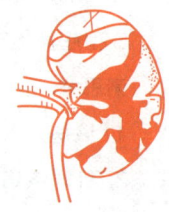
(5) 肾全层裂伤　　(6) 肾粉碎伤

图28-1　肾损伤类型

4）发热：出血、尿外渗易继发感染，甚至引起肾周脓肿或腹膜炎，严重者可引起全身中毒表现。

（2）体征：出血与尿外渗可引起肾区肿胀，触及肿块，刺激腹膜会出现压痛和腹肌强直。

3. 辅助检查

（1）B型超声：可提示肾损伤的部位和程度，有无包膜下及肾周血肿、尿外渗及其他器官损伤，还可以了解对侧肾情况。

（2）CT、MRI：**CT是肾损伤的首选检查**，可以清晰显示肾实质裂伤程度、尿外渗及肾组织有无活力，并能了解与其他脏器的关系。MRI的作用与CT作用相似，但是对血肿的显示更清晰。

4. 心理-社会状况　因肉眼血尿、肾区疼痛，病人常有紧张、焦虑、恐惧等心理反应。

5. 治疗原则　**大多数肾损伤病人可经非手术治疗痊愈**。非手术治疗无效者予以手术治疗。

（1）非手术治疗：适用于肾挫伤、轻型肾裂伤及无其他脏器合并损伤的病人。

1）紧急处理：有大出血、休克的病人，需迅速实施抢救，以维持生命体征的稳定，并尽快进行必要的检查，确定肾损伤的范围、程度及有无其他器官合并损伤，同时做好急诊手术探查的准备。

2）卧床休息：病人应绝对卧床休息2～4周，待病情稳定、血尿消失后1～2周方可离床活动。

3）对症处理：根据病情选择合适的止血药；及时补液，维持水、电解质代谢和酸碱平衡，保持足够尿量，必要时输血；早期使用抗生素预防感染。

（2）手术治疗：对于积极抗休克治疗无效者；经非手术治疗48小时，血尿逐渐加重或腰部肿块增大，血红蛋白和血细胞比容进一步下降者；开放性损伤或合并有腹腔内脏器损伤或继发严重感染者，应进行手术治疗。术中根据探查结果，酌情选用不同的手术方式，视情况选择肾修补、肾部分切除、肾切除或肾周引流术。选用肾切除术应慎重,必须在对侧肾功能正常的基础上方能手术切除病变肾。

(二) 术后评估

了解病人的手术、麻醉方式与效果,术中失液量、补液、输血情况。评估生命体征是否平稳,意识是否清醒;伤口敷料是否干燥,有无渗液、渗血;各引流管是否通畅,引流液的量和性状;排尿恢复情况;有无术后并发症。

【常见护理诊断/合作性问题】

1. 急性疼痛　与肾周软组织损伤,血块堵塞输尿管、尿液外渗刺激等有关。
2. 焦虑　与损伤、血尿有关。
3. 潜在并发症:休克、感染等。

【护理目标】

1. 病人疼痛减轻或消失。
2. 病人焦虑减轻或缓解,情绪稳定。
3. 病人未发生并发症或并发症被及时发现并及时处理。

【护理措施】

(一) 非手术治疗病人的护理

1. 心理护理　体贴安慰病人,各种检查前做好解释工作,告诉病人血尿、疼痛等发生的原因,指导病人积极配合治疗的方法,消除恐惧心理,鼓励其配合治疗。
2. 卧床休息　**肾损伤后应绝对卧床休息 2～4 周**,防止继发性出血,待血尿消失仍需继续卧床 1 周。
3. 防治休克　迅速建立静脉输液通道,遵医嘱及时采取补液、输血、止血等抗休克措施。
4. 防治感染　护理操作遵守无菌原则,遵医嘱使用无肾毒性的抗生素,预防感染。
5. 严密观察病情变化　定时测定生命体征,尤其是伤后 2 日内;密切观察血尿次数、尿色的变化;观察病人疼痛部位和程度及肾区肿块情况,了解出血、尿外渗的发展趋势;动态测量血中红细胞、血红蛋白和血细胞比容,以了解失血程度;注意腰腹部有无压痛包块、腹膜刺激症状,了解有无并发感染。

(二) 术后护理

1. 卧床休息　肾切除术后需卧床 2～3 日方可下床活动,肾部分切除或肾修补术后需绝对卧床休息至少 2 周,以防术后继发性出血。
2. 饮食护理　禁食 2～3 日,肠蠕动恢复前静脉补充营养,肠蠕动恢复后进流质饮食,以后逐步过渡至普食。鼓励病人多饮水,每日应饮水 2 500～3 000 ml。肾切除者,补液时滴速不宜过快。

视频:肾损伤的护理措施

3. **观察病情变化** 定时测量记录生命体征变化,特别是术后24～48小时内,警惕术后内出血的发生;观察伤口有无渗血、渗液及有无感染等情况;行肾周引流者,观察引流物的颜色、量和性状;注意尿液的量与性状并做记录;遵医嘱检测血、尿常规和肾功能。一旦出现大量血尿、脉搏突然增快、血压急剧下降等情况,提示内出血,立即报告医师并协助抗休克,必要时做好术前准备。

4. **预防感染** 妥善固定引流管,保持引流通畅,避免引流管扭曲或阻塞。若有阻塞,应用无菌生理盐水冲洗。遵守无菌操作,可使用抗生素预防感染。

(三)健康教育

1. 出院后3个月内不宜从事体力劳动或竞技运动。
2. 指导病人多饮水,保持充足的尿量。
3. 损伤肾切除术后的病人需注意保护健肾,防止外伤。不使用对肾功能有损害的药物,如氨基糖苷类抗生素等。
4. 定期复查,了解肾功能。

【护理评价】

通过治疗和护理,病人是否达到了护理目标:① 疼痛减轻。② 焦虑缓解。③ 未发生并发症或并发症被及时发现和处理。

视频:膀胱损伤的病因和病理生理

二、膀胱损伤病人的护理

膀胱为腹膜外器官,空虚时位于骨盆深处,受骨盆、耻骨联合、盆底筋膜和肌肉及直肠保护,故不宜损伤。当膀胱充盈时膀胱壁薄弱,易发生损伤。

【病因】

1. **开放性损伤** 刀枪等锐器贯穿可形成开放性损伤,易发生膀胱直肠瘘或腹部尿瘘。
2. **闭合性损伤** 膀胱充盈时,下腹受外力作用,膀胱完整性被破坏,从而导致出血或者血尿。多由于骨盆骨折所致。
3. **医源性损伤** 见于膀胱镜检查或治疗时,如盆腔手术、妇产科手术、前列腺电切术等。
4. **自发性破裂** 膀胱本身有病变(如膀胱结核等),当过度膨胀时发生破裂。

【病理与分类】

1. **膀胱挫伤** 仅膀胱黏膜或肌层损失,膀胱壁未穿破,膀胱完整,局部出血或形成血肿,无尿外渗,可有少量血尿。
2. **膀胱破裂** 严重损伤可发生膀胱破裂,分为腹膜外型、腹膜内型、混合型三类(图28-2)。

(1)腹膜外型:大多由膀胱前壁的损伤引起,伴有骨盆骨折。膀胱壁破裂,但腹膜完整。尿液外渗到膀胱周围组织及耻骨后间隙,沿骨盆筋膜到盆底,或沿输尿管周围疏松组织蔓延到肾区。

(2)腹膜内型:多见于膀胱后壁和顶部损伤。膀胱壁破裂伴腹膜破裂,与腹腔相通,尿液流入腹腔,引起腹膜炎。

(3)混合型:因利器穿通伤所致。常合并多脏器损伤,死亡率高。

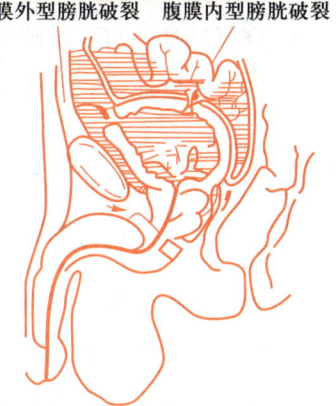

图 28-2 膀胱损伤

【护理评估】

(一)术前评估

1. 健康史　了解受伤的经过,评估病人受伤的原因、时间,暴力性质、强度和作用部位,是否有骨盆骨折,损伤后是否发生腹痛;外伤时膀胱是否充盈,若在充盈状态下,下腹部受钝性暴力作用,可致膀胱破裂;有无血尿、尿痛或排尿不畅。既往有无膀胱损伤和手术史等。

2. 身体状况

(1)症状。

1)休克:因骨盆骨折大出血或合并器官损伤所致。

2)血尿:腹膜外型破裂多有少量血尿,多为终末血尿。

3)排尿障碍:当有血块堵塞或尿外渗到膀胱周围、腹腔内时,可无尿液自尿道排出。

(2)体征:膀胱腹膜外型破裂疼痛局限在下腹及耻骨后,因尿外渗和组织损伤所致;膀胱腹膜内型破裂表现为弥漫性腹膜炎征象。尿液自异常通道流出,如直肠、阴道或伤口等形成尿瘘。

3. 辅助检查

(1)影像学检查:腹部 X 线平片可了解有无骨盆骨折;经导尿管注入造影剂,可证实膀胱破裂位置或程度,协助诊断。

(2)导尿试验:在无菌操作下导尿管插入顺利,并引流出 300 ml 以上尿液,膀胱破裂可基本排除;不能引流出尿液或仅有少量血尿,则可能有膀胱破裂。经导尿管注入无菌等渗盐水200 ml,约 2 分钟后再回抽,如液体进出量差异比较大,提示膀胱破裂。

4. 心理-社会状况　膀胱损伤常因骨盆骨折等重大事故所致,会引起病人焦虑、恐惧。评估病人的焦虑程度,家庭成员能否提供足够的经济和心理支持。

5. 治疗原则　对膀胱破裂合并休克的病人,应立即纠正休克,待恢复正常状态,尽早手术治疗,清除外渗液,修补膀胱破裂处,修补后行耻骨上膀胱造口,充分引流膀胱周围的尿液,同时用抗生素预防感染。

对于膀胱挫伤、膀胱镜检查或经尿道电切手术不慎引起的膀胱损伤,尿外渗量少,症状较轻者,可经尿道插入导尿管持续引流尿液 7~10 日,保持尿液引流通畅;同时应用抗生素预防感染。

(二)术后评估

参见肾损伤的术后评估。

【常见护理诊断/合作性问题】

1. 恐惧与焦虑　与外伤、担心手术后不良反应有关。

2. 组织灌流量改变　与膀胱破裂、骨盆骨折损伤血管出血、尿外渗有关。

3. 排尿异常　与膀胱破裂、储尿功能下降有关。

4. 潜在并发症：感染、休克等。

【护理目标】

1. 病人恐惧减轻或缓解，情绪稳定。

2. 病人组织灌流得到改善。

3. 病人排尿恢复正常。

4. 病人未发生并发症或并发症被及时发现并处理。

【护理措施】

（一）非手术治疗的护理及术前护理

1. 紧急处置　休克者，首先应纠正休克；留置导尿引流尿液，减轻尿外渗；应用抗生素防止感染。

2. 病情观察　密切观察病人的生命体征、腹部症状和体征；精准记录病人24小时尿量；及时了解血、尿常规检查结果；保持伤口清洁、干燥，注意观察引流物的颜色、量、性状及气味；若发现病人体温升高、伤口疼痛、引流管内容物及伤口渗出物为脓性、血白细胞计数和中性粒细胞比例上升等情况，提示发生继发感染，及时通知医生并遵医嘱使用抗生素。

3. 做好留置导尿管护理　严格无菌操作，妥善固定，保持引流管通畅。留置8～10日，防止过早脱出。嘱病人多饮水，并注意保持会阴部清洁。

4. 维持营养及体液平衡　加强营养支持，遵医嘱输血、输液，保证组织有效灌流量及体液平衡。

5. 心理护理　主动关心、安慰病人及其家属，减轻焦虑与恐惧情绪。使其积极配合各项治疗和护理工作。

6. 术前准备　必要时做好各项术前准备。

视频：膀胱损伤的护理措施

（二）术后护理

除按腹部常规术后护理外，应着重做好膀胱造口管的护理。

1. 固定膀胱造口管，保持引流通畅。如果发生堵塞，可用无菌生理盐水冲洗。

2. 观察引流液的性状、量、颜色，鼓励病人多饮水，多排尿起到冲洗尿道的作用。

3. 造口定期换药，保护造口周围皮肤，保持敷料清洁、干燥。

4. 若为暂时性膀胱造口，一般留置14日左右，拔管前应试行夹管，观察病人能否自行排尿，若排尿通畅，方可拔管。拔管后，若有少量漏尿，属暂时现象，嘱病人仰卧，定时换药，方可自愈。若需长期留置膀胱造口管者，每4周更换1次造口管，防止尿垢沉积、继发感染或尿道结石。

5. 心理护理　主动关心病人并了解病人伤情，解释目前采用的治疗方法的可行性，减轻病人及家属的焦虑与恐惧，以取得病人治疗配合。

(三) 健康教育

鼓励病人多饮水，勤排尿。告知膀胱造口管和导尿管的作用与使用注意事项，骨盆骨折者强调长期卧床的注意事项。

【护理评价】

通过治疗和护理，病人是否达到了护理目标：① 恐惧减轻或缓解，情绪稳定。② 组织灌流得到改善。③ 排尿恢复正常。④ 未发生并发症或并发症被及时发现并处理。

三、尿道损伤病人的护理

尿道损伤大多见于男性，是泌尿系损伤中最常见的损伤。男性尿道分为前、后两部分，前尿道有阴茎部、尿道球部；后尿道有尿道膜部、前列腺部。**前尿道损伤多发生在球部，后尿道损伤多发生在膜部**。

【病因】

尿道损伤分为开放性损伤和闭合性损伤。

1. 开放性损伤　多因弹片、锐器伤所致，常伴有阴茎、阴囊、会阴部贯通伤。
2. 闭合性损伤　常因外来暴力所致，多为挫伤或撕裂伤。**会阴部骑跨伤可引起尿道球部损伤，骨盆骨折引起尿道膜部撕裂或者撕断**。经尿道器械检查操作不当可引起球膜部交界处尿道损伤。

【病理及分类】

1. 尿道挫伤　尿道黏膜或部分尿道海绵体损伤，但阴茎筋膜完整，仅有水肿和出血，可以自愈，很少发生尿道狭窄。
2. 尿道裂伤　尿道壁部分断裂，引起尿道周围血肿和尿外渗，愈合后可引起瘢痕性尿道狭窄。
3. 尿道断裂　尿道完全离断，断端退缩、分离，血肿和尿外渗明显，易发生尿潴留。

【护理评估】

(一) 术前评估

1. 健康史　评估尿道受伤的性质、强度，受伤的时间、地点及受伤程度，有无合并损伤及并发症的发生等。
2. 身体状况

(1) 症状：

1) 尿道出血：前尿道损伤可见病人尿道外口有血迹或尿道外口滴血，少数后尿道损伤病人尿道外口可能无流血现象。

视频：尿道损伤的病因和病理生理

2）肿胀、疼痛：会阴部、阴囊、阴茎肿胀，伴疼痛，尤其排尿时更明显。局部可见皮下瘀斑、血肿，表面压痛明显。

3）急性尿潴留、排尿困难：因疼痛、尿道括约肌痉挛、血肿压迫或尿道完全断裂所致。膀胱充盈而无尿液排出，或仅见少许血尿外滴。

4）尿外渗：因尿道连续性中断，血液和尿液将会不同程度渗至周围组织。①后尿道损伤：尿液外渗至膀胱颈及前列腺周围部分（图28-3）。②前尿道损伤：尿外渗至会阴部、阴囊、阴茎，甚至向上可扩展到前下腹壁（图28-4）。

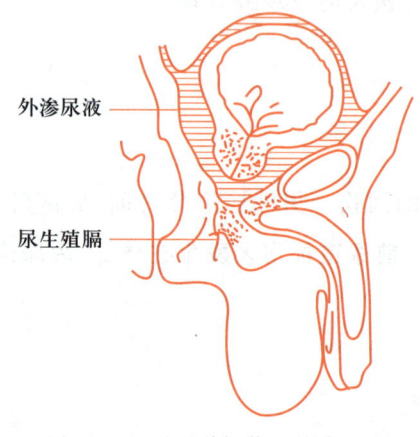 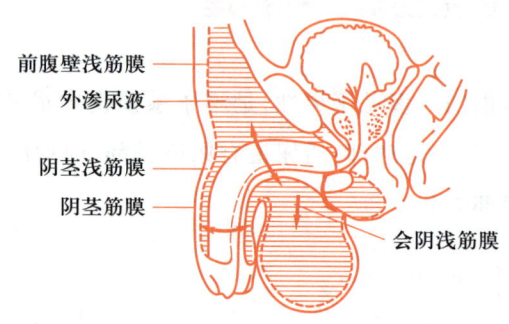

图 28-3　后尿道损伤尿外渗范围　　　　图 28-4　前尿道球部损伤尿外渗范围

5）休克：前尿道损伤一般不会发生休克。骨盆骨折致后尿道损伤或合并其他器官损伤可发生不同程度的休克。

（2）体征：前尿道损伤常可见阴囊和会阴部肿胀、青紫甚至血肿。后尿道损伤下腹部有压痛及肌紧张。

3. 辅助检查

（1）导尿检查：试插导尿管，若插入顺利，提示尿道连续而完整。一旦插入导尿管，应留置导尿至少1周，以引流尿液并支撑尿道。若一次不能插入，不应勉强反复试插，以免加重局部损伤和导致感染。

（2）X线检查：骨盆前、后位平片可显示骨盆骨折。尿道造影可确定损伤部位。

4. 心理-社会评估　由于尿道损伤多为突发性的暴力损伤，病人及其家属无心理准备，病人出现肉眼血尿、疼痛、排尿困难、尿道狭窄等情况时常有恐惧或焦虑不安。需评估病人及其家属对疾病的认识和对治疗的支持程度，方可制订治疗方案及护理措施。

5. 治疗原则　严重损伤合并休克者应首先抗休克治疗；能够自行排尿者不需要插导尿管，采用多饮水、使用抗生素预防感染等措施；排尿困难但能够插入导尿管者，留置导尿管7~14日；不能插入导尿管者，需手术治疗。手术方式有尿道修补术、断端吻合术、尿道会师术和耻骨上膀胱造口术。手术后常规留置导尿管，同时采用止血、抗感染等措施。有尿液外渗者，需局部多切口引流。为避免后期形成尿道狭窄，需定期扩张尿道。

（二）术后评估

参见肾损伤的术后评估。

【常见护理诊断/合作性问题】

1. 急性疼痛　与组织损伤、尿外渗及排尿障碍有关。
2. 焦虑　与血尿、尿道滴血及排尿障碍有关。
3. 尿潴留　与尿道断裂、尿道括约肌痉挛有关。
4. 潜在并发症：感染、休克、尿道狭窄。

【护理目标】

视频：尿道损伤的护理措施

1. 病人疼痛减轻或消失。
2. 病人焦虑减轻或缓解，情绪稳定。
3. 病人尿液顺利排出。
4. 病人未发生并发症或并发症被及时发现并处理。

【护理措施】

（一）急救护理

1. 抗休克　严密监测生命体征，对休克病人安置平卧位或中凹卧位，迅速建立静脉输液通道，按医嘱止血、扩容，必要时输血。
2. 解除急性尿潴留　遵医嘱试行导尿，如能顺利插入导尿管，则留置导尿管引流尿液。若不能插入，协助医师在耻骨上行膀胱穿刺排尿或膀胱造口术。

（二）预防感染

1. 观察体温及白细胞变化，及时发现感染。
2. 留置尿管者，每日清洁消毒尿道口周围2次，无膀胱破裂及膀胱穿刺造口者，每日冲洗膀胱1～2次。
3. 对尿外渗引流切口，定时更换敷料，保持清洁干燥。切口内的引流条一般于术后2～3日拔除。

链接护考（2019年护考真题）

患者，男，尿路损伤后出现排尿困难，护士遵医嘱为其留置导尿，患者表情紧张，问"会不会很疼呀？"下列回答较妥当的是（　　）

A. 放心，一点也不疼
B. 当然会疼，谁让你受伤了呢？
C. 我也不大清楚
D. 为了治病，疼也得忍着
E. 会有一些疼痛，我会尽量帮你减轻痛苦

答案：E

解析：在执行护理操作时应注意安慰患者，使其精神放松，消除患者紧张、焦虑、恐惧心理，保

持情绪稳定,从而增强患者对疼痛的耐受性。

【护理评价】

通过治疗和护理,病人是否达到了护理目标:① 疼痛减轻或消失。② 焦虑缓解,情绪稳定。③ 尿液顺利排出。④ 未发生并发症或并发症被及时发现和处理。

第三节 泌尿系统结石病人的护理

案例导入

> 张先生,男性,30岁。因"右腰痛1小时"入院。病人于入院前1小时踢足球时,突然发生右腰腹部阵发性剧烈绞痛,向同侧中下腹部、会阴及大腿内侧放射,面色苍白、出冷汗并伴恶心、呕吐,呕吐物为胃内容物。体格检查:P 114次/分,BP 123/73 mmHg。腹部无明显压痛及反跳痛,无肌紧张,肾区叩击痛明显。尿常规检查 RBC(++),B超提示右肾结石,可见1枚直径约0.5 cm的结石。
>
> 请思考:
> 1. 病人出现剧烈绞痛和血尿的原因是什么?
> 2. 你认为该病人应如何处理?

案例分析(二)

视频:尿石症的病因和病理生理

泌尿系统结石又称为尿石症,包括肾结石、输尿管结石、膀胱结石和尿道结石,是泌尿外科常见的疾病之一。发病率高,有明显的地区差别,热带和亚热带地区是高发地区。我国南方发病率明显高于北方地区。尿石症的好发年龄为20~40岁,男女之比为(2~3):1。

【病因】

泌尿系统结石的病因较复杂,目前尚未明确,可能与梗阻、感染、饮食结构、代谢异常和长期卧床脱钙等因素有关。

【病理与分类】

结石主要引起尿路感染、梗阻、黏膜损伤和恶变等病理改变。结石的成分以草酸盐结石最常见,磷酸盐、尿酸盐、碳酸盐结石次之,胱胺酸结石少见,尿石一般都有两种以上尿盐,常以一种为主要成分。上尿路最常见草酸钙结石。

【护理评估】

(一)术前评估

1. 健康史 评估病人的性别、年龄、职业、生活环境及习惯,有无代谢紊乱、长期卧床、排石病史,是否检测过结石成分,接受过何种治疗,有无家族史。

2. 身体状况

(1) 肾、输尿管结石:好发于男性青壮年,主要表现为疼痛和血尿。

1) 症状:① **疼痛,是最突出的症状**。肾盂内较大结石,不易活动,表现患侧上腹或腰部隐痛或钝痛;较小结石易引起肾盂输尿管交界处梗阻,出现**肾绞痛**。**表现为突然发生的阵发性腰部剧痛,并沿输尿管径路放射至同侧下腹部、大腿内侧或外生殖器。疼痛持续数分钟至数十分钟**。发作时肾区有明显叩痛,输尿管走行区域有深压痛。同时,伴恶心、呕吐、面色苍白、大汗淋漓,甚至休克。② 血尿:**以镜下血尿多见**。血尿是结石对黏膜压迫、摩擦损伤所致,**运动后绞痛伴血尿是肾、输尿管结石的特征性表现**。③ 膀胱刺激症状:继发感染者或输尿管膀胱壁段结石可引起尿频、尿急、尿痛。④ 排石:部分病人可自行排出细小结石,是尿石症的有力证据。⑤ 并发症表现:输尿管平滑肌的蠕动和痉挛,可反射性加重恶心、呕吐等胃肠道反应;结石合并感染,可引起膀胱刺激征;若并发肾盂肾炎或肾积脓,还可出现寒战、高热等全身症状。结石并发肾积水时,出现腰痛,可触及肾区肿块。

2) 体征:患侧肾区轻度叩击痛,肾积水时在上腹部可触及增大的肾脏。

(2) **膀胱结石:典型症状为排尿中断**,并感到疼痛,可放射到尿道及阴茎头,**改变体位后又可继续排尿**,常伴有终末血尿和膀胱刺激征。结石嵌顿于膀胱颈部,可发生急性尿潴留。原发性膀胱结石**多发生于 10 岁以下男孩**。

(3) 尿道结石:典型表现为排尿困难,点滴状排尿及尿痛。严重者可并发急性尿潴留。前尿道结石可通过扪诊发现,后尿道结石通过直肠指检可触及。

3. 辅助检查

(1) 实验室检查:尿常规可见红细胞、晶体等,感染时会有较多的脓细胞。尿液 pH 测定和尿中磷尿酸等测定,可以判断有无内分泌紊乱。排出或取出的结石可做成分分析以指导治疗。

视频:上尿路结石的临床表现、辅助检查

(2) 影像检查:B 型超声可了解结石部位、大小及肾盂积水情况。X 线平片 95% 以上结石可显影,如草酸盐、磷酸盐、碳酸盐结石,而尿酸盐、胱氨酸结石因含钙少,X 线不显影。排泄性尿路造影、逆行肾盂造影或 CT 可协助检查。

(3) **膀胱镜检查:是判断膀胱结石最可靠又简单的检查方法**,诊断同时可进行取石、碎石等治疗。

视频:上尿路结石的治疗

4. 心理-社会状况 病人因结石反复发作而烦躁不安,常表现为不同程度的焦虑或恐惧。应评估病人及其家属的情绪及对相关知识的掌握程度。

5. 治疗原则

(1) 肾、输尿管结石:对结石直径 <0.6 cm,结石下方尿路无梗阻,无感染等并发症,或年老体弱不能耐受手术者,可采用非手术治疗,给予解痉止痛、补液、抗感染,建议病人多饮白开水,注意调节饮食,口服利尿药、排石药等。对结石直径 0.6~2.0 cm 的结石,可行体外冲击波碎石(extracorporeal shock wave lithotripsy,ESWL)治疗。非手术治疗无效且伴肾实质破坏、肾功能受损者,应立即手术治疗,酌情选择肾盂、输尿管切开取石术或肾部分切除术等。

视频:下尿路结石的治疗

(2) 膀胱结石:小的结石可进行膀胱镜机械、超声、激光、液电波碎石,结石较大者必须进行经耻骨上膀胱切开取石。

(3) 尿道结石:前尿道结石在麻醉情况下经尿道口注入无菌液状石蜡后,用手挤出或钩出结石,后尿道结石在麻醉情况下推入膀胱后按膀胱结石处理。

(二) 术后评估

1. **术中情况** 了解病人的手术、麻醉方式与效果,术中失液量、补液、输血情况。
2. **身体状况** 评估生命体征是否平稳,意识是否清醒;伤口敷料是否干燥,有无渗液、渗血;各引流管是否通畅,引流液的量和性状;尿路梗阻解除程度,肾功能恢复情况,结石排出情况;有无术后并发症。

【常见护理诊断/合作性问题】

1. **急性疼痛** 与结石的刺激、损伤、泌尿系梗阻合并感染等有关。
2. **排尿异常** 与结石、梗阻、感染有关。
3. **有感染的危险** 与尿路梗阻、黏膜损伤及后期手术留置尿管等有关。
4. **潜在并发症**:术后出血、"石街"形成等。

【护理目标】

1. 病人疼痛得到缓解。
2. 病人排尿状况恢复正常。
3. 病人未发生感染。
4. 病人未发生并发症或并发症能被及时发现和有效控制。

【护理措施】

(一) 非手术治疗病人的护理及术前护理

1. **解痉镇痛** 嘱病人卧床休息,指导病人通过深呼吸、听音乐、转移注意力来减轻疼痛,也可配合局部热敷、针刺来缓解疼痛。膀胱结石病人侧卧位排尿,可以减轻疼痛。肾绞痛发作时,遵医嘱使用解痉镇痛药,如注射阿托品加哌替啶等。

链接护考(2017年护考真题)

患者,男,27岁。打篮球时突然出现上腹部剧烈绞痛,放射至下腹及会阴部位,伴面色苍白、冷汗、恶心、呕吐,患者肾区叩击痛阳性。入院诊断为尿路结石。应首先为患者进行的处理措施是( )

A. 准备手术用品　　　　　B. 应用抗感染药　　　　　C. 提供饮料
D. 采集血标本　　　　　　E. 遵医嘱肌内注射解痉镇痛药

答案:E

解析:入院诊断为尿路结石。上腹部剧烈绞痛,放射至下腹及会阴部位符合肾绞痛的表现。肾绞痛发作时,遵医嘱使用解痉镇痛药物,如注射阿托品加哌替啶等。

2. **促进排石** 鼓励病人多饮白开水,在病情允许的情况下,适度增加活动,例如做一些跳跃运动或经常改变体位,利于结石排出。口服排石利尿和溶石药物、中医针灸对结石排出都有一定的促进作用。指导病人每次排尿时收集尿液,注意排石情况,并且保留结石,方便进行结石成分分析。

3. **调节尿液 pH**　口服碳酸氢钠、枸橼酸钾以碱化尿液,有利于尿酸盐、胱氨酸盐结石的溶解和消失;口服氯化铵酸化尿液,有利于防止磷酸盐结石生长。

4. **防治感染**　应遵医嘱使用抗生素药物,控制或预防感染,观察药物的作用和不良反应。

5. **观察尿色尿量**　有无血尿、少尿、无尿等状况,并做好记录。

6. **做好必要的术前准备**　术前护理检查重要脏器功能和凝血功能,控制感染,做好手术前的常规准备。并向病人家属告知有关手术的相关事宜,避免家属及病人的紧张与焦虑。

(二) 体外冲击波碎石护理

体外冲击波碎石(ESWL)是通过超声检查对结石定位,将高能冲击波聚焦后作用于结石,让结石裂解、粉碎成细砂,随尿流排出的治疗。适用于结石下方无梗阻的肾结石和输尿管结石。

1. **碎石前护理**　碎石前检查凝血四项,了解凝血功能。术前3日禁忌摄入易产气的食物,如肉、蛋等,术前晚服用缓泻剂,术晨禁食禁饮,以减少肠道积气。告诉病人在碎石过程中定位的重要性,不可随意更改体位,配合碎石治疗。

2. **碎石中护理**　使用哌替啶镇静镇痛;根据超声定位,安置并固定好病人的体位;每轰击200次,通过超声观察结石是否粉碎,并校正定位提高碎石的疗效;小儿肾结石治疗时,用泡沫塑料板置于背部肋缘以上保护肺脏;输尿管末端结石治疗时,用泡沫塑料板置于耻骨缘以下保护外生殖器。

3. **碎石后护理**　碎石后常见并发症是血尿、肾绞痛。建议病人术后卧床休息,多饮水。肾绞痛是碎石通过输尿管狭窄部位引起,遵医嘱使用阿托品和哌替啶解痉镇痛。血尿一般经1~2日自行消失,不需特殊处理;若血尿严重,及时报告医师;每次排尿用纱布过滤尿液,收集结石碎渣做成分分析,并嘱病人定期回院复查尿路平片,了解排石情况;若需再次碎石,**2次ESWL间隔时间不少于10~14日**。

(三) 术后护理

1. **肾、膀胱结石开放性手术后护理**　同第二节 肾、膀胱损伤手术后的护理。

2. **肾盂造口管的护理**　肾、输尿管开放手术取石后常安置肾盂造口管引流肾盂尿液。若术中估计有结石残留,亦行肾盂造口,以备肾镜或溶石方法治疗残留结石。

(1) 病人仰卧或侧卧位,防止造口管移位或引起出血梗阻。

(2) 造口管接引流瓶(袋),妥善固定,保持引流通畅,观察引流物的量和性状。

(3) 若肾盂造口管引流不畅需要冲洗时,应低压冲洗,每次冲洗量不超过5 ml,当病人有腰部胀痛感时,立即停止冲洗。

(4) 保持造口处敷料清洁干燥,观察有无尿液外漏,如有浸湿,应及时更换,以免刺激造口周围皮肤。每日更换1次引流瓶(袋)。

(5) 导管一般留置10日以上,拔管前应试夹管观察2~3日,无发热、腰痛、漏尿及排尿困难等情况,或经导管肾盂造影证实尿路通畅后拔管。

（6）拔管后，造口覆盖无菌敷料，病人取健侧卧位，以免漏尿。嘱病人多饮水，冲洗尿路。

3. 双J管引流护理　肾盂造口是常用的肾盂外引流方法，双J管引流则属于肾盂内引流，在肾、输尿管开放手术中可置入双J管（图28-5），起到内支架及内引流作用。能达到解除梗阻、充分引流尿液、保护肾功能、减少术后漏尿、避免炎性狭窄、预防术后管腔狭窄的目的。

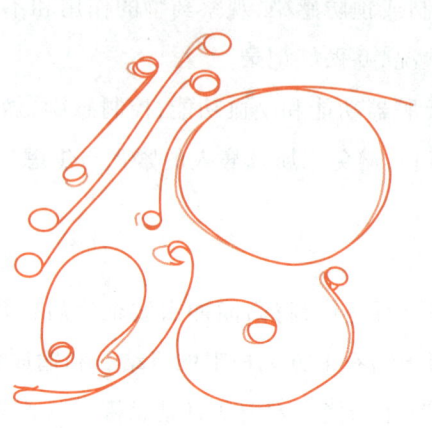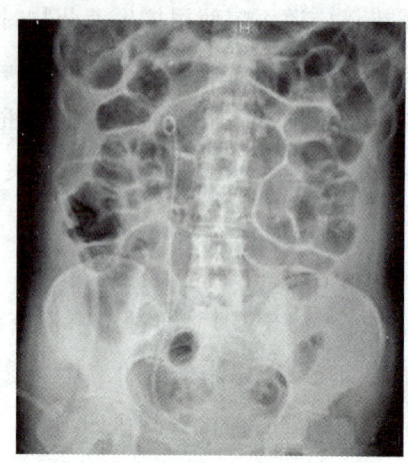

图28-5　双J管

（1）置管的观察与护理：① 留置双J管可出现膀胱刺激征，对于症状较轻者，嘱病人放松，通过调整体位缓解症状。必要时遵医嘱给予解痉药物，亦可通过膀胱镜调整双J管的位置。② 留置双J管可引起患侧腰部不适、腰痛，放置双J管术后早期宜留置导尿管，要调整体位保持导尿管引流通畅，以避免膀胱尿液反流影响肾功能，但留置导尿不宜过久，以免发生逆行感染。拔除导尿管者，鼓励病人多饮水、定时排尿，不憋尿。同时加强生活护理，多吃蔬菜、水果以保持大便通畅，预防便秘。嘱病人取立位或坐位排尿，避免加压排尿，避免腹内压增高，防止尿液反流。③ 置入双J管后，可发生血尿。故指导病人消除紧张情绪，注意观察尿液颜色的变化，鼓励病人多饮水，以冲洗尿路。若病人突然出现鲜红尿液且逐渐加重，应及时检查是否为双J管移位所致。

（2）出院指导：应指导病人生活、起居、饮食及活动，不做突然弯腰、下蹲等腰部动作，防止双J管滑脱或上下移动。嘱病人出院1个月后来院复查，一般在3个月内，经膀胱镜择期取出双J管。拔管前需复查尿路X线平片和排泄性尿路造影，如有结石残留，则行体外冲击波碎石治疗后，方可考虑拔管。

4. 耻骨上膀胱切开取石或尿道切开取石术后护理　常需做膀胱造瘘，膀胱造口管的护理参见膀胱损伤章节。

5. 内镜取石或碎石术后护理　嘱病人卧床休息，至血尿消失；鼓励病人多饮水，增加尿量；遵医嘱使用抗生素预防感染；观察有无出血、穿孔、感染、输尿管狭窄等并发症；做好各种引流管护理。

（四）健康教育

1. 多饮水，尤其强调夜间饮水，因为结石形成的最危险时间是凌晨。若保证成人24小时尿量在2 000 ml以上，对所有结石都是一项行之有效的预防措施。

2. 根据结石成分调节饮食。草酸盐结石病人,不宜摄入土豆、菠菜、甜菜、浓茶等含草酸高的食物,可口服维生素 B_6 以减少草酸含量,或口服氧化镁增加尿中草酸的溶解度;磷酸盐结石病人,低磷低钙饮食,少喝牛奶和少吃蛋黄等;尿酸盐结石病人,应少吃动物内脏、豆类等高嘌呤食物;含钙结石者,限制含钙、维生素 D 饮食。

3. 告知 ESWL 病人,数周内结石将陆续排出,注意观察排石情况,并定期复查 B 型超声,了解有无复发。

【护理评价】

通过治疗和护理,病人是否达到了护理目标:① 疼痛程度减轻。② 排尿恢复正常。③ 生命体征平稳。④ 未发生并发症或并发症被及时发现并处理。

案例分析(三)

第四节 良性前列腺增生病人的护理

案例导入

> 孙先生,63岁。因"尿频、尿急伴排尿困难半年余,加重5小时"入院。病人半年来无明显诱因出现尿频、尿急伴排尿困难,尿道内稍不适,就诊于当地社区医院,考虑"前列腺增生",给予口服药治疗,未见明显好转,此后出现排尿困难逐渐加重。5小时前病人饮酒后持续无排尿,下腹部憋胀不适,遂急来我院,门诊以"急性尿潴留"收入院。体格检查:T 36.8℃,P 62 次/分,R 18 次/分,BP 136/89 mmHg。腹平坦,下腹部扪及胀大膀胱,轻压痛,其他部位无压痛,未扪及肿块。直肠指检:前列腺增大,质地较硬,未扪及明显结节,无压痛,中间沟浅,直肠内未触及肿块。辅助检查:尿常规红细胞(++);泌尿系超声示前列腺增生伴尿潴留。
>
> 请思考:
> 1. 病人目前存在的尿潴留如何解决?
> 2. 病人如需手术治疗,如何做好病人的护理?

良性前列腺增生简称前列腺增生,是老年男性的常见病。

前列腺是一个环绕于后尿道起始端的栗子形器官,由腺体和间质组成,间质由平滑肌和纤维组织组成。

【病因病理】

前列腺增生的发病机制尚不十分明确,多认为**高龄和有功能的睾丸是前列腺增生的两个重要因素**。一般认为前列腺增生为间质增生,增生的前列腺组织压迫膀胱出口,使膀胱逼尿肌代偿性肥大,引起逼尿肌不稳定收缩,严重时形成小室和假性憩室,使膀胱出口梗阻,膀胱内压力增大,甚至出现尿失禁。若逼尿肌失代偿,则不能排空膀胱内尿液,出现残余尿,严重者可有膀胱收缩无力,出现充溢性尿失禁或无症状慢性尿潴留,尿液反流导致上尿路积水、肾功能损害等。梗阻后的膀胱内尿潴留容易形成膀胱结石,也可继发感染(图28-6)。

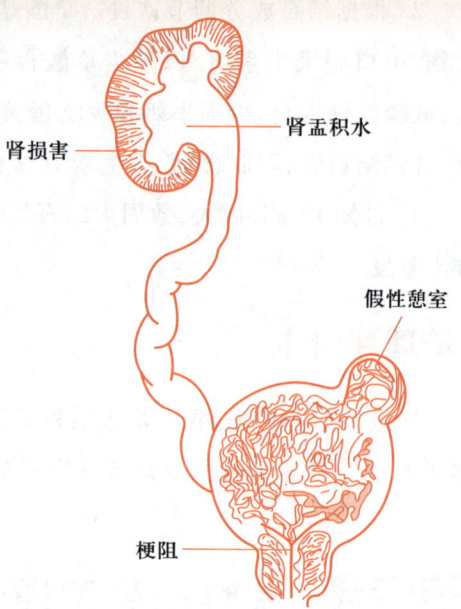

图28-6 前列腺增生的病理改变

【护理评估】

(一)术前评估

1. 健康史 评估病人的年龄、生活习惯、发病过程,45岁后男性开始有不同程度的前列腺增生,50岁以后出现症状。受凉、情绪变化、劳累、进食辛辣刺激性食物及酗酒等常使原有病情加重,均可诱发急性尿潴留。

2. 身体状况

(1)症状:

1)尿频:前列腺增生的早期症状,夜间更加明显,随着尿路梗阻的不断加重,残余尿量也会增多,膀胱有效容量减少,尿频症状更加严重。

2)排尿困难:**进行性排尿困难是前列腺增生的主要症状**,但发展较慢,轻度梗阻时排尿迟缓、断续、尿后滴沥。重度梗阻时排尿费力、射程短、尿细而无力。严重者需用力并且增加腹压以帮助排尿,常有排尿不尽感。

链接护考(2012年护考真题)

良性前列腺增生的典型症状是( )

A. 尿频　　　　　　　　B. 尿痛　　　　　　　　C. 进行性排尿困难

D. 尿潴留　　　　　　　E. 血尿

答案:C

解析:进行性排尿困难是前列腺增生的主要症状,也是典型症状。

3)尿潴留:由于膀胱残余尿量的增多,导致膀胱逼尿肌收缩力减退,发生尿潴留,出现充溢性尿失禁,即当膀胱过度充盈时,尿液从尿道口流出。

4)血尿:前列腺增生局部充血严重时,会诱发无痛性血尿。

5)其他:发生泌尿系感染、结石的病人可出现膀胱刺激症状。少数病人晚期会出现肾积水或肾功能衰竭。由于长期腹压增高,可诱发腹外疝、内痔等。

(2)体征:**直肠指检是前列腺增生的首选检查方法**,可触及增大的前列腺,其表面光滑、质韧、边缘清楚。中央沟变浅或消失或略凸出,有时可明显凸出。

3. 辅助检查

(1)血、尿常规及肾功能检查:可了解肾功能受损情况及有无感染的发生。

(2)超声检查:通过B型超声可测定前列腺的大小,能确定前列腺的体积与内部结构是否突入膀胱,也能测量膀胱内的残余尿量。检查前嘱病人先自行排尿且尽量排空膀胱。正常人排尿后膀胱内没有或仅有极少残余尿(5 ml),如果残余尿大于50 ml,则表明膀胱逼尿肌已处于失代偿状态。

（3）尿流动力学检查：测定尿流率可以初步判断梗阻程度，**最大尿流小于 15 ml/s，表明排尿不畅**；如果尿流小于 10 ml/s 说明梗阻比较严重。评估尿流率时，要注意排出尿量一定要超过 150 ml 才有诊断的意义。

（4）血清前列腺特异抗原（PSA）：如果病人前列腺体积较大、有结节且质硬，应测定血清 PSA，排除是否合并前列腺癌。

4. 心理-社会状况　由于病人长期排尿困难，反复发生尿潴留，甚至尿失禁的情况，常表现不同程度的焦虑、烦躁，或因担心手术产生的危险而恐惧。

5. 治疗原则

（1）非手术治疗：适用于梗阻症状轻、全身情况差或体弱多病，不能耐受手术的病人。遵医嘱选用 α-受体阻滞药（如特拉唑嗪）或 5α-还原酶抑制药（如非那雄胺）等药物治疗，也可选用激光、经尿道气囊高压扩张术、体外高强度聚焦超声等物理方法进行治疗。

（2）手术治疗：适用于发生肾功能损害、尿路梗阻、反复感染或残余尿量>60 ml 的病人。可选用耻骨上经膀胱前列腺切除术、经尿道前列腺电切术（trans urethral resection prostate，TURP）、经尿道前列腺切除术等方法治疗。**经尿道前列腺电切术是目前最常用的手术疗法。**

视频：良性前列腺增生病人的辅助检查和治疗原则

（二）术后评估

1. 术中情况　了解病人的手术、麻醉方式与效果，术中失血、补液、输血情况。

2. 身体状况　评估生命体征是否平稳，意识是否清醒；伤口敷料是否干燥，有无渗液、渗血；膀胱冲洗是否通畅，血尿程度及持续时间；有无发生术后出血、TURP 综合征、膀胱痉挛等并发症。

【常见护理诊断/合作性问题】

1. 焦虑或恐惧　与长期排尿困难，反复出现的尿潴留相关。
2. 排尿形态的改变　与膀胱出尿口梗阻有关。
3. 排尿异常：尿潴留　与前列腺增生使尿路发生梗阻有关。
4. 潜在并发症：尿路出血、肾衰竭、感染等。

【护理目标】

1. 病人消除焦虑、恐惧等心理。
2. 病人恢复正常的排尿形态，排尿通畅。
3. 病人尿潴留得到及时治疗或降低发生次数。
4. 病人未发生并发症或并发症被及时发现并处理。

【护理措施】

（一）术前护理

1. 心理护理　为病人讲解疾病的相关知识，使病人消除对疾病的疑虑与恐惧，取得病人信任，能积极地配合治疗及护理。

2. 一般护理 嘱病人戒烟、忌酒,减少急性尿潴留发生。适当鼓励病人加强营养,多食用粗纤维、易消化食物,防止便秘;随时观察排尿情况,鼓励病人多饮水,禁止憋尿,防止诱发急性尿潴留。遵医嘱使用有效抗生素预防感染。

3. 急性尿潴留 遵守无菌原则导尿或耻骨上膀胱穿刺术排出尿液。排尿困难或残余尿较多的病人,应留置导尿持续引流尿液,改善膀胱逼尿肌功能及肾功能。

(二) 术后护理

1. 病情观察 观察病人的意识、生命体征及重要器官功能状况。注意观察手术野出血、尿量及尿色变化,术后48小时内会有血尿,且血尿由深变浅,渐至正常。

2. 饮食 术后6小时病人无恶心、呕吐,可进流质,多食用粗纤维、易消化食物,防止便秘,鼓励多饮水,每日2 000 ml,可稀释尿液、冲洗尿路以预防泌尿系统感染。1～2日后无腹胀方可恢复正常饮食。

3. 气囊导尿管的护理 术后利用气囊导尿管进行压迫止血(图28-7)。气囊内应注液体15～30 ml,使其压迫前列腺窝,以达到压迫止血的目的。气囊导尿管应固定在大腿内侧并稍加牵引,告知病人不可自己移开,直至解除牵引。术后保留气囊导尿管10日左右,没有异常情况方可拔除。**术后7日内禁止灌肠和肛管排气,避免前列腺窝损伤而引起出血。**便秘者服缓泻剂解除便秘,以减少出血。

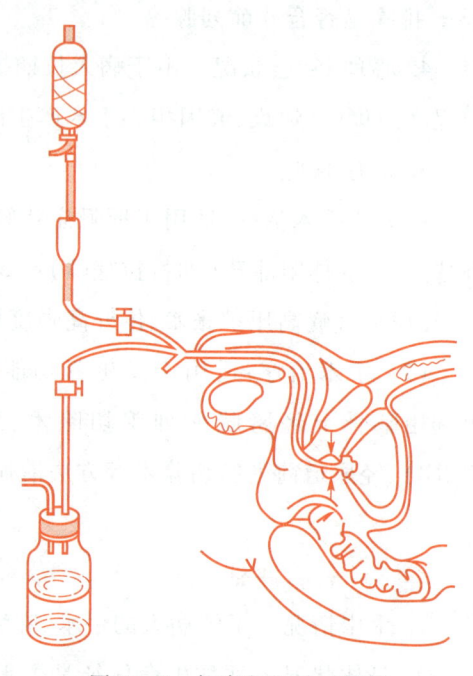

图28-7 气囊留置导尿管的压迫作用和膀胱冲洗

链接护考(2014年护考真题)

李先生,71岁。因良性前列腺增生行前列腺切除术,术后留置气囊导尿管的主要目的是( )

A. 引流膀胱 B. 防止感染 C. 膀胱冲洗

D. 观察尿量 E. 压迫前列腺窝

答案:E

解析:前列腺切除术后利用气囊导尿管进行压迫止血。气囊内应注液体15～30 ml,使其压迫前列腺窝,以达到压迫止血的目的。

4. 膀胱冲洗的护理 术后鼓励病人多饮水,并用生理盐水持续膀胱冲洗3～5日,以防血块形成堵塞尿管(图28-7)。怀疑膀胱破裂者禁忌此操作。注意事项:① 保持冲洗管道的通畅,引流不畅时,施行高压冲洗并抽吸血块,防止膀胱充盈或膀胱痉挛加重出血。② 冲洗速度根据尿色而定,尿色深应快速冲洗,尿色浅应缓慢冲洗。前列腺切除术后会随着时间的推移血尿颜色逐渐变浅,如果发生尿色深红或逐渐加深,说明有活动性出血,应立即通知医师进行处理。③ 准确记录冲洗量和排出量,方便计算尿量,尿量=排出量-冲洗量。可遵医嘱在冲洗液内适当加入止血药,注入药液后夹管约30分钟,也可使用全身止血药进行止血。④ 冲洗液温度应在25～30℃。

链接护考(2011年护考真题)

患者男,40岁。诊断为膀胱结石,行碎石术后,护士发现膀胱冲洗液颜色较红,正确的处理是( )

A. 立即送手术室　　B. 尽快输新鲜血　　C. 加快冲洗速度
D. 用冰盐水冲洗　　E. 手动高压冲洗

答案:C

解析:本题虽然疾病是膀胱结石,但实际考的是膀胱冲洗的操作。在冲洗过程中,冲洗速度根据尿色而定,尿色深应快速、尿色浅应缓慢。

5. **耻骨上膀胱造口导管的护理**　注意各类导管的固定是否牢固、引流是否通畅,注意无菌操作及拔管时间。不同类型的引流管留置时间不同:耻骨后引流管术后3～4日,耻骨上前列腺切除术后5～7日,耻骨后前列腺切除术后7～9日一般可拔管。膀胱造口管10～14日后,若排尿通畅可拔除,拔管后应用凡士林油纱布填塞造口,排尿时用手指压迫造口处敷料防止漏尿,一般2～3日造口愈合。

6. **膀胱痉挛的护理**　膀胱痉挛多见于逼尿肌不稳定、导管刺激、血块堵塞冲洗导管等原因,会引起阵发性剧痛、诱发出血等情况。遵医嘱留置硬脊膜外麻醉导管,根据需要量定时注射小剂量吗啡,也可遵医嘱口服硝苯地平、地西泮等药物,或在生理盐水内加入维拉帕米进行膀胱冲洗。注意术后24小时内冲洗液的温度不能过高,当痉挛发作时不能热敷,避免加重出血。

7. **并发症的预防与护理**

(1) **TURP综合征**:TURP手术时间较长,术中大量的冲洗液被吸收入血,使其血容量急剧增加,引起**稀释性低钠血症**(水中毒),临床表现为血压升高、心率加快,后变为血压降低、心率变慢,病人会在数小时内出现烦躁、恶心、呕吐、抽搐、昏迷,严重者出现肺水肿、脑水肿、心力衰竭等。发生TURP综合征,应立即减慢输液速度,并遵医嘱给利尿药、脱水剂,静脉给予高渗盐水纠正水中毒,同时采取给氧等对症处理。术后3～5日尿液颜色清亮,即可拔除导尿管。

(2) **感染**:病人因前列腺切除术后免疫力低下、射精管开放、留置导尿管等因素,易引起尿路感染和附睾炎,应加强基础护理,严格遵守无菌操作,用消毒棉球每日擦拭尿道外口2次,以防感染。观察病人体温及白细胞情况,若出现畏寒、发热,注意有无附睾肿大及疼痛,发生感染等情况。早期应使用有效抗生素。

(3) **出血**:**防止术后出血是早期术后护理的重点**。术后出血原因与组织坏死、用力排便及久坐等有关。TURP术后可能因为刺激、感冒及活动量增加致电凝痂皮脱落出血。术后要保持大便通畅,避免腹压增高及便秘,便秘时口服缓泻剂。**1周内禁止灌肠、肛管排气**。术后1周,逐渐离床活动,防止前列腺窝出血。

链接护考(2011年护考真题)

前列腺切除术后早期护理的重点应是(　　)
A. 观察和防止出血　　B. 防止感染　　C. 防止尿道狭窄
D. 防止血栓形成　　E. 防止尿失禁

答案：A

解析：前列腺切除术后防止出血是早期术后护理的重点。

(4) 血栓和栓塞：鼓励病人早期床上活动，在床上适当翻身和活动上下肢，在身体状况允许情况下离床活动，以预防血栓形成。

(5) 尿频、尿失禁：术后尿失禁多为暂时性，术后2～3日嘱病人练习收缩腹肌、臀肌及肛门括约肌；必要时行电刺激、生物反馈治疗。

(6) 尿道狭窄：是晚期并发症，它与尿道形成瘢痕有关。定期监测残余尿量、尿流率，必要时行尿道扩张术或尿道狭窄切除术。

(三) 健康教育

1. 生活指导　非手术治疗者，避免劳累、受凉、便秘、饮酒，以防急性尿潴留的发生。术后进食高纤维、易消化的食物，防止便秘。术后1～2个月内避免剧烈的活动，例如骑自行车、提重物、跑步、性生活等，防止继发性出血。

视频：良性前列腺增生护理措施

链接护考(2013年护考真题)

患者男，50岁，因前列腺增生症入院，行经尿道前列腺电切除术治疗，术后健康教育措施中，错误的是(　　)
A. 进食高纤维食物　　B. 多饮水　　C. 尽早锻炼如跑步等
D. 进行盆底肌肉锻炼　　E. 2个月后可行性生活

答案：C

解析：前列腺电切除术后1～2个月内避免剧烈的活动，例如骑自行车、提重物、跑步、性生活等，防止继发性出血。

视频：良性前列腺增生病人的护理健康教育

链接护考(2018年护考真题)

前列腺切除术后患者避免剧烈活动的时间
A. 7～8个月　　B. 3～4个月　　C. 1～2个月
D. 5～6个月　　E. 9～10个月

答案：C

解析：同上题。

2. 康复锻炼　术后前列腺窝的修复需要3～6个月，在此期间可能会有排尿异常的现象。定期行尿液检查、复查尿流率及残余尿量。如果有尿失禁的情况,应指导病人进行有效的肛提肌锻炼,使尿道括约肌尽快恢复功能。锻炼方法:吸气时缩肛,呼气时要放松肛门括约肌。附睾炎常发生在术后1~4周,出院后如果出现阴囊发热、肿大、疼痛等症状,应立即去医院就诊。

3. 心理指导 术后常会出现逆行射精的情况,但不影响性生活。少数病人还会出现阳痿,可实施心理治疗,方便查明原因后对其做针对性治疗。原则上前列腺经尿道切除术1个月后、经膀胱切除术2个月后可恢复性生活。

4. 预防尿道狭窄 TURP术后病人有可能发生尿道狭窄。术后如果尿线逐渐变细,甚至出现排尿困难,应及时去医院检查和处理。

【护理评价】

通过治疗和护理,病人是否达到了护理目标:① 消除焦虑、恐惧等心理。② 恢复正常的排尿形态,排尿通畅。③ 尿潴留得到及时治疗或降低发生次数。④ 未发生并发症或并发症被及时发现和治疗。

第五节 泌尿系统肿瘤病人的护理

案例导入

> 张先生,70岁。 发现血尿1个月入院。 病人1个月前开始出现血尿,近1周血尿进行性加重而来院就诊。 右侧腰部隐痛并伴有肿块,发病以来体温正常。
> 请思考:
> 1. 病人需要做哪些检查?
> 2. 病人存在哪些护理问题?

案例分析(四)

一、肾癌病人的护理

肾癌是指起源于肾实质泌尿小管上皮系统的恶性肿瘤,又称肾细胞癌,占成年人恶性肿瘤的2%~3%,35岁以上发病率快速升高,60~70岁达高峰,男性发病率、死亡率明显高于女性,男女比例约为2∶1,城市发病率高于农村。

【病因病理】

肾癌的确切病因至今未明。目前,研究认为肾癌发病与遗传、吸烟、肥胖、饮食、职业接触(石棉、皮革等)、高血压等有关。多发生于50~70岁。

绝大多数肾癌发生于一侧肾脏,常为单个肿瘤,10%~20%为多发病灶。多发病灶常见于遗传性肾癌及肾乳头状腺癌病人。肿瘤多位于肾脏上、下两极,瘤体大小差异较大,平均直径 7 cm,常有假包膜与周围肾组织相隔。双肾先后或同时发病者仅占散发性肾癌的 2%～4%。

1. 组织学分类　肾癌主要有三种组织学类型:肾透明细胞癌,占 70%～80%;乳头状肾细胞癌占 10%～15%,嫌色性肾细胞癌约占 5%。此外,还有一些罕见癌,如集合管癌,其恶性程度最高,预后较差。

2. 转移途径　肾癌可蔓延至肾盏、肾盂、输尿管,并常侵犯肾静脉。静脉内柱状的癌栓可延伸至下腔静脉,甚至右心室。远处转移最常见的部位是肺、肝和脑。

【护理评估】

（一）术前评估

1. 健康史　了解病人一般情况,包括年龄、性别、吸烟史、职业、饮食习惯等。了解病人的完整病史,尤其是手术史,是否合并心脏病、高血压、糖尿病等疾病。了解家庭中有无遗传性疾病、泌尿系统肿瘤及其他肿瘤病人。

2. 身体症状

（1）症状:

1）**肾癌三联征**:即腰痛、血尿、肿块。同时具备"三联征"表现的病人已少见。腰痛常为钝痛或隐痛,多由于肿瘤生长牵张肾包膜或侵犯腰肌、邻近器官所致;血块通过输尿管时可发生肾绞痛。肿瘤较大时在腹部和腰部易被触及。**血尿常为无痛性、间歇性**,表明肿瘤已经侵犯肾盏、肾盂。

链接护考（2022 年护考真题）

肾癌的三联征是指（　　）

A. 血尿、脓尿、膀胱刺激征
B. 脓尿、腰痛、肿块
C. 血尿、高热、肿块
D. 血尿、腰痛、肿块
E. 蛋白尿、腰痛、肿块

答案:D

解析:肾癌三联征包括血尿、腰痛、肿块。

2）副瘤综合征:10%～40%肾癌病人有副瘤综合征,临床表现为高血压、贫血、体重减轻、恶病质、发热、红细胞增多症、肝功能异常、高钙血症、高血糖、红细胞沉降率增高、神经肌肉病变、淀粉样变性、溢乳症和凝血机制异常等。

3）转移症状:肾癌因转移部位和程度不同可出现咳嗽和咯血、瘙痒和黄疸、病理性骨折和骨痛、神经系统症状等。

（2）体征:肾癌早期体征不明显。不到 10%的肾癌病人有体征,体积巨大的肾癌可出现腹部肿块,有淋巴结转移者可出现左侧锁骨上淋巴结肿大,有下腔静脉癌栓严重阻塞静脉回流者可出现双下肢水肿,左肾肿瘤肾静脉癌栓者可出现不受体位改变而变化的左侧精索静脉曲张。

3. 辅助检查

(1) 影像学检查：可以对肾癌病人进行临床诊断和临床分期。① 腹部 B 型超声：能够准确区分肿瘤和囊肿，查出 1 cm 以上的肿瘤，发现肾癌的敏感性高，是发现肾肿瘤最简便和常用的方法。② X 线检查：KUB 可见肾外形增大；IVU 可见肾盏肾盂因肿瘤挤压或侵犯，出现不规则变形、狭窄、拉长、移位或充盈缺损；肿瘤较大、破坏严重时患肾不显影，进行逆行肾盂造影可显示患肾情况。③ 腹部 CT/MRI：CT 是临床诊断肾癌和进行临床分期最主要的手段，对肾脏肿块检出率近 100%，肿瘤诊断正确率达 95% 以上；MRI 在肾癌与肾囊肿的鉴别诊断及确定静脉癌栓范围方面具有优势。

(2) 肾穿刺活检：影像检查诊断为肾癌且适于手术治疗者，不主张术前做肾肿瘤穿刺活检。不宜手术治疗的肾癌病人或不能手术治疗的晚期肾癌病人，在全身系统治疗前行穿刺活检明确病理诊断，有助于选择治疗用药。选择消融治疗的肾癌病人，消融前应行肾肿瘤穿刺活检获取病理诊断。

4. 心理-社会评估　评估病人有无因疾病而感到焦虑不安，甚至悲观绝望，对手术治疗有无思想顾虑。了解病人及其家属对肾癌等相关知识的认知程度。

5. 处理原则

(1) 手术治疗：根治性肾切除术是治疗肾癌最主要的手段，传统手术范围包括患肾、肾周围脂肪及筋膜、近端 1/2 输尿管、区域淋巴结。肾肿瘤已累及肾上腺时，须切除同侧肾上腺、肾门旁淋巴结。但目前不推荐术中常规行肾上腺切除和区域淋巴结清扫。对孤立肾肾癌或双侧肾癌，考虑做保留肾单位的肾部分切除术。腹腔镜根治性肾切除术或肾部分切除术具有创伤小、术后恢复快等优点，得到广泛应用。

(2) 非手术治疗：肾癌具有多药物耐药基因，对放疗及化疗不敏感。免疫治疗如白细胞介素-2（IL-2）的使用对预防和治疗转移癌有一定的疗效。分子靶向药物酪氨酸激酶抑制剂可提高晚期肾癌的有效治疗率。

(3) 消融治疗：包括冷冻消融、射频消融、高强度聚焦超声，适用于不适合手术的小肾癌病人的治疗。

(二) 术后评估

1. 术中情况　了解病人的手术、麻醉方式与效果，术中失液量、补液和输血情况。
2. 身体状况　评估生命体征是否平稳，意识是否清醒；伤口敷料是否干燥，有无渗液、渗血；各引流管是否通畅，引流液的量和性状；健侧肾功能的情况；有无术后出血等并发症。
3. 心理-社会状况　评估病人有无焦虑、紧张；病人及其家属对术后恢复过程的认知；病人对治疗和护理的配合程度。

【常见护理诊断/合作性问题】

1. 焦虑与恐惧　与对疾病认知不足、担忧疾病预后有关。
2. 营养失调：低于机体需要量　与癌症消耗及营养摄入不足有关。
3. 潜在并发症：出血、感染等。

【护理目标】

1. 病人情绪稳定。
2. 病人营养状况得到改善。
3. 病人未发生并发症或并发症能被及时发现并处理。

【护理措施】

（一）术前护理

1. **心理护理** 主动关心病人，倾听病人诉说，适当解释病情，告知手术治疗的必要性和可行性，以稳定病人情绪，争取病人配合。
2. **营养支持** 提供色香味俱全、营养丰富的食品，增进病人食欲，必要时给予肠外营养支持，贫血者可予少量多次输血。
3. **其他护理** 如给予病人舒适安静的休息环境，鼓励病人多饮水，稀释尿液，避免血块堵塞尿路。
4. **用药指导** 病人用药后观察药物的效果和不良反应，鼓励病人坚持按疗程用药。

视频：肾癌的护理措施

（二）术后护理

1. **卧床与休息** 行肾癌根治术者建议早期下床活动，行**肾部分切除术者常需卧床 2 周**。
2. **并发症的观察和护理**

（1）出血：**术中和术后出血是肾部分切除术最主要的并发症**。密切观察病人生命体征的变化，若病人引流液较多、色鲜红且很快凝固，同时伴有血压下降、脉搏增快等低血容量性休克表现，常提示出血，应及时通知医师并协助处理：① 遵医嘱应用止血药物。② 对出血量大、血容量不足的病人给予输液和输血。③ 对经处理出血未能停止者，积极做好手术止血准备。

（2）腹胀：肾脏位于腹膜后，手术时腹膜后神经受到刺激；麻醉抑制胃肠蠕动，胃内容物不能排空，可导致腹胀。病人吞入空气、长时间卧床可加重腹胀。一般在术后 2～3 日胃肠功能即可恢复正常。鼓励没有禁忌证病人早期活动，待肛门排气后症状可迅速缓解。

（三）健康教育

1. **生活指导** 充分休息，适度运动，戒烟，减肥，避免重体力活动，加强营养，增强体质，避免感冒。
2. **复诊指导** 定期复查超声检查、CT 和血尿常规，及时发现肾癌复发或转移。

【护理评价】

通过治疗和护理，病人是否达到了护理目标：① 能正确对待疾病，焦虑减轻。② 得到足够的营养摄入。③ 并发症得以预防或被及时发现并处理。

二、膀胱癌病人的护理

案例导入

徐先生,63岁,皮革厂退休工人。1个月前出现间歇性、无痛性肉眼血尿而来院就诊。B超提示膀胱内见直径0.6 cm肿物;膀胱肿瘤抗原(BTA)浓度异常增高。
请思考:
1. 该病人可能是什么病变?
2. 病人的术后护理措施有哪些?

案例分析(五)

【病因】

1. **长期接触化学致癌物** 膀胱癌与长期接触染料或橡胶塑料工业中的苯胺、联苯胺、萘胺有关;色氨酸代谢异常、寄生虫、病毒及慢性刺激等是膀胱癌的诱因。
2. **吸烟 是目前最为肯定的膀胱癌致癌因素**,有30%~50%的膀胱癌与吸烟有关。
3. **膀胱慢性感染与异物刺激** 长期的异物刺激如结石、留置导尿管等,容易诱发病人发生膀胱癌,以鳞癌最为多见。
4. **其他** 长期大量服用镇痛药物、摄入较多豆类食品等。

【病理】

1. **组织分型** 98%膀胱癌来源于上皮细胞,包括尿路上皮细胞癌、腺癌及鳞状上皮癌,其中尿路上皮细胞癌约占95%。
2. **分化程度** 尿路上皮细胞癌可分为乳头状癌、低度恶性倾向尿路上皮乳头状肿瘤、低分化和高分化尿路上皮癌。
3. **浸润深度** 分为原位癌、乳头状癌和浸润癌。如果癌组织局限在黏膜内,并没有浸润现象,没有形成乳头状癌,可以称为原位癌(Tis),多用TNM分期,T表示原发肿瘤、N表示淋巴转移、M表示远端转移。根据浸润深度:原位癌(Tis);乳头状无浸润(Ta);局限于固有层以内(T_1);浸润浅肌层(T_2);浸润深肌层或穿透膀胱壁(T_3);浸润前列腺或膀胱邻近组织(T_4),如图28-8所示。
4. **转移途径** 包括淋巴转移、直接扩散和血性转移。其中淋巴转移是最主要的途径,主要转移到盆腔淋巴结。血行转移较晚,主要转移至肝、肺。

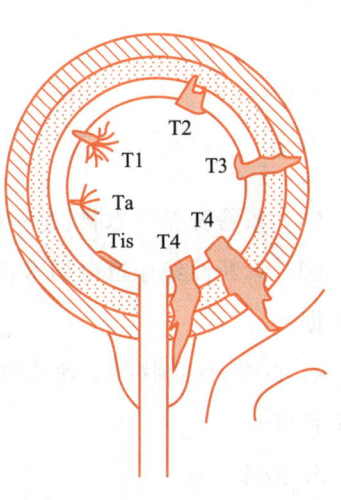

图28-8 膀胱癌浸润深度

视频:膀胱癌的病因和病理

【护理评估】

（一）术前评估

1. 健康史 了解病人的年龄、职业、性别和吸烟史，有无长期接触化学致癌物质，有无心血管疾病等。

2. 身体状况

（1）血尿：**无痛性、间歇性肉眼血尿是膀胱癌最常见的症状和早期症状**。血尿持续时间、严重程度与肿瘤恶性程度并不一致。

（2）膀胱刺激症状：膀胱癌肿块坏死、溃疡合并感染，可出现膀胱刺激症状。尿频、尿急、尿痛，常见于膀胱原位癌和浸润癌病人。当癌瘤堵塞膀胱口可发生排尿困难或尿潴留。

（3）全身表现：晚期贫血、消瘦、恶病质及转移表现。

3. 辅助检查

（1）脱落细胞检查：**对诊断原位癌有重要的意义**，因原位癌细胞黏附力差，易脱落，膀胱镜检查不易发现。尿标本采用新鲜尿液，但晨起第一次尿不宜使用。

（2）影像学检查：① **B 型超声可发现直径 0.5 cm 以上膀胱肿瘤，是目前诊断膀胱癌最简便经济的一种诊断方法**。② CT 和 MRI 可了解肿瘤浸润深度及局部转移病灶。

（3）**膀胱镜检查：是诊断膀胱癌最直接、最可靠的方法**。可见肿瘤的部位、大小、数目、形态及基底浸润程度，并可取材活检。

链接护考（2022 年护考真题）

患者，男，68 岁。因间歇、无痛性肉眼血尿诊断为膀胱癌入院。诊断膀胱癌最可靠的方法是（　）

A. B 超
B. 双合诊
C. 血尿和膀胱刺激征
D. 尿脱落细胞学检查
E. 膀胱镜和活组织检查

答案：E

解析：膀胱癌的诊断过程中膀胱镜检查是最重要的检查手段，能直接观察肿瘤的位置、大小、数目、形态、浸润程度等，并可取活组织检查。

（4）尿膀胱癌标志物：是一种无创检查方法，有助于检测出临床隐匿性膀胱癌。

（5）诊断性经尿道电切术：可明确肿瘤的病理诊断、分级、分期，为进一步治疗及判断预后提供依据。

4. 心理-社会状况 评估病人、家属对疾病的认知程度及家庭经济的承受能力，社会支持系统是否健全。

5. 治疗原则

（1）手术治疗：根据肿瘤的临床分期、病理并结合病人全身状况，选用不同的手术方式。局限的分化较好的 T_2 期肿瘤，可采用保留膀胱的手术。较大、多发、反复发作及分化不良的 T_2 期肿瘤,以及浸润性鳞癌和腺癌,应行膀胱全切术。

（2）化学治疗:有全身化疗和膀胱灌注化疗等方式。全身化疗多用于有转移的晚期病人。对保留膀胱的病人,为预防肿瘤复发,术后应行膀胱灌注化疗。

（3）放射治疗:作为辅助治疗,但其治疗效果尚未肯定。

视频:膀胱癌的临床表现、辅助检查、治疗原则

（二）术后评估

1. 术中情况　了解病人的手术、麻醉方式与效果,术中失液量、补液、输血情况。

2. 身体状况　评估生命体征是否平稳,意识是否清楚;伤口敷料是否干燥,有无渗液、渗血;引流管的位置、种类、数量,是否标识清楚、引流通畅、固定良好,引流液的量和性状;有无术后出血、感染、尿失禁等并发症。

3. 心理-社会状况　评估病人有无焦虑、紧张,病人及家属对术后恢复过程的认知,病人对治疗和护理的配合程度。

【常见护理诊断/合作性问题】

1. 焦虑与恐惧　与对疾病认知不足、担忧疾病预后有关。
2. 营养失调:低于机体需要量　与癌症消耗及营养摄入不足有关。
3. 自我形象紊乱　与尿流改道术后留置造口、化学治疗导致脱发等有关。
4. 潜在并发症:出血、感染、尿失禁等。

【护理目标】

1. 病人情绪稳定。
2. 病人营养状况得到改善。
3. 病人能适应自我形象的变化和新的排尿方式。
4. 病人未发生并发症或并发症能被及时发现并处理。

【护理措施】

（一）术前护理

进食易消化、营养丰富的食物;纠正贫血,改善营养状况。行肠道代膀胱术的病人,按大肠手术要求,做好肠道准备。手术需在腹壁造口引流尿液者,术前应彻底清洁腹壁皮肤,有利于皮肤乳头的成活,防止感染。尿流改道会给病人带来诸多不便,向病人解释手术的必要性、术后自我护理的方法,解除病人的焦虑,使病人配合手术治疗。

（二）术后护理

1. 体位与饮食　为了有利于引流,待生命体征平稳后给病人取半卧位;行尿道肿瘤电切术的病人术后6小时可以进食,同时鼓励病人多饮水、多排尿,以起到冲洗作用。

2. 病情观察　注意观察生命体征、尿量、意识状况等变化。

3. 代膀胱冲洗护理　病人平卧,每次抽取30～50 ml生理盐水或5%碳酸氢钠溶液,温度在

36℃左右,从造口管处做低压缓慢冲洗,防止肠道代膀胱术后肠黏液堵塞管道。

4. 造口护理　观察腹壁造口血运,观察有无狭窄或回缩、发黑等表现。保护造口周围皮肤,涂抹氧化锌软膏并及时清空集尿袋内的尿液。术后造口周围皮肤表面往往可见白色粉末状结晶物,系细菌分解尿酸而成,可先用白醋清洗,后用清水清洗。

5. 并发症的观察和护理

(1) 出血:观察是否出现血压下降、脉搏加快、引流出大量血性液。若出现,及时通知医师,协助处理。

(2) 感染:如病人体温升高、伤口疼痛、引流液有脓性分泌物多提示有感染,应降温、抗感染等。

(3) 尿瘘:可表现为盆腔引流管引流出尿液,切口渗尿,导尿管引流量减少,病人有腹痛、体温升高等。发现上述问题应及时通知医师并做好辅助工作。

6. 膀胱灌注化疗的护理　适用于可以憋尿的病人。灌注前排空膀胱;灌注药液完毕用 10 ml 空气将导尿管内残留药推入膀胱内,以免药液存留在导尿管内,最后用止血钳夹闭尿管。化疗中协助病人**每 15～30 分钟更换 1 次体位,并保留 0.5～2.0 小时**,分别取俯、仰、左、右侧卧位,使**药液均匀地与膀胱壁接触**。保留时间结束,告诉病人及时排尿;灌注后指导病人多饮水,多排尿,减少药液对尿道的刺激。

(三) 健康教育

直肠代膀胱术后,养成定时排尿习惯,每小时排尿 1 次,逐渐至每 2 小时 1 次,间隔时间不宜过长。指导定期化疗、放疗或免疫治疗的意义,术后 2～3 年,每 3 个月复查 1 次,及时发现有无肿瘤的复发。对尿流改道病人,教会其护理的方法。

【护理评价】

通过治疗和护理,病人是否达到了护理目标:① 能正确对待疾病,焦虑减轻。② 得到足够的营养摄入。③ 能接受尿流改道的现实,适应身体变化,参加社交活动。④ 未发生并发症或并发症被及时发现并处理。

三、前列腺癌病人的护理

前列腺癌是源自前列腺上皮的恶性肿瘤,好发于 65 岁以上的男性。世界范围内,前列腺癌发病率在男性所有恶性肿瘤中位居第二,在美国前列腺癌的发病率已经超过肺癌,成为第一位危害男性健康的肿瘤。随着我国人口老龄化和诊疗技术的进步,前列腺癌发病率亦逐年提高。

【病因】

前列腺癌的病因尚不清楚,可能与年龄、遗传、种族、癌前病变、饮食、环境污染等有关。随着年龄的增长,前列腺癌的发病率显著增高。性行为活跃者,体内睾酮水平较高,促进前列腺癌的发生。

【病理】

5%～20%的病人可发生局部浸润和远处转移,常直接向精囊和膀胱底部浸润。血行转移主要转移至骨,以脊椎骨最为常见,其次为股骨近端、盆骨和肋骨。淋巴转移首先至闭孔淋巴结,随之到内脏淋巴结、胃底淋巴结、骶骨前淋巴结和主动脉旁淋巴结。

1. 分级　　Gleason 分级法是根据腺体分化程度及肿瘤在间质中的生长方式作为分级标准,以此评价肿瘤的恶性程度,广泛应用于临床。Gleason 将肿瘤分成主要类型和次要类型,每个类型分为 5 级,1 级分化最好,5 级分化最差。两种类型分级之和为 Gleason 得分。Gleason 评分为 2~10 分。评分越高,表示预后越差。

知识拓展：
Gleason
评分法

2. 分期　　多采用 TNM 分期系统。根据肿瘤侵犯范围不同,分为 4 期:T_0 期为没有原发瘤的证据;T_1 期为不能被扪及和影像发现的临床隐匿肿瘤;T_2 期肿瘤局限于前列腺内;T_3 期肿瘤穿透前列腺被膜;晚期肿瘤固定或侵犯精囊以外的组织。N、M 代表有无淋巴结转移或远处转移。

【护理评估】

（一）术前评估

1. 健康史　　了解年龄、饮食习惯、职业、居住环境,家族史等。

2. 身体状况　　早期前列腺癌通常无明显症状,当肿瘤增大至阻塞尿道或侵犯膀胱颈时出现与前列腺增生相似的膀胱颈梗阻症状,可出现逐渐加重的尿流缓慢、尿频、尿急、排尿不尽、排尿困难,甚至尿潴留或尿失禁等症状。晚期可出现腰痛和腿痛、贫血、下肢水肿、排便困难、少尿、无尿、尿毒症等症状。少数病人以转移症状就医而无明显前列腺癌原发症状。病人易发生骨转移致病理性骨折。

3. 辅助检查

（1）直肠指检:可触及前列腺结节,质地坚硬。

（2）实验室检查:**前列腺特异性抗原（prostate specific antigen, PSA）是目前诊断前列腺癌、评估各种治疗效果和预测预后的重要肿瘤标志物**。前列腺癌患者血清 PSA 常升高,有转移病灶者血清 PSA 可显著升高。检查时机为:① 射精 24 小时后。② 直肠指检、膀胱镜检、导尿等操作 48 小时后。③ 前列腺按摩 1 周后。④ 前列腺穿刺 1 个月后。⑤ PSA 检测时应无急性前列腺炎、尿滞留等。

（3）影像学检查:① 经直肠超声（transrectun ultrasound,TRUS）,可帮助寻找可疑病灶,初步判断肿瘤大小;引导行穿刺活检。② MRI 可显示前列腺包膜的完整性、肿瘤是否侵犯前列腺周围组织及器官、盆腔淋巴结受侵犯情况及转移的病灶。CT 对早期前列腺癌的诊断敏感性明显低于 MRI,主要协助进行肿瘤临床分期。③ 全身核素骨显像检查（emission computed tomography,ECT）,可比常规 X 线提前 3~6 个月发现骨转移灶。

（4）前列腺穿刺检查:**经直肠超声引导前列腺穿刺活检可确诊前列腺癌**。

4. 心理-社会状况　　了解病人及其家属对疾病的认知程度和心理承受能力、家庭经济状况。

5. 治疗原则　　根据病人的年龄、全身状况、病理分级和临床分期等综合因素考虑。

（1）非手术治疗。

1）抗雄激素内分泌治疗:又称药物去势,适合于 T_3、T_4 期的前列腺癌,通常使用以下药物:① 人工合成的促黄体生成素释放激素类似物（LHRH-A）:如醋酸割舍瑞林、醋酸亮丙瑞林等,能反馈性抑制垂体释放促性腺激素,使体内雄激素浓度处于去势水平,起到治疗前列腺癌的作用。

② 雄激素受体阻滞药:能阻止双氢睾酮与雄激素受体结合,在中枢有对抗雄激素负反馈的作用。有甾体类药物,如环丙孕酮(CPA)、醋酸甲地孕酮和醋酸甲羟孕酮;非甾体类药物,如尼鲁米特、比卡鲁胺和氟他胺。

2) 放射治疗:有内放射和外放射两种。内放射使用放射性核素粒子(如^{125}I)植入治疗,主要适用于T_2期以内的前列腺癌。外放射适用于内分泌治疗无效者。

3) 化学治疗:主要用于内分泌治疗失败者,常用药物有环磷酰胺(CTX)、氟尿嘧啶(FU)、多柔比星(ADM)、卡铂、长春碱及紫杉醇(PTX)等。

(2) 手术治疗:① 根治性前列腺切除术,是局限在包膜以内(T_{1b}、T_2期)的前列腺癌最佳治疗方法,但仅适用于年龄较轻、能耐受手术的病人。② 双侧睾丸切除术与包膜下睾丸切除术:用于T_3、T_4期的前列腺癌病人进行手术去势。

(二) 术后评估

1. 术中情况　了解病人的手术、麻醉方式与效果,术中失液量、补液、输血情况。
2. 身体状况　评估生命体征是否平稳,意识是否清醒;伤口敷料是否干燥,有无渗液、渗血;各引流管是否通畅,引流液的量和性状;有无术后出血、感染、尿瘘等并发症。
3. 心理-社会状况　评估病人有无焦虑、紧张;病人及其家属对术后恢复过程的认知;病人对治疗和护理的配合程度。

【常见护理诊断/合作性问题】

1. 焦虑与恐惧　与对疾病认知不足、担忧疾病预后有关。
2. 营养失调:低于机体需要量　与癌症消耗及营养摄入不足有关。
3. 潜在并发症:出血、感染、尿瘘等。

【护理目标】

1. 病人情绪稳定。
2. 病人营养状况得到改善。
3. 病人未发生并发症或并发症能被及时发现并处理。

【护理措施】

(一) 内分泌治疗并发症的护理

1. 性功能障碍　睾酮水平下降可使病人出现性欲下降和勃起功能障碍。治疗间歇期,随着雄激素水平升高,症状能够得到一定的缓解;也可借助一些药物(如西地那非)或者工具(如真空负压泵)帮助完成性生活。
2. 血管舒缩症状　典型表现为颜面部阵发性潮热,向下扩散到颈部和躯体,随后出汗,一般持续小于 5 分钟,1 日可发作十余次。症状较轻者可行物理降温,注意避免感冒;症状较重者遵医嘱使用雌激素、孕激素、抗抑郁药、维生素 E 等。

(二)手术前护理

进食易消化、高热量、高维生素的饮食;纠正贫血,必要时输血;改善机体营养状况。向病人解释手术的必要性、术后自我护理的方法,解除病人的焦虑,配合手术治疗。鼓励病人树立战胜疾病的信心。前列腺癌恶性程度属中等,及时有效治疗后 5 年生存率较高。

(三)手术治疗并发症的护理

1. **尿失禁** 主要由括约肌功能不全、逼尿肌功能不稳定引起,一般在术后 1 年内得到改善。鼓励病人坚持盆底肌肉训练,以改善症状。

2. **勃起功能障碍** 术中损伤血管、神经,继而诱发缺氧,导致勃起组织纤维化,出现勃起功能障碍。应加强心理护理,遵医嘱使用西地那非,注意观察有无心血管并发症。

【护理评价】

通过治疗和护理,病人是否达到了护理目标:① 能正确对待疾病,焦虑是否减轻。② 营养状况得到改善。③ 未发生并发症或并发症被及时发现并处理。

第六节 泌尿及男性生殖系统结核病人的护理

案例分析(六)

案例导入

> 李先生,44 岁。因"尿频、尿急、尿痛"3 年入院。既往肺结核病史多年,多种抗结核药物耐药。尿常规示脓血尿;尿查结核菌抗酸染色阳性;B 型超声及 CT 检查示右肾大,实质有破坏,膀胱缩小。门诊以泌尿系结核收住院,入院后进一步检查示右肾无功能。行右肾切除,手术顺利。
> 请思考:
> 1. 术后如何护理该病人?
> 2. 如何预防结核传播?

肾结核最常见于 20~40 岁青壮年,男女发病率之比为 2:1。老年人发病较少,儿童发病多在 10 岁以上,婴幼儿罕见。肾结核约 90% 为单侧。

男性生殖系统结核包括前列腺结核、精囊结核及附睾结核,多继发于肾结核,由后尿道病灶蔓延而来。前列腺结核发病率最高,由于其所在部位隐蔽,没有明显症状,故不易被发现。附睾结核较多见,因其解剖特点易被发现。

【病因】

肺、骨关节、肠等器官常为原发病灶,结核分枝杆菌经血液循环播散引起肾结核,输尿管、膀胱、尿道结核多继发于肾结核。男性生殖系统结核既可继发于肾结核,也可直接由血液循环播散引起。

【病理生理】

肾结核主要为继发性结核,是慢性、进行性、破坏性病变,原发病灶大多在肺。结核分枝杆菌经血行播散进入肾脏,主要在双侧肾皮质的肾小球周围毛细血管丛内,形成多发性微小结核病灶。由于该处血液循环丰富,修复力较强,如果病人免疫状况良好,感染细菌的数量少或毒力较小,这种早期微小结核病变可自行愈合,临床上常不出现症状,但尿中可检测到结核分枝杆菌,称为病理肾结核。如果病人免疫力低下,细菌数量大且毒力较强,肾皮质内的病灶不愈合且逐渐扩大,发展为肾髓质结核,穿破肾乳头到达肾盏、肾盂,发生结核性肾盂肾炎,出现临床症状及影像学改变,称为临床肾结核。

病变蔓延至膀胱,起初为黏膜充血、水肿,散在结核结节形成。结核结节互相融合形成溃疡,可累及全膀胱,病变愈合致膀胱壁广泛纤维化和瘢痕收缩,引起该侧肾积水(图28-9)。

尿道结核主要是结核性溃疡,纤维化导致尿道狭窄,引起排尿困难。

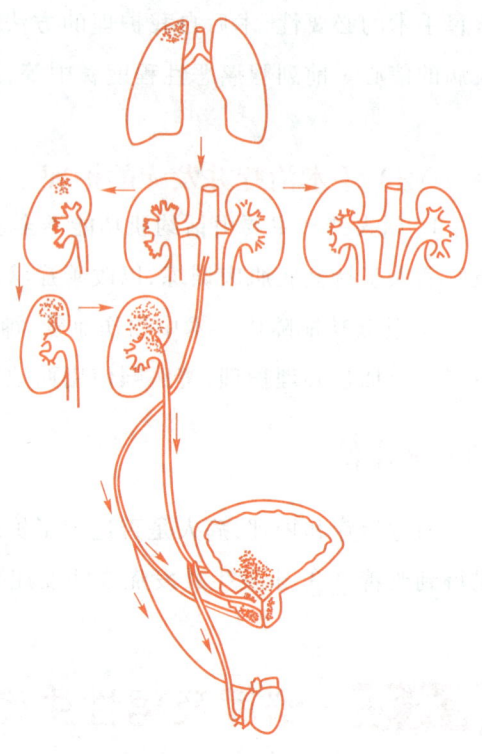

图 28-9 泌尿系结核的侵袭途径

男性生殖系统结核的病理改变与一般结核相似。双侧附睾结核病人的精液内多数无精子。

【护理评估】

(一)术前评估

1. 健康史

评估病人年龄、生活习惯、起病时间,既往有无肺结核病或其他结核病史,询问病人家庭中有无结核病病人,作为评估传染源的依据之一。

2. 身体状况

(1)尿频、尿急、尿痛:**是肾结核的典型症状。尿频最早出现,常是病人就诊的主诉**。最初是因含有结核分枝杆菌的脓尿刺激膀胱黏膜引起,当结核病变侵及膀胱壁,发生结核性膀胱炎及溃疡时,尿频加剧,并伴有尿急、尿痛。晚期膀胱发生挛缩,容量显著缩小,尿频更加严重,每日排尿次数达数十次,甚至出现尿失禁。

(2)**血尿**:**是肾结核的重要症状**,**多为终末血尿**,为膀胱结核溃疡出血所致。肾结核灶破坏血管也可引起全程肉眼血尿。肾结核的血尿常在尿频、尿急、尿痛症状发生以后出现,但也有以血尿为初发症状者。

(3)脓尿:常见症状,病人均有不同程度的脓尿,严重者尿如洗米水样,内含有干酪样碎屑或絮状物,也可出现脓血尿或尿中混有血丝。

(4)腰痛与包块:病变波及肾包膜可有腰部胀痛,少数病人因血块、干酪样物质阻塞输尿管出现绞痛。因肾积水、积脓,在肾区可扪及包块。

(5) 全身症状:常不明显。晚期肾结核或合并其他器官活动性结核时,可有发热、盗汗、消瘦、贫血、虚弱、食欲缺乏等典型结核症状。严重肾结核或肾结核合并对侧肾积水时,可出现水肿、恶心、呕吐、少尿等慢性肾功能不全的症状,甚至突然发生无尿。

3. 辅助检查

(1) 尿液检查:尿呈酸性,尿蛋白阳性,有较多的红细胞及白细胞。晨尿离心沉渣抗酸染色,查找到结核杆菌者,对诊断肾结核具有决定意义。普通培养无细菌生长,尿结核分枝杆菌培养阳性率为 80%～90%。

(2) X 线检查:X 线平片可见病肾及下尿路钙化及肾脏形态;静脉肾盂造影或逆行性肾盂造影可显示肾盏、肾盂、输尿管虫蚀样破坏或空洞。胸部及脊柱 X 线可排除陈旧性或活动性肺结核和脊柱结核。

(3) B 型超声检查:了解患侧肾形态、大小、积水与积脓情况。简单易行,对中晚期病例可初步确定病变部位,常显示患肾结构紊乱、有钙化;也较容易发现对侧肾积水及膀胱有无挛缩。

(4) 膀胱镜检查:早期可见膀胱黏膜充血水肿、结核结节;后期可见结核性溃疡、肉芽肿及瘢痕等病变,并可取活组织检查。患侧输尿管口可呈"洞穴"状,有时可见混浊尿液喷出。膀胱挛缩容量小于 100 ml 或有急性膀胱炎时不宜做膀胱镜检查。

(5) CT 和 MRI:对诊断肾结核有帮助。CT 对中晚期肾结核能清楚显示扩大的肾盏肾盂、皮质空洞及钙化灶,三维成像还可以显示输尿管全长病变。磁共振尿路造影(MRU)是了解上尿路梗阻的无创性检查,当静脉尿路造影(IVU)不显影或不能做 CT 增强扫描时,MRU 是一种可选择的检查方法。

4. 心理-社会状况 泌尿系统结核病程长,反复发作,评估病人焦虑的程度。评估家庭成员对病人疾病的理解及治疗、护理的支持程度。

5. 治疗原则 根据病人全身和患肾情况,选择药物治疗或手术治疗。药物治疗原则为早期、适量、联合、规律、全程。

(1) 非手术治疗:药物治疗适用于早期肾结核,如尿中有结核分枝杆菌而影像学上肾盏、肾盂无明显改变,或仅见一、两个肾盏呈不规则虫蚀状时,规范应用抗结核药物治疗后多能治愈。药物治疗最好用三种药物联合使用,药量要充分,疗程要足够,连续用药 6～9 个月,有可能治愈。抗结核药物种类很多,首选药物吡嗪酰胺、异烟肼、利福平和乙胺丁醇等一线药物,其他如环丝氨酸、乙硫异烟胺等为二线药物。

(2) 手术治疗:药物治疗 6～9 个月无效,肾结核破坏严重者,应在药物治疗的配合下行手术治疗。肾切除术前抗结核药物治疗至少 2 周,肾部分切除术前抗结核药物治疗至少 4 周;术后继续抗结核药物治疗 6～9 个月。

1) 肾切除术:适用于以下情况。① 无功能的结核肾,伴或不伴有钙化者。② 结核病变累及整个肾脏导致实质广泛破坏,合并难以控制的高血压或伴有肾盂输尿管交界处梗阻者。③ 癌变者。

2) 肾部分切除术:适用于下面两种情况。① 局限性钙化病灶,经 6 周药物治疗无明显改善者。② 钙化病灶逐渐扩大并有破坏整个肾脏危险者。目前,该手术已很少应用。

(二) 术后评估

1. 术中情况　了解病人的手术、麻醉方式,术中用药,术中失液量、补液、输血情况。
2. 身体状况　评估生命体征是否平稳,意识是否清楚;伤口敷料是否干燥,有无渗液、渗血;引流管的数量、名称、位置,是否标记清楚、固定良好,引流液的量和性状;尿路梗阻解除程度,肾功能恢复情况,结石排出情况;有无术后并发症。
3. 心理-社会状况　评估病人有无悲观、失望、紧张;病人及其家属对术后恢复过程的认知。

【常见护理诊断/合作性问题】

1. 焦虑与恐惧　与对疾病认知不足、担忧疾病预后有关。
2. 排尿异常　与结核性膀胱炎、膀胱挛缩有关。
3. 活动无耐力　与贫血、机体负氮平衡、手术创伤有关。
4. 潜在并发症:出血、感染、尿瘘、肾衰竭等。

【护理目标】

1. 病人情绪稳定。
2. 病人未出现排尿异常或程度减轻。
3. 病人活动耐力增强。
4. 病人未出现并发症或并发症能得到及时发现和处理。

【护理措施】

(一) 术前护理

1. 心理护理　加强对病人心理护理,有针对性地向病人讲解肾、前列腺、精囊及附睾结核的治疗、护理的长期性,并使病人能够积极主动配合治疗。给病人安排舒适的休息环境,鼓励进行适当的户外活动,并加强营养,以便于提高机体免疫力。肾结核为进行性疾病,不经治疗不能自愈,向病人解释疾病的特点及规范抗结核治疗的意义,全身治疗可增强抵抗力,合理的药物治疗及必要的手术治疗可清除病灶,缩短病程。
2. 休息与营养　适当活动,避免劳累;改善并纠正全身营养状况,鼓励病人进食营养丰富、富含维生素饮食,多饮水以减轻结核性脓尿对膀胱的刺激,必要时给病人肠外营养支持。
3. 用药护理　指导病人按时、足量、足疗程服用抗结核药物;在使用抗结核药物治疗期间,注意观察药物的毒性反应,定期抽血检查肝肾功能,发现异常及时报告医师并协助处理。① 肝功能损害:遵医嘱使用护肝药物,定期检查肝功能。② 肾功能损害:**勿用或慎用对肾有毒性的药物**,如氨基糖苷类、磺胺类药物,尤其是双肾结核和双肾积水的病人。③ 听力损害:链霉素对第Ⅷ对脑神经有损害,影响听力,一旦发生,应通知医师停药、换药。
4. 病情观察　观察病人血尿、脓尿和膀胱刺激症状,以及夜尿情况,如果夜尿增多,影响睡眠和休息,可留置尿管引流尿液。

(二)术后护理

1. 病情观察　术后定时测量血压、脉搏,观察切口渗血情况,必须保持敷料干燥,同时注意观察伤口引流液的量及性状,留置导尿管观察尿液的变化情况。注意观察术后第 1 次排尿的时间、尿量和尿色,准确记录 24 小时尿量,如果术后 6 小时无尿或 24 小时尿量较少,表示健侧肾功能有问题,应及时报告医师并配合治疗。

2. 禁食　术后禁食,待胃肠功能恢复后,逐渐恢复正常饮食。

3. 休息　肾全切除术者术后仅需卧床休息 2~3 日,无异常情况可下床活动;肾部分切除术后需要卧床休息 10~14 日,防止肾下垂和继发性出血。

4. 引流管护理　妥善固定引流管和导尿管,保持引流管通畅,密切观察并记录引流液的颜色、性状和量。

5. 预防感染　遵医嘱合理应用抗生素,观察体温和白细胞变化,注意伤口和引流管情况,保持引流通畅,减少异物刺激,及时换药和去除分泌物。保持切口敷料清洁干燥,有渗血、渗液及时换药;定时翻身、拍背、雾化吸入,必要时给予吸痰。

6. 并发症的护理

(1) 肾衰竭:术后准确记录病人 24 小时的尿量,若手术后 6 小时仍无尿或 24 小时尿量较少,可能发生肾衰竭,及时报告医师并协助处理。

(2) 尿瘘:保持肾周引流管、双导管及导尿管等引流通畅,指导病人避免憋尿和减少腹部用力。若出现肾周引流管和导尿管的引流量减少、切口疼痛、渗尿、触及皮下波动感等情况,提示可能发生尿瘘,应及时报告医师并协助医师处理。

(三)健康教育

1. 指导用药　术后向病人讲解遵医嘱坚持药物治疗的重要性,避免结核病灶复发和扩散。注意药物的副作用,切不可滥用药物,尤其对肾有损害的药物慎用或不用。勿随意增减药物剂量或停药,告知病人药物的副作用,指导病人如发现相关症状时及时与医师沟通。

2. 定期复查　定期到医院复查,每月进行尿常规复查和结核菌检查 1~2 次,3~6 个月进行泌尿系造影检查 1 次,了解愈合情况。定期复查尿常规、尿结核分枝杆菌、红细胞沉降率,连续半年尿中无结核分枝杆菌称为稳定阴转,5 年不复发认为治愈。但如果有明显膀胱结核或伴有其他器官结核,随诊时间延长至 10 年或更长。

3. 加强营养和锻炼　适当户外活动,避免劳累,以提高机体免疫力。有肾造口者,注意自身护理,防止继发感染。保持心情愉悦,加强营养。

4. 其他　若并发膀胱挛缩症,正规抗结核药物治疗,待膀胱病变痊愈后再手术,同时加强全身支持疗法,保护肾功能。

【护理评价】

通过治疗和护理,病人是否达到了护理目标:① 能正确对待疾病,焦虑减轻。② 排尿正常。③ 活动耐力增强。④ 并发症得以预防,或得到及时发现和处理。

小结

泌尿系损伤以男性尿道损伤最常见。肾损伤以闭合性损伤多见,血尿是其最常见的表现。严重者可发生低血容量性休克。CT 是肾损伤的首选检查。**大多数肾损伤病人经非手术治疗痊愈**。肾损伤后应绝对卧床休息 2~4 周。肾切除术后需卧床 2~3 日,肾部分切除或肾修补术后需绝对卧床休息至少 2 周,以防术后继发性出血。伤后 3 个月不宜从事体力劳动或竞技运动。膀胱损伤多由于骨盆骨折所致。膀胱破裂合并休克者,应立即纠正休克,并尽早手术治疗。膀胱挫伤可经尿道插入导尿管,持续引流尿液 7~10 日。男性前尿道损伤最常见部位是尿道球部,多数由骑跨伤导致。后尿道损伤最常见部位是尿道膜部,多因骨盆骨折引起。尿道出血是尿道损伤常见表现。治疗的目的是恢复尿道连续性。术后尿道狭窄者需定期扩张尿道。

泌尿系统结石包括肾结石、输尿管结石、膀胱结石和尿道结石,以草酸盐结石最常见。肾、输尿管结石主要表现为疼痛和血尿。膀胱结石典型症状为排尿突然中断,改变体位后又可继续排尿。尿道结石表现为急性尿潴留并伴有会阴部疼痛。膀胱镜检查是判断膀胱结石最可靠简单的检查方法。肾、输尿管结石可采用非手术治疗、体外冲击波碎石(ESWL)治疗和手术治疗。肾绞痛发作时,遵医嘱使用解痉镇痛药物,如注射阿托品加哌替啶等。鼓励多饮水,增加活动,调整饮食。

良性前列腺增生是老年男性的常见病。尿频是前列腺增生的早期症状,夜间更加明显。进行性排尿困难是前列腺增生的主要症状。受凉、饮酒、劳累等可诱发急性尿潴留。直肠指检是前列腺增生的首选检查方法。经尿道前列腺电切术(TURP)是目前最常用的手术疗法。防止术后出血是护理的重点。术后 7 日内禁止灌肠和肛管排气。TURP 综合征表现为术后数小时出现烦躁、恶心、呕吐、抽搐、昏迷,严重者出现肺水肿、脑水肿、心力衰竭等。一旦发生应立即减慢输液速度,并遵医嘱给予利尿药、脱水剂,静脉给予高渗盐水纠正水中毒。术后 1~2 个月内避免剧烈活动。

肾癌发病与遗传、吸烟、肥胖、饮食、职业接触(石棉、皮革等)、高血压、抗高血压治疗等有关。肾透明细胞癌最常见。肾癌典型表现为腰痛、血尿、肿块。根治性肾切除术是治疗肾癌最主要的手段。肾部分切除术者常需卧床 2 周。膀胱癌是泌尿系最常见的恶性肿瘤,无痛性肉眼血尿是泌尿系统肿瘤早期的主要症状。B 型超声是诊断膀胱癌最简便经济的方法。膀胱镜检查是诊断膀胱癌最直接、最可靠的方法。治疗以膀胱全切配合术后化疗为主。鼓励多饮水,多排尿。注意观察生命体征、尿量、意识状况、造口情况等。保留膀胱者在能憋尿以后进行膀胱灌注化疗。术后 2~3 年,每 3 个月复查 1 次。

肾结核最常见于 20~40 岁青壮年,多为单侧。尿频、尿急、尿痛是肾结核的典型症状。血尿是肾结核的重要症状,多为终末血尿。治疗原则是根据情况选择药物治疗或手术治疗。术后注意观察生命体征、切口情况等。

(姜 学)

第二十九章　肾移植病人的护理

第二十九章　肾移植病人的护理PPT

第二十九章　学习重点

第二十九章　思政案例

学习目标

知识目标：

1. 掌握肾移植病人的护理诊断/合作性问题、护理措施。
2. 熟悉肾移植病人的身体状况、肾移植的适应证及禁忌证。
3. 了解肾移植的手术方式。

能力目标：

1. 能正确制订护理计划并实施。
2. 具有敏锐的观察能力和沟通能力。

素养目标：

具有珍爱生命，保护供体隐私的意识。

案例分析

案例导入

姜先生，28岁。因慢性肾小球肾炎、慢性肾衰竭于2周前施行肾移植手术。今晨姜先生诉伤口处疼痛。体格检查：T 39.1℃，BP 187/117 mmHg。伤口局部肿胀、发红，尿量骤然减少。急查血常规：白细胞计数 12×10^9/L。

请思考：
1. 肾移植术后主要有哪些并发症？应该如何预防？
2. 该病人发生了什么并发症？应如何护理？

移植（transplantation）是指将某一个体的细胞、组织或器官通过手术或其他方法，导入自体或另一个体内，让其继续发挥原有功能的一门技术。移植可分为细胞、组织或器官移植。器官移植（脏器移植）是指通过手术的方法将整个保持活力的器官移植到自体或另一个体体内的移植术。到目前为止，器官移植已成为治疗多种器官衰竭的最有效的方法，例如心、肝、肺、肾、胰腺、小肠及多器官联合移植。

肾移植是通过手术采用亲属或尸体的肾移植于不可逆性肾衰竭病人体内的治疗措施，是治疗终末期肾疾病的有效方法，但要注意适应证与禁忌证。

【肾移植的适应证及禁忌证】

1. **适应证** 经其他治疗无效、须靠透析治疗才能维持生命的终末期肾疾病病人，如肾小球肾炎、慢性肾盂肾炎、间质性肾炎、囊性肾病及肾硬化、糖尿病肾病等。受者年龄最好在12～50岁，近年年龄范围有所扩大，没有绝对明确的年龄界限。

2. **禁忌证** 恶性肿瘤已发生转移或发病2年以内的病人；严重心脑血管疾病病人；泌尿系统严重先天畸形者；有活动性感染者，如肺结核和肝炎等；活动性消化性溃疡者；肝功能明显异常者。

【护理评估】

（一）术前评估

1. **健康史** 评估肾脏疾病的病因、病程、出现肾衰竭的时间、用药情况、血液透析的频率和效果等；评估其他器官有无功能受损表现；评估有无其他慢性疾病史，例如糖尿病、高血压病、肝病等；有无手术史、药物过敏史等。

2. **身体状况**

（1）全身：评估病人的生命体征、营养状况，有无水肿、高血压、贫血或皮肤溃疡等；排尿情况；有无其他并发症或伴随症状。

（2）局部：评估肾区有无疼痛、压痛、叩击痛；疼痛的性质、范围及程度；动静脉造口侧及其肢体局部情况。

3. **辅助检查** 除术前常规实验室检查、各种培养（尿、咽拭子和血液等）及影像学检查外，还应评估供、受者之间相关的免疫学检查情况，如供、受者血型是否相符、人类白细胞抗原（human leukocyte antigen, HLA）配型相容程度、淋巴细胞毒交叉配合试验及群体反应性抗体（panel

reactive antibody,PRA)检测结果。

4. 心理-社会状况 由于肾移植手术及术后治疗复杂,并发症较多,且移植器官功能受很多因素影响或存在不确定性,病人及其家属常存在复杂的心理反应,故术前常需评估病人对移植术的期望程度和心理承受能力;评估病人及其家属对肾移植的认识程度;评估病人及其家属对肾移植术的风险认识,了解其社会支持情况和对医疗费用的承受能力。

5. 手术方式 肾移植的手术方式分为自体肾移植和异体肾移植,自体肾移植是把自身的肾脏切取下来后移植到髂窝,而异体肾移植是把供体的肾经过灌注、修整后移植到受体的髂窝里。肾移植术大致可分成三个步骤,即肾窝和受体血管的准备,移植肾血液供应的重建及恢复尿路的连续性。

(二)术后评估

评估术中出血、尿量、补液情况,是否输血及输血量;移植肾植入的部位、是否切除病变肾脏;评估生命体征是否平稳,如血压、中心静脉压情况;评估移植肾功能情况,注意尿量、血肌酐、水和电解质变化情况,移植区局部有无疼痛;评估有无并发症,如出血、感染、尿瘘、排斥反应、肾破裂、少尿或无尿等。

【常见护理诊断/合作性问题】

1. 焦虑/恐惧 与担心手术、预后、医疗费用有关。
2. 营养失调:低于机体需要量 与食欲下降、限制蛋白质饮食有关。
3. 知识缺乏 缺乏预防感染和出院后自我保健方面的知识。
4. 潜在并发症:急性排斥反应、感染、腹腔内出血、消化道出血、水和电解质代谢紊乱。

【护理目标】

1. 病人焦虑/恐惧情绪减轻,能积极配合治疗与护理。
2. 病人营养状况得到改善。
3. 病人及其家属知道预防感染等知识。
4. 病人未出现并发症或并发症能被及时发现并处理。

【护理措施】

(一)移植术前准备

1. 供体准备 器官移植物可来源于尸体或活体,目前活体供体越来越多,供体术前准备充分是保证移植手术顺利进行和成功的重要环节。

(1) 供体选择:通过免疫学检测及非免疫学要求选择合适供体,确定为供体后,即进行全面术前检查,积极做术前准备,如适应医院环境,改善营养状况,注意休息,预防感染,配血,皮肤准备,肠道准备等。

(2) 心理指导:无论是亲属供体或非亲属供体,除将面临躯体的较大创伤外,也承受着较大的心理压力,如出现紧张、焦虑、恐惧等不良情绪,甚至可能反悔,影响手术的顺利进行。护士应及时了解供体的心理变化,适时给予心理支持,减轻供体的不良情绪,通过了解受体良性信息,给供体信心,以保证手术顺利进行。

2. 受体准备

(1) 心理指导:根据器官移植的种类给病人讲解相关知识,如何谓器官移植、排斥反应,免疫抑制剂的应用及不良反应,减轻病人对器官移植的恐惧,帮助其树立信心。

(2) 完善各项术前检查:除外科常规术前检查外,还应做好心、肺、肝、肾等重要器官的功能检查;根据情况进行免疫学检查,如血型及 HLA 配型等。

(3) 用药准备:术前或术中遵医嘱使用免疫抑制剂,观察药物不良反应;及时治疗身体各处的潜伏感染灶,遵医嘱预防使用抗生素。

(4) 一般准备:加强营养,增强机体抵抗力;保持皮肤清洁,预防感染;保证充足的睡眠;监测体温、体重并记录。

3. 病室准备 病室应通风良好、光线充足,室内应配有中心供氧、负压吸引、空气层流设备等;做好物品准备,如体温计、吸引器、监护仪、隔离衣等;根据器官移植种类准备好专用药品,如止血药、免疫抑制剂、降压药、利尿药及急救药等;术前1日先用消毒液进行病室物品消毒,然后再进行室内空气消毒,手术日再次进行室内物品及空气消毒;医护人员进入隔离病室应穿隔离衣等。

(二) 移植术后护理

重点在于观察有无排斥反应和感染,预防与处理各种并发症,做好出院指导。

1. 一般护理 术后常采取半卧位,抬高床头30°左右,膝关节稍屈曲,此体位可使腹肌松弛,有利于减轻术后伤口疼痛,有利于改善呼吸和血液循环,有利于腹腔引流。卧床期间鼓励病人进行下肢活动,以防下肢静脉血栓形成。术后暂禁食,肠道功能恢复后进少量流质饮食,逐渐过渡到普通饮食,给予高热量、高蛋白质、高维生素及少渣易消化饮食;高血压者限盐,术后早期不喝牛奶以防止腹胀;高脂血症者不吃含胆固醇高的食物。加强基础护理,保持皮肤清洁干燥,按时翻身、拍背,防止呼吸道感染和压疮。

2. 病情观察 应密切观察生命体征、中心静脉压、尿量和电解质等。

(1) 生命体征及中心静脉压:术后应每小时测定生命体征和中心静脉压,平稳后逐步延长监测间隔时间。① 体温:是观察有无感染和排斥反应的敏感指标,术后3日因手术损伤,体温可稍高,但通常在38℃以下。若术后体温持续高于38℃,要警惕是否感染或发生排斥反应。② 血压和脉搏:是观察有无排斥反应和水、电解质紊乱的重要指标,肾移植术后血压平稳是保证移植肾血液灌注充分的必要条件,术后血压应略高于术前,以保证移植肾充分的血液灌注,但血压超过180/110 mmHg 时应通知医师;术后应观察脉搏的变化,脉搏增快且血压下降,应注意有无出血或因补液量不足造成的血容量下降。③ 呼吸:移植术后感染中以肺部感染发生率较高,尤其是应用大量免疫抑制剂的病人,因此应密切观察呼吸频率,有无呼吸困难等。

(2) 尿量:是反映体液平衡及移植后肾功能状况的重要指标,监测并准确记录24小时尿量、颜色、性状。术后尿量维持在200~500 ml/h 为宜,若尿量少于100 ml/h,应及时通知医师,警惕发生急性排斥反应或急性肾小管坏死。部分病人在术后24小时出现多尿,尿量在1 000 ml/h 以上,这是因为移植术前病人有尿毒症,存在不同程度的水钠潴留;部分病人少尿、无尿还可能与术前血液透析过度、术中失血等有关。

（3）伤口及内置引流管的护理:术后密切观察伤口有无出血、尿外渗,估计并记录总量;及时更换敷料。观察并记录引流液的量及性状变化;观察引流管有无堵塞、扭曲、脱出等,为防止引流管堵塞,应每2小时挤压引流管1次。

（4）其他:密切监测血常规、电解质、肝肾功能等。抗排斥药物可引起精神症状,应严密观察,防止意外发生。

3. **快速建立静脉通道、合理输液**

（1）术后第1日应保证两条静脉通路通畅。

（2）不在手术侧下肢和血液透析用的动静脉造口侧肢体选择静脉穿刺。

（3）遵循"量出为入"的输液原则,合理安排输液顺序和速度:当尿量少于200 ml/h、200～500 ml/h、500～1 000 ml/h、大于1 000 ml/h时,输入量分别为等于尿量、尿量的4/5、2/3和1/2,当血容量不足时需加速扩容。

4. **并发症的观察和护理** 肾移植术后并发症的及早发现、治疗和护理是决定移植成功的重要因素。

（1）排斥反应:超急性排斥反应较罕见,一般发生在移植后24小时内,移植物功能丧失,受者常伴有全身症状。超急性排斥反应发生的基本原因是受者循环内存在针对供者HLA的抗体,常见于下列情况:ABO血型不符,由于多次妊娠或反复输血或既往做过某种同种移植等使受者体内存在抗HLA抗体,移植物保存或处理不当等其他原因。

急性排斥反应是临床最常见的移植排斥反应类型,多见于移植后1周到数月内,但移植多年以后亦可发生急性排斥反应。典型的急性排斥反应表现为发热、移植部位胀痛和移植肾功能减退等。遵医嘱应用抗排斥反应药物,如抗淋巴细胞球蛋白(antilymphocyte globulin,ALG)、抗胸腺细胞球蛋白(antithymocyte globulin,ATG)等。定期监测血药浓度;每日测量病人空腹体重,为医师调整药物剂量提供依据;密切观察排斥反应,如有无头痛、关节酸痛、食欲减退、心悸、气短,有无移植肾区肿胀、压痛,有无体温骤升、血压增高、体重增加、两肺啰音及喘鸣等,有无呕血、黑便,有无兴奋、烦躁、情绪波动、多疑、被害妄想等精神症状。如发现异常及时报告医师。

慢性排斥反应一般在肾移植后数月至数年发生,表现为进行性移植肾功能减退直至丧失,主要病理特征是移植肾的毛细血管床内皮细胞增生,使动脉腔狭窄,并逐渐纤维化。慢性免疫性炎症是导致组织病理变化的主要原因。目前,对于慢性排斥反应仍是以预防为主,一旦发生,缺乏理想的治疗措施。

（2）感染:常发生在手术切口处、肺部、尿路、皮肤、口腔等,致病菌以化脓性致病菌或真菌多见。为避免感染发生,应加强消毒隔离,必要时实施保护性隔离。医护人员进出病室应穿隔离衣;做好皮肤、口腔、切口、引流管的护理;协助病人排痰,保持呼吸道通畅,预防肺部感染;女性病人加强会阴部护理,预防尿路感染。密切观察体温变化,了解有无咳嗽、咳痰、气急、肺部是否闻及干湿性啰音及哮鸣音;伤口部位皮肤有无红肿;有无尿频、尿急、尿痛;有无血白细胞计数及中性粒细胞比例升高等,一旦发生,应及时遵医嘱给予抗生素。

（3）**出血**:常发生在术后**24～48小时**,与肾动脉、肾静脉吻合口缝合不严密,血管漏扎或血管破裂有关。术后积极预防、加强观察、及时处理是护理的重点。① 术后取平卧位 24 小时,膝关节屈曲 15°~25°,不得突然改变体位;术后指导病人活动,活动量逐渐增大,以减少血管吻合口张力,防止血管吻合口破裂;保持大便通畅,避免因用力排便而致血管吻合口张力增加。② 术后密切观察移植肾区有无肿胀、生命体征与中心静脉压有无异常。③ 一旦发现出血征象,应立即报告医师,及时遵医嘱使用止血药,配合医师做好手术探查止血的术前准备。

(4) **尿瘘**:多发生在术后 3 周内,常由感染、排斥反应、血供障碍、膀胱与输尿管间吻合技术欠佳所致。严密观察伤口渗液情况、导尿情况、引流情况等,详细记录量及性状,若渗液增多且有尿液气味、导尿管中尿液减少而引流管中引流液增多,应考虑发生尿瘘。术后及时更换敷料,保持伤口敷料干燥,防止伤口感染;防止引流管及尿管打折、扭曲,保持尿管及引流管通畅,尿袋和引流袋的更换应严格无菌操作。

(5) 移植肾、输尿管梗阻,肾动脉血栓形成或栓塞:病人突然尿量减少、无尿、移植区胀痛、压痛、血尿素氮和肌酐增高。如发现异常及时通知医师并做出相应的处理。

5. **心理护理** 器官移植前、移植后,根据病人及其家属出现的不同心理反应,如失落、焦虑、孤独、恐惧等,加之免疫抑制剂的应用也可能引起精神、神经症状,如失眠、焦虑、被害妄想等,护士应向病人及其家属讲解器官移植相关知识,认识器官移植的优点和术后可能存在的并发症及药物的不良反应,使其有充分的心理准备应对术后发生的各种情况。启动家庭、社会支持系统,共同鼓励病人,使之恢复生活信心,积极配合治疗,促进机体恢复。

(三) 健康教育

1. **自我监测** 教会病人及家属每日进行生命体征及尿量监测,记录 24 小时总尿量,尤其注意体温有无升高、体重有无增加;向病人及其家属讲解排斥反应的表现以及早发现、早治疗的重要性,让其学会监测,发现异常时及时就医。

2. **生活指导** 注意饮食卫生,认真清洗生吃的蔬菜和水果,尽量在家中进餐,禁烟、禁酒。

3. **预防感染** 保持皮肤清洁,及时处理皮肤黏膜的各种损伤;防止受凉感冒,不到人群密集的公共场所。

4. **用药指导** 器官移植术后病人常需终身服用免疫抑制剂,以预防排斥反应,故病人应遵医嘱长期用药,认识药物的不良反应,一旦出现异常及时就医。

5. **定期复查** 遵医嘱定期复查,如出现病情变化,随时就诊。

6. **心理指导** 指导病人及其家属正确对待疾病,树立战胜疾病的信心,积极配合治疗及护理。

【护理评价】

通过治疗和护理,病人是否达到了护理目标:① 焦虑、恐惧缓解。② 营养状况得到改善。③ 知道了预防感染的知识。④ 未发生并发症或并发症被及时发现并处理。

小结

肾移植是治疗终末期肾疾病的有效方法。术前常需评估供、受者之间相关的免疫学检查情况,如供、受者血型是否相符,HLA 配型相容程度,淋巴细胞毒交叉配合试验及 PRA 检测结果。移植术后暂禁食,应密切观察生命体征及中心静脉压、尿量、电解质等。重点观察有无排斥反应和感染。急性排斥反应是临床最常见的移植排斥反应类型,多见于移植后 1 周至数月内。为避免感染,应加强病室消毒与隔离,遵医嘱给予抗生素。

(姜 学)

第二十九章
思维导图

第二十九章
在线测试题

第三十章　骨折病人的护理

第三十章　骨折病人的护理 PPT

第三十章　学习重点

第三十章　思政案例

学习目标

知识目标：

1. 掌握骨折的现场急救护理、护理诊断/合作性问题及护理措施，牵引病人的护理措施，石膏固定病人的护理措施。掌握常见四肢骨折的临床表现及护理措施。

2. 熟悉骨折的定义、身体状况、常见并发症、辅助检查及治疗原则。

3. 了解骨折的病因、分类、愈合过程及影响愈合的因素。

能力目标：

1. 能对石膏固定、小夹板固定、牵引固定、骨折手术前后病人进行护理。

2. 能与病人进行有效沟通，及时发现和处理并发症。

素养目标：

具有与病人换位思考、救死扶伤的意识和良好的心理素质。

案例导入

车祸中一男性青年倒地,可见右大腿中段前侧有一处直径 5 cm 的伤口,出血不止,骨端外露,当场昏迷。

请思考:
1. 现场急救措施有哪些?
2. 请查找该病人可能存在的护理诊断/合作性问题。
3. 如何指导病人进行正确的功能锻炼?

案例分析(一)

第一节 骨折病人的一般护理

骨折(fracture)是指骨质的连续性或完整性中断,是临床上常见的损伤,可发生于任何年龄和身体的任何部位。

【病因】

1. **直接暴力** 暴力直接作用于骨骼,使受力部位发生骨折,容易合并软组织损伤或成为开放性骨折,如汽车碾压小腿引起胫腓骨骨折(图30-1)。

2. **间接暴力** 暴力通过间接作用如传导、杠杆、旋转和肌肉收缩等使受力点远处部位发生骨折,如跌倒时手掌撑地引起肱骨髁上骨折(图30-2),踢足球时股四头肌猛烈收缩致髌骨骨折。

第三十章
第一节 PPT

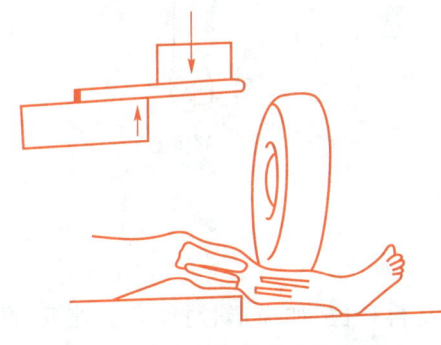

图 30-1 直接暴力导致骨折

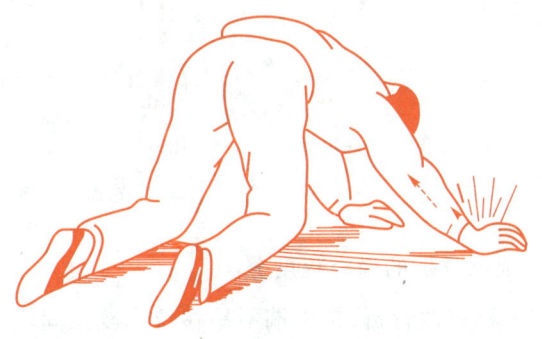

图 30-2 间接暴力所致骨折

3. **骨骼病变** 骨骼疾病如骨髓炎、骨结核、骨肿瘤等使骨的坚实程度明显降低,轻微外力或日常活动可引起骨折,这种骨折称为病理性骨折(pathologic fracture)。

4. **积累性劳损** 骨骼某处长久承受一种持续应力,使该处发生骨折,又称为疲劳性骨折。如长距离跑步或行军可引起第二、第三跖骨和腓骨干下 1/3 处骨折。

【分类】

1. 根据骨折端是否与外界相通分类(图 30-3)

视频:骨折的定义和病因

（1）闭合性骨折：骨折处皮肤或黏膜完整，骨折端与外界不相通。

（2）开放性骨折：骨折处皮肤或黏膜破损，骨折端与外界相通。

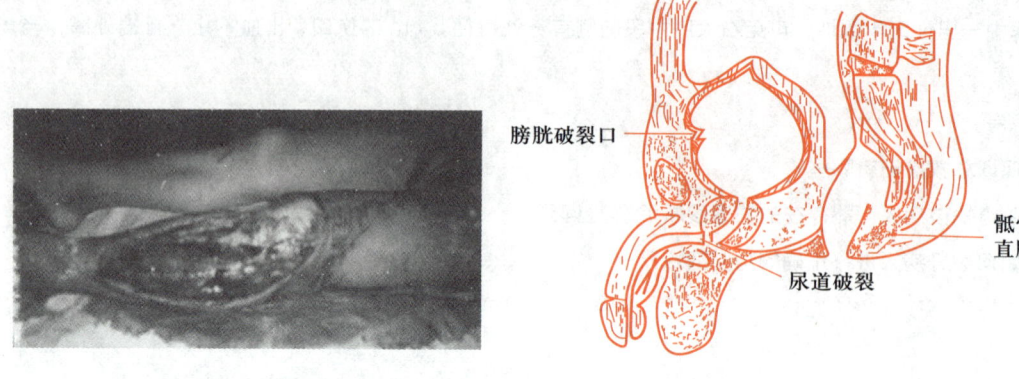

图 30-3　开放性骨折与闭合性骨折

2. 根据骨折的程度及形态分类

（1）不完全骨折：骨的连续性或完整性部分中断，如裂缝骨折、青枝骨折等。

（2）完全骨折：骨的连续性或完整性全部中断，如横形骨折、斜形骨折、螺旋形骨折、粉碎性骨折、T形骨折、嵌插骨折、压缩骨折等。完全骨折可出现成角、侧方移位、重叠移位、分离及旋转移位（图30-4）。

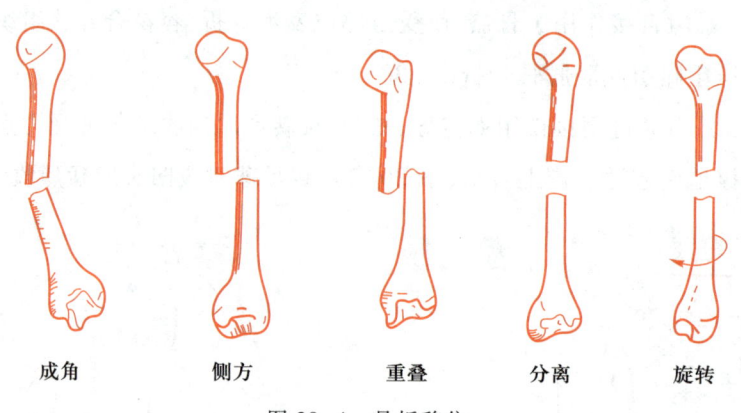

图 30-4　骨折移位

3. 根据骨折的稳定程度分类

（1）稳定性骨折：骨折端不易移位或复位固定后不易再移位，如横形骨折、裂缝骨折、青枝骨折等。

（2）不稳定性骨折：骨折端易移位或复位固定后易再发生移位，如螺旋形骨折、粉碎性骨折等。

4. 根据骨折的时间分类

（1）新鲜骨折：发生在3周以内的骨折。此期骨断端尚未形成纤维性连接，可行手法复位。

（2）陈旧性骨折：发生在3周以上的骨折。此期骨断端血肿机化，已经形成纤维性粘连，手法复位困难，多需手术处理。

【骨折愈合】

1. 骨折的愈合过程

（1）血肿炎症机化期：骨折后局部形成血肿，血肿机化、吸收，并逐渐转化为纤维结缔组织，骨折断端可由纤维组织连接，称为纤维愈合，此期为伤后2～3周。

（2）原始骨痂形成期：在骨折断端和内外骨膜处形成骨样组织，并逐渐骨化而形成新生骨即原始骨痂，原始骨痂不断加强，使骨折处能抗拒由肌肉收缩引起的各种应力时，骨折即达到临床愈合，此期需3～6个月。

视频：骨折的分类

（3）骨痂改造塑形期：随着肢体的活动和负重，在应力轴线上的骨痂不断得到加强，其余骨痂逐渐被清除，骨髓腔沟通，骨的原形和结构恢复，此期需1～2年。

2. 影响愈合的因素

（1）全身因素：如年龄过大，慢性疾病，营养不良，使用糖皮质激素和免疫抑制剂等。

（2）局部因素：如骨折局部血液供应差，周围软组织损伤严重，骨折断端有软组织嵌入，骨折断端成角、错位、分离或骨缺损严重，局部感染等。

视频：骨折愈合过程

（3）医源性因素：如清创不当、多次手法复位、过度牵引、固定不当、不适当的功能锻炼等。

3. 骨折愈合的标准　满足下列条件可视为临床愈合：局部无压痛和纵向叩击痛；局部无反常活动；X线摄片显示骨折线模糊，有连续骨痂通过骨折线；外固定解除后上肢能向前平举1 kg重量达1分钟，下肢能不扶拐平地连续步行3分钟，且不少于30步；连续观察2周，骨折处不变形。

【护理评估】

（一）术前评估

视频：影响骨折愈合因素

1. 健康史　了解病人受伤的时间，暴力的性质、方向、大小和作用部位，受伤的体位，抢救措施，搬运方法及所用工具等。

2. 身体状况

（1）一般表现：主要有局部疼痛、压痛、肿胀、青紫或瘀斑、功能障碍及体温升高等。

（2）专有体征：① 畸形：骨折端移位后，受伤局部出现短缩、成角、弯曲等畸形。② 反常活动：又称为假关节活动，在骨折处出现类似关节样的活动。③ 骨擦音或骨擦感：骨折断端相互摩擦时可听到摩擦音或感觉到摩擦感。以上三项中只要具备一项即可确诊。

视频：骨折愈合标准

（3）常见并发症：

1）早期并发症：① 休克，如股骨干骨折、骨盆骨折等，因创伤严重、出血量大，可表现出失血性休克症状。② 血管损伤，如肱骨髁上骨折可伤及肱动脉，引起前臂肌缺血改变，桡动脉搏动消失。③ 周围神经损伤，如肱骨干骨折可能损伤桡神经，表现为腕下垂，掌指关节不能背伸，手背桡侧皮肤感觉障碍等。④ 脊髓损伤，脊柱骨折可合并脊髓损伤，引起损伤平面以下的躯体瘫痪。⑤ 内脏损伤，如骨盆骨折可合并膀胱或后尿道损伤，出现排尿异常。⑥ 脂肪栓塞，长管骨（如股骨干）骨折脂肪可进入破裂的静脉窦内引起脂肪栓塞。肺栓塞表现为呼吸困难、发绀、心率增快、血压降低等；脑栓塞表现为意识障碍、烦躁、谵妄、抽搐等。⑦ 感染，骨折可并发化脓性感染和有芽孢厌氧菌感染，以开放性骨折多见。⑧ 骨筋膜室综合征（compartment syndrome），是四

视频：如何发现骨折

肢骨筋膜室内的肌肉和神经组织因急性严重缺血而发生的一系列病理改变(图30-5)，好发于前臂或小腿骨折。表现为伤肢持续性剧烈疼痛且进行性加剧、麻木、指(趾)呈屈曲状态、肌力减退、被动牵伸产生剧痛等。当肌肉广泛坏死时，病人可有发热、脉率增快、血压下降等休克表现，严重者可出现肾衰竭。

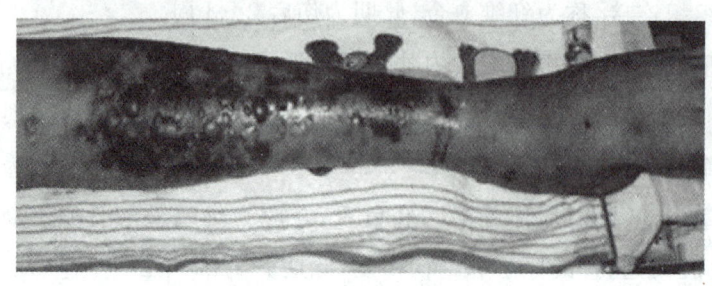

图30-5 骨筋膜室综合征

2) 晚期并发症：① 卧床并发症，包括压疮、坠积性肺炎、尿路感染等。② 缺血性肌挛缩，是由于骨折后重要动脉损伤、肢体肿胀或包扎过紧等，引起相关肌群的缺血、坏死、机化而发生的挛缩畸形，是骨折晚期最严重的并发症，多见于前臂和小腿骨折。如肱骨髁上骨折和桡骨骨折可造成前臂缺血性肌挛缩，形成特有的爪形手畸形(图30-6)。③ 骨化性肌炎，是因骨折后骨膜掀起形成骨膜下血肿，较大血肿发生机化和骨化后，可在附近的软组织内形成较广泛的异位骨化，故又称为损伤性骨化，多见于关节附近骨折，影响关节的活动功能。④ 关节僵硬，是由于伤肢长时间固定，关节囊和周围肌肉挛缩，关节内、外发生纤维粘连而造成的关节活动障碍，是骨折晚期最常见的并发症。⑤ 创伤性关节炎，是由于骨折累及关节面，骨折复位后关节面未能准确复位，愈合后关节可出现疼痛、肿胀，活动后加重等症状，称为创伤性关节炎。⑥ 缺血性骨坏死，是指骨折后骨折段的血液供应遭到破坏而使该段骨组织发生的缺血性坏死改变，常见于股骨颈骨折。

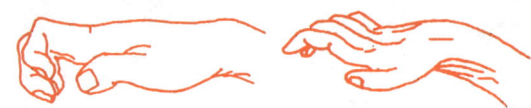

图30-6 爪形手畸形

3. 辅助检查　首选X线检查，可发现骨折的部位、类型、移位程度等；血常规检查可发现有无血红细胞、血红蛋白及血细胞比容降低等贫血表现，有无血白细胞计数和中性粒细胞比例增高等感染征象。

4. 治疗原则　**骨折的治疗原则是复位、固定和功能锻炼。**

(1) 复位：是通过手法或手术使骨折部位恢复到正常或接近正常的解剖关系。若复位后对位、对线良好，称为解剖复位；若对线良好，对位稍差，但愈合后不影响功能，称为功能复位。复位的方法有手法复位、牵引复位、手术切开复位等。

(2) 固定：是利用外固定方法或内固定器材将骨折稳定在复位后的位置，使其在此位置下达到牢固愈合；常用的外固定方法有小夹板固定(图30-7)、石膏固定(图30-8)、牵引固定(图30-9)和外固定架固定(图30-10)等；常用的内固定器材有钢板螺丝钉、钢针、髓内钉、不锈钢丝等。

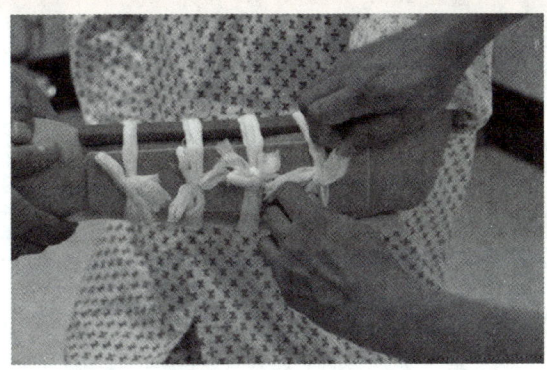

图 30-7　小夹板固定

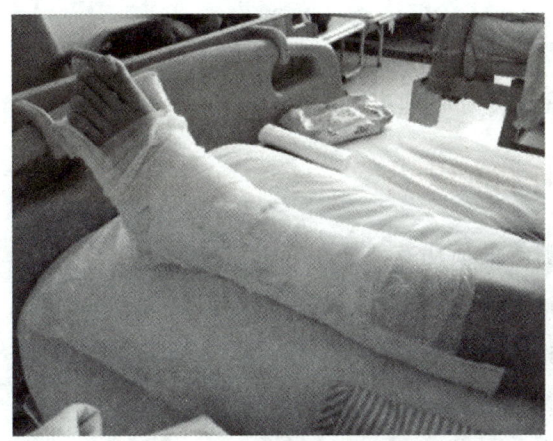

图 30-8　石膏（托）固定

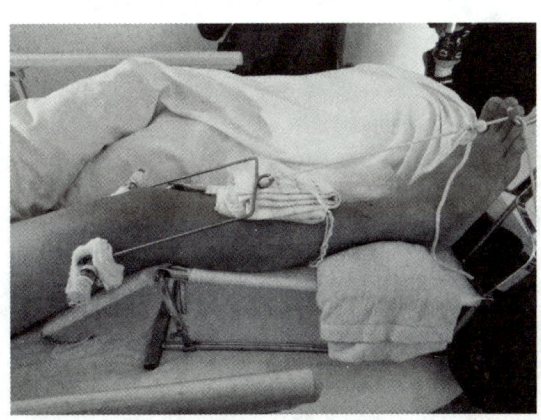

图 30-9　股骨髁上牵引固定

（3）功能锻炼：是在骨折愈合的不同时期指导病人循序渐进地进行功能锻炼，以促进骨折的愈合，利于患肢肌肉和关节功能的恢复。

（二）术后评估

1. 了解术中情况　麻醉方式和手术类型、范围，术中出血量和补液量。

2. 评估身体状况　评估病人生命体征、意识状态、血氧饱和度、尿量、出血量等；观察伤口是否干燥，有无渗血、渗液；了解引流管情况；了解有无血管神经损伤、感染、骨筋膜室综合征等并发

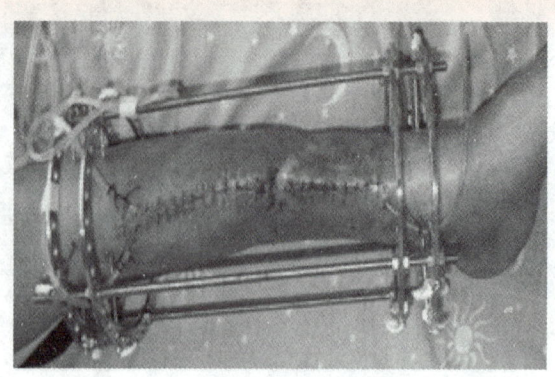

图 30-10 外固定架固定

症发生。

3. 心理-社会状况　了解病人对疾病和术后各种不适的心理反应；病人及其家属对术后康复过程、健康教育知识的掌握程度及心理应对能力。

【常见护理诊断/合作性问题】

1. 疼痛　与肌肉、骨骼等的损伤有关。
2. 躯体移动障碍　与骨折后患肢功能丧失、治疗限制等有关。
3. 有感染的危险　与开放性骨折有关。
4. 有皮肤完整性受损的危险　与骨折长期卧床等有关。
5. 潜在并发症：骨筋膜室综合征、脂肪栓塞、关节僵硬、创伤性关节炎和缺血性骨坏死等。

【护理目标】

1. 病人疼痛缓解。
2. 病人躯体移动障碍得到有效帮助。
3. 病人感染得到控制或无感染发生。
4. 病人皮肤完好，无压疮发生。
5. 病人未发生并发症或并发症及时被发现并处理。

【护理措施】

（一）骨折现场急救护理

视频：骨折的急救措施

1. 抢救生命　首先处理危及病人生命的紧急情况，如心搏呼吸停止、开放性气胸、休克、大出血、颅脑损伤等。
2. 包扎伤口　开放性骨折可采用绷带加压包扎止血，合并大血管损伤时也可结扎止血带止血。露出伤口的骨折端不应现场复位，以免将污物带入伤口导致感染。
3. 妥善固定　最好采用专用夹板固定，无条件时可利用树枝、木棍、木板等代替；在找不到任何固定材料的情况下，可利用病人的躯干或肢体进行固定，如将受伤的上肢绑在胸部，将受伤的下肢与健侧捆绑在一起。
4. 安全转运　搬运时，应妥善保护病人，避免加重或引起新的损伤。对脊柱骨折者，应多人联合将病人平放于硬板上,并保持脊柱伸直。若为颈椎骨折病人,还应安排专人扶持其头部,保持头颈中立位,不能屈曲、旋转,防止脊髓损伤。四肢骨折经过固定后,可用普通担架运送。运送途中应观察病人全身和受伤局部情况,若发现危及生命的征象,应及时处理。

(二)骨折病人常规护理

1. **心理护理** 应主动关心病人,鼓励病人表达内心感受。根据具体情况采取适当而有效的护理措施,如给予心理安慰、讲解有关知识、给予精神鼓励等,也可安排治疗成功的病人介绍经验,帮助病人树立战胜疾病的信心。

2. **生活护理** 保持病室空气新鲜、床单整洁,以增加病人的舒适感。提供各方面的生活照顾,如洗漱、更衣、饮食、翻身、擦澡、大小便等,满足病人的基本生活需求。

3. **病情观察** 骨折早期应密切观察生命体征、意识、尿量及伤肢肿胀、颜色、温度、感觉、运动、动脉搏动等情况,若发现休克、内脏损伤、周围神经损伤、脊髓损伤、血管损伤、脂肪栓塞、感染、骨筋膜室综合征等症状和体征,及时通知医师并协助处理。

4. **功能锻炼** 指导病人进行非固定部位的功能锻炼,如下肢牵引可利用悬挂拉手或支撑双上肢进行起卧锻炼。充分发挥病人的主观能动性,指导病人遵医嘱按功能锻炼的原则进行,注意循序渐进、动静结合、主动与被动相结合。

(1)**骨折早期**:骨折1~2周内,骨折未愈合,关节活动不稳,局部有肿胀、疼痛,且受外固定限制。此期主要是固定肢体的肌肉**做等长舒缩运动**,如握拳、绷脚尖,每次做5~20分钟,每日数次。活动范围是在外固定之外的肢体末端关节,骨折部上下关节暂不活动,身体其他各部位关节和肢体均应进行功能锻炼。

(2)**骨折中期**:骨折2周以后,骨折部位渐趋稳定,局部疼痛减轻,此期开始肌肉的**等张收缩运动**,即**骨折部位上、下关节的活动**,根据骨折愈合情况,其活动强度和范围缓慢增加,并在医护人员的帮助和指导下进行。

(3)**骨折后期**:此期骨折已达临床愈合标准,去除外固定,在抗阻力下进行**全面锻炼**,是康复的关键时期。应加强患肢关节的活动范围,并进行负重锻炼,如上肢练习提重物、划船,下肢练习蹬车、登楼梯等,以尽快恢复各关节的正常活动范围和肢体的正常力量。可借助器械练习,也可辅以物理治疗和外用药物熏洗等措施,达到增强肌力、克服挛缩与恢复关节活动度的目的。

5. **并发症的预防及护理**

(1)休克:采取平卧位或抗休克位。去除休克病因,进行有效扩容,防止器官功能衰竭。

(2)血管、神经损伤:妥善安置患肢,避免二次损伤血管、神经等。

(3)关节僵硬:鼓励和协助病人进行主动和被动活动。指导病人运用辅助装置进行功能锻炼;教会病人进行患肢的舒缩运动;帮助病人肢体处于功能位。

(4)感染:多见于开放性骨折。及时有效清创,遵医嘱使用抗生素;及时换药,保持伤口清洁干燥;加强营养,增强机体抵抗力。一旦发生感染,伤口敞开引流。

(5)骨筋膜室综合征:若病人伤肢持续性剧烈疼痛且进行性加剧、麻木、指(趾)呈屈曲状态等,应及时通知医师并协助处理。解除外固定,及时切开减压、引流,保持引流通畅。遵医嘱使用脱水剂,快速静脉滴注20%甘露醇溶液;静脉滴注糖皮质激素和抗生素。

知识链接:
牵引固定
技术

(6) 血栓性静脉炎:指导病人进行四肢的功能锻炼,病情允许情况下早期下床活动。

(7) 其他并发症:指导病人预防足下垂、便秘、泌尿系感染、呼吸道感染和压疮等。

(三) 牵引病人的护理

1. **设置对抗牵引** 将牵引的床端抬高 15~30 cm,利用体重形成与牵引力方向相反的对抗牵引。

2. **维持有效牵引** ① 每日检查牵引装置及牵引效果,有无滑脱或松动。颅骨牵引者应每日拧紧牵引弓的螺母,防止牵引弓松脱(图 30-11)。② 保持牵引重锤悬空、滑车灵活。③ 嘱咐病人及其家属不能随便增减牵引重量,不要擅自改变体位。④ 肢体牵引时,每日测量肢体的长度,避免发生过度牵引。⑤ 牵引力的方向与患肢纵轴一致。

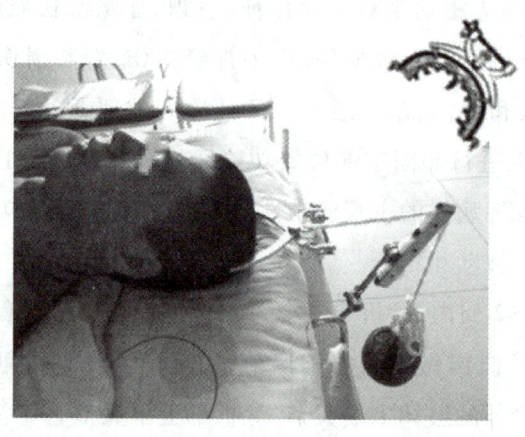

图 30-11 牵引弓及颅骨牵引

3. **观察肢端血运** 密切观察患肢远端的感觉、运动及血液循环情况,注意有无肿胀、麻木、皮温降低、色泽改变及动脉搏动情况,如发现异常及时通知医师并做相应的处理。

4. **做好皮肤护理** 减少压疮及皮炎的发生。

5. **针孔的护理** 针孔处可滴 70%乙醇或 0.75%聚维酮碘消毒,1~2 次/日。避免牵引针左右移动,如有偏移,经严格消毒后再进行调整,或报告医师,切不可随意推拉牵引针。针孔局部血痂不要随意清除。继发感染时,应用有效抗生素,彻底引流,及时换药。严重者,可改变牵引位置。

6. **并发症的预防和护理** 按骨折功能锻炼的原则进行功能锻炼,预防和减少关节僵硬、足下垂等并发症。

(四) 石膏固定病人的护理

1. **石膏未干前护理** 进行床头交接班,尽量少搬动病人,不要用手指按压,以免石膏向内凸起,压迫局部组织。必须搬动时,应用手掌平托。为使石膏尽快干燥,夏天可用电扇吹,冬天可用灯烤,注意避免烫伤。

2. **抬高患肢** 使患肢高于心脏水平 20 cm,有利于淋巴和静脉回流,减轻肢体肿胀。

3. **保持石膏清洁干燥** 避免尿、便、饮料及食物等污染。如有污染可用毛巾蘸肥皂及清水擦洗干净,擦洗时水不可过多,以免石膏软化变形,必要时应更换。

知识链接:
石膏固定
技术

4. **维持有效固定** 行石膏管型固定者,因肢体肿胀消退或肌萎缩,可导致原石膏失去固定作用,必要时应更换。

5. **病情观察** 观察石膏创面有无渗血,必要时开窗或拆除检查。拆除石膏绷带后,用温水清洗患肢,并用凡士林涂擦皮肤。

6. **加强功能锻炼** 按照功能锻炼原则进行功能锻炼,以预防和减少并发症。注意有无**骨筋膜室综合征**、**压疮**、**化脓性皮炎**、**石膏综合征**、**失用综合征**等并发症发生。

(五)小夹板固定病人的护理

1. 选择大小合适的小夹板。
2. 捆扎带松紧适宜,以捆扎后系带可上下移动 1 cm 为度。
3. 小夹板固定期间严密观察患肢末梢血运、感觉及运动情况,如有异常,及时到医院调整,以防发生骨筋膜室综合征。
4. 抬高患肢,促进血液及淋巴回流,减轻肿胀和疼痛。
5. 若为门诊病人,应告知家属及病人,如出现末梢肿胀、青紫、麻木、疼痛、活动障碍、脉搏减弱或消失,及时复诊。注意随着肿胀的加重或减轻,可能出现固定过紧或过松,应及时到医院调整,以达到有效固定的目的。
6. 定期摄 X 线片,了解骨折有无移位,以避免发生畸形愈合,影响外观和功能。
7. 指导病人按功能锻炼的原则进行功能锻炼,以减少并发症发生。

(六)手术复位内固定病人的护理

除按骨折病人的常规护理外,还应做好以下护理。

1. **抬高患肢** 促进静脉及淋巴回流,减轻肿胀。
2. **加强营养支持** 给予高蛋白质、高热量、高钙、高铁、高维生素饮食,以供给足够营养。对制动病人适当增加膳食纤维的摄入,多饮水,防止便秘及肾结石发生。避免进食牛奶、糖等易产气的食物。
3. **预防感染** 遵医嘱应用抗生素,及时换药,避免感染。
4. **对症护理** 疼痛者可分散病人注意力或遵医嘱用药。发热者进行适当处理等。

(七)健康教育

1. 讲解有关骨折的知识,尤其是骨折的原因。教育病人在工作、运动中应注意安全,加强锻炼。保持健康良好的心态,以利于骨折愈合。
2. 饮食指导,调整膳食结构,保证营养素的供给。
3. 嘱咐病人遵医嘱定期复诊。
4. 继续进行功能锻炼。功能锻炼是骨折治疗和康复的重要措施之一,也是健康教育的重点内容。说明功能锻炼的目的:促进局部和全身血液循环,防止肌肉萎缩和关节周围软组织粘连,有利于功能恢复。强调功能锻炼的注意事项:应将主动锻炼与被动锻炼相结合,不受治疗限制的肌肉和关节均应坚持锻炼;功能锻炼应循序渐进,强度从弱到强,时间从短到长,以不感到疲劳和

知识链接:石膏综合征及失用综合征

知识拓展:牵引、石膏、小夹板固定及手术复位内固定的优缺点

明显疼痛为宜；锻炼后患肢轻度肿胀，经晚间休息后能够消肿者可以坚持锻炼；若肿胀较重并伴有疼痛，则应减少活动，抬高患肢，待肿胀疼痛消失后再恢复锻炼；若锻炼时突然出现骨折部位疼痛，应暂停锻炼并做进一步检查，以确定有无新发生的损伤。

视频：骨折功能锻炼

【护理评价】

通过治疗和护理，病人是否达到了护理目标：① 疼痛缓解。② 躯体移动障碍得到有效帮助。③ 感染得到控制或未发生感染。④ 皮肤完好，无压疮发生。⑤ 未发生并发症或并发症被及时发现并处理。

案例分析（二）

第二节 常见四肢骨折病人的护理

第三十章
第二节 PPT

案例导入

> 学生小于，7 岁，不慎跌倒时以手掌撑地，倒地后自觉右肘上部剧烈疼痛，哭闹不止，被立即送往医院。体格检查：上臂成角畸形，轻度肿胀，肘后三角关系正常，右手活动受限。
> 请思考：
> 1. 该患儿的入院诊断可能是什么？
> 2. 首选何种检查？

一、肱骨干骨折

肱骨干骨折（fracture of the humeral shaft）是肱骨外科颈下 1～2 cm 至肱骨髁上 2 cm 段内的骨折，常见于中、青年人。

【病因】

直接暴力作用，多致中段横形或粉碎性骨折；间接暴力如摔伤后手掌或肘部着地，暴力向上传导，可致中下 1/3 段斜形和螺旋形骨折，此段骨折**易损伤桡神经**。

【临床表现】

肱骨干骨折表现为伤侧上臂肿胀、疼痛、压痛，可出现假关节活动、骨擦感，成角、缩短和旋转畸形等骨折专有体征；**合并桡神经损伤者，可出现垂腕**，各手指掌指关节不能背伸，手背桡侧皮肤感觉减退或消失。

【辅助检查】

X 线检查可确定骨折的类型和移位方向。

【治疗原则】

肱骨干骨折多采用手法复位小夹板或石膏外固定。手法复位困难或合并桡神经损伤者,可采用切开复位钢板螺钉或交锁髓内钉内固定。

【护理措施】

复位固定后局部制动,用吊带或三角巾将患肢托起,以促进静脉和淋巴回流,减轻肢体肿胀、疼痛。注意观察患侧有无垂腕、掌指关节不能伸直、手背桡侧皮肤感觉减退或消失等桡神经损伤表现。无论手法复位还是切开复位,复位固定后均应尽早开始手指屈伸活动,并进行上臂主动舒缩运动,但禁止做上臂旋转运动。2~3周后开始进行腕、肘关节屈伸主动活动和肩关节外展、内收活动,注意循序渐进,逐渐增大活动量和活动频率。6~8周后可做肩关节旋转活动,以防止肩关节僵硬或萎缩。

二、肱骨髁上骨折

肱骨髁上骨折(supracondylar fracture of the humerus)是指肱骨远端内外髁上方的骨折(图30-12),以5~12岁儿童多见。

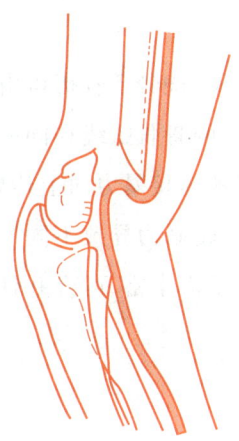

图30-12 肱骨髁上骨折

【病因】

肱骨髁上骨折多由间接暴力所致,根据暴力来源和移位方向,可分为伸直型和屈曲型骨折。若受伤时肘关节伸直手掌着地,暴力传导可致伸直型骨折,临床上常见;骨折近端向前移位,可压迫或刺伤肱动脉、静脉和损伤正中神经,引起前臂缺血性肌挛缩,造成爪形手畸形;合并骨骺损伤者,以后可出现肘内翻畸形。若受伤时肘关节屈曲,肘后着地,暴力传导可致屈曲型骨折,临床上较少见。

【临床表现】

伤处疼痛、肿胀、压痛,伤侧肘关节功能丧失,出现畸形,但**肘后三角关系正常**;若合并血管、神经损伤,则出现桡动脉搏动减弱或消失,手部的感觉减弱和运动功能障碍。

【辅助检查】

X线检查可确定骨折的类型和移位方向。

【治疗原则】

多采用手法复位,小夹板或石膏外固定;局部肿胀严重者,宜先行尺骨鹰嘴牵引,待肿胀消失后再行手法整复和固定。对手法复位失败或合并神经、血管损伤者,宜行切开复位,用加压螺钉或交叉钢针作内固定。

【护理措施】

复位固定后,保持屈肘90°,用悬吊带悬吊前臂于胸前4～5周。尺骨鹰嘴牵引者,牵引重量应维持为体重的1/20～1/15,并保证牵引系统的有效性。观察有无患侧桡动脉搏动减弱或消失、手部皮肤苍白、发凉、麻木,被动伸指疼痛等前臂缺血表现。2周内进行手指和腕关节的活动,切开复位内固定稳定者,术后2周开始时关节活动,解除固定后进行肘关节的伸屈功能锻炼。晚期应观察有无骨化性肌炎、肘内翻畸形或缺血性肌挛缩等并发症。

三、尺、桡骨干双骨折

尺、桡骨干骨折(fracture of shafts of ulna and radius)临床上较为多见,以青少年居多。

【病因】

尺、桡骨干骨折可由直接暴力、间接暴力、扭转暴力导致(图30-13)。多数骨折由直接暴力引起,两骨骨折线在同一平面,呈横形、粉碎性或多段骨折,整复后不稳定;少数骨折由跌倒时手掌着地间接暴力向上传导所致,两骨骨折不在同一平面,多为桡骨中1/3和尺骨低位骨折,复位困难;扭转暴力导致不同平面的尺桡骨螺旋形骨折或斜形骨折,多为高位尺骨、低位桡骨骨折。因前臂肌肉丰富,可合并骨筋膜室综合征。

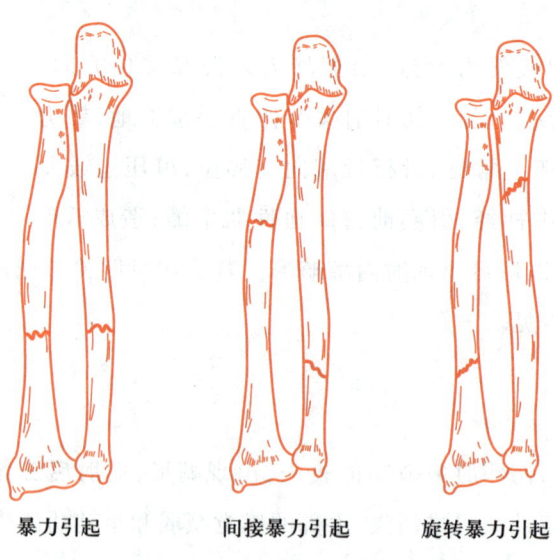

暴力引起　　间接暴力引起　　旋转暴力引起

图30-13　尺、桡骨骨干双骨折

【临床表现】

伤侧前臂疼痛、肿胀、压痛、功能障碍,可有明显畸形、骨擦音和反常活动;合并骨筋膜室综合征时,可表现出急性神经、肌肉缺血的症状和体征。

【辅助检查】

X线检查可明确骨折的部位、类型和移位方向。

【治疗原则】

可试行手法复位石膏托或特制小夹板固定。手法复位困难者,应行切开复位钢板螺丝钉或髓内针内固定。

【护理措施】

复位固定后,屈肘、前臂置于功能位,用悬吊带悬吊于胸前5~6周。观察患肢有无剧烈疼痛,手部皮肤苍白、发凉、麻木,被动伸指疼痛,桡动脉搏动减弱或消失等前臂缺血及骨筋膜室综合征表现。2周内做用力握拳和伸直动作,以加强前臂肌肉的舒缩运动;2周后开始做肘、腕及肩关节的活动,但禁止前臂旋转运动;4周后开始做前臂旋转运动;解除外固定后,进行上肢各关节全活动范围锻炼。

四、桡骨远端骨折

桡骨远端骨折(fracture of the distal radius)是指距桡骨下端关节面3 cm范围内的骨折,以中年和老年人多见。

【病因】

桡骨远端骨折多由间接暴力所致。受伤时腕部背伸手掌着地而引起的桡骨远端骨折,称为伸直型骨折,又称为柯莱斯骨折(Colles fracture),临床上多见,骨折远端向背侧及桡侧移位。受伤时腕部屈曲位手背着地而发生的桡骨远端骨折,称为屈曲型骨折,又称为史密斯骨折(Smith fracture),骨折远端向掌侧及桡侧移位。

【临床表现】

伤侧腕关节疼痛、肿胀,活动障碍,典型畸形为**侧面观呈"餐叉样"畸形,正面观呈"枪刺样"畸形**(图30-14)。

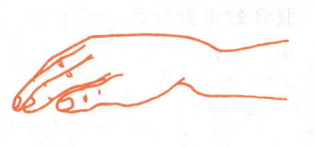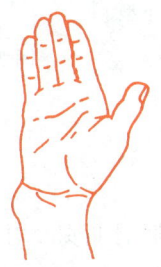

侧面"餐叉样"畸形　　正面"枪刺样"畸形

图30-14　伸直型桡骨远端骨折(Colles骨折)畸形

【辅助检查】

X线检查可明确骨折的部位、类型和移位方向。

【治疗原则】

多采用手法复位小夹板或石膏绷带固定。伸直型骨折病人，手法复位后在旋前、屈腕、尺偏位用石膏绷带或小夹板固定前臂，2周左右水肿消退后，可在腕关节中立位更换石膏托或前臂管型石膏固定。对于严重粉碎性骨折移位明显、关节面被破坏或手法复位失败者可采取切开复位内固定术。

【护理措施】

复位固定后，屈肘、前臂置于功能位，用悬吊带悬吊于胸前3~4周。固定期间观察手部血液循环情况。2周内进行手指伸屈活动，2周后可进行腕关节的背伸和桡侧偏斜活动及前臂旋转活动，4~6周后去除外固定，加强腕关节全活动范围锻炼。

五、股骨颈骨折

股骨颈骨折（fracture of the femoral neck）是指股骨头与基底部之间的骨折，常发生于老年人，以女性多见。

【病因】

股骨颈骨折主要因摔倒时扭转伤肢，暴力传导至股骨颈而引起。根据发生的部位可为头下型骨折、经颈型骨折和基底型骨折（图30-15）。头下型骨折时局部血供遭到破坏，容易发生股骨头缺血性坏死和骨折不愈合。

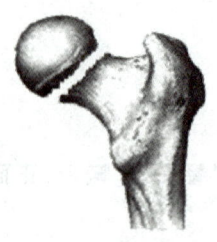 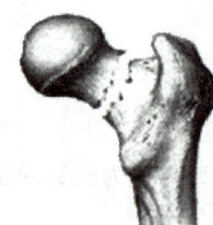 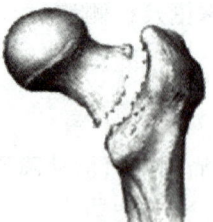

头下型　　　　　经颈型　　　　　基底型

图30-15 股骨颈骨折分类

【临床表现】

伤侧髋部疼痛，除嵌插骨折外，均有移动患肢时疼痛加重，不敢站立或行走；伤侧髋部有压痛，叩击足跟时髋部疼痛，大转子明显突出，下肢呈缩短、外旋畸形（图30-16）。

图 30-16 股骨颈骨折伤肢呈短缩和外旋畸形

【辅助检查】

X 线检查可明确骨折的部位、类型和移位方向。

【治疗原则】

嵌插或无移位的稳定性骨折,可行持续皮牵引;有移位或不稳定的骨折,可在 X 线监测下行经皮或切开加压螺纹钉固定术(图 30-17);并发股骨头坏死或不愈合的骨折,应行人工股骨头置换术或全髋关节置换术。

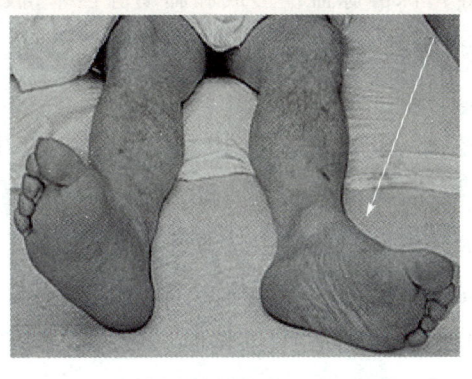

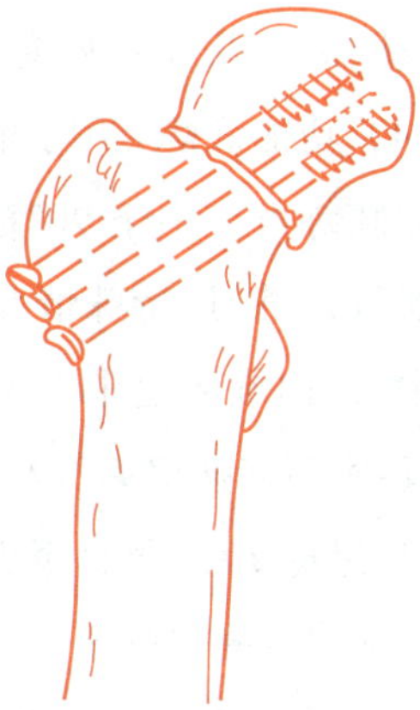

图 30-17 股骨颈骨折加压螺纹钉内固定

【护理措施】

1. 体位与活动　持续牵引、内固定或人工股骨头置换术后均应穿丁字鞋,保持患肢外展中立位。变动体位时,应保持肢体伸直,避免出现内收、外展及髋部屈曲动作,以防骨折移位。卧床期间进行股四头肌等长收缩训练和踝、趾的伸屈活动,并注意观察有无压疮、坠积性肺炎、尿路感染等并发症。

2. 功能锻炼　牵引治疗 8 周后可在床上坐起,3 个月后可扶拐下地不负重行走,6 个月后逐渐弃拐行走。手术内固定治疗后 3 周后可坐起,活动髋、膝关节,6 周后扶拐下地不负重行走,骨折愈合后可弃拐行走。

3. 预防并发症　股骨颈骨折卧床时间较长,可出现压疮、坠积性肺炎、泌尿系感染等并发症,应做好皮肤护理,帮助病人定时翻身;定时叩背、指导深呼吸和有效咳嗽,促进排痰;鼓励病人多饮水,以增加尿量,冲刷尿路,预防泌尿系感染。

4. 人工股骨头置换术与全髋关节置换术术后病人的护理　人工股骨头置换者,术后一般采取外展中立位,指导病人股四头肌和髋部肌肉收缩和舒张运动,以及踝关节背伸和跖屈运动,之后逐渐开始髋关节外展、膝关节和髋关节屈伸、抬臀、直腿抬高等运动。人工股骨头置换术后,1 周开始进行髋关节活动,病人可在术后 1 周开始使用助行器、拐杖等做行走练习。2～3 周可扶双拐下地不负重行走,3 个月后弃拐行走;恢复期不可盘腿、不可坐矮板凳,以防发生髋关节脱位。

全髋关节置换术者术后可能出现疼痛,人工关节假体松动,人工关节机械性失败(如脱位、磨损、锁定机制失败、假体断裂等),深静脉血栓形成和肺动脉栓塞,假体周围感染或骨折,神经、血管损伤,关节不稳定或关节僵硬等并发症,将严重影响其治疗效果。因此应做好病情观察,保护好关节,积极预防并发症的发生。

(1) 体位与活动:术后卧位时,患肢外展30°中立位,必要时穿中立鞋。侧卧时健肢在下,患肢在上,两腿间夹梯形枕或厚棉枕,保持患肢外展位,避免关节脱位。一旦发生脱位,立即平卧、制动,力争24小时内复位。术后3个月内,避免患肢不良姿势(如下蹲、坐矮凳、坐沙发、跪姿、盘腿、过度内收或外旋、跷二郎腿或过度弯腰等动作)。病人应扶拐行走4~6周,排便时应使用坐便器,可以坐高椅、散步等。上楼时健肢先上,下楼时患肢先下。嘱病人尽量少做或不做有损关节的运动,如爬山、爬楼梯、跑步等;避免负重做剧烈跳跃或急转急停。

(2) 伤口及引流的护理:① 观察伤口渗血、渗液情况,敷料保持清洁干燥。术后6小时伤口可持续冰敷,以减少出血、肿胀及疼痛。② 妥善固定并保持引流管通畅,观察记录引流液的颜色、量及性状,术后24~72小时视引流情况拔管。

(3) 密切观察生命体征及患肢局部情况:术后遵医嘱定时测量生命体征,观察患肢血液循环、运动、感觉及肿胀程度。

(4) 功能锻炼,预防并发症:适当进行功能锻炼,卧位时进行股四头肌、腘绳肌静力收缩;坐位时伸膝练习。小于90°范围内屈髋练习,逐渐增加角度和次数。术后24小时内可下地扶拐或助行器行走练习,特殊情况谨遵医嘱。① 关节假体脱位:术后避免术肢屈髋大于90°、内收超过身体中线、内旋超过中立位;避免术肢过度后伸;上床时健肢先上,下床时患肢先下。② 深静脉血栓形成:术后回病房即行双下肢踝泵运动,踝背伸(足上勾)至极限保持2秒;然后踝跖屈(足下踩)至极限,保持2秒,每日至少200组;手术回病房立即开始间歇充气加压装置治疗并持续24小时,逐级加压袜遵医嘱佩戴至术后1个月;遵医嘱使用抗凝剂并观察不良反应,注意有无出血倾向。

(5) 做好饮食及心理护理:参见骨折病人常规护理。

六、股骨干骨折

股骨干骨折(fracture of the femoral shaft)是指股骨小转子以下、股骨髁以上部位的骨折,多见于青壮年。

【病因】

股骨干骨折多由强大的直接或间接暴力造成,因创伤较重,出血较多,容易发生休克。直接暴力常引起股骨横断或粉碎性骨折,间接暴力多引起股骨的斜形或螺旋形骨折。

【临床表现】

伤侧大腿疼痛、肿胀、活动障碍,局部有畸形、反常活动、骨擦音或骨擦感,股骨干下1/3骨折可伴腘血管和坐骨神经损伤。可有失血性休克的症状和体征。

【辅助检查】

X线检查可明确骨折的部位、类型和移位方向。

【治疗原则】

3岁以内儿童可采用垂直悬吊皮牵引；成年人宜使用骨牵引复位和固定，也可采用切开复位、髓内针、钢板螺丝钉或角状钢板内固定。

【护理措施】

肢体放置并保持固定所要求的位置。观察有无坐骨神经损伤和腘动脉损伤的症状和体征，有无压疮、坠积性肺炎、尿路感染等并发症。2周内进行股四头肌等长收缩训练和踝、趾的伸屈活动，2周后开始膝关节伸直活动，5~6周后可扶拐下地不负重行走，去除外固定后进行膝关节和髋关节全活动范围锻炼，并逐渐进行负重行走。小儿行双下肢垂直悬吊皮肤牵引时，应保持臀部悬离床面，并注意观察双侧下肢末梢血运、感觉和运动情况。

七、胫腓骨干骨折

胫腓骨干骨折(facture of shafts of tibia and fibula)是指发生于胫骨平台以下至踝上部分的骨折。以青壮年和儿童多见，长骨骨折中最多见。

【病因】

大多由直接暴力造成，因胫骨前内侧及腓骨下段都处于皮下表浅部位，故常呈开放性骨折。小腿肌肉丰富，骨折后可并发骨筋膜室综合征。

【临床表现】

伤侧小腿疼痛、肿胀、压痛、功能障碍，局部有畸形、反常活动、骨擦音或骨擦感，开放性骨折时可见刺破皮肤的骨折端；合并骨筋膜室综合征时可出现急性神经、肌肉缺血的症状和体征。

【辅助检查】

X线检查可明确骨折的部位、类型和移位方向。

【治疗原则】

对无移位的胫腓骨干骨折，采用小夹板固定或石膏固定；有移位的横形或短斜形骨折采用手法复位，小夹板固定或石膏固定；不稳定的长斜形和螺旋形骨折可采用跟骨结节牵引，纠正短缩畸形后手法复位，小夹板固定或切开复位螺丝钉、交锁髓内钉或钢板内固定；较严重的开放性或粉碎性骨折可用外固定支架复位和固定。

【护理措施】

保持患肢于固定所需要的位置。观察有无伤肢剧烈疼痛，足趾皮肤苍白、发凉、麻木，被动伸趾疼痛，足背动脉搏动减弱或消失等小腿缺血及骨筋膜室综合征表现；有无足下垂、小腿外侧及足背感觉障碍等坐骨神经或腓总神经损伤症状。2周内进行足趾伸屈活动,2周后进行踝关节和膝关节的伸屈活动,禁止在膝关节伸直状态下旋转大腿,以免影响骨折固定;6周后进行扶拐下地不负重行走,解除外固定后进行患侧下肢全活动范围锻炼,并逐渐进行负重活动。

第三节 脊柱骨折及脊髓损伤病人的护理

案例导入

> 孙先生,40岁,建筑工人。被高空落物砸伤腰背部,感到腰痛,伴双下肢运动障碍及大小便失禁24小时入院。体格检查:胸腰段有后凸畸形,明显压痛和叩痛。耻骨平面以下感觉丧失,双下肢运动丧失。胸部X线片显示:第12胸椎压缩粉碎骨折,第12胸椎至第1腰椎有移位。
> 请思考:
> 1. 作为护士,对病人做出护理评估,确定其截瘫指数。
> 2. 列出病人的护理问题与处理措施。

脊柱骨折(fracture of the spine)又称为脊椎骨折,是一种较严重且复杂的创伤性疾病,其发病率占全身骨折的5%~6%。脊髓损伤(spinal injury)是脊柱骨折的严重合并症,常导致截瘫,造成病人终身残疾,还会继发其他系统并发症,危及病人生命。

【病因及分类】

脊柱骨折绝大多数由间接暴力引起,少数由直接暴力所致。如自高处坠落,头、肩或足、臀部着地,地面对身体的阻挡使身体猛烈屈曲,所产生的垂直分力可导致椎体压缩性骨折;如水平分力较大,则可同时发生脊椎脱位。弯腰时,重物落下打击头、肩或背部也可产生同样的损伤。直接暴力所致的损伤,多见于战伤、爆炸伤等。

脊柱骨折的分类方法较多,较常见的如下。

1. 根据暴力作用的方向分类

(1) 屈曲型损伤:较常见,多发生于胸腰段交界处的椎骨。

(2) 伸直型损伤:极少见,如椎弓骨折合并椎体向后脱位。

(3) 屈曲旋转型损伤:可发生椎间小关节脱位。

(4) 垂直压缩型损伤:可引起胸、腰椎粉碎压缩骨折或寰椎裂开骨折。

2. 根据损伤的程度和部位分类

(1) 胸腰椎骨折与脱位:包括椎体单纯压缩骨折、椎体粉碎压缩骨折和椎骨骨折脱位。

(2) 颈椎骨折与脱位:包括颈椎半脱位、颈椎椎体骨折与颈椎脱位,及寰枢椎骨折与脱位。

(3) 附件骨折:常与椎体压缩骨折合并发生,如关节突骨折,椎板、椎弓根、横突和棘突骨折等。

3. 根据骨折的稳定性分类

（1）稳定型骨折：指单纯压缩骨折，不超过椎体原高度的1/3，骨折无移位。

（2）不稳定型骨折：损伤较为严重，复位后容易移位。

【病理生理】

脊柱骨折很容易导致脊髓损伤。脊髓损伤是脊柱骨折的严重并发症，由于椎体的移位或碎骨块突入椎管内，使脊髓或马尾神经产生不同程度的损伤。受伤平面以下感觉、运动、反射完全消失，括约肌功能完全丧失，称为完全截瘫；部分消失和丧失称为不完全截瘫。**脊柱骨折以胸腰段为最多见**，大多数为30岁左右的年轻人，在平时脊髓损伤大多由交通、工伤事故发生，在战时或震伤中尤为多见。脊髓损伤最常见的原因是闭合性钝性外伤。

根据脊髓损伤的程度和部位可分为以下几种

1. 脊髓震荡　脊髓遭受强烈震荡，立即发生弛缓性瘫痪，损伤平面以下的感觉、运动、反射及括约肌功能全部丧失，但数分钟或数小时内可以完全恢复。**脊髓震荡是脊髓损伤中最轻的一种。**

2. 脊髓挫伤与出血　是脊髓的实质性破坏，脊髓内部可有出血、水肿、神经细胞破坏和神经传导纤维束的中断。

3. 脊髓断裂　脊髓的连续性中断可分为完全性脊髓断裂和不完全性脊髓断裂。不完全性脊髓断裂常伴有挫伤，又称为挫裂伤。完全性脊髓断裂预后极差。

4. 脊髓受压　骨折移位、椎体滑脱、碎骨块和破裂的椎间盘凸入椎管内，直接压迫脊髓，使脊髓产生一系列损伤的病理变化。

5. 马尾神经损伤　表现为受伤平面以下的弛缓性瘫痪。

视频：脊髓损伤的分类

【护理评估】

1. 健康史　了解病人受伤的时间、暴力的性质方向和大小、作用部位，受伤的体位，抢救措施，搬运方法及所用工具等。

2. 身心状况

（1）脊柱骨折：受伤局部疼痛、肿胀、瘀斑、畸形、棘突间隙加宽及局部有明显触痛、压痛和叩击痛，脊柱活动受限。腰背部肌肉痉挛，不能翻身起立，翻身时疼痛加重。骨折局部可扪及局限性后凸畸形。腹膜后血肿可刺激腹腔神经节，使肠蠕动减慢，常出现腹胀、腹痛等症状。合并脊髓损伤时，有脊髓损伤的症状和体征，可伴有四肢的感觉、运动、肌张力、腱反射及括约肌功能异常等。

（2）脊髓损伤：损伤早期多为松弛性截瘫，常在3~6周后逐渐转变为痉挛性截瘫。脊髓损伤由于受损部位、损伤原因、损伤程度不同而表现出不同的症状和体征。

1）脊髓震荡：损伤后脊髓有暂时性功能抑制，呈松弛性瘫痪，损伤平面以下的运动、感觉、反射及括约肌功能全部丧失，常在数分钟或数小时内逐渐恢复，最后可完全恢复。**无组织形态学病理变化。**

2）脊髓挫伤、出血与受压：表现为受伤平面以下单侧或双侧同一水平的感觉、运动、反射及括约肌的功能全部暂时消失或减弱。其预后取决于脊髓挫伤程度、出血量、受压程度及解除压迫的时间。

3) 脊髓圆锥损伤：会阴部表现为皮肤鞍状感觉障碍，大小便失禁或尿潴留及性功能障碍。双下肢感觉、运动正常。

4) 脊髓断裂：损伤平面以下的感觉、运动、反射及括约肌功能完全丧失。

5) 马尾神经：损伤平面以下松弛性瘫痪，有感觉及运动功能障碍，括约肌功能丧失，肌张力降低，腱反射消失。

6) 胸段脊髓损伤：表现为截瘫。

7) 颈段脊髓损伤：表现为四肢瘫，上颈椎损伤的四肢瘫均为痉挛性瘫痪，下颈椎损伤上肢表现为松弛性瘫痪，下肢为痉挛性瘫痪。

(3) **截瘫指数**：脊髓损伤后可用截瘫指数来估计瘫痪程度。**截瘫指数可反映脊髓损伤的程度、病情发展情况**等。

"0"代表功能完全正常。

"1"代表功能部分丧失或接近丧失。

"2"代表功能完全丧失。

分别用相应数字表示某截瘫病人的自主运动、感觉和两便功能情况，此三项数值相加后所得结果，即为截瘫指数。截瘫指数最大为6，最小为0。截瘫指数越来越大，说明病情加重，反之，说明病情减轻。

(4) 并发症：

1) 压疮：长时间卧床，骨隆突部位皮肤长期受压，局部出现发红、水疱、糜烂，形成溃疡。

2) 泌尿系感染：有尿频、尿急、尿痛、发热等表现。

3) 肺部感染：有咳嗽、咳痰、呼吸困难、发热等表现。

3. 心理-社会状况　了解病人对功能失调的感性认识和对现况的承受能力；病人及其家属对疾病治疗的态度；病人心理状况的改变程度等。

4. 辅助检查

(1) X 线：可显示椎体损伤情况，有助于进一步明确诊断，确定损伤部位、类型和移位等。

(2) CT、MRI：可清楚显示小关节骨折及椎管变化，还可清晰显示脊髓压迫的影像，尤其能显示椎管内软组织的病变轮廓。

(3) 实验室检查：血尿粪常规、全血细胞计数、血尿素氮、氯化物、磷酸酶、钠、钾、铝、磷、pH、动脉血氧分压和二氧化碳分压等，均应及时测得结果。

(4) 脊髓造影：由颅骨底部的 C_1～C_2 侧边穿刺，注入显影剂，当显影剂向下流经骨折或脱位处，摄影检查显影剂的流动有无阻断现象。

5. 治疗原则

(1) 伴有其他严重多发伤，如颅脑、胸腹腔器官损伤或休克时，应优先处理，以挽救生命。

(2) 胸腰椎骨折：

1) 单纯压缩型骨折：① 椎体压缩不到 1/3 或年老体弱不能耐受复位及固定者，可仰卧于硬板床上，骨折部位垫厚枕，使脊柱过伸，3日后开始锻炼腰背肌，第 3 个月可稍下地活动，但以卧床休息为主，3 个月后开始逐渐增加下地活动时间。② 椎体压缩超过 1/3 的青少年和中年受伤者，可采用两桌法或双踝悬吊法复位(图30-18),复位后用石膏背心固定,维持3个月。

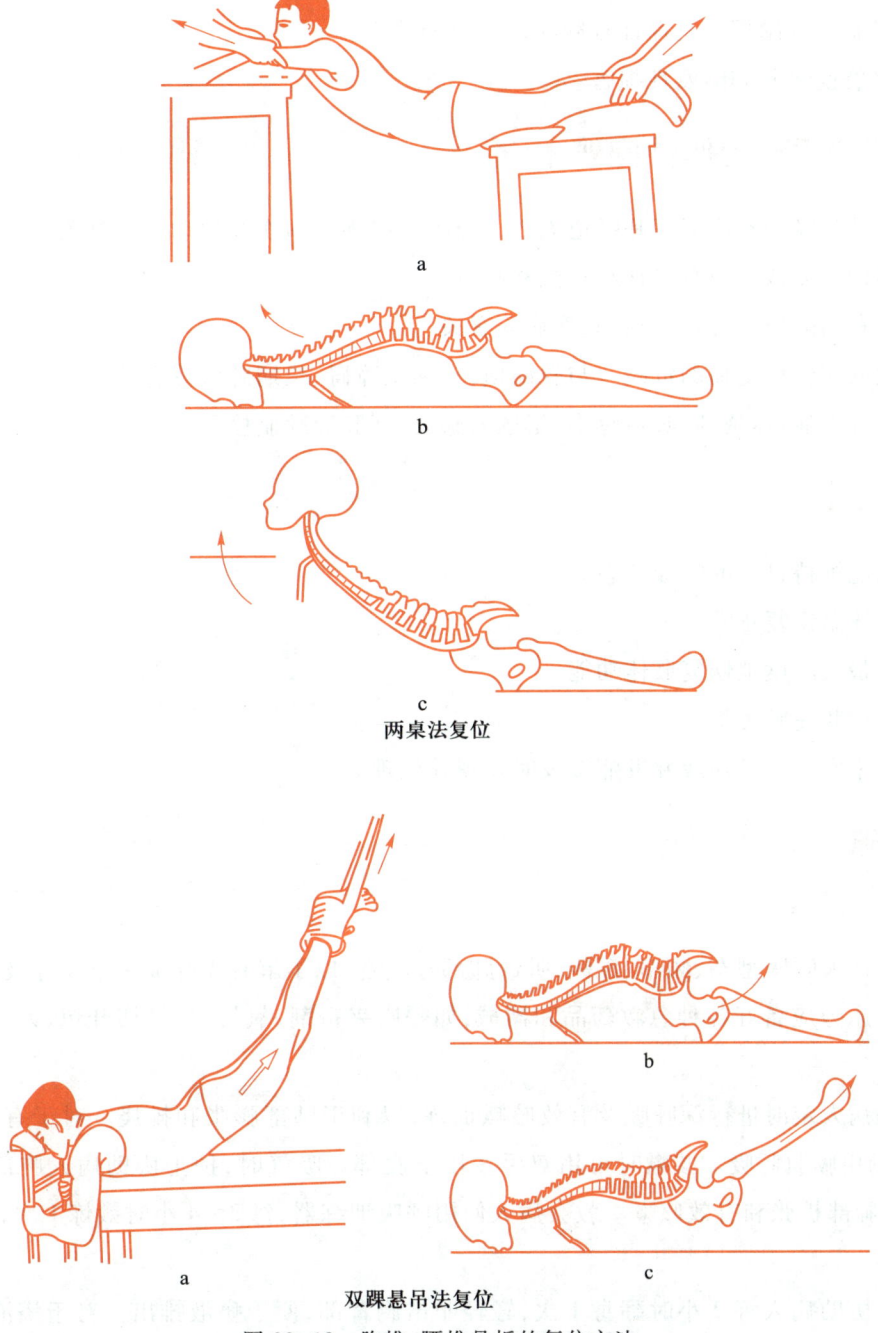

图30-18 胸椎、腰椎骨折的复位方法

2）爆破型骨折：① 无神经症状且证实无骨折片挤入椎管者,可采用双踝悬吊法复位。② 有神经症状和有骨折片挤入椎管者,不宜复位,需手术去除凸入椎管的骨折片及椎间盘组织,再进行植骨和内固定术。

（3）颈椎骨折：

1）稳定型颈椎骨折：轻者可用枕颌带悬吊卧位牵引复位,有明显压缩脱位者,采用持续颅骨牵引复位。牵引重量3～5 kg,复位并牵引2～3周后用头胸石膏固定3个月。

2）爆破型骨折有神经症状者：原则上应早期手术切除碎骨片,减压,植骨及内固定。但若有严重并发伤,则需待病情稳定后手术。

(4) 脊髓损伤：

1）及早稳定脊柱：合适的固定，防止因损伤部位移位而使脊髓再损伤。

2）及早解除脊髓压迫是保证脊髓功能恢复的关键。

3）减轻脊髓水肿和继发性损害。

【常见护理诊断/合作性问题】

1. 低效性呼吸型态或清理呼吸道无效　与呼吸肌神经损伤及活动受限有关。
2. 体温调节无效　与自主神经功能紊乱有关。
3. 躯体移动障碍　与脊髓损伤、疼痛等有关。
4. 有皮肤完整性受损的危险　与脊髓损伤、感觉障碍、长期卧床等有关。
5. 潜在并发症：压疮、呼吸道感染、泌尿系感染、下肢静脉血栓。

【护理目标】

1. 病人能维持良好的呼吸状态。
2. 病人体温恢复正常。
3. 病人最大限度地恢复肢体功能。
4. 病人皮肤完整无损。
5. 病人未发生并发症或并发症被及时发现并处理。

【护理措施】

（一）维持呼吸平稳

1. 观察病人呼吸型态、频率、深浅，听诊肺部呼吸音，以了解有无呼吸困难及呼吸道梗阻。

2. 病人床旁应备好各种急救药品和器械，如呼吸兴奋剂、氧气、气管切开包、人工呼吸器、电动吸引器等。

3. 鼓励病人定时进行深呼吸及有效咳嗽训练，以利于肺部膨胀和排痰。对于有肋间肌麻痹的病人，鼓励用膈肌呼吸。咳嗽时可用双手按压上腹部。吸气时，护士协助病人胸部向上用力，以帮助病人肺部扩张和有效咳嗽。教会病人使用呼吸训练器，每2~4小时锻炼1次，用后注意评估效果。

4. 指导协助病人每2小时翻身1次，轻轻叩击胸背部，便于痰液排出。对于痰液黏稠者，可给予雾化吸入，使痰液稀释。必要时，用吸引器吸痰或经气管镜吸痰，以保持呼吸道通畅，防止感染。

5. 用呼吸机辅助呼吸的病人，应监测动脉血气分析，以作为调整各项参数的依据。

6. 高位颈部脊髓损伤病人，应早期实行气管切开，减少呼吸道梗阻、防止肺部感染。气管切开病人按气管切开术后常规护理。

7. 遵医嘱持续或间断吸氧，以增加血氧饱和度。

（二）病情观察

1. 伤后48小时内严密观察病人的生命体征，每4小时测心率、血压1次，防止低血压和心动过缓的出现。观察病人有无心动过缓等迷走神经刺激反应。

2. 检查病人的感觉、运动、反射等功能有无变化,如有变化,立即通知医师。

3. 观察留置导尿管情况,监测尿量,准确记录每日出入量。

4. 严密监测体温变化。体温异常是病情恶化的征兆。颈部脊髓损伤时,由于自主神经系统功能紊乱,对周围环境温度变化丧失了适应能力,病人常出现高热(40℃以上)或低温(35℃以下)。处理:① 高温时,应用物理降温法,如使用冰袋冰敷、乙醇擦浴、冰水灌肠,同时调节环境温度,降低室温、通风散热等。② 低温时应注意对病人进行保暖,如加盖毛毯、关闭门窗、升高室温。

(三) 生活护理

1. 增强自理能力

(1) 协助病人活动关节,按摩肢体。保持双足呈功能位,防止足下垂。

(2) 配合医师、理疗师,帮助病人进行康复锻炼,防止肌萎缩和关节僵直。

(3) 护士与医师合作,利用多种辅助工具,教会病人如何独立完成从床上移至轮椅、进食、穿衣、沐浴等基本活动,以提高病人独立生活的能力。

(4) 完全丧失行走能力必须依靠拐杖及轮椅者,根据病人特点订制合适的轮椅。四肢瘫痪者,需使用特殊电动轮椅。应掌握拐杖及轮椅的使用技巧。① 使用拐杖时,一般拐杖高度为病人直立时腋窝至地面的距离。行走时,应以上肢臂力及腋下拐杖共同支撑身体重量。拐杖顶端以软垫包裹,底端应有橡胶垫,以防滑倒。② 使用轮椅时,应注意选择适合病人身材的型号。乘坐轮椅时,坐姿正确,身体置于座位中部,抬头背向后靠。当从轮椅上站起或移动时,应先将闸制动。长期使用轮椅者,注意预防压疮。

2. 训练规律排便

(1) 排便训练:① 要求病人每日固定排便时间。② 如无禁忌,应摄入足够液体,每日至少 2 000 ml,以利于排便。③ 增加膳食纤维的摄入,如粗粮、粗纤维蔬菜、新鲜水果等,以刺激肠蠕动。④ 必要时可应用栓剂或缓泻剂进行治疗。

(2) 便秘者可沿结肠方向从右向左做腹部按摩,每日 2～3 次,以促进蠕动。如病人 2～3 日未排便,可给予缓泻剂,必要时灌肠。对 6～7 日未排便的病人,其粪便常不易排出,可戴手套,手指涂润滑剂将干粪块掏出。

3. 促进规律排尿

(1) 仔细观察并记录尿量、颜色等,定期检查腹部体征,评估病人膀胱功能受损情况。

(2) 急性期后,应用诱导方法刺激排尿,如听流水声,会阴部热敷,腹部按摩等。

(3) 损伤初期,应留置尿管,持续引流,防止膀胱过度膨胀;2～3 周后,每 4～6 小时开放 1 次,以防止尿潴留,维持膀胱功能。

(4) 在可能的情况下,进行膀胱反射性动作训练。当膀胱胀满时,可用手由外向内、由轻至重均匀按摩下腹部,待膀胱收缩为球状,紧按膀胱底,向前下方挤压,使膀胱排尿。排尿后可再次加压,尽量排尽尿液。亦可加强会阴肌和腹肌收缩功能训练,以辅助排尿等。

(5) 长期留置尿管者,定时进行尿道口周围清洁及膀胱冲洗。教会病人及其家属护理尿管的方法,注意预防尿路感染。

视频：脊柱骨折、脊髓损伤病人生活护理的指导

（四）改善营养状况

进食时，安排病人尽量保持舒适坐位，避免环境中不良刺激。鼓励病人摄入蛋白质丰富的食物，如瘦肉、鱼肉、鸡蛋、豆类、谷类等。其中，豆类及动物蛋白应占总蛋白摄入的50%。此外，饮食中应多摄入植物油，以利于润滑肠道，缓解便秘。多进食富含纤维素食物，如粗纤维蔬菜和水果等，以促进肠蠕动。鼓励病人少食多餐，细嚼慢咽，以利于食物的消化和吸收。

（五）预防并发症

1. 压疮　脊髓损伤的病人，因皮肤感觉功能减退或消失、自主神经功能紊乱、长期卧床等导致局部缺血，骨隆突处易发生压疮且极难愈合。防治措施：每2～3小时翻身1次，亦可使用特制翻身床、小垫床、电离分区域充气床垫、波纹气垫等，以减轻局部压迫。保持床单清洁、平整、无皱褶；保持皮肤干燥；定期翻身、按摩，用气圈或棉垫垫于骨隆突处。对已经形成压疮且面积较大、组织坏死较深者，应进行换药等处理。

2. 泌尿系感染　脊髓损伤的病人因膀胱功能障碍、尿潴留、长期留置尿管或液体摄入不足等，易发生泌尿系感染。防治措施：① 保持会阴部清洁。② 尿潴留和排尿失禁的病人，应留置尿管。插导尿管时需严格无菌操作。③ 注意观察尿管有无受压、扭曲、阻塞等，应及时调整，保持尿管引流通畅。④ 损伤早期，留置尿管应持续开放，使膀胱排空，减少感染发生的机会；2～3周后，应夹闭导尿管，每4～6小时开放一次，使膀胱充盈，以训练膀胱的自主节律性，避免膀胱萎缩。⑤ 长期留置尿管者，一般每5～7日更换导尿管1次，防止导尿管发生阻塞或引流不畅，导致逆行感染，硅胶导尿管可适当延长更换时间。⑥ 膀胱冲洗：长期留置导尿管的病人，应按常规进行膀胱冲洗，以冲出膀胱内积存的沉渣。⑦ 体外按摩膀胱排尿：根据情况，某些病人可采取手法按摩，刺激膀胱排尿。指导病人每2小时在腹部由外向内均匀地按摩膀胱，压出尿液。⑧ 鼓励病人多饮水，每日争取饮水3 000 ml，每日排尿1 500 ml以上，以利于尿液的稀释，避免结石形成。

3. 肺部感染　鼓励病人进行深呼吸及有效咳嗽训练，定时翻身，拍背，以利于痰液排出。痰液黏稠时，超声雾化吸入，每日2～3次，每次15～20分钟。年龄较大，分泌物多且不易排出者应早期行气管切开术，以防肺部感染。注意保暖，避免因受凉而诱发上呼吸道感染。

视频：脊柱骨折、脊髓损伤病人的功能锻炼

（六）指导功能锻炼

1. 根据病人具体病情，制订合理的功能锻炼计划。

2. 指导和协助病人进行未瘫痪肌肉的主动锻炼。适当进行颈部活动、上肢各关节活动、深呼吸运动、腹背肌锻炼等。

3. 指导病人利用床上拉手，定期做引体向上运动，以锻炼上肢及腰背肌力量。

4. 对瘫痪肢体，应指导病人及其家属做关节的全范围被动活动和肌肉按摩。每日2～3次，每次30～60分钟，以防关节僵硬、肌肉萎缩。

5. 注意锻炼要适度。活动范围从小到大，手法轻柔，力度适中，不可过急过猛，以免加重损伤。锻炼时间及次数应以病人不感到疲惫为宜。

（七）心理护理

与病人交流，鼓励病人表达对疾病及预后的看法，并说出自己的感受。耐心回答病人提出的问题，尤其是与疾病预后及康复有关的问题。让病人了解由于机体的功能改变引起不良情绪反应是正常的。帮助病人明确如何正确对待身体的各种变化，采取正确的应对措施。指导并协助病人最大限度地自理，减少依赖性，保持病人的自尊感，增强自信心。与病人的家属、亲友及其社交成员进行交流，鼓励其多与病人接触，关心和照顾病人，给病人以身体与心理的支持。

（八）健康教育

1. 鼓励病人继续按计划进行功能锻炼，以减少并发症，尽快恢复功能。
2. 指导病人及其家属注意病人安全，保证家庭环境中无有害物体存在，并能满足病人特殊需要（如轮椅、助行器），介绍助行器的应用方法等。
3. 指导病人培养自理生活的能力，尽早自行完成日常生活活动。
4. 指导病人进行膀胱及直肠功能训练。
5. 教会病人及其家属皮肤护理及预防压疮的方法。
6. 指导病人及其家属使用药物的方法及注意事项。

知识拓展：骨盆骨折病人的护理

第三节 思维导图

第三十章 在线测试题

小结

骨折是指骨质的连续性或完整性中断。骨折常见的病因：直接暴力、间接暴力、骨骼病变及积累性劳损等。骨折的临床特有体征有畸形、异常活动、骨擦音或骨擦感。X线检查是骨折病人首选的辅助检查。骨折早期并发症：休克、血管损伤、神经损伤、内脏损伤、骨筋膜室综合征、脂肪栓塞、感染等。骨筋膜室综合征好发于前臂、小腿，处理宜早期切开减压。骨折晚期并发症有关节僵硬、骨化性肌炎、延迟愈合或不愈合、畸形愈合、创伤性关节炎、缺血性骨坏死、缺血性肌挛缩。骨折的急救：先救命后治伤，外露骨端一般不进行现场复位；开放性骨折，应先加压包扎止血，转运。骨折的治疗要点：复位、固定、功能锻炼。手法复位是闭合性骨折最常见的复位方法。

肱骨髁上骨折以伸直型骨折多见。肱骨髁上骨折易损伤肱动脉，引起缺血性肌挛缩，形成爪形手畸形，与肘关节脱位的区别是肘后三角关系正常。治疗肱骨髁上骨折，复位固定后，屈肘90°用悬吊带悬吊于胸前4~5周。Colles骨折又称为桡骨远端伸直型骨折，典型临床表现为侧面"餐叉样"畸形、正面"枪刺样"畸形。股骨颈骨折分为头下型、经颈型和基底型。头下型、经颈型容易引起股骨头坏死。股骨颈骨折患肢畸形为屈曲、内收、外旋、短缩畸形。股骨干骨折发病人群为青壮年。病人易休克，中下1/3骨折易引起血管神经损伤。胫腓骨干骨折是长骨骨折中多发的一种，胫骨远1/3段血供少，易引起骨筋膜室综合征。骨盆骨折后易导致腹膜后血肿和出血性休克。

脊柱骨折最常见的原因是间接暴力。脊柱骨折的临床表现是脊柱活动受限、压痛、叩击痛，伴脊髓损伤者可出现高位截瘫，病人可伴有呼吸困难。胸腰椎骨折需卧硬板床6~8周，

3日后做腰背肌功能锻炼；颈椎骨折行枕颌带牵引、颅骨牵引。颈椎骨折病人急救搬运时应有4人搬运。脊髓损伤可分为脊髓震荡、挫伤、断裂、受压、马尾神经损伤。脊髓损伤后可用截瘫指数来估计瘫痪程度。截瘫病人应注意并发症的护理，呼吸道感染和呼吸衰竭是脊髓损伤的严重并发症。

（高　薇）

第三十一章　关节脱位病人的护理

第三十一章　关节脱位病人的护理 PPT　　　第三十一章　学习重点　　　第三十一章　思政案例

学习目标

知识目标：

1. 掌握关节脱位的护理措施、健康教育，常见关节脱位的护理要点。
2. 熟悉关节脱位的概念、临床表现、护理诊断/合作性问题。
3. 了解关节脱位的病因、分类。

能力目标：

1. 能与病人进行有效沟通，及时发现和处理关节脱位的并发症。
2. 能对关节脱位病人实施整体护理。

素养目标：

具有严谨求实的工作态度和良好的职业素养。

案例导入

王先生，30岁。跌伤后右肘疼痛，肿胀，不能活动，肘关节固定于半伸直位，尺骨鹰嘴突出于肘后，肘部三点关系改变。

请思考：
1. 该病人可能的诊断是什么？
2. 该病人目前存在的主要护理诊断/问题有哪些？
3. 该病人入院后的治疗原则是什么？

案例分析

第一节 概述

视频：认识关节脱位

关节脱位（dislocation）是指关节面失去正常的对合关系，俗称脱臼。多见于青壮年和儿童，老年人少见。

【病因与分类】

1. 根据脱位的原因分类

（1）创伤性脱位：直接暴力或间接暴力作用于正常关节引起的脱位，是导致关节脱位的最常见原因。

（2）病理性脱位：关节结核或化脓性关节炎等疾病使关节结构破坏，关节囊松弛、关节头变小、关节腔增大而发生脱位。

（3）习惯性脱位：创伤性关节脱位后，关节囊及韧带松弛，或在骨性附着处被撕脱，使关节结构不稳定，以致轻微外力作用下即可发生再脱位，反复多次脱位形成习惯性脱位，如习惯性肩关节脱位、习惯性颞下颌关节脱位。

（4）先天性脱位：由于胚胎发育不良或胎儿在母体内受到外界因素影响引起的脱位，如髋臼发育不良的先天性髋关节脱位。

2. 根据脱位发生的时间分类

（1）新鲜脱位：关节脱位时间在2周以内。

（2）陈旧脱位：关节脱位时间在2周以上。

3. 根据脱位后关节腔是否与外界相通分类

（1）开放性脱位：脱位处皮肤及皮下组织、关节囊破损，关节腔与外界相通。

（2）闭合性脱位：局部皮肤完好，脱位处关节腔不与外界相通。

4. 根据脱位程度分类

（1）全脱位：关节面对合关系完全丧失。

（2）半脱位：关节面对合关系部分丧失，如桡骨小头半脱位。

5. 根据远侧骨端的移位方向进行分类 分为前脱位、后脱位、侧方脱位、中央脱位。

【病理生理】

创伤性关节脱位时除骨端有移位外,同时可伴有关节囊不同程度撕裂及关节附近韧带、肌肉和肌腱的损伤,还可伴有骨折、神经、血管等损伤。关节腔及周围有出血,3 周左右血肿机化,形成肉芽组织,继而成为纤维组织,导致关节周围粘连而影响关节功能。

【护理评估】

(一) 健康史

了解病人一般情况,有无外伤史,了解受伤经过、暴力大小、性质、受伤部位、受伤时间及治疗情况,既往有无化脓性关节炎、关节结核、骨关节肿瘤病史。

(二) 身体状况

1. **一般症状**　一般无明显全身症状。常出现关节疼痛和压痛、肿胀、功能障碍。局部可合并骨折和神经血管损伤。

2. **特有体征**

(1) **畸形**:脱位后关节处明显畸形,移位的关节端可在异常位置摸到,肢体长度可发生改变。

(2) **弹性固定**:脱位后由于关节囊周围韧带及肌肉的牵拉,使患肢保持在异常的位置,被动活动时可感到弹性阻力。

(3) **关节盂空虚**:脱位后关节所在的部位有空虚感,移位的骨端可在邻近异常位置触及。

(三) 辅助检查

X 线检查可明确脱位的方向、程度和有无合并骨折(图 31-1)。

(四) 心理-社会状况

病人多担心损伤愈合后关节活动受到影响。评估病人情绪是否稳定,了解病人对疾病的知晓程度。

(五) 治疗原则

治疗原则是复位、固定和功能锻炼。

1. **复位**　以手法复位为主,应尽早及时复位,宜在 3 周内进行。一般脱位时沿骨端脱出的途径逆行复回原处。对合并关节内骨折、软组织嵌入、陈旧性脱位等,且手法复位失败者,可行手术切开复位。

2. **固定**　复位后将关节固定于适当位置 2~3 周,使损伤的关节囊、韧带和肌肉等组织得以修复愈合。陈旧性脱位应适当延长固定时间。

3. **功能锻炼**　在固定期间要经常进行关节周围肌肉的舒缩活动和患肢其他未固定关节的主

图 31-1　肩关节脱位 X 线平片

视频:关节脱位的临床表现及辅助检查

动活动。解除固定后逐渐加大受伤关节的活动范围,同时配合热敷、理疗、中药烫洗等措施,促使关节功能恢复。严禁粗暴的被动运动,以免增加损伤,继发骨化性肌炎等。

【常见护理诊断/合作性问题】

1. 焦虑/恐惧　与创伤、疼痛等有关。
2. 疼痛　与关节周围组织和韧带撕裂、神经损伤有关。
3. 躯体移动障碍　与关节脱位后患肢功能丧失或制动有关。
4. 潜在并发症:血管、神经受损、压疮或感染等。

【护理目标】

1. 病人情绪稳定,焦虑、恐惧程度减轻。
2. 病人的疼痛得到有效缓解。
3. 病人关节活动能力得到改善。
4. 病人未发生并发症或并发症能够被及时发现和处理。

【护理措施】

1. 体位　遵医嘱采取牵引体位或抬高患肢并固定于功能位。
2. 病情观察　移位的骨端可压迫邻近的神经和血管,引起患肢感觉、运动障碍及患肢缺血。定时观察患肢末端的血液循环,发现患肢苍白、冰冷,大动脉搏动消失等,提示有大血管损伤的可能,应及时通知医师处理。定时观察患肢的感觉和运动,以了解神经损伤程度及恢复情况。
3. 疼痛护理　脱位早期局部冷敷,24小时后宜行局部热敷、理疗,以减轻肌肉痉挛引起的疼痛,并遵医嘱适当给予镇痛药,缓解疼痛。在进行护理操作或移动病人时托扶患肢,动作轻柔,避免因活动患肢引起疼痛。
4. 外固定的护理　向病人讲解关节脱位后固定的重要性。观察病人固定位置有无变动,是否出现局部压迫症状,确保固定有效。做好悬吊牵引或石膏固定的相应护理。
5. 功能锻炼　患肢固定期间进行关节周围肌肉舒缩活动及邻近关节主动或被动运动。解除固定后逐步进行肢体的全范围关节功能锻炼,防止关节粘连和肌肉萎缩。
6. 心理护理　给予病人安慰和鼓励,耐心做好解释,减轻紧张心理,使其配合治疗和护理。
7. 健康教育

(1) 疾病指导:指导病人尽早就诊,及时进行复位,避免形成陈旧性脱位。指导病人及其家属充分认识患肢固定的要求及意义,预防习惯性脱位。指导病人进行功能锻炼的方法。

(2) 复诊指导:告知病人及其家属可能出现的并发症及相应的临床表现,若有相关表现应立即来医院复查。

【护理评价】

通过治疗和护理,病人是否达到了护理目标:① 焦虑、恐惧缓解。② 疼痛减轻。③ 关节活动能力得到改善。④ 未发生并发症或并发症被及时发现和处理。

第二节 常见关节脱位病人的护理

常见的关节脱位有肩关节、肘关节及髋关节脱位,其中**以肩关节脱位最常见**。

一、肩关节脱位

肩关节是人体运动范围最大且最灵活的关节,由于关节盂面积小而浅,肱骨头相对大而圆,关节囊松弛,周围韧带较薄弱,关节结构不稳定,容易发生肩关节脱位。肩关节脱位好发于青壮年,男性多于女性。

【病因与分类】

肩关节脱位多由间接暴力所致。按肱骨头脱位的方向可分为前脱位、后脱位、上脱位和下脱位,以前脱位最多见。由于侧位跌倒时,手掌撑地,肩关节呈外展外旋位,肱骨头在外力作用下突破关节囊前壁;或为肩关节后方直接受到撞伤,使肩关节前方关节囊出现破口,肱骨头滑出肩胛盂窝而位于关节囊的前方,发生肩关节前脱位。

【临床表现】

1. 局部疼痛、肿胀、功能障碍　患肢轻度外展不敢活动,以健手托患侧前臂,头和身体向患侧倾斜。
2. "方肩"畸形　肩部失去正常轮廓,关节盂空虚,肩峰明显突出,肱骨头可在肩关节盂外触及(图31-2)。
3. **杜加斯征(Dugas sign)阳性**　即患侧手掌搭到健肩时,肘部不能贴近胸壁;或患侧肘部紧贴胸部时,手掌不能搭到健肩上。

【处理原则】

1. 复位　诊断明确后及早进行复位。一般在局部麻醉下行手法复位,常用方法有手牵足蹬法(图31-3)和牵引回旋复位法。
2. 固定　复位后用三角巾悬吊上肢,将肩关节固定于内收、内旋位,**肘关节屈曲90°**,患侧腋窝处垫棉垫固定3周(图31-4)。
3. 功能锻炼　固定期间注意活动腕部和手指,解除固定后,进行肩关节功能锻炼,逐渐扩大活动范围。配合理疗和按摩,效果更好。功能锻炼遵循循序渐进、主动与被动相结合的原则,切忌操之过急。

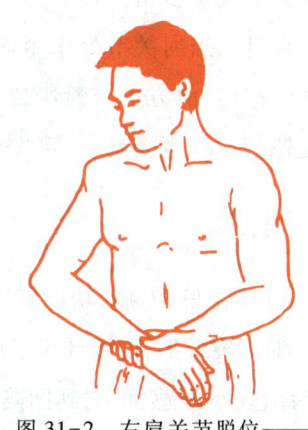

图31-2　右肩关节脱位——"方肩"畸形

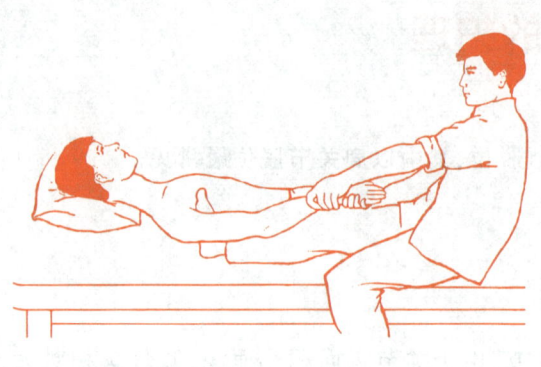
图 31-3 肩关节脱位手牵足蹬法复位

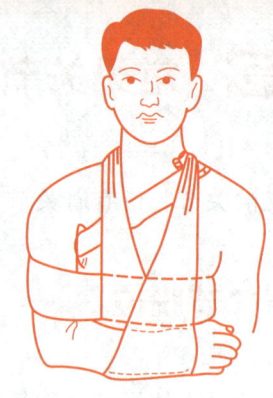
图 31-4 肩关节脱位复位后固定

【护理措施】

参见本章第一节概述。

二、肘关节脱位

肘关节由肱骨下端、尺骨鹰嘴窝、桡骨头及关节囊、内外侧副韧带构成。肘关节脱位的发病率仅次于肩关节脱位,以青壮年多见。

【病因与分类】

肘关节脱位多由间接暴力所致,可分为后脱位、侧方脱位、前脱位(图 31-5),以肘关节后脱位最为常见。当肘关节处于半伸直位时跌倒,手掌着地,暴力沿尺、桡骨向近端传导,尺骨鹰嘴处产生杠杆作用,前方关节囊撕裂,使尺、桡骨向肱骨后方脱出,发生肘关节后脱位。当肘关节处于内翻或外翻位时遭受暴力,可发生尺侧或桡侧侧方脱位。

【临床表现】

1. 肘部肿胀、疼痛、功能障碍。
2. 肘后突畸形;前臂处于半屈位,并有弹性固定;肘后出现空虚感,可扪到凹陷。正常肘关节在屈肘呈直角时,肱骨内、外髁与尺骨鹰嘴尖端三点成一尖向远侧的等腰三角形,肘关节伸直时,三点成一直线,发生脱位时**肘后三点关系(图 31-6)发生改变**,应考虑肘关节后脱位的存在。

【处理原则】

1. 复位 大多采用手法复位。术者站在病人的前面,将其患肢提起,使其环抱术者腰

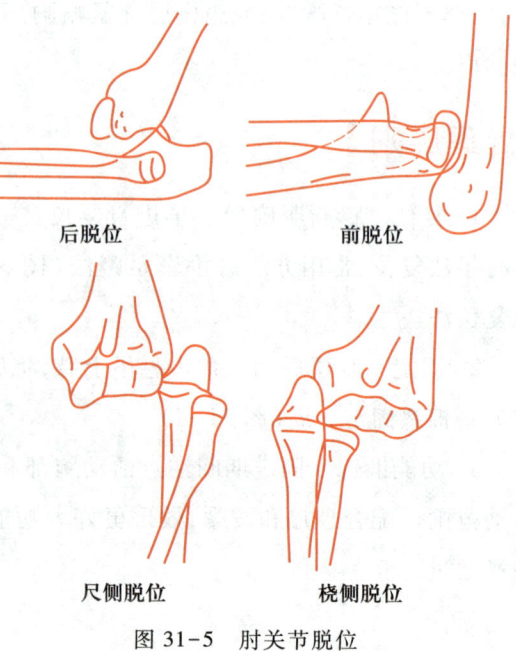
图 31-5 肘关节脱位

部,使肘关节置于半屈曲位置。以一只手握住病人腕部,沿前臂纵轴做持续牵引,另一只手拇指压住尺骨鹰嘴突,亦沿前臂纵轴方向做持续推挤动作直至复位。对于手法复位失败者,应采用手术复位。

2. 固定　复位后用超过肘关节夹板或长臂石膏托固定**肘关节于屈曲90°**,再用三角巾悬吊胸前2～3周。

3. 功能锻炼　固定期间可做伸指、握拳等锻炼。去除外固定后,练习肘关节的屈伸活动、前臂旋转活动及锻炼肘关节周围肌力。锻炼时注意观察患肢血液循环及手指的活动和感觉。

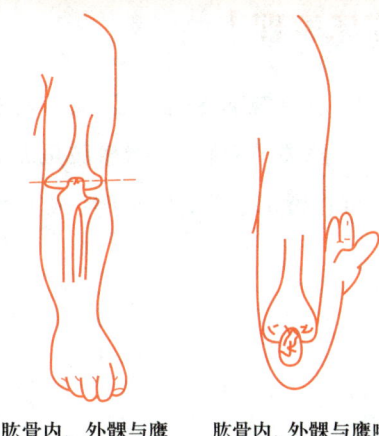

肱骨内、外髁与鹰嘴三点呈一直线　　肱骨内、外髁与鹰嘴三点呈等腰三角形

图31-6　正常肘后三点关系示意

【护理要点】

参见本章第一节概述。

三、髋关节脱位

髋关节由股骨头和髋臼构成,髋臼为半球形,深而大,能容纳股骨头的大部分,关节囊周围有坚强的韧带与肌群,结构相当稳定,因此只有强大的暴力才会引起髋关节脱位(dislocation of the hip joint),脱位发生率较低。

【病因与分类】

按股骨头的移位方向,髋关节脱位分为后脱位、前脱位和中心脱位(图31-7),以后脱位最常见。大部分髋关节后脱位发生于交通事故,当髋关节屈曲或屈曲内收时,暴力从膝部向髋部冲击,使股骨头穿出后关节囊;或在弯腰工作时,重物砸于腰骶部,使股骨头向后冲破关节囊造成髋关节后脱位;亦可因髋关节先天发育不良,出生后就发生脱位,形成先天性脱位。

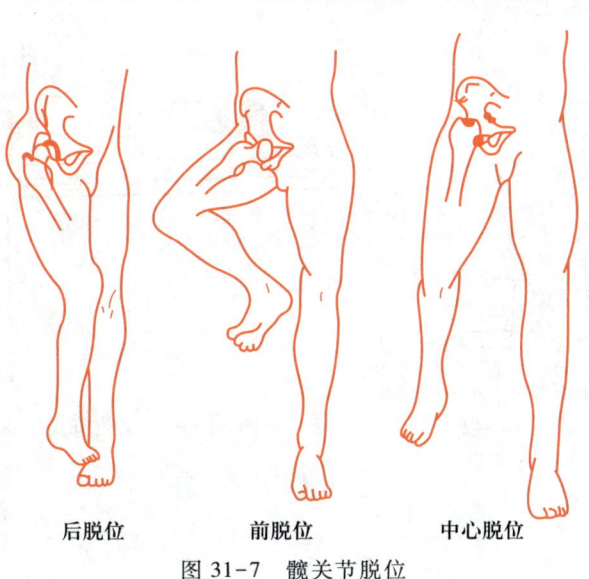

后脱位　　前脱位　　中心脱位

图31-7　髋关节脱位

【临床表现】

1. 患侧髋部疼痛明显,关节功能障碍。
2. 髋关节后脱位时,**患肢呈屈曲、内收、内旋、缩短畸形**(图31-8);患肢弹性固定,脱位的股骨头可在臀部触及,大转子明显上移。

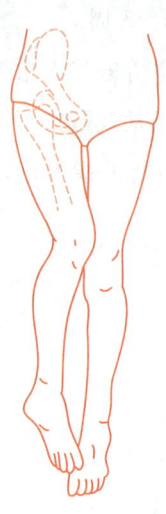

图31-8 髋关节脱位后典型畸形

知识拓展:
髋关节脱位
提拉法
(Allis法)复位

【处理原则】

1. 复位 髋关节脱位常在椎管内麻醉或全身麻醉下行手法复位。复位宜早,最初24～48小时是复位的黄金时期,应力争在24小时内复位完毕。常用复位的方法有提拉法(Allis法)(图31-9)、悬垂法(Stimson法)(图31-10)、旋转复位法(Bigelow法)(图31-11)。闭合复位不成功时采用手术切开复位,同时将伴发的骨折进行复位、内固定。

2. 固定 髋关节复位后用绷带将双踝暂时捆在一起,于髋关节伸直位下将病人搬运至床上,患肢做皮牵引或穿丁字鞋2～3周,不必用石膏固定。

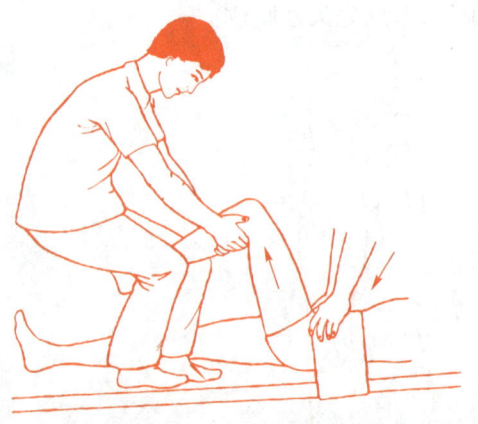

图31-9 髋关节复位提拉法(Allis法)

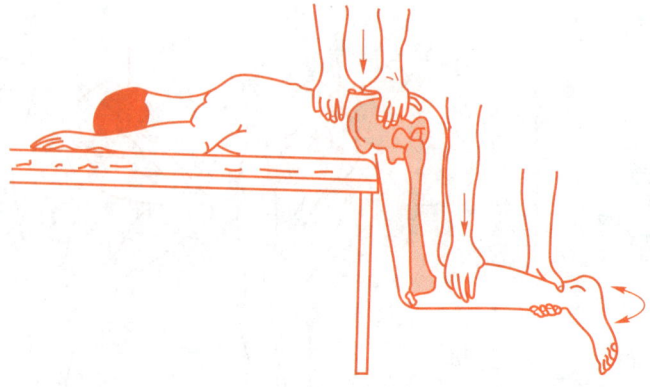

图31-10 髋关节复位悬垂法(Stimson法)

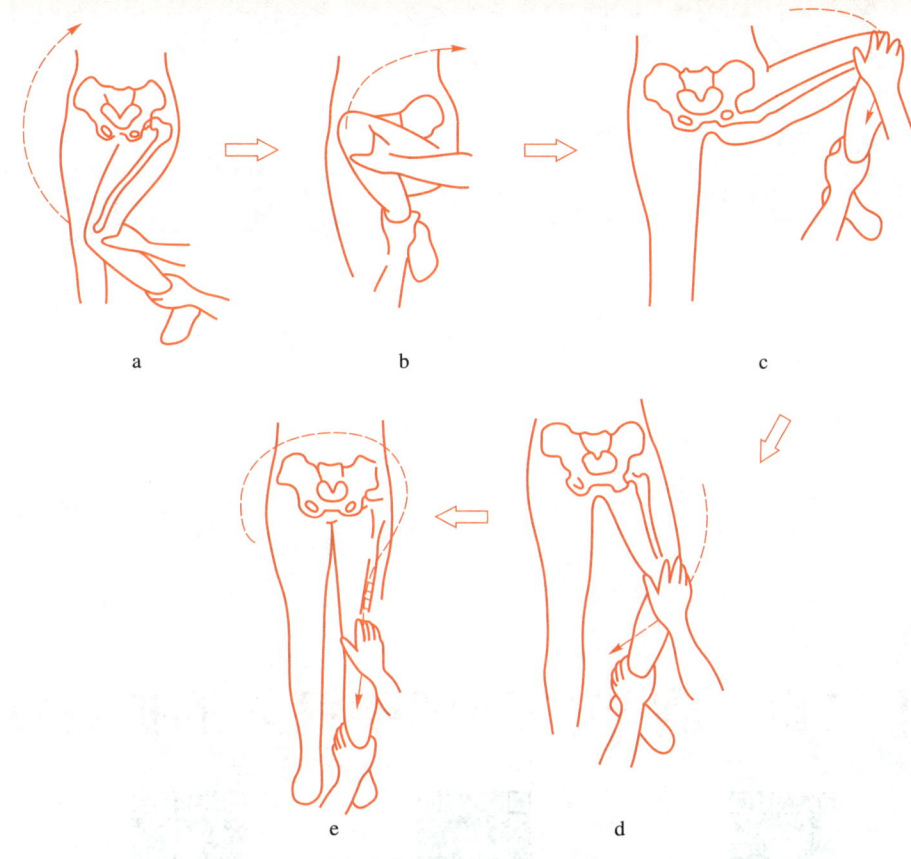

图 31-11 髋关节复位旋转复位法（Bigelow 法）步骤

3. 功能锻炼 卧床固定期间可进行股四头肌收缩活动、患肢踝关节的活动及其余未固定关节的活动；4 周后，去除皮牵引，指导病人扶双拐下地活动。3 个月内，患肢不负重，以免发生股骨头缺血性坏死或因受压而变形；3 个月后可完全承重。

【护理要点】

参见本章第一节概述。

小结

关节脱位是指关节面失去正常的对合关系，俗称脱臼。特有体征包括畸形、弹性固定、关节盂空虚。首选 X 线检查方法。治疗原则是复位、固定、功能锻炼。肩关节脱位最常见，呈"方肩"畸形，杜加斯征阳性。肘关节脱位较多见，肘后三点关系失常。髋关节脱位发生率较低。

（尚娟娟）

第三十二章　骨与关节感染病人的护理

第三十二章　骨与关节感染病人的护理 PPT　　第三十二章　学习重点　　第三十二章　思政案例

学习目标

知识目标：

1. 掌握骨与关节感染病人的常见护理诊断/合作性问题、护理措施。
2. 熟悉骨与关节感染病人临床表现、治疗原则。
3. 了解骨与关节感染病人的病因、病理和辅助检查。

能力目标：

1. 具有对骨与关节感染病人进行正确护理评估的能力。
2. 能运用护理程序对病人实施整体护理。

素养目标：

具有人文关怀意识、认真严谨的工作态度和爱伤观念。

案例导入

患儿，男，7岁。因"寒战高热、伴左下肢疼痛2日"入院。病人12日前曾患化脓性扁桃体炎，经治疗已好转，2日前开始畏寒发热，自觉左下肢疼痛逐渐加重。体格检查：T 39.2℃，P 100次/分，R 20次/分，BP 95/70 mmHg。左下肢呈半屈曲状，左膝部红肿、皮温增高，因疼痛抗拒主动和被动活动。辅助检查：血白细胞计数 17×10^9/L，中性粒细胞比例90%；X线片未见明显异常。

请思考：
1. 该病人的主要病因是什么？
2. 目前病人存在的护理诊断/合作性问题有哪些？
3. 如何避免病人住院期间发生病理性骨折？

案例分析

第一节 化脓性骨髓炎病人的护理

化脓性骨髓炎（suppurative osteomyelitis）是由化脓性细菌感染引起的骨膜、骨密质、骨松质及骨髓的炎症，可分为急性骨髓炎和慢性骨髓炎。其感染途径如下。① 血源性：身体远处化脓性病灶中的细菌经血液循环播散至骨骼。② 外源性：邻近软组织的感染直接蔓延至骨骼，如脓性指头炎引起指骨骨髓炎，慢性小腿溃疡引起胫腓骨骨髓炎。③ 创伤性：细菌经骨折的开放性伤口进入引起感染，或骨折手术后出现感染。

一、急性血源性骨髓炎

急性血源性骨髓炎是由身体其他部位的化脓性病灶中的细菌经血流播散引起骨膜、骨皮质和骨髓的急性炎症。**多发生于儿童和青少年长骨的干骺端，如胫骨近端、股骨远端、肱骨近端等。**

【病因】

急性血源性骨髓炎最常见的致病菌有金黄色葡萄球菌，其次是β溶血性链球菌、流感嗜血杆菌、大肠埃希菌、产气荚膜杆菌和白色葡萄球菌等。

发病前病人常有身体其他部位的化脓性感染病灶，如疖、痈、扁桃体炎和中耳炎等。原发病灶处理不当或身体抵抗力下降，致病菌经过血源性播散至骨组织，停滞于长骨干骺端的滋养血管内而引发急性感染。

【病理生理】

急性血源性骨髓炎的基本病理变化是骨质破坏、骨吸收和死骨形成，同时出现反应性骨质增生。早期以骨质破坏为主，晚期以修复性新生骨增生为主。骨质破坏、坏死和骨修复反应同时并存是其特点。长管状骨的干骺端血管网丰富、血流缓慢，致病菌首先滞留于此，生长繁殖产生毒素,引起炎性反应,导致骨组织发生坏死,进而形成局限性骨脓肿,并可由此扩散蔓延。脓肿形成后的张力可使脓液沿中央管(哈弗斯管)蔓延进入骨膜下间隙,将骨膜掀起,形成骨膜下脓肿,导致外层骨密质失去骨膜血供而缺血坏死。脓液穿破骨膜流向软组织筋膜间隙,则形成深部脓肿。脓肿也可穿破皮肤排出体外,形成窦道。脓液还可在骨髓腔内蔓延,破坏骨髓组织、骨松质及内层骨密质的血液供应,形成大片死骨。在死骨形成的同时,病灶周围的骨膜因炎性充血和脓液刺激而产生新骨,包围在骨干外周,成为"骨性包壳",将死骨、脓液和炎性肉芽组织包裹,形成感染的骨性死腔,此时病程转为慢性骨髓炎。

视频:化脓性骨髓炎概念、分类、病因和病理

【护理评估】

(一)健康史

了解病人年龄、性别;病人有无其他部位感染和外伤史,病程长短,采取的治疗方法及效果,既往有无药物过敏史、手术史等。

(二)身体状况

1. 症状

(1)局部症状:**早期为患部剧痛,病人因疼痛而抗拒做主动与被动活动。**数日后局部肿胀、疼痛更为明显,提示该处**形成骨膜下脓肿**,当脓肿穿破骨膜形成软组织深部脓肿时,疼痛反而减轻,但局部红、肿、热和压痛更为明显。附近关节可有反应性积液,若脓液扩散至骨髓腔,则疼痛和肿胀范围更大。

(2)全身表现:**起病急骤**,全身中毒症状明显,高热达 39℃以上,伴有寒战、脉搏加快、口干、头痛、烦躁不安、呕吐或惊厥等,重者有昏迷或感染性休克。

2. 体征   患肢局部皮肤温度升高,有局限性深压痛,若整个骨干均受破坏,则**易并发病理性骨折**。

视频:化脓性骨髓炎的临床表现、辅助检查和治疗原则

(三)心理-社会状况

由于本病起病急、病情重,全身中毒症状明显,且病人多为儿童,受高热、疼痛的折磨,家属多紧张焦虑,患儿对环境不适应,亦可出现哭闹不配合治疗。

(四)辅助检查

1. 实验室检查   血常规检查白细胞计数升高,中性粒细胞比例 90% 以上;细菌培养可阳性。

2. 影像学检查   **X线片早期表现不明显,发病2周后可见骨破坏征象及骨膜反应**。CT 检查可以较早发现骨膜下脓肿。MRI 检查可在病变早期发现小于 1 cm 的骨骺内脓肿,对早期诊断有重要的意义。

3. 脓肿分层穿刺   在脓肿部位穿刺,逐层深入,边抽边吸。**抽出脓液或涂片中发现脓细胞或细菌即可明确诊断**。同时,可做细菌培养和药物敏感试验。

4. 核素骨显像   病灶部位的血管扩张和增多,使"锝"早期浓聚于干骺端的病变部位,一般发病后 48 小时即可有阳性结果。

(五)治疗原则

尽早控制感染,防止炎症扩散,及时切开减压引流脓液,防止死骨形成及演变为慢性骨髓炎。

1. 非手术治疗　①支持疗法:加强营养,提高机体抵抗力。②抗感染:根据细菌培养和药物敏感试验结果,早期联合足量使用有效抗生素。③患肢制动:用石膏绷带或皮牵引固定患肢于功能位,可减轻疼痛,防止关节挛缩畸形和病理性骨折。

2. 手术治疗　目的在于引流脓液、减压和减轻毒血症症状,防止急性骨髓炎转变为慢性骨髓炎。若经非手术治疗2~3日仍不能控制炎症,即应尽早手术治疗。手术分为局部钻孔引流和开窗减压术。在**钻孔或开窗的骨洞内,留置2根导管做连续冲洗与引流,近端导管滴入含抗生素的冲洗液,远端导管进行负压吸引引流。**

【常见护理诊断/合作性问题】

1. 体温过高　与化脓性感染有关。
2. 疼痛　与化脓性感染和手术有关。
3. 躯体移动障碍　与疼痛和炎症有关。
4. 潜在并发症:感染性休克、病理性骨折、骨质疏松等。

【护理目标】

1. 病人体温恢复正常。
2. 病人疼痛消失,无不适感。
3. 病人身体活动恢复正常。
4. 病人无并发症发生或并发症能被及时发现并处理。

【护理措施】

(一)非手术治疗病人的护理及术前护理

1. 维持体温正常

(1)高热时给予物理降温,如大动脉处放置冰袋,乙醇擦浴,冷水灌肠等。

(2)遵医嘱应用抗生素,控制感染。注意观察药物的疗效和不良反应。一般用药至体温正常后2~3周。

(3)遵医嘱使用退热药,以防高热惊厥。

(4)注意观察病人生命体征及意识变化。

2. 疼痛护理

(1)抬高患肢以利静脉回流,减轻肿胀和疼痛。

(2)**限制患肢活动,局部用石膏托或皮牵引妥善固定,使其固定于功能位,以减轻疼痛和防止肢体挛缩、关节僵硬和畸形等。**

(3)**移动或搬运患肢时动作要轻,以免发生病理性骨折。**保护患肢,尽量减少物理刺激。

(4)疼痛严重者遵医嘱给予药物止痛。

3. 一般护理 病人应卧床休息,鼓励多饮水,给予高热量、高蛋白质、高维生素的流质或半流质饮食。避免意外伤害,对出现高热、惊厥、昏迷病人,应使用床挡、约束带等进行保护。

4. 术前准备 执行骨科手术前常规护理准备,保持窦道口周围皮肤清洁,手术部位备皮要彻底。加强营养,提高机体抵抗力,必要时输血。

视频:化脓性骨髓炎非手术和术前护理

(二) 术后护理

1. 切口护理 及时更换敷料,保持创口清洁和干燥,促进切口或创面愈合。

2. 骨腔闭式冲洗及引流的护理

(1) 妥善固定引流装置,**输液瓶应距床 60~70 cm,引流袋位置低于患肢 50 cm**(图 32-1)。引流管宜与一次性负压引流袋相连,并**保持负压状态**。

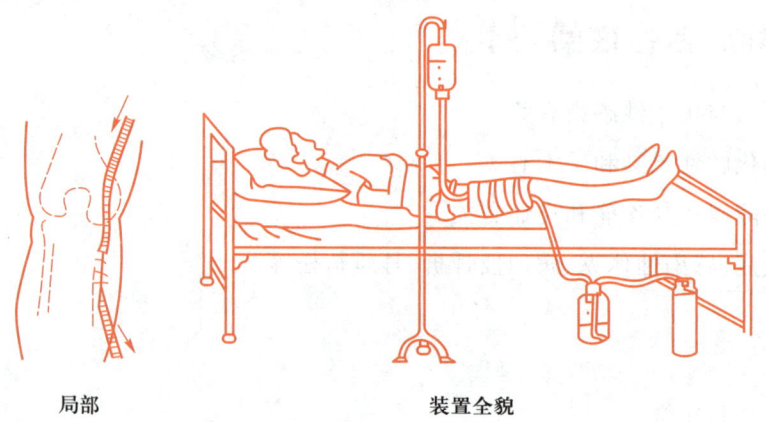

局部　　　　　　　装置全貌

图 32-1　骨腔闭式冲洗及引流示意图

(2) **保持引流通畅,做好引流管持续冲洗**。术后早期(12~24 小时)加快冲洗速度,渗血减少后减慢至 50~60 滴/分,避免血凝块堵塞引流管,**冲洗液用加有效抗生素的生理盐水**。

(3) 观察并记录冲洗液的量,引流液的颜色、量及性状等。严格交接班,保持出入量的平衡。

(4) 无菌操作,连接处用乙醇消毒,并每日更换引流袋,避免逆行感染。

(5) **引流管一般留置 3 周,连续 3 次细菌培养结果阴性**,同时引流液清亮,体温正常,即可拔管。**先拔滴注管,1~2 日后再拔引流管**。

3. 疼痛护理 让病人听音乐、与人交谈来分散其对患处的注意力,遵医嘱给予镇痛药物。

4. 功能锻炼 急性炎症控制后,指导病人进行适当功能锻炼,防止肌肉萎缩和关节僵硬,但需注意锻炼强度,防止发生病理性骨折。病情痊愈,X 线检查见局部骨包壳坚固时方可负重活动。

视频:化脓性骨髓炎的术后护理

(三) 健康教育

1. 向病人及家属解释彻底治疗的必要性,并强调出院后继续服用抗生素的重要性,保证出院后的继续抗感染治疗。

2. 注意饮食调节,注意摄入高蛋白质、高热量、高维生素且易消化的食物,以增强机体免疫力,促进伤口愈合。

3. 指导病人日常活动时注意预防意外伤害及病理性骨折的发生,有计划地进行功能锻炼。

4. 指导病人注意自我观察,定期复查。该病易复发,若愈合后局部再次出现红、肿、热、痛或皮肤窦道再次开放,应及时就诊。

【护理评价】

通过治疗和护理,病人是否达到护理目标:① 体温恢复正常。② 疼痛消失,无不适感。③ 身体活动恢复正常。④ 未发生并发症或并发症被及时发现并处理。

二、慢性血源性骨髓炎

慢性血源性骨髓炎是由急性血源性骨髓炎未能彻底控制,反复发作演变而成。

【病因】

慢性血源性骨髓炎主要的致病菌是金黄色葡萄球菌,但大多数病人为多种细菌混合感染,可检出链球菌、铜绿假单胞菌、变形杆菌和大肠埃希菌,往往继发于急性血源性骨髓炎。

【病理生理】

慢性血源性骨髓炎的主要病理改变是病灶区内遗留死腔、死骨、窦道。由于骨质的破坏、坏死和吸收,局部可形成死腔,腔内有死骨、脓液、坏死组织和炎性肉芽组织,在其周围有广泛的新生骨包壳,局部形成慢性窦道。有时死骨、脓液经窦道排出后,窦道可暂时闭合,当机体抵抗力降低时,炎症又可急性发作。窦道周围皮肤因长期受炎性分泌液的刺激,可出现色素沉着,甚至恶变。

【护理评估】

(一) 健康史

了解病人有无急性血源性骨髓炎病史、受伤史和手术史。了解有无反复发作的低热、局部红肿、疼痛及窦道流脓,病程的长短。有无药物过敏史和手术史等。

(二) 身体状况

1. **症状** 病变静止期无症状,急性发作时可有疼痛、畏寒、发热等症状。**全身呈慢性消耗性疾病表现。**

2. **体征** 急性发作时,患肢局部红、肿、痛及压痛。长期病变使肢体增粗、变形,皮肤色素沉着,**局部出现经久不愈的伤口和窦道**。患肢由于骨骺受到炎症刺激或破坏而增长或短缩,或内、外翻畸形,因肌挛缩出现邻近关节畸形。由于炎症反复发作,窦道对肢体功能影响较大,可出现**肌萎缩和病理性骨折**。

(三) 心理-社会状况

评估病人及其家属对本病的认知程度,有无因疼痛和肢体畸形导致的紧张及恐惧,有无因长期、反复发病而引起的焦虑不安或悲观失望。

（四）辅助检查

1. X线检查　X线平片可见骨质增生、增厚、硬化，骨腔不规则，有大小不等的死骨。死骨致密，周围可见一透明亮带，由肉芽组织或脓液将死骨与正常组织分离所致，此为慢性骨髓炎的特征。

2. CT检查　可显示脓腔及小型死骨。将造影剂注入窦道内造影，可了解窦道的深度、脓腔的部位、大小等。

（五）治疗原则

尽可能彻底清除病灶，摘除死骨，清除增生的瘢痕和肉芽组织，消灭死腔，改善局部血液循环，为愈合创造条件。

【常见护理诊断/合作性问题】

1. 体温过高　与化脓性感染有关。
2. 疼痛　与化脓性感染和手术有关。
3. 躯体移动障碍　与关节变形、活动受限有关。

【护理目标】

1. 病人体温维持在正常范围。
2. 病人疼痛消失，无不适感。
3. 病人躯体恢复正常运动。

【护理措施】

（一）非手术治疗病人的护理及术前护理

1. 改善营养状况，鼓励病人进食高蛋白质、高糖类、富含维生素的饮食，必要时给予少量多次输血。
2. 病情重者，尤其是儿童，应记录出入量和做特护记录，密切观察生命体征的变化；有昏迷、惊厥、谵妄等中枢神经系统功能紊乱症状的病人更应密切注意。
3. 合理应用抗生素，注意观察用药后的副作用和毒性反应。
4. 做好术前准备，窦道口周围皮肤要保持清洁，手术备皮要彻底。

（二）手术后护理

1. 抬高患肢，置于功能位，限制活动。注意伤口护理，及时更换敷料。
2. 保持伤口灌洗引流有效。
3. **加强功能锻炼，预防肌肉萎缩和关节挛缩。**当肢体不能进行活动时，给予按摩，并练习肌肉的等长收缩，以感觉肌肉有轻微酸痛为度。未固定的关节，若无禁忌应进行主动活动。

(三)健康指导

1. 向病人及其家属说明本病长期、彻底治疗的必要性。
2. 对未闭合的伤口,避免污染,定期换药,预防复发。
3. 加强营养和户外活动,提高机体抵抗力。

【护理评价】

通过治疗和护理,病人是否达到了护理目标:① 体温恢复正常。② 疼痛消失、无不适感。③ 躯体恢复正常运动。

第二节 化脓性关节炎病人的护理

化脓性关节炎指关节内的化脓性感染。多见于儿童,尤以营养不良小儿居多,成年人创伤后感染多见。**好发部位为髋关节和膝关节。**

【病因】

本病最常见的感染途径是身体其他部位的化脓性病灶内细菌通过血液循环传播至关节内,其他途径有邻近关节附近的化脓性病灶直接蔓延至关节内,开放性关节损伤发生感染和医源性感染。

最常见致病菌是金黄色葡萄球菌,可占85%,其次为白色葡萄球菌、淋病奈瑟菌、肺炎球菌和肠道杆菌等。

【病理生理】

化脓性关节炎的病变发展过程大致分为三个阶段。

1. 浆液性渗出期 细菌侵入关节腔后,滑囊明显充血、水肿,有白细胞浸润及浆液性渗出。此期关节软骨尚未破坏,若能及时治疗,关节功能可完全恢复。
2. 浆液纤维素性渗出期 随炎症继续发展,渗出物增多、混浊,内含白细胞及纤维蛋白。白细胞释放大量溶酶体类物质破坏软骨基质,纤维蛋白的沉积影响软骨代谢,协同造成关节粘连,并出现关节软骨损毁,此期病理变化不可逆,可遗留不同程度的关节功能障碍。
3. 脓性渗出期 渗出物转为脓性,炎症侵犯至软骨下基质,滑囊和关节软骨均被破坏,关节周围发生蜂窝织炎。由于关节重度粘连呈纤维性或骨性强直,治愈后遗留重度关节功能障碍。

【护理评估】

(一)健康史

了解病人近期有无局部化脓性感染病灶,关节外伤史等;了解病人一般情况,发病经过,治疗措施及效果如何;了解病人有无药物过敏史和手术史等。

视频：化脓性关节炎病因、病理

视频：化脓性关节炎的临床表现、辅助检查、治疗原则

（二）身体状况

1. **症状** 起病急骤，寒战、高热，体温可达39℃以上，全身中毒症状严重，甚至出现谵妄和昏迷，小儿可见惊厥。病变关节疼痛剧烈。

2. **体征** 浅表关节（膝、肘、踝）局部可见红、肿、热及关节积液表现，以膝关节积液最为明显，可出现浮髌试验阳性；关节处于半屈曲位以缓解疼痛。深部关节（髋）因有厚实的肌肉，局部红、肿、热都不明显，关节处于屈曲、外旋、外展位。

（三）辅助检查

1. **实验室检查** 血白细胞计数增高及中性粒细胞比例升高，红细胞沉降率增快。

2. **X线检查** 早期可见关节周围软组织肿胀、关节间隙增宽，中期可见周围骨质疏松，后期关节间隙变窄或消失，关节面毛糙，可见骨质破坏或增生，甚至出现关节畸形或骨性强直。

3. **关节腔穿刺** 早期抽出液呈浆液性，中期关节液浑浊，后期关节液为黄白色脓液。细菌培养可明确致病菌种类。

（四）治疗原则

1. **全身支持治疗** 适量输血或血制品提高全身抵抗力，加强营养状况，摄入高蛋白质、高热量、富含维生素的食物。

2. **应用抗生素** 早期足量全身性使用抗生素，原则上同急性血源性骨髓炎。局部用药，如关节腔内注射抗生素。

3. **手术治疗** ①关节腔穿刺减压、灌洗引流。②关节镜手术：关节镜下清除脓苔，彻底冲洗关节腔并置管引流。③关节切开引流术，适用于较深的大关节。④关节矫形术。

【常见护理诊断/合作性问题】

1. 体温过高　与化脓性感染有关。
2. 疼痛　与化脓性感染和手术有关。
3. 躯体活动障碍　与关节变形、活动受限及术后肢体制动有关。

【护理目标】

1. 病人体温维持在正常范围。
2. 病人疼痛消失。
3. 病人躯体恢复正常运动。

【护理措施】

（一）非手术治疗病人的护理及术前护理

1. 充分休息，限制患病关节的活动，肘、踝关节可用石膏托固定，膝、髋关节以皮牵引为宜。
2. 遵医嘱使用抗生素，注意观察药物的不良反应。

3. 给予物理降温、药物降温等措施，维持体温正常。
4. 缓解病人疼痛，遵医嘱应用镇痛药。
5. 做好骨科手术前常规准备。

（二）术后护理

1. **患肢制动** 石膏托固定患肢关节于功能位，以减轻疼痛，促进炎症消退和预防关节畸形。
2. **抗感染** 继续全身性使用抗生素，加强支持治疗。
3. **做好关节腔灌洗引流的护理** 每日经灌洗管滴入含抗生素溶液 2 000~3 000 ml，直至引流液清亮、细菌培养结果阴性后停止灌洗，再引流数日，直至无引流液引出，局部症状和体征消退即可拔管。注意无菌操作，保持引流通畅。
4. **指导功能锻炼** 急性期病人可做骨骼肌的等长收缩和舒张运动；局部治疗后可做持续性被动活动；炎症控制后，关节未严重破坏者可做主动关节伸屈运动。

（三）健康教育

1. 向病人及其家属讲解化脓性关节炎的发生、发展及预后情况。
2. 指导病人关节功能锻炼，避免关节功能障碍。
3. 讲解静脉使用抗生素及关节灌洗的必要性和重要性。
4. 若再次出现体温升高，关节部位红、肿、热、痛等，应及时复诊。

视频：化脓性关节炎的非手术、术前护理及术后护理

【护理评价】

通过治疗和护理，病人是否达到了护理目标：① 体温正常。② 疼痛消失。③ 躯体恢复正常运动。

第三节 骨与关节结核病人的护理

骨与关节结核（bone and joint tuberculosis）是结核菌侵入骨或关节内繁殖引起的感染性疾病，多为继发性病变，**儿童与青少年发病率高**。**发病部位多在脊柱**，约占 50%，其次是膝关节、髋关节和肘关节。

链接护考（2016年护考真题）

骨结核患者中，最常发生的部位是（　　）
A. 指骨　　　　B. 股骨　　　　C. 胫骨
D. 脊椎骨　　　E. 趾骨
答案：D
解析：骨结核多发生在肺结核感染后，结核分枝杆菌通过血液的传播可以到达全身其他组织。脊椎关节在身体运动和负重的情况下容易遭受外力创伤和扭伤，使对骨质起保护作用的周围软组织肿胀发炎,结核菌容易乘虚而入。因此,骨结核病多发生在脊椎关节部位。其次,骨结核还容易发生于膝、髋、肘、踝等关节,四肢长骨干、胸骨、肋骨、颅骨等则很少发病。

【病因】

骨与关节结核是一种继发性结核病变,**约90%的病人继发于肺结核**。结核分枝杆菌经血液循环到达骨与关节部位,但不一定会立刻发病。当外伤、营养不良、过度劳累后,机体抵抗力下降,可使潜伏的结核分枝杆菌活跃而出现临床症状。

【病理生理】

骨关节结核多由血源性传播引起,少数可通过淋巴管、胸膜或纵隔淋巴结病灶直接侵犯椎体、肋骨、胸骨等引起。有三种类型,即单纯性骨结核、单纯性滑膜结核和全关节结核。早期病灶多为单纯性骨结核或单纯性滑膜结核,局限于长骨干骺端,关节软骨面完整,经及时正确的治疗后病灶可消失,关节功能可部分或全部得到恢复。若病变进一步发展,破坏关节软骨面,即发展为全关节结核。受累的骨与关节出现结核性浸润、肉芽组织增生、干酪样坏死、寒性脓肿和窦道,虽经治疗,亦常遗留关节纤维性强直或骨性强直,丧失关节功能。

【护理评估】

(一) 健康史

了解病人的年龄、饮食、活动和居住环境;有无结核病史或结核接触史;有无慢性劳损、外伤、营养不良、机体抵抗力低下等诱发因素;有无药物过敏史和手术史等。

(二) 身体状况

1. 症状

(1) 全身症状:起病缓慢,有低热、盗汗、食欲缺乏、消瘦、乏力、贫血等全身中毒症状。

(2) 局部症状:**病变部位早期即有轻度疼痛,随病变发展疼痛加重**,活动后加剧。单纯性骨结核者髓腔内压力高,脓液积聚过多,疼痛剧烈。病变发展为全关节结核时,疼痛也会加剧,不能平卧。**儿童病人表现为"夜啼"**。随着疼痛加剧,病人出现跛行。

2. 体征

(1) **关节肿胀**:浅表关节可以查出有肿胀与积液,并有压痛,关节常处于半屈曲状态以缓解疼痛;至后期,肌萎缩,关节呈梭形肿胀。

(2) **寒性脓肿和窦道**:脊柱结核脓肿可沿肌肉及筋膜间隙向远处流注,形成椎旁软组织间隙脓肿,如颈椎结核的咽后壁脓肿,胸腰椎结核的腰大肌间隙脓肿等;脊柱结核的冷脓肿会压迫脊髓而导致肢体瘫痪。髋关节结核脓肿多在股三角区或臀部。膝关节和肩关节结核脓肿形成后一般局限在病灶附近。寒性脓肿破溃后形成经久不愈的窦道,易并发混合性感染。

(3) **关节畸形**:① **脊柱结核,脊柱生理弯曲改变**,胸腰段椎体结核可明显后突成角畸形,呈"**驼背**"状;局部软组织可有压痛及叩击痛;腰椎结核病人腰椎活动度受到限制,当捡拾地上物品时,常需要挺腰屈膝下蹲,此征称为**拾物试验阳性**。② **髋关节结核**,早期患肢外展、外旋、屈曲,相对变长;后期由于关节面软骨破坏,患肢出现内旋、内收、屈曲**畸形**,相对变短;髋关节前后方有压痛,粗隆部有叩击痛,**关节运动障碍**;检查可见**"4"字征和托马斯征阳性**。③ **膝关节结核**,局部肿胀,由于膝关节上下肌肉因失用而萎缩,肿胀可呈梭形(俗称**鹤膝**);晚期全关节结核时膝关节处于屈曲位,当十字韧带被破坏时发生膝关节脱位,小腿向后方移位,并出现**膝外翻畸形**。

(三) 心理-社会状况

骨关节结核病程较长,由于活动受限,肢体疼痛、畸形,甚至残疾,病人常会表现出不同程度的焦虑、恐惧、悲观失望,对未来生活失去信心等情绪反应。了解家属对病人的态度,病人的家庭和经济承受能力等。

(四) 辅助检查

1. **实验室检查** 红细胞沉降率增快,血红蛋白减少等贫血表现,混合感染时血白细胞计数增高。

2. **影像学检查**

(1) X线检查:初期表现为受累关节邻近的骨质有稀疏改变,有渗出和脓液形成时关节间隙加宽或软组织致密阴影。晚期可见关节破坏、出现死骨或空洞。

(2) **CT和MRI检查**:一般只用于比较隐蔽或难以明确诊断和定位的脊柱结核和髋关节结核。**能清楚地显示关节内积液和微小骨骼破坏病灶**,MRI还能显示骨内炎性浸润,具有早期诊断价值。

(3) 超声检查:可以探查深部冷脓肿的位置和大小。

3. **关节镜检查及滑膜活检** 对诊断滑膜结核有一定的价值。

(五) 治疗原则

1. 支持治疗,注意休息,补充营养。
2. 局部制动,适当固定。
3. 合理使用抗结核药物,合并感染给予抗生素治疗。
4. 行手术治疗,如结核病灶清除术、关节融合术。

【常见护理诊断/合作性问题】

1. **疼痛** 与病灶及软组织损伤有关。
2. **营养失调:低于机体需要量** 与食欲缺乏和结核病慢性消耗有关。
3. **躯体活动障碍** 与患肢制动或关节破坏、疼痛、僵直等因素有关。
4. **皮肤完整性受损** 与脓肿破溃形成窦道和长期卧床制动有关。

【护理目标】

1. 病人疼痛消失,无不适感。

2. 病人营养状况改善，抵抗力增强。

3. 病人躯体恢复正常运动。

4. 病人皮肤恢复完整，压疮得到有效治疗。

【护理措施】

（一）非手术治疗病人的护理及术前护理

1. 一般护理

（1）饮食护理：加强营养，给予高蛋白质、高热量、高维生素且易消化的饮食，保证充足的营养供应，提高机体抵抗力。

（2）体位与活动：卧床休息，适当限制活动。一般采取石膏或石膏管型及皮肤牵引做患肢制动，有利于缓解疼痛，预防病理性脱位或骨折。固定时注意保持肢体的功能位，防止关节畸形。病人活动时注意防止跌倒，避免关节脱位或骨折等意外发生。

2. 心理护理　青少年病人正处在学习或工作年龄，患结核病后病程漫长，乏力，活动受限，会表现有不同程度的焦虑；肢体疼痛、畸形或残疾会使病人悲观失望，对生活或前途丧失信心。因此，对骨与关节结核病病人应重视心理护理。

3. 生活护理　长期卧床的病人，加强皮肤护理及生活照顾。

4. 伤口护理　窦道换药时，应严格无菌操作，注意消毒隔离措施，避免混合感染的发生。

5. 用药护理　遵医嘱合理应用抗结核药物，注意药物毒性反应及不良反应的发生。

6. 术前准备　除按骨科术前常规护理外，遵医嘱用抗结核药物，**手术前使用抗结核药物至少2周**；对有窦道者应使用广谱抗生素至少1周；积极改善手术的耐受能力，纠正贫血，进行适应性训练。

（二）手术后护理

1. 病情观察　严密监测生命体征，注意观察肢端的颜色、温度、感觉及毛细血管充盈时间等，发现异常及时报告医师并协助处理。

2. 妥善固定　脊柱结核术后脊柱很不稳定，尤其脊柱融合术后，必须局部确切制动，避免继发损伤及植骨脱落等。关节融合术后多采用石膏固定，注意石膏固定的护理。

3. 功能锻炼　**鼓励病人早期适当主动活动病变关节以外的关节，防止关节僵直**。原则是循序渐进，持之以恒，以达到最大限度地恢复肢体功能。

4. 用药护理　术后继续应用抗结核药物3~6个月。无化脓感染者可用广谱抗生素1周左右，有混合感染者继续使用抗生素2~3周，直至切口愈合。

5. 防止交叉感染　开放性结核病病人的排泄物、被结核菌污染过的器皿、敷料及被服均应严格消毒处理，以杀灭结核菌，避免交叉感染。

（三）健康教育

1. 改善卫生条件，养成良好的卫生习惯，防止结核传染。

2. 出院后继续使用抗结核药物2年左右，防止复发。解释长期服用抗结核药的必要性，指导病人坚持服药,讲明药物的用法和保存方法,教会病人及其家属观察药物的毒副作用。

3. 用药期间如出现耳鸣、听力异常等情况应立即停药,及时就诊,同时注意肝、肾功能受损及多发性神经炎的发生。

4. 鼓励病人继续坚持进行功能锻炼。

【护理评价】

通过治疗和护理,病人是否达到了护理目标:① 疼痛消失,无不适感。② 营养状况改善,抵抗力增强。③ 躯体恢复正常运动。④ 皮肤恢复完整,压疮得到有效治疗。

小结

1. 化脓性骨髓炎以急性血源性骨髓炎最常见,多见于儿童,好发于长骨的干骺端。该病起病急骤,患儿寒战、高热,体温可达到39℃以上,早期为患部剧痛,肢体半屈曲状,患儿因疼痛而抗拒主动与被动活动。局部脓肿分层穿刺是早期诊断的主要依据。治疗本病应早期足量联合应用有效抗生素,局部制动,一旦形成骨膜下脓肿,行局部钻孔引流或开窗减压引流。护理该类病人手术前应注意防止病理性骨折,手术后做好伤口闭式灌洗引流的护理,指导功能锻炼。慢性血源性骨髓炎多由急性血源性骨髓炎未能彻底控制,反复发作演变而成。

2. 化脓性关节炎好发部位为髋关节和膝关节,血源性传播和创伤后感染为主要发病原因。护理该类病人应固定患肢关节于功能位,以减轻疼痛,促进炎症消退和预防关节畸形,做好关节灌洗及引流的护理。

3. 骨关节结核多继发于肺结核,好发于青少年及儿童,以脊柱结核最多见。病人可有全身结核中毒症状,局部疼痛及跛行,局部肿胀,可形成寒性脓肿和窦道,关节出现畸形,脊柱结核拾物试验阳性、髋关节结核"4"字征和托马斯征阳性。护理该类病人应注意合理使用抗结核药物,注意药物毒性反应及不良反应,指导正确的功能锻炼。

(马红蕊)

第三十二章
思维导图

第三十二章
在线测试题

第三十三章 颈肩痛与腰腿痛病人的护理

第三十三章 颈肩痛与腰腿痛病人的护理PPT

第三十三章 学习重点

第三十三章 思政案例

学习目标

知识目标：

1. 掌握颈椎病、腰椎间盘突出症及腰椎管狭窄症病人的护理措施。

2. 熟悉颈椎病、腰椎间盘突出症及腰椎管狭窄症病人的临床表现、护理诊断/合作性问题、治疗要点。

3. 了解颈椎病、腰椎间盘突出症及腰椎管狭窄症的病因、病理和诱因、辅助检查。

能力目标：

1. 能够运用护理程序，对颈椎病、腰椎间盘突出症、腰椎管狭窄症病人实施整体护理。具有指导病人预防颈椎病、腰腿痛的能力和指导病人正确活动以缓解不适的方法和措施。

2. 具有较强的观察能力及分析、解决问题的能力。

素养目标：

具有耐心、细心、爱心及认真负责和严谨的工作态度。

颈肩痛和腰腿痛是临床常见症状,多由颈肩部及腰部的慢性损伤和退行性变等原因导致椎间盘变性,纤维环破裂,髓核突出刺激或压迫神经根或脊髓,出现相应部位疼痛、麻木或功能障碍等一系列临床症状。若不及时就诊或处理不当,严重者甚至会导致截瘫或四肢瘫痪,严重影响病人生活质量。颈肩痛是指颈、肩和肩胛等处的疼痛,有时伴有一侧或两侧上肢痛及颈脊髓损害症状,多由颈椎病引起。腰腿痛是指下腰、腰骶、骶髂和臀部等处的疼痛,可伴有一侧或两侧下肢痛及马尾神经症状,多由腰椎间盘突出或椎管狭窄引起。

第一节 颈椎病病人的护理

案例导入

> 王先生,40岁,互联网行业工作人员。主诉反复颈肩部酸痛、活动受限伴右上肢麻木2年,近日加重。既往史:病人于2年前因经常伏案工作,出现颈部酸痛不适,活动受限,并伴右上肢麻木,呈间歇性发作,低头或劳累后加重。无晕厥,无畏寒、发热,无恶心、呕吐等症状。曾多次在当地县医院治疗(具体治疗不详)均好转,近日上述症状加重,于今日来我院就诊。体格检查:T 36.9℃,P 80次/分,R 20次/分,BP 120/76 mmHg。颈部肌肉紧张,C_5~C_6椎旁压痛,压顶试验(+),上肢牵拉试验(+)。颈椎MRI示C_5~C_6椎间盘中度突出、脊髓受压。初步诊断:颈椎病。
>
> 请思考:
> 1. 王先生目前的主要护理诊断/合作性问题有哪些?
> 2. 若非手术治疗,护理措施有哪些?

案例分析(一)

颈椎病(cervical spondylosis)又称为颈椎综合征,是指因颈椎间盘退变及继发性改变,刺激或压迫相邻脊髓、神经、血管和食管等组织,并引起相应的症状和体征。

发病年龄多在中年以上,**男性较多,好发于 C_5~C_6、C_4~C_5 椎间盘**。

【病因病理】

1. **颈椎间盘退行性变** 是颈椎病发生和发展的最基本原因。随着年龄的增长,椎间盘的纤维环和髓核的水分逐渐减少,椎间盘逐渐变薄,使关节囊、韧带松弛,椎体、椎间关节及其周围韧带变性、增生、钙化,形成颈部椎体不稳的恶性循环,最终导致脊髓、神经、血管受到刺激或压迫症状和体征。

2. **损伤** 有急性损伤和慢性损伤之分。急性损伤如头颈部创伤可诱发或加重颈椎病;慢性损伤如长久伏案工作,长时间低头关注手机、计算机等,可加速颈椎病的发展过程。

3. **先天性颈椎管狭窄** 由于在胚胎或出生后发育过程中椎弓过短,致使椎管的矢状径偏小,即使颈椎退行性变比较轻,亦可以出现压迫或刺激脊髓、神经、血管的临床症状和体征。

4. **风湿寒冷** 亦是诱发颈椎病的因素。

【分类】

根据受压部位和临床表现不同,可分为4型

1. **神经根型** 最常见，占颈椎病的50%～60%，是由于颈椎间盘向侧后方突出、钩椎关节或关节突增生、肥大，刺激或压迫神经根所致。

2. **脊髓型** 此型最严重，占颈椎病的10%～15%。颈椎间盘退行性变造成脊髓受压和缺血，引起脊髓传导功能障碍。

3. **椎动脉型** 由于颈椎横突孔增生狭窄、颈椎稳定性下降、椎间关节活动移位等直接刺激或压迫椎动脉，造成椎-基底动脉供血不全。

4. **交感神经型** 由于颈椎结构退行性病变刺激或压迫颈部交感神经节后纤维所致。

除以上四种类型外，临床还有颈型、食管型及复合型颈椎病。颈型颈椎病，在临床上较为常见，是早期的颈椎病由颈椎间盘退行性变引起颈椎局部或反射性引起枕颈肩部疼痛，颈部活动受限。食管型颈椎病，较少见。少数病人椎体前缘有较大的骨赘增生，压迫前方食管引起吞咽不适或吞咽困难。复合型颈椎病即同时兼有两种或多种类型表现的颈椎病。

【护理评估】

（一）术前评估

1. **健康史** 了解病人的年龄、职业，既往有无急慢性损伤史及治疗经过，家族中有无类似疾病史。

2. **身体状况** 不同类型颈椎病，有不同的临床表现。

（1）神经根型颈椎病：

1）症状：病人开始多为**颈肩痛**，短期内加重，并**向肩部及上肢放射**，咳嗽、打喷嚏及活动时疼痛加重。皮肤可有麻木、过敏等感觉异常。上肢肌力和手握力减退、肌萎缩，手指运动不灵活。

2）体征：颈部肌痉挛，颈肩有压痛，颈部和肩关节活动有不同程度受限。**上肢牵拉试验阳性**（图33-1）：检查者一只手扶患侧颈部，另一只手握患腕，双手反向牵拉，即出现患侧上肢的放射痛和麻木感。**压头试验阳性**（图33-2）：病人端坐头后仰并偏向患侧，检查者用手掌在其头顶加压，出现颈痛并向患侧上肢放射。

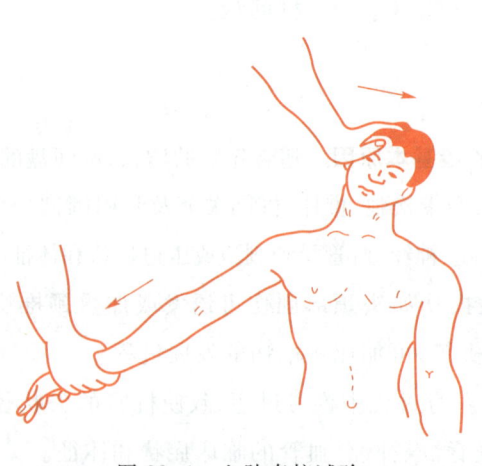

图33-1 上肢牵拉试验

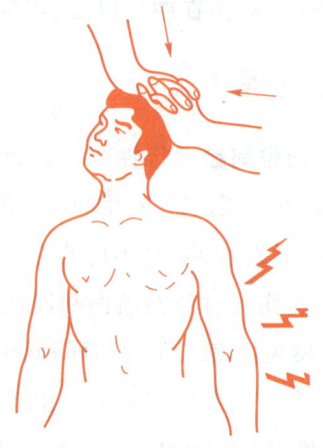

图33-2 压头试验阳性

（2）脊髓型颈椎病：

1）症状：病人表现为手部麻木，活动不灵，尤其是精细活动失调，手握力减退，**四肢无力**，**步态不稳**，**有踩棉花样感觉**。后期可出现大小便功能障碍，如尿频或排尿、排便困难等。

2) 体征：肌力减退，四肢腱反射活跃或亢进，霍夫曼（Hoffmann）征、髌阵挛及巴宾斯基（Babinski）征等阳性。

(3) **椎动脉型颈椎病**：主要表现为椎动脉供血不足的症状。① **眩晕**：最常见，多伴有耳鸣、恶心、呕吐等。② **猝倒**：表现为四肢麻木、软弱无力而跌倒，多在头部突然活动或改变姿势时发生。③ **头痛**：表现为发作性胀痛，以枕部、顶部为主，发作时可出现恶心、呕吐、出汗、流涎、心慌、憋气及血压改变等自主神经功能紊乱的症状。病人颈部疼痛，活动受限。④ **视觉障碍**：为突发性弱视或失明、复视，短期内自行恢复。⑤ **其他**：可有不同程度运动及感觉障碍。

(4) **交感神经型颈椎病**：临床表现复杂，常有神经症的表现。① 交感神经兴奋症状：如偏头痛、视物模糊、眼球胀痛、耳鸣、听力下降、心律失常、心前区疼痛、血压增高等。② 交感神经抑制症状：如畏光、流泪、头晕、目眩、血压下降等。

此外，颈型颈椎病主要表现为枕颈肩部疼痛，颈部活动受限。

3. **辅助检查**

(1) 颈部 X 线检查：显示颈椎**生理前凸减少或消失，椎间隙变窄，椎体前后缘增生**，钩椎关节、关节突增生等退行性变（图 33-3）。

(2) CT 或 MRI 检查：可提示椎间盘突出，**椎管及神经根管狭窄及脊神经受压情况**（图 33-4）。

4. **心理-社会状况** 病人有无焦虑、恐惧、对治疗失去信心等不良情绪。需手术治疗的病人，了解病人及其家属对手术、术后康复过程及可能出现的后遗症等心理状态和认知程度，社会及家庭对病人的支持程度。

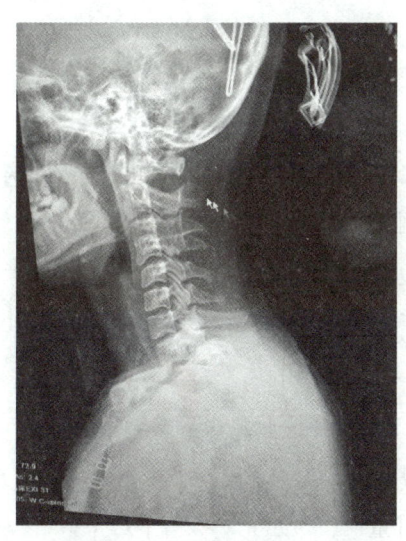

图 33-3 颈椎 X 线片

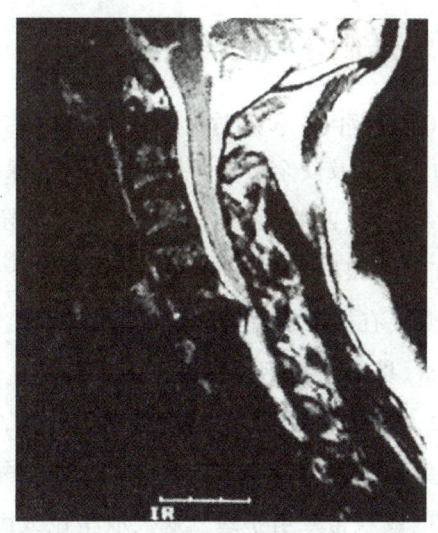

图 33-4 颈椎 MRI 片

5. **治疗原则** 神经根型、椎动脉型、交感神经型颈椎病以非手术治疗为主。非手术治疗半年无效或影响正常工作和生活，以及脊髓型颈椎病症状逐渐加重时应及时手术治疗。

(1) 非手术治疗：原则是去除压迫因素，消炎止痛，恢复颈椎稳定性，包括卧床休息、枕颌带牵引、颈围、颈托、推拿按摩、理疗、改善不良工作体位和睡眠姿势；应用药物治疗，如配合应用非甾体抗炎药和肌肉松弛药等。

(2) 手术治疗：其术式有椎间盘摘除、椎间植骨融合术、前路侧方减压术、颈椎半椎管切除减压术或全椎板切除术、椎管成形术等。

（二）术后评估

评估手术、麻醉方式，有无出血等意外发生，术后生命体征是否平稳，固定是否牢固，伤口有无渗血渗液，引流是否通畅，有无并发症发生等。

【常见护理诊断/合作性问题】

1. 慢性疼痛　与血管、神经受压或刺激等有关。
2. 有受伤的危险　与椎动脉供血不足引起的眩晕等有关。
3. 躯体移动障碍　与神经受压等有关。
4. 自理缺陷　与颈肩痛及活动受限、脑供血不足等有关。
5. 知识缺乏　缺乏颈椎病的防治及功能锻炼方法的知识。

【护理目标】

1. 病人的疼痛得到减轻或缓解。
2. 病人没有受伤。
3. 病人躯体恢复正常活动。
4. 病人生活能自理。
5. 病人获得有关颈椎病的预防及功能锻炼的知识。

【护理措施】

（一）非手术治疗病人的护理及术前护理

1. **生活及安全护理**　**平卧硬板床，保持颈椎平直**，加枕垫使颈部后伸，以增加舒适感；病人存在肌力下降、四肢无力时，应防跌倒，指导病人不要自行倒开水，宜穿平跟鞋，保持地面干燥，走廊、浴室、厕所等日常生活场所要装有扶手，防止行走不稳、眩晕、猝倒导致损伤；给予营养丰富、易消化、易吸收、膳食纤维丰富的食物。

2. **病情观察**　观察枕颌带牵引效果，头颈及上肢疼痛、麻木的变化，上肢运动及感觉改变。观察药物的疗效及毒副作用。

3. **颌枕带牵引护理**　病人取坐位或卧位，头微曲，牵引重量 2～6 kg（图 33-5），每日 1～2 次，每次 1/2～1 小时，15 日为 1 个疗程。牵引过程中密切观察病人的情况，若症状加重或出现不良反应，如出现头晕、恶心等，应立即停止，可改用其他方法。**脊髓型颈椎病不适宜牵引**。

4. **制动**　选择合适的颈托或围领，限制颈椎过度活动，不影响病人日常生活。

5. **理疗**　改善颈肩部血液循环，松弛肌肉、促进炎性水肿消退及止痛，如超短波、红外线、热疗、磁疗等。

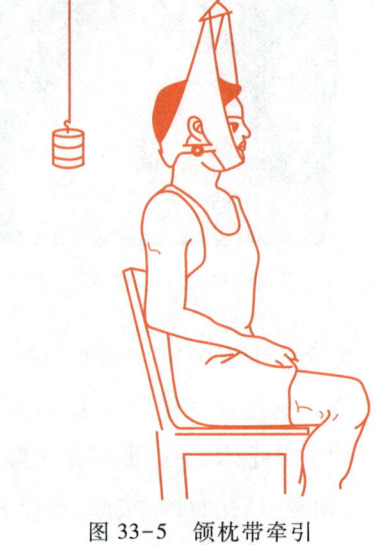

图 33-5　颌枕带牵引

6. **推拿按摩** 对减轻肌肉痉挛、改善局部血液循环有一定的效果。由专业人员操作,手法轻柔,一般每日1次,每次20~30分钟。**脊髓型颈椎病禁用**,否则易导致脊髓损伤。

7. **用药护理** 遵医嘱使用非甾体抗炎药、肌松药及镇静药等,长期使用应注意不良反应。

8. **手术前准备** 遵医嘱完善各项检查,做好术前常规准备,如备皮、皮试、备血、禁食水、预防性使用抗生素等。做好适应性训练,如**训练颈部过伸位**,呼吸功能训练,**气管、食管推移训练等**,以适应手术,预防并发症。另外,术前床旁常规准备气管切开包。需植骨者,备皮时注意供区的皮肤准备。

气管、食管推移训练:适用于前路手术病人。为适应术中牵拉气管、食管的操作,术前指导病人用自己的2~4指插入切口侧的内脏鞘与血管神经鞘间隙处,持续将气管、食管向非手术侧推移。术前3~5日开始,每次10~20分钟,每日3次;以后逐渐增至每日4次,每次30~60分钟,使气管推移超过中线(图33-6)。

9. **心理护理** 与病人及其家属多沟通,掌握其心理动态,消除其对手术的恐惧心理,说明手术的必要性和重要性,使病人及其家属做好充分的心理准备,以配合治疗和护理。

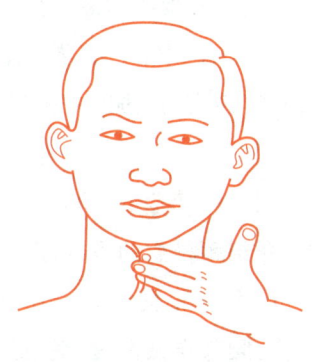

图33-6 气管推移

(二)术后护理

1. **体位与活动** **平卧位或半卧位,颈部两侧置沙袋或佩戴颈围,松紧适度。搬动病人或翻身时切勿旋转颈部**。行植骨固定椎体融合的病人颈部制动,采用颈领、颈围、头颈胸石膏、枕颌带或颅骨牵引等固定。行颈围、头颈胸石膏固定时,松紧应适宜,保证固定效果。行枕颌带或颅骨牵引时,做好牵引的护理。咳嗽、打喷嚏时用手轻按手术部位。

2. **病情观察** 术后观察病人生命体征,保持呼吸道通畅,低流量吸氧。注意伤口渗血情况,**警惕压迫气管而窒息**,保持伤口内负压引流装置通畅。观察肢体感觉、运动功能,术后脊髓水肿反应可致肢体感觉、运动功能障碍,术后48小时为水肿高峰期,每小时观察1次,发现肢体麻木、肌力减退时,立即报告医师做相应处理。观察引流液的量、颜色及性状,如有异常及时报告医师进行处理。

3. **预防感染** 保持床单清洁干燥。及时翻身拍背,局部按摩。预防切口感染、压疮、肺部感染等并发症。**术后如有感染迹象,遵医嘱使用抗生素**,及时更换引流袋,协助医师进行局部换药。

4. **心理护理** 与病人进行有效沟通,鼓励病人克服疼痛进行功能锻炼。

5. **并发症的预防和护理**

(1)**呼吸困难**:是前路手术最危急的并发症,常见原因:切口内出血压迫气管;喉头水肿压迫气管;术中损伤脊髓或移植骨块松动、脱落压迫气管等。**多发生于术后1~3日**,病人表现为呼吸困难、烦躁、发绀等。一旦发现呼吸困难及窒息先兆,**立即报告医师**,同时解开敷料,**拆除缝线**,清除血肿,解除气管压迫,必要时做好气管切开及再次手术的准备。

(2)**伤口出血:多见于术后当日,尤其是12小时内**。若术后24小时出血量超过200ml,检查有无活动性出血;若引流量多且呈淡红色,可能有脑脊液漏发生,及时报告医师处理。术后出血常因骨面渗血或术中止血不完善所致。出血量大可导致呼吸困难、窒息而危及病人生命。因此,注意颈部肿胀及出血情况。

(3)**脊髓神经损伤**:因手术牵拉、周围血肿压迫所致,表现为声音嘶哑、四肢感觉运动障碍及大

视频:颈椎病病人术前护理

微课:颈椎病病人术后护理

便、小便功能障碍。一般在术后 1~2 日内明显好转或消失。术后密切观察,及时发现,尽早通知医师进行处理。

(4) **植骨块脱落、移位**:多发生在术后 5~7 日内,颈椎活动不当引起。因此,颈椎术后要重视体位护理。

(5) 吞咽困难:前路手术病人术后可能出现吞咽困难,应注意观察进食状况。若病人发热、颈部疼痛、肿胀、手术切口有分泌物、进食后有食物残渣从切口溢出,应警惕食管瘘的发生。应立即禁饮食,必要时留置胃管,协助医师进行处理。

6. 功能训练　指导肢体能活动者做肢体的主动运动,以增强肢体肌肉力量;肢体不能活动者,病情稳定时,协助并指导其做各关节的被动运动,以防止肌肉萎缩和关节僵硬。

(三)健康指导

介绍颈椎病的发病原因、表现及防治常识。

1. 纠正不良睡姿　在日常生活、休息、工作时注意纠正头、颈、肩的不良姿势。**睡眠时,保持颈、胸、腰部自然曲度,髋、膝部略屈曲为佳。**避免头颈部过伸或过屈。

2. 选择合适的枕头　枕头以选择中间低两头高,透气性好,长度超过肩宽 10~16 cm,高度以头颈部枕后 10 cm 高为宜。

3. 避免损伤、寒冷及其他诱因　行走或劳动时注意避免损伤颈肩部。乘车时应抓好扶手,系好安全带,以防急刹车扭伤颈部。

4. 加强功能锻炼　长期伏案工作者应间歇远视以缓解颈部肌肉慢性劳损。

【护理评价】

通过治疗和护理,病人是否达到了护理目标:① 疼痛减轻或缓解。② 未受伤。③ 躯体活动正常。④ 生活自理能力有所提高。⑤ 获得了颈椎病的相关知识。

第二节　腰腿痛病人的护理

案例导入

王先生,54 岁。主诉间断性腰部疼痛伴右下肢放射性疼痛 1 年。1 年前搬花盆时不慎扭伤腰部,腰疼明显,曾采取牵引、理疗等非手术治疗,治疗效果欠佳。因近 2 周来疼痛加重并向右下肢放射而入院。体格检查:T 36.5 ℃,R 18 次/分,P 78 次/分,BP 130/60 mmHg。腰椎侧凸,生理弯曲消失,两侧竖脊肌痉挛,第 4 腰椎右旁压痛阳性,并向右下肢放射,右小腿肌力减弱,后外侧皮肤感觉减退,肌肉萎缩。直腿抬高试验和加强试验阳性。

CT 检查示:L_4-L_5 椎间盘突出,神经根受压。

请思考:

1. 王先生的护理诊断/合作性问题是什么?
2. 若非手术治疗,其护理措施有哪些?

腰腿痛是指腰、腰骶、骶髂和臀部等处的疼痛,可伴有一侧或双侧下肢放射痛和马尾神经症状。腰腿痛的病因较多,主要包括腰部疾病、内脏疾病及其他代谢性疾病等。**腰椎间盘突出症和腰椎管狭窄症是导致腰腿痛的常见原因。**

一、腰椎间盘突出症病人的护理

腰椎间盘突出症(hernia of intervertebral discs)是指由于椎间盘变性、纤维环部分或全部破裂、髓核组织突出,刺激或压迫马尾神经或神经根所引起的一种综合征。**是腰腿痛最常见的原因之一。** 多见于 20~50 岁的男性,**好发于腰$_{4\sim5}$椎间盘,其次是腰$_5$~骶$_1$椎间盘。**

链接护考(2014 年护考真题)

腰椎间盘突出最易发生的部位是(　　)

A. 胸$_{12}$~腰$_1$　　　　B. 腰$_{1\sim2}$　　　　C. 腰$_{2\sim3}$
D. 腰$_{3\sim4}$　　　　　E. 腰$_{4\sim5}$

答案:E

解析:腰椎间盘突出症,好发年龄为 20~50 岁,男性多于女性,多发生在脊柱活动度大、承重较大或活动较多的腰$_{4\sim5}$与腰$_5$至骶$_1$间隙。

【病因】

1. **椎间盘退行性变**　是腰椎间盘突出症的基本病因。随着年龄增长,纤维环和髓核水分减少,弹性降低,椎间盘变薄,易于脱出。

2. **急性或慢性损伤**　积累损伤是椎间盘退行性变的主要原因。反复弯腰、扭转等动作最易引起椎间盘损伤,故本病与职业有一定的关系。汽车司机长期处于坐位,加之震动、颠簸,使腰椎间盘所承受压力过大,导致椎间盘退变和突出。从事体力劳动者,因腰部过度负荷时,髓核向后移动,引起后方纤维环破裂,易造成椎间盘早期退化。急性外伤是腰椎间盘突出的诱发因素。

3. **遗传因素**　年龄小于 20 岁的青少年病人中约 32% 有家族病史。有色人种,本病的发生率较低。

4. **妊娠**　妊娠期体重突然增长,腹压增加,韧带相对松弛,而腰骶部较平时承受更大的应力,增加了椎间盘突出的机会。

5. **发育异常**　腰椎骶化或骶椎腰化和关节突不对称等腰骶部先天发育异常,使下腰椎承受异常应力,均会增加腰椎间盘的损害。

【分型】

根据病理变化和 CT、MRI 所见可划分为:膨出型、突出型、脱出型、游离型(图 33-7)和 Schmorl 结节及经骨突出型。

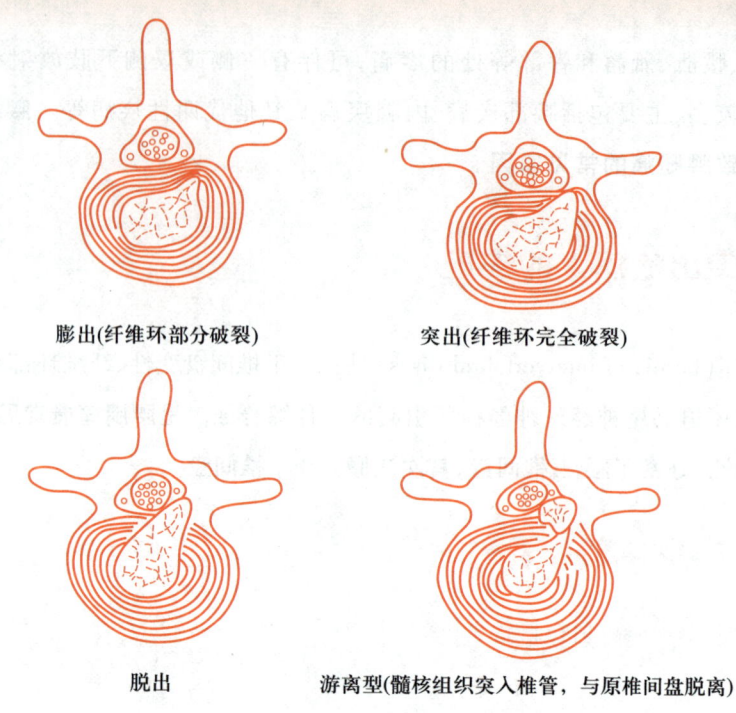

图 33-7 腰椎间盘突出类型及其病理变化

> **知识链接**
>
> **腰椎间盘突出症的分型**
>
> 1. 根据椎间盘突出的位置分型
>
> （1）后外侧突型：突出的椎间盘位于中线偏外、神经根的前方，往往压迫相应部位的神经根。
>
> （2）中央型：突出的椎间盘位于中线，可压迫脊髓、马尾神经，也可累及两侧神经根。
>
> 2. 根据病理变化和 CT、MRI 所见分型
>
> （1）膨出型：纤维环有部分破裂，但表层完整，髓核因压力而向椎管内局限性膨出，可保守治疗。
>
> （2）突出型：纤维环完全破裂，髓核突入椎管，仅有后纵韧带完整。常需手术治疗。
>
> （3）脱出型：髓核穿破后纵韧带，形同菜花状，但其根部仍在椎间隙内。需手术治疗。
>
> （4）游离型：大块髓核组织穿破纤维环与后纵韧带，完全突入椎管，与原椎间盘脱离。需手术治疗。
>
> （5）Schmorl 结节及经骨突出型：前者是髓核经上下软骨板裂隙突入椎体松质骨内；后者是髓核沿椎体软骨终板和椎体间的血管通道向前韧带方向突出，形成椎体前缘的游离骨块。此两型无神经根症状，无需手术。

【护理评估】

（一）术前评估

1. 健康史　了解受伤情况，既往有无**腰部的急、慢性损伤**，尤其是反复弯腰、扭转等积累性劳

损是椎间盘突出的重要因素,爆发用力是诱发因素;排除结核史;了解有无其他部位的肿瘤,治疗经过及疗效。有无其他脏器病变,有无家族遗传史等。

2. 身体状况

(1) 症状:

1) **腰痛**:**最常见,是大多数病人最早出现的症状**,发生率约90%以上。为急性剧痛或慢性隐痛,弯腰、咳嗽、喷嚏、排便时加重,休息后可缓解,腰痛可向下肢放射。

2) **坐骨神经痛**:腰椎间盘突出多发生于腰$_{4\sim5}$和腰$_5$至骶$_1$椎间隙,约97%的病人出现坐骨神经痛。**典型的坐骨神经痛是从腰部向臀部、大腿后外侧、小腿外侧直到足部的放射痛。**约60%的病人在喷嚏或咳嗽时由于增加腹压而使疼痛加剧。早期为痛觉敏感,病情较重者出现感觉迟钝或麻木。腿痛重于腰痛是椎间盘突出症的临床特点。

3) 马尾神经受压症状:中央型腰椎间盘突出症或脱出游离型常压迫马尾神经,出现大便、小便功能障碍,鞍区感觉异常。

(2) 体征:

1) **腰椎侧凸**:是机体为了减轻神经根受压引起疼痛的姿势性代偿畸形(图33-8)。

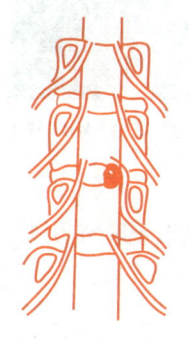 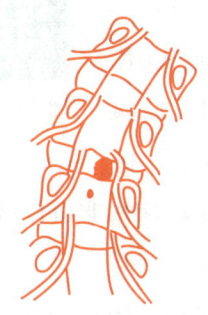 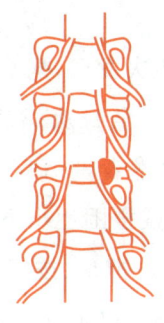 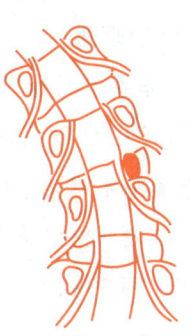

椎间盘突出在神经　　神经根所受压力可因脊柱　　椎间盘突出在神经　　神经根所受压力可因脊柱
　　根腋部时　　　　　　凸向健侧而缓解　　　　　　根外侧时　　　　　　凸向患侧而缓解

图 33-8　脊柱侧弯与缓解神经根受压的关系

2) 腰部活动受限:腰部各方向的活动均受到不同程度影响,尤以前屈受限最明显。

3) 压痛、叩击痛:在病变**棘突旁侧 1 cm** 处可有深压痛、叩击痛,疼痛向下肢放射。

4) **直腿抬高试验及加强试验阳性**:病人取平卧位,膝关节伸直,被动直腿抬高下肢,抬高在60°以内,出现疼痛,称为直腿抬高试验阳性(图33-9)。缓慢降低患肢高度,待痛觉消失,再被动背屈患肢踝关节,若又出现坐骨神经放射痛,称为加强试验阳性(图33-10)。

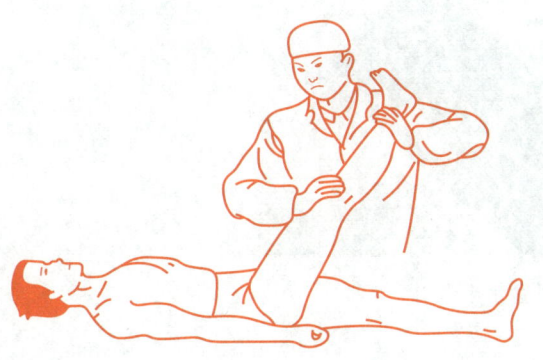 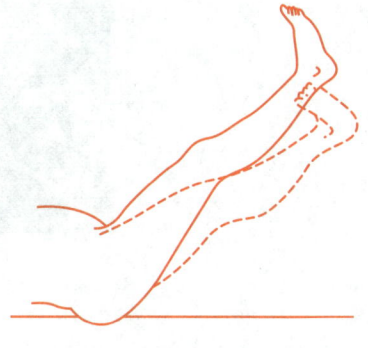

图 33-9　直腿抬高试验　　　　　　　　　图 33-10　直腿抬高加强试验

5) 感觉减退、肌力下降及腱反射改变:腰₅神经根受累时,患侧小腿外侧和足背痛、触觉减退,足踇趾背伸肌力下降;骶₁神经根受累时,外踝附近及足外侧痛、触觉减退,足跖屈肌力减弱,踝反射减弱或消失。S₃~S₅马尾神经受压则肛门括约肌张力下降及肛门反射减弱或消失。

3. 辅助检查

(1) X线检查:X线平片可直接反映腰部有无侧突、椎间隙有无狭窄等。

(2) CT和MRI:**对本病有较大的诊断价值**,可显示骨性椎管形态,黄韧带是否增厚及椎间盘突出程度和方向等。MRI还可全面观察各腰椎间盘是否病变,也可在矢状面上了解髓核突出的程度和位置,鉴别是否存在椎管内其他占位性病变(图33-11)。

(3) 肌电图检查:对定位诊断和鉴别诊断有一定的帮助。

4. 心理-社会状况 病人长时间的急、慢性腰腿痛,给生活和工作带来不便,给身体和心理造成很大的痛苦,生活质量下降。病人有焦虑、恐惧,对治疗失去信心等不良情绪。

5. 治疗原则

(1) 非手术治疗:适用于初次发病,病程较短的病人;休息后症状可以自行缓解者;由于全身疾病或有局部皮肤疾病,不能实施手术者;不同意手术者。治疗方法包括:① 卧床休息,一般严格卧床3周,佩戴腰围逐步下地活动;② 应用非甾体抗炎药物治疗;③ 牵引疗法,骨盆牵引(图33-12)最常用;④ 推拿、按摩、理疗等。

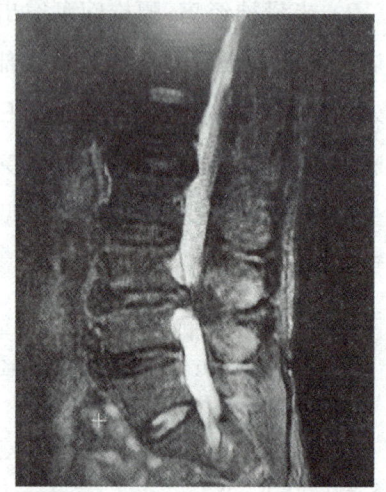

图33-11 腰椎间盘突出(MRI片)

(2) 手术治疗:适用于经半年以上非手术治疗无效且病情逐渐加重,影响工作和生活者;中央型椎间盘突出压迫马尾神经,括约肌功能障碍者;有明显的神经受累表现者。手术方法:① 传统开放手术:全椎板切除髓核摘除术、半椎板切除髓核摘除术、椎板开窗髓核摘除术。② 显微外科腰椎间盘摘除术。③ 微创椎间盘摘除手术:如经皮髓核切吸术、微创内镜下椎间盘切除术、经皮内镜下腰椎间盘切除术。④ 人工椎间盘置换术等。

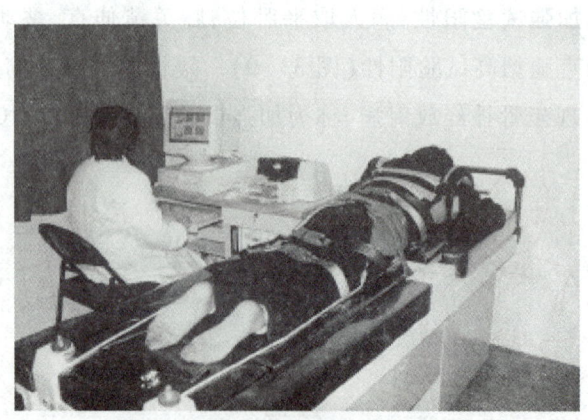

图33-12 骨盆水平牵引

(二) 术后评估

评估术中手术、麻醉方式，有无出血、意外发生，术后生命体征是否平稳，伤口情况及引流液的颜色、性状、量及引流是否通畅，病人有无尿潴留、排尿困难及下肢感觉运动功能异常，有无疼痛、恐惧等，是否按计划进行功能锻炼，有无并发症发生等。

【常见护理诊断/合作性问题】

1. 慢性疼痛　与髓核压迫神经、肌肉痉挛及术后切口疼痛等有关。
2. 躯体移动障碍　与疼痛、牵引、神经功能障碍及手术等有关。
3. 知识缺乏　缺乏腰椎间盘突出症的防治及功能锻炼方法的知识。
4. 潜在并发症：神经根粘连、脑脊液漏等。

【护理目标】

1. 病人疼痛得到减轻或缓解。
2. 病人能够使用恰当的辅助器具增加活动度。
3. 病人及家属获得腰椎间盘突出症的相关知识。
4. 病人未发生并发症或并发症能够被及时发现并得到处理。

【护理措施】

(一) 非手术治疗的护理及手术前护理

1. 体位与休息　**急性期严格卧硬板床休息，3~4 周后多数可好转**，卧床可减轻腰椎负重和体重对椎间盘的压力，有利于突出的椎间盘回缩，缓解肌肉痉挛引起的疼痛，可起到保护腰椎和制动的作用。起床活动时必须戴腰围，以加强腰椎的稳定性。卧床 3 周后可佩戴腰围下床活动。**卧床期间坚持深呼吸和四肢肌肉关节的功能锻炼**，以促进血液循环，预防肺内感染及肌肉萎缩。**3 个月内不做弯腰持物动作。**

2. 饮食　卧床休息期间，给予易消化、易吸收、高蛋白质、高能量、高膳食维生素饮食。多饮水，防止泌尿系感染。

3. 加强基础护理　注意皮肤、口腔、呼吸道、大小便等护理。

4. 病情观察　观察疼痛的性质及疼痛是否减轻；牵引期间，**观察牵引是否有效、牵引带有无松动**等情况。

5. 骨盆持续牵引　牵引增宽椎间隙，促进突出物回缩，减轻对神经根的刺激或压迫。牵引重量根据个体差异在 7~15 kg，抬高床尾做反牵引。每日 2 次，每次 1~2 小时，持续 3~4 周。**孕妇、高血压和心脏病病人禁用。**

6. 理疗和推拿按摩　可缓解肌痉挛，对某些早期病人有效。

7. 心理护理　向病人解释疾病的发生、发展情况及影响因素；说明减少或预防疼痛发作的措施；常用非手术治疗的方法及注意事项；手术的必要性和重要性，消除病人的焦虑、恐惧心理，积极配合治疗和护理。

8. **术前准备** 必要时做好术前常规准备,如备皮、皮试、交叉配血试验等。

(二) 手术后护理

1. **体位与活动** 术后平卧,2周后戴腰围起床活动,以防神经根粘连。
2. **饮食** 给予高蛋白质、高能量、高维生素饮食。
3. **病情观察** 术后观察生命体征,下肢的运动、感觉和反射,切口出血及引流情况。
4. **切口及引流管的护理** 保持切口局部清洁,及时进行换药。放置引流管的病人,妥善固定引流管,保持引流通畅,及时更换引流瓶,观察引流液的颜色及量、性状,注意有无脑脊液流出,有无活动性出血等。若有异常,及时报告医师。
5. **心理护理** 与病人及其家属有效沟通,解除对术后并发症的顾虑,鼓励病人克服困难进行主动功能锻炼。
6. **功能锻炼** ① **术后1日开始进行股四头肌舒缩和直腿抬高锻炼**,每分钟2次,抬放时间相等,每次15~30分钟,每日2~3次,以能耐受为限;逐渐增加抬高幅度,**以防神经根粘连**。② 卧床期间坚持定时进行四肢肌肉、关节的功能锻炼,以防止肌肉萎缩、关节僵硬。③ **指导腰背肌功能锻炼**,以增加腰背肌肌力、预防肌肉萎缩、增强脊柱稳定性。非急性期病人及手术后恢复期均可进行。一般术后第7日即可开始,先用飞燕式、五点支撑法,1~2周后改为3点支撑法(图33-13)。每日3~4次,每次50个,可根据病人情况逐渐增加次数。锻炼时遵循循序渐进的原则。如腰椎有破坏性改变、内固定物植入、感染性疾病、年老体弱及心肺功能不佳的病人,不宜进行腰背肌功能锻炼。④ 行走训练:制订活动计划,帮助病人按时下床活动。一般卧床2周后借助腰围或支架下床活动。

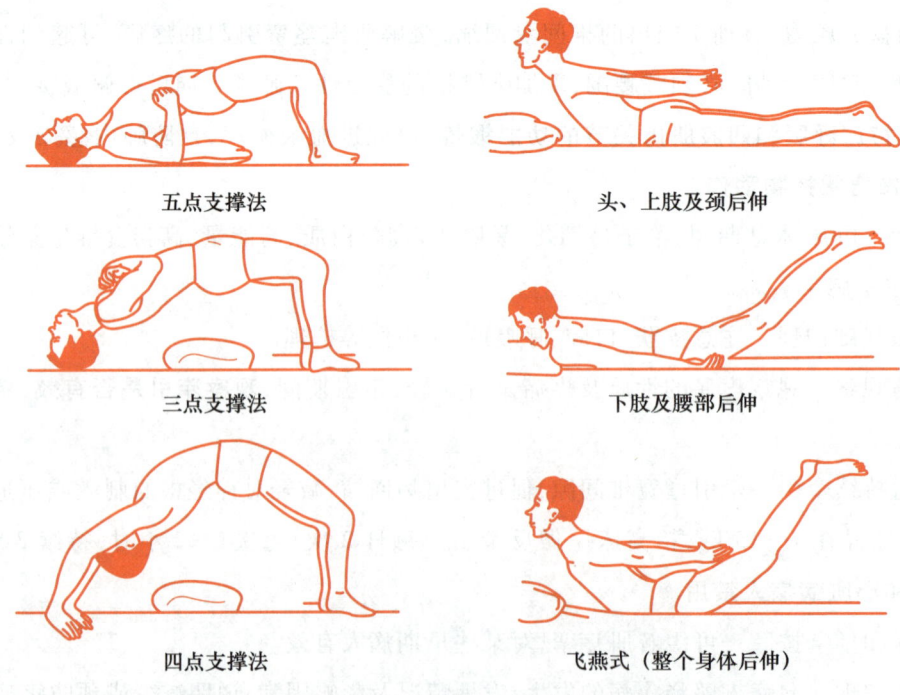

图 33-13 腰背肌功能锻炼示意(仰卧法和俯卧法)

链接护考(2014年护考真题)

护士指导腰椎间盘突出症的患者在手术后早期即进行直腿抬高练习,其目的是预防( )

A. 神经根粘连　　B. 血肿的形成　　C. 骨质疏松
D. 伤口感染　　　E. 肌肉萎缩

答案:A

解析:腰椎间盘突出症术后患者的护理包括鼓励患者进行腰背肌锻炼,预防肌肉萎缩、增强脊柱稳定性;逐步练习直腿抬高动作,防止神经根粘连。

7. 并发症的观察与护理　常见并发症为神经根粘连和脑脊液漏。注意观察下肢的感觉运动及疼痛情况,并与健侧和术前对比。评估病人术后疼痛情况有无缓解,协助指导病人术后功能锻炼,预防神经根粘连。若引流袋内引流出淡黄色液体,同时病人出现头痛、呕吐等症状,应考虑发生了脑脊液漏,须立即报告医师进行处理。同时适当抬高床尾,去枕卧位7～10日,直到脑脊膜愈合。

(三) 健康指导

1. 宣传防治知识　教会病人及其家属有关腰腿痛的防治知识。

2. 指导病人正确佩戴围腰　神经受压的患者,应戴围腰3～6个月,直至神经压迫症状解除。

3. 保持正确的坐、卧、立、行姿势　指导病人正确坐、卧、立、行和劳动姿势(图33-14),以减少急、慢性损伤发生的机会。

(1) 坐姿:坐时最好选择高度合适且有扶手、腰垫、坐垫的靠背椅,保持身体与桌子的距离适当,使膝与髋保持在同一水平,身体靠向椅背。

(2) 卧姿:卧硬板床。① 侧卧位:屈髋屈膝,两腿分开,上腿下垫枕,避免脊柱弯曲的蜷缩姿势。② 仰卧位:可在膝、腿下垫枕,避免头前倾、胸部凹陷的不良姿势。③ 俯卧位:可在腹部及踝部垫薄枕,以使脊柱肌肉放松。

(3) 站姿:站立时应尽量使腰部平坦伸直,收腹、提臀。

(4) 走姿:行走时抬头、挺胸、收腹,腹肌收缩有助于支持腰部。

4. 经常变换体位　指导病人避免长时间保持同一姿势,应适当地变换体位,进行肢体和腰背部的活动,以解除腰背肌的疲劳。长期伏案工作者需做课间操活动,以避免肌肉劳损。忌长时间穿高跟鞋站立或行走。

5. 借力避伤,做好劳动保护　合理应用人体力学原理,增强自我保护意识,减少损伤。如站立举重物时应高于肘部,避免膝、髋关节过伸;蹲位举重物时背部应伸直勿弯;搬运重物时宁推勿拉;搬抬重物时应将髋膝弯曲下蹲,腰背伸直,将重物尽量贴近身体侧,主要用股四头肌力量,用力抬起重物后再行走,避免采取不舒适或紧张的体位和姿势;腰部劳动强度大或长时间开车的驾驶员可配戴腰围保护腰部。

6. 加强腰背肌锻炼及体育锻炼　根据病人具体情况循序渐进地进行腰背肌功能锻炼及体

育锻炼,以增强腰背肌肌力,增加脊柱的稳定性。参加剧烈运动时,切忌活动突起突止,应循序渐进。

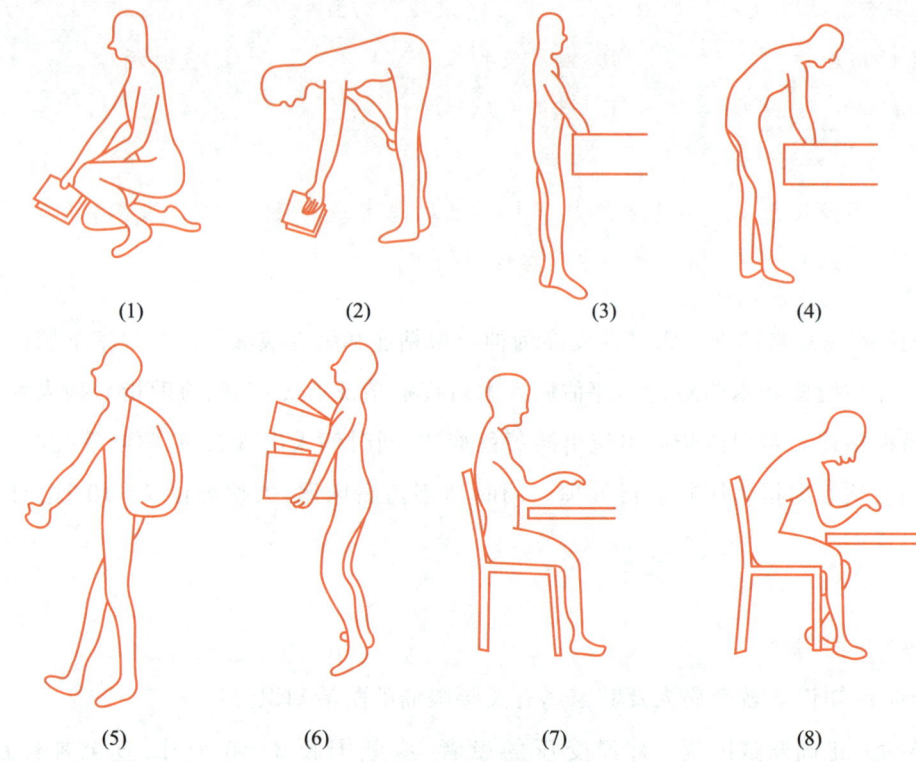

图 33-14 腰部活动时正确和错误姿势

(1)(3)(5)(7)正确取物、搬运、背物和坐位;(2)(4)(6)(8)不正确姿势

【护理评价】

通过治疗和护理,病人是否达到了护理目标:① 疼痛减轻或缓解。② 能够使用辅助器具增加活动度。③ 知晓了腰椎间盘突出的相关知识。④ 未发生并发症或并发症被及时发现并处理。

二、腰椎管狭窄症病人的护理

腰椎管狭窄症(lumbar spinal stenosis disease)是指腰椎管因某种因素产生骨性或纤维性结构异常,发生一处或多处管腔狭窄,导致马尾神经或神经根受压所引起的一种综合征,**以腰腿痛及间歇性跛行为主要特征**。本病好发于中老年人,**起病缓慢**,病程较长,呈慢性过程。

【病因病理】

腰椎管狭窄症的病因分为先天性和后天性。

1. **先天性椎管狭窄** 可由骨发育不良所致,又称为发育性椎管狭窄。
2. **后天性椎管狭窄**

(1) **退变性腰椎管狭窄**:主要是由于脊柱发生退行性病变所引起,**最多见**。在椎管发育不良的基础上发生了退行性变,**是腰椎管狭窄症最常见的病因**。

(2) 脊柱滑脱性腰椎管狭窄:腰椎峡部不连或退变可发生脊椎滑脱,上下椎管前后移位,使椎管进一步变窄,退行性变亦可加重椎管狭窄。

(3) 创伤性椎管狭窄:脊柱外伤引起脊柱骨折或脱位,可导致椎管狭窄。

(4) 医源性椎管狭窄:手术操作失误、脊柱融合术后引起棘间韧带和黄韧带肥厚或植骨部椎板增厚,使椎管变窄压迫马尾或神经根,可引起腰椎管狭窄症。

(5) 腰椎部的各种炎症:包括特异性或非特异性炎症,椎管内或管壁上的新生物等均可引起椎管狭窄。各种畸形如老年性驼背、脊柱侧弯、强直性脊柱炎、氟骨症及椎节松动等均可引起椎管狭窄症。

椎管发育不良及退行性变导致椎管容积减少,压力增加,使椎管内的神经血管组织受压或缺血,可出现为神经根或马尾神经受压的症状。

【分类】

1. **按部位分类** 椎管狭窄症分为颈椎管狭窄、胸椎管狭窄、腰椎管狭窄。
2. **按解剖部位分类** 椎管狭窄症分为中央型狭窄、侧隐窝狭窄、神经根孔狭窄。

【护理评估】

1. **健康史** 了解年龄、职业,家族史中有无类似病史,有无先天性椎管发育不良,有无椎间盘疾病及腰部手术史,有无腰部损伤,受伤经过及治疗情况。

2. **身体状况** 腰椎管狭窄症**主要临床表现为腰腿痛及间歇性跛行**,在外伤后出现症状或加重症状。

(1) 症状:

1) **腰腿痛**:发育性腰椎管狭窄病人多数有腰痛及腹股沟和股部疼痛,继发性腰椎管狭窄病人多有反复发作的下腰疼痛,并且往往伴有单侧或双侧大腿外侧、后侧的放射性疼痛和感觉异常。常在**行走或站立时疼痛加重,前屈位、蹲位、平卧、骑自行车时疼痛症状减轻或消失**。

2) **间歇性跛行**:多见于中央型椎管狭窄或重症病人,病人常在行走数百米或更短的距离后下肢疼痛,麻木,酸胀和无力,需蹲下休息数分钟后,方可继续行走,继续行走后又出现疼痛,这种现象称为神经源性间歇性跛行。

3) 马尾神经受压症状:双侧大腿小腿、足跟后侧及会阴部感觉迟钝,严重时可出现括约肌功能障碍。

(2) 体征:腰部背伸受限,腰椎生理前凸减小,腰椎前屈正常、背伸受限,腰椎棘突旁有压痛。

1) **腰椎过伸试验阳性**:病人做脊柱过伸动作或保持在脊柱过伸位置一段时间后,可诱发下肢疼痛、麻木。

2) **弯腰试验阳性**:病人快速步行时出现疼痛,继续行走时需要弯腰减轻疼痛,或坐位时腰部向前弯曲,以减轻症状。

3. **辅助检查** X线检查可见腰椎椎间隙狭窄、骨赘形成等改变。椎管造影、CT、MRI检查等有助于明确诊断。

4. **治疗原则** 一般采取综合治疗,以缓解症状、减轻疼痛。治疗主要包括非手术治疗和手术治疗。症状轻者可采取非手术治疗(参照本节腰椎间盘突出症)。经非手术治疗无效、腰骶疼痛较重、有明显间歇性跛行、影像学检查显示椎管狭窄严重者,考虑手术治疗。常用术式:椎板切除椎管减压术、减压植骨融合内固定术等。

[常见护理诊断/合作性问题][护理目标]和[护理措施]参照本节腰椎间盘突出症病人护理的相关部分。

颈椎病是导致颈肩痛最常见的疾病,分为神经根型、脊髓型、椎动脉型和交感神经型四种类型,以神经根型最常见。一般采取非手术治疗:如颌枕带牵引、按摩、理疗等,但脊髓型颈椎病,禁忌推拿、按摩。护理重点是做好健康指导,如选择适宜的枕头、保持良好的睡姿,日常生活、工作、休息时保持颈部生理曲度。

腰椎间盘突出症和腰椎管狭窄症是导致腰腿痛最常见的疾病,腰椎间盘突出症好发于腰$_{4~5}$,腰$_5$~骶$_1$椎间盘。椎间盘退行性变和急、慢性损伤是本病的主要病因。病人出现腰痛、坐骨神经痛、马尾神经受压等表现。多采用绝对卧床休息、持续牵引、理疗和按摩、推拿等非手术治疗,亦可采用微创手术,效果较好。对于急性发作伴有明显马尾神经受压症状者,诊断明确经系统非手术治疗无效,或症状较重、影响工作和生活,或合并腰椎管狭窄症者可采用手术治疗。术后应指导病人早期功能锻炼,做直腿抬高运动,可预防神经根粘连。腰椎管狭窄症主要表现为腰腿痛、间歇性跛行和马尾神经受压症状等,常需行椎管减压手术治疗。

(严 迪)

第三十四章　常见骨肿瘤病人的护理

第三十四章　常见骨肿瘤病人的护理 PPT

第三十四章　学习重点

第三十四章　思政案例

学习目标

知识目标：
1. 掌握骨肿瘤病人的护理评估、手术前后护理措施及健康指导。
2. 熟悉骨肿瘤病人的治疗原则、护理诊断/合作性问题。
3. 了解骨肿瘤病因病理、分类、辅助检查。

能力目标：
1. 能正确制订护理计划并实施。
2. 具有爱心、同情心及发现问题、解决问题的能力。

素养目标：
具有人文关怀和珍视生命的意识及耐心细致、严谨的工作态度。

案例导入

案例分析

李先生，18岁。1个月前因右膝关节疼痛在外院行局部物理治疗未见明显好转。3日前疼痛加重，夜间不能入睡，遂来院就诊。体格检查：T 37.3℃，P 110次/分，R 21次/分，BP 90/60 mmHg。右膝部肿胀，肤色正常，未见静脉曲张，局部皮温增高，右膝关节可触及3 cm×4 cm包块，边界不清，不活动，压痛明显，右膝关节活动受限。X线检查示右股骨下端骨质呈浸润性破坏，有溶骨现象，可见明显的Codman三角和日光射线反应。该病人经用化学治疗后，在全身麻醉下行右股骨下端骨肿瘤切除+淋巴清扫术，留置伤口引流管。术日晚，1小时内从伤口引流管引出鲜红色血性液体180 ml。

请思考：
1. 该病人目前主要的护理诊断/合作性问题有哪些？
2. 针对以上的护理诊断/合作性问题，应采取哪些护理措施？

骨肿瘤是指发生在骨内或起源于各种骨组织成分的肿瘤，以及由其他脏器恶性肿瘤转移到骨的肿瘤统称。病变部位包括骨组织（骨膜、骨和软骨）及骨附属组织（骨的血管、神经、脂肪、纤维组织等）。

视频：骨肉瘤的病因和病理

【骨肿瘤分类】

1. **根据发生情况分类** 骨肿瘤根据发生情况可分为原发性和继发性两大类。原发性骨肿瘤占全身肿瘤的2%～3%，原发性骨肿瘤是由骨组织及其附属组织本身所发生的肿瘤；继发性骨肿瘤是由其他器官或组织发生的恶性肿瘤通过血液循环、淋巴转移或直接浸润到骨组织及其附属组织所发生的肿瘤。

2. **根据肿瘤组织形态分类** 分为良性、交界性和恶性三类。另外一些病变的病理损害类似肿瘤，称为肿瘤样病损。

良性骨肿瘤包括骨软骨瘤、骨样骨瘤、软骨瘤等，骨软骨瘤发病率最高，多为原发性骨肿瘤。交界性肿瘤以骨巨细胞瘤为代表。恶性肿瘤包括骨肉瘤、软骨肉瘤和骨髓瘤等。

（1）**骨软骨瘤**：又称为骨疣，是一种常见的软骨源性的良性骨肿瘤，常见于长骨的干骺端。当骨骺线闭合后，骨软骨瘤也停止生长。多见于10～20岁青少年，男性多于女性。骨软骨瘤有单发性及多发性2种。单发性骨软骨瘤多见，又称为外生骨瘤，恶变率约为1%；多发性骨软骨瘤也称骨软骨瘤病，常合并骨骼发育异常，并有家族遗传史，有恶变倾向，恶变概率较单发性高。当肿瘤生长到一定程度时，可因压迫周围组织，如肌腱、神经、血管等出现疼痛而影响正常功能。X线平片显示在干骺端可见骨性突起，其皮质和骨松质与正常骨相连，软骨帽则可呈不规则钙化。

（2）**骨巨细胞瘤**：瘤组织以单核基质细胞及多核巨细胞为主要结构，具体可分为巨细胞瘤和恶性巨细胞瘤。巨细胞瘤是一种良性的局部侵袭性肿瘤，由成片的卵圆形单核瘤性细胞均匀地分布于大的巨细胞样成骨细胞之间。而恶性巨细胞瘤是表现为原发性骨巨细胞瘤的恶性肉瘤，或原有骨巨细胞瘤部位发生恶变。骨巨细胞瘤是一种潜在恶性或介于良、恶性之间的溶骨性肿瘤，20～40岁容易发病，发病常见部位为股骨远端和胫骨近端。

（3）**骨肉瘤**：是最常见的原发性恶性骨肿瘤，恶性程度很高。好发于10～20岁青少年，男性多于女性,**好发部位为股骨远端、胫骨近端和股骨近端的干骺端**。主要症状为进行性加重的疼痛,开始时呈间歇性发作的隐痛,逐渐转为持续性剧痛。患肢关节有不同程度的功能障碍。病变局部肿胀,很快形成肿块,局部皮温增高,静脉怒张。X线片显示病变部位骨质浸润性破坏,组织边界不清,病变区域可有排列不齐结构紊乱的肿瘤骨组织。**骨膜反应可见 Codman 三角或呈"日光射线"现象**。实验室检查可有贫血、红细胞沉降率加快、碱性磷酸酶增高。近年来,由于早期诊断和新辅助化学治疗的发展,使骨肉瘤的5年存活率大大地提高。在本节中主要阐述骨肉瘤病人的围术期护理。

(4) 转移性骨肿瘤:在骨恶性肿瘤中占相当大的比重,尤其是在老年人,骨肿瘤大多数是从其他部位的癌症转移而来。原发病灶以乳癌最多,其他按顺序为前列腺、肺、肾、膀胱、甲状腺、胃肠道、女性生殖器等恶性肿瘤。转移性骨肿瘤的病灶大多数表现为溶骨性破坏,乳癌、胃肠道癌有时可出现溶骨性和成骨性混合型表现。主要症状是局部剧烈疼痛。当发生病理性骨折时,疼痛明显加剧,脊柱转移性骨肿瘤可因压迫脊髓而出现瘫痪。溶骨性转移性骨肿瘤血清钙浓度升高,成骨性转移性骨肿瘤血清碱性磷酸酶升高,前列腺癌骨转移时可出现酸性磷酸酶升高。

【外科分期】

骨肿瘤的外科分期方法若干,目前最常用的为 Enneking 于 1980 年根据骨和软组织间叶性肿瘤生物学行为特点提出的 G-T-M 外科分期系统。这种分期方法的好处是既反映肿瘤生物学行为及侵袭程度,又有助于判断预后和合理选择手术方案,并对骨肿瘤的治疗有指导作用。

G(grade)表示病理分级,共分3级:G_0 为良性,G_1 为低度恶性,G_2 为高度恶性。

T(tumor)表示肿瘤与解剖学间室的关系,分为:T_0 肿瘤局限于囊内,T_1 囊外、间室内,T_2 间室外。

M(metastasis)表示远处转移,分为:M_0 无远处转移,M_1 有远处转移。

【护理评估】

1. 健康史 评估病人的职业、工作环境、生活习惯、既往史和家族史。了解有无外伤和骨折史,既往有无其他部位肿瘤史,家族中有无骨肉瘤或其他肿瘤病史者,特别注意有无发生肿瘤的相关因素,如长期接触化学致癌物质、放射线等。

2. 身体状况 良性骨肿瘤绝大多数无自觉症状,常无意中发现骨性肿块而就诊。下面重点介绍一下恶性骨肿瘤的表现。

(1) 局部疼痛:**最早也是最主要症状为局部疼痛,夜间尤重**。疼痛是生长迅速的骨肿瘤最显著的症状。恶性骨肿瘤几乎均有局部疼痛。起初为间断性疼痛,逐渐发展为持续性剧烈疼痛。良性肿瘤多数无疼痛,但有些良性肿瘤可因反应骨的生长而产生剧痛,良性肿瘤若发生恶变或合并病理性骨折,可出现疼痛或疼痛忽然加重。

(2) 局部肿块和肿胀:良性肿瘤一般是质硬而无压痛的肿块。恶性肿瘤出现局部浸润或较大的良性肿瘤压迫均可影响体液回流导致肿胀,一般为递进性,若肿胀迅速,局部血管怒张大多属于恶性。

(3) 皮温升高：肿瘤局部会出现皮温升高，静脉怒张。

(4) 压迫症状和功能障碍：脊髓肿瘤不论是良、恶性都可能引起截瘫。位于长骨干骺端的骨肉瘤多邻近关节，由于疼痛、肿胀和畸形，关节活动可受限。

(5) 病理性骨折和脱位：发生于骨干部的肿瘤因骨质破坏、骨密质变薄，在稍有外力作用或无明显外力作用下即可发生病理性骨折。发生于干骺端的肿瘤因破坏了关节骨的完整性，可发生病理性关节脱位。

(6) 全身状况：评估病人身体有无消瘦、体重下降、营养不良和贫血等恶病质表现；重要脏器，如心、肺、肝、肾脏的功能是否正常，有无肺转移；能否耐受手术治疗和化学治疗。

(7) 转移病灶：恶性肿瘤，如骨肉瘤，早期即可以经过血液发生远端转移，如肺转移，出现咳嗽、胸闷、气短等症状。

链接护考（2016年护考真题）

骨肉瘤患者的护理评估重点是（　　）
A. 活动　　B. 睡眠　　C. 疼痛
D. 血压　　E. 心率

答案：C

解析：骨肉瘤的早期症状是疼痛，可发生在肿瘤出现之前，起初为间断性疼痛，渐转为持续性剧烈疼痛，尤以夜间为甚。因此，骨肉瘤患者护理评估的重点是疼痛。

视频：骨肉瘤的临床表现、辅助检查、治疗原则

3. 辅助检查

(1) 实验室检查：常用的检查项目有血常规、血钙、血磷、红细胞沉降率、酸性磷酸酶、碱性磷酸酶、尿本周蛋白等。

(2) 影像学检查：

1) **X线检查**：是骨肿瘤疾病诊断过程中应用最广泛、最有意义的方法，骨与软组织的X线表现可反映骨肿瘤的基本病变状态。

2) CT检查：可显示病变部位、大小、范围及其与周围的关系。

3) MRI检查：可显示病变部位、范围，有助于诊断。

4) 放射性核素骨扫描：可明确病损范围。

5) 病理检查：是确诊肿瘤唯一可靠的检查，标本来自切开活检和穿刺活检两种。

6) 现代生物技术检测：电子显微镜技术和免疫组织化学技术已经成为常规病理学检查方法，细胞遗传学研究揭示了骨肿瘤中含有异常染色体，能协助早期诊断以及肿瘤分类。

4. 心理-社会状况

(1) 评估病人及其家属对疾病的接受程度，能否承受截肢术后肢体的改变和遗留残疾，是否了解手术前后化学治疗的相关知识。

(2) 骨肿瘤病人在确诊之前，往往忧心忡忡，一旦确诊为恶性骨肿瘤，如大祸降临，对生活失去信心，精神萎靡。病人害怕肢体缺失，害怕手术，害怕被抛弃，更担心医治无效，面对死亡产生预感性悲哀。

5. 治疗要点　良性骨肿瘤以手术治疗为主;恶性骨肿瘤采取以手术为主的综合治疗,结合术前与术后的化疗、放疗、免疫疗法和中药疗法等。

【常见护理诊断/合作性问题】

1. 恐惧　与担心肢体功能丧失及预后有关。
2. 急性疼痛　与肿瘤浸润压迫周围组织、截肢术后幻肢痛等有关。
3. 躯体移动障碍　与疼痛、病理性骨折、脱位有关。
4. 营养失调:低于机体需要量　与机体消耗有关。
5. 身体意象紊乱　与手术和化学治疗引起的自我形象改变有关。
6. 潜在并发症:病理性骨折等。

【护理目标】

1. 病人恐惧减轻或消除。
2. 病人疼痛减轻或消失。
3. 病人躯体活动得到恢复。
4. 病人营养状况得到明显改善。
5. 病人能正确面对自我形象改变。
6. 病人未发生并发症或并发症被及时发现并处理。

【护理措施】

(一) 术前护理

1. 心理护理　骨肉瘤恶性程度较高,转移早,预后差,病死率高,一旦确诊,病人通常会产生忧郁、恐惧、悲观失望等负性情绪,从而对治疗失去信心。此外,由于病人多为青少年,对保肢手术寄予过多的希望,对截肢术后肢体的外观改变和遗留残疾缺乏承受力,往往会拒绝治疗。多与病人及其家属进行沟通,从而了解疾病对病人和家庭带来的影响,理解病人的情绪反应。向病人及其家属介绍目前骨肉瘤治疗方法和进展,手术治疗和化学治疗的重要性,鼓励病人积极配合治疗。介绍治疗成功的病人与其交流,以树立战胜疾病的信心。骨肉瘤术前各种检查项目较多,护士认真做好解释工作,促使病人配合完成术前准备。对于拟行截肢术的病人,给予精神上的支持与安慰,与病人一起讨论术后可能出现的问题,并提出解决方案,使病人对截肢术有一定的心理准备。

2. 饮食护理　加强营养,给予病人高热量、高维生素、高蛋白质且易消化的饮食,改善病人营养状况。增加膳食纤维的摄入,多饮水,预防便秘。避免进食易胀气的食物(牛奶、高糖等),必要时静脉营养支持。

3. 缓解疼痛　首先采取非药物镇痛方法,如协助病人采取适当的体位,局部固定制动以减轻病人的疼痛;进行护理操作时避免触碰到肿瘤部位,尽量减少诱发或加重疼痛的护理操作。通过读书、看电视、听音乐及其他消遣活动,改变体位和缓慢翻身,转移注意力等方法缓解疼痛。必要时采取WHO推荐癌性疼痛三阶梯疗法进行药物镇痛,药物镇痛要注意:按时给药,尽可能地在未痛之前用药;适当配合应用镇静药,增强镇痛药的作用。

4. **体位与活动** 嘱咐病人下地时患肢不要负重,以免发生病理性骨折和关节脱位等意外损伤。对于允许下床活动而不能走动的病人,利用轮椅帮助病人到室外,保证每日有一定的室外活动时间。脊柱肿瘤病人翻身时,应保持头、肩、腰、臀在一直线上,防止脊柱扭曲和屈曲,导致或加重截瘫。

5. **做好必要的术前准备** 根据手术部位及手术范围进行术前准备,术前3日开始备皮;骶尾部手术,术前3日开始服肠道抗菌药,术前日晚和术日晨清洁灌肠等。术前2周,与病人讨论功能恢复的方法,指导下肢手术病人做股四头肌等长收缩锻炼、健侧肢体力量训练、床上翻身训练等。

(二) 术后护理

1. **体位与活动** 早期卧床休息,术后抬高患肢,促进静脉和淋巴回流,防止肢体肿胀。避免过度活动,以后可根据康复状况开始床上活动和床旁活动。

2. **病情观察** 注意观察病人生命体征、患肢血运情况。注意做好手术切口的护理,及时更换敷料。注意有无出血、水肿、水疱、皮肤坏死及感染。

3. **应用抗生素,预防感染** 根据医嘱,及时应用抗生素,预防感染。

4. **功能锻炼** 下肢手术麻醉清醒后即可开始进行股四头肌等长收缩锻炼和踝关节跖屈、背伸、旋转运动,以促进血液循环,预防深静脉血栓形成和关节粘连。

5. **防止关节挛缩,促进关节功能恢复** ① 保持肢体功能位,预防关节畸形。膝部手术后,膝关节屈曲5°~10°;髋部手术后,保持髋关节外展中立位,防止发生关节脱位。② 行人工关节置换术者,术后一般不需外固定,2~3日即可开始关节的功能锻炼。③ 术后6周,进行重点关节活动,加大活动的范围。④ 教会病人正确使用助行器、拐杖、轮椅等协助活动。

6. **截肢术后的护理**

(1) 体位:术后残肢应用牵引或夹板固定在功能位,以防发生关节挛缩;保持下肢截肢病人髋关节和(或)膝关节伸直位,术后24~48小时整体抬高患肢,避免关节屈曲,预防肢体肿胀。下肢截肢者,每3~4小时俯卧20~30分钟,并将残肢以枕头支托,压迫向下;仰卧位时,不可外展患肢或在膝关节下垫枕头,以免造成膝关节的屈曲挛缩。

(2) 并发症的护理:

1) 出血:注意观察肢体残端伤口渗血情况,创口引流液的颜色、性状和量,保持引流通畅。床旁常规放置止血带,以备急用。对于渗血较多者,可用棉垫加弹性绷带加压包扎;若出血量较大,血压急剧下降,脉搏细弱,应警惕残端血管破裂或血管结扎缝线脱落,须立即以沙袋压迫术区或在近心端扎止血带止血,并告知医师,配合处理。

2) **伤口感染**:是该手术的严重并发症。由于手术切除范围广泛,手术时间长,出血多,切口容易出现积液,病人术前或术后化学治疗降低机体抵抗力,容易发生感染。术后按时换药,观察伤口渗出情况。若伤口剧痛或跳痛伴体温升高,局部有波动感,可能有术区深部感染,应报告医师及时查找原因,调整抗生素种类及剂量,必要时行局部穿刺或及时拆除缝线,充分引流。

3) **幻肢痛**:绝大多数病人在截肢手术后很长的一段时间内感到已切除的肢体仍有疼痛或其他异常的感觉,称为幻肢痛。可能是由于术前肿瘤压迫周围组织造成的剧烈疼痛对大脑皮质中枢刺激形成兴奋灶,术后短时间内未能消失所引起。疼痛多在断肢的远端出现,性质多种,如电击样、切割样、撕裂样或烧灼样等,多为持续性,以夜间为剧烈,属精神因素性疼痛。缓解幻肢痛的方法如下。① 尽早佩戴义肢:通常术后 6～8 周切口愈合后,病人可尝试佩戴临时义肢,有的甚至在术后 10～14 日即可适应临时义肢。② 心理护理:护士应引导病人接受截肢的现实。应用放松疗法等心理治疗手段逐渐消除幻肢痛,指导病人自我训练,调节心理平衡,达到自我分析、自我控制、自我暗示的目的。③ 药物治疗:必要时适当给予安慰剂治疗或交替给予安眠药与镇痛药。④ 手术治疗:截肢残端神经阻滞术、残端探查术或脊髓神经止痛术可有效地缓解幻肢痛。⑤ 其他:对于幻肢痛持续时间长者,可轻叩残端,进行残端按摩,或用封闭的方法消除幻肢痛。幻肢痛大多可随时间延长而逐渐减轻或消失。

(3) 残肢功能锻炼:一般术后 2 周,伤口愈合后开始功能锻炼。方法是下肢截肢病人应俯卧位练习大腿内收、后伸;上肢截肢病人肩关节进行外展、内收及旋转运动;每日用弹性绷带反复包扎患肢,均匀压迫,当残端瘢痕不敏感,伤口愈合牢固后,可进行患肢按摩、拍打及踩踏,以增加残肢的负重能力。制作临时义肢,鼓励病人拆线后尽早使用,促进残端成熟,为安装义肢做准备。

(三) 健康教育

1. **心理指导** 指导病人保持平稳心态,树立战胜疾病的信心。对于截肢者,介绍类似经历的病人现身说法,消除病人的心理顾虑,使病人逐渐接受和坦然地面对自身形象。

2. **康复指导** 防止过早负重导致病理性骨折,帮助病人制订康复锻炼计划,并按计划锻炼,调节肢体适应能力。指导病人正确佩戴义肢,正确使用各种助行器,如拐杖、轮椅等,以最大限度地恢复病人生活和自理能力。

3. **坚持治疗** 告知病人术后遵医嘱继续进行放射治疗,了解放射治疗的注意事项,治疗期间积极预防和处理放射性皮炎、骨髓抑制等并发症。

4. **复诊** 指导病人遵医嘱定期门诊复查,出现不适及时就诊。

【护理评价】

通过治疗与护理,病人是否达到了护理目标:① 恐惧减轻。② 疼痛减轻。③ 关节功能得以恢复,可进行日常活动。④ 营养状况改善。⑤ 能正确面对自我形象改变。⑥ 病理性骨折得以预防,或得到及时发现和治疗。

小结

骨肿瘤是指发生在骨内或起源于各种骨组织成分的肿瘤,以及由其他脏器恶性肿瘤转移到骨的肿瘤统称。良性骨肿瘤中骨软骨瘤发病率最高,多见于 10～20 岁青少年,常无意中发现骨性肿块而就诊。骨肉瘤是最常见的原发性恶性骨肿瘤,恶性程度很高,好发于 10～20 岁青少年,好发部位为股骨远端、胫骨近端和股骨近端的干骺端。主要症状是进行性加重的疼痛,局部肿胀,皮温增高,静脉怒张。X 线片可见 Codman 三角或呈"日光射线"现象。良性骨肿瘤以手术治疗为主;恶性骨肿瘤采取以手术为主的综合治疗。恶性骨肿瘤病人注意缓解疼痛。多食高蛋白

视频:骨肉瘤的护理措施

质、高热量、高维生素、易消化的食物,增加膳食纤维的摄入,多饮水,预防便秘。术后抬高患肢,注意患肢血运情况。观察残肢端创口情况,及时应用抗生素,预防感染。下肢手术麻醉清醒后即可开始做股四头肌等长收缩锻炼和踝关节屈曲、背伸、旋转运动。注意有无出血,伤口感染,幻肢痛等并发症的发生。

(姜 学)

第三十五章 断肢（指）再植病人的护理

第三十五章 断肢（指）再植病人的护理 PPT

第三十五章 学习重点

第三十五章 思政案例

学习目标

知识目标：

1. 掌握断肢（指）病人的急救原则、常见护理诊断/合作性问题、手术前后的护理措施及健康指导。

2. 熟悉断肢（指）再植病人的治疗原则。

3. 了解断肢（指）再植的病因、分类。

能力目标：

1. 能正确制订护理计划并实施。

2. 具有现场快速处理断肢（指）的能力。

素养目标：

具有人文关怀意识，冷静果断处理问题的心理素质。

案例导入

案例分析

王先生，52岁。初中文化，工厂工人，"右手拇指碾轧伤2小时"急诊入院。2小时前右手不慎绞入机器，致右手拇指碾轧伤。病人诉伤口疼痛，流血不止，但出血量不大，约150 ml，手指关节活动障碍。入院体格检查：病人急性面容，激动恐慌。T 36.8℃，P 97次/分，BP 140/85 mmHg。右手拇指远端皮肤苍白，感觉丧失，甲床无充盈。

请思考：
1. 如何保存该病人手指？
2. 术前需要采取哪些护理措施？

断肢（指）再植手术是将完全或不完全性离断的肢体在手术显微镜的帮助下将离断的血管重新吻合，彻底清创，并作骨、神经、肌腱及皮肤的整复，使其存活并最大限度恢复其功能的精细手术。

【病因】

1. 刺伤　因尖锐物体，如钉、针、竹尖、小木片、小玻片等刺伤所致。

2. 切割性断离　由锐器造成，如切纸机、铣床、剪刀车、铡刀、利刀、玻璃和某些冲床等；或多刃性损伤，如飞轮、电锯、风扇、钢索、收割机等所造成的严重切割伤。

3. 碾轧性断离　由火车轮、汽车轮或机器齿轮等钝器伤所致。碾轧后仍有一圈碾伤的皮肤连接被轧断的肢体，表面看来似乎仍相连，实际上皮肤已被严重挤压，而且被压得很薄，失去活力，应视为完全性肢体断离。

4. 火器伤　因鞭炮、雷管爆炸和高速弹片所致。

【分类】

1. 根据离断部位分类

（1）断肢：即四肢外伤后的离断。

（2）断指：即外伤后掌指关节平面以下的离断。

2. 根据局部断离程度分类

（1）完全性断肢（指）：是指没有任何组织相连或虽有残存的少量组织相连，但在清创时必须切除者。

（2）不完全性断肢（指）：是指伤指断面有重要血管断裂合并骨折、脱位，伤肢断面相连的软组织少于断面总量的1/4，伤指断面相连皮肤不超过周径的1/8，不吻合血管，伤肢远端将发生坏死者。

【断肢（指）再植适应证】

断肢常由较大暴力所致，往往发生创伤性休克及其他重要脏器损伤。全身情况良好是断肢（指）再植的必要条件，若有重要器官损伤，应先抢救，纠正休克或处理重要脏器损伤，待全身情况稳定后实施再植。

缺血引起的组织学变化随时间延长而加重,因此断肢(指)需冷藏保存,病人**断肢(指)再植手术时限原则是越早越好,一般在伤后 6～8 小时为限**。若伤后早期即将断肢(指)进行冷藏保存,可延长至 12～24 小时。

肢体离断后,组织细胞因缺血缺氧而死亡,不同组织对缺血的耐受性不一,肌肉丰富的高位断肢比肌肉组织较少的断掌、断指和断足耐受性差,所以越是远端的断指,再植术后效果越好,而高位断肢,因肌肉丰富,常温下缺血 6～8 小时后,肌细胞变性坏死,释放钾、肌红蛋白等有毒物质在断肢的组织液中,再植后,这些有毒物质进入全身,引起全身中毒反应,甚至会导致死亡。

视频:断肢(指)再植的临床表现、适应证和禁忌证

【断肢(指)再植禁忌证】

若存在下列情况之一者禁忌再植手术。

1. 合并全身性慢性疾病,不允许长时间手术,或有出血倾向者。
2. 断肢(指)多发性骨折及严重软组织挫伤,血管床严重破坏,血管、神经、肌腱高位撕脱,预计术后功能恢复较差者。
3. 断肢(指)经刺激性液体及其他消毒液长时间浸泡者。
4. 在高温季节,离断时间过长,断肢未经冷藏保存者。
5. 合并精神异常,本人无再植要求且不能合作者。

【护理评估】

(一)术前评估

1. **健康史** 注意询问病人的一般情况,包括年龄、性别、体重、工作性质等。了解受伤的原因、损伤类型、离断时间及离断肢(指)体保存情况。

2. **身体状况** 全身情况和断肢(指)局部情况,判断有无接受再植手术的条件。

(1) 刺伤:进口小,损伤深,可伤及深部组织,并可将污物带入深部组织内,导致异物存留在脏器或深部组织而引起感染。

(2) 切割伤:可由日常生活中的刀、电锯、切割机等所致,一般断面整齐、污染轻微,伤口出血较多。伤口深浅不一,常造成重要的深部组织血管、神经、肌腱的切断伤严重者导致指端缺损、断指或断肢。

(3) 碾压伤:局部组织损伤严重,但切除碾压部分后,可使断面变整齐,在肢体一定范围缩短后再植成功率仍可较高。

(4) 撕脱伤:特点是局部损伤广泛,且血管、神经、肌腱从不同平面撕脱,常需复杂的血管移植或移位方能再植,成功率和功能恢复均较差。

(5) 火器伤:伤口极不整齐,损伤范围广泛,常致大面积皮肤及软组织缺损和多发性粉碎性骨折。由于污染严重、坏死组织多,容易发生感染。

3. **心理-社会评估** 评估病人有无紧张、恐惧、焦虑等心理反应;评估病人及其家属是否了解手术后功能锻炼的知识及其重要性。

4. 治疗原则

（1）急救措施：断肢（指）现场急救，包括止血、包扎、固定、断肢保存和病人转运等方面。同时，要积极抗休克和做好手术前准备。

1）首先评估病人的全身状况：根据脉搏、呼吸、血压、意识等判断病人有无休克及其他危及生命的合并伤，如鼻腔异物，颅脑损伤等。

2）止血包扎：① 对完全性断肢（指）者首先控制近端出血，一般采用加压包扎止血法，用敷料局部加压包扎即可。② 大血管损伤导致的大出血（如股动脉、腘动脉），采用止血带止血法，每隔1小时放松5分钟，以免压迫过久导致肢体坏死。断离部位较高，如在肩下或髋下，无法使用止血带而加压包扎又不能控制出血时，可用止血钳夹住断离血管末端。

3）**断肢（指）的保存**：完全断离的肢体，**原则上不做任何无菌处理，禁忌任何液体冲洗、涂药或药液浸泡**。在保存上视运送距离而定，运送距离较近时，将离断的肢体用无菌或清洁敷料包好，与病人一起送往医院。若运送距离较远，可将离断的肢体用无菌或清洁敷料包好，装入塑料袋内，做好标记，再放入加盖的容器中，容器外周加放水和冰块各50%，避免断肢（指）与冰块直接接触导致冻伤（图35-1）。对不完全离断肢（指）体，包扎止血后，用夹板固定，以减轻疼痛及组织的进一步损伤。如断肢（指）仍在机器中，应将机器拆开取出断肢（指），切不可强行拉出或将机器倒转，以免加重损伤。到达医院后，立即检查断肢（指），刷洗消毒后用肝素盐水从动脉端灌注冲洗，再用无菌敷料包好，放入无菌盘内，**置于4℃冰箱内冷藏**。切忌放入冷冻室，否则会造成肢（指）体冻伤，影响再植成功率。如系多指离断，分别包好，标记后放冰箱内，根据需要再逐一取出。

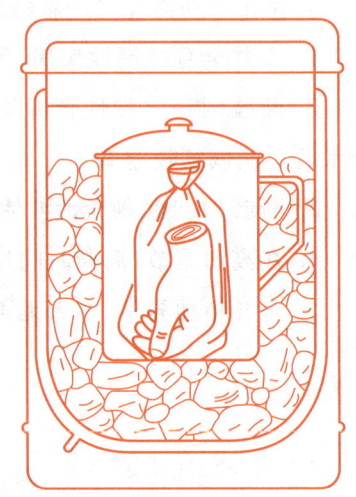

图35-1 断手的保存

4）快速转运：迅速将病人和断肢指送往医院，力争6小时内进行再植手术。运送途中注意观察病人的生命体征，保持呼吸道通畅，积极防止休克，便于医师尽早完成断肢（指）再植手术。

（2）手术：再植手术通常包括以下七个步骤。① 彻底清创；② 重建骨的连续性；③ 缝合肌腱；④ 吻合血管：动静脉之比为（2~3）∶1；⑤ 缝合神经；⑥ 闭合创口；⑦ 包扎固定。

（二）术后评估

了解手术是否顺利，观察再植肢（指）体皮肤的温度、色泽、毛细血管充盈时间、远端脉搏情况，有无血管危象和感染征象等。定期检查患肢（指）感觉和运动功能恢复程度及肢（指）体功能锻炼情况。

【常见护理诊断/合作性问题】

1. 组织灌注量改变　与血管断裂、血管挛缩有关。
2. 有失用综合征的危险　与不能及时有效的功能锻炼有关。
3. 潜在并发症：休克、急性肾衰竭、血管危象、感染等。

【护理目标】

1. 病人再植肢体组织血管灌注情况良好,无血管痉挛现象。
2. 病人能及时功能锻炼,未出现失用综合征。
3. 病人未出现并发症或并发症得到及时发现并处理。

【护理措施】

(一)术前护理

1. **一般护理** 快速评估受伤过程、现场急救情况及断离肢体的保存情况。
2. **环境准备** 病房应保持安静、舒适、空气新鲜,**室温保持在 20～25℃**。防止寒冷刺激,严禁吸烟,以免发生血管痉挛。
3. **全身支持** 加强全身的支持,必要时给予抗生素治疗。
4. **心理指导** 意外伤残会给病人带来严重心理创伤。再植手术仅能恢复一定功能,病人可因手术失败而再次面临截肢及残障的打击。术前向病人介绍手术的目的和方法,给予关心、安慰和心理支持,指导通过治疗和长期功能锻炼有助于恢复患肢功能,解除病人及其家属的忧虑,鼓励其勇敢面对现实,积极配合,利于手术成功。
5. **观察病情变化** 监测生命体征,离断肢体的局部情况、注意有无合并其他器官损伤。
6. **术前常规准备** 如禁食、备皮、交叉配血、药敏试验等。

(二)术后护理

1. **一般护理** 术后需要卧床 2～3 周,并适当地限制活动,禁止主动和被动吸烟,减少血管危象的发生。协助病人饮食、排便及活动。
2. **并发症的观察和护理** 低位断肢和断指再植术后全身反应较轻;高位断肢再植,特别是缺血时间较长的高位断肢再植病人可出现休克、急性肾衰竭和血管危象等。

(1)休克:病人可因创伤大、出血多、手术时间长导致低血容量性休克,也可因肢(指)体创伤严重、高平面断离、缺血时间长或严重感染等导致中毒性休克。若发现病人血压低,出现中枢神经系统症状,如意识不清、四肢痉挛抽搐、口吐白沫、牙关紧闭等,考虑发生休克,应积极采取抗休克措施,如输血、输液维持收缩压在 100 mmHg 以上;若发生中毒性休克而危及病人生命,则应及时截除再植的肢体。

(2)急性肾衰竭:断肢再植术后极其严重的并发症,可导致病人死亡。主要因长时间低血压、肢体挤压伤、离断肢体缺血时间长、清创不彻底、肢体并发感染等引起,若在扩容完全的前提下发现病人少尿或无尿、尿比重降低,要怀疑急性肾衰竭。护理措施参考急性肾衰竭病人的护理。

(3)**血管危象**:往往发生在术后 48 小时内。如未及时处理,将危及再植肢(指)体的成活。

1)原因:多因血管痉挛和栓塞引起。

2)表现:① **动脉危象**(动脉血供中断),患肢颜色变苍白,皮温下降,毛细血管回流消失,指(趾)腹切开不出血。② 动脉血供不足,患肢颜色由红润变成紫灰色,指腹张力降低,毛细血管回流缓慢,皮温降低,指(趾)腹侧方切开缓慢流出淡红色血液。③ **静脉危象**(静脉回流障碍),指(趾)腹由红润变成暗紫色,且指(趾)腹张力高,毛细血管回流加快,皮温从略升高而逐渐下降,指(趾)腹切开立即流出暗紫色血液,不久又流出鲜红色血液,且流速较快,指(趾)腹由紫逐渐变红。

3) 预防血管危象的主要措施:① 体位:抬高患肢,使之略高于心脏以利静脉回流,减轻肢体肿胀。术后病人平卧10~14日,勿侧卧,以防患侧血管受压影响患肢的血流速度。勿起坐,包括吃饭及如厕时,以免引起患肢血管压力的改变而危及血供。② 肢体加温:再植肢体局部用落地灯照射,既利于血液循环,也利于局部保温。一般用60~100 W 灯进行局部照射,照射距离30~40 cm。但在患肢血液循环较差的情况下则不宜照射,以免增加局部组织代谢。③ 止痛:应用麻醉性镇痛药,既可止痛,又可保持血管扩张,**防止血管痉挛**。④ **抗凝解痉**:适当应用抗凝解痉药物,如低分子右旋糖酐、复方丹参注射液、山莨菪碱等。⑤ 禁烟:严禁病人及其他人员在室内吸烟,以防刺激患肢(指)血管发生痉挛。

4) 处理:一旦发现血管危象,应尽快处理。① 动脉危象:立即解开敷料,解除压迫因素,应用解痉药物如罂粟碱、山莨菪碱、妥拉唑林等,予高压氧治疗。若未见好转,立即手术重新吻合,以确保再植肢(指)体存活。② 静脉危象:首先完全松解包扎,解除血管外的压迫因素,若血液循环未见好转,再拆除部分缝线,清除积血以降低局部张力,指腹侧方切开放血,必要时手术探查。

(4) 伤口感染:术中应严格无菌操作,彻底清创,伤口放置引流管,并应用抗生素预防感染;术后遵医嘱给予抗生素、抗凝剂和血管扩张药物。患肢(指)伤口愈合前,保持局部干燥清洁,敷料浸湿后及时更换。病人若出现高热,打开创面观察是否有局部感染。当感染严重并危及病人生命时,应将再植肢(指)体截除。

3. 功能锻炼 是术后康复护理的重要环节,遵循循序渐进、主动与被动相结合的原则,按计划进行,不可操之过急。在肢(指)体成活、骨折愈合拆除外固定后,进行主动或被动功能锻炼,并适当辅以物理治疗,促进功能恢复。

视频:断肢(指)再植的护理措施

(1) 术后3周左右:**此期康复护理的重点是预防和控制感染**。可用红外线理疗等方法促进淋巴回流,减轻肿胀,促进伤口一期愈合。未制动的关节可做轻微的屈伸活动,以免因长期制动而影响关节活动。

(2) 术后4~6周:骨折端愈合尚不牢固,**康复护理的重点是预防关节僵直、肌肉和肌腱粘连及肌肉萎缩**。应以主动活动为主,练习患肢(指)伸屈、握拳等动作;被动活动时动作轻柔并对再植部位进行妥善保护。

(3) 术后6~8周:骨折已愈合,以促进神经功能的恢复,瘢痕软化为主,**功能锻炼的重点是促进神经功能的恢复、软化瘢痕、减少粘连**。应加强受累关节全方位的主动活动,患手做提、挂、抓的使用练习,并配合理疗、中药熏洗等,促进肢体运动和感觉功能的恢复。

(三) 健康教育

1. 自我防护 注意安全,加强劳动保护;告知病人术后恢复的注意事项,如出院后坚持戒烟,不到有吸烟人群的场所,寒冷季节应注意保暖。

2. 功能锻炼 讲解术后功能锻炼的意义和方法,协助病人制订功能锻炼计划,坚持再植肢(指)体的分期功能锻炼。

3. 复诊指导　遵医嘱定期复查,发现异常及时就诊。

【护理评价】

通过治疗与护理,病人是否达到了护理目标:① 再植肢(指)体组织灌流正常。② 未发生失用综合征。③ 未发生并发症,或并发症被及时发现和处理。

小结

断肢(指)再植手术是将完全或不完全性离断的肢体在手术显微镜的帮助下将离断的血管重新吻合,彻底清创,并作骨、神经、肌腱及皮肤的整复,使其存活并最大限度恢复其功能的精细手术。断肢(指)再植手术原则是越早越好,一般在伤后 6~8 小时为限。断肢(指)现场急救包括止血、包扎、固定、断肢保存和病人转运。断肢(指)禁忌任何液体冲洗、涂药或药液浸泡,置入 4℃ 环境保存。术后需要卧床 2~3 周,患肢制动。注意有无休克、急性肾衰竭、血管危象和伤口感染等并发症的发生。功能锻炼是术后康复护理的重要环节。

(姜　学)

第三十五章
思维导图

第三十五章
在线测试题

第三十六章　皮肤病病人的护理

第三十六章　皮肤病病人的护理 PPT　　第三十六章　学习重点　　第三十六章　思政案例

学习目标

知识目标：

1. 掌握皮肤病的护理措施。
2. 熟悉皮肤病的症状、体征、治疗及预防。熟悉各种外用药的使用原则。
3. 了解皮肤病的病因、分类、病理生理。

能力目标：

1. 具有敏锐的观察能力及解决问题的能力。
2. 运用所学皮肤病的相关知识帮助和指导病人正确使用外用药。

素养目标：

1. 具有救死扶伤的职业精神和耐心细致的工作态度及安全防范意识。
2. 能够与病人有效沟通，关注病人的心理问题。

案例导入

孙先生，48岁，因"全身皮肤瘙痒2日"来医院就诊。2日前食用鱼虾后出现全身皮肤瘙痒，出现大小不等、形态不规则的红色风团，风团可呈苍白色，皮肤凹凸不平，数小时后风团可变为红斑并逐渐消失，但新风团不断发生。

请思考：
1. 为减轻孙先生的症状可采取哪些措施？
2. 应对孙先生进行哪些健康指导？

皮肤由表皮、真皮、皮下组织和皮肤附属器（毛发、汗腺、皮脂腺、指或趾甲）组成，被覆于身体表面，在口、鼻、尿道口、阴道口、肛门等处与体内管腔黏膜相移行。皮肤是人体最大的器官，皮肤病的种类繁多，多种内脏发生的疾病也可以在皮肤上有所表现。

皮肤病是发生在皮肤和皮肤附属器的疾病的总称，包括感染性皮肤病（细菌感染性皮肤病、真菌感染性皮肤病、病毒感染性皮肤病）、非感染性皮肤病（光敏性皮肤病、白癜风等）。

【病因】

引起皮肤病的原因众多，如感染（包括细菌、病毒、真菌、寄生虫等感染）、超敏反应（亦称变态反应，包括动物性、植物性、化学性等物质所引起的变态反应）及各种不良因素对机体的刺激，某些皮肤病还与职业、遗传因素等有一定的关系。

【分类】

1. **感染性皮肤病** 是病毒、细菌、真菌侵及皮肤所导致的皮肤感染，包括细菌性皮肤病、真菌性皮肤病、病毒性皮肤病。

（1）细菌性皮肤病：是由细菌感染引起的感染性皮肤病。根据感染细菌形态可分球菌性皮肤病和杆菌性皮肤病。常见的有毛囊炎、脓疱疮（图36-1）、皮肤结核（图36-2）等。

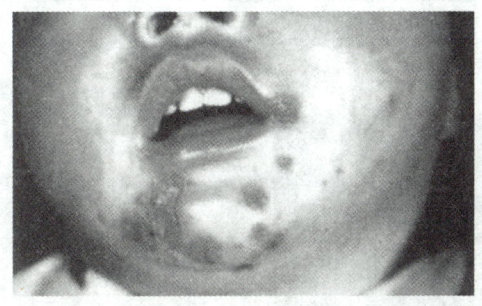

图36-1 脓疱疮

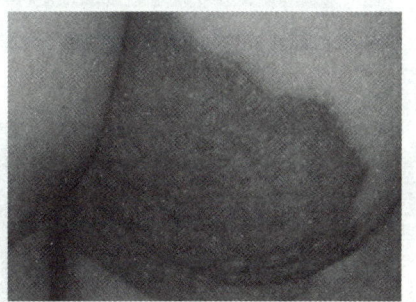

图36-2 皮肤结核

（2）真菌性皮肤病：是由真菌感染引起的感染性皮肤病。包括浅部真菌感染性皮肤病（体癣、股癣、手足癣等）（图36-3~图36-5）、深部真菌感染性皮肤病（念珠菌病、着色芽生菌病等）（图36-6）。

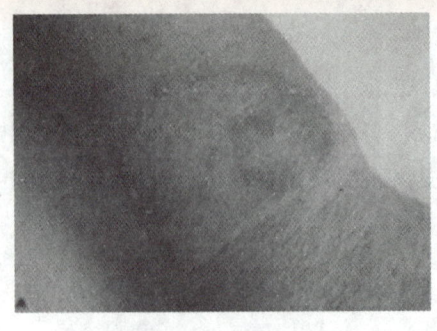

图 36-3 体癣

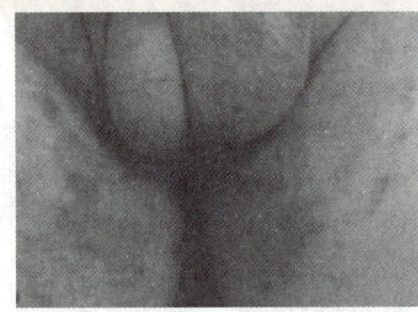

图 36-4 股癣

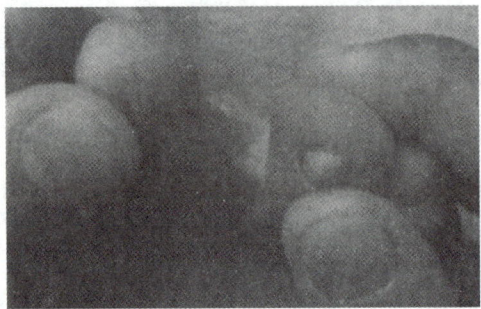

图 36-5 足癣

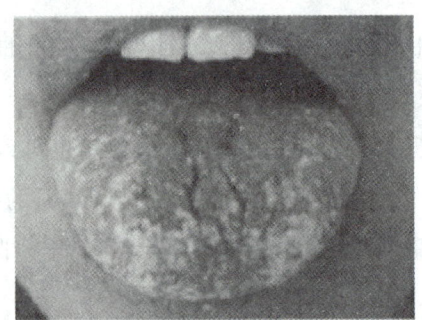

图 36-6 念珠菌病

（3）病毒性皮肤病：是由病毒感染引起的以皮肤黏膜病变为主的一类疾病。常见的有水痘、单纯疱疹（图 36-7）、带状疱疹（图 36-8）、疣（图 36-9）、麻疹、风疹等。

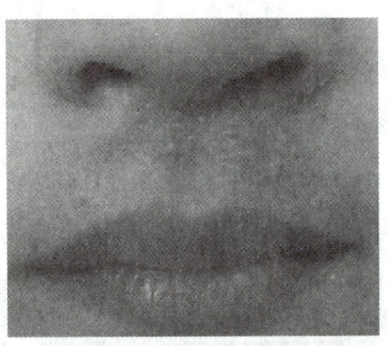

图 36-7 单纯疱疹

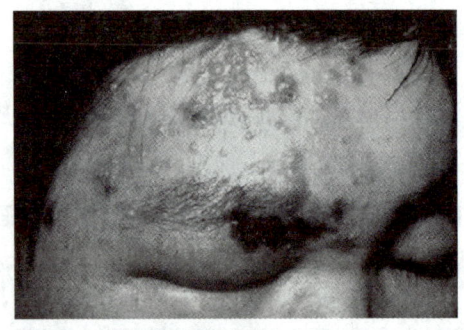

图 36-8 带状疱疹

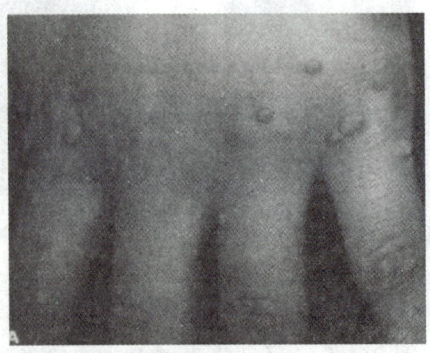

图 36-9 疣

2. 非感染性皮肤病　包括光敏性皮肤病（如日光性皮炎）、白癜风等。

3. 变态反应性皮肤病 是由变态反应引起的一组炎症性皮肤病,又称过敏性皮肤病。常见的有接触性皮炎、湿疹(图 36-10)、荨麻疹(图 36-11)、药疹(图 36-12)等。

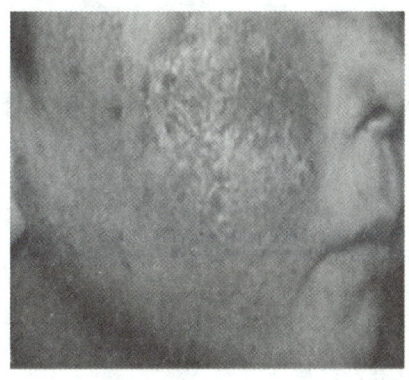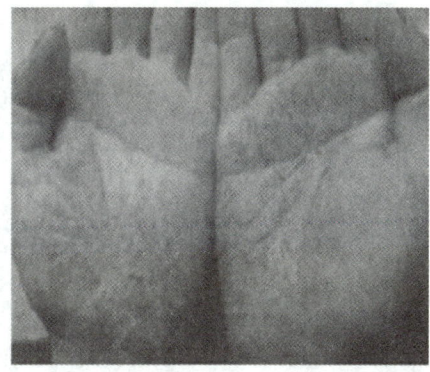

图 36-10 湿疹

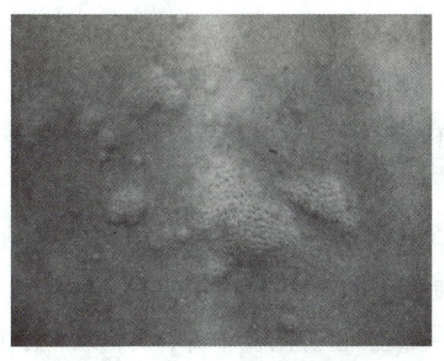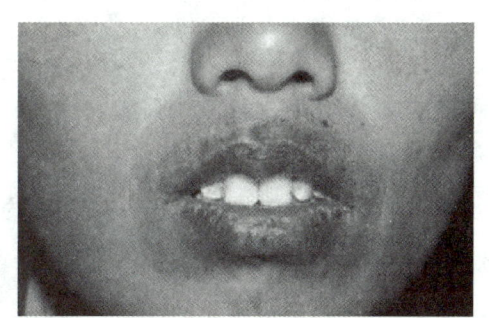

图 36-11 荨麻疹　　　　　　　　　　图 36-12 药疹

4. 动物性皮肤病 动物通过机械性损伤、毒性刺激、变态反应或异物反应等损害人体皮肤所引起的皮肤病,如疥疮(图 36-13)、虫咬伤、虫蜇伤、虱病。

5. 红斑鳞屑性皮肤病 是一组病因不明,以红斑、丘疹、鳞屑为主要临床表现的皮肤病,常见的有银屑病(图 36-14)、多形性红斑、糠疹、红皮病等。

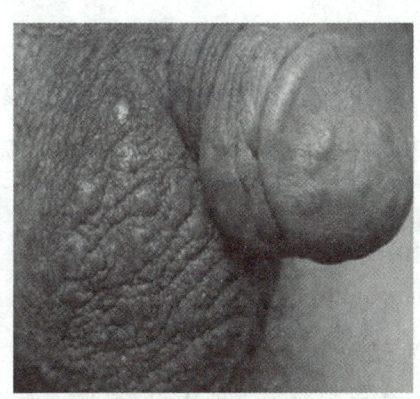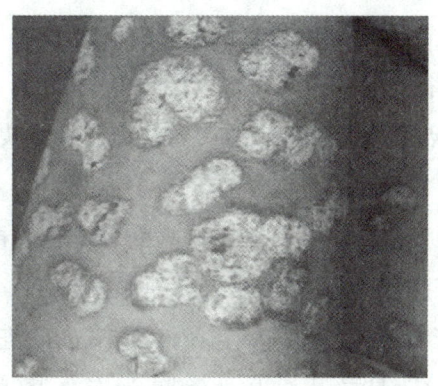

图 36-13 疥疮结节　　　　　　　　　图 36-14 银屑病

6. 大疱性皮肤病 是一组发生在皮肤黏膜以大疱为基本皮损的自身免疫性皮肤病,如天疱疮、大疱性类天疱疮等。

7. 皮肤附属器疾病 是指发生在毛囊、皮脂腺、小汗腺、顶泌汗腺和指(趾)甲的疾病,如痤疮、脂溢性皮炎、酒渣鼻、斑秃、雄激素性脱发、多汗症、臭汗症等。

8. 其他皮肤病　慢性单纯性苔藓（神经性皮炎）、稻田皮炎等。

【病理生理】

皮肤具有屏障、吸收、感觉、分泌、排泄、调节体温、代谢和免疫等多种生理功能，对维持人体内环境稳定十分重要。若皮肤功能受损，则可引起皮肤病。

【护理评估】

（一）健康史

了解皮肤病病人患病的时间、地点、部位，疾病的发生发展和治疗等情况，了解各种因素如精神、饮食、药物、职业、接触物质等对疾病的影响。注意询问既往有无药物过敏史、传染病接触史、家族中有无类似疾病史等。

（二）身体状况

各种皮肤病各有其自身特点，临床表现多样，但不同的皮肤病常有一些共同的表现。皮肤病的症状一般分为自觉症状和客观体征。

1. 症状　局部常见症状有瘙痒、疼痛、烧灼感、麻木感、蚁行感等，全身症状有畏寒、发热、乏力、食欲减退、关节疼痛等，与皮肤病的性质、严重程度及个体差异有关。

(1) **瘙痒**：是皮肤病最常见的症状，可局限于某一部位，也可泛发全身，可阵发性也可呈持续性。皮肤瘙痒症、慢性单纯性苔藓、荨麻疹、接触性皮炎及疥疮等瘙痒较剧烈，糖尿病、黄疸、恶性淋巴瘤、肾功能不全等系统性疾病也可引起痒感。

(2) 疼痛：常见于带状疱疹、疖、结节性红斑等。

(3) 烧灼感：常见于接触性皮炎。

(4) 麻木感：常见于麻风等。

(5) 蚁行感：常见于疥疮、虱病等。

(6) 全身症状：部分皮肤病可伴有全身症状，如发热、畏寒、乏力、食欲缺乏等。

2. 体征　是指可见可触及的皮肤、黏膜形态学表现，即皮肤损害，亦称为皮损、皮疹。**皮损的性质和特点是诊断皮肤病的主要依据**。根据皮损发生的机制，皮损可分为原发性皮损和继发性皮损。

(1) 原发性皮损：是指皮肤病病理变化直接产生的皮肤损害。

1) 斑疹：是局限性的皮肤黏膜颜色改变。既不凸起也不凹陷，与周围皮面平齐、边界清楚、大小不一、形状各异的皮损。直径大于 1 cm 的斑疹称为斑片。

2) 丘疹：是局限、实质性隆起、形态介于斑疹和丘疹之间的浅表性皮损，直径一般小于 1 cm，其病变位于表皮或真皮浅层，一般由炎性渗出或增生所致。丘疹常呈圆形、类圆形或多角形，可呈不同颜色。丘疹顶端伴有小疱时称丘疱疹。丘疹顶部有较小脓疱时称为丘脓疱疹。

3) 斑块：直径大于 1 cm 的扁平、隆起性浅表性皮损，多为丘疹扩大或融合而成。

4) 风团：是暂时性、隆起性皮损，由真皮乳头层血管扩张、血浆渗出所致。皮损一般大小不

知识拓展：
斑疹的分类

一,形态各异,可为红色或白色,周围常有红晕,**具有发生快、消退快的特点**,一般消退后不留痕迹。

5) 结节:是局限性、实质性、深在性的圆形或椭圆形皮损,病变常深达真皮或皮下组织,需触诊方可查出。可由真皮或皮下组织的炎症浸润(如结节性红斑、疥疮结节)(图36-13)、代谢产物沉积(如结节性黄色瘤)、肿瘤组织等引起。结节直径超过2 cm,称为肿块。

6) 水疱和大疱:是高出皮面、内含液体的局限性、腔隙性皮损。直径小于1 cm时称为水疱,超过1 cm者称为大疱。疱液可为浆液性或血性,血性者称为血疱。疱壁的厚薄与水疱发生的位置等有关,皮损可位于角质层下、表皮中下部或表皮下。

7) 脓疱:是高出皮面、内含有脓液的局限性、腔隙性皮损。一般疱液混浊,黏稠或稀薄,周围常有红晕,多继发于水疱。

8) 囊肿:是含有液体或半固体黏稠物及细胞成分的囊样皮损。囊肿一般位于真皮或皮下组织,常呈圆形或椭圆形隆起,触之有弹性感。

(2) **继发性皮损**:是由原发皮损演变而来,或因搔抓、治疗不当引起。

1) 鳞屑:是脱落或即将脱落的异常角质层细胞,由于角化过度或角化不全而引起。鳞屑的大小、厚薄和形状不一,可呈糠秕状(如花斑癣)、大片状(如剥脱性皮炎)(图36-15)或多层银白色鳞屑(如银屑病)。

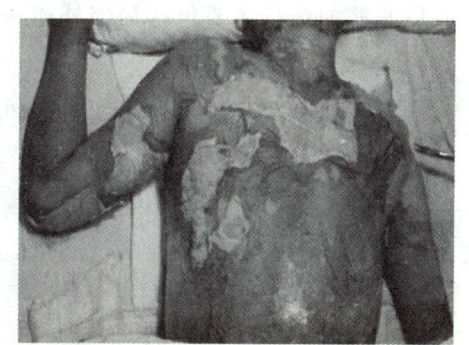

图36-15 剥脱性皮炎

2) 浸渍:是皮肤长时间置于水中或处于潮湿状态导致皮肤角质层含水量增加、表皮强度减弱所引起的皮损,皮损质地变软、颜色变白,表面起皱,多发生在指(趾)缝等处,摩擦后表皮易脱落而露出糜烂面,易继发感染。

3) 糜烂:是局限性表皮或黏膜上皮缺损所形成的湿润创面。因损害表浅,基底层细胞仍存在,预后一般不留瘢痕。

4) 溃疡:为局限性皮肤或黏膜缺损所形成的创面。主要是因结节或肿块破溃或外伤后形成。溃疡愈合后可遗留瘢痕。

5) 裂隙:又称为皲裂,是皮肤的线条状裂口,深度可达真皮。常见于掌跖、指(趾)关节、口角、肛周等处。由于局部皮肤干燥或慢性炎症等引起皮肤弹性减弱,加上外力牵拉所致。

6) 抓痕:是由于搔抓或摩擦所致的表皮或达到真皮浅层的皮损。呈线状或点状,可有血痂,愈后一般不留瘢痕。常见于剧烈瘙痒性皮肤病。

7) 痂:是由皮损表面的浆液、脓液、血液、脱落组织及细菌等混合干涸所形成的附着物。主要由浆液形成的痂称为浆液痂,呈黄色;由脓性渗出物形成的痂称为脓痂,呈绿色或黄色;主要由血液形成的痂称为血痂,呈棕色或暗红色。

8) 苔藓样变:又称为苔藓化,为皮肤局限性浸润肥厚,皮沟加深,皮嵴隆起,表面粗糙,似皮革样。苔藓样变是由于经常搔抓或摩擦使角质层和棘层增厚,真皮产生慢性炎症所致。

9) 瘢痕:是真皮或真皮以下组织缺损或破坏后,由新生结缔组织修复而形成。一般表面光滑,无皮纹、无毛发等皮肤附属器。高出皮肤表面者称为增生性瘢痕;比正常皮肤表面低凹者称为萎缩性瘢痕。

10) 萎缩:是皮肤组织退行性变所引起的皮肤变薄,可发生于表皮、真皮或皮下组织。表皮萎缩是局部表皮变薄,呈半透明羊皮纸样改变,有细皱纹,正常皮沟变浅或消失。真皮萎缩是局部皮肤凹陷,皮纹正常,毛发变细或消失。皮下组织萎缩是皮下脂肪组织减少所致的明显凹陷。

(三) 心理-社会状况

一般皮肤病病人心理反应较轻,重症及易复发的皮肤病或瘙痒剧烈、影响正常生活者,往往有焦虑、烦躁等不良情绪。此外,一些影响外观的皮肤病病人,则采取回避或自我封闭的态度。某些病程长、泛发全身者,大多对治疗失去信心,遵医性差,可出现抵触情绪。

(四) 治疗原则

皮肤病的治疗主要包括局部外用药物治疗、全身治疗、物理治疗和手术治疗等。

1. 局部外用药物治疗

(1) 常用外用药种类、作用及代表药:如表36-1。

表36-1 常用外用药种类、作用及代表药

种类	作用	常用代表药物
清洁剂	用于清除皮疹处渗出物、鳞屑、痂皮及残留药物等	生理盐水、3%硼酸溶液、植物油、液状石蜡等
保护剂	具有保护皮肤及润滑作用,减少摩擦,减轻刺激	氧化锌、炉甘石、滑石粉、植物油、凡士林、淀粉等
止痒剂	通过表面麻醉作用或局部皮肤清凉感觉而减轻痒感	5%苯唑卡因、1%薄荷、1.5%樟脑及各种焦油制剂、糖皮质激素等
抗菌剂	具有杀灭或抑制细菌的作用	3%硼酸溶液、0.1%依沙吖啶、0.5%~1%新霉素、2%莫匹罗星等
抗真菌剂	具有杀灭和抑制真菌的作用	2%~3%克霉唑、1%特比萘芬、制霉菌素、5%~10%硫黄、2%酮康唑等
抗病毒剂	具有抗病毒作用	3%~5%阿昔洛韦、5%~10%碘苷、0.1%酞丁胺等
角质松解剂	能使过度角化的角质层细胞松解并脱落	0.01%~0.1%维A酸、5%~10%水杨酸、10%硫黄、20%~40%尿素、10%~30%乙酸等
角质促成剂	能促进血管收缩,减轻炎性渗出,促使表皮角质层恢复正常	3%~5%硫黄、1%~3%水杨酸、0.1%~0.5%蒽林软膏、2%~5%煤焦油或糠馏油等
维A酸类	具有抑制表皮增生、调节皮肤角化及黑色素代谢的作用	0.025%~0.05%全反式维A酸霜、0.1%他扎罗汀凝胶
糖皮质激素	具有抗炎、止痒、抗增生的作用	醋酸氢化可的松、曲安奈德等
收敛剂	凝固蛋白,减少渗出,抑制皮脂和汗液分泌,促进炎症消退	0.2%~0.5%醋酸铅、10%乌洛托品液等

知识拓展:
外用药物的剂型及作用

续表

种类	作用	常用代表药物
腐蚀剂	破坏和去除增生的肉芽组织或赘生物	30%～50%三氯醋酸、硝酸银棒、5%～20%乳酸等
杀虫剂	杀灭疥螨、蠕形虫、虱	5%～10%硫黄、1%γ-666、2%甲硝唑
遮光剂	具有吸收或阻止紫外线穿透皮肤的作用	5%二氧化钛、5%～10%对氨苯甲酸
脱色剂	具有减轻黑色素沉着的作用	3%氢醌、20%壬二酸

知识拓展：
如何正确
选用外用
药物的剂型

（2）外用药物的剂型：剂型是药物组成的形式。常见的剂型有：溶液，粉剂，洗剂（振荡剂），油剂，酊剂和醋剂，乳剂，包括油包水型（称为脂）和水包油型（称为霜）两种，软膏，糊剂，硬膏，涂膜剂及凝胶。不同剂型具有不同作用。

（3）外用药物的使用原则：

1）根据病因、发病机制等合理正确选用外用药物种类：如细菌性皮肤病宜选抗菌药，真菌性皮肤病可选抗真菌药，变态反应性疾病选择糖皮质激素或抗组胺药，瘙痒者选用止痒剂，角化不全者选用角质促成剂，角化过度者选用角质剥脱剂等。

2）正确选用外用药物的剂型：根据临床症状及皮损特点选择剂型。

3）详细向病人解释外用药的用法和注意事项：详细向病人讲解外用药物的使用浓度、方法、使用时间、次数和可能出现的不良反应及处理方法等。

2. 全身治疗　常用于全身治疗的药物有抗组胺药、糖皮质激素、抗生素、抗真菌药、抗病毒药、维A酸类药、免疫抑制及调节剂等。抗组胺药可用于治疗变态反应性疾病；糖皮质激素主要用于重症药疹、接触性皮炎、重症多形红斑、系统性红斑狼疮等症；抗生素、抗真菌药、抗病毒药的使用需根据感染的病原体及其对药物的敏感性而定。使用免疫抑制剂时要注意其毒副作用。

知识拓展：
外用药物
的用药注意
事项

3. 物理疗法　物理疗法是指应用各种物理因子防治皮肤病的方法。常用的物理疗法如下。

（1）电疗法：包括电解法、电烙法、电凝固法、电灼法和电干燥法。适用于寻常疣、化脓性肉芽肿及较小的良性皮肤肿瘤。

（2）光疗法：常用的光疗法有：① 红外线照射；② 紫外线照射；③ 激光手术、激光理疗、选择性激光和光嫩肤技术；④ 光化学疗法；⑤ 光动力疗法。

知识拓展：
常用光疗法
及适应证

（3）药浴：是用不同温度和含有不同药物的水做全身或局部浸浴的方法。可用于一些泛发性皮肤病。

（4）冷冻疗法：是利用低温作用于病变组织，使之发生坏死以达到治疗目的。目前主要采用液氮(-196 ℃)、干冰(-70 ℃)冷冻治疗。适用于各种疣、黏膜白斑、雀斑、化脓性肉芽肿、结节性痒疹、瘢痕疙瘩及浅表良性肿瘤等。

（5）放射疗法：包括浅层X线照射、放射性核素^{32}P及^{90}Si局部敷贴等。适用于各种增殖性皮肤病，如血管瘤、瘢痕疙瘩、皮肤癌等。

（6）微波疗法：适用于各种疣、血管瘤、淋巴管瘤及汗管瘤、皮赘等。

（7）水疗法：包括淀粉浴、温泉浴、人工海水浴、高锰酸钾浴及中药浴等，适用于银屑病、瘙痒病、慢性湿疹及红皮病等。

4. 手术治疗　皮肤手术治疗主要用于皮肤肿瘤切除、皮肤创伤清理、活体组织取材、改善或恢复皮肤异常功能及美容整形。皮肤外科手术有皮肤肿瘤切除术、皮肤移植术、毛发移植术、腋臭切除术、皮肤磨削术、切割术、匙刮术、脱毛术等。

【常见护理诊断/合作性问题】

1. 皮肤完整性受损　与皮疹、疱皮破损、搔抓等有关。
2. 睡眠型态紊乱　与皮肤瘙痒、疼痛等有关。
3. 自我形象紊乱　与皮损影响外观等有关。
4. 焦虑　与突然发病或反复发作、治疗效果不佳等有关。

【护理目标】

1. 病人皮肤完整性恢复。
2. 病人恢复正常睡眠。
3. 病人能够积极应对自我形象变化。
4. 病人焦虑减轻或消失，情绪稳定。

【护理措施】

1. 急救护理　对有呼吸道症状的病人，密切观察病情变化，做好急救准备。若病人主诉咽部异物感，提示病人有轻微的喉头水肿；若出现严重憋气、呼吸困难，则提示发生喉头水肿，应立即吸氧、建立静脉通道，准备气管切开包或气管插管用物，急救配合医师急救。

2. 饮食护理　皮肤病病人应忌食辛辣等刺激性食物；过敏性及瘙痒性皮肤病病人应避免食用某些动物蛋白类食物，如鱼虾、蟹、牛羊肉、蛋类等。

3. 皮肤护理　保持皮肤清洁，及时更换被单、衣裤。常剪指甲，避免搔抓，减少皮肤破损及感染。皮肤干燥病人少洗澡，油性皮肤病人可常洗澡，不用碱性肥皂。病人的内衣宜选择舒适、松软的棉织品。躯体活动受限者，勤翻身。

4. 瘙痒护理　应劝告病人不要搔抓、揉搓和摩擦，避免用热水洗烫，可配合应用抗组胺药或镇静安眠类药物治疗。

5. 预防交叉感染　传染性皮肤病（如头癣、脓疱疮、疥疮、疣等）应注意消毒隔离，避免交叉感染。床单、用品要注意消毒处理，用过的敷料要焚烧掉。

6. 用药护理　遵医嘱正确合理使用外用药和内服药，必要时输液，并注意观察用药后的反应。用药前仔细询问药物过敏史，避免滥用药物及药物交叉过敏。应用大量激素时，观察有无并发症及副作用。应用抗组胺药时，告诫病人勿驾车、高空作业等，以免发生危险。静脉注射钙剂时，避免外漏，防止发生组织坏死。浸浴疗法时注意调节室温、水温，避免感冒或烫伤。**血压高于 160/100 mmHg、空腹或进食 30 分钟内不能进行浸浴疗法。**

7. 创面的护理　皮损表面作用药已干涸硬结时可用温开水浸泡，软化后清除；如为糊剂、软膏，可用植物油或液状石蜡将药物软化后，轻轻抹除；如为橡皮膏，可揭去后先用松节油或汽油清洁,然后用乙醇清洗干净。大疱性皮损应消毒后用无菌注射器针头刺入大疱下缘,抽吸净疱液,保持疱皮完整不脱落,干燥的疱皮和剥脱的表皮,用消毒剪刀轻轻地剪除坏死及游离部分。对口、鼻、眼的分泌物,可用生理盐水或2%硼酸溶液清洁,外耳道分泌物可用3%过氧化氢溶液清洁,会阴、肛门周围皮损可用1∶5 000高锰酸钾溶液坐浴。

8. 心理护理 某些与精神因素有关的皮肤病,如瘙痒症、神经性皮炎、银屑病等,会因不良的心理刺激而诱发或加重病情。因此,护士应同情、关心病人,主动介绍疾病的有关知识,鼓励病人树立战胜疾病的信心,积极配合治疗,通过身心护理,控制病情,缓解症状,达到康复的目的。

9. 健康指导 指导病人积极消除病因,如避免接触致敏物质等;饮食宜清淡,多食新鲜的蔬菜和水果,避免辛辣刺激性及海鲜等食物;加强锻炼,提高机体免疫力;注意个人卫生,保持皮肤清洁;皮疹瘙痒时可外用或口服止痒药物,避免热水洗烫、剧烈搔抓,防止皮肤破溃继发感染;坚持按时正确用药;做好皮肤病的预防。① 感染性皮肤病:应特别强调预防为主的原则。要积极治疗传染源和带菌者,切断传染途径,并做好消毒隔离工作。② 瘙痒性皮肤病:要积极寻找病因,告诫病人不宜搔抓及外用刺激性药物,勿过度用热水烫洗,避免辛辣刺激性饮食,不要饮酒。③ 变态反应性皮肤病:要查明过敏原,避免接触致敏物质;避免食用易引起变态反应的异种蛋白质等;避免外用致敏性强的化妆品。④ 职业性皮肤病:改善劳动条件,做好个人防护,避免接触有毒或致敏物质。

【护理评价】

通过治疗和护理,病人是否达到了护理目标:① 皮肤完整性恢复。② 皮肤瘙痒、疼痛减轻或消失,恢复正常睡眠。③ 积极应对自我形象变化。④ 焦虑减轻或消失,情绪稳定。

小结

皮肤病是发生在皮肤和皮肤附属器官疾病的总称,包括感染性皮肤病(细菌感染性皮肤病、真菌感染性皮肤病、病毒感染性皮肤病)、非感染性皮肤病(光敏性皮肤病、白癜风等)、变态反应性皮肤病(接触性皮炎、湿疹、荨麻疹、药疹)、动物性皮肤病(疥疮、虫咬伤、虫蜇伤、虱病)、红斑鳞屑性皮肤病(银屑病、多形性红斑、糠疹、红皮病)、大疱性皮肤病(天疱疮、大疱性类天疱疮)、皮肤附属器疾病(痤疮、脂溢性皮炎、酒渣鼻、斑秃、雄激素性脱发、多汗症、臭汗症)、慢性单纯性苔藓(神经性皮炎)、稻田皮炎。引起皮肤病的发生与理化因素、生物因素、食物、遗传因素、神经-精神因素、代谢与内分泌因素等有关。常见症状有瘙痒、疼痛、烧灼感、麻木、蚁行感、全身发热及乏力等。体征有原发性皮损(斑疹、丘疹、斑块、风团、结节、水疱和大疱、脓疱、囊肿)、继发性皮损(鳞屑、浸渍、糜烂、溃疡、裂隙、抓痕、痂、苔藓样变、瘢痕、萎缩)。治疗包括局部外用药物治疗、全身治疗、物理治疗、手术治疗。护理措施包括急救护理、饮食护理、皮肤护理、瘙痒护理、用药护理、创面的护理、心理护理和健康教育。

(郭书芹　乌云毕力格)

第三十六章
思维导图

第三十六章
在线测试题

外科护理实训指导

实训一　常用手术器械辨认

手术器械是外科手术操作的必备物品。掌握各种手术器械的结构特点和基本性能并能正确熟练运用是执行外科手术的基本要求。

【实训目的】

1. 能够识别常用的外科手术器械。
2. 掌握常用手术器械的正确使用方法。
3. 培养学生实践动手能力及团队协作能力。

【实训准备】

1. 物品准备　手术刀、手术剪（组织剪、线剪）、血管钳（直、弯钳）、持针钳、布巾钳、卵圆钳（有齿、无齿）、组织钳、手术镊（有齿镊、无齿镊、长镊、短镊）、拉钩（直角拉钩、S形拉钩、爪形拉钩、自动拉钩）、吸引器、缝针（圆针、三角针）。
2. 护士准备　衣帽整齐，戴口罩，操作前修剪指甲，清洁双手。
3. 环境准备　清洁整齐、宽敞明亮、温湿度适宜。

【实训方法及操作流程】

1. 手术刀　主要用于切开和分离组织。可以根据不同的手术要求，选用不同的刀具。其传递方法：传递者左手握持刀片与刀柄衔接处背侧，将刀柄尾端递给操作者右手中。不可将刀刃指向术者传递，以免造成损伤。

（1）手术刀的种类及组成：手术刀由刀柄和可装卸的刀片两部分组成。刀柄一般根据其长短及大小分型，一把刀柄可以安装几种不同型号的刀片。刀柄一般与刀片分开存放和消毒。刀片的种类较多，按其形态可分为圆刀、弯刀及三角刀等；按其大小可分大刀片、中刀片和小刀片。

（2）装载刀片的方法：用持针器夹持刀片前端背部，使刀片的缺口对准刀柄前部的刀楞，稍用力向后拉动即可装上。使用后，用持针器夹持刀片尾端背部，稍用力提取刀片向前推即可卸下。

2. 手术剪　手术剪一般分为两大类：组织剪和线剪。组织剪用以分离、解剖、剪开组织，锐利而精细。通常浅部手术操作用直组织剪，深部手术操作用弯组织剪。线剪多为直剪，用以剪断缝线、敷料、引流物等。此外，拆线剪主要用于拆除缝线。其结构特点是一页钝凹，一页直而尖。

正确的执剪姿势及传递方法：为拇指和环指分别扣入剪刀柄的两环，中指放在环指环的剪刀柄上，示指压在轴节处起稳定和导向作用。传递者握持手术剪的中部，弯剪的弯头向上，将剪柄尾端拍打在术者掌心上。

3. 血管钳　主要用于止血的器械，故也称止血钳。另外，还可用以分离、解剖组织，夹持组织；也可用于牵引缝线，拔出缝针，或代镊使用。

(1) 血管钳(直、弯钳)：用于分离、钳夹组织和止血；传递方法同手术剪。

(2) 持针钳：用于夹持缝针缝合各种组织、持钳打结的操作；传递方法缝针的尖端朝上,针弧朝背,缝线搭在手背或垂于手心中。

(3) 布巾钳：用于手术区域布巾的固定、肋骨的固定；传递方法同手术剪。

(4) 卵圆钳(有齿、无齿)：有齿卵圆钳用于夹持传递器械、敷料,做皮肤消毒；无齿卵圆钳用于夹提组织。

4. 手术镊　用以夹持或提取组织,便于分离,剪开和缝合,也可用来夹持缝针及敷料等。其种类较多,有长和短、有齿和无齿之分,还有为专科设计的特殊手术镊。

(1) **有齿镊**：又称为组织镊,其前端有齿,**用于提起皮肤、皮下组织、筋膜等坚韧组织。** 夹持牢固,但对组织有一定的损伤作用。

(2) 无齿镊：前端平,其尖端无钩齿,用于夹持组织、脏器及敷料。浅部操作时用短镊,深部操作时用长镊。**无齿镊对组织的损伤较轻,用于肠壁、血管、神经及黏膜等的夹持。**

正确的持镊姿势：拇指对示指与中指,把持两镊脚的中部,稳而适度地夹住组织。

传递方法：手握镊尖端,闭合开口,直立式传递。

5. 拉钩　用以牵开组织,显露手术野,便于探查和操作。分为手持拉钩和自动拉钩两类。根据手术需要有大、中、小之分,又因深浅、形状不同而分别命名。

(1) 直角拉钩：牵开腹壁。

(2) S形拉钩：牵开腹腔脏器。

(3) 爪形拉钩：牵开头皮。

(4) 自动拉钩：牵开显露胸、腹腔。

传递方法：传递拉钩前用生理盐水浸湿,握住拉钩前端,将柄端平行传递。

6. 吸引器　用于吸引手术野中的出血、渗出物、脓液、空腔脏器中的内容物、冲洗液,使术野清楚,减少污染机会。吸引器由吸引器头、橡皮管、玻璃接头、吸引瓶及动力部分组成。动力又分马达电力和脚踏吸筒两种。吸引器头结构和外型有多种,金属或一次性硬塑料双套管、单管。双套管的外管有多个孔眼,内管在外套管内,尾部以橡皮管接于吸引器上。多孔的外套管可防止内管吸引时被周围的组织堵塞,保持吸引通畅。

7. 缝针　用于各种组织缝合的器械,它由针尖、针体和针尾三个基本部分组成。针尖形状有圆头、三角头及铲头三种；针体的形状有近圆形、三角形及铲形三种。一般针前半部分为三角形或圆形,后半部分为扁形,以便于持针钳牢固夹紧。针尾的针眼是供引线所用的孔,有普通孔和弹机孔之分。目前多采用针线一体的无损伤缝针,其针尾嵌有与针体粗细相似的线,这种针线对组织所造成的损伤较小,并可防止在缝合时缝线脱针。临床上根据针尖与针尾两点间有无弧度将缝针分为直针、半弯针和弯针；按针尖横断面的形状分为三角针和圆针。

【实训注意事项】

1. 速度快、方法准、器械正确,手术者接过后无需调整方向即可使用。

2. 力度适当,以达到提醒手术者注意力为度。

3. 根据手术部位,及时调换手术器械。

4. 传递手术器械时应快递快收,及时整理切口周围的器械,擦净血迹,防止落地。
5. 污染的器械应放入指定容器内,不宜再用。

【实训评价】

1. 护士能否准确说出器械的名称和作用。
2. 护士传递器械方法是否正确。

【实训作业】

简述各种手术器械的正确传递及使用注意事项,一旦出现锐器损伤该如何处理。

(武江涛)

实训二 外科手消毒

外科手消毒是指手术人员通过机械刷洗和化学消毒方法祛除并杀灭双手及前臂的暂驻菌,达到消毒皮肤的目的。

【实训目的】

1. 掌握传统肥皂水洗手法,为手术做好准备。
2. 熟悉外科洗手操作过程中的注意事项,树立牢固的无菌观念。
3. 了解聚维酮碘(碘伏)洗手法;外科免刷手洗手法。

【实训准备】

1. **用物准备** 室内拖鞋、洗手衣、洗手裤、指甲剪、污物袋、无菌持物钳及容器、消毒毛刷、消毒肥皂液、无菌储槽及无菌小毛巾、泡手桶、75%乙醇或0.1%苯扎溴铵、普通洗手液、聚维酮碘、手消毒剂、时钟。
2. **护士准备** 取下手表、戒指等饰物,换洗手衣,戴口罩、无菌帽,指甲干净平齐,衣帽整齐。
3. **环境准备** 清洁整齐、宽敞明亮、温湿度适宜。

【实训方法及操作流程】

1. 以肥皂水刷手法为例

(1) 清洗手臂:在流动水下湿润双手及手臂,取适量消毒肥皂液,将双手及前臂洗净,均匀涂布搓擦双手及前臂至上臂下1/3或肘上10 cm处,流水冲净。

(2) 刷洗手臂:用消毒毛刷蘸取消毒肥皂液刷洗双手及手臂,刷洗时从指尖到手腕、从手腕到肘及肘上10 cm 三个区域依次刷洗,两手臂交替进行,特别注意甲缘、甲沟、指蹼等处的刷洗,时间约3分钟。一次刷完后,手指朝上肘向下,用清水冲洗手臂上的肥皂,然后更换另一消毒毛刷,同法刷洗第二、第三遍,共约10分钟。

（3）用无菌毛巾从指尖至肘部擦干手臂，擦过肘部的毛巾不可再擦拭手部。

（4）将双手及前臂浸泡于70%乙醇溶液桶内，浸泡至肘上5~6 cm处，浸泡5分钟。

（5）浸泡消毒后手臂保持在胸前呈拱手姿势，待干。

（6）进入手术间，准备穿无菌手术衣。

2. 聚维酮碘洗手法　肥皂水刷手法刷洗双手、前臂至肘上10 cm，约3分钟，清水冲净，用无菌巾擦干。用浸透0.5%聚维酮碘的纱布依次分段涂擦手、前臂及肘上，注意涂满。换纱布再擦一遍，保持拱手姿势，自然干燥。

3. 外科免刷手洗手法　取适量的普通洗手液按七步洗手法清洗双手、前臂至肘上10 cm，并认真揉搓，约60秒。手指朝上肘朝下，用清水冲净后擦干。取适量的手消毒剂于一只手的掌心，另一只手指尖在该手掌心内揉搓；用剩余的手消毒剂从另一只手腕部环形涂抹至肘上10 cm；换手，重复。再取适量的手消毒剂于一只手的掌心，按七步洗手法顺序相互揉搓双手：掌心相对，手指并拢，相互揉搓；掌心相对，双手交叉指缝相互揉搓；掌心对手背沿指缝交换进行；弯曲各手指关节双手相扣进行揉搓；一只手握住另一只手拇指旋转揉搓直至手腕，交替进行。揉搓双手直至手消毒剂干燥，双手呈拱手姿势置于胸前。

【实训注意事项】

1. 基本原则　操作有序，刷手规范、用力恰当。

2. 刷洗原则　先指后掌，先掌面后背侧，并注意指尖、甲缘下、拇指内侧、尺侧及皮肤皱褶处的刷洗。

3. 冲洗原则　先手部、后前臂、再上臂，在整个手消毒过程中双手位于胸前并高于肘部，使水由手部流向肘部。

4. 擦手原则　无菌毛巾不能向手部倒退移动，握毛巾的手不能接触毛巾已使用过的部分。

5. 浸泡原则　浸泡高度应达肘上6 cm；浸泡时各手指分开，手和手臂不得接触桶边、桶底；浸泡完毕，屈肘使乙醇由肘部流入泡手桶内。

6. 接台手术洗手　如果手术完毕，手套未破，连续施行另一台手术时，可不用重新刷手，仅需浸泡70%乙醇或0.1%苯扎溴铵溶液5分钟，也可用碘而康或灭菌王涂擦手和前臂，或用洁肤柔消毒凝胶涂擦手和前臂一遍，再穿无菌手术衣和戴手套。若前一次手术为污染手术，则连续施行手术前应重新洗手。

【实训评价】

1. 能够按照各种外科洗手的步骤洗手，方法正确。
2. 无菌观念强。

【实训作业】

试述刷手的顺序及刷手注意事项。

（武江涛）

实训三 穿全遮背式无菌手术衣、无接触式戴无菌手套

手术人员在手臂洗刷消毒后,必须穿无菌手术衣,戴无菌手套,防止细菌污染手术切口。

【实训目的】

1. 掌握穿全遮背式手术衣及无接触式戴无菌手套的方法。
2. 熟悉穿全遮背式手术衣、无接触式戴无菌手套过程中的注意事项。
3. 树立无菌观念,严格执行无菌操作原则。

【实训准备】

1. 用物准备 全遮背式无菌手术衣、无菌手套、无菌持物钳、无菌盐水。
2. 护士准备 衣帽整齐,戴口罩,操作前修剪指甲、清洁双手。
3. 环境准备 清洁整齐、宽敞明亮、温湿度适宜。

【实训方法及操作流程】

1. 取手术衣,选择宽敞区域双手持衣领打开手术衣,双手提住衣领两角,衣袖位向前。
2. 将手术衣向上轻轻抛起,双手顺势插入袖中,两臂前伸与肩同宽同高,双手不露出袖口,以免跨越无菌区或碰触非无菌物品而引起污染。
3. 巡回护士在穿衣者背后抓住衣领内面,并系好衣领后带,然后将左叶背部下方的系带与右侧腋下的内腰带系好。若左侧叶背部有第三根系带(在上下系带之间),要与右侧中间系带系在一起(图6-11)。
4. 戴无菌手套

(1) 穿衣者双手在袖筒内将无菌手套包装打开平放于无菌台面上。

(2) 左手隔着衣袖取左手手套置于左手的掌侧面,手套指端朝向前臂,反折边与袖口平齐,手套的拇指与袖筒内的左手拇指对应,左手隔衣袖抓住手套边缘,右手隔着衣袖将手套边翻向左手背,包裹手及袖口。右手隔着衣袖向近心端拉左手手套和衣袖,袖口拉到拇指关节处即可。同法戴右手手套。

(3) 整理手套边缘,尽可能盖住袖口。(图6-12)

5. 戴好手套的手解开腰间活结,将右侧腰带末端递给台上的手术人员或由巡回护士用无菌持物钳夹持腰带绕穿衣者一周后交穿衣者或穿衣者向左后方自转一周后接过腰带自行系于腰间。

【实训注意事项】

1. 手术衣必须清洁、干燥、无菌,避免潮湿、污染。
2. 穿手术衣必须在手术间进行,面向无菌区,四周有足够的空间。避免触碰污染。
3. 加强无菌观念。① 在穿手术衣和戴手套过程中确保手术衣外面和手套外面的无菌。

② 不得用未戴手套的手拉衣袖或接触他处,以免污染。③ 如发现手套破损,应立即更换。④ 穿好手术衣、戴好无菌手套后双手互握放于胸前无菌区域或手术衣胸前的夹层内等待手术。双手不可高举过肩、垂于腰下或双手交叉放于腋下。⑤ 无菌区域为肩以下、腰以上、胸前可视区、双手、双前臂。

    4. 注意系紧手术衣各系带,避免内衣露于手术衣外。

    5. 戴手套不宜在器械台上方,以免污染器械。

【实训评价】

    1. 能够正确穿全遮盖式无菌手术衣、无接触式戴无菌手套,方法正确。

    2. 无菌观念强。

【实训作业】

试述穿好手术衣和戴好手套后无菌区域的范围。

(武江涛)

实训四　常用手术体位的安置

    巡回护士根据病人的手术部位,调整手术床或利用体位垫、体位架、固定带等物品安置合适的手术体位。

【实训目的】

    1. 知道正确安置手术体位的重要性及注意事项。

    2. 能对胆道、肾脏、腰椎间盘及会阴部手术病人摆好手术体位。

    3. 培养学生具备手术室护士团结协作精神。

【实训准备】

    1. 用物准备

    (1) 手术台:中单铺置于手术部位。

    (2) 体位垫、海绵垫、啫喱垫、腋垫、大枕头、约束带、麻醉架、双层木制托臂架、托腿架、布单等放置于平车上。

    2. 护士准备　着手术室衣服、洗手,戴口罩、无菌帽。

    3. 环境准备　手术间宽敞、明亮、符合无菌要求。

    4. 病人准备　平躺于手术台上,手术部位标识清楚,麻醉后生命体征平稳。

【实训方法及操作流程】

    1. 评估　病人病情、治疗、意识和合作情况。

2. 核对、解释

（1）核对：病人姓名、床号、腕带、病情，手术名称、部位、麻醉、手术方法等。

（2）解释：手术对疾病治疗和康复的重要性。

3. 操作方法

（1）**仰卧位**：适用于前额、甲状腺、前胸壁、腹部、骨盆及四肢等部位的手术，**是手术最常见的体位**。

1）调整病人在手术台上的位置：将病人四肢伸直收拢，用平托或抱胸、抱腰法搬动病人至两侧台缘等距，手术区与手术台腰板对齐（不用腰板者，可在腰部垫沙袋、软垫）。

2）固定上肢：将手术台托臂板插上，肩部平面外展约75°，置上肢于板上，用约束带将腕部固定好。

3）固定下肢：两膝下放一软垫，膝上置一海绵垫，约束带固定膝部。

（2）俯卧位：适用于脊柱及其他背部手术。

1）头板托置于枕头下，病人翻身俯卧（术者协助），双上肢自然放于头板托上（头两侧）。

2）胸部垫一胸垫，髂嵴两侧各垫一个方垫，使胸腹部悬空。

3）双膝关节处、双足部垫一软垫，使踝关节自然下垂（如足上有静脉液体，先放脚垫）。

4）约束带固定下肢小腿部。

5）上麻醉头架。

6）上臂两侧铺盖中包布，使上肢与金属头架隔开，避免使用电刀时灼伤。

（3）侧卧位：适用于颅脑手术、胸腔手术及肾脏等手术。

1）置双层托手架于床垫下；病人取侧卧90°（术者协助），患侧在上，将双手放在托手架上。

2）置头圈。

3）腋下垫一腋垫，距腋窝约10 cm。

4）四头带固定双上肢。

5）胸背部两侧各垫一个沙袋置于腋垫下固定。

6）两腿之间放一个大软垫（肾手术：上腿伸直，下腿屈曲；胸部手术：上腿屈曲，下腿伸直）。

7）约束下肢（肾手术：大腿下1/3；胸部手术：髋部）；如肢体不稳，需在两侧加挡板固定。

8）上麻醉架。

（4）膀胱截石位：适用于会阴部、尿道、肛门部手术。

1）在近髋关节平面放置搁脚架。

2）病人仰卧臀部位于手术床尾部摇折处，臀下及手术台摇折下垂部覆以橡皮单，必要时在臀下放一小枕，便于手术操作。

3）病人换上袜套，两腿分别放在搁脚架上，腹部应略抬高，便于血液回流。

4）将腘窝部垫以软垫，用扎脚带固定。

（5）半坐卧位：适用于鼻咽部手术

1）双上肢自然放于身体两侧。

2）将手术台头端摇高75°，尾端摇低，整个手术床后仰15°，双腿半屈，头和躯干依靠在手术台上,双手用中单固定于身体两侧。

【实训注意事项】

1. 身体不能接触金属部位,根据病人身材选择大小合适体位垫。
2. 长时间受压部位采取防护措施,体位垫应柔软、平滑、富于弹性,避免对皮肤刺激和压伤。
3. 调整体位时,注意保护各种管道及麻醉插管通畅,避免脱出、扭曲或受压。
4. 约束带松紧度适宜,避免肢体过度外展或约束带过紧造成神经损伤,保持身体各个关节处于功能位。
5. 注意保护病人隐私。

【实训评价】

1. 护士操作方法正确,动作轻巧、细致,皮肤无损伤。
2. 根据手术要求,摆放各种体位,方法正确。
3. 病人满意、合作。

【实训作业】

各种常用手术体位安置时应该注意哪些问题?

(武江涛)

实训五　手术区域皮肤消毒与铺巾

病人安置好体位后,需要对手术区域皮肤进行消毒,目的是杀灭手术切口及其周围皮肤上的病原微生物。皮肤消毒后由器械护士及手术第一助手铺盖无菌手术布单,以遮盖身体除手术野外的其他部位,避免和尽量减少手术中的污染。

【实训目的】

1. 掌握手术区域皮肤消毒、铺巾的重要性及注意事项。
2. 能对手术病人手术部位正确实施消毒、铺巾(以腹部手术为例)。
3. 培养学生具备手术室护士的团结协作精神。

【实训准备】

1. 用物准备　器械台、器械桌、手术台、无菌手术包、无菌器械包、无菌敷料包、消毒卵圆钳、0.5%聚维酮碘溶液等。
2. 人员准备

(1) 器械护士:做好手术人员无菌准备(外科洗手、穿无菌手术衣、戴无菌手套)。

(2) 巡回护士:更换手术室衣、帽、鞋、口罩等。

(3) 手术医师：外科洗手。

3. 环境准备　清洁整齐、宽敞明亮、温湿度适宜。

【实训方法及操作流程】

（一）手术区皮肤消毒（以上腹部手术为例）

1. 器械护士将盛有聚维酮碘纱布的弯盘及消毒钳递给手术医师。

2. 消毒范围上至乳头连线，下至耻骨联合，两侧至腋中线。

3. 先将消毒液倒入脐孔少许，用卵圆钳夹持浸有消毒剂的小纱布块，由腹部中心区开始涂擦，绕过肚脐。

4. 第二、第三遍都不能超出第一遍的消毒范围。第三遍消毒完毕，翻过卵圆钳用棉球的另一侧将肚脐内的消毒液蘸干。

（二）铺巾

1. 铺无菌巾　器械护士把无菌巾折边1/3，第一、第二、第三块无菌巾的折边朝第一助手，第四块无菌巾的折边朝向器械护士自己，按顺序传递给第一助手。铺无菌巾顺序：即铺于切口下方、上方及对侧，最后铺同侧。每块无菌巾的内侧缘距切口线3 cm以内，（如铺巾的医师已穿好无菌手术衣，则铺巾顺序改为：先切口下方、上方、同侧，最后对侧），用布巾钳夹住四个交角处。

2. 铺中单　切口的上、下方各铺无菌中单。

3. 铺剖腹单　将有孔洞的剖腹大单对准切口，短端向头部、长端向足，先铺上方，再铺下方，分别展开。短端盖住麻醉架，长端盖住器械托盘，两侧和足端应超过手术台下方30 cm。

【实训注意事项】

1. 消毒时不要蘸取过多消毒液，以免流到身体其他部位，灼伤皮肤。

2. 消毒范围一般以切口为中心，向四周扩散15～20 cm。

3. 严格遵循铺单顺序和方法，通常第一层手术单是按照从相对清洁到清洁、由远至近的方向铺盖的。

4. 一般要求手术区周围应有4～6层无菌单，外周至少2层。

5. 手术中无菌区布单若被水或血浸湿，应加盖另一无菌单，以隔离无菌区。

【实训评价】

1. 消毒、铺单的方法正确，动作轻巧、细致。

2. 无菌观念强。

【实训作业】

感染伤口或肛门、会阴部手术应如何消毒？

（武江涛）

实训六　手术器械台的管理

手术器械台主要用于手术中放置各种无菌物品及器械。应根据手术性质、范围进行选择。

【实训目的】

1. 掌握器械台管理原则及注意事项。
2. 能按无菌操作原则进行器械台管理。
3. 树立无菌观念,严格无菌操作原则。

【实训准备】

1. 器械台准备　根据手术的性质、范围选择器械台大小并准备无菌桌。
2. 无菌物品准备　无菌手术包、无菌器械包、无菌敷料包、无菌持物钳。
3. 护士准备　衣帽整齐,戴口罩,操作前修剪指甲、清洁双手。
4. 环境准备　清洁整齐、宽敞明亮、温湿度适宜。

【实训方法及操作流程】

1. 铺无菌桌:由巡回护士准备清洁、干燥、平整、合适的器械台,并将手术包置于其上,用手打开包布外层,再用无菌钳先远后近打开第二层包布。器械护士刷手后用手打开第三层包布,注意无菌单至少下垂 30 cm;穿无菌手术衣、戴无菌手套后,将器械分类并有序地摆放于器械台上。
2. 器械护士与巡回护士共同清点手术器械、敷料等物品。
3. 铺器械托盘:用双层手术单包裹,并在其上再铺手术巾,将手术时常用器械和物品,如刀、剪、钳等放置其上。
4. 手术开始后器械护士紧跟术中所需传递器械和物品,并及时收回、清洗,摆放整齐,术中严格遵守无菌操作原则。
5. 关体腔前再次与巡回护士共同清点手术器械、敷料等物品与术前无误,尤其是缝针、小纱布,以免遗留在病人体内。

【实训注意事项】

1. 无菌桌巾应铺置 4 层以上,桌巾下垂应当超过 30 cm。必须严格保持器械桌上无菌要求,手术中已被污染的器械或物品不能再放回原处,如术中接触胃肠道等污染的器械应放置于弯盘容器内,勿与其他器械接触。
2. 手术开始后,该无菌器械桌仅对此手术病人是无菌的,对其他病人则属于污染。
3. 已铺置未用的无菌桌保留时间为 4 小时。

【实训评价】

1. 铺无菌器械台的方法正确。

2. 无菌观念强。

【实训作业】

铺好无菌器械桌后如何区分有菌区和无菌区？如何管理好器械？

（武江涛）

实训七　手术区皮肤准备（备皮）

手术区皮肤准备简称备皮，是手术前常规准备工作之一，包括去除毛发、皮肤清洁及消毒等，通过去除手术区毛发、皮脂和污垢，以减少细菌的种类和数目，达到预防手术切口感染的目的。

【实训目的】

1. 熟悉备皮的目的、范围。
2. 掌握备皮的操作步骤、方法和注意事项。
3. 学会与病人及家属的沟通与交流。

【实训准备】

1. 用物准备　治疗盘内盛一次性剃毛刀、弯盘、纱布、治疗碗（内盛肥皂、软毛刷）、橡胶单及治疗巾、手电筒（最好是一次性备皮包）；毛巾及盛有温水的脸盆。必要时准备屏风、棉签、乙醚（或松节油）、75%乙醇、无菌治疗巾、绷带。
2. 护士准备　衣帽整齐，戴口罩，操作前修剪指甲，清洁双手。
3. 环境准备　清洁整齐、宽敞明亮、温湿度适宜。

【实训方法及操作流程】

1. 评估　① 病人：全身情况、手术区皮肤情况（注意有无皮肤损伤、感染、皮肤疾病）、心理状况、配合程度。② 用物：用物齐全，符合要求。③ 护士：护士着装符合要求。④ 环境：宽敞清洁，室温适宜，符合操作要求。
2. 核对　操作前核对医嘱、治疗卡；将用物携至床旁，再次核对病人信息（床号、姓名、床尾卡、腕带），并解释备皮的目的和意义。
3. 操作方法

（1）关闭门窗，安置合适体位，必要时以屏风遮挡。

（2）铺好橡胶单和治疗巾（或一次性纸垫），保护床单位，暴露手术部位，注意保暖。

（3）将弯盘放于治疗巾（或一次性纸垫）上，戴一次性手套，检查并打开备皮刀。

（4）用软毛刷蘸肥皂水（或滑石粉）涂局部，一只手绷紧皮肤，另一只手持剃毛刀分区剃净毛发。

（5）备皮范围见本书第七章第二节"手术前病人的护理"。

(6) 用手电筒照射,仔细检查有无毛发残留或皮肤损伤。

(7) 用毛巾浸温水洗净局部毛发及肥皂液(腹部手术应用棉签蘸乙醚或松节油清洁脐窝部污垢,然后用75%乙醇消毒)。

(8) 协助病人更换清洁衣裤,整理用物,撤去屏风,开窗通风,洗手,并记录。

(9) 健康教育:① 解释术前备皮的重要性,告知注意事项。② 指导病人注意保持备皮部位清洁,勿搔抓皮肤。③ 备皮部位防止无菌巾松脱,如被污染,及时告诉医护人员需重新备皮。

【实训注意事项】

1. 剃毛刀片应锐利,最好使用一次性剃刀,减少交叉感染。

2. 剃毛时,应绷紧皮肤,分区剃毛,备皮刀与皮肤成45°,顺着毛发生长的方向剃净毛发,不能逆行剃除毛发,以免损伤毛囊。

3. 剃毛后须检查皮肤有无割痕或裂缝及发红等异常情况,一旦发现,应详细记录并通知医师。

4. 操作过程应注意保暖,避免受凉感冒。

5. 小儿皮肤备皮,一般不剃毛,只做清洁处理。

6. 皮肤准备时间宜在术前2小时,若皮肤准备时间已超过24小时,应重新准备。

【实训评价】

1. 护士操作方法正确、动作轻巧、细致、皮肤无损伤。

2. 病人手术区皮肤准备符合手术要求。

3. 病人及其家属满意、合作。

【实训作业】

李先生,50岁。因"急性阑尾炎"入院,拟行手术治疗。请给病人做皮肤准备,并叙述备皮范围及注意事项。

(郭书芹)

实训八 更换敷料(换药)

更换敷料又称换药,是对经过初期治疗的伤口(包括手术切口)做进一步处理的总称。用于创伤和手术后伤口、感染性伤口、体表溃疡及窦道等,包括检查伤口、清洁伤口、清除脓液、分泌物及坏死组织、覆盖敷料。其目的是动态观察伤口的生长情况,及早发现异常;及时清洁伤口、清除异物、坏死组织、分泌物和过剩的肉芽组织等,保持引流通畅,防止附加损伤与污染;保护新生肉芽组织和上皮,为促进伤口愈合创造良好的局部条件。

【实训目的】

1. 掌握更换敷料的操作步骤、方法、护理措施和注意事项。

2. 熟悉更换敷料的目的、消毒范围。
3. 学会与病人及家属的沟通与交流。

【实训准备】

1. 用物准备　换药包(一次性弯盘或换药碗2只,无齿镊2~3把,聚维酮碘和生理盐水棉球若干并分放弯盘两侧,无菌纱布若干)、凡士林纱布、胶布、绷带、棉签、一次性中单等,根据伤口类型准备引流物或药物纱布,必要时准备血管钳、手术刀、手术剪及探针。特殊伤口准备所需溶液及药品等。

2. 护士准备　衣帽整齐,戴口罩,操作前修剪指甲,清洁双手,必要时戴手套。

3. 环境准备　清洁整齐、宽敞明亮、温湿度适宜,必要时屏风遮挡。

【实训方法及操作流程】

1. 评估　① 病人:全身情况、原伤口敷料情况(注意渗出液的性质、量、气味、颜色,有无感染等)及伤口周围皮肤的情况、自理能力、心理状况、配合程度。② 用物:用物齐全,符合要求。③ 护士:护士着装符合要求,做好标准防护。④ 环境:宽敞清洁,室温适宜,符合操作要求。

2. 核对　操作前核对医嘱、治疗卡;将用物携至床旁或安置病人于换药室,再次核对病人信息(床号、姓名、床尾卡、腕带),并解释换药的目的和意义。

3. 操作方法

(1) 关闭门窗,安置合适安全体位,保护病人隐私,必要时以屏风遮挡。

(2) 铺好治疗巾(或一次性纸垫),保护床单位,暴露换药部位,注意保暖。

(3) 揭去胶布,先用手取下外层敷料,将沾污敷料内面向上放在弯盘中,再用镊子取下内层敷料放在弯盆内,沾有脓血一面应向下。如有分泌物干结,用生理盐水湿润后再揭下。

(4) 用双手执镊法操作。首先用聚维酮碘消毒伤口周围皮肤,清洁伤口由内向外,感染伤口则由外向内消毒,再用生理盐水棉球沾吸除去伤口内分泌物及脓液,由中央到边缘,必要时用剪刀去除伤口内异物、坏死组织等。

(5) 覆盖无菌敷料并包扎固定伤口,先用凡士林纱布或其他纱条覆盖创面,再用干纱布覆盖,外敷料边缘大于伤口5 cm,用胶布固定。必要时以绷带或多头带包扎固定。若创面大、渗液多,可加用棉垫;关节部位胶布不易固定时须用绷带包扎。

(6) 胶布或绷带固定后,协助病人取舒适卧位。

(7) 整理用物。

(8) 健康教育:① 解释更换敷料的重要性,告知注意事项及下一次更换敷料或拆线的时间。② 指导病人注意保持伤口清洁,不要搔抓皮肤。③ 注意观察局部血运、伤口包扎松紧是否合适、伤口有无出血或发生感染等。

【实训注意事项】

1. 换药过程中严格执行无菌操作规程,凡接触伤口的器械物品均应灭菌,两把镊子必须分用操作,一把用来夹持无菌物品,一把接触伤口,避免医源性感染或交叉感染。

2. 伤口清洗一般选用生理盐水或对人体组织没有毒性、刺激性小的消毒剂。

3. 如病人同时有多处伤口需换药,应先换清洁伤口,后换感染伤口。清洁伤口换药时,应从伤口中间向外消毒;感染伤口换药时,应从伤口外向中间消毒;有引流管时,先清洁伤口,再清洁引流管。

4. 更换敷料的厚度,至少8~12层。更换次数、间隔时间,依据伤口具体情况遵医嘱而定,过于频繁换药会损伤新生上皮组织和肉芽组织。一期缝合伤口术后2~3日换药1次,至拆线时再换药。分泌物少、肉芽生长良好的伤口隔日换药。分泌物多、感染重的伤口,每日1次或数次。

5. 胶布固定时,粘贴方向应与病人肢体或躯体长轴垂直,伤口包扎不可固定太紧,影响局部血液循环。

6. 换药过程中密切观察病情,出现异常情况及时报告医师。

7. 对于高度传染性伤口,严格实行隔离制度,专人负责,单独灭菌,焚烧处理。

8. 脓肿切开引流后的伤口,换药时一定要将脓液清除干净,置引流条时要送至脓腔底部,但不可过紧,不可堵塞外口,以免影响引流。

【实训评价】

1. 护士操作方法正确、动作轻巧、细致、未污染伤口。
2. 病人切口皮肤或创面清洁干燥,引流有效,愈合状态好。
3. 病人及其家属满意、合作。

【实训作业】

杨先生,35岁。因"急性胃穿孔手术后3日",拟行手术切口换药术。请为病人更换敷料,并叙述更换敷料的注意事项和不同类型伤口更换敷料的先后顺序。

(周淑萍)

实训九 清创缝合术

清创缝合术,是处理开放性损伤最重要、最基本、最有效的手段。通过清创,清除开放伤口内的异物,切除坏死、失活或严重污染的组织、缝合伤口,尽量减少污染,使污染伤口变为清洁或接近清洁伤口,当即缝合或延期缝合,使开放性损伤变为闭合性损伤,以期达到一期愈合的目的。

【实训目的】

1. 掌握清创缝合术的操作步骤、方法、护理措施和注意事项。
2. 熟悉清创缝合术的目的、清创范围。
3. 学会与病人及其家属沟通、交流,能对病人和家属进行正确的健康指导。

【实训准备】

1. 用物准备 一次性弯盘2只,无齿镊2把,生理盐水,肥皂水棉球,聚维酮碘和生理盐水棉球若干,分放弯盘两侧,无菌纱布若干、胶布、绷带、棉签、无菌巾等,必要时准备引流物或药液(3%过氧化氢溶液等)、手术器械、无菌手套、模拟伤口、无菌缝合包(内有持针钳、手术镊、血管钳、线剪各1把,缝针、缝线、无菌纱布等若干)等。

2. 护士准备　衣帽整齐,戴口罩,操作前修剪指甲、清洁双手。必要时穿手术衣、戴无菌手套。

3. 环境准备　清洁整齐、宽敞明亮、温湿度适宜,必要时屏风遮挡。

【实训方法及操作流程】

1. 评估　① 病人:全身情况、伤口情况(注意伤口大小、严重程度、有无感染等)、心理状况、配合程度。② 环境:宽敞清洁,室温适宜,符合操作要求。③ 用物:用物齐全,符合要求。④ 护士:护士着装符合要求,做好标准防护。

2. 核对　操作前核对医嘱、治疗卡;将用物携至床旁,再次核对病人信息(床号、姓名、床尾卡、腕带),并解释清创缝合的目的和意义。

3. 操作方法

(1) 关闭门窗,安置合适体位,保护病人隐私,必要时以屏风遮挡。

(2) 铺好橡胶单和治疗巾(或一次性纸垫),保护床单位,暴露手术部位,注意保暖。

(3) 用无菌纱布覆盖伤口后,用肥皂水棉球洗去伤口周围皮肤上污物,剪去毛发,尽量扩大范围,若有油垢应先用汽油或乙醚擦净,再以生理盐水洗净皮肤。去除伤口内纱布,暴露伤口深部,检查创腔。用生理盐水和3%过氧化氢溶液反复冲洗伤口,利用机械冲击力和过氧化氢形成的气泡,除去伤口内血肿、脱落的组织碎片、泥沙和异物等,清理伤口直至比较清洁和显露血液循环良好的组织。擦干伤口周围皮肤,用无菌纱布覆盖伤口。

(4) 根据伤情选择麻醉方式。

(5) 更换无菌手套和器械,更换伤口上的纱布,然后用2%碘酊及70%～75%乙醇或其他消毒液如聚维酮碘等,依次由内向外消毒伤口周围皮肤,注意不要使消毒液流入伤口内,之后铺无菌巾。

(6) 若为深部伤口,可适当扩大伤口和切开筋膜,切开的范围以获得充分暴露为度。去除血凝块及异物,切除坏死、半游离及受污染、无活力的软组织,修剪创口边缘皮肤,一般切除2～3 mm即可。注意彻底止血以免形成血肿。对颜面部、手指、关节附近的组织,不宜切除过多,以免影响缝合和功能。尽可能保留和修复重要的血管、神经和肌腱,考虑形态和功能的恢复。

(7) 重新消毒,更换手术单、器械及术者手套。生理盐水反复冲洗伤口,进一步止血并缝合伤口。① 依组织层次缝合伤口,缝合时左手执有齿镊,提起组织边缘,右手执持针钳,用腕臂力由外旋进,顺针的弧度刺入组织,持针器从针后部顺势前推,从对侧穿出。② 用血管钳或持针钳夹住露出的针前端,顺针的弧度外拔,执有齿镊的左手改用中指、环指、小指三指握有齿镊,拇指和示指捏住针眼处的针和线。③ 把线从组织适当拉出,用手或持针钳或血管钳打结。

(8) 可在伤口低位放置橡皮管或橡皮片引流,术后48小时左右拔除;或者只缝合深部组织,用长纱条疏松地填塞,延期缝合皮下组织及皮肤,缝合时勿残留死腔。注意贯通伤的出入口均需做引流,视具体情况局部应用抗生素。

(9) 厚纱布垫覆盖伤口,用胶布按与伤口轴线相垂直的方向粘贴,不宜环行粘贴,以免组织肿胀发生血液循环障碍。骨折或广泛组织损伤时,用石膏托或夹板固定、绷带包扎,注意观察末梢血液循环。

(10) 整理用物。

(11) 健康教育:① 解释术前清创缝合的重要性,告知注意事项及大致换药、拆线时间。② 指导病人注意保持损伤部位的清洁,不要搔抓皮肤。③ 注意观察局部血运、伤口包扎松紧是否合适、伤口有无出血或发生感染等。

【实训注意事项】

1. 严格遵守无菌操作原则,避免医源性感染或交叉感染。
2. 非功能性血管活动性出血应结扎止血,功能性血管出血可暂时钳夹,等待修复;清创后观察伤口的引流情况,如出血过多应及时检查并止血。
3. 清创后保持有利于引流的体位和关节的功能位置。
4. 要保证缝合创面或伤口的良好对合,缝合应分层进行,对齐伤口两侧皮肤,检查缝合伤口有无残腔,防止积液、积血及感染。
5. 缝合时进针与出针距创缘的距离大致一致,针与针的间距大致相当。
6. 打结时一定要打方结、外科结或三重结,不能是活结、假结。
7. 注意缝合处的张力,结扎缝合线的松紧度应以切口边缘紧密相接为准,不宜过紧。
8. 伤口引流物一般在术后24~48小时引流停止时拔除。
9. 指导病人早期活动,促进功能恢复。

【实训评价】

1. 护士操作方法正确、动作轻巧、细致、无加重组织损伤。
2. 病人创面清洁,缝合伤口有无残腔。
3. 病人及其家属满意、合作。

【实训作业】

王先生,56岁。因车祸致右小腿开放性撕裂伤入院,拟行清创缝合术治疗。请给病人做清创缝合术,并叙述清创缝合的步骤及注意事项。

(周淑萍)

实训十　止血带的使用

止血带止血是当四肢手术或四肢大动脉出血时,应用不同类型的止血带,通过加压压迫血管,阻断动脉和静脉血流达到止血目的的方法。此法使用不当或使用时间过长,可造成远端肢体缺血、坏死、残疾,因此此法在采用加压包扎及指压止血方法不能有效控制出血时,作为紧急止血措施选用,只能短时间使用。

止血带的种类有卡带式止血带、布条式止血带、橡胶管止血带和充气气囊止血带等。注意不可使用绳索、金属丝、电线等物品止血。使用止血带时一定要垫衬垫,以保护局部软组织,避免受损。

【实训目的】

1. 掌握止血带的操作步骤、方法和注意事项。
2. 熟悉应用止血带的目的、范围。
3. 学会与病人及其家属的沟通与交流。

【实训准备】

1. 用物准备　卡带式止血带、布条式止血带、橡胶管止血带和充气气囊止血带各 1 条,伤员病情分类标志 2 条(红、白各 1 条),衬垫 1 个,医用纱布或棉垫数块(用于压迫出血部位),笔 1 支。
2. 护士准备　衣帽整齐,洗手,戴口罩。
3. 环境准备　清洁整齐、宽敞明亮、温湿度适宜。

【实训方法及操作流程】

1. 评估　① 病人:意识、生命体征、出血情况、目前止血方法及效果。② 用物:用物齐全,符合要求。③ 护士:护士着装符合要求。④ 环境:环境安全。
2. 核对　操作前核对医嘱、治疗卡;将用物携至床旁,再次核对病人信息(床号、姓名、腕带),并解释止血带的目的、注意事项。
3. 操作方法
(1) 抬高患肢,压迫止血。
(2) 放置衬垫于止血部位皮肤上(伤口上部)。
(3) 止血带加压止血。

1) 卡带式止血:将止血带缠绕肢体,拉紧扣环至远端动脉搏动消失或出血停止。(图实训 10-1)

2) 布条式止血:① 勒紧止血法,用绷带或三角巾叠成带状或用现场可采用的布料等在伤口上部(近心端)勒紧止血,第一道绕扎为衬垫,第二道压在第一道上面,并适当勒紧。② 绞紧止血法,将叠成带状的三角巾在伤口上部(近心端)绕肢体一圈,两端向前拉紧打一活结,形成第二道带圈。将硬质条状物如小木棒、笔杆、筷子等作为绞棒,插在第二道带圈内,提起绞棒绞紧后,将木棒一头插入活结套内,并把活结套拉紧固定(图实训 10-2)。

3) 橡胶管止血:左手拇指、示指和中指紧握止血带距带端 10 cm 处,手背向下,右手将止血带适当拉紧拉长,绕肢体 2~3 圈,然后将止血带塞入左手的示指与中指之间,示指、中指紧夹住止血带向下牵拉,成为一个活结。注意绕圈时使橡皮带的末端压在紧缠的橡皮带下面(图实训 10-3)。

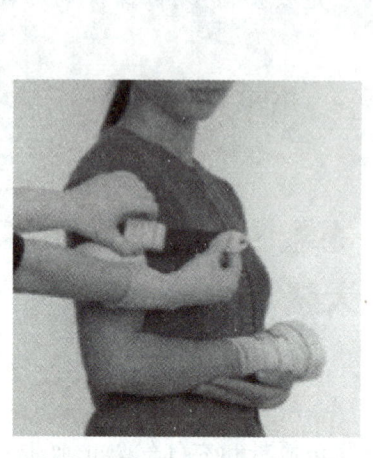

图实训 10-1　卡带式止血

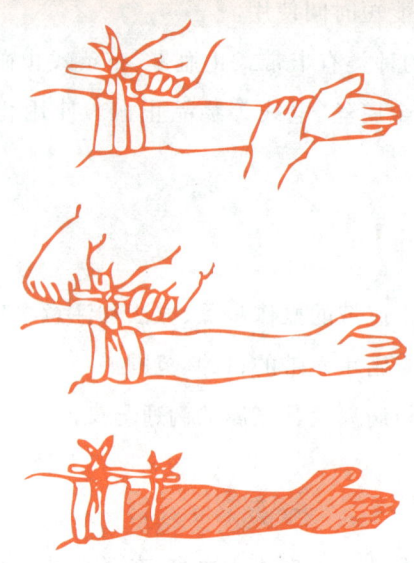

图实训 10-2　绞紧止血法

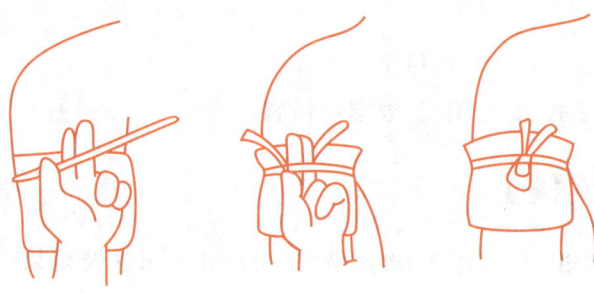

图实训 10-3　橡胶止血带止血法

4）充气式止血：抬高患肢，压迫止血，放置衬垫。根据受伤肢体，选择合适宽度的充气止血带，如大号止血袖带宽 10 cm，适用于成年人下肢，中号止血袖带宽 8 cm，适用于成年人上肢和儿童下肢，小号止血袖带宽 6 cm，适用于儿童上肢。将充气止血带绑在止血部位皮肤上方（上肢在上臂上 1/3 处，下肢在大腿中上部），充气至远端动脉搏动消失或出血停止即可。成年人一般止血压力为上肢 33.3～40 kPa（250～300 mmHg），下肢 53.4～80 kPa（400～600 mmHg），还可根据病人收缩压确定，上肢大于收缩压 30～50 mmHg，下肢大于收缩压 50～70 mmHg。有时亦可使用血压计袖带进行充气止血（图实训 10-4）。

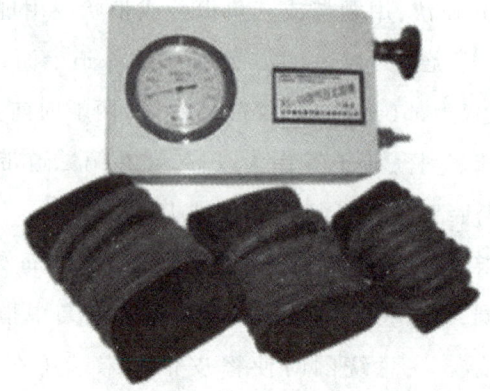

图实训 10-4　充气式气压止血仪

（4）观察止血效果。

（5）记录缚扎止血带的部位、时间、压力。

【实训注意事项】

止血带使用不当可造成严重后果，因此在使用时须做到以下几点。

1. 适用范围　止血带一般在加压包扎不能止血等紧急情况下方可使用。

2. 部位　扎止血带位置要准确，止血带离出血点不能太远，应扎在伤口的近心端，并尽量靠近伤口，以防止产生多部位的组织缺血。上臂缚扎止血带时，宜在上1/3处，上臂中下1/3处禁忌缚扎止血带，因容易损伤桡神经；大腿缚扎止血带时宜在上2/3处；前臂和小腿因有两骨，且动脉常走行于两骨之间，止血带止血效果差。但目前也有人主张把止血带缚扎在紧靠伤口上侧的健康部位，有利于最大限度地保存肢体。

3. 衬垫　止血带不能直接扎在皮肤上，在止血带与皮肤之间衬垫（如敷料、衣物、毛巾等），切忌用绳索或铁丝直接加压。如有带塑料槽板的橡皮止血带，效果更佳。

4. 压力　要适当，以出血停止、远端摸不到动脉搏动为度。充气止血带则可检测到具体的加压压力。

5. 标记　缚扎止血带病人身上应有明显标记，可在病人胸前别上红色布条，以便优先处理和后送。在伤口处应同时做好标记并记录使用止血带时间及部位，并且暴露缚扎止血带部位，密切观察肢端血液循环。

6. 松解止血带时间　缚扎止血带总时间一般不宜超过3小时，每30分钟至1小时松止血带1次，每次松解时间为1~2分钟，松解时伤口处用敷料加压或用指压法止血，如松解后发现出血已停止或明显减轻，则可改用加压包扎止血法；如需重新缚扎止血带，宜在另一稍高平面进行。松止血带时间记录在伤口处的标记处。止血带最终松解前，必须先补充血容量，做好纠正休克和止血用器材或手术准备，在密切观察下放松止血带。若止血带缠扎过久，组织已发生明显广泛坏死，在截肢前不宜放松止血带。

7. 记录　记录缚扎止血带时间，做好交接班。

【实训评价】

1. 护士操作方法正确、动作轻巧。
2. 病人未出现远端肢体缺血、坏死等并发症。

【实训作业】

王先生，20岁。小腿因外伤大出血，经加压包扎及指压止血后无效。请立即实施正确的方法止血，并叙述注意事项。

（周淑萍）

实训十一　绷带包扎

绷带包扎是外科治疗的一种基本技术,包括普通绷带和弹性绷带包扎。绷带借助物理作用,达到固定和治疗患处的目的,如固定敷料,防止伤口进一步损伤和污染,压迫止血,减轻疼痛等作用。绷带包扎要求牢固、舒适、整齐、美观并符合节约的原则。

【实训目的】

1. 掌握绷带包扎的操作步骤、方法和注意事项。
2. 熟悉应用绷带包扎的目的、范围。
3. 学会与病人及其家属的沟通与交流。

【实训准备】

1. 用物准备　① 卷轴绷带,为较常用的包扎用物,急救时使用的多为软质纱布绷带,长度一般为 6 m,宽度 3～10 cm 不等,应根据伤员伤口大小及部位选用合适的绷带。② 无菌纱布,伤口上必须覆盖无菌敷料。在紧急状况下,如无绷带和纱布,可用洁净的毛巾、衣服、被单等代替。

2. 病人准备　包扎时向病人做好解释,包括包扎的目的、操作要点和注意事项。并合理安置病人的体位,保证病人舒适,如安排病人取卧位或坐位。检查包扎部位皮肤是否清洁并保持干燥。按包扎部位选择宽度合适的绷带卷,绷带潮湿或落地污染均不宜使用。

3. 环境准备　环境安全、整洁。

【实训方法及操作流程】

1. 评估　① 病人:伤情,伤口的大小、部位及出血情况,受伤部位有无组织外露。② 用物:用物齐全,符合要求。③ 护士:护士着装符合要求。④ 环境:环境安全。

2. 核对　操作前核对医嘱、治疗卡;将用物携至床旁,再次核对病人信息(床号、姓名、腕带),并解释绷带包扎的目的、过程及注意事项。

3. 操作方法

（1）快速查找伤口,同时决定包扎方法。

（2）检查伤口,清创后(如果是现场急救,此步骤省略),用无菌纱布覆盖伤口(现场急救时可用干净的毛巾等替代)。

（3）根据不同部位选用不同方法包扎。包扎要求牢固、舒适、整齐、美观,应注意包扎的起点、止点和着力点及包扎时绷带的走行方向。绷带包扎的基本方法如下。

1）环形包扎法:是最基本、最常用的绷带包扎方法。用于包扎肢体周径相同部位的小伤口如颈、腕、胸、腹等部位,以及不同绷带包扎法的开始与结束时。将绷带做环形重叠缠绕,下一圈完全遮盖前一圈绷带(图实训 11-1a),为使其固定牢固,在放置绷带始端时略倾斜,将斜角翻折并压在第二、第三圈之间,绷带尾端用胶布固定或将绷带尾中间剪开,打结固定。

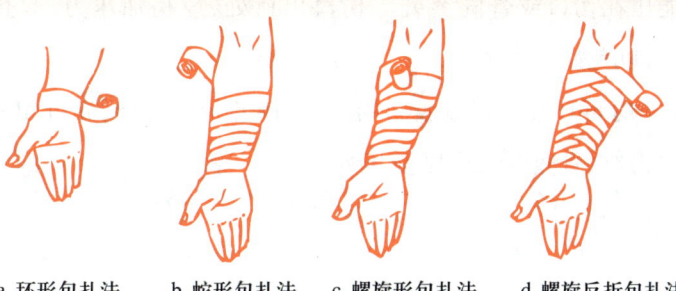

a. 环形包扎法　　b. 蛇形包扎法　　c. 螺旋形包扎法　　d. 螺旋反折包扎法

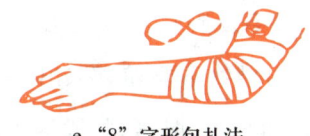

e. "8"字形包扎法

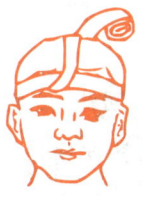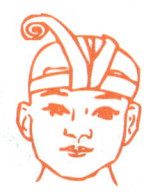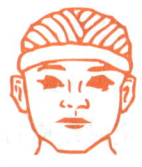

f. 回返包扎法

图实训 11-1　卷轴绷带基本包扎法

2) 蛇形包扎法：用于邻近两处伤口包扎的过渡，如由前臂迅速延伸至上臂时，一般仅用于绷带不足或临时简单固定夹板或敷料。包扎时，先将绷带以环形法缠绕伤肢数圈，然后斜行上缠，各圈绷带间互不遮盖或以绷带宽度为间隔（图实训 11-1b）。

3) 螺旋包扎法：用于包扎上下周径基本相同的部位如躯干、大腿、上臂、手指等。先以环形包扎法缠绕伤肢数圈，然后稍微倾斜螺旋向上缠绕，每圈绷带遮盖上一圈的 1/3～1/2（图实训 11-1c）。

4) 螺旋反折包扎法：用于包扎上下周径大小不等的肢体部位，如前臂、小腿等。基本方法同螺旋包扎法，但每绕一周均把绷带以一定角度向下反折，为确保美观和可靠固定，反折部位宜在相同方向，使之成一直线（图实训 11-1d）。注意不要在伤口上或骨隆突处进行反折。

5) "8"字形包扎法：应用范围较广，可用于包扎直径不一致的部位如手掌或屈曲的关节如肩、肘、膝等部位。先以环形包扎法缠绕伤肢数圈，然后将绷带由下而上，再由上而下，以伤处或关节为中心，重复作"8"字形旋转缠绕，每圈绷带遮盖上一圈的 1/3～1/2（图实训 11-1e）。

6) 回返包扎法：多用于包扎没有顶端的部位如头部、指端或截肢残端。如头部外伤时用绷带进行的帽式包扎（图实训 11-1f）。

【包扎要点】

1. 起点　包扎均由远心端开始，先环形包扎 2 周，将其始端固定，再向近心端包扎。指（趾）端外露，以便观察肢体末梢血运情况。

2. 移行与着力点　每包扎一周应压住前一周的 1/3～1/2，用力均匀，松紧度适宜，使绷带平整均匀,反折部分不能压在伤口或骨隆突处。伤口出血处,应稍加压力,起止血作用。若脓腔引流伤口,则不要太用力,以免妨碍引流。

3. 止点　包扎完毕时再环绕2周以胶布固定,或撕开带端打结,亦可用安全别针固定。打结应在肢体外侧,不可在伤口、骨隆突及坐卧受压处。

【实训注意事项】

1. 包扎伤口时,一般须先简单清创并盖上消毒纱布,然后再使用绷带、三角巾等。操作时应避免加重疼痛或导致伤口出血及污染。手及脏物不要触及伤口,不要用水冲洗伤口(除化学伤外),突出体腔外的内脏不要回纳,伤口内异物不要随意取出。

2. 包扎松紧要适宜,在皮肤褶皱处如腋下、肘窝、腹股沟等,需用棉垫、纱布等作为衬垫,骨隆突处也应使用棉垫加以保护。对于受伤肢体应予适当扶托物加以抬高。包扎时必须保持肢体功能位,如肘关节包扎时应保持屈肘90°。

3. 包扎时注意自远心端向近心端缠绕绷带,有助于静脉血液回流,要将指(趾)端外露,以便观察血运情况。绷带固定时结应打在肢体的外侧面,注意不要结扎在伤口上、骨隆突处或易于受压的部位。

4. 解除绷带时,先解开固定结或取下胶布,然后用两手相互传递松解绷带;紧急状况或绷带已被伤口分泌物浸透干涸时,可用剪刀剪开以迅速解除绷带。

【实训评价】

1. 护士操作方法正确、动作轻巧。
2. 包扎松紧适宜,远端肢体血运良好,病人无不适主诉。

【实训作业】

李女士,20岁。因穿高跟鞋导致踝关节扭伤。请在处理后,实施正确的绷带包扎方法,并叙述绷带包扎的注意事项。

(周淑萍)

实训十二　三角巾包扎

三角巾包扎是外科治疗的一种基本技术,可以起到固定敷料,压迫止血,减轻疼痛,防止伤口进一步损伤和污染等作用。

三角巾制作简单,用法容易掌握,可用于各部位损伤的包扎,应用时可根据受伤部位的情况对三角巾形状做出多种调整,如折成条带、燕尾巾或连成双燕尾巾使用。

三角巾包扎一般在紧急情况(如在战地创伤救护时)及病人较多时,在其他包扎材料短时间内无法满足需要时适用;主要用于头、胸、腹、四肢等处的损伤包扎,还可作悬吊带用。

【实训目的】

1. 掌握三角巾包扎的操作步骤、方法和注意事项。
2. 熟悉应用三角巾包扎的目的、范围。
3. 学会与病人及其家属的沟通与交流。

【实训准备】

1. 用物准备 ① 三角巾,为正方形的白布或纱布对角剪开制成,顶角(90°角)处有用于打结固定的细布带(顶角系带),斜边称为底边,另两个角称为底角,使用时可将三角巾折叠成条状、燕尾状。② 无菌纱布,伤口上必须覆盖无菌敷料。在紧急状况下,如无绷带和纱布,可用洁净的毛巾、衣服、被单等代替。

2. 病人准备 包扎时向病人做好解释,包括包扎的目的、操作要点和注意事项,并合理安置病人体位,保证病人舒适,如安排病人取卧位或坐位。

3. 环境准备 环境安全、整洁。

【实训方法及操作流程】

1. 评估 ① 病人:伤情,伤口的大小、部位及出血情况,受伤部位有无组织外露。② 用物:用物齐全,符合要求。③ 护士:护士着装符合要求。④ 环境:环境安全。

2. 核对 操作前核对医嘱、治疗卡;将用物携至床旁,再次核对病人信息(床号、姓名、腕带),并解释三角巾包扎的目的、过程及注意事项。

3. 操作方法

(1) 头面部包扎:

1) 头部帽式包扎:将三角巾的底边向上反折约 3 cm,其正中部置于伤员前额,使反折朝外与眉平齐(露出眉毛),顶角经头顶拉向枕部,两底角经两耳上方(露出耳朵),拉向枕后紧压顶角并交叉,然后两个底角由枕后绕回前额中央,打结固定(图实训 12-1)。顶角拉紧后塞入两底角所形成的折边中。

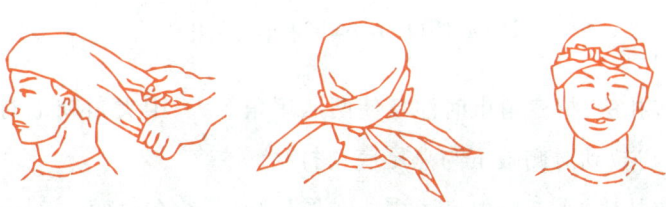

图实训 12-1 头部三角巾帽式包扎法

2) 头面部风帽式包扎法:在三角巾的顶角和底边中央各打一结(两结之间的距离,根据病人头部大小调整),顶角结放置于额前,底边结放置于枕后下方,包住头部,两底角往下拉紧并向外反折,交叉包绕下颌部,然后拉到枕后置于底边结之上,打结即成风帽状包扎(图实训 12-2)。

3) 面部面具式包扎法:将三角巾顶角打一结,放置于头顶上,然后将三角内置于面部(眼睛、鼻孔及口腔处各剪一个小口),将左右两底角拉紧到枕后交叉,再绕到下颌前打结。也可将顶角

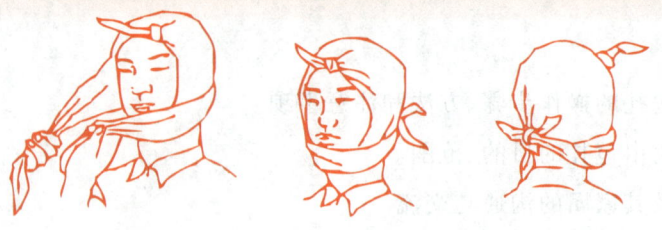

图实训 12-2　头面部三角巾风帽式包扎法

结放在下颌部,底边平放于头顶并紧拉向枕后,将底边左、右角提起拉紧,交叉压住底边,两底角再绕至前额打结(图实训 12-3)。

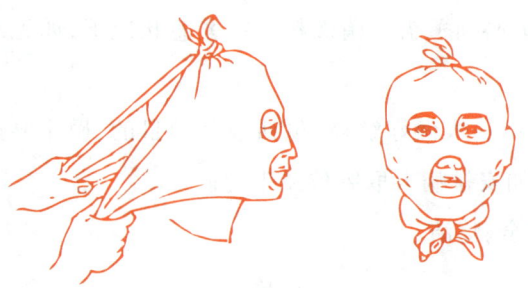

图实训 12-3　面部面具式包扎法

(2) 肩、胸背部包扎:

1) 燕尾巾单肩包扎法:将三角巾折成燕尾状,把燕尾中夹角朝上,放置于伤肩,注意向后的一角压住并稍大于向前的角,燕尾的底边包绕上臂上部并打结,两燕尾角则分别经胸、背拉紧到对侧腋下打结(图实训 12-4)。

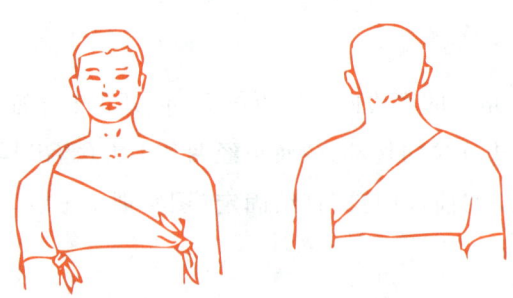

图实训 12-4　燕尾巾单肩包扎法

2) 燕尾巾双肩包扎法:折三角巾时注意使两燕尾角等大,中夹角朝上对准颈部,两燕尾披在双肩上,分别经左、右肩拉到对侧腋下与燕尾底角打结。

3) 三角巾胸部包扎法:将三角巾底边横放在伤员胸部,约在肘弯上 3 cm,三角巾的中部盖在胸部伤处,顶角越过伤侧肩部垂向背部,两端拉向背部,与顶角一起打结(图实训 12-5)。

4) 燕尾巾胸部包扎法:将三角巾折成燕尾状,其底部反折 2~3 cm,横放于胸部,两角向上,分别放置于两肩并拉至颈后打结,再用顶角带子绕至对侧腋下打结(图实训 12-6)。应用三角巾、燕尾巾包扎伤员背部的方法与胸部包扎相同,只是位置相反,结打于胸部。

(3) 腹、臀部包扎:

1) 燕尾巾腹(臀)部包扎法:将折成燕尾的三角巾底边系带围腰打结,燕尾中夹角对准大腿

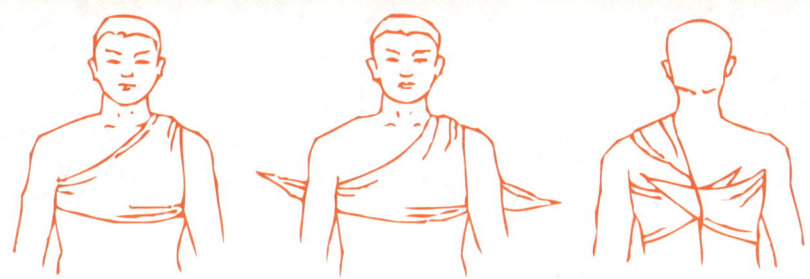

图实训 12-5　三角巾胸部包扎法

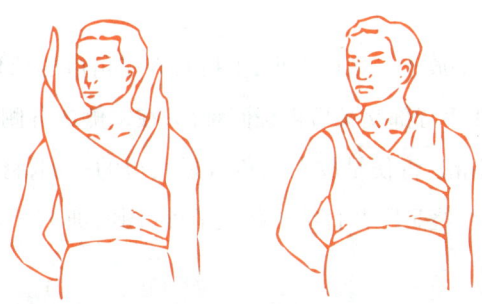

图实训 12-6　燕尾巾胸部包扎法

外侧中线,前角略大于后角并压住后角,前角经会阴向后拉紧与后角打结。臀部包扎方法和腹部相同,只是位置相反,后角大于前角。

2) 三角巾腹(臀)部包扎法:将三角巾顶角朝下,底边横放置于脐部,拉紧两侧底角在腰部打结,顶角则经过会阴拉到臀部上方,与两底角余头打结。

3) 腹部内脏脱出伤员的处理:① 放松腹肌,无下肢骨折者,将伤员双腿屈曲,使腹肌放松,防止内脏继续脱出(图实训 12-7)。② 防止污染:脱出的内脏严禁回纳,防止加重污染。处理时可先用无菌纱布盖住脱出的脏器,再用三角巾或毛巾围成环垫放在脏器周围,然后用大小适当的碗扣住内脏,最后用三角巾包扎固定。也可以用保鲜膜覆盖在脱出的脏器上,防止污染。③ 取合适卧位:包扎后取仰卧位,屈曲下肢,可在膝下垫以衣物软枕等,保持病人舒适,须注意腹部保温,防止肠管过度胀气。

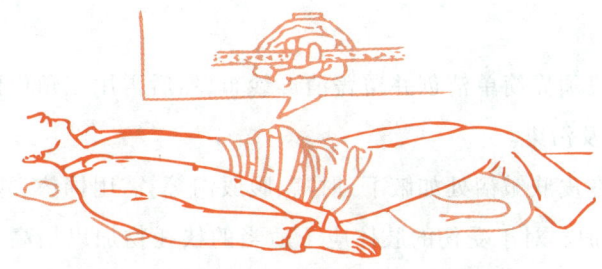

图实训 12-7　腹部内脏脱出伤员的处理

(4) 四肢包扎:

1) 三角巾上肢包扎法:三角巾一侧底角打结后套在伤侧手上,注意打结时留较长的余头备用,另一侧底角沿手臂后侧拉紧到对侧肩上,用三角巾顶角包裹伤肢,将前臂屈曲至胸前,拉紧两底角打结(图实训 12-8)。

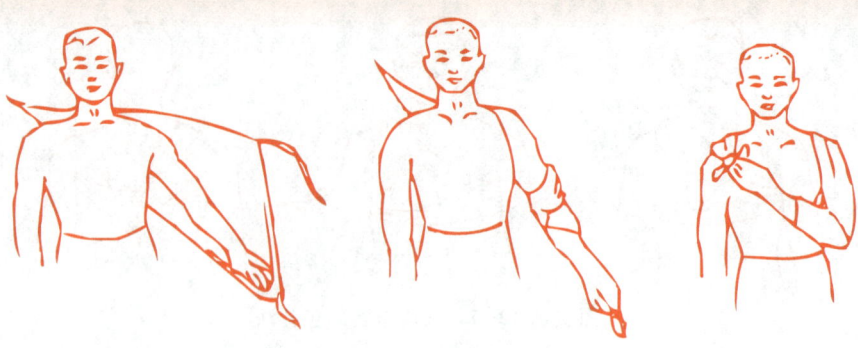

图实训 12-8　三角巾上肢包扎法

2）三角巾手包扎法：将手平放于三角巾中央，手指对齐三角巾的顶角，底边位于腕部，提起顶角将其放置于手背上，拉紧两底角在手背部交叉后再绕回腕部，在掌侧或背侧打结固定（图实训 12-9）。

3）三角巾小腿及足部包扎法：将伤足放在三角巾近底边的一侧，将较长一侧底角提起，然后缠绕小腿打结，用另一侧的底角包足，绕足踝并打结于踝关节处（图实训 12-10）。

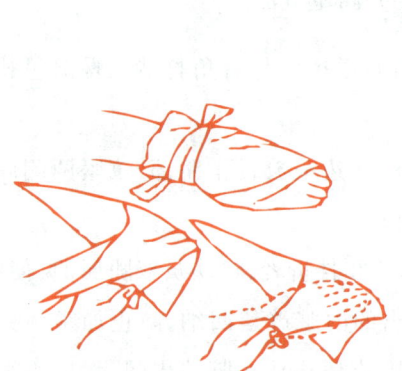
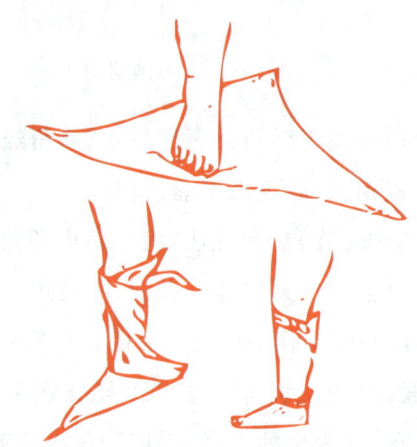

图实训 12-9　三角巾手部包扎法　　　　图实训 12-10　三角巾小腿及足部包扎法

4）三角巾膝、肘关节包扎法：根据伤口情况将三角巾折叠成适当的宽条带后，将其中部放在膝盖上，两端拉至膝后交叉，再由后向前并绕至膝外侧打结。

【实训注意事项】

1. 包扎伤口时，一般须先简单清创并覆盖消毒纱布，然后再用三角巾包扎。操作时应避免加重疼痛或导致伤口出血及污染。

2. 包扎松紧适宜，在皮肤皱褶处如腋下、肘窝、腹股沟等，需用棉垫、纱布等作为衬垫，骨隆突处也应使用棉垫加以保护。对于受伤的肢体应予适当的扶托物加以抬高。包扎时必须保持肢体功能位置，如肘关节包扎时应保持屈肘 90°。

3. 固定时三角巾的结应打在肢体的外侧面，注意不要打在伤口上、骨隆突处或易于受压的部位。

4. 紧急状况或三角巾已被伤口分泌物浸透干涸时，可用剪刀剪开以迅速解除绷带。

【实训评价】

1. 护士操作方法正确、动作轻巧。

2. 包扎松紧适宜,远端肢体血运良好,病人无不适主诉。

【实训作业】

陈先生,30岁。外伤致头皮损伤大出血,经压迫止血后,请实施正确的三角巾包扎方法,并叙述注意事项。

(周淑萍)

实训十三 胸腹带包扎

胸腹带包扎是指用胸带或腹带包扎胸部或腹部,以减轻胸腹部张力、保护创口、压迫止血、固定敷料、减轻疼痛等。临床主要用于乳腺癌术后、开胸术后、开腹术后、胸腹部创伤、腹壁疝加压包扎,腹带包扎技术还用于病人产后恢复体形等。

【实训目的】

1. 掌握胸、腹带包扎的操作步骤、方法和注意事项。
2. 熟悉胸、腹带包扎的目的、范围。
3. 学会与病人及其家属的沟通与交流。

【实训准备】

1. 用物准备 多头腹带1个、多头胸带1个。
2. 护士准备 衣帽整齐,清洁双手,戴口罩。
3. 环境准备 清洁整齐、宽敞明亮、温湿度适宜。

【实训方法及操作流程】

1. 评估 ①病人:合作程度、是否有胸带、腹带包扎经历,对操作的耐受水平;胸腹围大小,胸腹部皮肤、伤口敷料、伤口渗出情况及各种引流管位置。②用物:用物齐全,符合要求。③护士:护士着装符合要求。④环境:宽敞清洁,室温适宜,符合操作要求。
2. 核对 操作前核对医嘱、治疗卡;将用物携至床旁,再次核对病人信息(床号、姓名、床尾卡、腕带),并解释胸带、腹带包扎的目的和意义。
3. 操作方法

(1) 胸带包扎法:

1) 关闭门窗,室温适宜,屏风遮挡。
2) 如病情允许,协助病人取平卧位。
3) 将胸带平放于病人背后,展开两侧带脚放于病人颈部两侧,将其中一侧的带脚自上而下放于同侧胸前。
4) 两侧胸带条,一条压一条左右交替包扎胸部。

5）将最后2根胸带条绕至胸前打结,并整理平整。

6）健康教育:告知病人如胸带过紧、松脱、污染应及时告知护士。

（2）腹带包扎法:

1）关闭门窗,室温适宜,屏风遮挡。

2）如病情允许,协助病人取平卧位。

3）将腹带穿过病人腰部,平铺于床上。

4）两侧腹带条,一条压一条左右交替包扎病人腹部。

5）将最后2根腹带条贴紧腹部打结并整理平整。

6）健康教育:告知病人如腹带过紧、松脱、污染应及时告知护士。

【实训注意事项】

1. 胸、腹带包扎松紧适宜,以可伸进一指为宜,如松脱或移位应及时整理。
2. 胸、腹带打结时避开伤口、引流管和造口的位置,并避开身体侧面。
3. 引流管从胸、腹带条间穿出,避免在胸、腹带内打折。
4. 如果伤口在上腹部,应由上而下包扎;如果伤口在下腹部,则由下而上包扎。

【实训评价】

1. 胸、腹带松紧度适宜,病人无不适主诉。
2. 引流管、造口袋从胸、腹带的合适位置穿出且无打折。

【实训作业】

张先生,70岁,有慢性阻塞性肺疾病(chronic obstructive pulmonary disease,COPD)病史。腹部损伤术后,为减轻胸腹部张力,保护创口,拟给予腹带包扎。请给病人实施腹带包扎,并叙述注意事项。

（周淑萍）

实训十四　脑室外引流的护理

脑室外引流是经颅骨钻孔或锥孔穿刺侧脑室放置引流管将脑脊液引出体外,是神经外科常见的操作技术,特别对于颅内高压的危重病人,实施脑室引流术可以避免或减缓脑疝的发生,挽救其生命。引流目的:① 脑室内手术后安放引流管,引流血性脑脊液,减轻脑膜刺激症状,预防脑膜粘连和蛛网膜粘连,以保持脑脊液正常循环及吸收功能;早期可起到控制颅内压的作用。② 抢救因脑脊液循环通路受阻所致的颅内高压危急状态病人,如枕骨大孔疝,以抢救生命。③ 自引流管注入造影剂进行脑室系统的检查,进行放射性核素检查,以明确诊断及定位。还可注入抗生素进行抗感染治疗。④ 监测颅内压。

【实训目的】

1. 熟悉脑室外引流的目的。

2. 掌握脑室外引流操作步骤、方法和注意事项。

3. 学会与病人及其家属的沟通与交流。

【实训准备】

1. 用物准备　治疗盘内盛无菌治疗碗（内盛无菌纱布3～4块，无菌镊子1把）、聚维酮碘、一次性无菌引流袋、卵圆钳、治疗巾、手套、棉签、弯盘、剪刀、胶布、皮尺、电筒、绷带、医用垃圾袋、记录单。

2. 护士准备　衣帽整齐，戴口罩，操作前修剪指甲，清洁双手。

3. 环境准备　清洁整齐、宽敞明亮、温湿度适宜。

【实训方法及操作流程】

1. 评估　① 病人：意识、瞳孔、生命体征、肢体活动情况，有无头痛、呕吐等颅内压增高症状；引流管高度，是否通畅等；病人心理状况、配合程度。② 用物：用物齐全，符合要求。③ 护士：护士着装符合要求。④ 环境：宽敞清洁，室温适宜，符合操作要求。

2. 核对　操作前核对医嘱、治疗卡；将用物携至床旁，再次核对病人信息（床号、姓名、床尾卡、腕带），并解释脑室外引流的目的和意义。

3. 操作方法

（1）关闭门窗，取头高足低位，床头抬高15°～30°，暴露引流管，再次检查是否通畅，注意病人保暖。

（2）铺好橡胶单和治疗巾（或一次性纸垫）于脑室引流管与引流袋接口下，保护床单位，暴露手术部位。

（3）将弯盘放于治疗巾（或一次性纸垫）上，戴一次性手套，用卵圆钳在管口上方5 cm处夹紧引流管，使管口朝上。

（4）用镊子取无菌纱布1块，包裹接口处分离脑室引流管与引流袋的连接处。

（5）竖直抬高旧引流管，使引流液全部流入袋内，反折无菌纱布包裹的接头塞放于床垫下。

（6）取无菌棉签3根，蘸取聚维酮碘，分别消毒引流管的内径、横断面、外径。

（7）用镊子取无菌纱布一块包盖已消毒的引流管外径。

（8）核对一次性无菌引流袋名称、有效期，检查是否破损、漏气。

（9）取出一次性无菌引流袋，关紧下端活塞，取下引流袋接口处盖帽，在无菌纱布内连接新引流袋于脑室引流管上，连接牢固。

（10）妥善固定引流管高于侧脑室平面10～15 cm，以维持正常颅内压。

（11）松卵圆钳，再次挤压引流管，检查是否通畅。

（12）撤治疗巾，脱去手套，协助病人取舒适体位，整理病人衣裤，整理床单位，询问病人需要。

（13）平视线观察引流量、色、性质，将引流袋弃于医疗垃圾袋内。

（14）将用物推至治疗室进行分类处理。

（15）洗手，做好护理记录。

（16）健康教育：① 保持引流通畅，引流管不可受压、扭曲、成角、折叠，适当限制头部活动范围，活动及翻身时避免牵拉引流管。② 拔除引流管前，应夹闭引流管24小时，无颅内压增高症状即可拔管。

【实训注意事项】

1. 在无菌条件下连接引流袋并将其妥善固定，引流管需高于侧脑室10～15 cm，以维持正常颅内压。

2. 正常脑脊液每日分泌400～500 ml，故每日引流量以不超过500 ml为宜。特殊情况如颅内感染病人因脑脊液分泌过多，引流量可适当增加，但应注意水、电解质平衡。

3. 保持引流通畅，引流管不可受压、扭曲、成角、折叠，应适当限制病人头部的活动范围，活动及翻身时应避免牵拉引流管。

4. 观察并记录脑脊液的颜色、量及性状：正常脑脊液无色透明，无沉淀，术后1～2日脑脊液可略成血性，以后转为橙黄色。脑室引流一般不宜超过5～7日，时间过长有可能发生颅内感染。

5. 脑室引流管拔管前24小时应试行抬高引流袋，或夹闭引流管24小时，如病人无头痛、呕吐等颅内压增高症状即可拔管。拔管时应夹闭引流管，以免液体逆流入脑室引起感染。拔管后切口覆盖无菌纱布，加压包扎，抬高床头30°，注意观察敷料有无渗血渗液情况，切口处是否有脑脊液漏出，发现异常应立即告知医师妥善处理，以免引起颅内感染。

【实训评价】

1. 护士操作方法正确、动作轻巧、细致、皮肤无损伤。
2. 脑室外引流管放置的位置高度达到要求。
3. 病人及家属满意、合作。

【实训作业】

王先生，55岁。因颅内肿瘤行手术治疗后2日。请给病人做脑室外引流管护理，并叙述脑室外引流的目的及注意事项。

（李佳敏）

实训十五　胸腔闭式引流的护理

胸膜腔闭式引流是胸外科应用广泛的基本技术，是治疗气胸、血胸、脓胸的重要措施。通过胸膜腔闭式引流装置可以排除胸膜腔内积气、积液、积血、积脓，从而恢复胸膜腔的负压状态，促进肺复张，达到治疗目的。

【实训目的】

1. 了解胸腔闭式引流的原理、目的及适应证。

2. 熟悉胸腔闭式引流管的安放位置。

3. 掌握胸腔闭式引流的护理措施与注意事项。

4. 能正确进行胸腔引流瓶更换操作,注意人文关怀,学会与病人及其家属的有效沟通。

【实训准备】

1. 用物准备　治疗车、治疗盘、无菌弯盘、纱布、棉签、治疗巾、0.9%氯化钠注射液、1%～2%聚维酮碘棉球、一次性胸腔闭式引流瓶及连接管1套、无菌手套、胶布、血管钳2把、镊子、别针、手消毒液等。

2. 病人准备　向病人及其家属介绍实施胸膜腔闭式引流的重要性、目的、步骤及注意事项,做好解释工作,取得配合。

3. 护士准备　衣帽整齐,戴口罩,操作前修剪指甲,清洁双手。

4. 环境准备　清洁整齐、宽敞明亮、温湿度适宜。

【实训方法及操作流程】

1. 评估　①病人:全身情况、置管区皮肤情况、心理状况,告知病人将要进行的操作,让病人做好准备。②用物:用物齐全,符合要求。③护士:护士着装符合要求。④环境:宽敞清洁,室温适宜,符合操作要求。

2. 核对　操作前核对医嘱、治疗卡;将用物携至床旁,再次核对病人信息(床号、姓名、床尾卡、腕带),说明胸腔闭式引流的目的,操作中如何配合。

3. 操作方法　病人取半坐位,暴露伤口及胸腔闭式引流侧胸壁,检查引流及装置是否密封良好,观察胸腔闭式引流是否通畅,注意引流物的颜色、性质及量。然后更换引流瓶。

(1) 打开无菌胸腔引流瓶,倒入适量的无菌生理盐水,长玻璃管浸没入水下3～4 cm,在引流瓶外液平面水平粘贴标记并注明日期和液平。确保整个装置连接紧密。

(2) 携用物至病人床旁,再次核对、解释。

(3) 检查引流情况(检查引流管有无移位,脱落,有无皮下气肿,引流是否通畅,引流液的颜色、性质、量),手消毒。

(4) 铺治疗巾在引流管下方,放弯盘,戴手套。

(5) 用2把血管钳双向夹闭引流管连接处近端管,以免空气进入胸膜腔。

(6) 断开引流管连接,撤除远端连接管及水封瓶。

(7) 连接引流管:消毒引流管对接处,将其紧密连接,检查装置是否正确密封。撤走弯盘。松开血管钳,嘱病人咳嗽和挤压引流管,观察水封瓶长管内水柱波动情况,确认引流通畅。消毒置管区域的皮肤并更换敷料。撤去治疗巾,脱手套。

(8) 固定:固定引流管,安置引流瓶,引流瓶应低于胸壁引流口平面60～100 cm,引流装置处于密封状态,不可受压、扭曲、牵拉,观察引流是否通畅及病人的反应。将远端连接管用别针固定在床边,水封瓶放置妥当。

(9) 整理:协助病人取合适卧位,整理床单位。

(10) 用物处理:换下的引流瓶按医疗废物处理。

(11) 洗手记录：洗手脱口罩，记录引流液颜色、性质、量并签名。

【实训注意事项】

1. 保持引流管的密闭和无菌状态。
2. 保持引流管的长度适宜，水封瓶离胸壁引流口平面 60 cm。水封瓶内长管始终没入水中 3～4 cm；告知病人翻身时防止引流管压迫、扭曲、脱出。
3. 保持引流管通畅，经常用手自上向下挤捏引流管，以防堵塞，观察并记录水柱的波动情况及引流物的颜色、性质和量。
4. 若病人血压平稳，应取半卧位，利于呼吸和引流物的排出。
5. 搬运病人时，应双向夹闭引流管，以免空气进入胸膜腔。
6. 拔管后 24 小时内密切观察病人有无胸闷、发绀、呼吸困难、切口漏气、皮下气肿等，若有异常，及时通知医师处理。

【实训评价】

1. 护士操作方法正确、无菌观念强、动作轻巧、细致、皮肤无损伤。
2. 胸腔闭式引流管道通畅，引流正常。
3. 病人及其家属满意、合作。

【实训作业】

王先生，50 岁。因"张力性气胸"入院，行胸腔闭式引流第 3 日，需更换水封瓶。请给病人做水封瓶的更换并告知相关注意事项。

（胡宝玉）

实训十六 胃肠减压的护理

胃肠减压是通过置入胃腔内引流管，利用负压吸引原理，吸出胃肠道内气体和胃内容物，以降低胃肠道内压力，减轻腹胀，减少缝线张力和伤口疼痛，促进伤口愈合，改善胃肠壁血液循环，促进消化功能的恢复。亦用于解除或缓解肠梗阻所致症状、胃肠道手术前准备等。

【实训目的】

1. 了解胃肠减压的原理。
2. 熟悉胃肠减压的目的及适应证。
3. 能正确放置胃肠减压管，连接胃肠减压器。
4. 能观察胃肠减压过程中的异常情况并正确处理。

【实训准备】

1. 用物准备　① 治疗车及医疗垃圾桶。② 治疗盘：无菌治疗巾内放置治疗碗，内放纱布 1～

2块及镊子、20 ml 的一次性注射器、液状石蜡纱布。无菌治疗巾外放置小水杯、一次性无菌手套、一次性吸胃管、一次性治疗巾、一次性胃肠减压器、棉签、胶布、别针、听诊器、弯盘、治疗卡、管道标识、手电筒。③ 生活垃圾桶。④ 利器盒。⑤ 手消毒液。

2. 病人准备　指导其采取舒适体位，并做好心理准备。向病人讲解胃肠减压的目的、方法、注意事项及配合要点，减轻病人的心理紧张感。

3. 护士准备　衣帽整齐，戴口罩，操作前修剪指甲，清洁双手。

4. 环境准备　清洁整齐、宽敞明亮、温湿度适宜。

【实训方法及操作流程】

1. 评估　① 病人：全身情况、意识状态、心理状况、配合程度；检查病人有无假牙，口鼻腔黏膜是否完好，有无红肿、炎症，鼻中隔有无扭曲或息肉。② 用物：用物齐全，符合要求。③ 护士：护士着装符合要求。④ 环境：宽敞清洁，室温适宜，符合操作要求。

2. 核对　操作前核对医嘱、治疗卡；将用物携至床旁，再次核对病人信息（床号、姓名、床尾卡、腕带），并解释操作的目的，取得病人配合。

3. 操作方法

（1）安置体位，必要时用屏风遮挡。

（2）协助病人取坐位或半卧位（无法坐起取右侧卧位，或昏迷病人去枕平卧，头向后仰），将治疗巾垫于颌下，嘴角下方放置弯盘，清洁鼻孔，备胶布。

（3）打开无菌盘，检查并打开胃管包装袋。

（4）戴无菌手套，检查胃管是否通畅，测量置管长度并做标记。一般为前额发际至胸骨剑突处或耳垂至鼻尖再到剑突的距离。

（5）插管：润滑胃管前端，左手持纱布托住胃管，右手持镊子夹住胃管前端自鼻腔轻轻地插入 10~15 cm，嘱病人做吞咽动作，顺势将胃管推进至标记长度。成年人插入长度为 45~55 cm，小儿 14~18 cm。检查口腔内有无胃管盘曲，检查胃管是否在胃内，确认在胃内后，用胶布将胃管固定在鼻翼和颊部。

（6）取胃肠减压器，打开排气孔，将胃肠减压器内的气体排净，使一次性胃肠减压器呈负压状态，并关闭排气孔。连接胃肠减压器，固定在床旁。

（7）观察：引流是否通畅，引流液的颜色、量及性状等。

（8）撤弯盘及治疗巾，脱手套后放入黄色垃圾袋内。填写置管时间，将管道标识贴在胃管减压器末端 5 cm 处。

（9）整理床单位，协助病人取合适体位，向病人交代注意事项。

（10）处理用物，洗手，在医嘱上签名并记录。

【实训注意事项】

1. 插管动作轻柔，尤其在胃管通过食管狭窄处时，避免损伤食管黏膜。

2. 插管过程中密切观察病人病情变化，若出现恶心、呕吐，应暂停插入，嘱病人深呼吸，待症状缓解后再插入；胃管插入不畅时，检查胃管是否盘曲在口腔，可将胃管拔出少许再小心插入；出现呛咳、发绀、呼吸困难时应立即拔管。

3. 置管后检查胃管是否在胃内的方法：① 在胃管末端连接注射器抽吸，抽出胃液。② 将导管末端放入盛有凉开水或生理盐水的碗中，无气泡溢出。③ 用无菌注射器注入10～20 ml空气于胃管内，将听诊器放在病人上腹部，可闻及气过水声。

4. 胃肠减压器与胃管连接要紧密，妥善固定胃肠减压装置，防止变换体位时加重对咽部的刺激，保持有效减压状态。

5. 保持胃肠减压管通畅，定时挤压引流管，防止内容物阻塞。避免折叠、扭曲、受压、脱出。

6. 观察胃管内引流物的颜色、性质、量，并记录24小时引流总量。一般胃肠道手术后24小时，引流液多呈暗红色，如有大量鲜红色液体吸出，说明有出血，及时报告医师。

7. 胃肠减压期间，禁食、禁饮、停止口服药物；每日进行口腔护理，雾化吸入以保护口咽部黏膜；注意观察病人水、电解质及胃肠功能恢复情况。

8. 引流装置及引流连接管应定时更换，更换时注意无菌操作。

9. 拔管：当肛门排气、肠蠕动恢复后，视病人具体情况，遵医嘱拔管。拔管时，使胃管与胃肠减压器连接管分离，反折胃管末端，嘱病人屏住呼吸，迅速拔出胃管。擦净病人鼻孔和面部，妥善安置病人，整理用物。

【实训评价】

1. 护士能熟练完成胃肠减压操作，引流有效。操作方法正确、动作轻巧、细致。
2. 病人及其家属满意、合作。

【实训作业】

郑先生，50岁。因"肠梗阻"入院，行胃肠减压，置管过程中病人出现呼吸困难，护士该如何处置？再次放置后发现引流量少，病人诉腹胀，如何检查？

（方志美）

实训十七　腹腔引流的护理

腹腔引流是在腹腔内置引流物（引流管或引流条）将腹腔内液体等引流到体外的一种外引流术。

【实训目的】

1. 熟悉腹腔引流的目的和适应证。
2. 掌握腹腔引流的观察要点，能及时发现引流中出现的问题及并发症。
3. 掌握更换腹腔引流袋的方法和拔管指征与方法。
4. 学会与病人及家属的沟通与交流。

【实训准备】

1. 用物准备　治疗车内放置安尔碘、无菌棉签、无菌手套1副、无菌纱布2块、无菌引流袋1个、防水垫1块、洗手液、口罩、弯盘、止血钳、胶带、安全别针、治疗盘、黄色垃圾桶、量筒。
2. 护士准备　衣帽整齐，戴口罩，操作前修剪指甲、清洁双手。
3. 环境准备　清洁整齐、宽敞明亮、温湿度适宜。

【实训方法及操作流程】

1. 评估　① 病人：评估病人的病情、意识、合作程度、生命体征及腹部体征情况，了解手术方式，管道留置的时间、长度、是否通畅，伤口敷料有无渗出液，引流液的量、色、性状。② 用物：用物齐全，符合要求。③ 护士：护士着装符合要求。④ 环境：宽敞清洁，室温适宜，符合操作要求。
2. 核对　操作前核对医嘱、治疗卡；将用物携至床旁，再次核对病人信息（床号、姓名、床尾卡、腕带），向病人解释引流管护理的目的，取得配合。
3. 操作方法

(1) 妥善固定：① 将引流管用别针固定于床旁，床上翻身活动时避免牵拉、折叠。② 平躺时固定高度不超过腋中线；离床活动时，固定于衣服下角，不超过引流口处；搬动病人时，应先夹闭引流管，防止逆行感染。

(2) 保持引流通畅：经常性挤捏引流管，防止堵塞。

(3) 观察记录：密切观察引流液的颜色、性质、量等。

(4) 更换引流袋：① 协助病人半卧位或平卧位。② 充分暴露引流管，将防水垫置于引流管下方，放置弯盘、戴手套。③ 止血钳夹闭引流管近端，取出新引流袋备用。④ 消毒棉签沿引流管内口由内向外消毒两遍。⑤ 在无菌纱布的保护下分离引流袋与引流管。⑥ 在无菌纱布的保护下将新的引流袋与引流管连接。⑦ 取下止血钳，观察引流是否通畅。⑧ 将换下引流袋中的引流液倒入量筒里，计量。引流袋弃于黄色垃圾桶，脱手套。⑨ 将引流管用胶带S形固定于皮肤，防止滑脱。⑩ 连接管用安全别针固定于衣服或床单上。

(5) 整理记录：① 整理床单位，安置病人于合适体位，用物进行分类处置。② 洗手、正确记录引流液颜色、性质、量。

(6) 健康宣传和教育：① 告知病人更换体位或下床活动时保护引流管的措施。② 告知病人引流管勿折叠、牵拉，避免脱出，活动时引流袋位置必须低于切口平面。如无特殊禁忌，保持半卧位，利于引流。

【实训注意事项】

1. 根据引流管在腹腔的位置或作用不同，在引流管上做好标识，便于清楚了解不同引流液颜色、性质、量与可能出现的并发症。
2. 定时挤捏引流管，防止术后凝血块、脱落的组织碎屑堵塞引流管。
3. 每周更换2~3次无菌引流袋，更换前应先夹闭引流管，倾倒引流液。
4. 注意观察引流管周围皮肤有无红肿、皮肤损伤等情况。

5. 部分意识不清醒的病人需要适当约束肢体,防止将引流管拔出体外。

【实训评价】

1. 护士操作方法正确、动作轻巧、细致、引流袋更换顺利。
2. 病人腹腔引流通畅,无发热、引流管脱落等现象发生。
3. 病人及家属满意、合作。

【实训作业】

张女士,38岁。因"车祸致肝、小肠破裂"入院,入院后在全身麻醉下行肝、小肠修补术,术后放置腹腔引流管2根,请为病人更换腹腔引流袋并向病人及其家属交代腹腔引流的注意事项。

(王 冰)

实训十八 肠造口的护理

肠造口是为了治疗某些肠道疾病在腹壁人为地开口,即将一段肠管拉出开口外,缝于腹壁而形成。其作用主要是临时改道,代替肛门排出粪便、积气和黏液预防肠梗阻,以促使伤口愈合,提高生活质量。

【实训目的】

1. 掌握肠造口的护理要点及注意事项。
2. 熟悉肠造口的目的,观察造口情况,保护造口及周围皮肤,避免造口排出物刺激周围皮肤,引起皮肤病变。帮助病人掌握自我护理造口的正确方法。
3. 了解肠造口部位的选择。
4. 能独立完成造口袋的更换。注意人文关怀,学会与病人及其家属有效沟通。

【实训准备】

1. 用物准备 一件式或两件式造口袋、造口专用剪、造口测量表/尺、弯盘、治疗碗(内盛数个无菌棉球、纱布)、镊子2把、治疗巾、无菌生理盐水、棉签、清洁手套、防漏膏、皮肤保护膜、造口护肤粉、藻酸离子银敷料、便袋夹、卫生纸、治疗车、执行单、速干手消毒剂、笔、医疗垃圾袋(或污物桶)、必要时准备造口腰带。
2. 操作者准备 衣帽整洁,七步洗手,戴帽子、无菌口罩。
3. 病人准备 做好心理护理,消除对造口的恐惧,鼓励病人参与造口护理的整个过程,并认真学习;安置病人舒适体位。
4. 环境准备 安静,光线充足,室温适宜。操作空间相对独立,非单间病房处置时可用屏风或挂布等遮挡。

【实训方法及操作流程】

1. 评估　①病人：排便情况、造口色泽、大小、造口周围皮肤情况、对造口术的了解程度、心理状态、合作程度；告知病人，约定时间进行造口袋更换。②用物：用物准备齐全。③护士：护士着装符合要求。④环境：宽敞清洁，室温适宜，照明良好，相对私密的空间，必要时用屏风遮挡隔离病人。

2. 核对　操作前核对医嘱、治疗卡；携用物至床旁，再次核对病人姓名、床号并进行腕带识别，向病人及家属解释肠造口护理知识及更换造口袋的目的和过程，取得病人配合。

3. 操作方法

(1) 取下造口袋：病人取舒适体位，暴露造口部位。观察排泄物的性状、颜色及量。铺治疗巾，放置弯盘。护士戴一次性手套，便袋底端向袋夹夹闭方向（便袋开口向下时，由上向下，便袋开口向身体外侧时，由内向外）撕除造口袋，充分暴露造口，动作轻柔，保护造口周围皮肤。用卫生纸轻轻擦去造口周围及表面粪便，把污纸及撕下的造口袋弃于医用垃圾袋（或污物桶）中，两件式造口袋可清洗干净重复使用。

(2) 清洁、观察造口周围皮肤：根据造口周围污染情况，用生理盐水棉球将造口及周围皮肤由外到内环形擦拭干净，观察造口及周围皮肤情况，注意有无造口肠襻脱垂、内陷、出血、坏死、造口旁疝及粪水性皮炎等并发症。若发现并发症，通知医师协助处理。根据情况需要使用造口粉、防漏膏、皮肤保护膜等。

(3) 剪裁与粘贴造口袋：测量造口大小，在造口袋预设开口处，根据实际测得的尺寸增加1～2 mm，进行剪裁。撕去粘贴纸，将造口袋底盘（两件式造口袋为例）开口对准造口，紧密贴于造口周围皮肤，轻压造口底盘10～20秒，确保底盘与皮肤粘贴牢靠。病人站立活动时间较长时，造口袋的尾端向下，卧床时间长时，其尾端可偏向身体一侧，夹上袋夹。

(4) 清理用物、整理床单位：移除一次性治疗巾等物品，整理床单位。病人体位舒适，撤除屏风。

(5) 处理污物及器械，洗手、记录。

(6) 指导病人及其家属：①注意保护造口，防止造口袋撕脱。②当内容物达造口袋的1/3容量时，及时排除袋内容物或更换造口袋。③若出现造口袋与皮肤粘贴处有渗漏、造口区皮肤瘙痒、疼痛，排便不畅等异常情况，及时报告医护人员协助处理。④多吃新鲜水果和蔬菜，避免进食过多的粗纤维食物，忌洋葱、大蒜、豆类、山芋、啤酒等刺激性气味或产气食物。⑤进食需定时，细嚼慢咽，有助于减少胀气，以免造成频繁使用造口袋，引起生活工作的不便。⑥衣服以柔软、舒适为原则，不需做特别改变，但应避免穿紧身衣裤，以免压迫、摩擦造口，影响血液循环。⑦洗澡时在造口袋粘胶的周围用防水胶布进行密封，避免水渗入粘胶而影响产品的使用时间，不要用力擦洗造口或碰撞造口。⑧完全康复后，可参加轻便工作及适当的活动，如慢跑、骑自行车等，避免增加腹压的工作和活动，以免引起造口疝或造口脱垂的发生。

【实训注意事项】

1. 护理过程中向病人详细讲解操作目的和操作步骤。

2. 结肠造口护理过程中注意保护病人的隐私。

3. 更换造口袋时防止袋内容物排出污染伤口。
4. 揭除底盘时注意保护皮肤,防止皮肤损伤。
5. 注意造口与伤口距离,防止伤口污染。
6. 贴造口袋前保证造口周围皮肤干燥。
7. 造口袋裁剪时与实际造口方向相反,不规则造口要注意裁剪方向。
8. 造口袋底盘与造口黏膜之间保持适当空隙(1~2 mm),若缝隙过大,粪便刺激皮肤易引起皮炎,若缝隙过小,底盘边缘与黏膜摩擦会导致不适甚至出血。
9. 若使用造口辅助用品,使用前认真阅读产品说明书,如使用防漏膏应当按压底盘 15~20 min。
10. 教会病人观察造口周围皮肤的血运情况,并定期扩张造口,防止造口狭窄。

【实训评价】

1. 能够单独完成造口袋的更换,并教会病人自我护理造口的方法及注意事项。
2. 具有同情心、爱心,能够有效沟通。

【实训作业】

耿先生,52 岁。因"直肠癌"入院,行腹会阴联合直肠癌根治术,术后结肠造口,请问结肠造口护理时如何安置病人的体位?如何指导病人进行造口扩张操作?如何进行饮食指导及预防并发症?

(方志美　王海英)

实训十九　T 形管引流的护理

胆道探查术后,为引流胆汁、防止胆管狭窄,减轻胆道内压力,常需在胆管切开处放置 T 形管引流。

【实训目的】

1. 定期更换引流袋,预防感染。
2. 学会与病人及其家属的沟通与交流。

【实训准备】

1. 用物准备　无菌引流袋 1 个,别针 1 个,无菌纱布 1 包,垫巾 1 块,碘附棉签 1 包,止血钳 1 把,一次性手套 1 副,量杯 1 个,手消毒液 1 瓶。
2. 护士准备　衣帽整齐,戴口罩,清洁双手。
3. 环境准备　清洁整齐、宽敞明亮、温湿度适宜。

【实训方法及操作流程】

1. 评估 ①病人:全身情况、心理状况、配合程度。②用物:用物齐全,符合要求。③护士:护士着装符合要求。④环境:宽敞清洁,室温适宜,符合操作要求。

2. 核对 操作前核对医嘱、治疗卡;将用物携至床旁,再次核对病人信息(床号、姓名、床尾卡、腕带),并解释操作的目的。

3. 操作方法

(1) 暴露引流管接头,取垫巾置于引流管接头下面。

(2) 戴手套,轻捏管口,检查管道是否通畅,并观察引流液的颜色和性质。

(3) 取止血钳夹闭引流管上端。

(4) 将引流液倒入量杯中,测量引流量。

(5) 分离引流管与引流袋,将引流袋放入医疗垃圾袋中。

(6) 脱手套,手消毒,记录引流量。

(7) 取无菌纱布放于垫巾上。

(8) 取碘棉签消毒引流管接口处,先消毒引流管口,再消毒管口外侧,消毒3圈,然后将引流管接口放于无菌纱布上。

(9) 取新引流袋,检查引流袋质量,将标签贴于引流袋上注明更换日期。

(10) 将引流袋与引流管口连接,打开止血钳,轻捏管口,检查是否通畅。

(11) 用别针将引流袋固定于床旁。

(12) 整理床单位,向病人交代注意事项。

(13) 整理用物,洗手。

(14) 在医嘱上签名及注明时间,在护理记录中记录引流液的量和性质。

【实训注意事项】

1. 分离引流管时不要用力过大,避免把引流管拔出,操作时防止牵拉,以防T形管脱落。接新的引流袋时要接紧,妥善固定好管路,注意引流管长度。

2. 严格无菌操作,保持引流管通畅。

3. 观察生命体征、黄疸消退情况及腹部特征的变化,及早发现胆瘘、胆汁性腹膜炎等并发症。

4. 保护病人引流口周围皮肤,局部涂氧化锌软膏,防止胆汁浸渍引起局部皮肤破溃和感染。

5. T形管引流时间一般为10~14日,拔管之前遵医嘱夹闭引流管1~2日,夹管期间和拔管后注意有无发热、腹痛、黄疸等情况。

6. T形管拔出后,局部伤口以凡士林纱布堵塞,1~2日会自行封闭。

【实训评价】

1. 护士操作方法正确、动作轻巧、细致。

2. 病人及家属满意、合作。

【实训作业】

李先生,40岁。因"胆石症"入院,行胆囊切除术,术中探查胆总管,留置T形管。术后请给病人按时更换引流袋,并叙述注意事项。

（尚娟娟）

实训二十　持续膀胱冲洗的护理

持续膀胱冲洗是利用三腔导尿管或耻骨上膀胱造口管,将溶液灌入膀胱内,再借用虹吸原理将灌入膀胱内的液体引出来的方法。其目的是使尿液引流通畅;清除膀胱内的血凝块、黏液、细菌等异物,预防膀胱炎症;预防前列腺及膀胱手术后血块形成。

【实训目的】

1. 了解膀胱冲洗的目的。
2. 掌握膀胱冲洗的操作步骤、方法和注意事项。
3. 学会与病人及其家属的沟通与交流。

【实训准备】

1. 用物准备　冲洗液、瓶套、输液器(冲洗管连接Y形管、调节器)、消毒液、棉签、纱布2块、输液架、膀胱冲洗标识、手套、手消液。

常用冲洗液:膀胱冲洗液大多数使用生理盐水,有感染时可加入抗生素或0.02%呋喃西林溶液。水温为25～30℃,若膀胱内出血者,宜用4℃冷冲洗液。

2. 护士准备　衣帽整齐,戴口罩,操作前修剪指甲、洗手。
3. 环境准备　清洁整齐、宽敞明亮、温湿度适宜。

【实训方法及操作流程】

1. 评估　① 病人:尿液的性状,有无尿频、尿急、尿痛、膀胱憋尿感,是否排尽尿液及尿管通畅情况,病人的自理能力及合作情况等。② 用物:用物齐全,符合要求。③ 护士:护士着装符合要求。④ 环境:宽敞清洁,室温适宜,符合操作要求。

2. 核对　操作前核对医嘱、治疗卡;将用物携至床旁,再次核对病人信息(床号、姓名、床尾卡、腕带),并解释膀胱冲洗的目的和意义,取得病人的配合。

3. 操作方法

(1) 关闭门窗,协助病人取合适体位,以屏风遮挡。

(2) 洗手,戴手套和口罩,将根据病情调好温度的膀胱冲洗液悬挂在输液架上,将冲洗管与冲洗液连接,Y形管一头连接冲洗管,另外两头分别连接导尿管和尿袋,连接前对各个连接处进行消毒。

(3) 打开冲洗管,夹闭尿袋,根据医嘱调节冲洗速度。

(4) 夹闭冲洗管,打开尿袋,排出冲洗液。如此反复进行。

(5) 在持续冲洗过程中,观察病人的反应及冲洗液的量及颜色。评估冲洗液入量和出量,膀胱有无憋胀感。

(6) 冲洗完毕,取下冲洗管,消毒导尿管口接尿袋,妥善固定,位置低于膀胱,以利引流尿液。

(7) 协助病人取舒适卧位,整理床单位,洗手,脱手套并记录。

【实训注意事项】

1. 严格执行无菌操作,防止医源性感染。

2. 冲洗时嘱病人深呼吸,尽量放松,以减少痛苦。若病人有腹胀、腹痛、膀胱收缩剧烈等情况,应暂停冲洗。

3. 冲洗过程中应密切观察流出液的量,保持出入量平衡,如流出量小于冲洗量,应检查是否有血块堵塞管道、管道扭曲等,及时查找原因并处理。

4. 冲洗时,冲洗液瓶内液面距床面约 60 cm,以便产生一定的压力,利于液体流入,冲洗速度根据流出液的颜色进行调节。一般为 80~100 滴/分;如果滴入药液,须在膀胱内保留 15~30 分钟后再引流出体外,或根据需要延长保留时间。

5. 冲洗后如出血较多或血压下降,应立即报告医师处理,并注意准确记录冲洗量。

6. 寒冷气候,冲洗液应加温至 30℃左右,以防冷水刺激膀胱,引起膀胱痉挛。

7. 操作前应先将引流袋中尿液倒掉。

【实训评价】

1. 护士操作方法正确、动作轻巧、细致、无菌观念强。

2. 病人尿液引流顺畅。

3. 操作过程注意人文关怀,病人合作,家属满意。

【实训作业】

张先生,65 岁。因"前列腺增生"入院,行经尿道前列腺电切术(TURP)治疗。请给术后病人做膀胱冲洗,并叙述该操作的注意事项。

(姜 学)

实训二十一 骨科病人的搬运

骨科病人多有骨折,病人疼痛、畸形、躯体移动障碍,若搬运不当,易增加病人的痛苦,甚至造成二次损伤,因此,骨科病人的正确搬运至关重要。

【实训目的】

1. 掌握骨科病人搬运的方法、步骤、注意事项。

2. 明确骨科病人搬运的目的、意义。

3. 熟悉骨科病人搬运的用物准备。

【实训准备】

1. 用物准备　硬板床、硬板担架或脊柱板、平车或轮椅、三角巾、绷带、敷料、腰围、颈托、夹板等相关支具。若为急救搬运,也可就地取材,如树枝、棍棒、硬纸板、衣被、毛巾、布条、手绢、领带、自身肢体等均可用。

2. 操作者准备　衣帽整齐,戴口罩,操作前修剪指甲,清洁双手。

3. 病人准备　核对病人信息,评估病人病情,向病人做好解释工作,取得病人的配合。

4. 环境准备　安全,适合操作。

【实训方法及操作流程】

1. 评估　① 病人:全身情况、受伤部位、疼痛情况、配合程度,使用外固定器材及支具的情况。② 用物:用物齐全,符合要求。③ 护士:护士着装整齐,洗手;熟悉骨科病人搬运的方法及相关知识。④ 环境:环境安全,适合操作。

2. 核对　携用物至床旁,操作前再次核对病人信息并做好解释工作。

3. 操作方法

（1）向病人说明搬运过程中的配合注意事项。

（2）准备好平车、硬板担架或脊柱板、轮椅等相关转运工具,然后进行搬运。

1）脊柱骨折与脊髓损伤病人:三人采用平托法或滚动法将病人移至硬板担架上,避免躯干的屈曲或扭转;如有颈椎骨折者需要另加一人牵引固定头部,保持头、躯干在同一平面上,防止颈部扭转。

2）四肢骨折病人:根据病人的骨折部位,简单包扎固定后搬运。大腿骨折者,可用木板或夹板或健侧大腿固定患肢,由一人负责病人的患肢,另外三人采用平托法将病人移至硬板担架上搬运,若有牵引需取下牵引重物后再搬运。上臂及前臂骨折,可先用健侧手托扶患肢,操作者用小夹板、木板等作为支具,用三角巾、围巾、领带等固定患肢,然后搬运。

（3）搬运时根据病人病情、骨折部位安置体位,观察患肢远端血运、感觉和活动情况。

（4）健康教育:① 告知病人搬运中的注意事项、功能锻炼的方法,如告知病人尽量减少患肢活动,以减少疼痛。② 指导病人注意观察患肢局部的血运、感觉和活动情况,如有不适及时随诊。

【实训注意事项】

1. 操作前应对病人的骨、血管、神经损伤情况进行判定,避免二次损伤。

2. 注意保证脊柱与病人头部在同一水平线上。

3. 注意骨折部位的保护,防止骨折移位,避免损伤血管、神经、内脏。

4. 指导病人进行功能锻炼,嘱病人若发现异常及时复诊。

【实训评价】

1. 搬运过程安全平稳,操作熟练、方法正确、动作轻巧。

2. 操作中融入人文关怀,病人感觉疼痛较轻或相对舒适。

3. 病人配合搬运,家属满意。

【实训作业】

李先生,男性,45岁。因车祸导致颈5、6椎体骨折,请说明如何正确搬运该病人。

(李延栋　郭书芹)

实训二十二　小夹板固定的护理

小夹板固定是利用具有一定弹性的柳木板、竹板或塑料板制成的长宽合适的夹板,在适当部位加固定垫,用横带绑在骨折部肢体的外面固定骨折的方法。主要适用于四肢闭合性骨折、无移位的稳定性骨折,尤其是前臂骨折、上臂骨折。

【实训目的】

1. 掌握小夹板固定的护理措施。
2. 熟悉小夹板外固定技术的操作方法。
3. 了解小夹板外固定的目的、意义、适应证。
4. 学会与病人及家属的沟通与交流。

【实训准备】

1. 护士准备　着装整洁,修剪指甲,洗手,戴口罩、帽子。
2. 病人准备　做好心理护理,消除对小夹板外固定的恐惧心理;帮助病人取舒适卧位,必要时使用屏风遮挡;鼓励病人认真观察学习,参与小夹板外固定护理的整个过程。
3. 用物准备　手套、小夹板、绷带、压垫、剪刀、棉签、医疗垃圾袋等。
4. 环境准备　安静整洁、宽敞明亮,温湿度适宜。

【实训方法及操作流程】

1. 评估　① 病人:评估病人全身情况、骨折情况;评估病人对小夹板固定护理知识的了解程度;评估病人的心理状态、自理程度。② 用物:用物齐全,符合要求。③ 护士:护士着装符合要求。④ 环境:安静整洁、宽敞明亮,温湿度适宜,符合操作要求。

2. 核对　操作前核对医嘱、治疗卡;将用物携至床旁,再次核对病人信息(床号、姓名、床尾卡、腕带),并解释小夹板固定的目的和必要性。

3. 操作方法

(1) 协助病人取舒适坐、卧位。

(2) 骨折部位行手法复位后,用薄棉垫包绕肢体1周。根据需要亦可在骨折部敷上外敷药,用绷带包扎4~5层,固定外敷药,有利于骨折愈合。

(3) 根据需要选择合适的压垫,安放在肢体适当部位,助手维持复位肢体端稳定。

(4) 以桡骨远端骨折为例,术者先安放前臂内侧夹板。再安放前臂外(背)侧夹板、前臂桡侧夹板,最后安放前臂尺侧夹板。用绷带先捆扎夹板中间扎带。注意捆扎时双手同时用力,使压力均匀,并防止夹板旋转移动。再捆扎夹板近端扎带。最后捆扎夹板远端扎带,共用扎带3~4条。扎带结打在夹板上,方向统一,修剪扎带长度,结头留1.5 cm,结头结实;小夹板之间留有1.5~2 cm的空隙;调整扎带松紧度,松紧度以扎带上下移动1 cm为宜。随着患肢肿胀逐渐消退,注意调整扎带松紧度。

(5) 上肢骨折小夹板外固定后用三角巾或绷带悬挂于心脏水平或置于外展支架上,下肢骨折小夹板外固定后可置于布朗架上,保持中立位,严禁外旋。

(6) 观察骨折远端指(趾)的运动、感觉及甲床血液循环情况,注意有无骨筋膜室综合征的发生。

(7) 协助病人取舒适卧位,适当抬高患肢,整理床单位。指导、交代病人注意事项,对使用后用物进行分类处置,洗手,记录。

(8) 健康教育:固定期间应根据不同的骨折部位情况积极指导病人进行功能锻炼。① 告知病人2周内复查X线片,防止移位。② 说明功能锻炼的方法。③ 指导病人注意观察患肢情况,若出现青紫、肿胀、疼痛明显或苍白等情况及时复诊。

【实训注意事项】

1. 小夹板、压垫、绷带要保持清洁干燥。

2. 选择合适的小夹板。夹板宽度应占肢体周径的4/5,太宽不能牢固固定,太窄容易压迫皮肤引起坏死。松紧适宜,以缚扎带上下移动1 cm为宜。

3. 抬高患肢,指导病人密切观察患肢的感觉、运动及末梢循环情况。如发现肢端皮肤青紫或苍白,皮温较对侧下降,甚至冰凉,主诉剧痛、麻木等现象,应立即报告医师,及时处理。

4. 骨折小夹板外固定后,指导病人早期进行正确的功能锻炼,通过患肢肌肉舒缩运动及固定关节以外关节的屈伸运动,促进血液循环及淋巴液回流,减轻水肿、促进骨折愈合。

5. 嘱病人按时复诊。

【实训评价】

1. 操作方法正确、动作轻巧、细致、无二次损伤。

2. 骨折部位对合良好,固定牢固,捆绑绷带松紧度适宜,末端循环较好。

3. 沟通交流顺畅,注重人文关怀,病人及其家属满意、合作。

【实训作业】

钱先生,36岁。因雨天摔倒,导致右侧桡骨远端骨折。请给病人进行小夹板固定,并叙述小夹板固定的注意事项和护理要点。

(李延栋)

实训二十三　石膏固定的护理

石膏固定是骨科常用的外固定方法之一,适用于骨关节及韧带损伤及术后的固定。其优点是可以按照病人肢体的外形进行塑型,固定牢固,便于搬运。缺点是石膏固定要固定好上下两个关节,可影响功能锻炼,易出现关节僵硬等并发症。

【实训目的】

1. 掌握石膏外固定的护理措施。
2. 熟悉石膏外固定技术的适应证、禁忌证。
3. 了解石膏外固定的目的、方法、意义。
4. 操作中注意人文关怀。

【实训准备】

1. 用物准备　一次性手套、石膏绷带、纱布绷带、胶布、浸泡桶(或盆)、温开水、棉签、医疗垃圾袋、石膏刀及剪、记号笔、支撑木棍、各种衬垫、石膏桌、围裙等。根据皮肤破损情况准备换药用物。
2. 病人准备　帮助病人取舒适卧位,必要时遮挡屏风;做好心理护理,消除对石膏外固定的恐惧心理,鼓励病人积极参与,取得病人的配合。
3. 护士准备　着装整洁,修剪指甲,洗手、戴口罩、帽子。
4. 环境准备　病室安静整洁、光线充足、温湿度适宜,关闭门窗或使用屏风遮挡病人。

【实训方法及操作流程】

1. 评估　① 病人:观察病人全身情况、骨折情况;评估病人对骨折石膏外固定护理知识的了解程度;评估病人的心理状态、自理程度。② 用物:用物齐全,符合要求。③ 护士:护士着装符合要求。④ 环境:宽敞清洁,室温适宜,符合操作要求。
2. 核对　操作前核对医嘱、治疗卡;将用物携至床旁,再次核对病人信息(床号、姓名、床尾卡、腕带),并解释石膏固定的目的和意义。
3. 操作方法

(1) 安置骨折复位后病人取合适体位,固定肢体关节于功能位或所需的特殊位置。

(2) 垫一次性中单于病人床上或患肢下,戴手套。

(3) 清洁固定部位的皮肤,若有伤口,则用消毒纱布、棉垫覆盖,避免用绷带环绕包扎或粘贴橡皮胶。

(4) 在需石膏固定处的皮肤表面覆盖棉织套,放置衬垫,最好两层,常用有棉纸、棉垫等,以保护骨隆突部的皮肤,防止局部受压形成压力性损伤。

(5) 浸泡和包扎石膏绷带:将石膏绷带浸没于35~40℃温水中,待石膏卷停止冒气泡并完全浸透后,双手持石膏卷的两端取出,并向中间轻轻挤压排出多余的水分。然后根据患肢的长度、周径制作预定长宽尺寸的石膏托或直接自近及远按纱布绷带的包扎方法进行包扎。石膏托制作是按所需长度,将浸透的石膏绷带卷在石膏桌上摊开,来往折叠10~12层,用手掌来回磨平。打管型石膏时,以右手握住石膏绷带卷,左手将石膏绷带卷的开端部分贴于病人肢体上。右手握石膏绷带卷围绕肢体由近侧向远侧迅速向前滚动,左手随即将包上肢体的石膏绷带按抚妥帖,确保平滑无褶皱。

(6)肢体应由专人扶持,可用手掌托扶石膏,禁用手指托扶,以避免在局部石膏上留有凹陷,形成对患肢的压迫点,防止出现压疮。

(7)石膏绷带尚未硬固时,可用手掌在石膏绷带上的一定部位予以适当而均匀的、平面性的压力,使石膏绷带能符合肢体轮廓,以增强石膏绷带对肢体的固定性能。捏塑部位一般都在骨突部上方凹陷处。肢体石膏托外固定时应外加纱布绷带固定。

(8)石膏绷带包扎时注意暴露手指、足趾,以便观察肢体血液循环、感觉和运动功能等。

(9)石膏边缘应修剪光滑、整齐,避免皮肤受卡压或摩擦。最后用记号笔在石膏显著部位标记诊断及日期,有创面者应开窗,以备换药。

(10)待石膏干燥后,上肢用绷带或三角巾绕颈悬吊于胸前,下肢略抬高放于支撑物上。

(11)协助病人取舒适卧位,整理床单位。指导、交代病人注意事项;对使用后用物进行分类处置;洗手;记录。

【实训注意事项】

1. 往浸泡桶/盆中浸放石膏卷时,双手应抓持石膏卷或石膏条的两端,平放下去,以免石膏粉从卷的中心处洒落。

2. 包扎时由肢体的近心端向远心端推动,每一圈石膏绷带应盖住上一卷石膏绷带的下1/3,当石膏绷带卷经过肢体周径不等之处时,必须用左手打"褶裥",且要保持平整,不可包得过紧或过松。

3. 石膏未干前,尽量少搬动病人。可用电吹风或电炉加热等促进其干涸。

4. 固定期间保持石膏清洁,避免污染。应抬高患肢,以利于静脉和淋巴回流,促进水肿消退。

5. 观察患肢末梢循环、感觉及运动情况。若有创面,观察创面出血情况,注意有无感染迹象。躯干石膏固定者注意观察有无胸闷、腹痛、呕吐等情况。告知病人若石膏内出现疼痛,勿擅填塞任何东西,及时就医。

6. 加强皮肤护理,预防压疮。

7. 指导病人功能锻炼,预防肌肉萎缩、关节僵硬及骨质疏松等并发症。

【实训评价】

1. 操作方法正确、动作轻巧、细致、无二次损伤。

2. 病人骨折部位对合良好,末端循环较好。

3. 病人及其家属满意、合作。

【实训作业】

邱先生,41 岁。因"车祸导致右侧小腿闭合性骨折"入院,拟行手法复位石膏外固定治疗。请给病人做石膏固定准备,并叙述石膏固定的护理要点及注意事项。

(李延栋)

实训二十四　牵引固定的护理

牵引术是利用适当的持续牵引力和对抗牵引力的作用,使骨折达到复位和固定的目的。主要用于骨折、关节脱位病人的固定。临床常用的牵引方法包括皮牵引、骨牵引和兜带牵引。

【实训目的】

1. 掌握皮牵引、兜袋牵引、骨牵引病人的护理措施。
2. 熟悉各种牵引的操作步骤、方法,并能协助医师进行操作。
3. 了解牵引的目的　复位、固定与制动,减轻疼痛;矫正和预防肌肉痉挛所致的关节畸形。
4. 操作中注意人文关怀。

【实训准备】

1. 病人准备　做好心理护理,消除对骨牵引的恐惧心理;帮助病人取舒适卧位,必要时使用屏风遮挡。
2. 用物准备　治疗卡、测量皮尺。其他用物因牵引类型而有所不同。

(1) 皮牵引:骨科病床、牵引架、牵引套、扩张板、牵引绳、滑轮装置、牵引重锤、剪刀、滑石粉、10 cm 的宽胶布、卷轴绷带、安息香酊酸,各种牵引带等。

(2) 兜带牵引:大小适合的兜带,如颌枕带、骨盆牵引带或骨盆兜带,棉垫等。

(3) 骨牵引:骨牵引床、牵引架、牵引绳、牵引重锤、模型人、消毒盘(包括2%碘酒、75%乙醇、无菌棉签等)、带盖的青霉素瓶2个、无菌牵引包(手术刀、骨锤、骨圆针、骨钻、无菌敷料数块、无菌巾、牵引弓1个)、局部麻醉药品(包括 10 ml、20 ml 注射器 1~2 个,2%利多卡因 10~20 ml)、无菌手套等。

3. 护士准备　着装整洁,修剪指甲,洗手,戴口罩、帽子。
4. 环境准备　病室安静整洁、光线充足、温、湿度适宜,关闭门窗或使用屏风,适当遮蔽病人。

【实训方法及操作流程】

1. 评估　① 病人:病人的意识状态、病情;患肢的感觉、运动、血供情况。病人皮肤情况;病人自理能力及配合能力等。② 用物:用物齐全,符合要求。③ 护士:护士着装符合要求。④ 环境:宽敞清洁、室温适宜,符合操作要求。

2. 核对　操作前核对医嘱、治疗卡;将用物携至床旁,再次核对病人信息(床号、姓名、床尾卡、腕带),并解释牵引的目的和意义。

3. 操作方法

(1) 皮牵引:① 病人取平卧位,暴露患肢。② 一人用双手牵拉固定患肢轻轻抬高,离床面约10 cm,另一人将皮牵引套平铺于床上,并调节好长度,暴露膝关节。③ 包裹牵引的肢体,轻轻放下患肢。④ 骨突出部位用棉签或棉花包绕、垫好,系好皮牵引套上的尼龙搭扣。⑤ 安装牵引架,并系好牵引绳。⑥ 挂上合适的重锤,悬离地面。⑦ 全面检查牵引情况,包括牵引架的位置、角度、高度是否合适,牵引绳有无阻力等,确保有效牵引。⑧ 观察患肢皮牵引是否有效、患肢末梢的感觉、运动及血运情况。⑨ 操作完毕,整理床单位,用物进行分类处置。协助病人取舒适卧位,交代病人注意事项,洗手并做好护理记录。

(2) 兜带牵引:① 颌枕带牵引:协助医师用颌枕带托住下颌和后枕部,将牵引绳置于床头滑轮上,并检查牵引是否有效、病人有无呼吸困难等情况。② 骨盆水平牵引:将骨盆牵引带宽度的2/3缚在髂嵴以上的腰部,使牵引带在骨盆两侧对称,在足侧方向系于滑轮上进行牵引。注意高血压、心脏病病人禁忌此牵引。③ 骨盆兜带悬吊牵引:协助医师将兜带包住病人骨盆,两侧各系一牵引绳,交叉至对侧上方滑轮上悬吊牵引。

(3) 骨牵引:① 配合医师消毒皮肤,选择进针点并做标记,铺无菌巾。② 配合医师用2%利多卡因进行局部麻醉,并将骨圆针(克氏针)穿过骨骼或用骨钻钻透颅骨外板。③ 安装牵引弓和牵引绳、滑轮、牵引支架进行持续牵引。克氏针两端插入带盖的青霉素瓶内,以保护健侧肢体的皮肤不被划伤和衣物、被服不被挂破。④ 全面检查牵引架的位置、角度、高度是否合适,牵引绳有无阻力,牵引弓有无松脱等,确保牵引有效。⑤ 观察患肢骨牵引是否有效、患肢末梢的感觉、运动及血运情况。⑥ 操作完毕,整理床单位,用物进行分类处置。协助病人取舒适卧位,交代病人注意事项,洗手并做好护理记录。

【实训注意事项】

1. 保持有效牵引 ① 肢体牵引时应每日测量两侧肢体的长度,避免发生过度牵引。② 每天检查牵引装置及效果、包扎的松紧度、有无滑脱或松动,保持牵引锤悬空、滑车灵活。③ 设置对抗牵引:颅骨牵引时,应抬高床头;下肢牵引时,应抬高床尾15°～30°。④ 嘱咐病人家属不要擅自改变体位,不能随便增减牵引重量。⑤ 颅骨牵引者应每日将颅骨牵引弓靠拢压紧,螺母拧紧0.5～1圈,防止颅骨牵引弓松脱。

2. 维持有效血液循环 密切观察病人患肢末梢血液循环情况,检查局部包扎有无过紧,牵引重物是否合适。若局部出现青紫、肿胀、发冷、麻木、疼痛,运动障碍及脉搏细弱时,应详细检查、分析原因并及时报告医生。

3. 预防感染 保持牵引针眼干燥、清洁;每日用75%乙醇消毒穿针处。注意牵引针有无左右偏移。若牵引针有滑动移位,应消毒后,予以调整。

4. 加强皮肤护理 保持床单位的平整无皱褶,定时进行按摩,促进局部血液循环,预防压疮。

5. 加强生活护理 ① 定期为病人做清洁卫生护理,如洗头、擦浴等,使病人清洁、舒适,亦有利于血液循环。② 若病情许可,可教会病人在床上借助拉手,利用便盆大小便。③ 冬季注意肢体保温,可用棉被覆盖或包裹患肢,防止受凉。④ 注意肢体处于中立位,预防足下垂。

6. 功能锻炼　每天数次按摩、蹦脚尖进行踝泵练习等,以预防肌肉萎缩、关节僵硬等并发症;进行深呼吸、有效咳嗽训练,防止坠积性肺炎的发生。

【实训评价】

1. 护士能协助医师进行操作,操作方法正确、动作轻巧、细致、无二次损伤。
2. 护士能较好地对各种牵引病人进行护理。
3. 病人及其家属满意、合作。

【实训作业】

华先生,53岁。因"股骨颈骨折"入院,拟行股骨髁上牵引复位固定。请协助医师进行操作,并叙述骨牵引的护理。

(李延栋)

参考文献

[1] 李乐之,路潜.外科护理学.7版.北京:人民卫生出版社,2021.

[2] 王慧玲,杨桂荣.外科护理.北京:高等教育出版社,2013.

[3] 郭书芹,王叙德.外科护理.2版.北京:人民卫生出版社,2020.

[4] 熊云新,叶国英.外科护理学.4版.北京:人民卫生出版社,2018.

[5] 罗先武,王冉.2024全国护士执业资格考试轻松过.北京:人民卫生出版社,2023.

[6] 刘梦清.外科护理.3版.北京:科学出版社,2023.

[7] 赵小义,姜宪辉.外科护理.2版.北京:高等教育出版社,2021.

[8] 唐迅.外科护理学笔记.北京:科学出版社,2023.

[9] 熊云新,叶国英.外科护理学实训与学习指导.北京:人民卫生出版社,2019.

[10] 皮红英,丁炎明,郑一宁,等.外科护理技能实训.北京:科学出版社,2018.

[11] 张清.内外科护理学.2版.北京:清华大学出版社,2020.

[12] 全国护士执业资格考试用书编写专家委员会.2024全国护士执业资格考试指导.北京:人民卫生出版社,2023.

[13] 师艳萍.外科护理技能实训指导.北京:科学出版社,2023.

[14] 李勇,郑思琳.外科护理.2版.北京:人民卫生出版社,2019.

郑重声明

高等教育出版社依法对本书享有专有出版权。任何未经许可的复制、销售行为均违反《中华人民共和国著作权法》，其行为人将承担相应的民事责任和行政责任；构成犯罪的，将被依法追究刑事责任。为了维护市场秩序，保护读者的合法权益，避免读者误用盗版书造成不良后果，我社将配合行政执法部门和司法机关对违法犯罪的单位和个人进行严厉打击。社会各界人士如发现上述侵权行为，希望及时举报，我社将奖励举报有功人员。

反盗版举报电话　　（010）58581999　58582371
反盗版举报邮箱　　dd@hep.com.cn
通信地址　　北京市西城区德外大街4号　高等教育出版社法律事务部
邮政编码　　100120

读者意见反馈

为收集对教材的意见建议，进一步完善教材编写并做好服务工作，读者可将对本教材的意见建议通过如下渠道反馈至我社。

咨询电话　　400-810-0598
反馈邮箱　　gjdzfwb@pub.hep.cn
通信地址　　北京市朝阳区惠新东街4号富盛大厦1座
　　　　　　高等教育出版社总编辑办公室
邮政编码　　100029

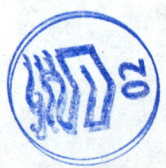